中国科学院教材建设专家委员会规划教材
全国高等医药院校规划教材

超声诊断学

第 3 版

主　编　龚渭冰　李颖嘉　李学应　罗葆明
副主编　柳建华　李胜利　郑荣琴　唐晓明
　　　　邱少东　鲁树坤

编　者 （按姓氏笔画排序）

王丹郁	南方医科大学佛山市中医院	邱少东	广州医科大学附属第二医院
王冬晓	山东省聊城市人民医院	罗泽锋	湖南省永州职业技术学院
文华轩	南方医科大学附属深圳妇幼保健院	罗葆明	中山大学孙逸仙纪念医院
		郑荣琴	中山大学附属第三医院
丛淑珍	华南理工大学第一临床学院（广东省人民医院）	柳建华	广州医科大学附属广州市第一人民医院
冯占武	华南理工大学第一临床学院（广东省人民医院）	胡志文	广州医科大学附属广州市第一人民医院
吕仕军	广东省银行医院	钟　红	广州医科大学附属广州市第一人民医院
汤　庆	广州医科大学附属第一医院		
孙德胜	北京大学深圳医院	袁　鹰	南方医科大学深圳市妇幼保健院
苏中振	中山大学第三医院	唐晓明	南方医科大学珠江医院
李　婷	广州医科大学附属第一医院	涂　滨	南方医科大学佛山市中医院
李学应	广州中医药大学阳春市中医院	黄　君	暨南大学第一医院
李胜利	南方医科大学深圳市妇幼保健院	黄伟俊	中山大学佛山医院
李颖嘉	南方医科大学南方医院	梁　彤	南方医科大学佛山市中医院
吴　欢	中山大学孙逸仙纪念医院	梁峭嵘	南方医科大学佛山市中医院
何秀珍	南方医科大学佛山市中医院	龚渭冰	南方医科大学南方医院
何炼图	广州医科大学附属第一医院	鲁树坤	香港大学深圳医院
陈　菲	广州医科大学附属第二医院	温建文	南方医科大学佛山市中医院
陈　燕	北京大学深圳医院	熊建群	广州医科大学附属第二医院

科学出版社

北京

U0286921

内 容 简 介

本书本次改版时增加了超声医学最新进展的内容，如超声分子影像学、剪切波超声弹性成像等，更换或删除了第 2 版中部分不够清晰的图片，将原第二十四、二十五、二十六章的内容整合成两章，本书现为三十章。前二章为超声的基础理论和基本知识的概述；后二十八章分别介绍眼、腮腺、甲状腺、乳腺、胸腔、肺、心脏、肝、胆、脾、胰、胃肠、肾上腺、肾、输尿管、膀胱、前列腺、阴囊、腹膜腔、妇科及产科、外周血管和肩、膝、髋关节等器官疾病的超声诊断和鉴别诊断。每章均简要地介绍了该器官的解剖结构及其超声扫查方法和标准切面声像图、标准波群、频谱形态等。每节均从病理入手，详细地讨论了各病的超声表现及其产生机制。本书除详尽介绍二维超声之外，还介绍了频谱及彩色多普勒超声、介入超声（包括各种腔内超声、术中超声和超声引导穿刺）、三维超声、对比（造影）超声等。反映了近年来超声医学的新发展和新成就。本书 100 万余字，文内线条图、黑白及彩色图片 1100 余幅。本书文字简洁，条理清晰，说理充分，深入浅出，图文并茂。

本书适合大学影像医学专业学生、初学超声者、进修生及各种医学超声专业培训班学员阅读，也可作为超声诊断专业工作者、研究生及临床各科医师的工具书或参考书。

图书在版编目（CIP）数据

超声诊断学 / 龚渭冰等主编. —3 版. —北京：科学出版社，2016.2

中国科学院教材建设专家委员会规划教材·全国高等医药院校规划教材

ISBN 978-7-03-047255-7

Ⅰ. ①超… Ⅱ. ①龚… Ⅲ. ①超声波诊断–医学院校–教材 Ⅳ. ①R445.1

中国版本图书馆 CIP 数据核字（2016）第 015357 号

责任编辑：胡治国　王　超 / 责任校对：郭瑞芝
责任印制：赵　博 / 封面设计：陈　敬

科 学 出 版 社 出版

北京东黄城根北街 16 号
邮政编码：100717
http://www.sciencep.com

北京富资园科技发展有限公司印刷
科学出版社发行　各地新华书店经销
*

1997 年 10 月第　一　版　　开本：787×1092　1/16
2016 年 2 月第　三　版　　印张：29 1/2　插页：28
2024 年 7 月第十三次印刷　　字数：704 000

定价：98.00 元
（如有印装质量问题，我社负责调换）

前　言

超声医学作为现代四大医学影像技术之一,在进入20世纪80年代后,获得了突飞猛进的发展。现代电子技术与超声技术的结合,使得超声成像技术日臻完善,图像更加清晰细腻,其所显示的器官和组织更广。超声作为一种无创诊断技术与介入技术相结合,已进入了临床诊断的各个领域。因此,临床对于超声技术的要求愈来愈高,对高水平超声技术专门人才的需求也越来越迫切。

为适应这一形势的发展,国内为数不少的医学院校设立了医学影像专业(包括超声影像),以培养这方面的专门人才。在培养医学工程专门人才和医学影像临床应用专门人才教学过程中,教师和学生共同感觉到很需要有一套合适的图文并茂的超声医学教材。在当时尚无全国统一教材的情况下,我们参考了不少医学超声诊断专业书籍,借鉴兄弟院校经验,并结合我们的教学和临床实践,于1997年10月编写并出版了《超声诊断学》的第1版。本书在将近10年的应用中颇得教师和同学们的好评,认为它是一本简明扼要、内容够用,既适合于教又适合于学的本、专科教材。10年后的2007年出了第2版。又经过8年到现在,超声技术及其临床应用已有了较快较大的发展,超声教学必须适时跟进。为此,我们组织广东省内部分大医院,也有基层医院的部分中青年骨干超声医师重新编写本书的第3版。

考虑到本专业学生在前期课程时,已较多的学习了超声的物理基础和仪器构造等方面的知识。本书着重介绍超声的临床应用,同时也注意与前期课程的衔接,力求给予同学们一个完整清晰的概念。为适应其他读者需要,我们也介绍了超声的最新发展,在发展较快的领域进行了深入的讨论。考虑到部分同学对超声医学的浓厚兴趣和学有余力,在内容上增加了一定的广度和深度。

本书编写过程中,得到南方医科大学南方医院和各参编作者所在单位领导的热情关怀和大力支持,在此谨向他们表示衷心的感谢。本书在资料收集和电脑处理的过程中得到罗淑仪、罗泽锋医师等同志的鼎力相助,他们为此付出了辛勤的劳动,在此特向他们致以深深的谢忱。同时也向关心和支持本书出版的其他同志和朋友表示由衷的谢意。

由于编写者水平有限,本书不足之处在所难免。诚望老师和同学们及其他读者朋友在应用过程中不断地给予批评指正,以便再版时更正。

编　者

2015年5月30日

目　录

第一章 超声的基本概念

研究和应用超声波的物理特性并用以诊断人体疾病的科学叫**超声诊断学**。它所涉及的内容有超声原理、仪器构造、显示方法、操作技术、记录方法及对回声或者透声信号的分析与判断、正常解剖组织和病变组织的声像图特征及血流特性等。

超声诊断目前主要应用的是超声的反射原理，即超声的良好指向性和与光相似的反射、折射、衰减及多普勒（Doppler）效应等物理特性。不同类型的超声诊断仪，采用不同的方法将超声发射到体内，并在组织中传播，当正常和病变组织的声阻抗有一定差异（只需 1/1000）时，它们所构成的界面就会对其发生反射和散射，用仪器将此反射和散射的超声（回波）信号接收下来，并加以检波等一系列的处理之后，便可将其显示为波形（A 超）、曲线（M 超）或图像（B 超）。由于各种组织的界面形态、组织器官的运动状态和对超声的吸收程度不同，其回声有一定的共性和某些特性，结合生理、病理解剖和临床表现，观察、分析这些情况，总结其规律，可对病变部位、性质或功能障碍做出指向性的以至肯定性的判断。

超声能显示人体软组织及其活动状态，对软组织的分辨力比 X 线要大 100 倍，因而它被广泛地应用于人体各种内脏器官及头面五官和四肢，甚至颅脑及骨骼疾病的诊断。它并具有实时显示、操作简便、重复性好、快速准确、轻巧便利、价格低廉及无创无痛（介入超声例外）等优点。因而它已与 X 线 CT、磁共振成像及核素显像齐名，成为四大现代医学影像技术之一，且在心血管疾病诊断中具有独特的作用。

第一节　超声波及其物理性质

声波是机械振动在弹性介质内的传播，它是一种机械波。按照频率的高低分类，频率在 16Hz 以下，低于人耳听觉低限者为**次声**，频率在 16～20 000Hz，人耳能听到者为**可闻声**；频率在 20 000Hz 以上，高于人耳听觉高限者为**超声波**。

声波在介质中传播时，每秒质点完成全振动的次数，称为**频率**（f），单位是**赫兹**（Hz）；声波在一个周期内，振动所传播的距离，称为**波长**（λ），单位是毫米（mm），常用医用诊断超声波的波长为 0.15～0.6mm；声波在介质中传播，单位时间内所传播的距离，称为**声速**（c），单位是米/秒（m/s）。频率、波长和声速之间的关系可用下式表示：

$$f=c/\lambda$$

弹性介质中充满超声能量的空间，称为超声场。超声场分为两段：近声源段声束基本平行，可以圆柱作模拟，此段称为**近场**；而远离声源段声束开始扩散，其束宽随距离增大而不断增宽，可用一个去顶的圆锥体模拟，此段称为**远场**。近场长度（L），可按下式计算：

$$L=r^2/\lambda=(D/2)^2\times(f/c)$$

式中，r 为换能器半径，D 为其直径。

当声波从一种介质向另一种介质传播时，由于声阻抗不同，在其分界面上，一部分能量返回第一种介质，这就是**反射**。而另一部分能量穿过第二种介质并继续向前传播，即为**透射**。反射波的强弱是由两种介质的声阻抗差决定的，声阻抗越大，反射越强。

当两种介质声速不同时，穿过大界面的透射声束就会向偏离入射声束的方向传播，这种现象称为**折射**。

超声波在介质中传播，如果介质中含有大量杂乱的微小粒子（如血液中的红细胞、软组织中的细微结构、肺部小气泡等），超声波便激励这些微小粒子成为新的波源，再向四周发射超声波，这一现象称为**散射**。它是超声成像法研究器官内部结构的重要依据，利用它能弄清器官内部的病变。超声波在介质中传播，如遇到的物体直径小于 $\lambda/2$ 时，则绕过该物体继续向前传播，这种现象称为**绕射**（也称**衍射**）。由此可见，超声波的波长愈短，频率愈高，能发现的障碍物则愈小，既显现力愈高。具有方向性的成束声波，即根据声的指向性，集中在某方向发射的声波束，称为**声束**。

从声源发射经介质界面反射至接收器的声波称为回声（又称回波）。

超声波在介质中传播，声能随传播距离的增加而减小，这种现象称为**衰减**。超声在介质中传播时，介质质点沿其平衡位置来回振动，由于介质质点之间的弹性摩擦使一部分声能变成热能，这就叫**黏滞**

吸收。通过介质的热传导，把一部分热能向空中辐射，这就是**热传导吸收**。黏滞吸收和热传导吸收都能使超声的能量变小，导致声能衰减。因此，衰减指的是总声能的损失，而吸收则是声能转变成热能这一部分能量的损失。

声波在介质中传播时，介质质点(粒子)发生稀疏或密集，有声波传播的区域中的质点便获得了动能或位能，这部分能量称为**声能**。

在一不易透声的环境中，有一处具有介质，超声可通过该介质到达深部，该处即为**声窗**(又称透声窗)。

用声波照射透声物体，以获得该物体及其内部结构断面图像的一种成像技术，称为**声成像**。

用声成像或超声成像所获得的图像称为**声像图或超声显像**。

具有弹性、能够传递声波的各种气体、液体和固体称为传声媒介或**传声介质**。

放入探头和检测对象之间，使超声波传递良好的介质称为**耦合介质**。

由超声探头各阵元边缘所产生的，不在超声主声束方向内的外加声束称为**旁瓣**。

发射强超声波于液体中，液体中产生溶解气体或液体蒸汽的气泡，这种气泡成长而爆裂以至消灭的现象称为**空化**。

将超声场中低能量密度变换为气泡内部及其周围的高能量密度，能量被聚集到极小的体积之内，使气泡长成并发生爆裂。爆裂时的振动产生猛烈的作用，这就是超声**空化效应**。它会引起生物机体、细胞和微生物的损伤和破坏。

声源停止后，声波的多次反射或散射使回声延续的现象称**混响**。

任何紊乱的、断续的、统计上随机的声振荡，也就是在一定频段中任何不需要的干扰，如电波干扰所致的无调声、不需要的声音均称为**噪声**。

将超声波射入被检体，利用来自被检体的声不连续或不均质部分的反射(界面反射)的方法称**反射法**。常用超声波脉冲，故又称脉冲反射法。

超声波射入被检体中，利用其直接穿过被检体的超声波的方法称透射法。

石英晶体或压电陶瓷材料，在其不受外力时，不带电。而在其两端施加一个压力(或拉力)时，材料受压缩(或拉伸)，两个电极面上产生电荷，这种现象称为**正压电效应**。材料的压电效应是可逆的，即给压电材料两端施加交变电场时，材料便会出现与交变电场频率相同的机械振动，这种现象称**逆压电效应**(图 1-1-1)。

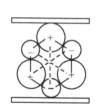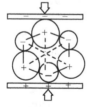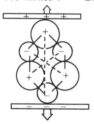

A. 正压电效应原理
左：晶体未受压力时，两侧不带电荷
中：晶体受压力，两侧带相反电荷
右：晶体受拉力，所带电荷与受压力时相反

B. 逆压电效应原理
左：晶体两侧加电压，拉伸
右：晶体两侧电场倒转，压缩

图 1-1-1　压电效应原理

当声源与接收器间存在着对向运动时，接收器收到的频率比声源发出的频率增高；反之，当声源与接收器背向运动时，接收器收到的频率比声源发出的频率更低。这一现象称为多普勒效应。接收频率和发射频率差称为频移(fd)，可用下式表示：

$$fd=2V\cos\theta/\lambda$$

式中，V 为运动物体的速度，λ 为声波波长，θ 为声束入射方向与物体运动方向间的夹角。在日常生活中常可见到这种现象。如当火车鸣笛并向着我们开来时，我们听到的是高尖的声音(频率高)；而当它远离我们而去时，听到的是较为低沉的声音(频率低)(图 1-1-2)。

回声源(红细胞)的速度和方向以谱图的形式记录下来，即为频谱或多普勒频谱。在多普勒频谱图中，零基线将图分为上、下两个部分，分别代表血流的正、负方向。纵坐标代表差频值(KHz)或血流速度值(cm/s)，横坐标为时间值(s)(图 1-1-3)。当红细胞以相同速度运动时，呈狭谱(速度范围窄)；当它以不同速度运动时，呈宽谱(速度范围宽)。

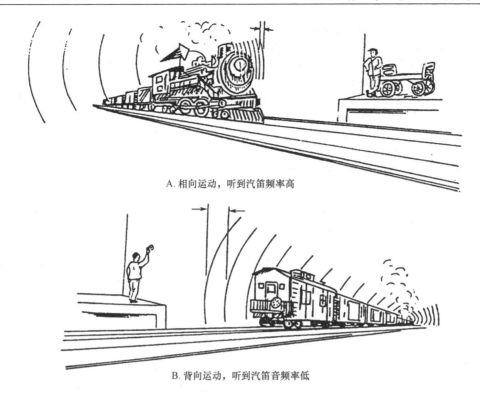

A. 相向运动，听到汽笛频率高

B. 背向运动，听到汽笛音频率低

图 1-1-2 多普勒效应

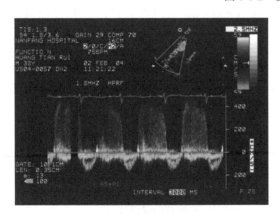

图 1-1-3 多普勒频谱图（红线为 0 基线）

在频谱中，横坐标代表频率，纵坐标代表振幅。频率与振幅的乘积，即频谱曲线下的面积等于信号的功率，故此种频谱称功率谱。功率谱可看作取样容积或探测声束内红细胞流速与血细胞数量之间的关系曲线。

第二节 超声仪与超声图像

超声诊断仪的核心部件是**探头**（或曰**换能器**），它是发射并回收超声波的装置。它将电能转换成声能，再将声能转换成电能。换能器由晶片、吸声背块、匹配层及导线四个部分组成。医用超声探头的频率通常为 1～10MHz。

探头可分为扇形、方形、凸阵、环阵和相控阵等多种类型。目前，腹部器官超声探测用得最多的是凸阵，它是一种多阵元探头，其阵元排列成凸弧形，工作时依次发射和接收超声，所获得的图像为方形或扇形的结合。凸阵探头探测肾脏可获得宽广的深部和浅表视野，能够容易地获得整个肾脏的切面图像，用于肾脏探测的探头频率多为 3.5MHz。

阻抗匹配探头，此种探头装有专利的、与人体匹配较密的、低声阻抗"软"复合材料，从而改善了同焦点聚焦成像的效应，显著地减少了组织界面和探头之间的混响伪差，消除或降低了近场的雾样模糊的条状信号，使近场组织获得崭新的清晰度。它具有固有的宽频带，可接收 70%～80%的信号，而一般探头只接收 50%～60%的信号，故它在对近场提供卓越分辨率的同时，不损失对远场的穿透力。

判断探头质量好坏的决定因素是其分辨力。**分辨力**是超声所能分辨出两界面最短距离的能力。可分纵向分辨力和横向分辨力两种。**纵向分辨力**（又称轴向分辨力、距离分辨力或深度分辨力），指的是辨别位于声束轴线上两个物体之间的距离的能力。一般的 B 超显像仪,其纵向分辨力可达 1mm 左右。**横向分辨力**(又称侧向分辨力、方位分辨力或水平分辨力),指的是辨别处于与声束轴线垂直的平面上两个物体的能力。它用声束恰好能够分辨的两个物体的距离来量度。横向分辨力由晶片的形状、发射频率、聚焦及离换能器的距离等因素决定。现代 B 超显像仪,其横向分辨力可优于 2mm。

超声扫描对象图像的清晰度与图像线数、帧数均有关。每一帧图像都是由许多超声图像线组成,一个超声脉冲产生一条图像线,单位面积内的图像线数越多,即线密度越高,图像就越清晰。这就是**图像线分辨力**。但线密度与帧率和(或)扫描深度必须兼顾,如线密度增加则帧率和(或)扫描深度必须降低或减少,后者又称**帧分辨力**。

超声仪显示振幅相似,而灰阶细微差别不同的回声的能力,称为对比分辨力。若灰阶细微差别相似,则此种信息将丧失。因此,对此分辨力也可以说是区分不同组织的能力或超声在显示组织结构质地上微细变化的能力。它受仪器有关的动态范围的影响。

分辨细微结构和血流,并显示其正确的解剖学位置的能力,称为**空间分辨力**。它由画面的像素总数和声束的特性决定。像数总数可达 512×512 个,甚至 1024×1024 个。声束特性包括纵向和横向分辨力等。

超声仪显示小目标的能力或清晰显示目标细节的能力,称为**细节分辨力**,又称清晰度分辨力。

正确地显现实时血流全部相位的能力,称为瞬时分辨力,如显示肾动脉血流频谱的收缩末期高峰血流和舒张末期血流实时相位的彩色图像即是。

沿超声束的不同深度对某一区域的多普勒信号进行定位探测的能力,称为距离分辨力,又称**距离选通**。某一区域即为**取样容积**(sample)。

在超声场内,将声束中的超声能量会聚成一点的方法称为聚焦。它有利于减小声束,提高横向分辨力,又可分为几何(机械)聚焦和电子聚焦。

使声束在整个深度范围内均得到聚焦的方法,称为动态聚焦。一般为三点或四点动态聚焦,取得的焦点越多,成像速度越慢。

连续发射聚焦和连续接收聚焦,在整个图像的全部深度上 512 条显示线中的每一点,即 512 点均连续发射、接收,同时又都连续聚焦而不降低帧频的新技术,称为同焦点聚焦成像。它是通过伴有声聚焦规则系统的全部超声束的参数高速重编程序

来实现的。在速度上较传统超声仪快了若干倍,提高了信噪比,从而使图像具有较高的帧率、匀细度、空间分辨力及对比分辨力。

将超声波信号加以放大的方法称为**增益**。一般取对数放大,增益调节通过射频放大器的放大倍数实现,前提是必须有适当的输出能量。在实时扫描过程中,将所需的图像停留在荧光屏上,得到一幅"静止"的图像称**冻结**。

使接收系统的增益随时间而改变的方法,称时间增益控制。由于时间对应于声波的传播距离,因而又称距离增益控制。一般采取近场抑制,远场增强以使整个图像得以清晰逼真地显示。

仪器电路上自动地降低大信号的放大倍数,提高小信号的放大倍数的控制装置,称自动增益控制。它能使强弱不等的回声信号,在显示器上以基本相同的亮度显示出来。

用于调整频谱分析电路(一维或二维多普勒仪)或整个多普勒电路(彩色多普勒仪)中输入信号的强弱的装置,称为多普勒增益。

去除比限幅电压低的弱信号和噪声,以去除干扰,提高图像清晰度的方法,称为**抑制**。

用来去除脉冲波或连续波多普勒频谱中的低振幅噪声的方法,称为信号抑制。除在高频射流,如严重的主动脉瓣狭窄、小孔室间隔缺损,为显示最大流速应尽量调低外,通常应加大信号抑制,以使频谱清晰。

用于调整压缩多普勒的信号振幅范围,使其最强和最弱信号之间的频谱灰阶差距变小的方法,称范围压缩。灰度(亮度)的等级称为灰阶。一般 B 超仪取 8~16 级灰阶,已可获得层次丰富的图像,目前仪器所取的最大的灰阶是 256 级。

把超声模拟信号转换成数字信号,并送入数字扫描换能器处理运算的过程,称为**模数(A/D)转换**。

单位时间内成像的幅数(帧数)称为帧率。帧率高则图像闪烁少,便于观察分析活动器官。但帧率受到图像数数、观察器官深度、声束和扫描系统的制约。

快速傅里叶转换是一种将傅里叶转换大为简化的新的计算方法。它是通过微机处理来执行的。对复杂的信号通过计算机处理做出计算,就能鉴别现有信号的各种各样的频移和频移信号的有关流向,快速傅里叶频谱分析是组成双功能检查的重要部分,能筛选和定量处理与红细胞有关的频率资料。

利用数学方法对多普勒信号的频率、振幅及其随时间而变化的过程进行实时分析的技术称为实

时频谱分析。由法国数学家傅里叶首先证实：任何一个复杂的波形均可分解为一系列基本的、简单的正弦波。

用于滤去由于心房壁、心室壁、血管壁及瓣膜运动所产生的低频信号的装置，称为壁滤波器。检测静脉系和房室瓣血流可选 200～400Hz，心室和半月瓣血流选 400～800Hz，瓣膜狭窄、分流和心内分流可选 800～1600Hz。

每秒内发射脉冲群的次数称为脉冲**重复频率**，又称**取样频率**。超声诊断仪的脉冲重复频率范围为 0.5～4Hz。

B 超彩色显示又称彩色编码显示或伪彩色显示，简称 B 彩或**彩阶**。它是将超声信号的幅度或黑白图像的各个灰阶值，按照一种线性或非线性函数关系，进行彩色编码，映射成相应的彩色。彩色并不反应目标的真实颜色。但可加强对比度，提高检查者的视觉敏感性，丰富图像信息，补充二维黑白图像的不足。

在超声图像上，不同组织或同一组织由于病变，其传声性能发生改变，表现为回声的强弱不等，一般可分为 6 级，从弱至强具体如下。

无回声区：为病灶或正常组织内不产生回声的区域。

低回声：又称弱回声，为暗淡的点状或团块状回声。

等回声：病灶的回声强度与周围正常组织的回声强度相等或近似。

中等回声：为中等强度的点状或团块状回声。

高回声：回声强度较高，但一般不产生声影，多见于纤维化或钙化的组织。

强回声：超声图像上形成的反光增强的点状或团块状回声，其强度最强，一般有声影，多见于结石与骨骼。

此外，根据回声的多少和形态还有所谓的浓密回声，即图像上密集而明亮的点状回声。而**点状回声**就是通常所说的"光点"。实性回声则指的是在图像上的某一区域，无后壁和后增强效应，可肯定为实质的回声。

由于障碍物的反射和折射，声波不能到达的区域，亦即强回声后方的无回声区，就是所谓的**声影**，见于结石、钙化、致密组织回声之后。

中间为强回声，周围为弱回声，整个形态类似肾脏的图像称为**假肾征**，常见于正常胃亦可见于肠道肿瘤。

由于超声成像系统原理上的不足、技术上的限制、方法上的不全、诊断上的主观臆断等客观条件

和人为因素造成的图像畸变或假象，以及检测得到的数据与真实情况有差异的均属**伪差**，又称**伪象**、假象、伪影等。它可导致误诊，故须充分了解其原因和特征，以鉴别真伪。

因增益调节不当所致的伪差称为增益调节伪差。增益过低可使目标变小、回声变暗，增益过高可使目标变大、回声增强而造成误诊，如使内部回声增多的小囊肿误诊为实性肿物。

由于声速差异、折射及仪器与探头等各种原因造成的超声成像仪在测量距离时出现的伪差，称为**测距伪差**。纵向测距伪差，取决于介质声速与软组织平均声速之间的差值大小。横向测距伪差，多由折射造成，与界面间的声速变化也有关，测距伪差还与仪器、探头及目标物是否斜位等有关。超声引导穿刺术中，对深部的细管道进行定位应注意。现今用计算机进行校正，可克服声束所致的伪差。

超声垂直照射到平整的界面而形成声束在探头与界面之间来回反射，出现等距离的多余回声，其回声强度依次减弱，称为多次反射。由多次反射和(或)散射而使回声延续出现的现象称为混响。腹壁回声常出现混响，使膀胱和肾脏浅表囊肿等部位出现假性回声。

多途径反射伪差，当声束非垂直入射到界面，反射波束偏离声束方向，遇到另一个不在声束传播方向上的界面，再次产生反射返回探头时，在示波屏上显示的位置与目标实际所在的位置不一致所致的伪差。在临床上，可通过改变角度与部位，使声束垂直入射到界面来消除这种伪差。

在多普勒基线两侧同时出现对称的频谱假象，称多普勒信号的**镜像伪差**。它使方向判断发生困难，常见门脉主干与左支，肠系膜上动、静脉，脾动、静脉，胃左静脉，脐静脉子宫动脉及移植肾动脉等。其原因是：多普勒声束的 θ 角近于 $90°$，导致频差太小；因多普勒增益过高，引起弱信号扩大，噪声加大。防止的方法是减小 θ 角，降低多普勒增益。

在多普勒频谱图上，频带与基线之间的无回声信号区，称**空窗区**。

在正常血管内，红细胞以相当一致的方向和速度流动，这种血流即为层流。其多普勒频移的增减与大小相似，速度分布剖面图呈中央在前，两侧靠后的抛物线状。频谱呈狭带状，回声密集，Reynold 数小于 1000。彩色多普勒血流图呈单一色彩，中央鲜亮，两侧依次变暗。其可听血流信号呈平顺的乐音。

红细胞运动的方向和速度不一致的血流，称

为**湍流**。其多普勒频移大小不均，正负不一。频谱呈宽带形，回声稀疏，Reynold 数大于 2000。彩色多普勒血流图呈多色混杂状。其可听血流信号呈粗糙的混杂音。湍流又可分为素流、射流和涡流三种。

素流频谱形态不规则，单向主频谱充填、流速 40～60cm/s，有低幅负向频谱。彩色多普勒血流图显示彩色明亮，正向血流红中带黄，负向血流蓝中带紫。此型多见于二尖瓣狭窄及各瓣口关闭不全。

射流频谱呈单向波形，有明确的主频谱且部分充填，血流速度 100～200cm/s，甚至更高。加速和减速时间均延长。彩色多普勒血流图显示正向血流呈鲜亮的红色并带黄色，负向血流呈鲜亮的蓝色并带白色。

涡流为经过严重狭窄后扩张的血管腔或心腔所形成的许多小漩涡状离散的血流。其频谱无规则、呈双向、无明确主峰。主频谱全充填，流速 80～140cm/s。彩色多普勒显示五彩镶嵌的血流。可闻血流声嘈杂刺耳响度大。此种血流见于室间隔缺损、瓣口反流及明显的动脉狭窄等病变。

血流进入大的空腔时，其主血流朝前，抵达腔壁后折返，在主血流的侧方形成一反向血流，两股血流方向相反，各占一定范围，较大的漩涡，即所谓**漩流**。彩色多普勒显示出边界分明的红、蓝两条血流束。在多普勒频谱图上见正、负双向的血流频谱，均为层流，离散度不大。此型血流见于正常人的左心室流入及流出道，部分动脉导管未闭的肺动脉干内及夹层动脉瘤的动脉扩张处。

血液在循环流动过程中会遇到来自血管的阻力，频谱多普勒可以通过测量其血流速度来估测其阻力，常用的血液循环阻力指标如下。

(1) **A/B 值**(A/B ratio)：为血液循环阻力指标之一。其中 A 为收缩期最高(峰值)血流速度，B 为舒张期最低(或峰值)血流速度。

A/B 正常值为 1.2 左右。60 岁以后此值缩小，若 A/B>1.05，80% 是正常的；A/B<1.05 则 88% 有异常。若 A/B=7.5，血管狭窄<60%；Q/B=11，血管狭窄>65%；A/B=18 则血管狭窄>90%。

(2) **阻力指数**(resistance index，RI)：血液循环阻力指标之二。其计算公式为

$$RI = (Max\ vel - Min\ vel)/Max\ vel$$

式中，Max vel 为收缩期最高(峰值)血流速度，Min vel 为舒张期最低(或峰值)血流速度。

正常值为 0.55～0.75。大于 0.75 表示阻力增高；小于 0.55 表示阻力降低。

(3) **搏动指数**(pulsatility index，PI)：血液循环阻力指标之三。其计算公式为

$$PI = (A-B)/M$$

式中，A 为收缩期最高(峰值)血流速度，B 为舒张期最低血流速度，M 为平均血流速度。PI 对估测血管管腔有否阻塞较有帮助。

(4) **阻抗指数**(impedance index，ImI)：血液循环阻力指标之四。其计算公式为

$$ImI = A \times M/B^2$$

式中，A 为收缩期最高(峰值)血流速度，B 为舒张期最低血流速度，M 为平均血流速度。在胎儿宫内发育迟缓，其脐动脉的 ImI 明显增高。

(龚渭冰)

第二章　超声的分类及其特点

超声诊断仪的种类繁多，且相互兼容，因而分类复杂，国内外尚未统一。然而，大致可按超声的发射、接收、控制扫查的方式和回声显示四个方面分类。

按超声发射方式可分为连续发射法和脉冲发射法。

按接收超声的方式可分为反射法和透射法。

按控制扫查的方式可分为超声手控式、机械式（又分为慢速扫查和快速扫查）电子式（又分为线阵和相控阵）。

按回声的显示方式可分为超声示波诊断法（A型诊断法）、超声显像诊断法（B型诊断法）、超声光点扫描法（M型诊断法）和超声频移诊断（D型法）。

按回声显示方式分类是现时最常用的超声诊断的分类方法。按这一分类方法制成并命名的超声诊断仪现已广泛用于临床并为人们所采纳。

B型诊断法又可分为慢速成像法（包括手控探头扫查法、机械运动探头扫查法和计算机驱动探头扫查法）和快速成像法（包括机械方形扫查法、机械扇形扫查法、电子线阵-方形扫查法、电子相控阵-扇形扫查法）。

属于B型诊断范围的还有P型、C型、超声全息法、超声摄像法、超声CT和F型超声等。

在这里，我们简要介绍以下几种超声（或超声诊断仪）及其特点。

一、A 型 超 声

A型（amplitude modulation）超声，为幅度调制型超声，亦即超声示波诊断。它是利用超声波的反射特性来获得人体组织内有关信息，从而诊断疾病。当超声波束在人体组织中传播遇到两层不同阻抗的邻近介质界面时，在该界面上就产生反向回声，每遇到一个界面，产生一个回声，该回声在示波器的屏幕上以波的形式显示。界面两侧介质的声阻抗差愈大，其回声的波幅愈高；反之，界面的声阻抗差愈小，其回声的波幅愈低。若超声波在没有界面的均匀介质中传播，即声阻抗为零时，则呈无回声的平段，根据回声波幅的高低、多少、形状，可对组织状态做出判断。

临床上常用此法测定组织界面的距离、器官的径线，探测肝、胆、脾、肾、子宫等器官的大小和病变范围，也用于眼及颅脑疾病的探查。现时，A型超声的许多诊断项目已逐渐被B型超声所取代。然而，它对眼轴的测量，浆膜腔积液的诊断及穿刺引流定位等，由于其简便易行、价格廉宜仍可能在个别场合使用。

二、M 型 超 声

M型超声，是辉度调制型中的一个特殊类型，早期将之称为 M 型超声心动图（M-ultrasound cardiogram & echocardiogram）。主要用于心脏及大血管检查。它是在辉度调制型中加入慢扫描锯齿波，使光点自左向右缓慢扫描。其纵坐标为扫描时间，即超声的传播时间亦即被测结构的深度、位置；横坐标为光点慢速扫描时间，由于探头位置固定，心脏有规律的收缩和舒张，心脏各层组织和探头间的距离便发生节律性的改变。随着水平方向的慢扫描，便把心脏各层组织展开成曲线。所以它所描记的是声束所经过心脏各层组织结构的运动轨迹图。根据瓣膜的形态、厚度、反射强弱、活动速度等改变，它可确诊二尖瓣狭窄、瓣膜赘生物、腱索断裂、心肌肥厚等病变。对心房黏液瘤、附壁血栓及心包积液等诊断较准确。对先天性心脏病、瓣膜脱垂等可提供重要的诊断资料。与心电图及心机械图配合使用可测量多项心功能指标。

与A型超声一样，M型超声是由单晶片发射，单声束进入人体，因而只能获得一条线上的回波信息。较之B型超声所获得的一个切面的信息量要少得多。然而，A型超声能准确地显示人体组织内各部位间的距离，而 M型超声则可看出各部位间在一定时间内相互的位移关系，即心动状态。

三、B 型 超 声

B型（brightness modulation mode）超声，为辉度调制型，其原理基本与 A 型相同，其不同点有三个。

（1）它将回声脉冲电信号放大后送到显示器的阴极，使显示的亮度随信号的大小而变化。

（2）B型超声发射声束必须进行扫查，加在显示器垂直方向的时基扫描与声束同步，以构成一幅二维切面声像。

（3）医生根据声像所得之人体信息诊断疾病，而不是像A型超声那样根据波型所反映的人体信息诊病。

1. B型超声具有如下特点 B型超声将从人体反射回来的回波信号以光点形式组成切面图像。此种图像与人体的解剖结构极其相似，故它能直观地显示脏器的大小、形态、内部结构，并可将实质性、液性或含气组织区分开来。

超声的传播速度快，成像速度快，每次扫描产生一帧图像，快速的重复扫描，产生众多的图像，组合起来便构成了实时动态图像。因而能够实时观察心脏的运动功能，胎心搏动以及胃肠蠕动等。

由于人体内组织的密度不同，相邻两种组织的声阻抗也不同，当声阻抗差达千分之一时，两组织界面便会产生回声反射，从而将两组织区分开来。超声对软组织的这种分辨力是X线的100倍以上。

此外，B型超声尚具有操作简便、价格低廉、无损伤无痛苦、适用范围广等特点，因而已被广大患者和临床医师接受。

2. B型超声尚存在下述问题

（1）显示的是二维切面图像，对器官和病灶的空间构形和位置显示不清。

（2）由于切面范围和探查深度有限，尤其扇扫时声窗较小，对病变所在器官或组织的毗邻结构显示不清。

（3）对过度肥胖患者，含气空腔（胃、肠）和含气组织（肺）及骨骼等显示极差，影响显像效果和应用范围。

四、频谱多普勒超声

多普勒超声，就其发射方式可分为脉冲波多普勒和连续波多普勒，而就其显示方式则可分为频谱多普勒和彩色多普勒。脉冲波多普勒和连续波多普勒以及介乎它们两者之间的高脉冲重复频率多普勒，均属频谱多普勒。

（一）脉冲波（PW）多普勒

脉冲多普勒是由同一个（或一组）晶片发射并接收超声波的。它用较少的时间发射，而用更多的时间接收。由于采用深度选通（距离选通）技术，可进行定点血流测定，因而具有很高的距离分辨力，可对定点血流的性质做出准确的分析。由于其最大显示频率受到脉冲重复频率的限制，在检测高速血流时容易出现混叠。如要提高探测速度，则必须降低探测深度（距离）。因而在临床上，对检测二尖瓣狭窄和主动脉瓣狭窄这类血流速度高、探测距离深的血流便发生困难。

（二）连续波（CW）多普勒

连续波多普勒采用两个（或两组）晶片，由其中一组连续地发射超声，而由另一组连续地接收回波。它具有很高的速度分辨力，能够检测到高速（10m/s以上）血流，适用于做血流的定量检测，它将声束轴上的所有信号全部叠加在一起，不具备轴向分辨力，因而不能定点测量血流。

（三）高脉冲重复频率多普勒

高脉冲重复频率多普勒是对脉冲波多普勒的改进。它工作时，探头在发射一组超声脉冲波之后，不等采样部位的回声信号返回探头，又发射出新的超声脉冲群，这样在同一声束上，沿声束的不同深度可有一个以上采样容积。若有三组超声脉冲发出，第二组超声脉冲发射后探头接收的实际上是来自第一组超声脉冲的回波，第三组超声脉冲发射后探头接收的是第二组超声脉冲的回波，依此类推，相当于脉冲重复频率的加倍，检测到的最大频移也就增加了1倍。高脉冲重复频率多普勒超声对血流速度的可测值较脉冲波多普勒可扩大3倍。我们举一个实际例子来加以说明吧。例如，探头的超声频率为2.5MHz，探测深度为16cm，脉冲波多普勒最大可测血流速度为129cm/s。若采用高脉冲重复频率多普勒，将采样容积增加到2个，脉冲重复频率增加了1倍，探测深度缩小到8cm，最大可测血流速度为258cm/s。若将采样容积增加到3个，脉冲频率增加2倍，实际探测深度缩小到5.3cm，最大可测血流速度增加到377cm/s。高脉冲重复频率多普勒增加了可测速度，但损失了距离分辨力，它是介乎脉冲波和连续波多普勒之间的技术。

五、彩色多普勒超声

彩色多普勒超声的正规称谓是彩色多普勒血流成像（color Doppler flow imaging，CDFI），又称二维多普勒，简称彩色多普勒。它采用一种运动目标显示器（moving target indicator，MTI）计算出血流的动态信息，包括血细胞的移动方向、速度、分散情况等。把所得到的这些信息经过相位检测，自相关处理，彩色灰阶编码，将平均血流资料以彩色显示，并将其组合，重叠显示在 B 型灰阶图像上。

绝大多数彩色多普勒血流显像仪都采用国际照明委员会规定的彩色图，即红、绿、蓝三种基本颜色，其他颜色均由这三种颜色混合而成。规定血流的方向用红和蓝表示，朝向探头运动的血流显红色，远离探头运动的血流显蓝色，而湍动血流显绿色。绿色的混合比率与血流的湍动程度成正比，因此正向湍流的颜色接近黄色(红和绿混合)，而反向湍流的颜色接近深蓝色(蓝和绿混合)。此外还规定血流的速度与红蓝两种颜色的亮度成正比，正向速度越高，红色亮度越高；反向速度越高，蓝色亮度越高。这样，彩色多普勒就实时地为临床提供了血流的方向、速度及湍动(分散)程度三个方面的信息。彩色多普勒比较直观地显示血流，对血流在心脏和血管内的分布、流速、流向、性质较频谱多普勒能更快更好显示，但彩色多普勒也有其固有的缺点。①它所显示的是平均血流速度，而非最大血流流速度，因而不能用于血流速度的定性分析。②正常较高的血流速度，在频谱多普勒不易出现频率失真，而彩色多普勒可出现彩色逆转，易误为血流紊乱。③采用零线位移方法，可使尼奎斯特频率极限增大 1 倍，但只能观察单一方向的血流，而不能同时观察正、反两种方向的血流。④彩色多普勒以绿色表示湍流，然而这种绿色斑点不仅仅出现在湍流区，而且更常出现于高速射流区，因射流速度明显超过尼奎斯特频率极限，故可引起复合性频率失真。当高速射流区是层流时，此时出现的绿色斑点并不表示湍流的存在，只能说明频率失真的程度。所以，当存在湍流时，定会出现绿色斑点，但绿色斑点的出现却不一定就是湍流存在。⑤彩色多普勒需要反复数次多点取样，这样造成了庞大的数据，要对庞大的数据进行处理会造成时间延迟，这样就使扫描角度(范围)与成像速率成了矛盾。为了实时显示，就要减小角度，若扩大显示角度，会造成帧率下降，这样就会造成二维图像质量降低。现代高档次的彩超仪，采用多通道多相位同时分别处理，可获得高帧率高质量的二维及彩色血流图像。

六、能量多普勒显像

能量多普勒显像(power Doppler imaging，PDI)，简称能量多普勒，是晚近发展起来的一项新技术，它还有彩色多普勒能量图(color Doppler energy，CDE)、彩色多普勒能量显像(color Doppler power imaging，CDPI)、彩色多普勒血管造影(color Doppler angiography，CDA)等名称。

能量多普勒与彩色多普勒血流显像一样，也是采用自相关的计算方法，但它得出的是红细胞散射的能量的总积分。而彩色多普勒血流成像是以平均多普勒频移为基础的。因而它们之间有着本质的区别。在能量多普勒中，彩色信号的色彩和亮度代表多普勒能量的大小。此种能量的大小与红细胞的数目有关。它们之间有着一种很复杂的线性关系，受到血流速度、切变率和红细胞比容等因素的影响。

与彩色多普勒血流成像相比，能量多普勒具有如下特点。

(1)能量多普勒以能量作为参数，能量的大小与红细胞的数量有关，其强度取决于红细胞能量的总积分。这与彩色多普勒血流成像以平均频移(或流速)为参数，有着原理上的不同。

(2)在能量多普勒噪声被显示为一幅代表低能量的单一色彩的背景，因而血流信号可以从背景上清楚地显示出来。由于这种噪声显示方式的不同，使能量多普勒获得了额外的 10～15dB 的动态范围，提高了信噪比，从而提高了仪器显示血流的敏感度。

(3)当平均频率大于 1/2 脉冲重复频率时，彩色多普勒流成像会发生混叠。而不论信号是否重叠，能量频谱的积分是不变的，因此能量多普勒是不会发生混叠的。

(4)在彩色多普勒血流成像，当声束与血流方向垂直时，速度为零。但此时能量并不是零，能量多普勒能够显示血流。也就是说能量多普勒不受声束与血流方向之夹角的影响。

由于具有上述特点，能量多普勒便有了以下几个优点：①能够准确地显示低速和极低速的血流；②能够显示微小血管和迂曲血管的血流。因而能够显示器官内血管的分布状态；③提高了对肿瘤血供状态显示的敏感性；④对检查者技术熟练程度的要求不再严格。

值得注意的是，能量多普勒并不能够取代彩色多普勒血流成像，因为它存在着它固有的缺点：①不能显示血流周围的灰阶图像；②不能显示血流的方向、速度和性质；③不能对血流作定量检测；④由于它对低速的组织运动比较敏感，因而对运动器官血流较差。

能量多普勒的临床应用主要有以下几方面：①观察肾脏血流灌注，了解有否肾动脉狭窄，指引频谱多普勒取样，鉴别移植肾排斥反应；②用于血管的三维重建，尤其是肾血管树的三维重建。经能量多普勒显像的器官，尤其是血管，其三维重建图像比单纯的二维图像要清晰得多；③用于小器官、软组织和肿瘤血供状况的评估，如甲状腺、乳腺、卵巢、前列腺、阴囊等；④小儿的肝、肾和脑组织等。

七、彩色多普勒速度能量图

如前所述，彩色多普勒血流成像可以显示血流的方向、速度和性质，但敏感度较低不能显示像能量多普勒那样较低的血流。为了克服它们两者各自的缺点，发挥其优点，晚近新发展了一种叫做彩色多普勒速度能量图(convergent color Doppler, CCD)的新技术。它既具有能量多普勒的敏感度，也具有彩色多普勒血流成像的方向和平均血流速度信息。这样一来，CCD 便获得了广泛的临床应用范围：①显示血流的起源、走向和时相，判别血流是层流、射流还是湍流；②可判别相伴而行的两条血管哪条是静脉哪条是动脉；③指引频谱多普勒取样，使测值更精确更细；④当组织内存在两条管道时，可鉴别其为血管还是非血管。

八、多普勒组织成像

多普勒组织成像(Doppler tissue imaging, DTI)，简称组织多普勒，于 1992 年由 Mcdicken 等提出。它所依据的原理与彩色多普勒血流成像基本相同。但它所提取的信息与彩色多普勒血流成像正好相反。它滤去的是高频低幅的血流信号，而提取的是低频高幅的组织运动信号。将所得信号进行自相关处理计算出组织运动的平均速度和方向，并以不同的彩色对其编码，叠加在 M 型或 B 型图像上，最终将其显示在荧光屏上。组织多普勒有三种成像显示模式。

1. 速度模式 彩色显示取样区内组织运动原平均速度。

2. 加速度模式 彩色显示取样区内组织运动速度的变化率。

3. 能量模式 彩色显示从组织返回的多普勒信号的能量。

组织多普勒在临床上主要用于分析室壁运动，判断有无节段性室壁运动异常；与声学心腔造影、心肌造影、负荷试验并用，可提高对心肌缺血检出的敏感性。

九、谐 波 成 像

谐波成像(harmonic imaging)是由美国 ATL 公司首创，紧接着 HP 公司和 Acuson 公司相继推出，近些年来得到迅速发展的一项新技术。它所依据的原理是，微泡在声场中发生共振，可产生两倍于基波频率的所谓二次谐波(second harmonic)。这表明，只要往要观察的组织内注入一种具有声学效应的微泡造影剂，并以两倍于发射频率的接收频率接收之，便可获得两倍于基波的高清晰度对比图像。例如，发射频率为 3MHz，注入微泡剂，便可接收到 6MHz 的回波。以 6MHz 回波形成的声像图较以前以 3MHz 发射再以 3MHz 接收的回波所形成的声像图其分辨力和清晰度之高，对比度之好是显而易见的了。这是谐波成像之一种。

超声波在人体组织(弹性介质)传播的过程中，发生波速改变(非线性)或畸变而产生谐波，是所谓自然组织谐波成像(tissue harmonic imaging, THI)，这是谐波成像之又一种。

谐波成像改善了对组织的对比分辨力，空间分辨力，消除了近场伪像，提高了图像的清晰度，主要用于原来超声显像较困难的患者或病变区域，它能够：①增强心肌和心内膜边界的显示，增强对细微病变的检出，了解心内血流状态；②增强心腔内声学造影剂的回声信号；③清晰显示血栓的轮廓及腹部血管病变；④清晰显示肾、肝、胰腺等实质器官的局限性占位性病变；⑤清晰显示腹部含液脏器内病变及囊性病变内的回声。

十、介 入 超 声

介入超声(interventional ultrasound)，是指在超声引导下，将某种器械插入器官组织内部吸取活组织或注入药物进行诊断和治疗；或者将超声探头置于体腔内或手术中置于体内，直接获得体内信息，用以诊断疾病和指导治疗的一项新技术新方法。1983 年，在丹麦哥本哈根召开的世界介入性超声学术会议上，介入性超声作为现代超声医学的一个分支得到正式确认。属于介入性超声范畴的有：超声引导穿刺、体腔内超声、血管内超声和术中超声等。关于超声引导穿刺，本书第七章将做专门介绍。

(一)体腔内超声

体腔内超声始于 1964 年，由 Watanabe 等首先应用旋转式直肠探头扫查前列腺获得成功后，得到了迅速的发展，各种特制的体腔内探头不断问世。现在除经直肠超声外，又有了膀胱超声、阴道超声、胃镜超声和肠镜超声等。这些体腔内超声的应用，给临床诊治疾病带来了极大的便利：①经食管超声心动图能够更清晰地显示心脏和大血管的影像；能够显示经胸超声不能显示的病变（如左心耳血栓等）；能做术中超声监护，具有术中超声的优点且不占手术野；能辅助诊断纵隔病变；以食管超声图像为基础重建的三维超声心动图图像清晰逼真，很具发展前景。②直肠超声的应用，提高了对直肠疾病、前列腺疾病尤其是前列腺癌的检出率。③膀胱超声提高了对膀胱疾病尤其是膀胱癌的检出率。④胃肠内镜超声能够发现胃肠壁内深处的病变，弥补了胃、肠镜的不足。⑤阴道超声的应用，使得盆腔结构图像清晰，对子宫及其附件疾病的诊断更精确；通过超声引导穿刺，可以进行针吸活检或取后穹隆穿刺液做常规和细菌学检查，提高了对妇科肿物的诊断水平；提供了快速、准确、安全的取卵方法，为培养试管婴儿，治疗不育症开辟了新路径。

（二）术中超声

自 1961 年 Schlegel 等最早开展术中超声的研究以来，术中超声已较广泛地应用于心、肝、胆、肾及妇科甚至脊髓等手术中。术中超声所使用的探头一般为特制的、高频率（5～10MHz）、高清晰度探头，也可使用经特殊消毒处理的普通探头，还可应用经食管心动图做术中监测。

与体表超声相比，术中超声具有如下几个优点：①不受肺气、肠气及肥胖等因素的干扰，图像更加清晰；②由于使用高频探头，分辨力高，容易发现细小病灶；③接近病灶，能有新的发现和补充。因而能够带来的益处是：①指导手术直达病灶，减少组织损伤；②根据新的发现和补充，及时修正手术方案，更改手术途径，保证手术成功；③在关胸、关腹之前做超声探查，及时评价手术效果，避免遗漏，免除再次手术给患者带来损伤。

（三）血管内超声

血管内超声（intravascular ultrasound），包括血管内超声显像和超声血管成形术两个方面。

1. 血管内超声显像（intravascular ultrasound imaging） 是将超声探头置于血管腔内诊断血管病变的新方法。

现时用于临床的仪器，以美国 Diasonics 公司的 IVUSTM 血管腔内超声显像仪为代表。其超声导管（Sonicath TM 6F）由两个部分组成：①轴心，为直径 1mm、长 95cm 的钢丝，顶端装有换能器，频率 20MHz，末端连于仪器上的驱动器，工作时作360°旋转；②鞘，为外径 2mm、长 95cm 的导管，轴心可插入其内。

按心导管检查常规，经股动脉或股静脉插入 7F 指引导管，在 X 线透视引导下送达到需检查部位。然后插入超声导管进行血管内超声显像检查。据我国上海沈学东等报道，血管内超声显像具有下述优点：①对血管壁无损伤，是一项安全的技术；②操作简便、图像清晰、分析便利；③能显示动脉管壁的三层结构；④能显示主动脉各分支的开口及主动脉窦部和主动脉瓣的病变；⑤能显示主动脉内径的变化，对了解血管弹性和血流储备有重要意义；能发现腔静脉内的附壁血栓。

2. 超声血管成形术（ultrasonic angioplasty）是一项治疗闭塞性或狭窄性血管疾病的新技术、新方法。它通过导管将超声能引入血管腔内，使闭塞的血管再通，同时也能使狭窄血管扩张。超声对血管内粥样斑块的清除作用和外科碎石术相似，主要是利用其机械振动和空化效应。空化效应可产生1～3 个大气压，引起内爆炸，使粥样斑块破碎，再加消融或由导管抽吸去除。

十一、三 维 超 声

三维超声（three dimensional echography）显像的概念于 1961 年由 Baum 和 Green Wood 首先提出。超声三维重建与显像技术，是将一组连续切面或断层超声图像输入计算机，经过图像转换和图形学处理，在二维屏幕上显示或者打印出被研究物体的三维形态。也就是说，三维超声显像是从二维超声切面图像，通过计算机三维重建获得的。三维超声成像可分为观察非活动器官的静态三维超声成像和观察心脏形态及其活动的动态三维超声心动图两大类。

国外于 20 世纪 70 年代开始三维超声心动图（three dimensional echocardiography）的研究，国内则于 80 年代末开始仪器开发方面的研究，90 年代开始临床应用方面的研究。二维切面超声的三维重建是通过立体几何构成法、表面提取法和体元（Voxel）模型法三种方法实现的。立体构成法需要大量的几何原物，因而对解剖学和生理学结构不适应，现已很少应用。表面提取法是在二维空间中用一系列 X、Y 坐标点，连接成若干简单的直线以描绘心脏的轮廓。需以人工或机器对心脏的组织结构勾边，只能重建比较简单的心脏结构。其优点是所需计算机内存量少，计算速度快。缺点是费时且易受操作水平等主观因素的影响。这是目前最常用的三维重建方法。体元模型法是将三维物体划分成若干个依次排列的小立方体，每个小立方体就叫体元。与平面概念相反，体元空间模型表示的是容积概念。此法的优点是，可对心脏所有的组织灰阶信息进行重建，而不是简单的心脏内膜轮廓的勾画。

三维超声心动图在临床上可用于估测左、右心室功能，心肌重量；诊断房、室间隔缺损；测量二尖瓣口面积诊断二尖瓣狭窄；显示左心房血栓、主动脉瓣脱垂、主动脉夹层分离等。由于其图像清晰、立体感强，其应用范围正在日益扩大。

静态三维超声成像(static three-dimensional ultrasound image)的基础研究起于 20 世纪 80 年代初期，至 80 年代末期进入临床应用研究。国内王新房等于 90 年代初开始对静态三维超声成像的临床应用研究，并于 1994 年在国内首次报道了他们的研究成果。静态三维超声成像，是以 B 型线阵扫描取得二维切面图像，通过机械移动扫描切面，连续 60 次以上顺序改变切面位置，形成三维空间扫描。在扫描同时，依次将全部切面的所有信息存入特殊的大容量三维图像存储器中，经计算重建处理后，分别矢状面、冠状面和水平面显示三维图像。静态三维超声，在临床上可用于观察妇科肿瘤、肝内占位病变及血管分布、观察胆囊病变，能清晰显示悬浮于胆汁中的结石及附着于胆囊壁的息肉根蒂，能清晰显示肾结石及肾积水并显示扩大的肾盂的立体形态，显示肾血管的树状分布和肾内占位病变，经腹或经直肠三维超声能清晰显示前列腺的立体结构，能精确定位前列腺内结石和肿瘤的空间位置，能清晰显示正常的呈飞碟状的晶体和球形的玻璃体，能见到玻璃体内视网膜脱入的片状结构，三维超声能显示宫内胎儿的头、脊柱、躯干和肢体的立体形态，可对胎儿发育状况做出评估并发现畸形胎儿。

静态三维超声成像技术是一项年轻的技术，需要改进和完善之处很多，相信随着研究的深入，会在不久的将来取得突破性的成果，届时它的临床应用领域会得到更宽的拓展，应用价值将大大提高，它将步入真正的临床实用阶段。

十二、对 比 超 声

对比超声即声学造影(acoustic contrast)，是指向心、血管腔内、器官内(输尿管、膀胱、子宫、输卵管和胃肠腔内等)及组织内(心肌和肾等)注入某种能产生声学对比效应的物质，借以更清晰地显示组织结构、血流状态和病变等，从而诊断疾病的一种新技术、新方法。有关肾脏声学造影本书将有专章介绍。心血管及其他器官和组织的声学造影，则不是本书所要讨论的内容，在此不赘述。

十三、组织弹性成像(tissue elastography)

弹性模量是生物组织的基本力学属性。换句话说，生物组织都具有弹性或硬度这一属性。生物组织的弹性或者硬度取决于组织的分子构成及这些分子构成块在微观、宏观上的组织形式。在某些正常组织中，不同的解剖结构之间存在着细微的弹性差异。例如，在正常乳房中，纤维组织比乳腺组织硬，而乳腺组织又比脂肪组织硬。而在某些正常组织与病理组织之间，存在着较大的弹性差异。例如，乳房硬癌、前列腺癌、甲状腺癌及肝转移癌等恶性病理损害，正常表现为硬的小结。生物组织的这种弹性差异或者变化对于疾病的诊断具有十分重要的价值。然而，在过去或现时多数的 X 线成像、超声成像、磁共振成像和 CT 成像都不能直接提供弹性这一组织的基本力学属性方面的信息。

弹性成像(elastography, elasticity imaging)这一概念首先由 Ophir 等于 1991 年提出。所谓组织弹性成像是使人体不同组织受压后发生形变，再把这种形变的差别用不同的彩色显示出来。即将最软的组织以红色显示，中间者绿色，最硬者显蓝色(彩图 1)其过程是在体表用探头或用压迫板施压，根据压迫前后接受的超声波信号的变化，计算出不同组织的弹性差别，再依此完成彩色成像(彩图 2)。

日立公司推荐了一个硬度分级标准，并以其≥3 级作为恶性病变的诊断标准。

1 级：病灶区域整个变形明显。

2 级：病灶区域部分扭曲变形。

3 级：病灶区域边缘扭曲变形。

4 级：病灶区域没有明显变形。

5 级：病灶区域及其周边没有明显变形。

日本筑波大学和国内中山大学附二医院应用弹性成像鉴别乳腺良恶性肿瘤取得了良好的效果(表2-0-1)。

表2-0-1 弹性成像鉴别乳腺良恶性肿瘤

	敏感性	特异性	准确性
日本筑波大学	67.9%	91.2%	83.2%
中大附二院	87.5%	97.1%	95.0%

弹性成像技术现已应用到乳腺、甲状腺、前列腺和血管及肝脏疾病的诊断，并用以做癌症的早期

诊断、肿瘤的良恶性鉴别、癌变扩散区域的确定、治疗效果的确认、动脉硬化程度的评估。现时不仅存在了组织弹性超声成像，还有了组织弹性磁共振成像。

十四、剪切波弹性成像（shear wave elasticity imaging，SWEI）

剪切波（shear wave，S波）是传播方向与介质质点的振动方向垂直的波，即横波。它的传播速度远远低于声速的传播，为1～10m/s，传统的超声图像采集技术（50～60Hz）根本无法满足要求，因此只有具有超高速成像技术，才能够获得剪切波超高时间分辨率的图像，就像使用高速摄影机一样记录下剪切波在组织中传播的过程，得到高分辨率的实时剪切波弹性成像。通过采用独特技术设计的探头和MultiWave™多波技术平台，能够精确地控制声波辐射脉冲以超音速的速度，在组织的不同深度连续聚焦，并产生"马赫锥"现象，用以增加剪切波产生，并提高其传播的效率。通过此项专利技术，使得Aixplorer可获得深达14cm的腹部弹性成像，满足了临床诊断的需要。

SONICTOUCH™声波辐射脉冲控制技术以最安全的方式，保证了实时剪切波弹性成像的实现，同时也保证了患者的安全。在检查过程中，不会因为探头过热，冷却降温等问题中断检查，也不会对患者造成潜在的伤害。

凭借与众不同的SonicSoftware™成像平台技术，及MultiWave™超声引擎，SuperSonic革命性地实现了Ultrafast™超高速成像技术。能够实现超声成像速度达到20 000Hz，是目前顶级的传统超声成像系统的200倍!

由于剪切波与传统声波不同，是横波。Ultrafast超高速成像技术也是我们能够得到组织弹性进行杨氏模量定量的必要条件。

十五、超声分子成像

超声分子成像（ultrasonic molecular imaging），是将目标分子（特异性抗体或配体）连接到声学造影剂构建成靶向声学造影剂，使声学造影剂主动结合到靶区而进行的特异性成像。它标志着超声影像从非特异性显像向特异性靶向分子成像的转变。它使得超声成像从大体形态成像向微观形态成像转变，使单纯的形态成像向生物代谢、基因成像发展。现今，能在造影剂表面或内部载入药物或基因，使之到达病变靶点再释放出来，从而达到治疗目的。这样，超声分子成像不仅能准确、清晰确定病灶部位，而且能够有效治疗疾病。目前，它是超声医学发展的方向，也是学者们研究的热门领域。超声分子成像仅为分子影像学的一个分支，其他的还有荧光成像、生物发光成像、核素成像、磁共振成像、CT成像等。

（龚渭冰 李学应）

第三章　眼部疾病

眼为视觉器官，包括眼球、视路和附属器三部分。眼球及眼眶位于人体的表层，声学解剖简单，界面层次清晰；各种结构之间声阻抗差异大，超声对眼内和眼眶的疾病显示率高，尤其当眼内屈光介质浑浊，眼科常规检查方法无法窥清眼内结构时，超声依旧能够穿透眼内各层介质清晰显像，因此，超声检查对眼部疾病诊断具有重要意义。

近年来彩色多普勒超声技术及各种眼科专用超声仪器不断开发应用，超声显像质量明显提高。超声可以明确诊断眼内多种病变，对某些病变甚至可以做出组织学判断。为了适应人工晶体植入术及角膜切开术的不断发展，超声眼球结构生物学测量技术的作用也日益明显。

第一节　解剖概要

眼眶为四棱锥状骨腔，左右各一，底向前，尖向后。眼球及其附属器位于眼眶内。眼部超声探测的解剖范围包括眼球、视神经、眼外肌、泪器、眶内筋膜、脂肪体及眶壁和血管等。

1. 眼球　位于眼眶前部中央处，近似球形，正常成人眼轴长约 24mm。它借眶筋膜与眶壁联系，前面有眼睑保护，周围及后面有球筋膜和眶脂肪垫，可减少眼球的震动。眼球由眼球壁与眼内容物组成(图 3-1-1)。

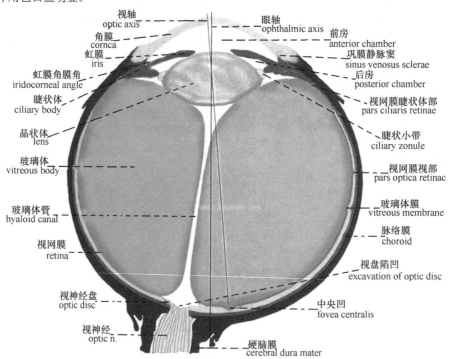

图 3-1-1　正常人眼球结构示意图

(1)眼球壁分为三层：外层为纤维膜，包括角膜和巩膜；中层为葡萄膜，或称色素膜，包括虹膜、睫状体和脉络膜；内层为视网膜。

1)纤维膜主要由纤维组织构成，是眼球的外膜。前 1/6 为角膜，完全透明，接近圆形，厚度中

央最薄，平均厚约 0.5mm，周边部厚约 1.0mm。后 5/6 为巩膜，质地坚韧，不透明，呈瓷白色，外表面由眼球筋膜包裹，前面由球结膜覆盖，巩膜厚度因部位不同而有差别，四条直肌附着处最薄，约 0.3mm，后极部最厚，约 1.0mm。

2) 葡萄膜是眼球壁的第二层膜，位于巩膜与视网膜之间，前面有孔为瞳孔，后面有视神经穿过。因该层膜具有许多色素和丰富的血管，所以又叫色素膜或血管膜。葡萄膜自前向后分为虹膜、睫状体和脉络膜三个相连续的部分。

3) 视网膜是眼球壁的最内层，为一透明薄膜，起自视乳头周围，向前衬覆在脉络膜内面，其前缘附着于锯齿缘，于睫状体平坦部相连。视网膜仅在视神经穿过处和锯齿缘与其外面的组织紧紧连接。后极部有一浅漏斗状凹，称中央凹；中央凹鼻侧约3mm 处有一淡红色圆盘即视乳头，是神经节细胞轴突汇聚穿出眼球的部位。

(2) 眼内容物：眼球壁之内的结构为眼内容物，包括房水、晶状体和玻璃体。三者均透明而又有一定屈光指数，与角膜一并构成眼的屈光系统。

1) 房水充满在晶状体和角膜之间的前、后房内。前房前界为角膜内皮，后界为虹膜前面及晶状体的瞳孔区，周边部的界限为小梁网、睫状体及虹膜周边部。正常人前房深 3.0～3.5mm。后房间隙较小，形状不规则，从睫状体分泌的房水充满后房，经过瞳孔流入前房。

2) 晶状体位于虹膜后方，玻璃体的前方，是富有弹性的透明体，形似双凸透镜。晶状体分前后两面，两面相接的边缘为赤道，呈圆形，直径 9～10mm。前后极之间的距离即厚度，为 4～5mm。晶状体借助晶状体悬韧带与睫状体连接以固定其位置。

3) 玻璃体为无色透明胶质体，其主要成分为

水，约占 99%，充满眼球后 4/5 的空间。前面以晶状体及其悬韧带为界，呈前面扁平的类球形，玻璃体前面的碟形凹面，称为玻璃体凹，也叫髌状凹，用以容纳晶状体。玻璃体的其他部分与睫状体及视网膜相毗邻。玻璃体包括玻璃体皮质、中央玻璃体及中央管三部分。

2. 视神经 视网膜神经节细胞发出的纤维汇集成视乳头，直径约 1.5mm，向后穿过巩膜筛板出眼球，形成视神经。视神经自视乳头起到视交叉止，全长 42～47mm，按照部位分为四段：球内段、眶内段、视神经管内段和颅内段。其中前三段可以通过超声显示。

(1) 球内段：在巩膜内，长约 1.0mm，包括视乳头和筛板。视乳头可以通过检眼镜看见，叫视神经乳头。

(2) 眶内段：长 25～30mm，略呈 "S" 形走行于眶脂体内，因为其长度大于眼球到视神经孔的距离，所以转动眼球不受牵制。超声下显示其宽度约 3～4mm。

(3) 视神经管内段：长 4～10mm，位于骨性视神经管内，与之伴行穿过的还有位于其下方的眼动脉。超声检查可以观察到前半部分。

(4) 颅内段：长约 10mm，与视交叉的前脚相连。常规超声不能显示该节段。

3. 眼外肌 眼肌分内外两组，眼内肌在眼球内，包括瞳孔括约肌、瞳孔扩大肌和睫状肌。眼外肌共有六条：四条直肌和两条斜肌（图3-1-2）。

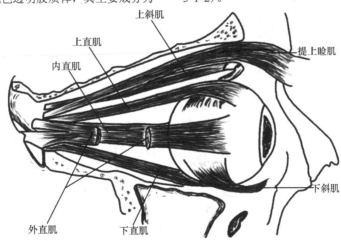

图 3-1-2 眼外肌解剖示意图

四条直肌是内直肌、外直肌、上直肌和下直肌，都从眶尖部围绕视神经的纤维环开始，各成一束，向前向外展开，穿过眼球筋膜止于巩膜，围成锥体形，以视神经孔为顶点，眼球为底部，视神经位于其内，故又称肌锥。内直肌最厚，外直肌最薄。直肌平均宽度 10mm，厚度 1～3mm。

两条斜肌是上斜肌和下斜肌,走行较直肌复杂。上斜肌从视神经孔周围的总腱环开始,沿眶内上壁向前通过滑车,滑车为一坚固的纤维环,位于眶内上缘稍后处,肌腱可在其中来回滑动。上斜肌腱穿过滑车后又移行为肌纤维,转向后外侧,穿过眼球筋膜,经上直肌下面做扇形铺开,止于赤道后方的眼球外上部。下斜肌由眼眶壁内下缘后方的骨壁开始,经过下直肌的下面向外上方延伸,在赤道部后方止于眼球后外侧下方。

4. 脂肪与筋膜 眶内的重要结构之间填充脂肪体。根据其所在位置分为中央与周边两部分,肌锥内脂肪为中央部分,肌锥与眶壁之间的脂肪为周边部分。眼眶筋膜是联系各结构之间的纤维膜,它把眶内脂肪分隔成若干个间隙。

5. 泪器 包括分泌泪液的泪腺和排泄泪液的泪道。

泪腺由细管状腺和导管组成,位于眼眶外上方的泪腺窝内,大小和形态类似杏核,被上睑提肌腱板分隔为较大的眶部和较小的睑部泪腺。泪道包括泪点、泪小管、泪囊和鼻泪管。

6. 眼的血液循环(彩图 3) 眼球的血液供应来自颈内动脉的眼动脉,眼附属器的血液供给除眼动脉外,还有一部分来自颈外动脉的面动脉系统(面动脉、颞浅动脉及眶下动脉)。

由颈内动脉发出的眼动脉入眶后,走行于视神经颞侧下方,后绕到视神经上方与上直肌之间至眶内上侧,在此处形成眼动脉角及眼动脉弯,从此处分出视网膜中央血管系统和睫状血管系统。

(1)视网膜中央动脉:在视神经孔前方附近,由眼动脉发出。在视神经下面,紧贴硬脑膜,前行到达球后 6.4~14mm(平均 9.34mm)处穿入视神经硬脑膜及蛛网膜,到达蛛网膜下隙,继续前进,经过短距离,呈直角穿过软脑膜,到达视神经中央,外覆盖软脑膜,伴随视网膜中央静脉向前延伸,穿越筛板,进入眼球内,出现在视乳头的表面,再分为鼻上、鼻下、颞上、颞下四支,分布于视网膜内。毛细血管网分为浅层和深层,浅层粗而稀,分布于神经纤维层内;深层细而密,分布于内颗粒层。在中央凹 0.4~0.5mm 区域为无毛细血管区。

(2)睫状动脉:包括睫状后短动脉、睫状后长动脉和睫状前动脉。

1)睫状后短动脉:当眼动脉还在视神经下方时,发出鼻侧和颞侧两个主干,然后每个主干各分出 2~5 个小支,在视神经周围穿过巩膜,进入脉络膜内逐级分支,为脉络膜提供血供。

2)睫状后长动脉:自眼动脉发出,共两支,于视神经的鼻侧和颞侧斜行穿入巩膜,经脉络膜上腔直达睫状体后部,开始发出分支,少数分支返回脉络膜前部,大多数分支前行到睫状体前部,与睫状前动脉吻合形成虹膜动脉大环,由此环发出分支至睫状肌、睫状突及虹膜。

3)睫状前动脉是由四条直肌的肌动脉发出的分支。在眼眶深部,眼动脉发出肌动脉,向前行至四条直肌,上、下、内三条直肌动脉各发出两条睫状前动脉,外直肌动脉发出一条睫状前动脉,沿着巩膜表层组织中向前,行至角膜缘后 4mm 处发出分支进入巩膜,与睫状后长动脉吻合形成虹膜动脉大环。主要供应角膜、前部球结膜和虹膜睫状体的血液。

(3)静脉系统包括三个回流途径

1)视网膜中央静脉:在视神经内与视网膜中央动脉伴行,常在视网膜中央动脉入视神经处的眼球侧离开视神经,经眼上静脉或直接回流到海绵窦。

2)涡静脉共四条,收集部分虹膜、睫状体和全部脉络膜的血液,约在眼球赤道之后 6mm 斜穿出巩膜。上直肌的两侧有一对,经眼上静脉入海绵窦;下直肌的两侧有一对,经眼下静脉入海绵窦。

3)睫状前静脉收集虹膜、睫状体和巩膜的血液,于角膜缘附近穿出巩膜,经眼上和眼下静脉入海绵窦。

眼静脉共两支,即眼上静脉和眼下静脉。眼上静脉为眶内最大的静脉,是引流眼球及其附属器的主要血管,直接向后引流至海绵窦。眼下静脉在进入海绵窦之前,发出分支汇入眼上静脉,另一支汇入翼丛。部分血液也向前经内眦静脉入面静脉。

海绵窦为一大静脉腔,位于颅腔内蝶骨体两侧。窦中有许多纤维样小梁,切片下呈海绵状,因此得名。

(孙德胜)

第二节 探测方法及正常图像

1. 检查前准备 眼球常规超声检查前一般无需特殊准备。对不能配合检查的小儿,可用水合氯醛灌肠等方法,使之入睡便可。对眼外伤的患者,检查前须消毒探头,使用无菌耦合剂或使用无菌探头套,操作中动作应轻巧细致,切勿压迫眼球,避免因探头对眼球加压造成眼内容脱出。

2. 体位 扫查前患者取平卧位,轻闭双眼。

3. 探头频率 选用线阵高频探头,一般频率为

5～12MHz，UBM 的探头频率更高，可达 40～100MHz。

4. 扫查方法

（1）常规扫查方法：眼睑涂耦合剂，探头成垂直状态放在眼睑上检查，可上下移动探头，观察图像；也可根据需要旋转任意角度观察。应纵横方位全面检查，了解病变性质、位置和范围。

（2）特殊扫查法：在常规探测的基础上，为了更好地观察病灶情况，可做下列特殊检查。

1）后运动检查：主要了解病灶与眼球壁的关系。嘱患者向左右转动眼球，观察玻璃体暗区内的异常回声活动度，然后嘱患者立即停止转动眼球，观察该异常回声是否有后运动（眼球停止转动后其仍有活动为后运动阳性，否则为阴性）。

2）压迫试验：用于了解眼眶内病变的硬度，即发现病灶后，压迫眼球使压力传递到病变区，观察病灶回声形状是否变化。

3）磁性试验：主要用于观察眼球内异物是否有磁性。在发现眼内异物后，用电磁铁自远而近靠近眼球，观察异物有否震颤，如有，则表示磁试验阳性。

5. 正常图像及正常值

（图 3-2-1、图 3-2-2）角膜和前房往往用专用超声生物学测量探头进行细微结构检查，详细见超声生物显微镜章节。正常晶状体内为无回声，高灵敏度的超声检查可以发现晶状体的前后囊呈弧形强回声，后界面可呈碟形光斑。晶状体的后方显示大范围的液暗区为玻璃体腔，正常为无回声。眼球壁的各层结构超声一般难

以区分，可显示为近似圆形的强回声光带贴附于球壁，包围上述球内结构。

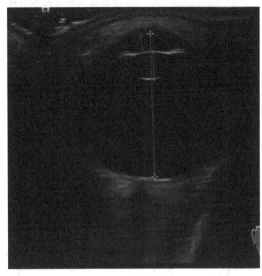

图 3-2-1　正常眼球轴位切面图

球后尖端向后的锥形软组织为肌肉圆锥，中央部分为脂肪和筋膜，图像上呈强回声，筋膜在超声图像上不能区分。视神经在球后呈边界清晰的低回声带，略呈"S"形。眼外肌的回声低于脂肪，强于视神经，呈薄带状，位于肌肉圆锥和眶壁之间。眼眶因声束不能穿透，呈后方伴有声影的稍厚强回声区域。泪腺呈境界清晰的杏核样低回声团块，内部回声均匀，位于眼眶外上方。

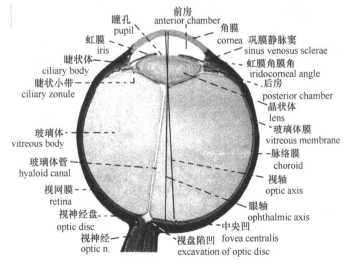

图 3-2-2　正常眼球结构示意图

（1）眼球的测量

1）眼球轴径：从角膜中心表面回声至球后壁外

的视神经颞侧缘。

2）角膜的厚度：从角膜中心表面至角膜内侧面

与前房交界处。

3）前房深度：从角膜内侧面中心至晶状体前囊表面。

4）晶状体厚度：从晶状体前囊中央表面至晶状体后囊内侧面的垂直距离。

5）玻璃体腔的长度：从晶状体后囊内侧面起至球后壁内侧视神经颞侧缘上。

6）球壁厚度：测量视神经颞侧缘的球壁内侧面到外侧面之间的厚度（包括筋膜囊的筋膜在内）。

（2）眼外肌和视神经的测量

1）眼直肌的厚度：将需要测量的眼直肌显示后冻结图像。在眼球后极做一切线，称之为 A 线，其与眼直肌相交点称之为 B 点，以 B 点向眼直肌做垂直线，与眼直肌内侧缘相交于 C 点，BC 之间的距

离，即定为眼直肌的厚度（图 3-2-3A）。

2）视神经宽度：眶内视神经的宽度。在图像上显示视神经的暗回声带后冻结图像，可在眼球后方 1cm 左右的区域中任意测量暗带的宽度，即球后测量点 A 和球后测量点 B 之间任选一处，测量该处虚线之间的宽度得出（图 3-2-3B）。

球后软组织间隙的测量：显示清楚球后肌肉圆锥组织后冻结图像，在上宽下窄的球后脂肪强回声中，首先画一条贯穿两侧眼直肌，并与眼球后极相切（切点为 D 点）的直线，它与两侧眼直肌内侧缘相交点分别为 A、B 点。AB 之间的距离为宽度。D 点到视神经在眶内的末端（C 点）之间的距离为长度。等腰三角形 ABC 即球后软组织的面积（图 3-2-3C）。

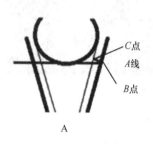
A

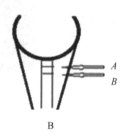
B

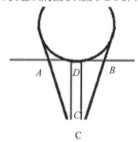
C

图 3-2-3　眼外肌和视神经的测量

（3）正常成人、儿童眼球测量值：北京广安门医院用 7.5MHz 探头测量 402 例正常成人的眼球，年龄从 18～55 岁，男性 176 例，女性 224 例，得出下列结果。

球轴径：（23.97±0.29）mm，极限值 23～24mm。

前房深度：（2.58±0.48）mm，极限值 2～3mm。

晶状体厚度：（4.00±0.22）mm，极限值 3.5～5.0mm。

玻璃体腔长度：（16.3±0.26）mm，极限值 16～17mm。

球壁厚度：（2.01±0.17）mm，极限值 2.0～2.2mm。

上述眼球的各项正常值，在性别上无显著差异。而前房深度则可随年龄增长而有逐渐变浅的趋势。晶状体的厚度则随年龄增加而呈逐渐加厚的改变。同时前房深度和玻璃体腔长度与球轴径长度成正相关，晶状体厚度与球轴径无关。前房深度、玻璃体腔长度和球轴径等与各人体表面积之间成正相关及晶状体厚度与之无明显相关。

另外，该院对 276 只儿童正常视眼分成 13 个年龄组进行眼球测量，结果见表 3-2-1。从表中看到，球轴长度和玻璃体腔长度随年龄逐渐增加而增长。到 8～9 岁后就接近成人组。

表3-2-1　276只儿童正常视眼测值　　（单位：mm）

年龄	例数	球轴长	前房深度	晶状体厚度	玻璃体腔长度
3	24	20.58±0.83	2.17±0.65	3.17±0.38	12.42±0.78
4	24	20.63±0.49	2.21±0.41	3.46±0.51	12.29±0.75
5	20	21.20±0.57	2.10±0.31	3.10±0.31	12.95±0.51
6	20	21.35±0.75	2.20±0.41	3.25±0.41	13.00±0.73
7	20	21.30±0.66	2.30±0.47	3.40±0.47	13.10±0.62
8	24	22.17±0.64	2.31±0.41	3.96±0.41	13.54±0.83
9	20	22.56±0.76	2.10±0.31	3.55±0.31	13.60±0.68
10	20	22.60±0.82	2.10±0.31	3.50±0.47	13.60±0.61
11	20	22.38±0.59	2.20±0.41	3.40±0.50	13.80±0.59
12	20	22.60±0.62	2.15±0.36	3.60±0.49	13.80±0.85
13	20	22.70±0.44	2.20±0.34	3.60±0.50	13.86±0.35
14	20	22.80±0.56	2.10±0.30	3.80±0.47	13.80±0.76
15	24	22.90±0.82	2.25±0.22	3.85±0.37	13.80±0.61

（4）成人眼直肌正常值：性别之间无差异。

内直肌厚度：(2.38±0.51)mm，极限值 2～4mm。

外直肌厚度：(2.00±0.30)mm，极限值 1～3mm。

上直肌厚度：(1.95±0.32)mm，极限值 1～3mm。

下直肌厚度：(2.01±0.34)mm，极限值 1～3mm。

(5)成人眶内段视神经宽度正常值：性别之间无差异。

视神经宽度：(4.02±0.23)mm，极限值 3～5mm。

(6)成人球后软组织回声正常值。

球后软组织厚度：男性21～32mm,女性20～30mm。

球后软组织长度：男性16～27mm,女性14～24mm。

上述各项值，左右两侧应该一致，如差异超过2mm，考虑存在异常。

(7)正常眼血管的多普勒表现：彩色多普勒血流显像技术在眼科的应用是超声诊断水平的一大进步，它使得眶壁和眶内的部分血管内血流信息得以揭示，提供了活体眼部血流的生理及病理动力学情况，增加了超声诊断的范围，同时也给一些疾病的治疗效果的观察提供了新的检查方法。

1)眼部动脉彩色多普勒血流图：正常眼动脉血流为层流，血流较均匀，于球后壁 15～25mm 处可以探及横跨视神经的粗大血流信号；在视神经暗区中可以探查到红-蓝相间的视网膜中央动-静脉血流信号，取样点位于球后 2～3mm；视神经两侧可探及多条睫状后短动脉红色血流信号，取样点在球壁后 3～5mm。这些血管直径的范围为 1～2mm。

2)眼部动脉的多普勒频谱形态：尽量调节脉冲多普勒取样容积位于较小的状态。眼动脉频谱较窄，呈三峰二谷型或二峰二谷型，第一峰为心脏收缩期血流，第二、三峰为舒张期血流(彩图4)；视网膜中央动脉频谱图呈类三角形，上升速度大于下降速度，舒张期为平缓的低速血流(彩图5)；睫状后动脉血流频谱图呈较平的三峰二谷型(彩图6)。

3)频谱的血流动力学分析：血流速度为在频谱上能够测出最大血流速度、平均血流速度和流速积分等的参数。正常血流速度参考值如下。

眼动脉最大血流速度：(31.7±10.9)cm/s。

睫状后动脉最大血流速度：(11.3±3.5)cm/s。

视网膜中央动脉最大血流速度：(10.2±3.4)cm/s。

6. 眼球的三维成像 自 80 年代以来，人们开始不断地探讨发展医学超声立体成像技术，因为它包含的信息比二维图像更多，能够更直观、更仔细和准确地诊断出病变范围和形状。

(1)检查方法和仪器：目前使用的三维成像仪有两种成像方式：一是仪器本身配置的探头可直接进行二维图像扫描后，实行计算机三维重建，对扫描的图像感兴趣的部分进行正、侧和俯视等方位平面进行削割，并可对图像进行垂直或水平旋转实施观察。扫描过程要求保持流畅，扫描时间尽量短，否则容易造成三维图像的人为放大效应。另一种为准实时三维成像，三维超声探头在动态扫查的过程中，计算机将处理后的三维图像之间动态在显示器上呈现。

(2)正常眼球的三维图像：利用高频探头获得的眼球立体图像，见玻璃体腔呈透明的圆球体，球壁大都光滑，球后壁有小的凹面。晶状体略为模糊，呈一碟状。因玻璃体的通透性好，在旋转观察中，眼球的立体感较逼真。

7. 超声生物显微镜(ultrasound biomicroscope, UBM) 是近年来迅速发展起来的超声影像技术。由于其换能器频率高达 40～100MHz，分辨率为微米级(20～60μm)，可以获得类似光学显微镜下高分辨率图像而得名。UBM 不受角膜混浊的干扰，弥补了现有眼科专用检查仪器的不足，使许多以往无法看清的眼前段组织具有较强的可视性，通过不同的断层呈现组织内部结构改变，对了解疾病的发生、发展、转归及疗效等方面均有实用性，其应用范围日趋扩大。

(1)检查准备：因检查过程中可能因为眼杯、生理盐水或接触角膜而引起短暂而轻微的刺激症状，检查前需要向患者解释操作过程以取得患者的配合是十分必要的。

患者取仰卧位，角膜表面麻醉，眼杯置于结膜囊内，注入适量蒸馏水。将探头浸入眼杯中，使探头与角膜表面的检查区相垂直。检查过程中观察被检查部位的表面各线均明亮而且清晰，则说明探头与被检查部分已经垂直。

与传统 B 型超声相比，UBM 检查图像与探头的位置关系不同，在 UBM 中，靠近探头的组织影像位于显示屏的上方，可根据显示屏上探头与角膜的距离调节探头的在水浴杯内的深浅，探头上标志线侧的组织影像位于显示屏的左侧。

(2)扫描方法

1)放射状扫描法：自 12 点开始顺时针转动探头一周，注意保持探头与角膜缘垂直。这种检查方法对于眼前段疾病尤其是对前房角及睫状体的疾病观察更具优势。

2)冠状位扫描法：保持探头与角膜缘呈水平扫

查，可更详细地了解睫状体疾病。

（3）正常眼的 UBM 表现：UBM 能够显示许多既往手段不能观察到的活体眼部结构，其分辨率与低倍光学显微镜类似，通过拼图还可以得到一副完整的眼前节图形。在分析病理变化之前，熟悉眼部结构的正常 UBM 表现是必要的。

1）角膜：位于眼球的最表面，最适合于超声生物显微镜的应用。组织学上，角膜组织分为 5 层：角膜上皮层、前弹力层（Bowman 层）、基质层、后弹力层（Descemet 层）及内皮层。UBM 探查，在角膜的前表面可以显示两条带状强回声，即角膜上皮层及前弹力层，基质层表现为强度均匀的低回声区，后弹力层及内皮层无明显界限，呈一带状强回声（图 3-2-4）。

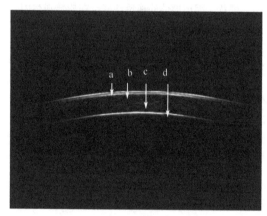

图 3-2-4　正常角膜的 UBM
a. 角膜上皮层；b. 前弹力层；c. 基质层；d. 后弹力层及内皮层

2）巩膜：正常巩膜与角膜相比，回声相对较高，呈强回声。而被覆其上的结膜及结膜下组织和眼外肌则为中强回声。巩膜通常在巩膜突处最厚，回声也最强，常表现为三角形的突起。巩膜突是活体组织测量的重要解剖学标志（图 3-2-5）。

3）角巩膜结合部：因角膜和巩膜间散射系数有显著的差异，其交界区的角巩膜缘非常容易识别。尽管角巩膜缘不是一个确切的解剖结构，由于它与前房角及眼科手术的密切关系，因此，角巩膜缘的观察对临床具有重要意义（图 3-2-5）。

4）前房：中央前房位于角膜内皮面与晶状体前囊面之间。中央前房深度的测定可根据两侧虹膜是否对称为标志，使测量位于瞳孔区的中央。

5）房角：房角结构与眼部的许多病理变化密切相关，因此，精确揭示房角结构的形态具有重要的临床意义。房角结构由角巩膜、睫状体和虹膜共同组成，其角度的大小可以通过测量获得（图 3-2-4）。

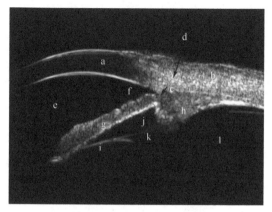

图 3-2-5　正常房角 UBM
a. 角膜；b. 巩膜；c. 巩膜突；d. 角巩膜结合部；e. 前房；f. 房角；g. 虹膜；h. 睫状体；i. 晶状体前囊；j. 后房；k. 晶状体悬韧带；l. 前玻璃体

6）虹膜：为葡萄膜的最前部分，它由血管、结缔组织及黑色素细胞和色素上皮细胞组成。虹膜舒缩的变化可以引起瞳孔大小的改变。由于正常眼的虹膜前表面有虹膜隐窝的存在，在 UBM 切面下，虹膜前表面呈现为不规则的形态；虹膜基质表现为均匀的低回声区，后表面由于为色素上皮层，形成光滑、连续的高反射层。虹膜根部附着于睫状体上，其后表面与睫状体形成一定夹角，这一点十分重要，因为在观察人工晶状体植入的位置是否合适时，是以祥与这个夹角间的关系来确定的（图 3-2-4）。

7）睫状体：在垂直切面上呈三角形，基底处与巩膜附着，插入到巩膜突内，基底部连接虹膜，尖端指向锯齿缘。睫状体前 1/3 较肥厚称睫状冠，内表面有 70～80 个纵行放射状突起称睫状突，后 2/3 薄而扁平称睫状体平部，平部与脉络膜连接处呈锯齿状称锯齿缘，为睫状体的后界。睫状体与晶状体赤道部之间有纤细的晶状体悬韧带相互连续（图 3-2-4）。

8）晶状体：为富有弹性的透明体，形似双凸透镜，位于虹膜之后玻璃体之前。由于仪器条件的限制，一般条件下可清晰显示晶状体的前囊、赤道部，表现为强回声光带回声，晶状体皮质和核表现为无回声暗区，而晶状体后囊则无法探查清晰。

9）后房：UBM 是目前唯一能够在活体组织中观察到后房的形态和动态变化的仪器。在 UBM 检查中，后房由虹膜、睫状突、悬韧带和晶状体前表面组成（图 3-2-4）。

10）前玻璃体：正常的前玻璃体为无回声区。

（4）正常人眼前段结构的测量方法：正常人眼

前段结构相关参数的测量大多数参照 Pavlin 设计的方法进行。常用的测量指标包括以下几项内容(图 3-2-6、图 3-2-7、表 3-2-2)。

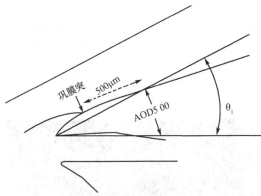

图 3-2-6　反映房角开放程度的参数测量示意图

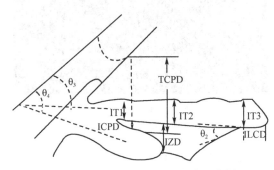

图 3-2-7　正常眼前段测量方法示意图

表3-2-2　正常人眼前段结构的主要参数

测量部位	χ±s	测量部位	χ±s
眼轴长度/mm	23.52± 1.00	虹膜厚度 1/μm	390.88± 88.27
前房深度/μm	2926.37± 372.24	虹膜厚度 2/μm	481.17± 57.70
晶状体厚度/mm	3.89±0.36	虹膜厚度 3/μm	800.42± 84.92
小梁睫状体距离 /μm	1210.43± 233.00	小梁虹膜 夹角/(°)	33.43± 8.58
虹膜睫状体距离 /μm	462.41± 134.25	虹膜晶状 体夹角/(°)	17.22± 5.24
虹膜悬韧带距离 /μm	935.95± 460.20	虹膜外侧面虹膜长 轴夹角/(°)	37.44± 5.28
虹膜晶状体接触 距离/μm	978.13± 207.16	巩膜外侧面睫 状突夹角/(°)	71.63± 13.86

1)前房深度:取正位或轴位眼前段剖面图,清晰显示角膜、双侧对称的虹膜及晶状体前囊,测量角膜内面垂直于瞳孔中央晶状体前囊的距离。

2)房角开放距离(angle opening distance,AOD):在距离巩膜突向上 500μm 处确定一点,自此点垂直角膜做一直线与虹膜相交,两点间的距离为 AOD500。

3)小梁虹膜夹角(θ_1):自巩膜突向上 500μm 处(A 点)引垂线至虹膜(B 点),虹膜隐窝顶点(C 点)至上述两点各做一连线,连线之间的夹角为小梁虹膜夹角。

4)虹膜厚度(iris thickness,IT):自巩膜突向上 500μm 处引垂线至虹膜,此处的虹膜厚度为虹膜厚度 1(IT1),距虹膜根部 2mm 处为虹膜厚度 2(IT2),近瞳孔缘处为虹膜厚度 3(IT3)。

5)小梁睫状体距离及虹膜睫状体距离:自巩膜突向上 500μm 处向睫状体表面引一垂线,两点间距离为小梁睫状体距离(trabecular ciliary processes distance,TCPD)。该线穿过虹膜处测量虹膜后表面到睫状突的距离为虹膜睫状体距离(iris ciliary process distance,ICPD)。

6)虹膜悬韧带距离(suspensory ligament of the iris distance,IZD):自虹膜后表面至睫状突与悬韧带的接点作垂线,此距离为虹膜悬韧带距离。

7)虹膜晶状体夹角(θ_2)与虹膜晶状体接触距离(iris lens contact distance,ILCD):虹膜后表面与晶状体前表面相交形成的夹角为虹膜晶状体夹角,夹角的顶点至瞳孔缘的距离为虹膜晶状体接触距离。

8)巩膜虹膜夹角(θ_3)和巩膜睫状体夹角(θ_4):为巩膜外侧面分别与虹膜长轴、睫状体长轴的夹角。

(陈　燕)

第三节　角膜及巩膜疾病

1. 角膜疾病

(1)角膜水肿:角膜上皮、基质或两者中蓄积了过多的水分称为角膜水肿。角膜水肿发生于外伤、手术、炎症、变性及眼内压显著增高时,临床症状为虹视、眼痛、视物模糊,角膜混浊、厚度增加等,需要及时采取措施进行治疗。角膜水肿按照部位可分为上皮水肿、基质水肿、内皮水肿。

UBM 主要表现:角膜上皮增厚、回声降低,上皮层与前弹力层之间低回声区加深。若病变累计基质层,则基质层增厚,回声增高,各层间界限模糊不清。UBM 可对角膜大泡性病变定位,并可分辨是上皮层与前弹力层分离还是角膜基质层间分离(图 3-3-1、图 3-3-2)。

(2)角膜炎:角膜炎多因个体抵抗力低或外伤后感染病原体所致,目前真菌性角膜炎在化脓性角膜炎中最常见且呈现逐年递增的趋势。角膜炎发病较快,临床表现为畏光、流泪、异物感、视力下降等，若病情未及时得到控制，角膜组织变性坏死、组织脱落形成角膜溃疡甚至穿孔。

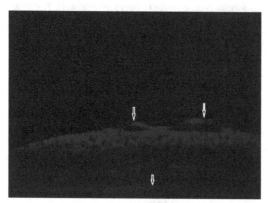

图 3-3-1　大泡性角膜病变

角膜上皮层与前弹力层分离；后弹力层脱离（箭头所指）

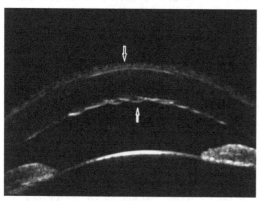

图 3-3-2　角膜水肿

角膜各层界限模糊，上皮层毛糙增厚，基质层回声增高，后弹力层皱缩（箭头所指）

UBM 主要表现：超声生物显微镜可准确显示角膜炎性混浊的程度与范围，为手术时机及方式的选择提供帮助。局限性浅表性混浊可表现为角膜前弹力膜光带消失，表面凹凸不平，呈均匀团状中强回声。炎症侵及角膜全层可表现为角膜层次结构消失，全层增厚，回声增高。

（3）圆锥角膜：是一种以角膜扩张为特征，角膜中央变薄，向前圆锥形凸出的疾病，伴有高度不规则散光，视力显著减退。晚期会出现角膜水肿，形成瘢痕。

UBM 主要表现：角膜弯曲度增加，中央角膜变薄，前房加深。出现角膜急性圆锥发作时，基质水肿显著，后弹力层断裂并与基质层分离，形成无回声裂隙（图 3-3-3）。

（4）角膜移植：UBM 术前用于了解眼前段结构是否正常，术后了解角膜各层厚度以判断术后反应。角膜混浊时，术前了解前房是否存在和前房深度、角膜和虹膜的关系、虹膜和晶状体的相对位置及房角的开放程度，是预后估计、手术设计和手术效果判断的基础，在一定程度上排除了手术的盲目性。在角膜移植术后，可用于观察有无植片与植床间阶梯，有无虹膜前粘连，还可观察角膜的厚度、角膜前后表面的变化有无术后移植排斥反应等情况。

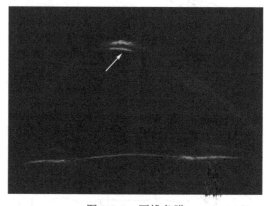

图 3-3-3　圆锥角膜

中央角膜回声增高，曲度增加（箭头所指），前房加深

2. 巩膜疾病　巩膜是由致密交错的纤维组织构成，其外面被眼球筋膜所包绕，巩膜组织本身只有很少血管，代谢较低，因而病变发生较少，一旦发炎则病程缓慢，对治疗反应也迟钝。

（1）巩膜炎：是巩膜深部组织的炎症，具有持续时间长，易复发，与眼部附近组织和系统性疾病相关联的特点。巩膜炎依部位可分为前巩膜炎及后巩膜炎，前者多见。

1）前巩膜炎：在临床上由于病变累及浅层或深层巩膜组织，将前巩膜炎又分为浅层巩膜炎及深层巩膜炎两种类型，临床上多以浅层巩膜炎多见，患者常有流泪、畏光、微痛等不适症状，具有自限性，病程较短，预后亦佳；深层巩膜炎是累计巩膜实质层的炎症，眼红眼痛较重，反复发作后巩膜形成瘢痕变薄，常伴发角膜和葡萄膜炎症。

UBM 主要表现：表层巩膜炎可见表层巩膜组织呈局限性或弥漫性增厚，表面不整，呈蚕食状（图 3-3-4A）；深层巩膜炎表现为巩膜全层增厚，巩膜实质层见散在虫蚀样低回声区（图 3-3-4B）。结节性巩膜炎则表现为边界相对清晰的局限性巩膜增厚，回声降低，急性期过后，局部巩膜区轻度变薄，呈凹陷状。

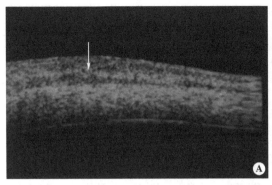 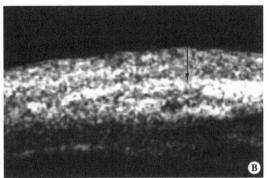

图 3-3-4　A. 表层巩膜炎；B. 深层巩膜炎

表层巩膜增厚，回声增高（箭头所指）；巩膜全层增厚，层次消失，内见虫蚀样低回声区（箭头所指）

2）后巩膜炎：是临床上少见的一种巩膜炎症，常见于中年人，女性多于男性，多为单眼发病。主要症状为眼痛、头痛、眼红和视力减退，重症患者可出现眼睑水肿、球结膜水肿、眼球突出或复视。

B 型超声检查可见巩膜呈弥漫性增厚或结节性增厚，部分患者可见到"T"形征，即炎症刺激后发生 Ternon 囊水肿，巩膜与眶内组织间见无回声暗区与视神经相连呈"T"形改变（图 3-3-5）。

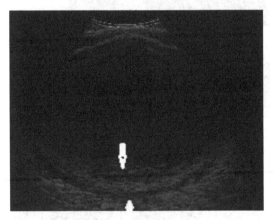

图 3-3-5　结节性后巩膜炎

后巩膜结节状增厚（向下箭头），同时伴有 Ternon 囊下液体积聚（向上箭头）

(2) 巩膜葡萄肿：巩膜的先天缺陷或病理损害使其抵抗力降低，张力减弱所致巩膜向外凸出、扩张。如葡萄膜组织融于其中则称为巩膜葡萄肿，若不包含葡萄膜组织则称为巩膜扩张。巩膜葡萄肿在临床上分为前巩膜葡萄肿、赤道部葡萄肿及后巩膜葡萄肿。高度近视眼可在赤道部或视神经周围及后极部形成后巩膜葡萄肿，且后巩膜葡萄肿的发生与眼轴的长度密切相关，有研究统计发现，眼轴长为 26.5～27.4mm 时后巩膜葡萄肿发生率 1.4%，而在

眼轴长为 33.5～36.6mm 时后巩膜葡萄肿发生率高达 71.4%。超声表现如下。

1）前部巩膜葡萄肿可用 UBM 检查：病变部位的巩膜厚度较正常组织明显变薄，巩膜形态呈"驼峰样"向眼球外突出。

2）后巩膜葡萄肿可用 B 型超声检查：表现为后极部巩膜向后突出，眼轴变长，常伴有玻璃体混浊或玻璃体后脱离改变（图 3-3-6）。

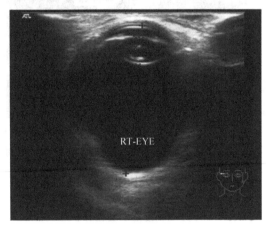

图 3-3-6　后巩膜葡萄肿

后极部球壁明显后凸，眼轴变长

（陈　燕）

第四节　葡萄膜疾病

葡萄膜从前到后由虹膜、睫状体、脉络膜组成，具有丰富的血管供应，又称为血管膜。葡萄膜的疾病较为复杂，本节主要对葡萄膜炎症、肿瘤、脉络膜脱离等常见疾病进行阐述。

一、虹膜睫状体疾病

1. 虹膜睫状体炎　前部葡萄膜由虹膜和睫状体组成，两者常同时发生炎性病变。多发于 20 岁到 50 岁的人群，男女比例大致相等，单眼或双眼发病，易反复，可发展为全葡萄膜炎，亦可产生严重的并发症后遗症，为常见的致盲眼病之一。其临床特点为眼红眼痛，视物模糊，瞳孔缩小，房水混浊。UBM 可以清楚地观察到虹膜睫状体炎的形态学变化，特别有助于虹膜睫状体炎病变部位的判断，为制订治疗方案提供依据，并可对病程发展变化进行观察。

UBM 主要表现：前房及后房炎性渗出物引起的点状高回声；角膜内皮处可有片状、块状回声；睫状体水肿、体积增大，可出现睫状体上腔积液；虹膜膨隆与角膜前粘连，或虹膜瞳孔缘粘连，瞳孔闭锁，加重虹膜膨隆，前房变浅，房角关闭，导致临床眼压升高（图 3-4-1）。

在急性虹膜睫状体炎时常伴有玻璃体混浊，B 型超声可显示前部玻璃体内有点状弱回声，如波及后部葡萄膜，全玻璃体内可充满片状弱回声，后运动明显。

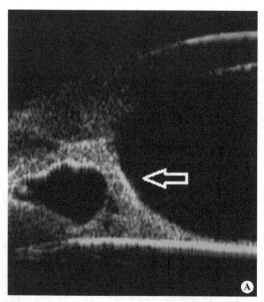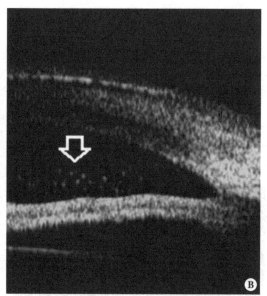

图 3-4-1　虹膜睫状体炎

虹膜与角膜前粘连（A），前房充满炎性渗出物之点状回声（B）

2. 虹膜囊肿　临床上虹膜囊肿按其病因分为原发性与继发性植入性囊肿两种。原发性虹膜囊肿按发生部位分为虹膜色素上皮囊肿和虹膜基质囊肿；继发性植入囊肿多继发于穿破性眼外伤或内眼手术时引起的结膜上皮、角膜上皮或毛囊上皮带入到虹膜而形成。多无明显症状，当囊肿增大到一定程度，可占据前房，阻塞房角，引起眼压升高和继发性青光眼。

UBM 主要表现：虹膜形态异常，局部见囊样隆起物，壁薄，边界清晰，内部呈无回声，部分囊肿内呈"蜂窝状"多囊样分隔改变（图3-4-2）。

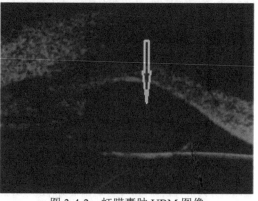

图 3-4-2　虹膜囊肿 UBM 图像

虹膜后方囊性结构，将虹膜推压向前隆起，囊壁光滑，内透声好（箭头所指）

3. 虹膜色素痣 为一种错构性病变，为具有良性细胞学形态的黑色素细胞组成的肿瘤性团块。一般位于虹膜浅基质层，无明显生长倾向。

UBM 主要表现：病变可位于虹膜的各个位置，可在瞳孔缘，虹膜中部或虹膜根部。虹膜可探及局限性实性隆起，前界回声多，后界回声少，声衰减显著，大多数病例的边缘整齐，部分病例的前表面不规则，可伴有凹陷及不规则隆起，称为"火山口"样改变。因病变与周围组织间界限清晰，可准确地测量病变的大小（图 3-4-3）。

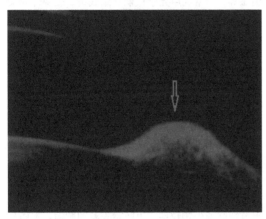

图 3-4-3 虹膜色素痣

虹膜中周部实性团块，前界回声高，后方回声衰减明星（箭头所指）

二、脉络膜疾病

脉络膜位于视网膜与巩膜之间，含丰富的血管和色素，是眼内炎症和成年人肿瘤的好发部位。在眼屈光间质混浊时，超声对该病的诊断和鉴别有特殊意义。

1. 脉络膜恶性黑色素瘤（malignant melanoma）是葡萄膜色素细胞的异常增殖。为成年人最常见的眼内恶性肿瘤，常侵犯单眼，很少累及双眼。

（1）病理概要：脉络膜黑色素瘤的肿瘤组织，分梭形细胞 A 型、梭形细胞 B 型和上皮样细胞型三种。大多有明显色素，但黑色素的多少与预后无关。

（2）临床表现：脉络膜黑色素瘤是常见的眼内肿瘤，发病率仅次于视网膜母细胞瘤，多见于中老年人，青年人发病者少见。根据肿块的生长形式有两种类型：一为局限性肿瘤，向玻璃体腔呈球形隆起；另一种为弥漫扁平型脉络膜黑色素瘤，沿着脉络膜平面发展，形成弥漫性扁平增殖。肿瘤发生于黄斑周围，早期出现视物变形，视力下降。随即有眼压增高、头痛、恶心和呕吐等青光眼症状。可血行转移至肝、肺和骨髓等处。

（3）声像图特征

1）二维超声

A. 见由球壁向玻璃体中生长的半球形或蕈状实性物（彩图 7）。

B. 由于肿瘤周围部血管呈窦状扩张，因而实性物内有声衰减现象，即前部回声较强，向后回声减低，接近球壁区甚至呈暗区表现。

C. 由于肿瘤在视网膜下隆起，肿瘤与玻璃体间有完整的视网膜，故肿瘤的边缘光滑、锐利。

D. 肿瘤局部的眼球壁较周围正常的球壁回声低。似有一凹陷形成，故声像图上称之为脉络膜凹陷。这是因为受侵的脉络膜被肿瘤占据，肿瘤内部的声衰减现象导致此现象发生。

E. 由于肿瘤的回声衰减强，故在较大肿瘤后方的眼眶脂肪强回声中出现声影。

F. 继发性视网膜剥离。如肿瘤侵犯眶内，在眶内脂肪区中出现弱回声的团块（彩图 8）。

2）多普勒超声：脉络膜黑色素瘤的彩色血流显示率较高，见红色血流信号大多位于肿瘤基底部，血供丰富。其频谱呈高收缩期和较高的舒张末期流速，阻力指数较低，小于 0.7。

3）三维图像：能清晰看到基底部宽，附着于球壁上的半球状肿瘤，同时可见它在眼球壁上具体位置，对肿瘤的组织来源诊断帮助较大，也可帮助鉴别诊断眼球内的其他疾病，如玻璃体出血和机化等。

（4）鉴别诊断：脉络膜肿瘤，尚需与其他一些病变进行鉴别诊断。除了根据临床表现和专科检查鉴别其他肿物外，超声能帮助鉴别下列疾病。

1）脉络膜血管瘤：球壁隆起的肿物程度低（少有超出 5mm 者），内部回声强、均匀，无脉络膜凹陷和声影现象。一般来说，血管瘤的轴径和横径之比小于 0.5。彩色多普勒技术对鉴别诊断有一定帮助（图 3-4-4）。

2）脉络膜转移瘤：常来自肺癌和乳腺癌。超声见多位于眼后极部，基底宽附着于球壁的不规则回声团，内部回声强弱不一。无脉络膜凹陷及声影现象。

3）骨瘤：脉络膜的一种少见的良性肿瘤，青年女性多发。超声见视乳头一侧，球壁上扁平隆起的带状强回声物，后伴声影。

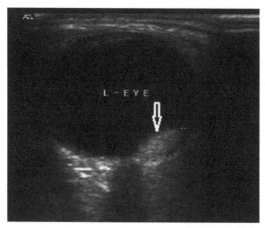

图 3-4-4 脉络膜血管瘤
球壁隆起半球形实性团块(箭头所指),内呈中强回声,分布均匀,边界清晰

4)脉络膜血肿:多发生于患有血管性疾病的老年人或眼内手术后,声像图早期见球壁上局限性无回声暗区,境界清晰,壁光滑。随诊见其缩小消失。

2. 脉络膜脱离 睫状体和脉络膜与巩膜之间有一潜在间隙,此间隙在眼压突然降低等诱因作用下积存液体称脉络膜脱离(malignant detachment)。由于睫状体前端与巩膜紧密粘连,而眼球赤道部之后有进出眼球的重要结构,故脉络膜脱离多限于眼球赤道部之前。

超声表现为玻璃体暗区前部半环状强回声带,凸面向玻璃体,凹面向眼球壁。其后端位于眼球赤道部,前端可达睫状体前端(此点可与视网膜脱离相鉴别)。严重者绕巩膜内面一周,声像图上可见多个半环状强回声带。脉络膜脱离超声表现往往缺乏后运动现象(彩图9)。

3. 色素膜渗漏综合征 本病是一种自发性浆液性视网膜、脉络膜脱离,占视网膜脱离的4.5%~10%。临床表现为视网膜脱离症状严重,常有眼痛、眼红、房水混浊和眼压甚低等症状。

由于该病易造成屈光间质混浊,故超声检查对诊断有较大的帮助。玻璃体暗区中出现两层强回声带,前一层为视网膜,后一层为脉络膜。从前向后依次是:脱离的视网膜回声带→视网膜下液性暗区→脱离的脉络膜回声带→脉络膜下液暗区→眼球壁。

4. 脉络膜炎 该类疾病包括弥漫性脉络膜炎和交感性眼炎等。超声没有特征性表现,并且需要高频的眼科专用机,才有可能观察到病变。

超声主要是见到脉络膜增厚和继发性视网膜

脱离征象,以及视网膜下液内有弱回声点出现。

(陈 燕 孙德胜)

第五节 视网膜疾病

视网膜为神经组织,损伤后不再生长,仅代以神经胶质,因而功能完全丧失。视网膜病变是常见的眼内病,包括肿瘤、视网膜脱离、炎症、水肿和出血等。通常利用光学仪器如眼底镜、裂隙灯和荧光血管造影等技术可正确诊断。但眼内容物不透明时,则需要超声检查。超声可以清晰显示病变部位、范围及毗邻关系等,对视网膜母细胞瘤和视网膜脱离等病的检查具有重要意义。

一、视网膜母细胞瘤

视网膜母细胞瘤(retinoblastoma)是小儿视网膜恶性肿瘤,2/3的患者发生于5岁以前,5岁以后仍可发病。单侧多发,约1/4患者发生于双眼。视网膜母细胞瘤多起源于视网膜内颗粒层,少数起源于节细胞或外颗粒层,为胚胎来源的肿瘤。本病与家族遗传有关,是常染色体显性遗传疾病,目前认为与第13号染色体长臂缺失有关。

1. 病理概要 该病是由一些未成熟的视网膜母细胞增长而成。肉眼为白黄色软组织,有时较为坚硬,切开有出血点,或见钙质。显微镜下这些母细胞质少而核大,着色深浓,细胞分裂活跃。分化较好的瘤细胞围绕着血管腔聚集为血管周围套,呈玫瑰花环样或假菊花状,此花环越多,肿瘤恶性程度越低。坏死区常远离血管,并见钙化灶。

2. 分期 通常根据肿瘤的生长分为四期:安静期、青光眼期、眼外蔓延期和转移期。实际病情发展并不完全如此。

3. 临床表现 该病多由家长发现患儿瞳孔出现白瞳症,或呈"黑蒙猫眼"及眼球斜视和震颤等症状来就诊。当病变进一步发展,肿瘤导致前房角阻塞,引起继发青光眼时,见结膜充血,测眼压增高。由于肿瘤可沿视神经向眶内和颅内蔓延,也可破坏球壁向眼外生长。最后死于颅内侵犯或血行转移。

4. 超声表现
(1)二维超声
1)眼轴正常或稍增长。
2)玻璃体内出现实质性肿物回声,形态呈半圆形或类圆形,可单个病灶,也可多个病灶。肿瘤较大时可占据全玻璃体腔。由于瘤细胞聚合力差，常成块脱落，故肿瘤边界不整齐，呈凹凸状，不光滑。由于肿瘤内部常有坏死和钙质沉着，故内部回声强弱不等，分布不均匀，具体表现为出现液性暗区和钙斑反射。钙斑反射即呈现出强回声光斑后方伴随声影，超声检出率为70%～80%，是诊断视网膜母细胞瘤的重要声学标志之一。

3）常继发视网膜脱离，玻璃体内除实性肿块外，常伴有视网膜脱离的带状回声。另外，尚有一种少见的外生性视网膜母细胞瘤，病变侵犯脉络膜，早期即导致视网膜脱离和增厚，脱离的视网膜表现为漏斗样带状回声，有明显的增厚区。

（2）彩色多普勒超声表现：视网膜母细胞瘤的彩色血流显示率很高，可见视网膜中央动脉进入肿瘤的红色血流信号及其在肿瘤内的分支。频谱呈高收缩期流速和低舒张末流速，阻力指数高，常大于0.70（彩图10）。

5. 鉴别诊断 应和有类似婴幼儿白瞳症表现的其他疾病鉴别。临床上白瞳症不是视网膜母细胞瘤的特有体征。

（1）先天性白内障：为双眼晶状体混浊，眼的其他部位声像正常。

（2）玻璃体脓肿：随迁徙性眼内炎，脓性分泌物积于玻璃体内。临床上有明显的炎性表现。超声见玻璃体暗区内散在弱回声点及斑点，有明显后运动。

（3）外层渗出性视网膜病变：是视网膜外层血管的渗出性病变，由于视网膜下积聚脂性渗出液，因而继发视网膜脱离。超声显示玻璃体腔内有视网膜脱离光带，光带与球壁之间充满弱回声光点，这些弱回声光点是胆固醇结晶的回声。

（4）永存增生原始玻璃体症：90%单眼患病，原本应退化的原始玻璃体在患儿中保存下来，形成纤维血管组织，向前连于睫状体和晶状体，向后缩窄起自视神经乳头，形状呈前宽后窄样。超声表现为：与对侧眼比较，患眼眼轴缩短，玻璃体内见底向前尖端向后的弱回声团，缺乏钙斑反射。

（5）玻璃体后纤维增生症（早产儿视网膜病）：该症为早产儿由于吸氧过度，双眼患病，在玻璃体前部形成血管纤维膜。超声表现为晶状体之后杂乱的、中等强度的点状回声，并有视网膜脱离征象。

超声诊断视网膜母细胞瘤的诊断率在94%以上，如果有钙斑反射出现，则高达100%，目前超声已成为该病的常规检查方法。

二、视网膜脱离

视网膜脱离（retinal detachment）是视网膜的神经上皮层与色素上皮层的分离，并非是视网膜与脉络膜分离。分离后间隙内潴留含蛋白质丰富的液体（视网膜下液）。视网膜脱离分为原发性和继发性两种。

1. 病理概要 原发性视网膜脱离者，又称为孔源性视网膜脱离，视网膜裂孔是发生视网膜脱离的主要因素。视网膜周边及黄斑区囊样变性，玻璃体液化、萎缩。多发生于高度近视性屈光不正。继发性视网膜脱离多无裂孔，根据病因又分为渗出性、牵引性和实体性视网膜脱离，多由于炎症渗出、出血、机化、牵引和肿瘤等原因引起。

2. 临床表现 一般脱离之前，患者常有先兆症状，如感到眼前有飞蚊、闪光感觉，似有云雾遮挡等。视网膜突然部分脱离，在脱离对侧的视野有缺损，并逐渐扩大；如脱离发生在黄斑区时，则中心视力大为下降；如果全脱离时，视力减至光感或完全丧失。继发性者除视网膜脱离症状和体征外，尚有原发病引起的症状。

3. 超声表现

（1）二维超声

1）原发性视网膜脱离

A. 部分视网膜脱离：玻璃体暗区内出现强回声光带，后端与视乳头相连，前端可达周边部（锯齿缘）。该强回声带界面整齐、菲薄。凹面向前，有轻微的后运动现象，它与眼球壁之间为暗区。全方位扫查眼球，见强回声带出现的范围局限（彩图11）。

B. 完全性视网膜脱离：指视网膜脱离是除视乳头和锯齿缘之外的全部视网膜层间分离。玻璃体见倒"八"字形强回声带，后运动现象明显，各方位扫查均见玻璃体中的菲薄回声带。凹面向前。回声带与球壁之间呈现无回声的暗区（彩图12）。

C. 陈旧性视网膜脱离：指视网膜长期脱离，发生机化和囊样变性。二维声像图尚见倒"八"字形或横状的回声带，厚薄不一，回声更强，有僵硬感。有囊性病变时，回声带上有小暗区出现。后运动现象减弱或消失。严重者可见眼球萎缩现象（图3-5-1）。

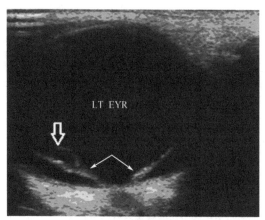

图 3-5-1　陈旧性视网膜脱离

脱离的视网膜光带(双箭头所指)，厚薄不均，并见视网膜囊肿(粗箭头)

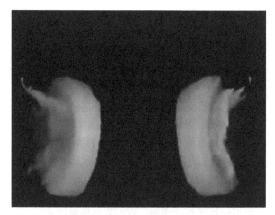

图 3-5-2　视网膜脱离的三维超声图

从颞侧(图左)和鼻侧(图右)可见大范围视网膜脱离

2)继发性视网膜脱离：声像图上除了有不同程度的视网膜脱离外，尚见有原发病灶的图像。炎症引起的，视网膜下的暗区内有弱回声点浮现。后运动现象发生时，这些弱回声点也有飘动现象出现。如继发于肿瘤者，还见脱离的回声带与球壁之间有实质性回声的肿物(彩图13)。当是机化物牵引所致的视网膜脱离时，见有不规则的短回声带和脱离的视网膜相连，该机化物的后运动现象不明显。寄生虫引起的视网膜脱离，往往能够显示虫体结构。

(2)多普勒超声：视网膜脱离的强回声带上，彩色多普勒可观察到其内有由视乳头处延伸上来的动、静脉伴行血流信号。动脉频谱呈低阻波形，收缩期峰值速度下降明显，舒张期峰值速度相对增高，无舒张期血流缺如现象。阻力指数也较正常为低，一般小于 0.6。陈旧性视网膜脱离，由于血管萎缩，网膜上的血流信号显示不清晰。二维图像结合彩色多普勒，使视网膜脱离的诊断准确性得到提高，正确率达97%。同时对玻璃体内其他病理膜的鉴别诊断，也具有很大应用价值。

(3)三维超声：脱离的视网膜似薄纱样"悬挂"在透明的玻璃体中，透过旋转可见它和眼球之间的空隙，并见此"薄纱"较平坦。不完全性脱离时，仅见"薄纱"呈片样；当出现完全性脱离时，则见一倒置圆锥状的结构位于玻璃体中，宽口向前，窄口向后，水平旋转360°观察，脱离的视网膜有良好的直观感，能准确的反映视网膜脱离程度。(图3-5-2)

三、糖尿病视网膜病变

糖尿病视网膜病变(diabetic retinopathy，DR)是一种主要的致盲性眼病，分单纯型和增殖型共六期，其中Ⅰ～Ⅲ期为无新生血管形成的单纯型病变，Ⅳ～Ⅵ期为增殖型病变。一般而言，约 1/4 的糖尿病患者并发视网膜病变，约 5%有增殖性糖尿病视网膜病变(proliferalive diabetic retinopathy，PDR)。增生型糖尿病视网膜病变包括视盘新生血管、视网膜新生血管、视网膜前和玻璃体内出血、纤维增生性改变和视网膜脱离(retinal detachment，RD)等糖尿病性眼部改变，严重威胁患者的视力。

1. 二维超声　一般Ⅰ～Ⅲ期的患者超声检查无异常发现，Ⅳ～Ⅵ可依病程出现相应的改变。

(1)PDR 眼常因增生组织牵引或收缩引起玻璃体积血，声像图上玻璃体内的点状、絮状等中等强度回声，并不与球壁回声相连；运动与后运动试验阳性。

(2)视网膜前玻璃体腔内的条带状回声是玻璃体后界膜和玻璃体机化膜的表现：脱离的玻璃体后界膜一般表现为飘带样弯曲的弱回声细光带，与球壁相连点不定，后运动活跃；机化膜在超声下表现为回声不均匀、厚度不均匀、连续性不佳或有分支的膜状回声，回声有时与视网膜出现点状或片状的粘连。

(3)视网膜病变：严重时机化膜牵引视网膜形成帐篷样隆起，导致牵拉性视网膜脱离，范围广泛时会有全部的视网膜脱离(图3-5-3)。

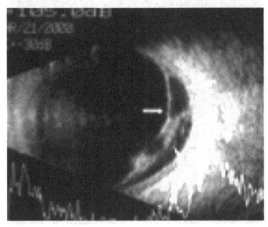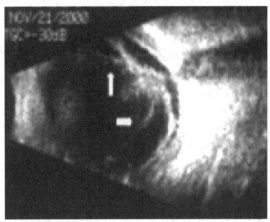

图 3-5-3　局部牵引性视网膜脱离

玻璃体内条带状、丛状回声（箭头所指），为机化物合并视网膜脱离

2. 彩色多普勒超声

（1）只有玻璃体中的机化膜，一般无异常血流信号，当机化膜上有新生血管存在时，可能发现异常血流信号，但与视网膜中央动、静脉不延续，频谱特征也不相同；而合并牵拉性视网膜脱离时，在脱离的视网膜回声条带上可以探查到与视网膜中央动、静脉相延续血流信号，频谱特征与视网膜中央动、静脉相同。

（2）糖尿病视网膜病变的严重程度与视网膜中央动脉间有显著的相关性：在各期的视网膜中央动脉血流速度均较正常下降，以增殖期视网膜中央动脉血流速度下降最明显，阻力指数进行性增高。随着病情的进展，视网膜中央静脉的血流速度进行性增高，频谱表现静脉动脉化。

四、coats 病

coats 病又称外层渗出性视网膜病变（external exudative retinopathy），多见于青少年男性，单眼发病。病因及发病机制不明，以视网膜毛细血管和微血管的异常扩张，视网膜内黄白色渗出及渗出性视网膜脱离为病理特点。

1. 二维超声　coats 病引发视网膜脱离后即有特征性表现。

（1）视网膜脱离：玻璃体腔内见弧形带状强回声，后端与视盘相连。

（2）视网膜下间隙见密集均匀点状回声，这是胆固醇结晶引起的反射，后运动明显，呈"落雪征"改变，即眼球停止运动后较长时间后仍像雪花样不停地飘动。此特征可与原发性视网膜脱离鉴别（图3-5-4）。

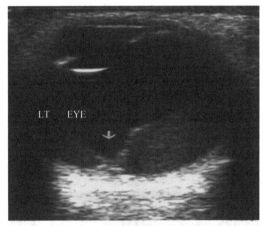

图 3-5-4　外层渗出性视网膜病变

玻璃体内倒"八"字形弧线光带为脱离的视网膜（箭头所指），

其下方见密集点状回声

（3）高度视网膜脱离者可推动虹膜向前移动，阻塞房角，引起眼压增高，继发青光眼。

2. 彩色多普勒超声　弧形光带上可见与 CRA 相延续的血流信号，而玻璃体内均匀点状回声内无血流信号。

（陈　燕　孙德胜）

第六节　玻璃体疾病

玻璃体是透明的胶状体，由纤细的胶原结构、亲水的黏多糖和透明质酸组成。正常玻璃体内缺乏血管和神经。玻璃体疾患有先天异常、原发变性，也可继发于视网膜和色素膜等病变。超声检查常见如下玻璃体病变。

1. 玻璃体积血 多因眼内疾病引起，因为玻璃体本身没有血管，当视网膜脉络膜的炎症、血管病、肿瘤和外伤等引起出血，血液流入玻璃体内，引起玻璃体积血（vitreous hemorrhage）。由于积血多引起屈光间质混浊，因而超声在诊断上有较大帮助。

玻璃体内少量积血，一般对视力影响不大，患者仅有飞蚊症感觉。大量玻璃体积血时，视力多突然减退甚至仅有光感。

少量的分散性出血，由于血细胞分散，各种血细胞的直径小于超声波长的 1/2，故超声波在其表面发生绕射现象，所以难以形成回声界面，二维图像上不能发现。当出血量大，积血凝集成块状时，可被超声显示。

玻璃体积血的回声物，回声较弱，形状各异，边缘不规整，有明显的后运动现象。当有视网膜脱离时，积血沉积在脱离的视网膜后界上，可随脱离视网膜一起运动（彩图 14）。

超声随访可观察积血的吸收和复发情况，对临床治疗有指导意义。如出血一年后仍未见好转者，提示有做玻璃体手术的必要。

2. 玻璃体机化物 由于玻璃体积血量多及炎性渗出物在玻璃体内残留，最终他们被机化，形成玻璃体机化物（vitreous organization）并粘连于眼球壁上。这些机化物除造成视力减退外，还可继发视网膜脱离（图 3-6-1，图 3-6-2）。

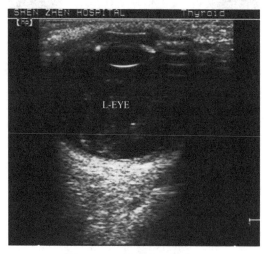

图 3-6-1　玻璃体机化物
玻璃体内见粗带状回声（机化物）

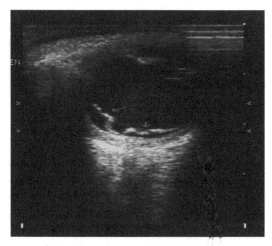

图 3-6-2　玻璃体机化物继发视网膜脱离
玻璃体内见絮团状回声（机化物），其下方见倒 "八" 字形光带，为脱离的视网膜（箭头所指）

超声表现：玻璃体暗区内可见环形不规则，粗细不等的带状强回声。常见有条状回声带和丛状回声带，即为单一的强回声带或玻璃体内见多条相互联系的强回声带。由于这些回声带的收缩，可造成眼球形状改变。行后运动试验，均有明显后运动现象。但它的后运动不似视网膜脱离引起的表现，即后运动不和眼球壁垂直而呈无规则的振动。

3. 玻璃体内猪囊尾蚴病 该病在我国北方常发现，是一种寄生虫病。误食猪肉绦虫的虫卵后，绦虫钻入肠壁随血循环散布全身，在眼部经脉络膜或视网膜血管进入玻璃体中沉着，形成猪囊尾蚴而发病。故称玻璃体内猪囊尾蚴病（cysticercois cellulosae of vitreous）

临床上患者患眼见虫体变形的蠕动的阴影。专科光学仪器可直接观察到囊尾蚴。可继发视网膜脱离等症状。

超声表现：在玻璃体内或脱离的视网膜下，暗区内观察到薄壁样囊状物，内有强光斑回声，是尾蚴头节的回声，并见虫体的自发摆动（图 3-6-3）。

4. 玻璃体后脱离（posterior vitrous detachment，PVD） 是指玻璃体的境界层与视网膜的内界膜之间的脱离。以玻璃体基底部为界，分为前部玻璃体脱离和后部玻璃体脱离，临床上以后部玻璃体脱离常见。超声检查可以准确地诊断玻璃体后脱离，为临床诊断和手术治疗提供客观依据。

超声表现：玻璃体后脱离的典型形态学改变表

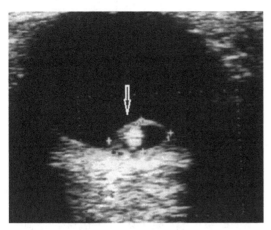

图 3-6-3 玻璃体囊虫

玻璃体内见囊性物，囊内见强光斑回声（箭头所指）

现为玻璃体内连续性弱回声光带，根据其是否与眼球后极部球壁相连分为完全性玻璃体后脱离和不完全性玻璃体后脱离。

完全性玻璃体后脱离不与眼球后极部球壁回声相连，运动时表现为自眼球壁一侧向另一侧的蛇形样的运动；不完全性玻璃体后脱离可与视盘或黄斑及后极部任意一点或多点相固着，运动试验及后运动试验均阳性。玻璃体后脱离在彩色多普勒血流成像检查均无异常血流信号发现（图 3-6-4）。

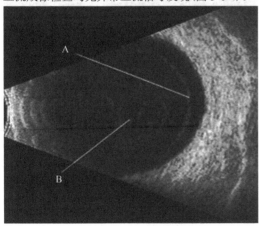

图 3-6-4 玻璃体后脱离

玻璃体内见纤细弧线光带，为玻璃体后脱离（A），另玻璃体内絮条状光带回声，为玻璃体浑浊（B）

5. 玻璃体星状变性（asteroid hyalosis）是一种良性玻璃体疾病，好发于中老年人。玻璃体虽有明显混浊，患者无明显视力障碍，多为体检或其他眼部检查时偶然发现。临床检查当患者眼球转动时，经眼底镜可见混浊物在原位抖动。本病不影响患者视力，一般不需治疗，超声检查主要应与一般

的玻璃体混浊相鉴别。

超声表现：玻璃体内充满均匀一致的强回声，前界边界不规则，后界与玻璃体间有明显界限，不与眼底带状强回声相连，玻璃体内回声动度轻，后运动呈弱阳性。

6. 永存增生原始玻璃体症 原始玻璃体是由于胚胎早期，玻璃体内充满透明样血管等中胚叶组织。胚胎 6 周至 3 个月，原始玻璃体萎缩，逐渐被透明的胶液状继发玻璃体所代替。患儿原始玻璃体保存下来，形成纤维血管组织，连于睫状体和晶状体，向后缩窄，起自视神经乳头，形状呈前宽后窄样（彩图 15）。

超声表现：与对侧眼比较，患眼眼轴缩短，玻璃体内见底向前尖端向后的倒三角形弱回声团，倒三角的基底部与晶状体相贴近，尖端与视盘相连。病变的运动及后运动均不明显。彩色多普勒超声检查在此光带内可探查到与 CRA-CRV 相延续的血流信号。

（陈　燕　孙德胜）

第七节　晶状体疾病

1. 白内障 晶状体由于内无血管，其营养主要来自房水。当各种原因引起房水成分和晶状体囊渗透性改变及代谢紊乱时，晶状体有蛋白变性，纤维间出现水裂、空泡、上皮细胞增殖等改变，这时透明的晶状体变混浊，称白内障（cataract）。该病是常见眼病和主要致盲原因之一。

（1）临床表现：白内障的类型较多。按照病因分为老年性白内障、外伤性白内障和先天性白内障等。按照混浊程度又可分为完全性白内障和部分性白内障。

老年性白内障（senile cataract）为最常见白内障，多见于 50 岁以后。它是全身老化，晶状体代谢功能减退的基础上合并其他因素形成的晶状体疾患。有研究发现遗传、紫外线、高血压、糖尿病、动脉硬化和营养状况等因素均与它的发病有关。

老年性白内障的发病多为双侧性，但发病顺序可有先后，主要症状为进行性视力减退。它分为皮质性、核性和后囊下三大类，后囊下型常与核性及皮质性白内障同时存在。

1）皮质性白内障是最常见的类型，随着病程的发展可分为四期：即初发期、膨胀期、成熟期和过熟期。一般至成熟期后，患者的视力会明显减退，而过熟期则因晶状体的悬韧带发生退行性变，易引

起晶状体的脱位。

2）核性白内障的晶状体混浊多从胚胎核开始，渐向成年核发展。早期由于晶状体周边部仍保持透明，故视力影响不大。这种白内障的病程发展慢，虽然病情发展至相当程度，但仍然保持较好的近视力。

3）后囊下白内障是在晶状体后极部囊下的皮质浅层出现金黄色或白色颗粒，并夹杂着小空泡，整个晶状体后区呈盘状。该类型白内障病程进展较慢，由于视轴区出现混浊，从而视力的影响出现较早。

外伤性白内障是由于眼球的机械性、化学性、电击性核辐射伤引起的晶状体混浊。先天性白内障是在胎儿发育过程中，晶状体发育障碍所致，发病原因有两类：一是遗传因素造成，多属于常染色体显色遗传；二是妊娠期母体或胚胎的全身病变对胚胎晶体造成的损害。

（2）超声表现：①晶状体的轮廓线清晰，回声增强，其完整的梭形显示充分（图 3-7-1）。②晶状体内无回声区中出现斑点样、云雾样的回声。③眼轴正常，玻璃体内呈无回声区。④外伤性白内障除有上述征象外，尚见晶状体囊膜呈不规则的椭圆形或三角形，晶状体局部有回声增厚、增强表现，并可伴有玻璃体内异物及玻璃体内积血的声像图改变。

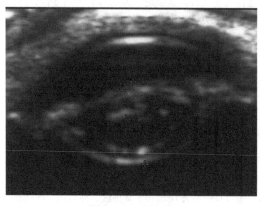

图 3-7-1　白内障

晶状体前后囊增厚，回声增高（＋…＋之间）

有人将老年性皮质性白内障的四个分期进行声像图分期，具体超声表现如下。

1）初发期：以晶状体的前层壁回声增强为主，晶状体的形态显示完整的梭形，晶状体内无回声或少许点状回声（图 3-7-2）。

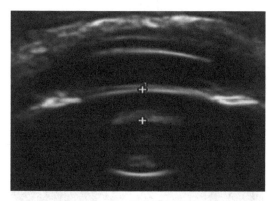

图 3-7-2　白内障初发期

晶状体呈梭形，前后囊壁增厚，回声增高（＋…＋之间）

2）膨胀期：主要表现在晶状体厚度增宽，甚至最大厚度达 10mm，其形态状似球形，晶状体内见点状回声（图 3-7-3）。

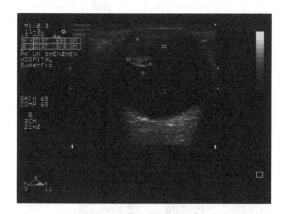

图 3-7-3　白内障膨胀期

晶状体膨胀呈球形，囊壁明显增厚，透声差（箭头所指）

3）成熟期：表现为晶状体的回声增多、增强，甚至以强回声斑充斥其内为主要声学特征（图 3-7-4）。

4）过熟期：最少见。晶状体的厚度变小，内部回声斑明显。可合并晶状体的半脱位。

二维超声对白内障可获得直观性定性诊断，可为临床诊疗提供重要的信息。如临床选择晶状体囊外摘除及针吸术时则需要事先了解晶状体有无外形异常、后囊膜有否破裂和晶状体周围是否有炎性反应等，否则会造成手术失败。另外，在是否选择植入人工晶体及判定植入晶体的疗效方面，超声检查白内障有着其他仪器无可比拟的优势。所以超声在临床诊断白内障时，可作为首选检查方法。

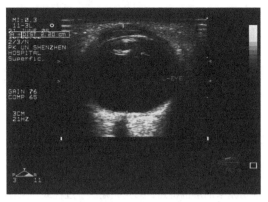

图 3-7-4 白内障成熟期

晶状体内充满强光斑回声(箭头所指)

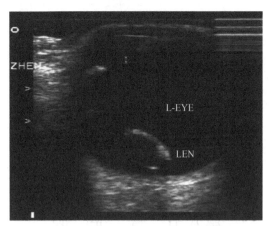

图 3-7-5 晶状体异位到玻璃体

正常晶状体位置未见晶状体,玻璃体内见梭形囊状物,为异
位的晶状体

2. 晶状体异位 由于外伤及先天性等因素导致晶状体悬韧带部分或全部断裂、发育不全或松弛无力等原因,造成晶状体脱位或半脱位,称晶状体异位。

(1)晶状体完全脱位可发生三种情况:其脱位入前房;脱位入玻璃体;脱位嵌顿于瞳孔中。超声表现如下。

1)眼轴大致正常,眼球形态无改变。

2)晶状体的梭形回声大多保持完整。

3)晶状体回声的位置改变。位于前房的无回声区消失,内见梭形的回声物;位于玻璃体内中则无回声区内有一梭形回声,并有活动度(图 3-7-5);嵌顿于瞳孔中则见梭形回声物和睫状体之间的连线不成水平,之间有角度形成。

(2)晶状体不全脱位:一般通过测量眼球各方向的晶状体赤道部到睫状突的距离进行判断,距离相等则无晶状体脱位,距离不等则有晶状体不全脱位,一般晶状体向距离缩短的一方移位。

3. 眼内人工晶状体 近年来白内障囊外摘除联合人工晶状体植入手术的开展已经越来越普及,UBM 可以对位于虹膜前、后的人工晶状体进行检查,表现出重要的诊断价值。

(1)前房型人工晶状体:人工晶状体位于瞳孔区及虹膜表面,呈纺锤状边界清晰的强声光环,内为无回声区,在房角周边部可见晶状体袢回声,在断面上呈斑点状强回声伴声影,利用 UBM 可以详尽的观察袢与房角及虹膜间的位置关系,了解其是否会阻塞房角而导致继发性青光眼(图 3-7-6A、B)。

(2)后房型人工晶状体:声学性质与前房型类似,但袢的形态不同,仅见袢的切面呈强回声点状结构,但可以据此判断袢在囊袋内或睫状沟内,以及晶状体位置是否异常。有研究报道囊袋内为后房型人工晶状体植入的理想位置,可保证人工晶状体

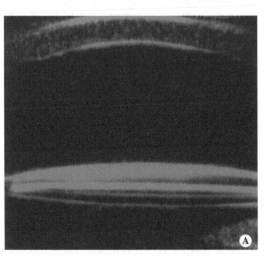

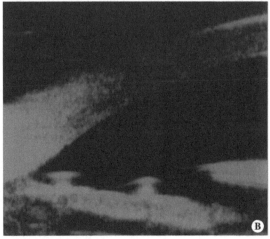

图 3-7-6 A. 前房型人工晶状体光学部;B. 前房型人工晶状体袢

的良好位置，避免人工晶状体袢对色素膜组织的干扰及对血-房水屏障的损伤，从而减少并发症的发生。

(3)有晶状体眼后房型人工晶状体：植入物位于晶状体前囊与虹膜之间，声学性质同前房型。袢位于睫状突前下方，与其并不接触。有研究表明，有晶状体眼后房型人工晶状体植入手术，术后患者视觉质量全面提高，是在高度近视患者中值得广泛推广的手术方式。

(孙德胜　鲁树坤)

第八节　青　光　眼

青光眼(glaucoma)是一组以特征性视神经萎缩和视野缺损为共同特征的眼病，病理性眼压升高是其主要危险因素之一，也是主要的致盲原因。

眼压是指眼内容物对眼球壁的压力。正常的房水循环途径为：房水由睫状突上皮细胞产生进入后房，经瞳孔流入前房，然后经前房角的小梁网抵达schlemm管、集合管和房水静脉，最后流入巩膜表层睫状前静脉。眼压的高低主要取决于房水循环中的三个因素：睫状突生成房水的速率、房水通过小梁网流出的阻力和上巩膜静脉压。如果房水生成量不变，房水循环途径中任何一个环节发生阻碍房水不能顺利流通，眼压即可升高。大多数青光眼眼压升高的原因多为房水外流的阻力增高所致。

青光眼有多种分类方法，根据病因学、发病机制及发病年龄等，临床上通常将青光眼分为原发性、继发性和先天性三大类。原发性青光眼是青光眼的主要类型，多为双眼患病，但两眼的发病先后及病理损害程度可以不同，根据眼压升高时前房角的状态是关闭或是开放，又分为闭角型青光眼和开角型青光眼。据统计，我国以闭角型青光眼居多，而欧美以开角型青光眼多见。

1. 原发性闭角性青光眼　是由于周边虹膜阻塞小梁网或与小梁网产生永久性粘连，造成前房角关闭、房水流出受阻，引起眼压升高的青光眼。

(1)急性闭角型青光眼：是一种以眼压急剧升高并伴有相应症状和眼前段组织改变为特征的眼病，是老年人常见致盲眼疾病之一，特别多见于50岁以上的妇女，男女发病率之比约为1：4。

病因与发病机制：病因尚未充分阐明。

1)解剖因素：目前认为是主要的发病因素。其表现为：前房浅、房角窄，晶状体较厚、位置相对靠前，使瞳孔缘与晶状体前表面接触紧密，房水通过瞳孔时阻力增加，后房压力相对高于前房，推挤虹膜向前膨隆，前房更浅，房角进一步变窄，形成了生理性瞳孔阻滞，导致虹膜向前膨隆，一旦周边虹膜与小梁网发生接触，房角即告关闭，眼压急剧升高，引起急性闭角型青光眼急性发作。

2)诱因：情绪激动、精神创伤、过度疲劳、气候突变、暗处停留时间过久、暴饮暴食、使用散瞳剂等为本病的诱因。

3)临床表现及分期：按临床过程可分六期。①临床前期：多无明显自觉症状，但具有前房浅、前房角窄的解剖特点。②先兆期：一过性或多次反复的小发作，常因劳累或不适后在晚间发病，休息后可自行缓解或消失，一般不留下永久性损害。③急性发作期：在一定的诱因作用下急骤发病。症状：剧烈偏头痛、眼胀痛、视力迅速下降到眼前指数或光感，伴有恶心、呕吐等全身症状。体征有眼睑水肿，球结膜混合性充血；角膜水肿呈雾状混浊；前房极浅，如眼压持续增高，可致前房角大部分甚至全部关闭；房水浑浊，甚至出现絮状渗出物；眼底多因角膜水肿而看不清，眼压明显增高达50～80mmHg(6.65～10.6kPa)；高眼压缓解后眼前段常留下永久性损伤。角膜色素沉着、虹膜扇形萎缩、晶状体前囊下有青光眼斑，诊断为急性闭角型青光眼急性发作期的三联征。④间歇期：症状可缓解或消失，但具有前房浅、房角窄的特点。⑤慢性期：房角产生广泛粘连，小梁网功能已遭受严重损害，眼底可见视盘呈杯状凹陷，称青光眼杯；视神经萎缩，并有相应视野缺损。⑥绝对期：眼压持续性增高，造成眼组织，特别是视神经严重破坏，视力可完全丧失。

4)UBM表现：急性闭角型青光眼多因瞳孔阻滞因素所致，临床前期可发现与青光眼有关的参数异常，如晶状体位置靠前，虹膜晶状体接触距离增大，中央前房深度变浅，虹膜膨隆，小梁虹膜夹角变小，房角开放距离变短等。前驱期可见前房浅、房角明显狭窄或部分关闭，用缩瞳药或周边虹膜切除后，前房角尚能开放。急性发作期可见角膜上皮水肿，前房极浅，房角大部分或全部关闭，部分病例可合并睫状体脉络膜脱离。眼压控制后前房角可能恢复，但往往遗留部分粘连(图3-8-1A、B)。

5)彩色多普勒超声：可探及患者眼动脉、睫状后动脉和视网膜中央动脉血流收缩期最大血流速度、舒张末期速度和平均流速均显著下降，阻力指数升高，说明眼局部血液循环障碍，视网膜微小血管的血流量减少，且这种病理改变与闭角型青光眼眼压的升高呈正相关。

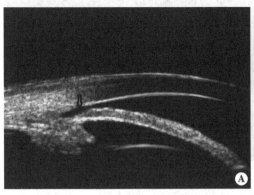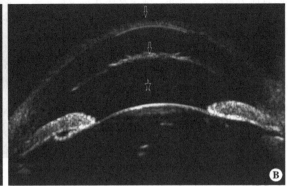

图 3-8-1　A. 急性闭角性青光眼；B. 急性闭角性青光眼
虹膜晶状体接触距离增大、虹膜膨隆、房角裂隙样狭窄(箭头所指)；前房浅(☆)、房角关闭、角膜水肿(箭头所指)

（2）慢性闭角型青光眼：慢性闭角型青光眼房角闭塞是由于虹膜与小梁网接触后，逐渐发生粘连，使小梁功能渐进性受损，眼压逐渐升高，房角粘连的范围与眼压升高的程度成正比。

1）临床表现：为慢性过程，早期发作时仅有轻度眼胀、头痛、视物模糊。但因眼压逐渐升高，眼底及视野是进行性损害，病情隐匿，晚期可出现视盘凹陷、萎缩，视野损害，视力下降或完全丧失。根据虹膜状态分为虹膜隆起型和虹膜高褶型两种类型，前者多见。

2）UBM 表现：虹膜膨隆型慢性闭角性青光眼常为多种因素所致的房角关闭，可同时具有浅前房、晶状体虹膜膈前移及虹膜膨隆、虹膜肥厚及睫状体位置前移、房角关闭特点等；高褶型慢性闭角性青光眼的特点是虹膜平坦，而周边虹膜增厚向前隆起，呈拥挤状，周边前房浅，中央前房稍浅或接近正常，同时伴有睫状沟的近似关闭或完全关闭(图 3-8-2)。

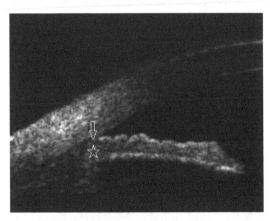

图 3-8-2　慢性闭角型青光眼
周边虹膜肥厚(☆)，虹膜根部附着位置靠前，房角关闭(箭头所指)

3）彩色多普勒超声：眼动脉和视网膜中央动脉收缩期血流最大速度和舒张末期血流速度均较正常眼明显降低，阻力指数明显增高，且这种改变与闭角型青光眼的病程密切相关，随病情进展，变化越显著(彩图 16、彩图 17)。

（3）UBM 在青光眼治疗中的作用：手术是原发性闭角型青光眼治疗的有效手段，超声生物显微镜检查可实现对房角等眼前段各种组织的形态学观察和定量测量，从而在手术前有利于明确闭角型青光眼的发病机制，如单纯性瞳孔阻滞型和非瞳孔阻滞型及多种机制并存型等，从而确定手术方案；手术后可通过 UBM 观察房角开放情况、虹膜周边切除孔、滤过通道及其内外口、巩膜瓣和滤过泡的形态及可能出现的睫状体脱离、脉络膜脱离、迟发性脉络膜上腔出血等术后并发症，从而指导治疗及随访。

2. 原发性开角性青光眼　是由于眼压升高引起视盘凹陷萎缩、视野缺损，最后导致失明的疾病，其特点为：眼压虽高，房角始终开放。原发性开角型青光眼的眼压升高是由于房水排出通道的病变，使房水排出的阻力增加所致。病变部位主要在小梁网和 schlemm 管，其发病机制尚不明了，可能与遗传有关。

1）临床表现：①症状发病隐匿，大多患者无明显自觉症状，常到晚期，视功能遭严重损害时才发现；②眼压早期表现不稳定，随病程的进展，眼压逐渐增高。③眼底检查可见青光眼视盘凹陷。④典型视野缺损表现为：早期呈孤立的旁中心暗点、弓形暗点和鼻侧阶梯。随着病情进展形成典型的弓形暗点及鼻侧阶梯，晚期仅存管状视野和颞侧视野。原发性开角型青光眼诊断的三项诊断指标为：①眼压升高；②青光眼性视盘损害；③青光眼性视野缺损。在这三项诊断指标中有两项为阳性，同时前房角检查为开角，则原发性开角型青光眼的诊断成立。

2）UBM 表现：一般情况下多无阳性发现，房角开发，虹膜平坦。

3）B 型超声：一般无异常，晚期视盘凹陷。

4）彩色多普勒超声：文献报道开角型青光眼眼动脉、视网膜中央动脉、睫状后动脉血流速度减低，尤其以舒张末期减慢明显，阻力指数增高（彩图 18、彩图 19）。

3. 继发性青光眼

（1）眼外伤性青光眼

1）前房积血：眼球钝挫伤可引起前房大量积血，可发生溶血性青光眼或血影细胞性青光眼：①溶血性青光眼，是由于红细胞的破坏产物和吞噬血红蛋白的巨噬细胞阻塞小梁网而引起。②血影细胞性青光眼，是由于蜕变的红细胞阻塞小梁网而引起。

2）房角后退：眼球钝挫伤后，可发生房角后退性青光眼。表现与原发性开角型青光眼相似，其诊断要依靠外伤史，房角镜检查可见房角异常增宽。

3）眼异物伤眼异物伤后异物存留，可由于炎症、铜锈、铁锈的沉积，使小梁网发生阻塞引起眼压升高。

UBM 表现：血影细胞性青光眼时前房内许多高回声的血影细胞颗粒；房角后退性青光眼可见巩膜突至房角隐窝的距离加大，房角开放距离及开放度数增加；眼外伤后异物残留，可清晰显示异物位置及相应炎性改变。

（2）虹膜睫状体炎继发性青光眼：继发性青光眼是虹膜睫状体炎常见的并发症，产生的主要原因是虹膜后粘连引起的瞳孔闭锁及膜闭。由于瞳孔阻塞，后房压力高于前房，而发生虹膜膨隆，周边前粘连，以致眼压升高，引发继发性青光眼。

UBM 表现：可见睫状体水肿，且其水肿增大的程度与炎症的严重程度密切相关；虹膜后粘连，虹膜膨隆，虹膜周边前粘连。

（3）晶状体相关性青光眼

1）晶状体膨胀继发性青光眼：在白内障的病程中，晶状体膨胀，推挤虹膜前移可使前房变浅房角关闭，引起类似急性闭角型青光眼的眼压升高改变。UBM 检查可见晶状体皮质水肿膨胀前移，内呈片状强反射回声，同时可见晶状体赤道部增厚；虹膜晶状体接触距离加大，前房变浅，房角关闭（图 3-8-3）。

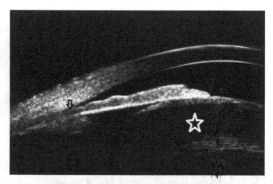

图 3-8-3　晶状体膨胀继发青光眼

晶状体皮质水肿增厚（☆），推挤虹膜前移，前房变浅，房角关闭（箭头所指）

2）晶状体皮质溶解性青光眼：见于过熟期白内障，变性的皮质可经晶状体前囊扩散到前房内，引发巨噬细胞反应，大巨噬细胞颗粒及变性的皮质阻塞房水排出通道，引起眼压升高。BUM 可见患眼前房加深，房角开放，前房角有大颗粒物存在，晶状体皮质呈不均匀强回声。

4. 恶性青光眼　又称睫状环阻塞性青光眼，是一种严重的青光眼类型，较少见，多见于抗青光眼滤过性手术后。发病机制尚不明确，可能由于晶状体或玻璃体与水肿的睫状体相贴，后房房水不能流入前房而逆流至晶状体和玻璃体后方进入玻璃体腔，将晶状体-虹膜隔向前推，使前房变浅甚至消失，眼压升高。此类青光眼患者常具有小眼球、小角膜、前房浅、睫状环小、晶状体厚和眼轴短等解剖因素。大部分恶性青光眼可以通过玻璃体抽吸加前房重建或白内障摘除术这样的常规手术恢复正常，个别病例需通过前部玻璃体切割等手术恢复前房和眼压。

UBM 表现：晶状体虹膜隔前移，前房部分或完全消失，睫状突肿胀且向前转位，晶状体赤道部与睫状突间的距离缩短，后房基本消失，部分病例伴有睫状体上腔无回声区-睫状体上腔渗漏（图 3-8-4、图 3-8-5）。

5. 先天性青光眼　是最主要的儿童致盲性眼病之一，多为胚胎时期房角组织发育异常，导致房水排出障碍引发的眼病，分为原发性婴幼儿型青光眼、青少年型青光眼和合并其他先天异常的青光眼 3 个类型，其中以原发性婴幼儿型青光眼最为多见。

1）临床表现：症状畏光、流泪、眼睑痉挛是常见症状；角膜扩张水肿，呈雾状混浊；瞳孔散大，对光反应迟钝；眼压升高及青光眼性视盘凹陷视力减退乃至失明。

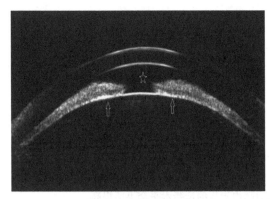

图 3-8-4 恶性青光眼

晶状体虹膜隔明显前移(箭头所指)，前房极浅(☆)

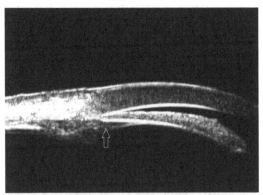

图 3-8-5 恶性青光眼

睫状突与晶状体相贴，后房基本消失(箭头所指)

2)UBM 表现：角膜前后面强光带边界模糊，呈水肿表现，前房深，巩膜薄，巩膜突解剖结构不清且相对位置发生变化，3/4 患眼的巩膜突位于房角顶点外侧或后外方，1/4 与虹膜相贴，虹膜薄而平坦，睫状突长度和厚度均大于同龄正常儿童，睫状突位置前移前旋向虹膜背侧，提示巩膜突发育不良或虹膜附着靠前是发病的病理基础(图 3-8-6、图 3-8-7)。

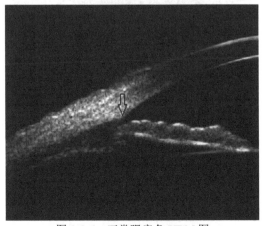

图 3-8-6 正常眼房角 UBM 图

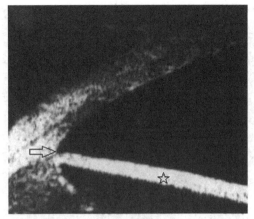

图 3-8-7 先天性青光眼房角 UBM 图

巩膜突位于虹膜根部附着处(箭头所指)，虹膜薄而平坦(☆)

3)B 型超声：眼球增大，当屈光间质不清时有助于发现视盘病理性凹陷。

(陈 燕)

第九节 眼 外 伤

眼外伤为眼科的常见病，是由于眼球及其附属器直接受到外来的机械性、物理性或化学性伤害而造成眼的结构和功能损害所引起各种病理性改变，是致盲的主要原因之一。超声检查的无创性为眼外伤的诊断提供了新的帮助。

1. 眼内异物 (intra-ocular forein body)是眼外伤中危害视力较严重的一种损伤。高速的异物击中眼球，穿透眼球壁而进入眼内，甚至可通过眼球进入眼眶内。

当眼球发生穿通伤后，进行必要的临床处理后，因及早对眼内各种异物进行确诊和定位，以便更好地采取妥当、安全的手术方法，有效地防止并发症和后遗症，最大限度地恢复视力。

由于许多异物通过检眼镜和 X 线等技术手段，无法观察和显示出来，尤其是屈光介质混浊时。而超声则可利用异物与周围组织之间声阻差而显示，特别在鉴别异物是位于眼球内，还是在眶内或镶在球壁上，传送探查有独到之处，并可同时发现合并症。此外超声通过磁性试验等辅助方法，能确定异物是否有磁性。因而超声诊断技术在眼内异物的早期发现方面，为临床提供了一种简便、迅速而又无创的检查手段。

(1)玻璃体内异物(foreignbody in vitreous)：异物的物理性质不同，在超声表现上各异。

1)金属或砂石等异物呈斑块或点状强回声，后方伴声影(图 3-9-1)。

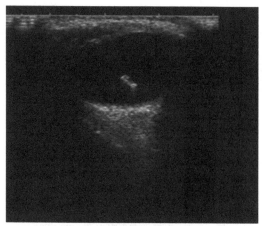

图 3-9-1　玻璃体内金属异物
玻璃体内见斑块状强回声

2) 塑料、玻璃和竹木等异物，呈斑块或点状强或弱回声(回声低于金属、砂石)，并多无声影存在(图 3-9-2)。

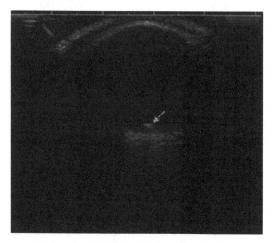

图 3-9-2　玻璃体内非金属异物(箭头所指)

上述异物，随眼球运动而移位。确定之后，用四体位法定位，具体过程如下：即分别在患者仰卧位、左侧卧位和坐位头低位时找到异物，测量异物与球壁间的距离。判断异物有否磁性，在图像上确定异物后，固定探头，嘱患者眼球勿动，而后持磁铁在近距离指向眼球靠近磁性物此时如有移动现象，则为试验阳性。

3) 有些异物的强回声后方或两侧见强回声斑向外反射，称星状回声。当异物形状规则、表面整齐时，声束垂直入射到反射界面后，会在其后形成一层层距离相等的回声，越往后则回声越弱，直至消失，这种伪影称尾随回声。

(2) 眼球壁异物(foreignbody at eyeballwall)：如

异物在视网膜下，异物回声与球壁回声紧贴，其表面有菲薄的、光滑整齐的强回声带，为视网膜回声。若异物镶入巩膜层，由于周围早期就出现出血、水肿，故除见异物回声与球壁回声紧贴外，尚见异物回声周围有低回声区环绕。眼球壁异物的后运动试验通常呈阴性。

(3) 眶内异物(intra-orbital foreign body)：因为眼眶内有神经、血管、肌肉及脂肪等组织，所以异物回声显示不如玻璃体内。随着仪器的不断更新进步，高分辨率的探头在这方面的应用会越来越多，对眶内异物的诊断水平会不断提高。

2. 前房积血(hyphema)　见于眼球钝挫伤、眼前节手术或肿瘤性病变等，前者多见。临床表现与出血量关系密切，小量出血患者多无明显症状，积血量大时可遮盖瞳孔，导致视力下降或丧失。前房积血多在 1 周内吸收，形成血凝块者需要更长时间。UBM 不仅可以观察前房出血及吸收状况，还能查找伴同的眼外伤情况，如引起出血的虹膜断裂、睫状体分离、房角后退等情况。前房出血主要表现：①少量出血前房内可仅见数个漂浮的点状回声；②中量出血多形成带状液平面，悬浮于房水中段，光点充满前房角；③多量出血前房内充满均匀的中强点状回声(图 3-9-3)。

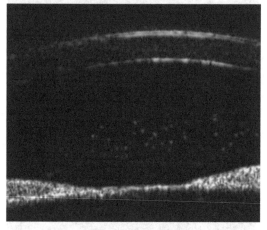

图 3-9-3　前房积血
前房内见弱光点回声漂浮

3. 虹膜根部离断(iridodialysis)　是指虹膜根部与睫状体连接处分离。正常虹膜厚薄不一，根部最薄，眼球顿挫伤时虹膜根部断裂比较多见。虹膜离断轻者可休息观察，重者可做虹膜缝合。

UBM 可观察到虹膜根部连续性中断，与睫状体分离，呈无回声暗区。离断的虹膜可保持在原位，亦可移位远离睫状体及晶状体表面，甚至贴附于角膜后壁(图3-9-4)。

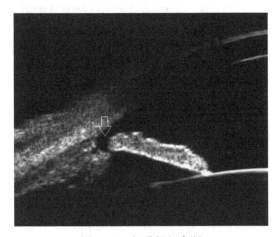

图 3-9-4 虹膜根部离断

虹膜根部与睫状体分离(箭头所指),前房与后房交通

4. 房角后退(angle-recession) 是以睫状体损伤为主的房角器质性改变,因虹膜根部和睫状体内侧环形肌撕裂向后移位导致房角加宽变形,是眼钝挫伤常见的并发症,文献报道其发病率达 45%～94%,房角后退引起继发性青光眼占 7%。

既往诊断房角后退的唯一方法是前房角镜检查,而 UBM 不受屈光介质影响,可以精确地测量房角后退的程度,在角膜混浊及前房积血的情况下尤为适用。UBM 主要表现为:睫状肌内部出现裂隙状无回声区,较严重者睫状体底部与巩膜突完全分离,巩膜突暴露,小梁虹膜夹角增大,房角后退呈圆钝状(图3-9-5)。

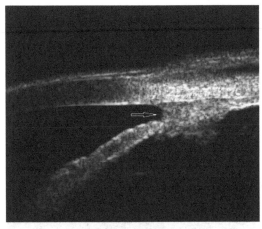

图 3-9-5 房角后退

后退的房角呈圆钝状,睫状体与巩膜突完全分离

5. 睫状体脱离(ciliary body dialysis) 正常睫状体后连脉络膜,与巩膜之间仅为疏松连接,在解剖上存在着脱离的潜在因素。临床上常因外伤或手术的冲击,导致睫状体与巩膜附着处分离,房水自分离处进入睫状体-脉络膜上腔,导致持续性低眼压。如不及时治疗,可对患者视功能造成严重损害。UBM 主要表现如下。

(1)所有睫状体脱离患者均表现为 360°全周脱离,而非某一象限的脱离。这是由于睫状体上腔内无瓣膜,一旦有液体存留即可遍布整个睫状体上腔(图3-9-6)。

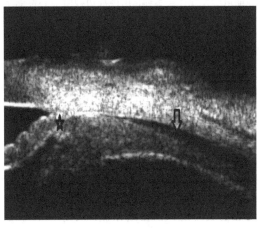

图 3-9-6 睫状体脱离

睫状体与巩膜间可探及无回声暗区(箭头所指),虹膜根部与巩膜仍相连(☆)

(2)巩膜与睫状体-脉络膜间存在无回声区,部分病例可扫查到虹膜、睫状体与巩膜突完全脱离,前房与睫状体上腔之间形成完全沟通的瘘口(即睫状体离断)。

(3)前房不同程度变浅。

6. 巩膜裂伤 为外力或锐器刺破巩膜所致。常导致葡萄膜、晶状体、玻璃体损伤,亦可致眼内组织脱出,最终眼球萎缩。因此早期明确地诊断对挽救患者的视功能有极大的帮助。

声像图:巩膜连续性带状强回声消失,代之以不规则无回声区,延续至眶内软组织,部分病例伴有玻璃体积血、视网膜、脉络膜脱离。

(陈 燕 孙德胜)

第十节 视盘疾病

视盘是视神经眼内段的前表面结构,通常通过检眼镜、裂隙灯、荧光素眼底血管造影及视野检查进行诊断和鉴别诊断。超声检查作为辅助诊断手段，但对于屈光间质不清或某些特殊视盘疾病，超声检查可提供有价值的诊断依据。

1. 视盘隆起性病变

1) 视盘水肿：又称为视乳头水肿，它不是一个独立的疾病，而是一种典型的体征。由全身或局部的多种因素引起的视盘非炎症性、阻塞性水肿，临床上颅高压所致多见，多发生于双眼。

A. 临床表现：视盘水肿早期视力不受影响，可伴发颅高压症状，如头痛、呕吐等；视盘水肿的晚期可继发视神经萎缩，出现周边视野向心性缩小的表现。

B. 超声表现：视盘水肿的诊断主要依据检眼镜，而超声可准确测量视盘的隆起度，对于鉴别诊断有一定意义。

早期多表现为视盘前界面呈短线状强回声突起，其后为一透声裂隙，随水肿加重，视盘隆起突向玻璃体腔，两侧视网膜随之前移，但短距离后即逐渐平复。颅高压可引起视神经周围的蛛网膜下隙增宽，超声显示视神经轻度增粗。

C. 彩色多普勒超声：可见视网膜中央动、静脉进入向前隆起的视盘内。一般以视网膜中央动脉的收缩期、舒张期血流速度下降为主要特点。

2) 视盘炎：为邻近眼球的视神经的一种急性炎症，发病急，视力损害严重，多累及双眼，好发于年轻健康的青年人。

A. 临床表现：多数患者双眼突发视物模糊，在 1～2 日内视力严重障碍，甚至无光感，可有眼球转动痛，少数人尚有头痛、头昏，但多无恶心、呕吐。视野改变主要是巨大的中心暗点，周边视野一般变化不大，炎症严重时也可有明显的向心性缩窄。视盘炎的病程，不论治疗与否，病后 2 周开始视力逐渐好转，1 个月后常恢复到病前或略降低，但不论视力恢复多少，1～2 个月后视盘必定会出现萎缩。

B. 超声表现：多显示视盘稍隆起，边缘清晰。彩色多普勒检查视网膜的血供无明显增加。本病超声表现及眼底改变容易与早期视盘水肿混淆，多依靠临床表现及视力进行鉴别。

3) 前部缺血性视神经病变：是以突发无痛性视力丧失、视乳头水肿、视野缺损为特征的综合症状的疾病，是中老年人群中常见的急性致盲性视神经病变。国内外诸多学者研究认为睫状后动脉低灌注是其重要发病机制。

超声表现：如合并视盘水肿，超声可见视盘回声隆起，隆起度与病变严重程度相关。彩色多普勒超声可提供有价值的诊断依据：视网膜中央动脉、睫状后短动脉收缩期峰值速度及舒张末期速度明显降低，阻力指数明显增加（彩图 20）。

4) 假性视盘水肿：是一种常见的视盘先天异常，多见于眼球较小的远视眼。由于视神经纤维通过较小的巩膜孔，神经纤维较拥挤，因而表现视盘边界不清和生理凹陷缺如。视盘可有轻微隆起，但一般不超过 2D。

假性视盘水肿的眼底表现终身不变，无出血、渗出。视力及视野正常患者多有远视及散光。眼底荧光血管造影无异常，这对与其他疾病鉴别有重要价值。

超声表现：视盘表面短带状回声轻度向前移位，其中间部分微微向前突起。而早期视盘水肿的短带状回声中间断裂或凹陷，可与假性视盘水肿鉴别。

5) 埋藏性视盘玻璃膜疣：又称为视盘透明体，是由视神经纤维退变轴质凝聚形成的玻璃疣状物，病因不明。多无明显临床症状，如果引起供血障碍可出现视力减退。

超声表现：可见视盘处的不规则扁平隆起病灶，呈不规则的类圆形强回声。目前认为 B 超检查是本病检出率最高的诊断方法。对于伴有近视的青年人，出现视盘周围脉络膜出血时，应高度怀疑本病，采用眼底荧光血管造影结合 B 超检查可大大提高本病的检出率（图 3-10-1）。

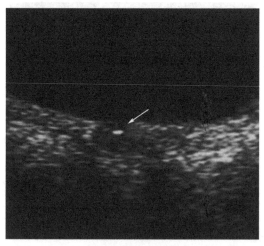

图 3-10-1 埋藏性视盘玻璃膜疣

（箭头所指强回声光斑）

2. 视盘凹陷性病变

1）青光眼性视乳头凹陷：长期高眼压导致视乳头生理杯扩大，凹陷加深，当生理凹陷扩大时，视神经前端球壁局限性向后凹陷。

超声表现：凹陷区仅限于正常视盘范围，不超过视盘边缘，多位于视乳头颞下侧，凹陷程度较牵牛花综合征为浅（图3-10-2）。

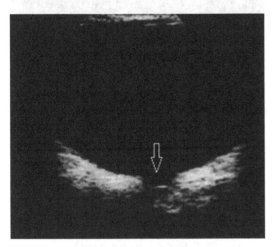

图 3-10-2 青光眼性视乳头凹陷
局限于视盘范围内的球后凹陷（箭头所指）

2）牵牛花综合征：是一种少见的先天性视盘异常，常单眼发病，视力不同程度减退，视乳头缺损合并视网膜血管异常。眼底镜检查可见特征性改变视乳头增大有白色中心，漏斗形凹陷，其周围有脉络膜视网膜色素萎缩环，粗细不等的血管自边缘爬出，形似牵牛花。

超声表现：视乳头向后呈梯形凹陷，边界清，底部平坦，呈无回声暗区与玻璃体腔无回声区相连续，在视神经弱回声区的衬托下，底部光带回声强，后方光带渐短，回声弱，似"彗星征"。由于凹陷内有胶质组织的存在，与玻璃体相连续的暗区内可有不规则低回声，但不伸入玻璃体腔，这是本病与视盘其他先天异常的主要区别。有1/3的患者伴有视网膜脱离带状回声（图3-10-3）。

3）先天性视盘缺损：为胚裂近端的原始结构发育不全，视力明显低下，生理盲点扩大，一般是包括脉络膜缺损在内的视乳头缺损，缺损区较正常视乳头大数倍，凹陷较深，不见筛板。

超声表现：眼环完整，向后凹陷呈锥形，边界清晰，与视神经相连处球壁向后局限性膨凸，底尖，且回声强，向后逐渐减弱，似彗星征（图3-10-4）。

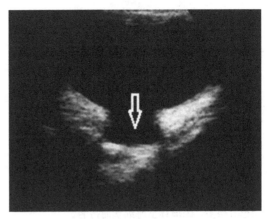

图 3-10-3 牵牛花综合征
视盘向后呈"梯形"凹陷，暗区与玻璃体腔相通（箭头所指）

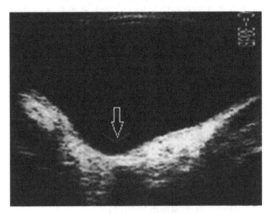

图 3-10-4 先天性视乳头缺损
后极部球壁向后凹陷区较大，边界清晰（箭头所指）

上述视盘凹陷性疾病应与眼球后极部巩膜葡萄肿、先天性脉络膜缺损鉴别。

A. 后极部巩膜葡萄肿：多见于高度近视，后巩膜扩张，声像图上表现为眼球前后径延长，后极部球壁向后膨出，视盘和视神经无异常。

B. 先天性脉络膜缺损：为胚胎早期眼泡的胚裂闭合不全所致，缺损部位的巩膜较薄，在眼内压的作用下向后凸出。声像图上表现为视盘下缘向下的球壁局限性向后膨出，边缘陡峭，与视盘不相连，视盘正常。

（陈 燕 孙德胜）

第十一节 眼眶肿瘤

眼眶肿瘤（orbital tumor）可原发于眶内，或继发于眶周围结构和转移性肿瘤。良性多于恶性。眼眶肿瘤与眶内脂肪相比属于低回声物。眶内病变超声显示非常清楚，显示符合率高达 95%以上。

眼眶内肿瘤的超声定位，尤其要注意它和视神经的关系，因为这对于临床治疗方法和手术进路有着重要意义。超声定性诊断，应根据肿瘤的位置、形状、境界、声学特征和压缩性而定。

1. 海绵状血管瘤（cavernous angiorma） 是成人最常见的眶内肿瘤，多发于 20～50 岁，我国男性患者略多。因瘤体呈海绵状而得名。

（1）病理概要：海绵状血管瘤呈类圆形，具有厚薄不一的包膜，并由包膜向内伸展出分隔，将血管瘤分成许多不规则的腔，有的大腔内见部分或完全的血栓形成。海绵状血管瘤的供养通道很小，叫血管瘤门。

（2）临床表现：发病和进程缓慢，往往由他人先发现症状。主要是患眼轴性眼球突出，通常无疼痛和视力减退现象。但肿瘤发生在眶尖或体积发展到较大时，可有视力减退，视乳头萎缩或水肿及眼球运动障碍等，如发生暴露性角膜炎或眶内神经受压迫时，有疼痛出现。

（3）超声表现（彩图 21）

1）多发于肌肉圆锥内，视神经的外侧上下方处。

2）圆形或椭圆形占位病灶。

3）边界清晰、圆滑完整。

4）内部回声强（与其他眶内肿瘤比较），回声分布均匀。

5）有一定程度的声衰减现象，但后界回声可见。

6）压迫眼球会使肿瘤出现压迫现象。

7）彩色多普勒超声显示肿瘤内缺乏血流信号，常测不到频移。

2. 泪腺混合瘤（mixed tumor of lacrimal gland）是泪腺腺泡和腺管细胞形成的良性肿瘤，因其含有中胚叶成分，和来自二层腺管上皮的组织结构，故称"混合瘤"。

本病多发生于成年人，病程长，发展慢。患眼眼球前突，向内下发移位。在眶外上方可触及硬性肿物，无压痛，不能推动。如肿块突然增长较快，提示可能发生恶变。超声扫描可有如下发现（图3-11-1）。

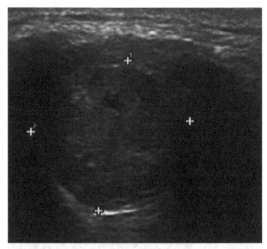

图 3-11-1　泪腺混合瘤
泪腺区实性团块，圆形，边界清晰，内部呈中等回声

（1）眼眶外上方椭圆形占位病变。

（2）境界清楚，锐利而圆滑。

（3）内部回声中等，回声分布尚均匀。

（4）肿块组织声衰减少，后界回声清楚。

（5）探头施加压力，肿瘤无压缩性。

（6）可引起眼球明显压迫变形。

（7）恶性混合瘤常显示边界不清晰，向周边侵犯等改变。

3. 眶皮样囊肿（dermoid cyst the orbit） 为眶先天性肿瘤的一种，多见于出生后至十余岁间，偶可见于成人。它可发生于眶上缘，位于皮下可触及，也可发生于眶内，但是位于较深的骨膜之外。

（1）病理概要：皮样囊肿是面骨形成时，由于从外胚叶游离出一些表皮成分，在胚胎骨裂闭合时嵌入上皮残屑之故。镜下见囊壁有典型的马氏上皮皮脂腺和汗腺，囊液呈液浆样、脂汁或全为液体，混杂脱落的上皮残屑，也能发现脂肪酸结晶和钙化点。囊壁上如有致密的结缔组织形成，表示有严重的炎症发生。

（2）临床表现：眼球突出为主要病症之一。通常无疼痛和眼球运动障碍现象。视力长期保持正常，或可引起屈光改变。

（3）超声表现：见眶内有圆形、半圆形占位病灶，范围可超出眶内界线。境界清楚，但内部回声强弱不等。囊性结构的液性暗区中有实性物的回声，如囊液内有上皮脱离物和毛发等，则肿物回声呈多回声性，回声增强，这点需与海绵状血管瘤相鉴别，后者内部回声均匀，肿瘤位于肌肉圆锥内。皮样囊肿有明显的压缩性。

4. 泪腺恶性肿瘤 该病多见于老年人，约占泪腺肿瘤的 1/4。组织学上该肿瘤由未分化的瘤细胞构成，并被大小不等，含有黏液物质的囊样间隔分隔，故又称囊腺瘤。

(1)临床表现：病程发展迅速，很早出现复视和疼痛症状。眼球向内下方突出，眼球运动障碍。肿瘤除向眶内浸润生长外，尚发生远处转移。

(2)超声表现

1)早期在眶的外上方出现病灶，病程晚期侵犯全眼眶，甚至超出眶壁界限。

2)肿瘤境界不规整，形态不规则。

3)内部回声弱，声衰减明显，后界往往显示不清楚。

4)加压探头时眼眶疼痛，肿瘤不变形。

5. 眼横纹肌肉瘤（rhabdomyosarcoma of the orbit） 亦称横纹肌母细胞瘤，是儿童时期最常见的眶内恶性肿瘤，由将来分化为横纹肌的未成熟间叶细胞发生，在成人中极罕见。

(1)病理概要：眼横纹肌肉瘤组织学上分胚胎型、腺泡型和多形性三种。其中以胚胎型最多见，而腺泡型的恶性程度最高。

(2)临床表现：按肿瘤发生的部位可分为眶部、眶睑部和睑部横纹肌肉瘤三种，以眶部最为常见。

本病发病急，进程快，发病 1～2 周即见单侧眼球突出，眼球向前下方突出，伴有疼痛和流泪现象，严重者出现眼球运动障碍及视力减退现象。眶缘处可触及相当硬度的肿物。有时肿块突然增大，有波动感，可能因肿瘤组织坏死出血等所致。往往红、肿、疼痛，结膜充血、水肿，眼球运动明显受限，易误诊为眶蜂窝织炎。易出现颅内、口腔和鼻腔的转移，或很快死于肝、肺的早期转移。

(3)超声表现(彩图 22)

1)肿瘤发生的部位较多，一般常见于眼眶的外上方。

2)由于肿瘤发展迅速，膨胀向外，常有不完整的假包膜形成，故肿瘤的境界清楚。

3)肿瘤内部呈弱回声，回声分布不均匀，可有坏死液化腔的暗区出现。

4)肿瘤内部声衰减弱。

5)肿瘤大多没有压缩性。

6)可见眼球筋膜囊积液现象，即在眼球外有一弧形的暗区。

6. 神经鞘瘤（schwannoma） 是周围神经鞘细胞形成的良性肿瘤，在眶内可发生于第三、四、六颅神经，眼神经和自主神经的神经干和分支。

早期为渐进性眼球突出，类似海绵状血管瘤症状。眼神经分支受压迫者可有自发性疼痛和触痛。

超声见眼眶内有圆形或椭圆形占位病变，如神经干较粗者，尚见与之相连的神经干带状暗区。肿瘤边界清晰、光滑，可有压缩性。内呈低回声，此可与呈高回声的海绵状血管瘤鉴别(彩图 23)。

7. 视神经鞘脑膜瘤（menimgioma of vaginae nervi optici） 起源于视神经的脑膜，分原发于眶内和继发于颅内两种。可发生在任何年龄，以中年女性为多发。

该病在眶内并不多见。早期临床表现为视力减退，视乳头水肿和眼球突出。所谓视神经鞘脑膜瘤四联征，即为视力丧失，慢性视乳头水肿性萎缩，眼球突出和视神经睫状静脉扩张。

超声见眶内肌肉圆锥中视神经回声增粗，并有块状占位病变。肿瘤边界清楚，整齐，内部回声弱，声衰减现象明显(彩图 24)。

8. 视神经胶质瘤（optic glioma） 是视神经胶质细胞(星形细胞)增生形成的良性肿瘤。临床上最常见于儿童，80%的患者年龄在 10 岁以下，视力减退、视乳头水肿和视神经萎缩等症状早期即可出现，之后会有眼球突出症状，有向颅内蔓延倾向。

超声扫描见肿瘤位于肌肉圆锥中央处，边界清楚，内部回声随扫描平面的不同而异，这是由于视神经内反射界面与声束入射角不同的缘故。当轴位扫描时，因扫描声束和肿瘤界面平行，而肿瘤内回声较弱；横切肿瘤时，肿瘤内回声较强。肿瘤内部声衰减适中。

眶内肿瘤的彩色血流显示率偏低。有人曾将此类肿瘤的彩色多普勒图像分内部供血丰富、供血不丰富、内部为静脉血流及内部无血流四种。恶性肿瘤大都显示其内有丰富血流信号，管径较粗，分支多，频谱呈现高流速的动脉血流。良性肿瘤则相反，瘤内血流信号稀疏，频谱上见血流速度低。并且大部分良性肿瘤均无血流型，如脂肪瘤、良性泪腺瘤、视神经胶质瘤和皮样囊肿等。少数静脉性肿瘤内见瘤内呈静脉血流信号，频谱呈示低速静脉血流。

使用高频率探头,在二维图像上能清晰显示眶内的肿瘤,并可在实时下观察肿瘤和邻近重要结构的关系;随时改变声束扫描方向,确定肿瘤的空间位置,为临床治疗方案提供重要信息,同时又可结合 X 线、CT 和 MIR 检查结果,了解眶内肿瘤和颅骨及颅内之间的关系,动静结合,取长补短,丰富了影像学对这方面疾病诊断的内容。另外,由于超声检查具有简捷、无创、经济和可重复性检查等优点,可帮助临床随诊进行治疗效果的观察。相信随着超声引导下介入技术的不断发展,该领域中的应用也会有很大的发展前途。

(孙德胜)

第四章 涎腺疾病

第一节 解剖概要

涎腺包括大涎腺和小涎腺，前者有腮腺、颌下腺及舌下腺，左右对称。后者包括舌腺、唇腺、颊腺等。

腮腺是涎腺中最大的一对腺体；分深浅两部，浅部位于外耳前方，紧贴皮肤；深部位于下颌凹内，形态不规则，大致呈三角形，长 5～6cm，宽 3～4cm，厚薄不一。腮腺的导管全长 5～6cm，外径约 3mm，自腺体中上部分出，前行于嚼肌表面，呈直角向内，开口于颊黏膜。其体表投影相当于耳屏至鼻翼根部连线的中点上。颈外动脉穿经腮腺内。

颌下腺位于颌下三角内，呈椭圆形，大小约 3cm×1.5cm，颌下腺导管长约 5cm，开口于舌下肉阜，因开口较粗大，异物易进入，故涎石多见。

舌下腺位于口底舌下，有许多小腺构成，有 20 余条导管，分别开口于口底黏膜上，为潴留性囊肿的好发部位（图 4-1-1）。

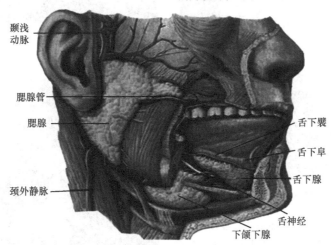

颞浅动脉

腮腺管

腮腺

颈外静脉

舌下襞

舌下阜

舌下腺

舌神经

下颌下腺

图 4-1-1 正常腮腺、颌下腺解剖部位

第二节 探测方法及正常声像图

1. 检查前准备 无需特殊准备。

2. 体位 患者取仰卧位，颈后垫枕，头转向健侧使颈伸展，充分暴露被测部皮肤。

3. 探头频率 由于涎腺位置表浅，检查时宜选用探头频率 7.5～10MHz。

4. 扫查方法 除下颌骨声影遮盖部分外，超声可用于颌下腺、舌下腺及腮腺的检查。腮腺探查时应做纵横扫查，当探查下颌角周围的深部腮腺时应做斜切扫查。腮腺检查范围应前至咬肌前缘，后至胸锁乳突肌后缘，上至颧骨，下至颌下腺区。颌下腺和舌下腺在颏下部做相应的纵横斜切面的扫查，声束朝向口底。双侧涎腺应对比扫查。

5. 涎腺正常声像图及正常值

（1）腮腺区域从浅到深观察到的结构依次是皮肤、浅筋膜、腮腺实质、深筋膜。腮腺呈规则、均匀的实质性结构，回声强于周围肌肉及脂肪组织。腺体长 5～6cm，宽 4～5cm，厚 1.5～2cm。外形体表投影如倒立的锥体形，尖向下，底朝上，境界清晰（图 4-2-1）。正常的腮腺导管不易显示。腺体内有时可见淋巴结回声。彩色多普勒血流显像可观察到腮腺及其邻近血管：下颌后静脉（位于腮腺表浅层）、颈外动脉（与下颌后静脉平行，位置更深，接近腮腺后外方处）；腮腺实质内血流多呈点状散在分布。

（2）颌下腺的回声与腮腺一致，边缘清楚，其长径 3～4cm，厚径 1.5～2cm（图 4-2-2）。

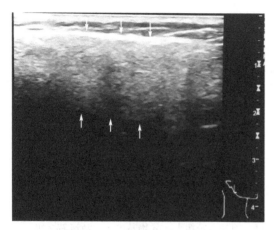

图 4-2-1　正常腮腺(箭头所指)

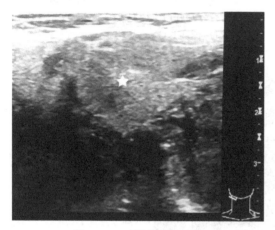

图 4-2-2　正常颌下腺(☆)

(3)舌下腺位置深，难以完整显示长径及厚径，可在最大斜冠状面，测其宽径，舌下腺宽径 1.5～2.5cm。

第三节　涎　腺　炎

1. 病理概要　腮腺急性炎症主要见于流行性腮腺炎，细菌感染少见，前者为双侧性，后者单侧或双侧。慢性腮腺炎常因导管梗阻使涎液排泄受阻引起，如结石、异物、外伤、瘢痕组织等。慢性颌下腺炎多由结石引起，临床症状为反复发作的局部肿胀、疼痛，进餐时症状加重。

2. 超声表现

(1)急性炎症时，腺体弥漫性肿大，轮廓不清晰，实质为不均匀低回声，腺体内易见扩张的导管及导管内结石。腺体周围偶见低回声结节，为周围肿大淋巴结。合并脓肿时可表现为边界模糊、壁厚，常有囊样病变，暗区内有时有等回声光点，为坏死

脱落的组织。CDFI 示腺体血供明显增多。

(2)慢性炎症时，腺体轻度增大或缩小，轮廓清楚，可呈不规则形，实质为不均匀中强回声，光点增粗，分布不均匀。当实质内存在瘢痕、钙化或结石时可出现强回声光点伴声影。CDFI 示腺体内血供可稍增多(图 4-3-1、图 4-3-2、彩图 25、26)。

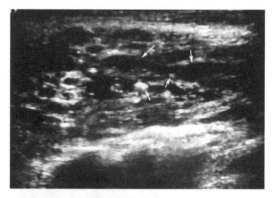

图 4-3-1　慢性颌下腺炎，导管结石伴导管扩张
(箭头所指)

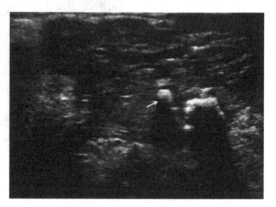

图 4-3-2　慢性颌下腺炎并结石
(箭头所指)

3. 鉴别诊断　涎腺慢性炎症从病史、症状等可与涎腺肥大鉴别。

第四节　涎　腺　肥　大

1. 病理概要　涎腺肥大(sialadenosis)为良性涎腺增生、肥大，包括涎腺症(又称腮腺退行性肿大)及涎腺淋巴上皮病(lymphoepithelial lesions)。前者为一类非炎性的涎腺慢性无痛性肿大，多见于腮腺，其病因主要与糖尿病、营养代谢异常及肥胖等内分泌紊乱有关。40 岁以上多发，双侧腮腺对称性肿大，无肿痛，以腺细胞肿大为主，可达正常人 2～

3 倍，无炎症细胞，间质中含脂肪细胞。涎腺淋巴上皮病包括Mikulicz's（米枯力兹）和Sjogren's（舍格伦）综合征两种病症。中老年女性多发，表现为反复发作的双侧腮腺小叶受淋巴细胞广泛浸润，但不超过小叶间的结缔组织，腺导管扩张或完全闭锁，腺泡萎缩甚至消失。

2. 超声表现 涎腺肥大声像图上主要表现为双侧腺体弥漫对称性肿大，边界清晰，腺体实质回声增强，分布均匀，无明显导管扩张，CDFI 示：腺体内少至中等量血流信号、分布均匀。

涎腺淋巴上皮病声像图上主要表现为双侧腮腺弥漫对称性肿大，边界清晰，但腺体内回声不均，可见散在细小低回声区呈网格样改变，CDFI 示：腺体内血供较丰富（图4-4-1，彩图27）。

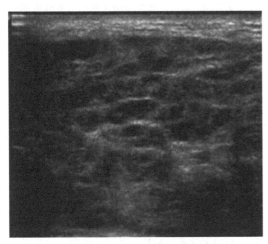

图 4-4-1 涎腺淋巴上皮病

腮腺肿大，腺体回声不均；可见散在低回声区呈网格样改变

3. 鉴别诊断 注意与慢性腮腺炎相鉴别。

第五节 涎腺囊肿

1. 病理概要 常见的涎腺囊肿有：淋巴上皮囊肿、外渗性黏液囊肿、涎腺导管囊肿。其中，淋巴上皮囊肿其囊壁内有丰富的淋巴组织，主要见于腮腺，好发于中年以上男性。外渗性黏液囊肿，囊壁多由纤维结缔组织或肉芽组织组成，为涎腺导管破损分泌液渗出积聚成囊所致，亦称假性囊肿，主要见于舌下腺，好发于青少年。涎腺导管囊肿，为腺导管发育异常或阻塞导致液体滞留、导管扩张，属潴留性囊肿。

2. 超声表现 囊肿形态多呈圆形，境界清晰，一般囊壁清晰可见，囊内透声好，伴有感染时囊内

可出现大量细光点，囊肿后方回声增强（图4-5-1～图4-5-3）。

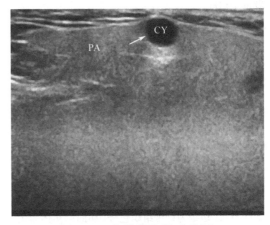

图 4-5-1 腮腺囊肿（箭头所指）

CY 囊肿，PA 腮腺

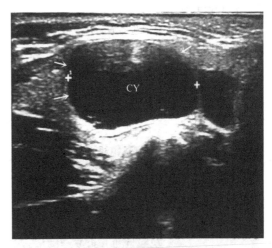

图 4-5-2 腮腺囊肿（箭头所指）

CY 囊肿

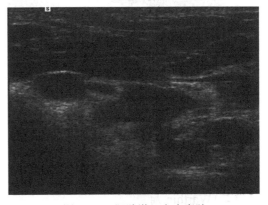

图 4-5-3 腮腺淋巴上皮囊肿

3. 鉴别诊断 注意与鳃裂囊肿鉴别,后者常伴鳃裂瘘。舌下腺囊肿注意与口底皮样囊肿鉴别,后者位于口底。

第六节 涎腺肿瘤

(一)多形性腺瘤(混合瘤)

1. 病理概要 腮腺混合瘤(mixed tumor of salivary gland)又称多形性腺瘤,是涎腺组织中最常见的良性肿瘤,占腮腺肿瘤的60%~80%,中年发病居多,且女性略多于男性。单侧发病为主,瘤体生长缓慢,无疼痛,腺瘤境界清晰,表面光滑,可呈结节状,边缘为纤维组织包绕,切面以实体为主,可间有软骨样组织、囊性变或出血灶,此病可发生恶变,恶变概率5%。

2. 超声表现

(1)肿物轮廓完整,边界清晰,常呈圆形或椭圆形或分叶状。

(2)肿物内部以均质、低至等回声为主,可间有液性暗区或钙化灶,实性低回声内有细小的蜂窝样结构为腮腺混合瘤的另一种特征性变化(图4-6-1、彩图28)。

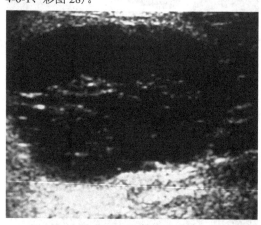

图 4-6-1 腮腺混合瘤

(3)肿物后方无声衰减,部分可见后方回声增强。

(4)CDFI 示中等量血供。

3. 鉴别诊断 需与恶性混合瘤、腺淋巴瘤、腺样囊腺癌相区别,肿物较小时还需与囊肿相区别。

(二)Warthin瘤

1. 病理概要 Warthin 瘤又称腺淋巴瘤(aden-

olymphoma)或乳头状淋巴囊腺瘤(papillary cystadenoma lymphomatosum),主要发生于腮腺,为腮腺的第二位良性肿瘤,中老年男性多见。临床表现为无痛性涎腺肿块,病程较长,好发于腮腺后下极。此瘤可呈多发性,或多个涎腺发生。

肿瘤呈圆形或卵圆形,有包膜,表面光滑或呈分叶状。切面呈囊实性,内有大小不等的囊腔。有的瘤体呈囊状,囊壁有乳头状突起。

2. 超声表现

(1)肿瘤单发或多发。瘤体形态规则,边界清晰,少数瘤体呈分叶状。

(2)内部多呈囊实性,常可见到液性暗区,呈分隔多灶性。

(3)瘤体后方回声常增强。

(4)CDFI 示:大多数瘤体内部呈分支状血流信号(彩图29)。

(三)黏液表皮样癌

1. 病理概要 黏液表皮样癌(mucoepidermoid carcinoma)也称为黏液表皮样瘤,是最常见的涎腺恶性肿瘤,占全部涎腺肿瘤的 5%~12%,多发于腮腺,分为低度、中度和高度恶性。大体病理上低度恶性瘤体可有包膜,癌细胞以黏液细胞、表皮样细胞居多,高度恶性者多无包膜,质较硬,切面可见大小不等的囊腔,癌细胞主要为表皮样细胞和中间细胞,黏液细胞少。

2. 超声表现

(1)腮腺区实性肿物,边界不清晰,轮廓不完整,形态不规则,呈伪足样向周围浸润。部分低度恶性者边界尚清,形态尚规则,与良性肿瘤不易区分。

(2)病变内多数回声复杂,以偏低、不均匀多见,可见到钙化点,合并出血坏死时可呈囊实样混合性改变。低度恶性者亦可表现为均质较强回声团块。

(3)大部分瘤体后方常出现声衰减,部分低度恶性者亦可表现为后方回声增强。

(4)CDFI 示:病变呈多血管性表现,血流较丰富。

3. 鉴别诊断 良性涎腺肿瘤多形态规则,边界清晰,后方回声增强。Warthin 瘤瘤体内囊性为主并且多为双侧腮腺发病。恶性肿瘤形态不规则,边界不清,后方多有声衰减,有时周围可见转移淋巴结。

(李颖嘉 王冬晓)

第五章　甲状腺疾病

第一节　解剖概要

甲状腺是成年人体内最大的内分泌腺，由左右两侧叶和连接两侧叶的峡部组成，呈H形横跨于气管上段。有30%的人在峡部上缘有一尖端向上的锥体叶。成年人甲状腺重量为15～30g；侧叶长3～6cm，宽2～3cm，厚1～2cm。峡部长1.2～1.5cm，厚0.2cm。

甲状腺前方为胸骨舌骨肌及胸骨甲状肌，外前方为胸锁乳突肌，两侧叶后方为颈长肌。两侧叶后内侧与喉、气管、咽、食管、喉返神经相邻，后外侧为颈总动脉和颈内静脉。甲状腺表面覆盖有两层被膜，外层为甲状腺假被膜，由结缔组织和弹力纤维组成，内层为甲状腺真被膜，贴于腺体组织表面并伸入腺体实质，将腺体分隔为若干小叶。

甲状腺的血供非常丰富，主要由双侧的甲状腺上、下动脉构成。甲状腺的静脉起自甲状腺腺体的表面和气管前面的静脉丛，分为上中下三对静脉。

甲状腺主要分泌甲状腺激素和降钙素，生理功能十分广泛，主要是促进人体的能量代谢和物质代谢，促进生长和发育。

第二节　探测方法和正常声像图

1. 检查前准备　无需特殊准备。

2. 体位　取仰卧位，颈肩部垫一小枕使头略向后仰，充分暴露颈部。

3. 探头频率　使用高频线阵探头（5～10MHz）。

4. 扫查方法

(1)测量甲状腺大小和体积：沿侧叶纵切扫查，取最大切面测量上下径，横切扫查显示颈总动脉和颈内静脉平面时取最大横切面测量左右侧叶横径、前后径及峡部前后径。必要时，测量甲状腺体积，常用的方法为椭圆体计算法：以椭圆体公式（$V=\pi/6\times$长径×宽径×厚径）计算两侧叶及峡部的体积，然后相加即为甲状腺的总体积。

(2)从上至下、从外向内做一系列横切和纵切扫查，观察甲状腺实质及结节的二维超声表现。结节回声水平分为：极低回声（低于颈前肌）、低回声

（高于颈前肌低于甲状腺实质）、等回声（与甲状腺实质回声相当）和高回声（高于甲状腺实质回声）。

(3)CDFI检查：观察腺体结节的血流信号分布和丰富程度，测量结节内动脉血流的峰值流速和阻力指数。必要时，测量甲状腺上、下动脉的内径、峰值流速和阻力指数。

5. 正常图像及正常值　横向扫查时由浅至深，颈前皮肤呈一增强回声带，皮下组织薄而回声略低，颈前区及颈侧区较薄呈均匀低回声，其深部为马鞍形甲状腺组织。甲状腺被膜为一薄而规整的高回声带，实质为分布均匀的细而密集的中等回声，回声水平明显高于邻近的胸锁乳突肌回声（图5-2-1），左右各一叶，中央由峡部相连。峡部深面是气管软骨形成的弧形强回声。CDFI显示腺体内弥漫性分布的点状、条状血流信号（彩图30）。

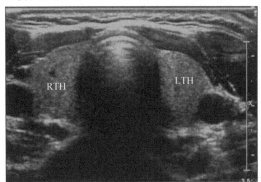

图 5-2-1　正常甲状腺声像图（横切面）
边界清，包膜完整光滑，内呈均匀细密中等回声 RTH 右侧叶，LTH 左侧叶

正常甲状腺左右侧叶上下径4～6cm，左右径2.0～3.0cm，，前后径1.5～2.5cm；峡部前后径0.2～0.4cm。正常甲状腺大小存在较大个体差异。

甲状腺上、下动脉的平均内径约2mm，为搏动性动脉血流频谱，收缩期峰值流速为30～50cm/s。

第三节　甲状腺先天发育异常

(一)甲状舌管囊肿

1. 病理概要　甲状腺的发生开始于胚胎第3～4周，在咽底部（相当于舌盲孔处）的内胚胎层增

生，形成甲状舌管后下降到正常甲状腺处，发育成甲状腺峡部及左、右叶；而甲状舌管在胚胎 5～6 周时，即开始退化、闭锁、消失。若甲状舌管退化停滞，可在出生后有不同程度的保留，部分扩张形成甲状舌管囊肿(thyroglossalcysts)；尚有一部分病例在甲状舌管或囊肿内残留有功能或无功能的甲状腺组织。

2. 超声表现

(1)多见于颈前区中线上部(舌骨下方)，能随吞咽或伸舌、缩舌运动而上下活动。

(2)呈圆形或不规则形的无回声区，包膜完整，与周围界限清晰，后方回声增强。

(3)当囊肿内部液体黏稠时，可表现为类实性低回声；当囊肿合并感染时，内见细密点状回声；当囊肿内残留甲状腺组织时，可探及类甲状腺实质结构；文献报道，囊肿内也可发生乳头状癌，表现为其内实性低回声。

3. 鉴别诊断 当内部液体黏稠时，不要误诊为肿瘤；合并残留正常甲状腺组织或在此基础上发生各类甲状腺病变，应警惕误诊。

(二)异位甲状腺

1. 病理概要 异位甲状腺(ectopic thyroid gland)是一种胚胎发育异常的疾病。由于某种原因使甲状腺部分或全部未下降到颈部正常解剖位置。女性是男性的 4 倍。异位甲状腺常常合并正常解剖部位甲状腺缺如；少数为正常解剖部位甲状腺与异位腺体并存。异位的甲状腺腺体绝大多数(90%)位于舌根部，其功能与腺体的发育相关，可无临床症状，或表现为甲状腺功能减退。

2. 超声表现

(1)正常解剖部位未能探及甲状腺组织，或发现甲状腺较正常明显减小。

(2)在可能发生异位的部位显示类似正常解剖部位的甲状腺组织回声，如表现为实性均匀的中等回声，边界清晰。

(3)异位的甲状腺也可并发各种甲状腺疾病而具有相应声像图表现。

3. 鉴别诊断

(1)异位甲状腺与肿物的鉴别：前者表现为类似正常解剖部位的甲状腺回声，如边界清晰的均匀中等回声，分布规则的血流信号；而后者具有各类新生肿物、炎症等表现。

(2)甲状腺缺如与颈前肌肉的鉴别：诊断甲状腺缺如和(或)异位甲状腺时，应注意勿将颈前肌肉误诊为甲状腺组织。

(3)甲状腺先天发育不全与后天性甲状腺萎缩的鉴别：后天性甲状腺萎缩常见于桥本甲状腺炎病程后期，表现为腺体回声降低、不均，并可见条索状回声；而甲状腺发育不全和异位甲状腺均可出现甲状腺体积小，但腺体回声无明显异常。

值得注意的是当在颈部、口腔内或其他可能发生甲状腺异位的部位探及实性肿物，同时发现正常解剖部位未探及甲状腺或甲状腺明显较正常小时，应想到甲状腺发育不全和异位甲状腺，避免误诊将异位甲状腺切除而造成甲状腺功能低下的不良后果。核素显像是发现和诊断异位甲状腺的最佳影像检查方法。

第四节 甲状腺增生性疾病

(一)毒性弥漫性甲状腺肿

1. 病理概要 毒性弥漫性甲状腺肿(toxic diffuse goiter)又称原发性甲状腺功能亢进症、突眼性甲状腺肿或 Graves 病，是一种伴甲状腺激素分泌增多的器官特异性自身免疫性疾病。本病多见于 20～40 岁青年女性，男：女约 1：5。其临床特征为多器官受累和高代谢状态，主要表现有：心慌、怕热、多汗、食欲亢进、大便次数增多、消瘦、情绪激动等。甲状腺的主要病理变化是滤泡上皮细胞增生肥大呈柱状，滤泡内胶质减少。

2. 超声表现

(1)甲状腺弥漫性对称性肿大，回声粗糙(图 5-4-1)。

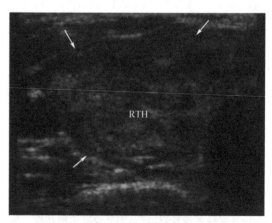

图 5-4-1 毒性弥漫性甲状腺肿声像图
右侧叶甲状腺弥漫性增大，回声粗糙(箭头所指)

(2)CDFI 可见甲状腺血流信号丰富呈典型"火海征"，多数病例甲状腺上、下动脉内径增宽，流

速明显加快，阻力降低。（彩图 31）

3. 鉴别诊断 本病需与单纯弥漫性甲状腺肿鉴别，后者甲状腺功能正常，甲状腺组织无血流信号增多。本病尚需与桥本甲状腺炎鉴别（见本章节"桥本甲状腺炎"）。

（二）单纯性弥漫性甲状腺肿

1. 病理概要 单纯性弥漫性甲状腺肿（simple diffuse goiter）多见于青年女性，是单纯性甲状腺肿的早期阶段。甲状腺呈对称性弥漫性肿大，一般不伴有甲状腺的功能变化和全身症状，其发病原因：①食物中碘缺乏；②甲状腺素需要量增加，女性多见，如青春期、妊娠期等；③甲状腺素合成或分泌障碍。甲状腺过度肿大可压迫气管、颈部血管及喉返神经出现相应症状。病理改变为甲状腺滤泡代偿性高度扩张、充满胶体，滤泡壁细胞扁平。

2. 超声表现

（1）甲状腺呈弥漫性、对称性肿大。腺体肿大明显时，可压迫气管、颈部血管，并使血管移位。

（2）病程早期腺体内部回声基本正常；病程后期除腺体实质回声不均外，由于滤泡内充满胶质而高度扩张，腺体内显示弥漫分布的多发薄壁无回声区伴囊内点状强回声。

（3）腺体内血流信号无明显增多。

3. 鉴别诊断 本病图像有时与单纯结节性甲状腺肿较难鉴别，后者因病程不同结节常呈多种回声。

（三）单纯性结节性甲状腺肿

1. 病理概要 单纯性结节性甲状腺肿（simple nodular goiter）是单纯性甲状腺肿发展至后期的表现。在甲状腺弥漫性肿大的基础上，滤泡上皮细胞反复增生和不均匀的修复，形成增生性结节及结节间纤维条索。结节进一步发展，压迫结节间血管，使结节血供不足而发生变性、坏死、出血等病变。出血和坏死组织可逐渐纤维化，形成不规则瘢痕，可伴发钙盐沉积。

2. 超声表现

（1）甲状腺正常大小或两侧叶不对称性增大。

（2）腺体内见单个或多个回声不同的结节，典型者呈"海绵征"，边界清晰或模糊，可伴有弧形或颗粒状钙化（图 5-4-2）。结节内血供状态不等，有的增生结节内部血流丰富，甚至呈彩球状，以退化为主（如囊性变、液化、坏死等）的结节内部无或少许血流信号。

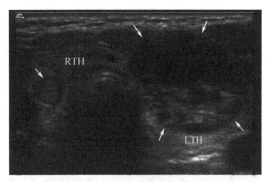

图 5-4-2 结节性甲状腺肿声像图
双侧叶内见大小、回声不同结节，结节间甲状腺组织回声不均（箭头所指）

（3）结节间甲状腺组织常回声粗糙不均匀。

3. 鉴别诊断 本病需与甲状腺腺瘤相鉴别（表5-4-1）。

表5-4-1 结节性甲状腺肿与甲状腺腺瘤的鉴别

	结节性甲状腺肿	甲状腺腺瘤
边界	不光滑、无包膜	光滑、有包膜
内部回声	不均匀、有大小不等光团或暗区	均匀、呈中等细回声
肿块形态	长轴>前后轴	长轴=前后轴
数目	多发性、多两侧发病	单发多见
甲状腺组织	无正常甲状腺组织	肿瘤周围可见正常组织

第五节 甲状腺炎症性疾病

（一）亚急性甲状腺炎

1. 病理概要 亚急性甲状腺炎（subacute thyroiditis）又称肉芽肿性甲状腺炎，病因可能与病毒感染或病毒引起的变态反应有关，是一种自限性非化脓性炎性疾病，多见于 20～50 岁的女性。发病初期有上呼吸道感染的表现，之后出现受累甲状腺局部疼痛。病程一般持续 1～2 周或数月，可自行缓解消失。其病理改变为甲状腺滤泡破裂胶体释放引起的甲状腺异物反应及炎性变化。

2. 超声表现

（1）患侧甲状腺肿大，被膜下病灶常使甲状腺与颈前肌之间的间隙模糊或消失。

（2）腺体内见边界模糊的散在性或融合性片状低回声，病灶回声随病程而改变，恢复期间回声增强、不均，低回声区缩小甚至消失（图 5-5-1）。CDFI：病灶内血流信号较丰富或无明显特征改变（彩图 32）。

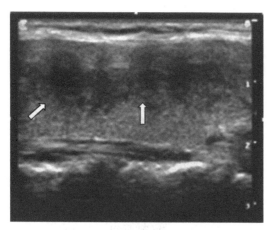

图 5-5-1　亚急性甲状腺炎声像图

箭头示腺体内边界模糊的片状低回声区

3. 鉴别诊断　亚急性甲状腺炎主要应与甲状腺癌和局限性桥本甲状腺炎相鉴别(表 5-5-1),通过超声随访观察病灶变化也是很好的鉴别手段。

表5-5-1　亚急性甲状腺炎、甲状腺癌与局限性桥本甲状腺炎的超声鉴别诊断要点

	甲状腺癌	局限性桥本甲状腺炎	亚急性甲状腺炎
数量	单发多见	单发多见	多发多见,常分布于双侧叶
占位效应	有	无	无
内部回声	实性不均质低回声团	局限性条索状高回声	片状低回声
钙化	微小钙化	可有钙化	无
晕环	常无或晕环厚薄不均	无	无
环绕血管	<1/2 圈	无	无
内部血流	可为乏血供,也可血供丰富,分布不规则	血供较丰富	血供随病程有变化
局部疼痛	常无	无	发病初期常有
颈部淋巴结肿大	可有,转移时有钙化、囊变或回声增高	常有	常有

(二)桥本甲状腺炎

1. 病理概要　桥本甲状腺炎(Hashimoto thyroiditis)又称为慢性淋巴细胞性甲状腺炎,是一种自身免疫性疾病。好发于 30~50 岁的中青年女性。甲状腺组织中淋巴细胞和浆细胞呈弥漫性浸润形成淋巴样滤泡,甲状腺上皮细胞增生,间质纤维组织增生。本病起病隐匿,常无特殊症状。体检触及甲状腺正

常大小或中度弥漫性肿大,腺体质韧如橡皮。

2. 超声表现

(1)甲状腺弥漫性肿大,以前后径改变最为明显,峡部也明显增厚,病程后期可表现为腺体萎缩。

(2)腺体内见条索状高回声或散在细小低回声交错呈网格状(图 5-5-2),CDFI 显示血供较丰富;后期腺体呈弥漫性萎缩,血流信号减少;上述回声也可呈局灶性改变。

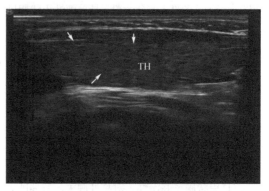

图 5-5-2　桥本甲状腺炎声像图

甲状腺肿大,回声呈网格状(箭头所指),TH 甲状腺

3. 鉴别诊断　本病鉴别诊断见本章节"毒性弥漫性甲状腺肿"和"亚急性甲状腺炎"。超声检查结合患者症状和体征,尤其实验室检查抗甲状腺过氧化物酶抗体和抗球蛋白抗体的滴度明显升高,能够做出明确诊断。

第六节　甲状腺肿瘤

(一)甲状腺腺瘤

1. 病理概要　甲状腺腺瘤(thyroid adenoma)系良性肿瘤,起自腺上皮组织,可分为滤泡状腺瘤、乳头状腺瘤两类。肿瘤生长缓慢,患者一般无明显自觉症状。若肿块迅速增大,则易伴发出血,出现局部疼痛。少数病例为功能自主性腺瘤,出现甲亢症状。10%的腺瘤可以癌变。

2. 超声表现

(1)腺瘤呈圆形或椭圆形,肿物长轴常与腺体的长轴平行,边界清楚、整齐,周围多见规整晕环。

(2)肿物内部回声类似正常腺体实质回声,多数为均匀等回声,少数为低回声;较大者易合并囊性变、出血或坏死,内部有不规则无回声区、钙化灶或浓缩胶质。浓缩胶质表现为点状强回声后方伴彗尾征,此为良性结节的特征性表现。CDFI 显示

内部血供程度不等,多数腺瘤周边常见较为完整的环绕血管,内部可见较丰富血流信号(图5-6-1、图5-6-2、彩图33)。

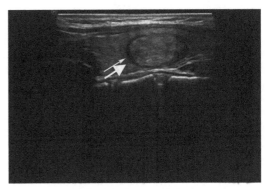

图 5-6-2 甲状腺腺瘤

肿瘤呈椭圆形,边界清楚,周围可见规整晕环

3. 鉴别诊断 主要应与单纯性结节性甲状腺肿和甲状腺癌相鉴别(表5-6-1)。

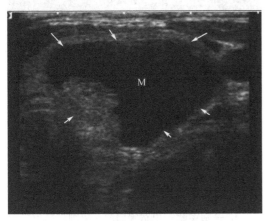

图 5-6-1 甲状腺腺瘤声像图

腺瘤边界清楚,内部有液性暗区及实性回声,为腺瘤部分囊性变(箭头所指),M 肿块

表5-6-1 甲状腺癌、甲状腺腺瘤与单纯结节性甲状腺肿的鉴别

	甲状腺癌	甲状腺腺瘤	单纯性结节性甲状腺肿
数量	单发多见	单发多见	多发多见
形态	不规则	椭圆形或圆形	规则或不规则
边界	模糊,不整齐	清晰,整齐,有高回声包膜	清晰或模糊、整齐或不整齐
内部回声	多为实性不均质低回声	均匀,多为等或高回声	回声水平不等
囊性变	少见	常见	常见
晕环	多数无晕环,少数不规则晕环	常有规则晕环	有或无
环绕血管	无或小于 1/2 圈	常有,大于 1/2 圈	有或无
钙化	微小钙化	少见,粗大	常见,弧形、颗粒状
后方回声	衰减或无变化	无变化或增强	无变化或增强
血供	乏血供或富血供	实性部分血供可丰富	血供程度不一
颈部淋巴结转移	可伴有	无	无

(二)甲状腺癌

1. 病理概要 甲状腺癌(thyroid cancer)分为乳头状癌、滤泡癌、髓样癌和未分化癌四种。乳头状癌占所有甲状腺癌的75%～90%,青年女性多见,易发生颈淋巴结转移,发展缓慢,可多年无任何症状。滤泡癌中年人多见,易经血循环转移至骨和肺部。未分化癌常发生于老年人,发展迅速,早期易转移至颈淋巴结及骨和肺部,恶性程度高。髓样癌

发生于滤泡旁细胞,中度恶性。

2. 超声表现

(1)边界:微小癌(直径<1cm)常表现为边界清晰,较大癌灶者边界模糊,癌灶周边晕环不完整或厚薄不均,环绕血流信号不规整,小于 1/2 圈。

(2)形态:前后径与横径比值>1 是诊断乳头状癌较具特征性指标,较大癌灶常表现为形态不规则(图5-6-3)。

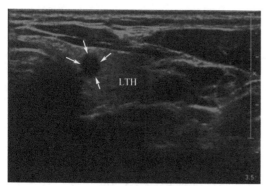

图 5-6-3 微小乳头状癌

肿块纵向生长，前后径与横径比值＞1，边界模糊，晕环厚薄不均(箭头所指)，LTH 甲状腺左侧叶

(3)内部回声：癌灶常表现为实性不均质低回声，较少出现囊性成分，常伴微小钙化(1mm 左右的点状强回声)。CDFI：部分为乏血供，部分为高血供(彩图 34、35)。

(4)合并颈部淋巴结转移时淋巴结形态可由正常椭圆形变为类圆形，淋巴结门消失，内见细点状钙化灶或出现囊状变性(图 5-6-4)。

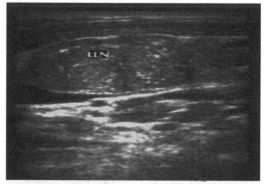

图 5-6-4 左侧叶乳头状癌伴左颈部淋巴结转移

淋巴结门消失，淋巴结内见弥漫分布细点状钙化灶

3. 鉴别诊断 甲状腺癌应与单纯性结节性甲状腺肿、腺瘤相鉴别(表 5-6-1)，有时需与甲状腺炎相鉴别(表 5-5-1)。

(李颖嘉)

第六章 乳腺疾病

第一节 解剖概要

女性乳腺位于第 2～6 肋间浅筋膜的浅深两层之间，自胸骨旁线向外可达腋中线，贴附于胸大肌和部分前锯肌表面。乳腺组织由 15～20 个腺叶构成，每个腺叶又可分为若干小叶，每一腺叶发出一输乳管，末端开口于乳头。乳腺腺叶与输乳管都以乳头为中心，呈放射状排列，脂肪与结缔组织充填于乳腺腺叶、输乳管之间。乳腺由浅至深依次为：皮肤、皮下脂肪、浅筋膜浅层、腺体层、浅筋膜深层、胸大肌、肋骨。乳腺腺叶间结缔组织中有许多与皮肤垂直的纤维束，一端连于皮肤和浅筋膜浅层，一端连于浅筋膜深层，称乳腺悬韧带或库柏韧带（cooper ligament）。

乳腺由主质和间质共同构成。主质包括乳腺导管系统和小叶；间质由脂肪、纤维结缔组织、血管、淋巴管、神经等构成。乳腺小叶是构成乳腺的基本单位，由小叶内末梢导管、腺泡和小叶内间质组成。由末梢导管和小叶共同构成末梢导管小叶单位（terminal ductal-lobular unit），此处是各种乳腺增生性病变及乳腺癌的主要发生部位。

乳腺结构随着年龄、激素水平、生理情况变化而有所不同，在妊娠、哺乳期时乳腺小叶和导管高度增殖，而在绝经后腺体组织逐渐萎缩，代之以结缔组织。

第二节 探测方法及正常声像图

1. 检查前准备 无特殊准备。

2. 体位 一般取仰卧位，双手上举至头上，充分暴露乳腺及腋窝等部位。检查乳腺外侧象限时，可调整为面向对侧的半侧卧位；检查乳腺下部时若乳腺较大，需用手向上托起腺体。

3. 探头频率 选用 7.5～12MHz 的高频线阵探头。

4. 扫查方法 由于乳腺腺体范围较大，每位检查者应按固定程序进行扫查以免遗漏。一般先右后左，对于每一侧乳腺，有以下两种方法：①按顺时针或逆时针顺序，以乳头为中心向外做辐射状扫查；②按先横切后纵切的顺序，从上到下、从左到右逐一切面扫查。无论采用何种扫查方法，内侧必须扫查至出现胸骨声影，外侧必须扫查至腋前线，乳腺结构完全消失，上界和下界也须至乳腺结构完全消失，每次扫查范围应有重叠，不留空隙。最后还应探查双侧腋窝处是否有副乳组织及淋巴结。

超声标准断面及测量：经乳腺腺体最厚处的纵、横断面，通常于乳腺外上象限处取得。在此断面上测量乳腺最大前后径即厚度；乳头下方主导管长轴断面，测量乳头下方主导管宽度。

如果超声检查发现了乳腺病灶，应对其位置进行准确、标准的描述，描述内容包括：左侧/右侧；时钟方向显示肿块所在方向；肿块距乳头的距离。例如，右乳外上象限 10 点钟距乳头 3cm 处。

超声检查注意事项：探查乳腺时探头应轻放于皮肤上，不宜加压，以免改变肿块形态、位置等，特别是探查肿块内血流时，加压会使小血管不显示。探查乳腺腺体组织的同时，应观察前后筋膜层、库柏韧带等的形态，注意是否有病变。

5. 正常乳腺图像及正常值 正常乳腺由浅至深：皮肤呈一增强光滑的弧形光带，正常厚度＜2mm。皮下脂肪层位于皮肤与乳腺腺体层之间，脂肪小叶为低回声，浅筋膜为薄而细的光带，插进脂肪组织及乳腺组织内。库柏韧带在皮下脂肪层中显示最清晰，表现为中等回声的条索状结构与皮肤相连。乳腺腺体层，在皮下脂肪层下方，回声比皮下脂肪层强，声像图表现因其内分布的乳腺小叶和导管，以及脂肪、纤维组织的量不同而变化。乳腺小叶和导管呈低回声，乳腺导管从乳晕处放射状进入腺体层，宽度一般＜3mm，哺乳期增宽。乳腺腺体后脂肪层通常比皮下脂肪层薄，浅筋膜深层位于其间呈带状回声，该层后方为胸大肌。部分腺体后脂肪突入腺体层内，会造成类似肿块的假象，应仔细加以鉴别（图 6-2-1）。

在皮下脂肪层内常可见乳腺血管与库柏韧带的走行方向平行。在乳头附近的血流信号最丰富。

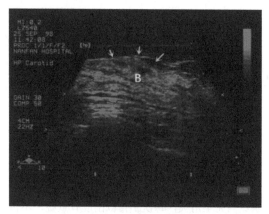

图 6-2-1　正常乳腺声像图

箭头所指为乳腺腺体组织，B 乳腺

乳腺的大小差异较大，尚无统一的正常值标准。在超声检查时应根据被检查者的年龄、所处的生理期，如青春期、性成熟期、妊娠期、哺乳期及绝经期，加以判断。同时应双侧对比，以便判断是否有异常。

第三节　乳腺增生症

乳腺增生症是最常见的乳腺疾患，好发年龄为30～50 岁。本病的发生与内分泌紊乱，尤其是雌激素增高有关。临床症状表现为双侧乳腺周期性胀痛，月经前 3～4 日疼痛加剧，月经来潮后症状减轻。乳腺组织内可触及多个大小不等的质韧结节，呈圆形或条索状。

1 病理概要　乳腺增生症是一组乳腺主质和间质不同程度增生的病变，表现为乳腺小导管增生、扩张形成囊腔，导管及腺泡周围纤维组织增生。

2. 超声表现

(1)乳腺腺体结构紊乱，低回声的小叶结构增大。

(2)乳腺腺体内可见多个大小不等无回声区，边界清，后方回声增强(图 6-3-1)。

(3)乳腺腺体内可见大小不等的中等回声或低回声实性结节，圆形或椭圆形，边界清，呈瘤样改变，彩色多普勒检查常无血流信号(彩图36)。

3. 鉴别诊断　乳腺瘤样增生，需与乳腺癌、乳腺纤维腺瘤相鉴别。鉴别困难时，应定期随访或超声引导下穿刺活检。

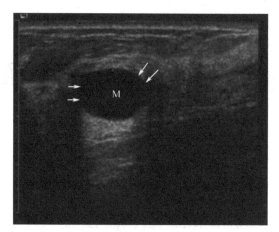

图 6-3-1　乳腺增生症

乳腺腺体组织内见无回声液性暗区(箭头所指)，M 液性暗区

第四节　乳　腺　炎

乳腺炎(mastitis)多发生于哺乳期妇女，尤其是初产妇，近年来非哺乳期乳腺炎发生率增高，可见于其他各年龄层妇女。临床表现有不同程度发热、患处乳腺红肿、疼痛、乳腺肿块及患侧腋下淋巴结肿大。

1. 病理概要　细菌通过伤口或乳头裂缝进入乳腺导管，乳腺导管阻塞是一个主要的易感因素，若治疗不当，可形成慢性乳腺炎。

2. 超声表现

(1)乳腺炎初期，受累局部出现界限不清的强弱不等回声，病变与周围正常组织无明显分界。

(2)脓肿形成早期，液化不完全，肿块呈囊实性，壁厚，不规则，内部透声差，见细密点状回声。探头加压可见脓液流动。脓肿完全液化后，内部为无回声，边界相对清晰(图 6-4-1)。

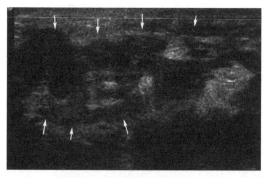

图 6-4-1　乳腺炎脓肿形成

形态不规则，边界欠清，内部透声差，见细密点状回声(箭头所指)

(3)病变所在处的皮肤增厚、水肿。

(4)炎症期彩色多普勒超声可见脓肿周边、脓肿内未完全液化的部分有较丰富的血流信号，血流速度增快。

3. 鉴别诊断 乳腺炎不同阶段声像图表现可与乳腺血肿、乳腺囊肿、乳腺癌等类似。乳腺炎有红肿热痛感染症状，乳腺血肿常有外伤或假体植入手术史。乳腺囊肿边界光滑整齐，壁薄，液性暗区透声好，而乳腺炎脓肿形成时脓肿边界不清，壁厚，液性暗区透声差。乳腺炎反复发作病程迁延伴病灶纤维化时声像图回声杂乱，与乳腺癌表现相似，鉴别困难时需要穿刺活检明确诊断。

第五节 乳腺肿瘤

(一)乳腺纤维腺瘤

纤维腺瘤(breast fibroadenoma)是最常见的乳腺良性肿瘤，发生与雌激素刺激有关，常见于生育年龄的妇女。通常表现为无痛、实性、边界清楚的结节，光滑，活动度好，与皮肤无粘连，部分呈多发。

1. 病理概要 肿瘤呈实性，可呈分叶状，有完整包膜，由增生的结缔组织及导管和腺泡构成。腺体成分较多者，质地软，呈浅红色；纤维成分较多者，质地硬。病程长的纤维腺瘤可发生玻璃样变、黏液变性和钙化。

2. 超声表现

(1)肿块呈圆形、椭圆形或分叶状。

(2)边界清晰，包膜完整，有侧方声影，可后壁回声增强。

(3)内部回声均匀，与乳腺实质相比为低回声，后方无衰减。

(4)与周围组织无粘连，加压时，可被轻度压缩。较小的纤维腺瘤往往无彩色血流信号，较大的肿瘤周边及内部可见彩色血流信号，内部甚至可出现较丰富血流信号(图6-5-1、彩图37)。

3. 鉴别诊断 多数纤维腺瘤有典型的超声声像图表现，结合患者年龄，可明确做出诊断。但是部分纤维腺瘤由于组织构成不同，声像图表现可出现变性和钙化，此时需与乳腺癌鉴别。乳腺癌多呈浸润性生长，形态不规则，无包膜，边缘呈毛刺状，肿块纵径大于横径，团块内常出现微钙化灶堆积，团块后方伴声衰减。

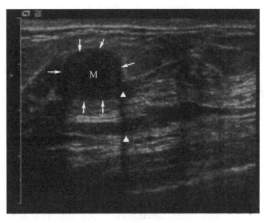

图 6-5-1 乳腺纤维腺瘤

肿块呈圆形，边界清晰，包膜完整(箭头所指)，后方无衰减，有侧方声影(如△所指)

(二)乳腺导管内乳头状瘤

乳腺导管内乳头状瘤(breast intraductal papilloma)可分为位于乳晕区的中央型(大导管)乳头状瘤及起源于末梢导管小叶单位的外周型乳头状瘤。中央型乳头状瘤可发生于任何年龄，但大多见于40～50岁，单侧乳头溢液，特别是血性溢液是最常见的临床症状，少数病例可在乳晕区触及肿块。外周型乳头状瘤常无明显的临床症状。

1. 病理概要 基本病理改变是导管上皮和间质增生，形成有纤维脉管束的乳头状结构。

2. 超声表现

(1)典型的表现为病变导管囊状扩张呈无回声，内可见乳头状低回声或中等回声实性小结节(图6-5-2)。

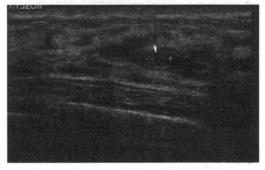

图 6-5-2 乳腺导管内乳头状瘤

扩张的乳腺导管内见实性结节(箭头所指)

(2)部分导管内乳头状瘤声像图表现与乳腺其他良性肿瘤相同，表现为腺体组织内低回声的实性结节，尤其是外周型导管内乳头状瘤。彩色多普勒超声在部分导管内乳头状瘤中，可见较丰富血流信号，部分导管内乳头状瘤彩色多普勒血流成像无特异性。

3. 鉴别诊断 导管内乳头状瘤应与乳腺增生症相鉴别，后者也可见导管扩张，但通常导管内无乳头状实性回声。导管内乳头状瘤与导管内乳头状癌临床上都常出现血性溢液，超声图像难以鉴别时可行纤维乳管镜活检确诊。

(三) 乳腺癌

乳腺癌(breast carcinoma)已成为我国妇女发病率最高的恶性肿瘤。乳腺癌早期无症状，常为偶然触及，表现为一侧乳房无痛性肿块，质硬，以后随着肿块增大侵及筋膜、库柏韧带及堵塞淋巴管，肿块处皮肤凹陷，乳头下陷并出现橘皮样改变。乳腺癌和乳腺良性病变的发病率在不同年龄组的分布有差异，良性病变常见于年轻女性，恶性病变多见于老年妇女。

1. 病理概要 起源于乳腺上皮的恶性肿瘤，最常见的是起源于末梢导管-小叶单位的上皮细胞。

2. 超声表现

(1)肿块形态不规则(图6-5-3)：形态不规则是乳腺癌最为常见的表现，是诊断乳腺癌敏感性最高的超声征象。

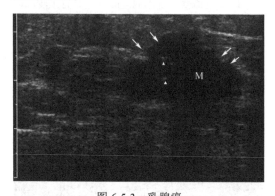

图 6-5-3 乳腺癌
形态不规则，内见簇状分布微钙化(箭头所指)，M肿块，△微钙化

(2)边界不清与毛刺状边缘：肿块周围形成薄厚不均的强回声晕或边缘呈毛刺状(图6-5-4)，强回声晕及周边毛刺征是乳腺癌向周围组织浸润生长的典型特征。

(3)肿块纵横比>1：指肿块生长不平行或垂直于乳腺腺体轴向，即高大于宽。该征象尤其常见于小乳腺癌(图6-5-5)。

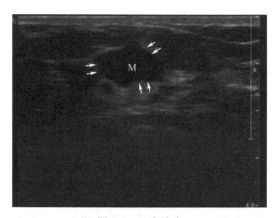

图 6-5-4 乳腺癌
肿块周围厚薄不均强回声晕，边缘呈毛刺状(箭头所指)，M肿块

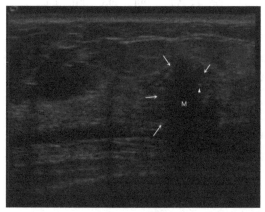

图 6-5-5 乳腺癌
肿块(M)呈纵向生长，后方可见声衰减，内见微钙化(箭头所指)，△微钙化

(4)肿块内部回声与乳腺腺体、脂肪组织相比，多呈明显的低回声，病灶后方常见回声衰减。小乳腺癌常呈均匀低回声，而较大癌肿可能因内部出血、坏死而出现囊性成分。

(5)微小钙化：肿块内部常伴有微小钙化，多为簇状分布(图6-5-3，图6-5-5)，是在组织坏死的基础上产生的钙盐沉积。

(6)间接征象：包括库柏韧带连续性中断、皮肤水肿增厚和腋窝淋巴结肿大形态失常(图6-5-6)。

(7)彩色多普勒乳腺癌常表现为血流信号丰富，肿瘤越大、分化越差，血流越丰富(彩图38)。乳腺癌频谱多普勒常表现为高速、高阻的频谱特点，肿瘤中心与周围部位的频谱形态有差异。但是，良恶性病变在动脉频谱峰值流速、阻力指数、搏动指数等方面有一定程度的重叠，仅凭频谱多普勒结果难以鉴别良恶性。

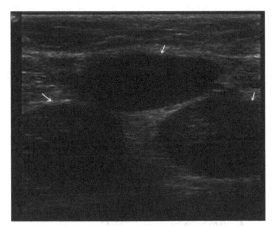

图 6-5-6 乳腺癌腋窝淋巴结转移

腋窝淋巴结肿大呈类圆形，相互融合，淋巴结门消失，部分
淋巴结内见细点状钙化灶(如箭头所指)

3. 鉴别诊断 首先，要注意患者的年龄、症状和体征，考虑不同年龄的患者发生乳腺癌的危险性。乳腺肿块的超声声像图鉴别诊断，应该从肿块的形态、边界、边缘、内部回声、是否伴有钙化等多个方面仔细分析，寻找病变有无恶性征象；如果病变没有任何的恶性征象，同时病变的形态为圆形或椭圆形，边界清晰或有完整的包膜，则考虑病变为良性可能性大，可随访。值得注意的是，乳腺良、

恶性肿瘤超声声像图表现有重叠，乳腺癌的诊断不能单凭其中任何一种征象，必须综合考虑。

近年来超声检查技术有了较大的发展，三维超声影像技术逐渐成熟，可获得二维超声难以获得的乳腺冠状面图像，从而更好地观察肿瘤的边界、浸润及整个瘤体的血管分布情况，提供更多的诊断信息(图 6-5-7)。超声弹性成像技术发展迅速，为判断乳腺病灶的硬度及性质提供了一种新的有价值的方法，具有较好的临床应用前景。

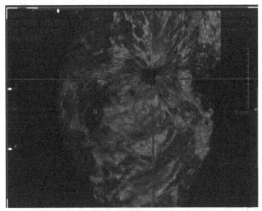

图 6-5-7 三维超声显示乳腺癌冠状面

(李颖嘉)

第七章 胸腔疾病

第一节 解剖概要

胸壁软组织包括皮肤、皮下组织、筋膜、肌肉等。前胸壁肌群包括胸上肢肌(胸大肌、胸小肌、锁骨下肌、前锯肌等)和胸固有肌(肋间外肌、肋间内肌、胸横肌等),后胸壁肌群包括背浅肌群(斜方肌、背阔肌、菱形肌等)和背深肌群(长肌群、短肌群等)。胸廓由胸椎、胸骨、肋骨及肋间组织组成。

胸膜为中胚层起源的浆膜,单层间皮细胞覆盖于结缔组织上,分脏层和壁层。脏层包裹肺叶并深入叶间裂,壁层覆盖胸廓内面、膈和纵隔,在肺门处与脏层胸膜相连。两层之间的潜在腔隙为胸膜腔,其内含有微量浆液在呼吸时起润滑作用,总量为0.1～0.2ml/kg,厚约10μm。壁胸膜与膈胸膜交界处形成一个锐角,称为肋膈角,后侧肋膈角是胸膜腔最低的部位,少量积液常积聚于此处(图7-1-1)。

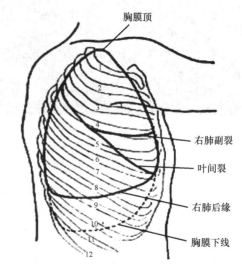

图7-1-2　右侧面观(肋膈角及肺下缘最低点)

纵隔位于左右侧胸膜腔之间,上界为胸廓上口(相当于第一胸椎及胸骨柄上缘),下界为膈肌,前为胸骨,后为胸椎。临床上,以胸骨柄下缘与第四胸椎下缘之间的连线水平或以主动脉弓为界,将纵隔分为上、下两部。上纵隔又以气管前壁为界,分为前后两部;下纵隔以心包为界,分为前、中、后纵隔(图7-1-3)。纵隔内有心脏、大血管、气管、支气管、食管、胸腺、交感神经、迷走神经、喉返神经、膈神经、胸导管、淋巴组织等。

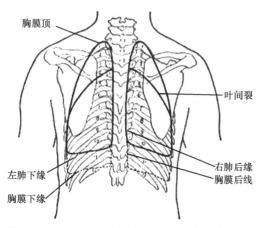

图7-1-1　胸部后面观(胸膜、肺的投影及肋膈角)

肺为不规则半圆锥体,上为肺尖,突出于胸廓上口,底向下,依附于膈肌。左肺由斜裂将其分为上、下两叶,右肺由斜裂将其分为上、下两叶,并以横裂将中叶与上叶分开。平静呼吸时两肺最下缘达第7(锁骨中线)、8(腋中线)、10(肩胛线)肋间(图7-1-2)。

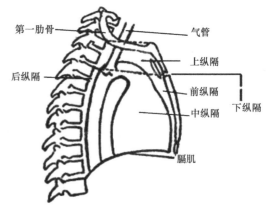

图7-1-3　纵隔的划分

第二节　探测方法及正常图像

一、仪　　器

纵隔、肺部疾病多用小凸阵探头、相控阵探头或扇形探头，频率 2.5～3.5MHz。胸膜疾病多用线阵探头，频率 5.0～7.5MHz 或凸阵探头，频率 3.5MHz。经食管超声和超声内镜探头，频率 5.0～7.5MHz。

二、检查前准备

不需做特殊准备，但建议携带 X 线或 CT 检查报告，以便参考。经食管超声或超声内镜检查时应禁食 12h，禁水 8h。检查前 2% 的利多卡因 10ml 含服局部麻醉，不合作者请麻醉科医师实施快速、短时效的静脉麻醉。

三、体　　位

1. 仰卧位　适用于检查前胸壁、肺尖、肺底、前纵隔病变等。

2. 健侧卧位　适用于检查患侧肋膈角病变、中央型肺癌、肺外侧段病变、胸壁病变、包裹性胸腔积液等。

3. 半坐卧位　适用于检查纵隔病变、重症患者的胸腔积液定位。

4. 坐立位　适用于检查肺背段病变、胸腔积液定位、定量等。

5. 俯卧位　适用于检查肺背段病变、后纵隔病变。

四、探测途径和方法

1. 经前、后胸壁扫查　沿前、后肋间隙自内向外、自上而下平行扫查及纵切扫查适用于确定病变范围、病变部位；确定胸腔积液量（图 7-2-1C、D、G）。

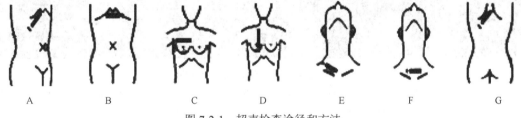

图 7-2-1　超声检查途径和方法

2. 经锁骨上窝扫查　探头置于锁骨上，向下扇形扫查，适用于肺尖病变的检查（图 7-2-1E）。

3. 经胸骨上窝及胸骨旁扫查　探头置于胸骨上窝向下做扇形扫查，置于胸骨旁两侧肋间做纵、横扫查或指向胸骨后方做扇形扫查，适用于纵隔病变的检查（图 7-2-1C、D、F）。

4. 经肋缘下扫查　探头置于肋缘下指向膈顶部做扇形扫查，适用于检查肺底病变（图 7-2-1A）。

5. 经剑突下扫查　探头置于剑突下向上做扇形扫查，适用于中、下纵隔病变的检查（图 7-2-1B）。

6. 经脊椎旁扫查　探头置于后肋间隙做纵、横扫查，适用于后纵隔病变的检查（图 7-2-1G）。

7. 经食管超声或超声内镜检查　探头置于食管内，适用于纵隔病变，尤其是食管周围中、后纵隔病变的检查。可显示肿瘤的发生部位、形态、大小，与周围器官的位置关系和浸润状况。但对前纵隔病变显示不理想。

五、注 意 事 项

1. 检查时嘱患者双上肢置于头侧，使肩胛骨外展、肋间隙增宽，以便扫查。

2. 检查时宜采用多种途径、多种探头结合扫查，如前上纵隔病变可用低频相控阵探头经肋间扫查与高频线阵经胸骨上窝扫查结合，胸膜病变可用高频线阵与低频凸阵结合扫查等，即可观察肿块全貌，又可详细观察内部回声及血供情况。

3. 观察肿块活动度和肺部肿块有无胸膜浸润时嘱患者深呼吸。

4. 观察病变内光点有无流动时嘱患者转动体位，重症由检查者轻轻摇晃患者，或用探头振动胸壁。

六、正常声像图

(一)胸壁

1. 沿肋间平行扫查　由浅至深为：皮肤呈线状高回声光带，皮下脂肪为不均匀弱回声，肌层呈不均匀的低回声，内见散在光点回声，壁层胸膜呈光滑的线状高回声。

2. 沿胸壁纵切扫查　由浅至深依次为：皮肤及皮下组织高回声、皮下脂肪弱回声胸壁肌层低回声、肋骨外板的弧形强回声伴相应宽度的声影与肋间肌层低回声带、壁层胸膜(图 7-2-2 右图)。

胸壁厚度因人而异，为 1.5～2.5cm。

(二)胸膜腔

胸膜腔位于壁层胸膜与脏层胸膜之间，正常脏层胸膜紧贴肺表面难以显示，呼吸时壁层胸膜与脏层胸膜呈相对运动，两者间的线状无回声即胸膜腔(图 7-2-2 左图)。正常胸膜腔积液 1～5ml，超声一般无法显示。

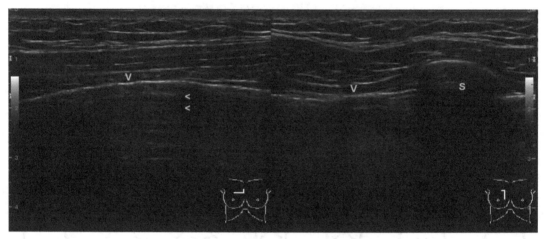

图 7-2-2　12MHz 高频线阵探头前胸壁扫查

左图：沿肋间平行扫查，"V"尖端所占据的暗带为胸膜腔，尖端所指为脏层胸膜和肺表面融合而成的强回声。两个"<"所指为肺的多次反射。右图：纵切扫查，"V"尖端所指的线状强回声为脏层胸膜，"S"为肋骨后方的声影

(三)肺

肺为胸膜腔后方的片状强烈回声，随呼吸上下移动，由浅至深递次衰减，或出现等距离横条状高回声(多次反射)。

(四)纵隔

广义的纵隔扫查应包括心脏及大血管检查(详见心脏超声)，本章仅讨论心脏以外的纵隔病变。

正常胸腺分左右两叶，呈箭头状低回声。婴幼儿期常可于胸骨两侧显示境界清楚、前后扁平、侧缘外凸、有包膜的均匀性低回声，厚度超过 1cm。成年人随着年龄增长，胸腺体积缩小并逐渐被脂肪替代，仅在脂肪中存在岛屿状腺组织，完全为胸骨遮挡，难以显示。绝大多数超过 40 岁的人胸腺大部分或全部被脂肪替代。用心脏探头于胸骨上窝冠状及矢状扫查，或于胸骨旁两侧第 2～3 肋间扫查，除显示心脏、大血管及均匀的高回声脂肪组织与结缔组织外，无其他回声结构。如果有胸腺组织残留，则表现为短轴小于 7mm 的长条形或卵圆形低回声，但绝不会大于 7mm。上述结构以外的其他回声应视为异常。

第三节　胸壁胸膜疾病

一、胸壁炎症和脓肿
(inflammation and abscess of the thoracic wall)

(一)病理概要

脓肿是急性炎症过程中在组织、器官或体腔内出现的局限性脓液积聚，四周有一完整的腔壁。脓肿可原发于急性化脓性感染的后期，如损伤后感染、急性蜂窝织炎、急性淋巴结炎、痈等，或由远

处原发感染经血流、淋巴管播散而来。

浅表脓肿略高于体表，有红、肿、热、痛和波动感。波动程度与脓肿大小、位置深浅、腔壁厚薄有关。脓肿小、位置深、腔壁厚时，波动感一般不明显。浅表脓肿多数能向体表穿破而逐渐愈合，若向深部发展，可压迫或穿入邻近器官，引起并发症和功能障碍，全身中毒症状也较明显，白细胞增多。

(二)二维超声表现

声像图表现取决于感染的类型和脓肿形成的阶段。一般呈类圆形、不规则形低回声，边界清晰（厚壁形成时）或不清晰，无包膜，光点分布不均，由外向内为边缘模糊的低回声（炎性细胞浸润）、厚薄不均的等回声或稍高回声（腔壁）、边缘模糊参差不齐的无回声（液化区），后方回声无增强。探头加压时压痛明显。脓肿可突向肝脏，使肝被膜受压下陷，并与其粘连，深呼吸时肝活动度小。有时可见有脓肿区通向体表的低回声窦道（图 7-3-1）。含气脓肿可见强烈声反射充填脓腔，不能显示脓液无回声。皮下蜂窝织炎与深部肌肉炎症和脓肿的不同点在于前者为皮肤、皮下脂肪肿胀，回声变低，无明显边界，从水肿区逐渐向正常组织移行，其深度不超过筋膜。

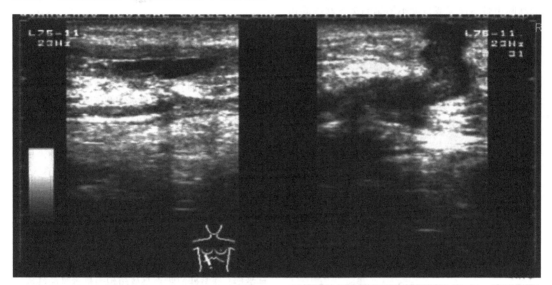

图 7-3-1 左图，胸、腹壁脓肿；右图，脓肿自胸壁向体表形成窦道

(三)彩色多普勒表现

CDFI 见丰富的低速低阻的动静脉血流（彩图 39）。

(四)鉴别诊断

1. 胸壁结核 多有结核病史，红、肿、热、痛不明显，病变多呈哑铃形，可伴有肋骨破坏。

2. 有继发感染的动脉瘤 后者有膨胀性搏动，有时可闻及血管收缩期杂音；如阻断近侧动脉，肿块可缩小，搏动和杂音均消失。

二、胸壁结核(tuberculosis of the thoracic wall)

(一)病理概要

多见于青少年，亦可见于年老体弱的患者，是一种比较常见的胸壁疾病。往往继发于肺、胸膜或纵隔的结核病变，肋骨、肋软骨和胸骨等骨骼和胸壁软组织均可罹患。结核可通过三个途径侵入胸壁组织：①结核菌从肺、胸膜原发结核病灶经淋巴管道感染肋间淋巴，以胸骨旁和脊柱旁多见。②慢性结核性脓胸直接穿透肋间隙向胸壁破溃形成慢性窦道。③经血行感染肋骨或胸骨引起结核性骨髓炎再侵入胸壁软组织。该途径甚为少见。淋巴结受感染后发生组织坏死、液化，形成无红、肿、热、痛的冷脓肿，脓肿可穿透肋间肌突出于前胸壁，可因肋骨、胸骨感染引起骨质破坏，可穿破皮肤形成经久不愈的溃疡或窦道。窦道还可曲折通向胸壁深部病灶。

患者一般无明显的全身性症状，但如伴其他部位的活动性病变则可出现乏力、低热、盗汗、消瘦等结核中毒症状。局部表现主要为皮下隆起，按之有波动感并可伴有轻微疼痛，但表面皮肤不发红、不发热，无急性炎症征象。

(二)二维超声表现

病程不同其病变形态、回声表现各异。多见于前胸壁、胸骨旁，呈不规则形或"哑铃状"低～无回声，前后"铃"分别位于肋骨前后，多呈扁圆形，或不规则形，中间有狭窄暗带相连(肋骨之间)，无包膜，周边回声呈虫蚀状。可向皮肤形成低或无回声不规则窦道或向胸膜腔破溃(图7-3-2)。有死骨形成时，脓肿中可见不规则点状、片状强回声伴声影，伴肋骨破坏时，肋骨外板弧形高回声带不连续或呈大小不等的斑点状强回声伴弱声影(图7-3-3)。

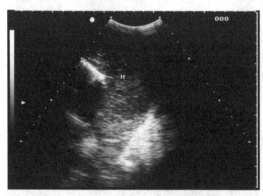

图7-3-2 胸壁结核向胸膜腔破溃
病变回声强弱不等，边界尚清(M)

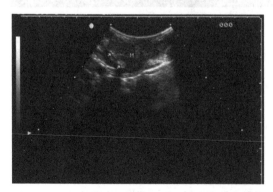

图7-3-3 胸壁结核，肿块(M)呈低回声，边界尚清，内部见强回声(箭头所指)

(三)鉴别诊断

1. 肋骨或胸骨化脓性骨髓炎 本病也常伴有骨板回声异常，但临床常有败血症或胸部创伤病史，起病急，全身及局部急性化脓性炎变症状明显。

2. 胸壁良性肿瘤 一般生长缓慢，无炎症征象，肿块大多数质地较坚硬，无波动感，多呈低回声或等回声。少见的胸壁血管瘤可有波动感。

3. 胸壁放线菌病 起病缓慢，病期较长，常伴有病灶区纤维组织增生和窦道形成。

(四)注意事项

B超引导下穿刺时应选在脓肿的上部进针，避免垂直刺入导致瘘管形成。

三、胸壁肿瘤(tumor of the chest wall)

胸壁肿瘤包括骨骼及软组织肿瘤，又分原发性和继发性。原发性胸壁肿瘤并不常见，主要来源于软组织，恶性肿瘤发病率较高，占50%～80%，其中，以纤维肉瘤、软骨肉瘤、横纹肌肉瘤最常见。原发性良性肿瘤中，以软骨性肿瘤(骨软骨瘤和软骨瘤)、纤维瘤、脂肪瘤最常见，少见的有神经鞘瘤等。良性肿瘤发病的平均年龄为26岁，恶性肿瘤发病的平均年龄为40岁，除硬纤维瘤外，男女患者的比例约为2∶1。

(一)良性纤维组织肿瘤及瘤样病变

1. 病理概要 此类疾病分型复杂，按照国内病理分型，可分为结节性筋膜炎(nodular fasciitis)、纤维瘤(fibroma)、弹力纤维瘤(elastofibroma)等多种类型。结节性筋膜炎是软组织中最常见的纤维增生性瘤样病变，多见于胸壁和背部，发生于皮下浅筋膜层者称皮下型，多在2～3cm，呈圆形、卵圆形，境界清。侵及肌肉者称肌肉型，较大，呈卵圆形。沿皮下脂肪小叶及筋膜生长的称筋膜型，界限不清，20～40岁多见。纤维瘤又可分为硬纤维瘤(fibroma durum)和软纤维瘤(又称皮赘)两种。真正的具有包膜的纤维瘤很少见，多位于皮下，体积一般较小，平均直径2～3cm，圆形或卵圆形，由纤维母细胞、纤维细胞、胶原纤维组成。弹性纤维瘤含大量的弹性纤维，最常发生于肩胛下区，几乎不发生在40岁以下。女多于男。球形，边界不清。

2. 二维超声表现 肿瘤多在2～3cm，呈圆形、卵圆形，多数边界清晰，也可不清晰，多无包膜。内部呈低回声，光点分布均匀，后方回声无衰减。

3. 彩色多普勒表现 小结节内难以探及血流，大肿块内可见动静脉血流。

4. 鉴别诊断 需与纤维肉瘤鉴别：后者体积较大，边界清晰，有包膜样回声，内部呈均匀性弱回声，后方回声略增强。

(二) 脂肪瘤 (lipoma)

1. 病理概要 本瘤可发生于身体任何部位，多见于肩、背、肩胛和臀部。发生于胸壁者多位于壁层胸膜外，部分患者胸内、胸外同时发生，由两条肋骨间的峡部连在一起。大部分为单发，少数可多发。肿瘤大小不等，多数在 3~6cm，有包膜。

2. 二维超声表现 肿瘤多位于壁层胸膜外，呈扁平型，长径与前后径之比大于 2。胸内、胸外同时发生者呈哑铃状，胸外部分位于皮下组织层，胸内部分紧贴内壁并突向肺内，边界清楚 (约 60%) 或不清楚 (约 40%)，可有较完整的薄包膜，内部回声变化很大，可呈低回声、等回声或高回声 (图 7-3-4)。大部分回声较均匀，越纯的脂肪回声越低，越均匀；结缔组织越多，回声越强。内部回声不均匀者可见点、线状高回声，后方回声无变化。位于皮下者加压时肿瘤可变扁。胸膜回声无异常。

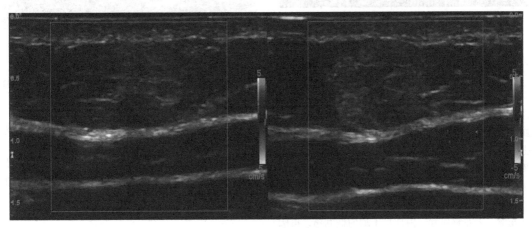

图 7-3-4 胸壁脂肪瘤

左图：横切，右图：纵切

3. 彩色多普勒表现 多数学者认为 CDFI 不能在脂肪瘤内检出血流。

(三) 软骨肉瘤 (chondrosarcoma)

1. 病理概要 软骨肉瘤最常见，约占原发性胸壁恶性肿瘤的 50%，占全部胸壁肿瘤的 25%。40~60 岁发病者较多，16 岁以下少见。男多于女。80% 发生在肋骨，20% 发生于胸骨、肩胛骨。肿瘤大多原发于骨的中央，少数发生在骨表面。普通型软骨肉瘤占全部软骨肉瘤的 3/4，表现为骨干肥厚，切面皮质膨胀、变厚。髓腔内结节状玻璃样软骨组织，可见黏液样变、小囊肿形成和灶性钙化。

2. 二维超声表现 肋骨或胸骨骨皮质回声中断，肋骨处或胸骨骨髓腔内见梭形或分叶状肿块，早期呈均匀低回声，发生黏液变性时呈无回声，发生钙化时可见散点状、环行或弓形强回声伴声影。早期胸膜回声完整，胸膜受累后回声中断，并出现胸腔积液。肿块压迫邻近肋骨时，可使之变形。

(四) 纤维肉瘤 (fibrosarcoma)

1. 病理概要 本瘤是软组织中常见的一种巨大且疼痛性的恶性肿瘤，可发生在任何年龄，20~40 岁男性多见。该肿瘤可发生于任何部位，以四肢、躯干最常见。肿瘤多呈圆形或椭圆形，常有假包膜，边界清楚，常有出血、囊性变和坏死。常侵犯肋骨皮质，局部复发率高，有肺转移倾向。

2. 二维超声表现 肿瘤多呈椭圆形，也可呈不规则形。肿块较大，边界清楚，可见包膜样回声，内部呈均匀性弱回声或伴无回声，后方回声稍增强。侵犯肋骨皮质时，使皮质强回声缺损、中断 (图 7-3-5)。

3. 彩色多普勒表现 CDFI 可见较丰富血流 (彩图 40)。

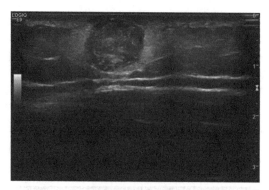

图 7-3-5　隆突性皮肤纤维肉瘤(二维超声)

(五)横纹肌肉瘤(rhabdomyosarcoma)

1. 病理概要　横纹肌肉瘤是罕见的胸壁原发性恶性肿瘤,约占原发性胸壁恶性肿瘤的 4%~26%,起源于未分化的中胚层,细胞密度大。可发生于任何年龄,儿童和成年人发病率相似,平均年龄 35.2 岁。成人发生部位以四肢最常见,其次是头颈和躯干部。

2. 二维超声表现　多呈椭圆形,边界回声较清楚光滑,无完整包膜,内部呈不均匀低回声,可因出血、坏死、变性而出现不规则无回声,后方回声无衰减。

3. 彩色多普勒表现　CDFI 于肿瘤周边和内部有丰富的动脉供血。

(六)脂肪肉瘤(liposarcoma)

1. 病理概要　脂肪肉瘤是软组织常见的恶性肿瘤,在软组织恶性肿瘤中,脂肪肉瘤约占 21%,多见于 40~60 岁,儿童罕见。发生部位以下肢多见,其次为腹膜后,上肢和躯干及头颈部等处。一般为单发,少数为多发。

2. 二维超声表现　肿块呈椭圆形,边界较清,无完整包膜。分化低或黏液性变者内部可为较均匀弱回声;肿瘤纤维组织较多时可见不规则较强回声;有坏死、出血时呈不规则无回声。肿块后方回声不衰减。加压时变形不明显。邻近骨骼的圆形细胞性脂肪肉瘤,易侵犯骨或发生骨转移(图 7-3-6)。

3. 彩色多普勒表现　CDFI 肿瘤周边及内部可见血流显示,多形性或圆形细胞脂肪肉瘤血流极为丰富(彩图 41)。

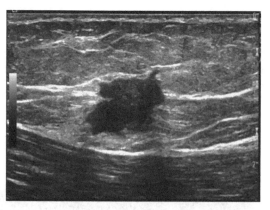

图 7-3-6　脂肪肉瘤

(七)胸壁转移瘤(metastatic tumors of the chest wall)

1. 病理概要　胸壁转移瘤多由其他部位的恶性肿瘤如肺癌、乳腺癌、前列腺癌、甲状腺癌、肝癌及恶性胸腺瘤、恶性淋巴瘤经血行转移而来,少数由肺癌、乳腺癌直接侵袭所致。可发生病理性骨折。

2. 二维超声表现　多位于皮下,呈卵圆形,边界清楚、光滑,无完整包膜,内部多呈均匀低回声,可因坏死、液化出现不规则无回声,后方无衰减。肋骨转移时可见骨皮质破坏,肋骨外板回声不连续,呈虫蚀状或散在斑点状,周围为肿瘤低回声。

3. 彩色多普勒表现　部分肿块内可显示血流信号(彩图 42、彩图 43)。

四、胸膜良性增厚(benign pleural thickening)

(一)病理概要

多由结核性胸膜炎所致,也可由其他细菌、病毒、真菌、寄生虫等感染性胸膜炎或变态反应性胸膜炎如系统性红斑狼疮、类风湿性关节炎引起。胸膜的间皮细胞反应性增生、炎性细胞浸润、纤维素性渗出,并有粘连、机化或肉芽组织增生。常伴有胸腔积液。可分为局限性和广泛性。

(二)二维超声表现

于胸壁与肺组织之间见带状、丘状或波浪状回声,强度低于肺组织、高于胸腔积液和肌肉组织，内部回声均匀，壁层胸膜增厚不随呼吸上下移动，脏层胸膜增厚可随呼吸上下移动。厚度多在 1cm 以内，肋膈角处因胸膜反折可超过 1cm。如为结核所致可见钙化，呈圆形、卵圆形、条状、斑片状高回声伴声影。伴有胸腔积液时显示更清晰（图 7-3-7）。

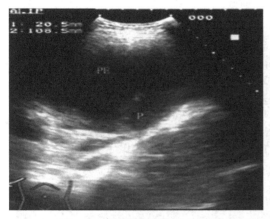

图 7-3-7　膈胸膜增厚（结核性）

PE 胸腔积液，P 胸膜

（三）彩色多普勒表现

通常难以在增厚的胸膜中探及血流信号。

（四）鉴别诊断

需与胸膜增厚型转移瘤鉴别，不伴胸膜内转移结节的恶性胸膜增厚，其声像图与良性增厚无明显差异，良性胸膜增厚多在 1cm 以内，胸膜厚度超过 1cm 时，应警惕恶性。主要依靠恶性的胸腔内、外肿瘤病史进行鉴别。此外，钙斑多见于良性病变。确诊主要依赖于胸腔积液细胞学检查和（或）胸膜活检。

五、胸膜腔积液（pleural effusion）与脓胸（pyothorax，empyema）

（一）病理概要

常由毛细血管通透性增加（如炎症、结核、肿瘤）、静水压升高（如心力衰竭）、渗透压降低（如低蛋白血症）、胸膜腔负压增加（如肺不张）、淋巴回流减少（如淋巴管或乳糜管阻塞）及外伤、手术等引起。脓胸可为单纯性脓胸或脓气胸。结核性脓胸90% 源于初次感染的结核灶，10% 是空洞型或干酪型病变的重新活动所致。其他细菌性或混合型脓胸

多由胸腔穿刺、胸管引流或支气管胸膜瘘污染了胸膜腔的积液而引起。

胸膜腔积液可分为游离性和局限性（包裹性）两种。包裹性积液可局限于侧胸壁、叶间、纵隔、肺底等处。常为多量积液局限化后形成。

（二）二维超声表现

1. 游离性胸腔积液　少量积液时，仅于肋膈角处见积液暗区。表现为肋膈角处正常肺的多层次反射消失，于肝（或脾）与肺之间见三角形无回声区，上宽下尖，大小可随呼吸变化（图 7-3-8）。

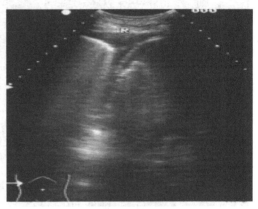

图 7-3-8　少量胸腔积液

R 右侧胸腔

积液增多时，无回声区增大，肺组织由于积液的压力向肺门部退缩（图 7-3-9）。暗区可上达肺尖，下达 11 肋间。

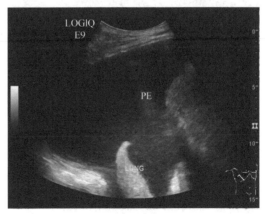

图 7-3-9　胸膜腔大量游离积液，LUNG 不张的肺组织，PE 胸膜腔积液

（1）积液量的估计：尚无确切的计算公式，但 Rudikoff 认为，25ml 胸腔积液即可使侧胸壁与膈肌分离。Herth 认为，胸腔积液 10～30ml 即可被

超声探测。直立位 200ml 积液可于 X 线片见肋膈角变钝，此时超声仅于后侧肋膈角见三角形暗区，称少量积液，积液量多在 500ml 以下。坐立位积液平面超过肋膈角，达第 6 后肋间时称中量胸腔积液，积液量 500～1500ml。超过第六后肋为大量积液。

（2）积液性质的估计：漏出液暗区内清晰。渗出液的指征有：①暗区内见稀疏弱光点，较浓的血性胸腔积液时（如恶性弥漫型胸膜间皮瘤时）可见密集粗光点；②有分隔伴有胸膜增厚；③伴有肺实质的病变（图 7-3-10）。脓胸时胸腔积液暗区不清晰，内见密集光点，脓液黏稠时可见脓团强回声在脓液中浮动（图 7-3-11），常伴胸膜增厚。

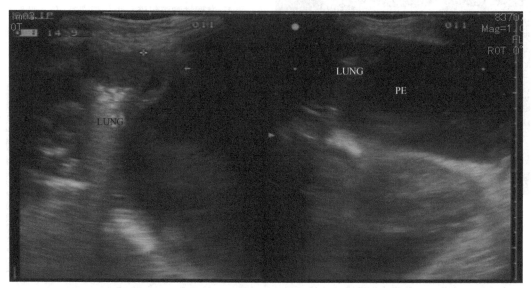

图 7-3-10　胸腔渗出性积液（癌性）

左图：胸膜增厚，肺（LUNG）；右图：胸腔积液暗区（PE）内见肺实变及粗回声点

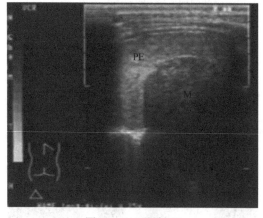

图 7-3-11　脓胸 PE

脓性积液；M：脓液中漂浮的脓团

2. 局限性胸腔积液　局限于胸腔侧壁或后壁时，可于肺和胸壁间见半球形、山丘状、梭形无回声或蜂窝状回声，基底宽，位于胸壁，尖朝肺组织，长轴自上而下，局限于肋膈角时，多为圆形、卵圆形，周边为厚薄不均的壁层和脏层胸膜，内见条索状分隔（图 7-3-12）。

局限于叶间时，肋间斜切可于肺的强回声之间见扁平梭形无回声，长轴左右走向。也可为尖端向内上的三角形无回声区。

肺底局限性积液以右侧多见，积液聚积于肺底与膈肌之间。从肋缘下向上扫查，可于膈肌上方见上下径小、左右径大的星月状无回声。此型积液从肋间扫查有可能漏诊。

（三）彩色多普勒和频谱多普勒

暗区内不能探及血流。

（四）鉴别诊断

1. 良性积液与恶性积液鉴别　良性积液时暗区内光点较少而弱，分隔光带纤薄易飘动。恶性积液时暗区内光点较密集、粗大，分隔光带厚薄不均。

2. 叶间积液需与肺肉瘤鉴别　两者均为透声

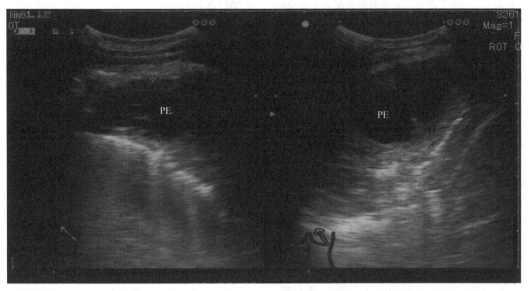

图 7-3-12 包裹性胸腔积液

PE：胸腔积液。P：增厚的脏层胸膜及膈胸膜。左图两个"+"间为增厚的壁层胸膜，右图见自上而下为丘状低回声，尖突向
肺内，内部暗区呈葫芦状，可见薄分膈

好的暗区，但叶间积液的液性暗区内无血流信号显示，肺肉瘤的均质性暗区内有血流信号显示。

3. 肺底积液需与膈下脓肿鉴别 膈肌强回声与肝实质回声不分离，据此可与膈下脓肿鉴别。

4. 包裹性积液需与胸膜囊肿鉴别 前者无包膜，后者有包膜。

(五)注意事项

(1)个别患者因恶性积液迅速增长，使膈肌反向至肋缘下，凹面朝上，易误诊为右上腹囊性肿块。

(2)包裹性积液部位不定，且位置隐蔽，易漏诊，需逐个肋间由内全外仔细扫查。

(3)气胸气体较多时，呈极强的多次反射，可将液体遮盖。取坐位或转动体位，从肋膈角处或肋缘下向上扫查方可见液体。

(六)与X线比较

X线难以区别广泛肺实变与大量胸腔积液，难以区分漏出液与渗出液，看不到积液内的分隔，因而难以预示胸腔引流的困难性。当大量腹水达膈下时有时难以区分胸腔积液与腹水。在区分胸腔积液与胸膜实质性病变时，单用超声诊断率为92%，单用X线片为68%，两者合用诊断率为98%。超声引导下胸膜活检时气胸发生率明显低于X线和CT，准确率与成功率高，堪称价廉物美。

六、胸膜肿瘤(pleural tumors)

(一)原发性胸膜肿瘤

原发性胸膜肿瘤又可分为良性、恶性两种。原发性胸膜良性肿瘤包括良性间皮瘤、脂肪瘤、内皮瘤、血管瘤和囊肿等，以良性间皮瘤最常见。原发性胸膜恶性肿瘤包括恶性间皮瘤、血管内皮肉瘤、恶性纤维性组织细胞瘤等，以恶性间皮瘤多见。从病因学和治疗学观点出发，将胸膜间皮瘤分为局限型与弥漫型更合理。

1. 局限型胸膜间皮瘤(localized pleural mesothelioma)

(1)病理概要：局限型间皮瘤与石棉接触无关。男女发病相同，主要见于60～80岁，分纤维型、上皮细胞型、肉瘤样型、上皮-肉瘤样混合型等多种类型。良性局限型间皮瘤最大径多小于10cm，不发生囊性变。多发生于脏层，也可发生于壁层，30%～50%有蒂。生长缓慢，很少有症状。恶性局限型间皮瘤约占局限型间皮瘤的30%，多发生于壁胸膜、纵隔胸膜或膈胸膜。多为单发，无蒂，体积大于良性局限型间皮瘤。症状较轻微，肺性骨关节病(杵状指)是间皮瘤的常见体征，但仅见于3%～31%的患者。常伴有少量至中量胸腔积液。

(2)二维超声表现：来自脏层胸膜者于胸膜腔

内见圆形或类圆形肿块；来自壁层胸膜者于胸壁与肺之间见梭形肿块，肿块与胸壁的夹角为钝角；来自膈胸膜者于膈胸膜上见乳头状肿块。肿块多呈中等至较强回声，实质性。良性者最大径一般小于10cm，偶可充满整个胸腔，有完整、清楚的包膜，较少伴胸腔积液。恶性者最大径半数以上超过10cm，包膜可不完整，可出现坏死、出血的无回声区，可伴少量至中量胸腔积液。纤维型内部回声均匀，上皮细胞型回声分布均匀或不均匀，肉瘤样型内部可见低回声和无回声，暗区内可见条索状、放射状分隔。后方回声衰减的有无与瘤体-肺野接触面大小有关。带蒂肿块可随呼吸或体位改变而出现顺时针或逆时针摆动。

（3）彩色多普勒表现：难以显示彩色血流，或仅于边缘部见点状、短棒状动静脉血流。

（4）鉴别诊断

1）与周围型肺癌鉴别：肺癌直径较小，无包膜，内部回声低，可随呼吸上下移动而无摆动，肿块与胸壁的夹角成锐角。

2）与肺炎性假瘤鉴别：炎性假瘤无包膜，内部回声低，可随呼吸上下移动而无摆动，肿块与胸壁的夹角成锐角。

3）与胸膜囊肿鉴别：通常起源于心包胸膜角，单房。当囊肿内充满细胞碎屑时易误诊为实质性，肿块内若能找到血流，则更支持实质性肿块的诊断。

4）与包裹性胸腔积液鉴别：肉瘤样型间皮瘤于暗区内可见放射状分隔，易与之混淆。

2. 弥漫型胸膜间皮瘤（diffuse pleural mesothelioma）

（1）病理概要：弥漫型胸膜间皮瘤是一种恶性肿瘤。本病与石棉接触有关，闪岩类纤维特别是青石棉与恶性胸膜间皮瘤密切相关。本病男性多于女性，高发期在60～69岁年龄段。组织学分上皮型、混合型、纤维肉瘤型、腺管乳头型、未分化多角细胞型等，壁层胸膜多见，常为多发。常伴剧烈胸痛和生长迅速的大量血性胸腔积液。进展快、恶性程度高，大部分在发病一年内死亡。

（2）二维超声表现：声像图可有三种表现类型。

1）胸膜增厚型：胸膜可达数毫米至2cm，呈均匀的低回声。

2）多发性结节型：在胸膜增厚的基础上出现多个结节，小者呈乳头状结节，大者呈山丘状、驼峰形肿块，肿块表面距胸壁的最大径一般为数毫米至5cm，基底宽，呈低至中等回声，光点细，分布尚均匀。结节表面线状强回声与增厚的壁层胸膜相延

续（图7-3-13）。

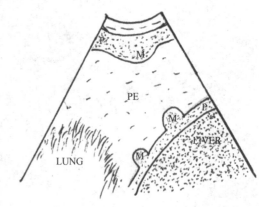

图7-3-13 弥漫性恶性间皮瘤模拟图

P：增厚的胸膜；M：间皮瘤肿块；PE：血性胸腔积液；LUNG：被压缩的肺；LIVER：肝

3）"水草样"型：胸腔积液暗区内出现放射状或轮辐状的、厚薄不均的带状强回声分隔（图7-3-14）。

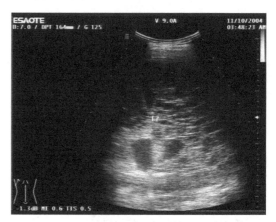

图7-3-14 恶性间皮瘤

胸腔积液暗区内见"水草样"等回声

弥漫型常伴有迅速增长的大量血性胸腔积液，其内见密集粗光点，可随体位改变滚动，不伴粘连带。积液有时可达肋缘下，可使膈肌反向成凹面向上，易误诊为上腹部囊肿。

（3）彩色多普勒表现：肿块内难以显示彩色血流。

（4）鉴别诊断

1）与胸膜转移癌鉴别，后者常有明确的全身其他器官原发肿瘤史，结节回声低、短期内生长较快。

2）与结核性胸膜炎鉴别，后者仅有胸膜增厚而较少伴有结节样病变，胸腔积液内纤维分隔多而光

点较少。全身中毒症状和 PPD 阳性有助于鉴别诊断。

(5)注意事项

1)本病临床上最易误诊为结核性胸膜炎,未见胸膜结节的胸腔积液患者经正规抗结核治疗后无效时应警惕本病。

2)注意扫查肋骨,因尸检更常见肋骨破坏。

(二)继发性胸膜肿瘤(胸膜转移瘤)

1. 病理概要 转移到胸膜的原发肿瘤可来自全身各器官的肿瘤及淋巴瘤、黑色素瘤等,以肺癌、乳腺癌、淋巴瘤、胃肠道肿瘤较常见。常伴发胸腔积液。

2. 二维超声表现 图像各异,大致可分为以下四型。

(1)胸膜增厚型:见于壁胸膜和膈胸膜。受累胸膜规则或不规则增厚,厚度多>1cm,呈片状或波浪状,内部回声中等均匀(图7-3-15)。

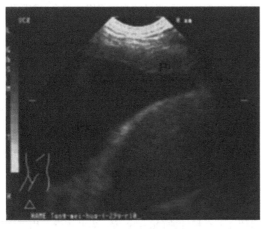

图 7-3-15 转移性胸膜增厚

P:胸膜厚薄不均,PE:胸腔积液

(2)结节型:多见于膈胸膜和壁胸膜转移。膈胸膜转移时在胸膜腔的无回声区内可见自胸膜向胸膜腔内突起的结节状或乳头状中至高回声,直径1~3cm,边界清晰规整,内部回声均匀,单个或多个,基底较宽,也可有蒂。壁胸膜转移时于增厚的胸膜内见结节状低回声,直径 1~2cm,内部光点分布均匀。脏层胸膜转移表现为肺强回声光带连续性中断,该处见弱或低回声结节凸向肺内,后方伴

"彗星尾征"。霍奇金病胸膜转移时,可于增厚的胸膜内见卵圆形低回声,光点分布均匀(图7-3-16)。

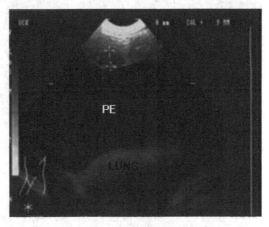

图 7-3-16 结节型胸膜转移癌

在增厚的胸膜内见低回声结节(两个+之间)。PE:胸腔积液;LUNG:肺

(3)块状型:胸膜呈块状增厚,直径>3cm,肿块与胸膜成钝角。部分因肿块巨大难以显示边界,内部呈中至低回声,可有小范围不规则暗区(图7-3-17)。

(4)肺癌直接侵犯诊断标准:①胸膜破坏,胸膜线状高回声中断。②肿瘤低回声穿过胸壁。③呼吸时肺肿瘤固定不动。Suzuki 等认为,超声诊断肺癌侵犯胸壁的敏感性100%,可信区间为82%~100%,特异性98%;可信区间为92%~99%,准确性98%。

以上各型均常伴有中等至大量胸腔积液,可为双侧或单侧。

3. 彩色多普勒表现 胸膜块状型转移肿块内有时见点状彩色血流。

4. 鉴别诊断 胸膜增厚型需与良性胸膜增厚鉴别,恶性胸膜增厚多>1cm。病史、PPD 等有助于鉴别诊断,胸腔积液细胞学或胸膜活检是鉴别诊断最可靠的方法。

5. 注意事项

(1)应逐个肋间扫查,以免漏掉小病变。还应向下倾斜扫查,以免漏掉肋骨后方病变。

(2)胸膜转移瘤表现为低回声时,易误诊为胸膜腔积液,应予以注意。

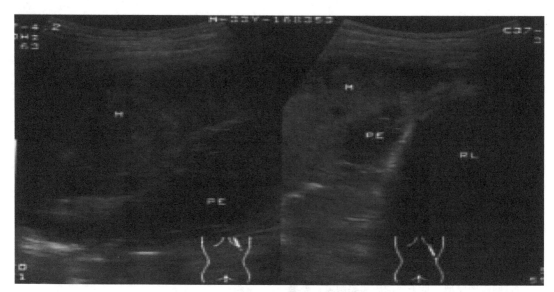

图 7-3-17　肾母细胞瘤胸膜转移(巨块型)
M:胸膜肿瘤;PE:胸膜腔积液;RL:右肝

第四节　纵隔疾病

因纵隔组织来源广泛,故原发的纵隔肿瘤种类很多,但根据其来源,大体上分为五类:①来源于胸腺;②来源于生殖细胞;③来源于甲状腺;④来源于神经;⑤来源于淋巴结和支气管。前三者多位于前上纵隔或前纵隔,以胸腺肿瘤、畸胎瘤最多见。神经源性和胃肠源性肿物多位于后纵隔脊柱旁,恶性淋巴瘤和转移癌多位于前纵隔,也可发生在中纵隔。来源于支气管的肿瘤多位于中纵隔。

一、胸腺肿物

(一)病理概要

胸腺淋巴样增生是与重症肌无力有关的最常见的胸腺疾病,约占病例的60%。女性更常见。50岁以上极为少见。病理确诊的病例中约有70%的胸腺表现为异常增大。

胸腺瘤是来源于胸腺上皮的肿瘤,最常见于中年人,20岁以下甚少见,多见于30~39岁,男女发病率几乎相等。恶性率较高。可发生囊性变甚至只残余薄层腺组织。

胸腺脂肪瘤是罕见的肿瘤。肿瘤柔软而不影响相邻结构,以致于发现时体积已经很大。组织学为成熟脂肪组织和不明显的胸腺组织的混合,胸腺组织的多少与患者年龄有关。

胸腺囊肿指来自胸腺咽管的先天性囊肿,不常见,约占纵隔肿瘤和囊肿的1%~3%,多为单纯的无症状囊肿。

临床上伴或不伴眼睑下垂、吞咽困难、咀嚼无力等重症肌无力症状。

(二)声像图表现

1.胸腺增生及胸腺瘤(thymic hyperplasia and thymoma)　肿物位于前上纵隔,单发。胸腺增生表现为胸腺增大,主要为厚度增加,超过各正常年龄组的1.5个标准差(20~29岁,右叶正常平均厚度为1.18cm,以后随年龄增长而缩小),为扁平形,侧缘光滑平直,下部略厚于上部。胸腺瘤位于心脏与大血管交界处,呈圆形、扁圆形或分叶状,境界清晰,包膜完整,胸骨上窝高频扫查见内部回声略高于甲状腺,光点粗于甲状腺组织,分布欠均匀(图7-4-1)。胸骨上窝及胸骨旁低频扫查呈低回声,光点分布均匀,后方回声无明显改变。胸腺瘤可广泛坏死、囊性变,仅剩结节状瘤组织位于纤维囊壁上,并见钙化和胆固醇结晶引起的强光点、光斑。增生的胸腺或胸腺瘤与主动脉之间有薄层完整的脂肪层。当肿瘤边界不清、突破包膜生长,或侵入肺组织时强烈提示恶性胸腺瘤(图7-4-2)。肿瘤侵及心包时可出现心包积液。

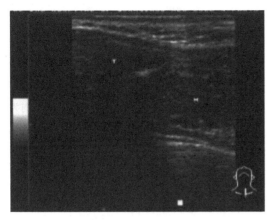

图 7-4-1 胸腺增生

高频线阵探头纵切扫查胸腺（M）回声略高于甲状腺（T），光点较粗，分布大致均匀

2. 胸腺囊肿（thymic cyst） 可见于前上纵隔和颈部的下颌角与胸骨之间，单房或多房，具有一般囊肿的特征，壁薄光滑，未并发囊内出血时暗区内清晰，有囊内出血时可见密集弱光点，囊壁可见钙化强光点。

3. 胸腺脂肪瘤（thymolipoma） 前纵隔巨大肿块，自上向下生长，以下胸部最为显著，边缘规则，包膜完整，内部回声与脂肪组织的多寡有关。多表现为均匀高回声，内可见岛屿状低回声的胸腺组织。肿块紧贴于心脏上，易造成心脏肥大的假象，应予以注意。

（三）彩色多普勒

CDFI 于增生的胸腺内可见正常动、静脉通过（彩图 44），血管无移位。恶性胸腺瘤可见较丰富的血流信号（图 7-4-3）（彩图 45）。

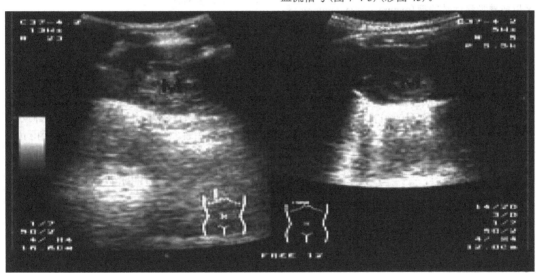

图 7-4-2 恶性胸腺瘤（M）

3.5MHz 凸阵探头右侧胸骨旁第二肋间纵切（左图）和横切（右图）扫查，肿瘤边界清楚，包膜不完整，内部回声不均匀，可见坏死、液化

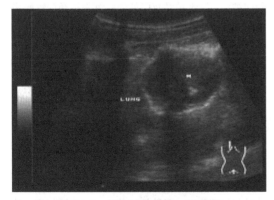

图 7-4-3 纵隔神经鞘瘤二维超声

背部脊柱旁纵切，见肿瘤（M）有完整包膜，内部回声基本均匀。LUNG 肺

（四）鉴别诊断

（1）胸腺增生需与胸内甲状腺肿鉴别。两者均位于前上纵隔，回声相似。但后者多伴肿块内结节，可随吞咽上下移动，放射核素扫描呈阳性。

（2）当胸腺瘤囊性变仅残余薄层腺组织需与胸腺囊肿鉴别。后者无临床症状，壁为厚薄均匀的高回声。

（3）当霍奇金病侵犯胸腺时可发生囊性变，特别是在治疗后更显著，需与胸腺囊肿鉴别。

（4）前上纵隔低回声肿块伴有库欣（Cushing）综合征时，应考虑胸腺类癌。

（5）良性胸腺瘤与恶性胸腺瘤的鉴别见表 7-4-1。

表7-4-1 良性胸腺瘤与恶性胸腺瘤的鉴别

	良性胸腺瘤	恶性胸腺瘤
形态	圆形，类圆形	类圆形，不规则形
包膜	完整	多不完整
内部回声	多均匀	不均匀
周围器官侵犯	无	多有
胸腔或心包积液	无	可有

二、生殖细胞肿瘤

(一) 病理概要

生殖细胞肿瘤占纵隔肿瘤和囊肿的20%，绝大多数位于前纵隔，来源于生殖细胞，以良性畸胎瘤较常见。畸胎瘤可分为成熟型和未成熟型两大类，又以成熟型囊性畸胎瘤(mature cystic teratoma)最常见，约占纵隔生殖细胞肿瘤的70%，好发于青少年，由三个胚层的各种成熟组织组成，切面以囊性为主，充满皮脂样物，可见牙齿、毛发等，可破入气管、支气管树。未成熟型畸胎瘤(immature teratoma)多为实性和恶性。纵隔最常见的恶性生殖细胞肿瘤是精原细胞瘤(seminoma)，其他包括胚细胞癌、恶性畸胎瘤、绒癌和内胚窦瘤等，多见于男性。精原细胞瘤几乎都发生在胸腺，形态学表现睾丸精原细胞瘤一致。畸胎癌约占纵隔生殖细胞肿瘤的5%，生长迅速，广泛侵袭，常见出血坏死。绒毛膜上皮癌多发生于30~40岁，常伴有男性乳腺发育和血浆绒毛膜促性腺激素(HCG)升高。

(二) 二维超声表现

肿块好发于前纵隔及前上纵隔，于胸骨旁第二肋间扫查见肿瘤回声。右侧者常位于肺动脉主干及左支前方，左侧者常紧邻左心房和右心室流出道。单发，直径5~25cm。可伴有心脏移位。偶伴少量胸腔积液或心包积液。

1. 囊性良性畸胎瘤(benign cystic teratoma) 女性多见，呈圆形或椭圆形，边界清楚，包膜完整、光滑、可见侧边声影，以混合回声多见，周边为厚薄不均的等回声至高回声，光点分布不均，可见强光团伴声影，中间为偏心暗区，内见弱光点。部分肿块可见"脂液分层征"，即肿块上层为脂质，呈密集均匀强回声，下层为液暗区。或可见"瀑布征"，由毛发油脂所致的成束或成丛的线状强回声组成。可见钙化强光团伴声影。少数肿块完全为无回声，内充满密集均匀弱光点(皮样囊肿，dermoid cyst)，此时易误诊为实质性肿块，快速转动体位可见光点

呈旋涡状流动，后方回声增强。

2. 实性畸胎瘤(solid teratoma) 以恶性多见。良性者包膜完整，多呈圆形，恶性者体积较大，短期内生长较快，圆形或分叶状，包膜不完整，边缘不清、毛糙。内部为大小不等的低回声，间以团状高回声(脂肪组织)或强光团伴声影(钙化、骨骼组织)，有液化时为偏心暗区，暗区与实质分界清楚，暗区内见粗光点，肿块与大血管间的脂肪层消失。肿块中骨骼、脂肪等高回声成分越多，越趋向良性，软组织等低回声实性成分越多越趋向于恶性。伴有胸腔和(或)心包积液时应考虑恶性。

(三) 彩色多普勒表现

囊性畸胎瘤一般难以探及彩色血流，囊实性或实性畸胎瘤可于囊壁和低回声的实质部分探及点状血流。

(四) 鉴别诊断

(1) 皮样囊肿需与支气管囊肿、心包囊肿鉴别。前者囊肿内可见弱光点，后者暗区内清晰。

(2) 钙化并非畸胎瘤所特有，在前纵隔的胸腺瘤和甲状腺肿中也可见到，故不能据此诊断畸胎瘤。但因20岁以下胸腺囊肿和胸腺瘤很少见，故当发现此年龄段前纵隔囊性病变，特别是周边有钙化灶时，应考虑囊性畸胎瘤。此外，在前纵隔肿块内见到牙齿、毛发或成熟的骨骼组织回声时即可诊断为畸胎瘤。

三、神经源性肿瘤(neurogenic tumors)

(一) 病理概要

大体上分为两类：一类来自外周神经，包括神经纤维瘤(neurofibroma)、神经鞘瘤(neurilemmoma)及恶性神经鞘瘤(malignant neurilemmoma)。来源于肋间神经、迷走神经及膈神经的纵隔神经纤维瘤极少见，常伴有其他部位的多发性神经纤维瘤，多为良性，恶性占10%。神经鞘瘤是由许旺细胞起源的良性肿瘤，又称许旺瘤(schwannoma)，身体各部均可发生，在纵隔肿瘤中最为常见，其发生率近30%。有包膜，直径数毫米至数厘米不等，常有出血及囊性变。另一类来源于交感神经节，包括神经节瘤、神经节母细胞瘤、神经母细胞瘤及节旁瘤(化学感受器瘤、嗜铬细胞瘤)。患病年龄与这些肿瘤的相对发生率有关，小于10岁的患者多属于交感神经类，所有小于1岁的患者都是神经母细胞瘤或神经节母细胞瘤。多数神经节瘤、副神经节瘤、神经鞘源性肿瘤发生在20岁以上的患者。

(二)二维超声表现

肿瘤常位于后纵隔的椎旁区，单发多见，体积较大，最大径5～15cm，呈圆形、椭圆形或分叶状，边界清晰，有完整包膜。内部为低回声，大部分光点细致，分布均匀，后方回声无衰减(图7-4-3)。肿瘤发生脂肪变性时，可出现高回声。发生出血、囊性变时，可见不规则无回声区，甚至完全变成囊性。肿瘤一般不侵犯邻近骨骼。恶性神经鞘瘤多伴有多发性神经纤维瘤病(Recklinghausen病)，可见胸膜及肺转移。

(三)彩色多普勒表现

CDFI可见点状、短棒状血流显示(彩图46)。

(四)鉴别诊断

(1)来源于外周神经的肿瘤钙化少见，可横向生长或纵向生长，而来源于交感神经节的肿瘤钙化多见，肿瘤大多沿头足方向纵行生长，与纵隔呈钝角。

(2)需与纵隔胸膜来源的肿瘤鉴别。

(五)注意事项

一般认为，发生于身体其他部位的神经纤维瘤无包膜，神经鞘瘤有包膜，而发生在纵隔内的这两类肿瘤均有完整包膜，因此，在纵隔肿瘤中，不能根据包膜的有无来鉴别两者。

四、淋巴结肿大
(lymphadenhypertrophy)

(一)病理概要

在纵隔肿物中最常见。可由恶性淋巴瘤、转移癌、结节病、感染等引起。淋巴瘤(lymphoma)绝大多数原发于淋巴结内，也可发生于结外淋巴组织。分霍奇金病(Hodgkin's disease，HD)和非霍奇金病(Non-Hodgkin's，lymphoma NHL)两大类，是青少年中最常见的恶性肿瘤之一。组织学上分为四型：①淋巴细胞为主型，常见于35岁左右男性，少见坏死。②结节硬化型，好发于年轻女性，约50%伴有纵隔淋巴结肿大。淋巴结被膜增厚，并向内形成宽的条索分隔。③混合细胞型，男多于女，可伴坏死灶。④淋巴细胞消减型，多见于50岁以上老年或中年，淋巴结结构完全消失，常伴有灶性或片状坏死。转移性淋巴结肿大最多见的是非小细胞肺癌和食道癌的转移。

(二)二维超声表现

好发于前纵隔和中纵隔。恶性多见。经胸骨上窝、锁骨上及胸骨旁第二肋间扫查，于胸腔大血管前方见圆形、卵圆形肿块，多个淋巴结融合时呈分叶状，有不完整包膜，内部呈弱回声，光点细致均匀(图7-4-4)。

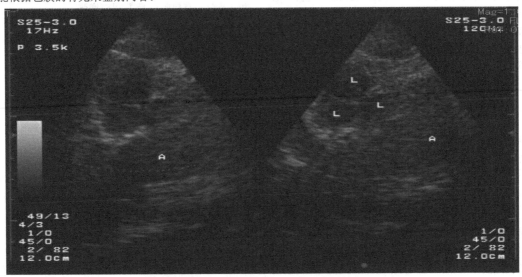

图7-4-4　纵隔霍奇金病(混合细胞型)

低频探头胸骨旁第二前肋间横行扫查，L：淋巴结；A：心脏大血管

肿块较大时可见不规则无回声，也可整个结节呈类无回声，后方回声稍增强。可同时在颈部探及多个类似结节。肿块还可直接侵犯邻近组织和胸壁。

(三)彩色多普勒表现

结节内常见坏死液化，因而难以显示自淋巴门进入的血流(彩图 47)。

(四)鉴别诊断

淋巴瘤需与纵隔淋巴结转移癌鉴别,转移性淋巴结较少超过 3cm,回声多不均匀,淋巴瘤和结节病肿瘤较大,回声多均。淋巴瘤的回声相对较低,结节病和淋巴结结核的回声相对较高。如结节内有钙化,则强烈提示结核。恶性淋巴结的短径多≥1.0cm,长径多≥1.5cm,以短径最有意义。但还需注意寻找原发病灶。

五、胸内甲状腺肿瘤和瘤样病变

(一)病理概要

最多见的是结节性甲状腺肿,甲状腺癌占 3%左右。从发生学上来说,纵隔内甲状腺结节性增生并不是来自异位的甲状腺组织,而是由于颈部甲状腺的位置下降或肿大达前纵隔。肿块位于气管前方,偶可由一细蒂连接达到气管后部。可导致呼吸困难和声音嘶哑、吞咽困难,甚至出现上腔静脉综合征。

(二)二维超声表现

于胸骨上窝扫查,可见胸骨后肿块边界清楚,与颈部甲状腺相延续,内部回声与颈部甲状腺声像图一致,可呈分叶状,可伴钙化,可随吞咽上下移动,可使气管移位。当肿块边界不清,或肿块内出现边界不清的低回声区,或邻近的淋巴结肿大时,应高度怀疑甲状腺癌。

(三)彩色多普勒表现

前纵隔甲状腺肿与颈部甲状腺肿一致,气管后甲状腺肿血供来自细蒂内的血管。受探查条件限制,有时难以显示。

(四)鉴别诊断

本病需与胸腺肿瘤鉴别。向颈部追溯可见前者与颈部甲状腺相连,并随吞咽上下移动。同位素扫描可进一步证实前纵隔肿物来自甲状腺组织。

(五)注意事项

7%的甲状旁腺肿瘤发生在前上纵隔,应予以注意。

六、支气管囊肿(bronchocele, bronchogenic cyst)

(一)病理概要

起因于肺原基的发育障碍。可发生在气管、支气管树的任何部位,多发生在气管隆突周围,中纵隔多见。多见于新生儿,且常伴有肺的其他发育异常。囊肿大小不等,可单发或多发。囊壁被覆假复层纤毛柱状上皮细胞。

(二)二维超声表现

单发,圆形或卵圆形囊性肿块,单房多见。包膜完整,壁较厚。由于其内容物为脓稠的黏液样物质,囊内可见弱光点。当囊肿与气管相通时,可见上方为气体强回声,下方为囊肿无回声。

(三)彩色多普勒表现

包膜上偶见较粗的滋养血管。

七、心 包 囊 肿

心包囊肿为先天性间皮囊肿。多发生于中纵隔的右前心膈角,为圆形、卵圆形或不规则形无回声,边缘光滑,有包膜,后方回声增强。

第五节 肺 部 疾 病

一、肺脓肿(lung abscess)

(一)病理概要

由化脓性细菌所引起的肺实质炎症、坏死、液化所致。最常见的病原菌有葡萄球菌、链球菌、肺炎球菌、厌氧性梭形杆菌及螺旋体。右肺较左肺多见,因病菌侵入肺内的方式不同而好发部位不同。吸入性肺脓肿好发于右肺上叶后段及下叶尖段。支气管(肿瘤)阻塞性肺脓肿发生部位与肿瘤发生部位有关。肺炎后肺脓肿多位于上叶。脓毒血症肺脓肿体积较小,多位于胸膜下。脓肿与胸壁的距离<1cm 或脓肿与胸壁间的肺组织有炎症、水肿、渗出时,超声方可探及。

(二)二维超声表现

肺周边部见圆形、类圆形的低至等回声或混合回声肿块,边界尚清,高频超声因受两侧肺气干扰不显示包膜回声,低频超声可见高回声包膜。液化后内部可为无回声,当脓肿与气管相通有空气吸入时,可出现气-液平面,其上方为条状气体强回声,下方为脓团稍高回声。该处肺表面平整或稍隆起。肿块可随呼吸上下移动。部分可伴有局部胸膜增厚和(或)少量胸腔积液(彩图48)。

(三)彩色多普勒表现

肿块内难以显示彩色血流(彩图49)。

(四)鉴别诊断

1. 周围型肺癌 需与低回声型脓肿鉴别,有气液平面更支持脓肿诊断。

2. 结核瘤 需与低回声型脓肿鉴别,结核瘤相对较小,多为圆形,有包膜。瘤内的钙化多为斑点状、环状,而脓肿内的气体强回声呈条状、团状。

(五)注意事项

注意寻找脓肿与胸壁最贴近的部位(即声窗),有利于显示肿块全貌。适当降低增益、采用高频扫查有助于显示局部胸膜受累情况。

二、肺炎性假瘤(inflammatory pseudotumour)

(一)病理概要

本病的本质为增生性炎症,是肺慢性炎症修复机化后形成的局限性瘤样病变。发病年龄以30~40岁多见,男多于女。临床上常有呼吸道感染或肺部炎症的病史。肿块可发生于肺的任何部位,以肺周边部较多见,可有或无假包膜,直径为2~5cm。

(二)二维超声表现

位于周边部的肿瘤常可显示。多表现为圆形、类圆形的均匀性低回声肿块,边界清晰,部分可见强回声包膜。也可表现为周边厚薄不均的低回声区,中心为稍高回声区,两者间见环状高回声壁。后壁回声稍增强。无粘连时与呼吸同步运动。常伴局部胸膜增厚(图7-5-1)。

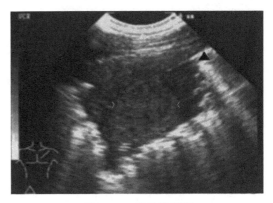

图7-5-1 肺炎性假瘤

病灶周边低回声与中心稍高回声,两者间见环状高回声壁(宽箭头所指),脏层胸膜增厚(黑箭头)

(三)彩色多普勒表现

肿块内难以显示彩色血流(彩图50)。

(四)鉴别诊断

需与周围型肺癌鉴别,后者常伴胸膜回声中断。

三、肺结核瘤(tuberculoma)

(一)病理概要

属于继发性肺结核的病变类型之一。由结核结节扩大融合或浸润性结核治疗后纤维包裹干酪样坏死或空洞坏死,外围的纤维膜增厚所致。常为单发,直径多在2~4cm,有包膜,中心为干酪样坏死。常无症状。

(二)二维超声表现

常发生于肺周边部的胸膜下肺组织,尤其是肺尖的背段,肿块一般不超过2cm。根据病程不同声像表现不同:①圆形,边界清楚,包膜薄,内部呈均匀低回声。此类较多见(图7-5-2)。②呈分叶状。临近胸壁处稍隆起,有较厚的强回声包膜,内部光点粗细不一,强弱不等,分布不均。中央有液化时,可出现厚壁弱回声区。有空洞者,可见气体反射强回声。多伴有局部胸膜增厚。③结节钙化时,可出现斑点状、团状强回声,后方伴声影。

(三)彩色多普勒表现

肿块内难以显示彩色血流。

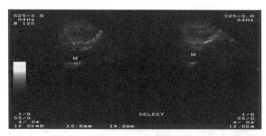

图 7-5-2　右肺背段结核瘤 (M)

第三后肋间横切扫查见肿瘤呈均匀低回声(两个 "+" 之间),
有包膜

(四)鉴别诊断

需与周围型肺癌、肺炎性假瘤鉴别。后两者肿块相对较大,均无包膜,无结核病史。

(五)注意事项

因结核瘤常见于肺尖及背段,应注意锁骨上窝及背部肩胛骨间的扫查。

四、肺间质慢性炎症

(一)病理与临床

由多种病因引起多种病理改变,主要为不均匀纤维化、平滑肌增生,肺间质内淋巴细胞浸润,或肺泡腔内充满大单核细胞等。慢性者起病隐匿,进展缓慢。患者最终死于呼吸衰竭。

(二)二维声像图表现

肺表面多发性低回声,边界清,无包膜,呈蘑菇状,基底宽,向肺内凸出,内部光点细,分布欠均匀或不均匀(图 7-5-3)。

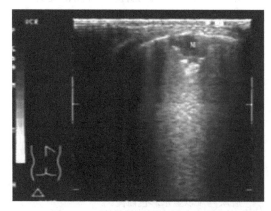

图 7-5-3　慢性肺间质炎性病变(M)

(三)彩色多普勒表现

较大肿块内可显示少量彩色血流(彩图 51)。

五、肺 实 变

(一)病理概要

肺实变指终末细支气管以远的含气腔隙内的空气被病理性液体、细胞或组织所替代,通常由细菌、病毒等微生物感染所引起,病变累及的范围可小至腺泡,大至肺叶,甚至全肺。以左下肺叶常见,右下肺叶次之。男多于女。可并发肺脓肿、化脓性胸膜炎及脓胸。

(二)二维超声表现

全肺或肺叶实变时,胸腔内见楔形、三角形实质性中低回声,沿胸廓走向,体积略小于胸廓,边界清晰,脏层胸膜光滑,呈线状强回声,实质回声低于肺不张的回声,类似于肝实质回声,内部光点分布尚均匀,可随呼吸移动,内见散在分布的树枝状支气管回声,管壁平整、管腔较细窄,腔内含有液体,称支气管液相,也可见线状、树枝状强回声,称支气管气相。肺段实变时,可见类三角形或不规则形的实质性中低回声,支气管气相相对多见。可伴有胸腔积液(图 7-5-4)。

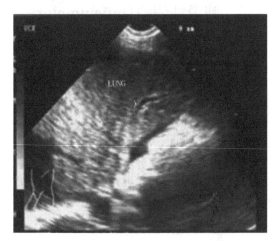

图 7-5-4　肺实变

LUNG:实变的肺,呈中低回声类似肝实质,内见支气管液相(宽箭头所指)

(三)彩色多普勒表现

可见自肺门伸入实质的彩色血流。彩色多普勒可用于区别肺血管与支气管液相。

六、肺 不 张

肺不张,即肺叶或肺段萎陷,lobar and segmental collapse of the lung。

(一)病理概要

原本含气的肺因压迫或阻塞变为萎陷。肺不张的原因有四大类:①阻塞性,气管与肺泡的正常交通丧失。②被动性,有病变(如气胸、大量胸腔积液、胸腔肿瘤)占据胸腔,使胸膜腔负压消失,导致肺回缩到静止状态。③粘连性。④瘢痕性,继发于肺纤维化。

(二)二维超声表现

肺叶不张时无气的肺叶体积明显缩小,呈尖朝下的三角形实性回声,内部回声高于肝实质回声,光点细致,分布均匀(图 7-5-5),肺膨胀不全时周边为均匀的中高回声,近肺门部侧见气体强回声,可见支气管气液相(图 7-5-6)。多伴有胸腔积液。可伴有肺门部肿块。

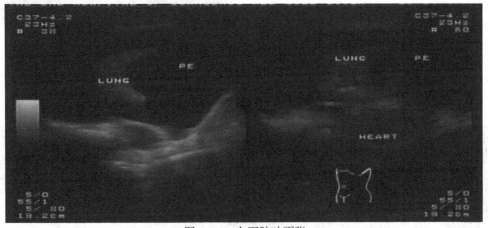

图 7-5-5 左下肺叶不张
LUNG:肺组织;PE:胸膜腔积液;HEART:心脏

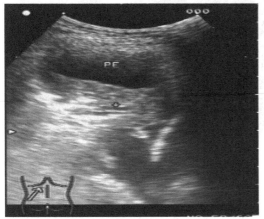

图 7-5-6 心脏手术后胸腔积液伴肺膨胀不全
见支气管气液相(箭头所指);PE:胸腔积液

(三)鉴别诊断

需与肺实变鉴别。后者肺体积无明显缩小,内部回声颗粒粗大,分布欠均匀。

七、肺癌(lung cancer)

(一)病理概要

肺癌发病年龄多在 45 岁以上,男多于女。根据组织学类型分为:非小细胞肺癌(NSCLC,包括鳞状细胞癌、腺癌、未分化癌)和小细胞肺癌(SCLC)。前者通常采用手术切除或放疗,后者对化疗非常敏感。根据形态分为结节型、巨块型、支气管周围型及弥漫浸润型。根据发生部位分为:①中央型,占半数以上,肿瘤发生于主支气管或叶支气管,多为鳞状细胞癌;②周边型,占第二位,起源于肺段以下的末梢支气管或肺泡,多为腺癌;③弥漫型,较少见,多为细支气管肺泡细胞癌。

(二)二维超声表现

1. 中央型 当肿块较大或伴有胸腔积液、肺不张、肺实变时可被超声显示,直径多在 3~5cm,形态不规则,或呈分叶状,无包膜,无声晕。绝大部分呈弱回声，也可为等回声或不均匀高回声，边界多清晰，周边呈蟹足样，内部可见高回声光点。体积较大、发生坏死液化时，可形成薄壁偏心的无回声区，内见强光点，并随体位改变或快速呼吸而产生光点飘浮现象，有学者称之为"闪烁光点征"，为残存的含气肺组织。伴有肺实变时，可于肺组织内见"支气管液相"声像。研究证实，"支气管液相"对诊断中心型肺癌具有较高的价值。伴较多胸腔积液时，可见肺门淋巴结肿大（图7-5-7）。

2. 周围型 直径多为 2～8cm，此型最易为超声显示。呈类圆形、不规则形，大部分边界清晰，无包膜，无声晕。内部回声以低回声多见，也可为等回声或回声强弱不等。肿瘤回声一般高于中央型肺癌，分布依病理类型略有差异，鳞癌回声分布多不均匀，光点粗大。未分化癌多呈均匀低回声（图7-5-8）。脏层胸膜中断、内收，呈"兔耳征""V"

形，系脏胸膜受肿瘤内瘢痕组织牵拉所致，较具特异性。后方回声因肿瘤与肺组织的明显声阻差而显示增强，有时可见轮辐状彗星尾征。

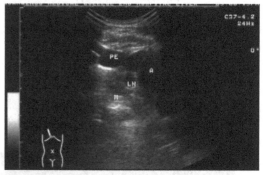

图 7-5-7　中央型肺癌

右侧胸骨旁第二肋间扫查，右肺中央型肺癌，伴肺门淋巴结肿大。M：肺癌；LN：淋巴结；PE：少量胸腔积液；A：心脏大血管

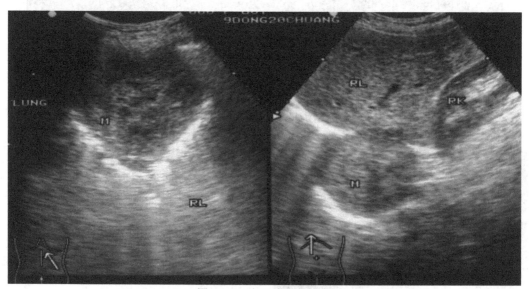

图 7-5-8　右下肺背段肺癌

LUNG：肺；M：肺癌；RL：右肝；RK：右肾。右图见膈肌回声中断（肿瘤侵犯膈肌和右肝）

3. 弥漫型 粟米至 1cm 大小，若不伴有肺叶不张和（或）实变，此型超声难以显示。

（三）彩色多普勒表现

中央型肺癌难以显示肿块内血流，周围型肺癌从右肋缘下或剑下扫查时，可见肝静脉受压变细，内见五彩血流，或可见静脉内转移性栓子。

（四）鉴别诊断

肺周边部良恶性肿块的鉴别：国内陈敏华等认为，具有以下征象时可诊断为良性病变。①病变呈楔形和（或）呈等回声。②病变内部可见散在的小支气管相。③病灶与肺组织边界欠清晰、模糊和（或）局部胸膜未见隆起、中断。根据该标准诊断肺内良性病变的敏感性为61%，特异性95%，诊断正确率为86%。

第六节 彩色多普勒、频谱多普勒与声学造影在胸腔疾病中的应用

尽管二维超声在胸腔疾病的应用已有 30（国内）～40（国外）余年，彩色多普勒血流显像在胸腔疾病中的应用研究仍较少，其原因如下：一是由于肺气影响，MR、CT 诊断纵隔、肺部病变存在明显优势，超声在胸腔疾病的应用仍受到限制，大样本研究较少。二是纵隔及中心型肿瘤经胸扫查时多采用低频探头扫查，不能显示低速血流。心脏搏动造成的噪声干扰等，导致对胸腔病变内部血供信息显示不真实。三是纵隔及中心型肿瘤位置深在，且多位于胸腔积液深部，敏感性降低。四是周围型肿块部分被肺气遮挡。但有个别报道可根据以下标准判断肺部肿块的良恶性：①肿块内血流丰富易检出；②血管分级Ⅱ级（3～4 个点状血管和一条较长血管，长度接近肿块直径）～Ⅲ级（多个点状血管和两条以上较长血管）；③PI＜1，RI＜0.5。上述指标的临床价值有待进一步验证。

声学造影诊断胸腔疾病的报道较少。声学造影能有效地反映病变内部的血流动力学变化，可连续实时观察病变组织微血管血流灌注过程、清楚地勾勒出肿瘤边界回声（彩图 52、53、图 7-6-1、图 7-6-2 同一患者），显示血流的敏感性显著高于彩色多普勒血流显像。目前临床上用于超声引导胸腔病变的穿刺活检，有利于提高活检的准确率。

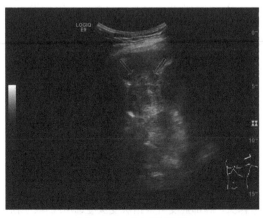

图 7-6-1 左下肺腺癌
造影前肿块呈高回声（箭头所指），边界不清，周边为不张肺组织

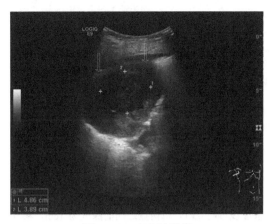

图 7-6-2 右上肺鳞癌
内部可见低回声区

第七节 胸腔疾病的介入超声

自 1983 年在哥本哈根召开的世界介入性超声学术会议以来，介入性超声已作为超声医学的重要分支得到迅速发展。它具有灵活性大、实时、准确、操作简便、费用低廉、无 X 线损伤、可重复性等优点，已广泛用于全身许多器官疾病的诊断和治疗。

一、超声引导下穿刺抽液和注药

（一）体位

轻症患者反向坐在有靠背的椅上，双上肢交叉置于靠背上。重症患者半坐卧位于病床上，患侧上肢抬高。

（二）引导方法

1. 十字交叉法 沿肋间自上而下横行扫查，找出最深液暗区的肋间，于该肋间自内向外纵切扫查，找出既可避开肺组织，又可避开肝、脾的一个位点，测量该点与体表的距离，用甲紫标记该点。

2. 皮筋法 沿肋间自上而下横行扫查，找出最深液暗区的肋间。将橡皮筋箍在线阵探头上，沿该肋间扫查，见皮肤强回声带有一回声中断处即皮筋所致的声影，移动探头使该声影位于既无肺组织又无肝、脾回声的最深液暗区处，橡皮筋所在位置即体表进针点。

3. 穿刺探头或穿刺架指引

(1)穿刺探头指引:穿刺探头多为线阵式,中间留有三角形小槽,另附有三角形塑料架,尖朝下,扫查时该点为声影样低回声(回声缺失)。穿刺时将塑料架套在探头上,移动探头使该声影位于既无肺组织又无肝、脾回声的最深液暗区处,测量该暗区距体表的最小和最大距离,穿刺针自塑料架中央的针槽进入指定深度。

(2)穿刺架指引:多用扇形探头或凸阵探头,穿刺引导架固定于探头上,架上附有一发夹式持针器,打开超声仪的穿刺引导软件,可显示单条或双条虚线(或实线),每两点之间的深度为1cm,移动探头使虚线位于即无肺组织又无肝、脾回声的最深液暗区处,穿刺针自持针器内进入,可显示短棒状针尖强回声在暗区内移动(图7-7-1)。

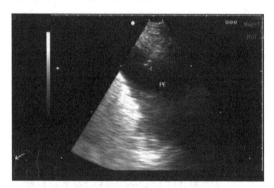

图7-7-1 针尖(宽箭头所指)在胸腔积液暗区(PE)内

(三)注意事项

(1)定位时,游离性积液一般取最低液平面处,包裹性积液一般取液平面最大处。均应取下一个肋骨的上缘为进针点。

(2)穿刺架引导穿刺抽水时,当针尖到达指定部位并顺利抽出胸腔积液后,宜移去引导架,以便穿刺针能随呼吸摆动。

(3)抽出一定量的胸腔积液后应再次扫查,确定剩余胸腔积液量的多少及针尖位置。

(4)若需注入青霉素等可致敏药物,须做皮试。

二、胸膜、肺部和纵隔病变的穿刺活检

(一)适应证

一般来说,所有胸腔病变需要明确病理诊断者均为适应证,但考虑到针道转移的可能性(尽管发

生率极低),已经明确为恶性且可手术切除者一般不做活检。以下情况可考虑活体组织检查:

(1)无法切除的恶性肿瘤,需要确定病理分型,以选择治疗方法。

(2)患者因全身状况无法耐受手术,需要明确病变性质。

(3)各种检查无法判断病变的良、恶性。

(4)转移性肿瘤需明确诊断。

(二)禁忌证

1. 绝对禁忌证

(1)严重心肺疾病包括心力衰竭、中度以上高血压、严重肺功能不全、重症肺炎、浸润型肺结核等。

(2)食管急性化学性、腐蚀性损伤时禁忌做经食管超声引导活检。

(3)严重的精神病。

(4)疑纵隔嗜铬细胞瘤、动脉瘤。

2. 相对禁忌证

(1)急性上呼吸道感染。

(2)严重的食管静脉曲张一般不做经食管超声引导活检。

(3)食管、脊柱、胸廓的畸形。

(4)大量腹水。

(5)有出血倾向。

(6)难以抑制的咳嗽、呕吐、打嗝等。

(三)并发症

(1)气胸(发生率 1.9%~4.8%)、血痰(发生率1%~14%)。

(2)消化道穿孔、大出血(经食管超声引导活检时)。

(3)心脏、大血管损伤。

(4)肿瘤种植转移(罕见)。

(四)引导方法

1. 经胸壁引导

(1)器具和术前准备

1)探头:胸膜和胸膜下肺周病变宜选用高频线阵探头,肺部病变可根据病变深度选用线阵、扇形或凸阵探头。

2)针具:目前的穿刺器具种类繁多。细胞学检查可采用 20~23G,针芯长 15~20cm 的细针(Chiba),用18G、长 7cm 的引导针引导,该针只穿刺胸壁,不进入胸膜腔,以保证细针不偏离方向,并减少针道污染。组织学检查可采用有负压的配套

抽吸式活检针如 Sure-cut 针或 Sonopsy-CI 针和无负压的切割针如 Tru-cut 针或与自动活检枪配套的内槽型切割针。由于病理组织学诊断是临床选择治疗方案和药物的关键，因此，目前穿刺多采用 18G 活检针，以提高成功率。

3）术前准备：①禁食 8～12h。②术前常规查血小板计数，出、凝血时间。③根据患者情况，必要时术前 3 日服用 EACA、维生素 K，或术前半小时注射立止血 1KU。④术前向患者说明穿刺步骤、注意事项，解除患者思想顾虑，必要时给予快速镇静剂。

（2）体位：胸膜、肺部病变根据病变部位采取仰卧、俯卧、健侧卧位。前纵隔肿块取半坐卧位或平卧位，后纵隔可采取俯卧位。

（3）操作步骤

A. 确定病变部位和穿刺点。

B. 消毒、铺无菌巾，局部利多卡因麻醉。

C. 探头表面涂抹耦合剂，用无菌橡胶套或手套包裹探头，上穿刺引导架。

D. 再次确认目标，确定穿刺点，移动探头使引导线位于目标穿刺区内（图 7-7-2），测量皮肤至壁层胸膜的距离和皮肤至目标点的距离，固定探头。

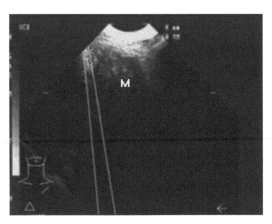

图 7-7-2 超声引导下穿刺活检前纵隔肿块（M）

两条引导线上部中间见穿刺针回声（宽箭头所指）

E. 细胞学活检时，刺入引导针至壁层胸膜处，再将穿刺针从引导针内刺入，拔出针芯，接 10ml 注射器，在保持负压状态下，将穿刺针在病灶内上下提插 3～4 次，解除负压后拔针，迅速将针内抽吸物推置于玻片上，立即用 95% 的乙醇固定，送病理科检查。

组织学检查时，先将切割针套入自动活检枪内（也可在活检针刺入病灶后再套活检枪），根据病灶

大小调节活检枪弹射范围（一般为 15～22mm），然后将活检针刺入病灶内，一般在针尖抵达病灶前方边界处或稍下方时击发活检枪，将针槽内组织用 10% 的福尔马林固定，送病理科检查。

（4）注意事项

A. 穿刺前行彩超排除大血管、心脏病变。

B. 引导穿刺时须用无菌耦合剂，探头端的导线用无菌巾包裹，以免污染手术区。

C. 穿刺时嘱患者屏住呼吸，避免咳嗽。

D. 尽量避开含气支气管。

E. 同一病灶应在不同部位取样 3～4 次，尤其应避开坏死空洞区，注意在低回声区取样，必要时在彩超或声学造影引导下进行。

F. 当首针取材不满意时，可行声学造影，明确病变活性区域，在造影引导下行穿刺活检。

G. 最好安排在手术前 2～7 日内进行活检，以减少针道转移的概率。

2. 经超声内镜引导

（1）适应证：中、后纵隔和肺门部病变。

（2）器具和术前准备

A. 探头：可采用 Pentax EG-3630U 电子线阵探头或 Olympus GF-UC30P 电子凸阵探头的超声内镜。

B. 针具：Pentax 穿刺针（图 7-7-3）或 Olympus NA-10J-1 穿刺针。

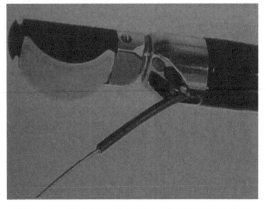

图 7-7-3 经食管纵轴超声内镜及其穿刺活检针

（Pentax EG3630U 型）

C. 术前准备：①同普通胃镜基本相似。穿刺前一日的晚餐进食易消化食物，晚 8 点后禁食，晚 10 点后禁水。②咽部麻醉可用丁卡因或利多卡因含服或喷雾。对情绪紧张者可肌内注射地西泮 10mg 镇静。对耐受力差或有特殊要求者可请麻醉师行快速短时效静脉麻醉，可完全无痛，但患者不能配合

检查，故要求操作者经验丰富。

(3) 体位：左侧卧位。

(4) 操作步骤

A. 先行经超声内镜检查，显示病灶，注意避开心脏、充气肺组织及血管，确定穿刺点。

B. 将穿刺针缩回外鞘并锁定后一齐插入内镜的钳道，穿刺针受柄固定于内镜工作钳道外口。解除手柄上的锁，推进穿刺针约 1cm，直至显示针尖抵达穿刺目标表面，将针芯后退几毫米，使针尖锐利，将穿刺针刺入目标，将针芯插回原来位置以排除针道内混入的不必要组织，然后将针芯完全拔出，连接负压注射器(抽负压 10ml)，在超声监视下提插 2～3 次。缓慢释放负压，拔针。针尖置于玻片上方，将针芯缓慢插入针道推出组织，10%的福尔马林固定，送病理检查。

(5) 注意事项：为便于术后观察，门诊患者的穿刺宜在上午进行。

(黄伟俊　熊建群)

第八章　正常超声心动图

作为一项无创伤心脏疾病诊断新技术，超声心动图（echocardiography）自上世纪五十年代问世以来，已取得了迅速的发展。如今不仅有了当初的 M 型超声心动图，还有了二维（或称 B 型）超声心动图、对比（或称心脏声学造影）超声心动图、频谱多普勒及彩色多普勒超声心动图、经食管超声心动图和最近发展起来的三维超声心动图，这一系列新技术、新方法的临床应用，推进了现代心脏病学的发展。为了正确地理解和掌握这些新技术的原理和方法，我们有必要对心脏的解剖作一简要复习。

第一节　解　剖　概　要

心脏（heart）是中空的肌性器官。由于它的节律性的收缩而驱使血液流动。

一、心脏的外形及位置

心脏类似一个倒置的圆锥体，约相当于其本人的拳头大小。其尖端钝圆叫心尖，指向左前下方；其底宽阔叫心底，朝向右后上方，有大血管相连。其中肺动脉位于左前，主动脉位于右后；上腔静脉位于右上，而下腔静脉位于右下；心底部的后下方有左右两对肺静脉连于左心房。心脏的纵轴是斜向的，与身体的正中线约成 45°角。其前面略隆起，靠近前胸壁，称胸肋面；其后下面较平缓，与膈相邻，称膈面。两相交处形成两缘，右缘较锐朝向右下方向，左缘钝厚朝向左上方。

心脏表面有三条浅沟：在心底附近有环形的冠状沟，它将心脏分为前、后两个部分，前部较大称心室，后部较小为心房；心室的前、后面各有一纵向的沟，分别叫做前室间沟和后室间沟，它们是左、右心室的表面分界标志。左、右心房各有一个称为心耳的三角形突向前方。

心脏位于前纵隔的下部，膈肌中心腱的上方，其前方为胸骨体和第 2～6 肋软骨，后方与食管及主动脉邻接。整个心脏约 2/3 在正中线左侧，1/3 在右侧。从前面观察心可看到右心房和右心室的大部分，而左心房和左心室只能见到小部分。心脏前方大部分被肺和胸膜遮盖，只有胸骨左缘 3～5 肋间突出，此处为超声心动图检查的"声窗"（图 8-1-1）。

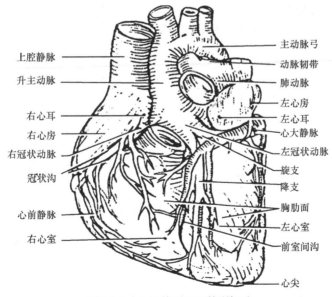

图 8-1-1　心的外形和血管（前面）

二、心内结构

心脏内有一纵行的中隔，将心腔分为互不相通的左、右两半。在与冠状沟相应的位置，每半各有一房室口，口之后称心房，口之前为心室。这样，心脏的内腔便被分为右心房、右心室、左心房和左心室四个部分。位于左、右心房之间的隔称房间隔；左、右心室之间的隔称室间隔，室间隔与前、后室间沟位置相对应。

(一)右心房

右心房内面后壁光滑，前壁及外侧壁近心耳处，有许多称为梳状肌的并行的肌肉隆起，而心耳内面的梳状肌交错成网。右心房上壁有上腔静脉口，下壁有下腔静脉口。下腔静脉口的左前方有右心房室口，它们之间有冠状窦。房间隔有一称之为卵圆窝的卵圆形凹陷。整个右心房呈一不规则的卵圆形腔，其大部分在胸骨后方，超声较难探及。

(二)右心室

右心室位于胸骨和左侧第四、五肋软骨后方，呈三角形，底为房室口，尖指向左下前方。右心室壁的内面有许多称为肉柱的相互交叉的肌性小梁，其中有三个(组)叫做乳头肌的特别粗大的圆锥形突起。在右心房室口的前、后及内侧缘有三叶叫做三尖瓣的三角形瓣膜。连接瓣膜与乳头肌的细纤维束叫做腱索，它的功能是防止右心室收缩时三尖瓣翻入右心房。右心室的左上方借肺动脉口连接肺动脉。肺动脉口的前、左、右缘有三个半月形的瓣膜，即肺动脉瓣，它的作用是防止肺动脉内的血液反流入右心室。右心室内腔通向肺动脉的部位，向上逐渐变窄，呈倒置的漏斗形，叫漏斗部或称肺动脉圆锥。右心室内膜面有密集的肌小梁，其中最大者为调节束，位于右心室的右前方。

(三)左心房

左心房为一薄壁腔，位于左心室的后上方和升主动脉的后方。其后壁两侧各有两个肺静脉口，在房室之间有左心房室口。左心房内面的左心耳部有梳状肌，较粗糙。

(四)左心室

左心室位于右心室的左后方。左心内面密布肉柱，较粗壮。通常有两个乳头肌。在左心房室口的前、后缘各有一叶瓣膜，称为二尖瓣或左心房室瓣。

瓣膜借腱索与乳头肌相连，其功能与三尖瓣相同。左心室的右前上方有主动脉口与主动脉相通，口的左、右、后缘有三片称作主动脉瓣的半月形瓣膜，其结构和功能与肺动脉瓣相同(图 8-1-2)。

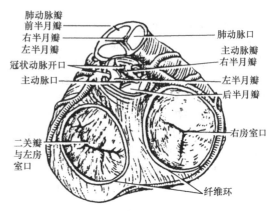

图 8-1-2　心的瓣膜(心房除去，上面观)

三、心壁结构

心壁由心内膜、心肌和心外膜构成。

心内膜是心壁的内层，是一层光滑的薄膜。它与血管的内膜相延续。由于它在房室口及动脉口的折叠而形成了二尖瓣、三尖瓣、主动脉瓣和肺动脉瓣。

心肌是心壁的中层，为心壁的主要部分，由肌纤维构成。心肌各部厚薄不一，左心室壁最厚，右心室壁次之，心房壁最薄。心房与心室的肌层彼此不相连续，在房室口的周围有由结缔组织构成的纤维环隔开。因此，心房肌的兴奋不能直接传到心室肌，所以心房肌和心室肌可以不在同一时间内收缩。

心外膜是紧贴心肌和大血管根部外面的一层光滑的浆膜，即心包膜的脏层。分布到心脏的血管、神经都潜行于其深面。

四、与心脏相连的大血管

(一)主动脉

主动脉可分为升主动脉、主动脉弓及降主动脉段。降主动脉又分为胸主动脉和腹主动脉。

升主动脉长约5cm。起于主动脉口，向右前方上升，至右侧第二胸肋关节的后方移行为主动脉弓。在升主动脉的起始部，与瓣膜相应的动脉壁向外膨出，使瓣膜与动脉壁之间出现袋状内腔，称主动脉窦，又称瓦氏窦。左、右冠状动脉分别开口于左、右主动脉窦。

主动脉弓是升主动脉的直接延续，在胸骨柄后方呈弓形向左方弯曲，绕过左支气管的上方，到第四胸椎体的左侧移行为胸主动脉。在主动脉弓的凸侧由右向左依次发出无名动脉（头臂干）、左颈总动脉和左锁骨下动脉。在这三条动脉根部前方，紧贴弓的前上缘有左无名静脉横过。弓的下方为右肺动脉。

（二）肺动脉

肺动脉起于肺动脉口，为一短干。它在升主动脉之前，向左上后方斜行，至主动脉弓下方，分为左、右肺动脉。在肺动脉干分叉处，有动脉韧带与主动脉相连。它是胚胎时期的动脉导管闭锁而成。若出生后1～2年仍未闭锁，则为动脉导管未闭。

（三）肺静脉

肺静脉的属支起于肺内毛细血管，逐级汇成较大的静脉，出肺后左、右侧各汇集成两条肺静脉，于后方开口于左心房。

（四）腔静脉

上腔静脉为一短粗的静脉干，由左、右头臂静脉合成后，沿升主动脉右缘垂直下降，在平右侧第三胸肋关节下缘处注入右心房。

下腔静脉由左、右髂总静脉汇合形成后，沿腹主动脉右侧上行，经肝的腔静脉窝，并穿过横膈的腔静脉裂孔到达胸腔，于心脏右下方进入右心房。

五、心脏的血管

（一）冠状动脉

左冠状动脉起自左主动脉窦，经肺动脉起始部和左心耳之间，向前外行分成两支：一支沿前室间沟下降，多数绕过心切迹达后室间沟下部，称前降支或前室间支，分布于附近的左、右心室壁，并发出多数隔支至室间隔的前三分之二。另一支沿冠状沟向左，绕过心脏的左缘进入膈面。分布于左心室的前、后面，称为旋支。

右冠状动脉发自右主动脉窦，经肺动脉起始部和右心耳之间，沿冠状沟向右，绕过心脏的右缘进入膈面，继续沿后室间沟下降，行至心尖，与前室间支吻合。它的经过后室间沟的一段叫做后室间支或后降支。右冠状动脉沿途发出许多分支分布到

右心房、右心室的大部分、左心室后壁的一部分、房间隔及室间隔的后三分之一。

（二）静脉

心脏的静脉多数与动脉伴行，大部分汇入位于冠状沟后部长约5厘米的冠状静脉窦内。冠状静脉窦是心静脉的膨大部分，开口于右心房。少数静脉直接注入右心房（图8-1-3）。

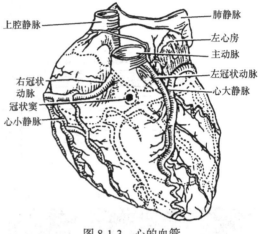

图8-1-3　心的血管

第二节　M型超声心动图

一、基本波群

1. 心室波群（2a 区）　探头置于胸骨左缘第三、四肋间，略向左下倾斜，声束顺序通过胸壁（CW）、右心室前壁（RVAW）、右心室（RV）、室间隔（IVS）、左心室（LV）、腱索（CT）和左心室后壁（LVPW），显示出心室波群。此波群用以测量左心室内径、左心室后壁和室间隔的厚度与搏动幅度，并观察其有无异常的搏动，见图8-2-1及图8-2-2。

2. 二尖瓣前、后叶波群（2b 区）　探头置于胸骨左缘第三、四肋间，垂直于前胸壁并略微指向心尖，声束顺序通过胸壁、右心室前壁、右心室、室间隔、左心室、二尖瓣前叶（AML）、后叶（PML）和左心室后壁，显示二尖瓣前、后叶图形。在舒张期二尖瓣前叶曲线呈"M"形，而后叶曲线与其方向相反，幅度较小，略呈"W"形。此波群用以测量右心室内径、右心室前壁厚度及室间隔至E峰距离（EPSS），观察二尖瓣前、后叶及室间隔的异常改变，见图8-2-1及图8-2-3。

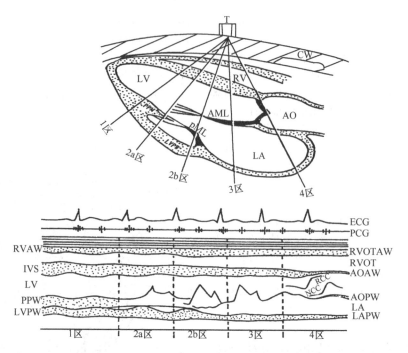

图 8-2-1　M 型超声各波群与心脏结构的关系

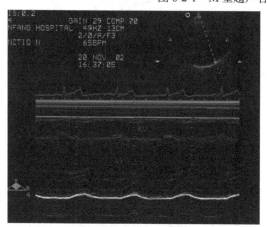

图 8-2-2　心室波群

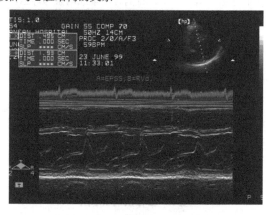

图 8-2-3　二尖瓣前、后叶波群

3. 二尖瓣前叶波群（3 区）　探头置于胸骨左缘第三、四肋间，与皮肤垂直，声束顺序通过胸壁、右心室前壁、右心室、室间隔、左心室流出道（LVOT）、二尖瓣前叶、左心房（LA）和左心房后壁（LAPW）的房室环区，显示二尖瓣前叶曲线呈"M"（或双峰）形。此波群用以测量左心室流出道宽度、二尖瓣前叶曲线的速度和幅度；观察左心室流出道及左心房内有无血栓、肿瘤及二尖瓣前叶的情况，见图 8-2-1 及图 8-2-4。

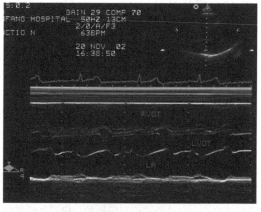

图 8-2-4　二尖瓣前叶波群

4. 心底波群(4 区)　探头置于胸骨左缘第二、三肋间，并朝向患者右肩，声束顺序通过胸壁、右心室流出道前壁(RVOTAW)、右心室流出道(RVOT)、主动脉(AO)及其瓣膜、左心房和左心房后壁，图形中心区显示两条较粗的、回声较强的、平行前移的曲线，它们分别代表主动脉根部前壁与后壁。此波群用以测量主动脉根部、右心室流出道及左心房的内径，主动脉瓣的开放幅度及主动脉的搏幅等；观察右心室流出道、左心房、主动脉及其瓣膜之间的关系及有无异常回声等，见图 8-2-1 及图 8-2-5。

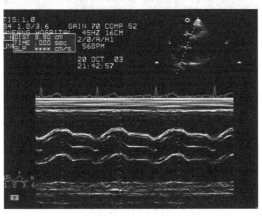

图 8-2-5　心底波群

5. 三尖瓣波群(5 区)　探头置于胸骨左缘第三、四肋间，朝内下倾斜，声束顺序通过胸壁、右心室前壁、右心室、三尖瓣前叶(ATL)、右心房、房间隔(IAS)、左心房和左心房后壁，显示出一组形态像二尖瓣曲线的、活动幅度较大的双峰曲线，即三尖瓣前叶曲线，此波群即三尖瓣波群。以此可观察房间隔和三尖瓣的病变，如房间隔缺损和三尖瓣下移等，见图 8-2-6。

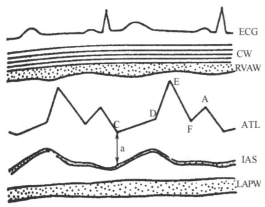

图 8-2-6　三尖瓣波群的测量

a. 右心房内径

6. 肺动脉瓣波群(6 区)　探头置于胸骨左缘第二、三肋间，并略向左外偏斜，声束顺序通过胸壁、右心室流出道前壁、右心室流出道、肺动脉瓣后叶(LC)、肺动脉干、肺动脉后壁(PAPW)、左心房和左心房后壁，中心部显示一向下凹陷的肺动脉瓣后叶曲线，此波群用以测量A波深度、EF 斜率；观察CD 段有无早期关闭，借以估测有无肺动脉高压及肺动脉瓣狭窄，见图 8-2-7 及图 8-2-8。

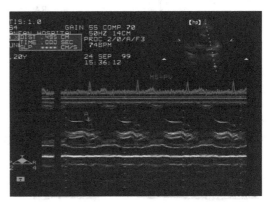

图 8-2-7　肺动脉瓣波群

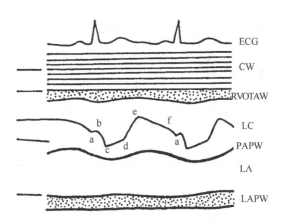

图 8-2-8　肺动脉瓣波群

7. 剑突下右心波群　探头置于剑突下正中线处，使其指向右后上方，声束顺序通过腹壁(ABW)、右心室前壁、右心室、三尖瓣环、右心房和右心房壁(RAW)，于画面中心显示出一条圆钝的双波曲线，此即三尖瓣环部曲线，此区为剑突下右心波群。用以观察右心房和右心室内有无血栓及肿瘤等，见图 8-2-9。

8. 剑突下心室波群　探头置于剑突下正中线略偏左处，指向后上，声束顺序通过腹壁、右心室前壁、右心室、室间隔、左心室和左心室后壁，并可见左心室后壁之前有断续的二尖瓣腱索回声,此区称为剑突下心室波群。用以观察两心室的大小和心腔内情况及室间隔厚度等,见图 8-2-10。

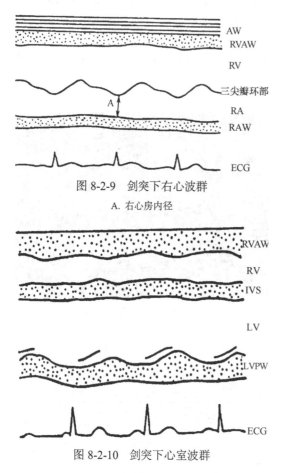

图 8-2-9 剑突下右心波群

A. 右心房内径

图 8-2-10 剑突下心室波群

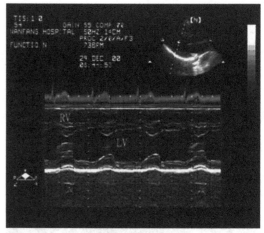

图 8-2-11 心室波群

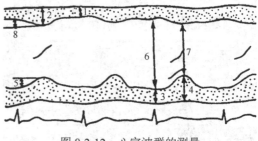

图 8-2-12 心室波群的测量

1. 室间隔舒张期厚度;   5. 左心室后壁搏幅;
2. 室间隔收缩末厚度;   6. 左心室舒张末内径;
3. 左心室后壁舒张末厚度;   7. 左心室收缩末内径;
4. 左心室后壁收缩末厚度;   8. 室间隔搏幅

二、测量方法及正常值

1. 心室波群 左心室舒张末内径:在心电图 QRS 波始点处,测量室间隔左心室面下缘至左心室后壁内膜面上缘的垂直距离。正常值:男 45~55mm,女 35~55mm。

左心室收缩末内径:在心电图 T 波末点处测量室间隔左心室下面下缘至左心室后壁内膜面上缘的距离。正常值:男 25~37mm,女 20~35mm。

室间隔舒张末厚度:在心电图 QRS 波始点处测量室间隔右心室面上缘至左心室面下缘的垂直距离。正常值:男 9.3~10.4mm,女 6.9~11.7mm,见图 8-2-11 及图 8-2-12。

室间隔收缩末厚度:在心电图 T 波末点处,测量室间隔右心室面上缘至左心室面下缘的垂直距离。

室间隔搏幅:在心电图 QRS 波起始处,测量室间隔左心室面下缘至后移波幅底点下缘的垂直距离。正常值:男 8~10mm,女 5~15mm。

左心室后壁舒张末厚度:测量舒张末期左心室后壁心内膜上缘至外膜面下缘的垂直距离。正常值:男 8~12mm,女 7~11mm。

左心室后壁收缩末厚度:测量收缩期末左心室后壁心内膜上缘至心外膜下缘的垂直距离。正常值:男 11~19mm,女 7~17mm。

左心室后壁搏幅:测量左心室后壁心内膜面上缘舒张末至收缩末的垂直距离。正常值:男 10~20mm,女 7~12mm,见图 8-2-6。

2. 二尖瓣前、后叶波群 右心室前壁厚度:在心室舒张末期(QRS 波始点)测量脏层心包上缘至心内膜下缘的垂直距离。正常值：男 4.0~5.5mm，女 3.0~5.5mm。

右心室内径(RVIDd)：在舒张末期测量右心室前壁内膜下缘至室间隔右心室面上缘的垂直距离。正常值：男、女均为 10~20mm。

E 峰至室间隔距离(EPSS)：二尖瓣 E 点至室间隔左心室面的垂直距离。正常值：男女均<7mm，见图 8-2-13 及图 8-2-14。

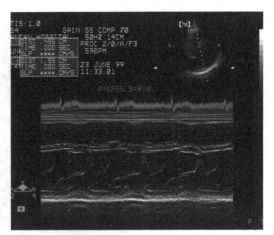

图 8-2-15　二尖瓣前叶波群

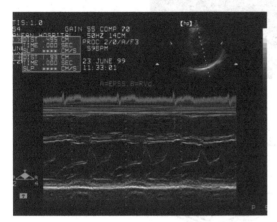

图 8-2-13　二尖瓣前、后叶波群

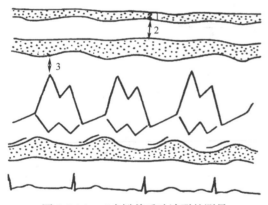

图 8-2-14　二尖瓣前后叶波群的测量

1. 右心室前壁厚度；2. 右心室腔内径；3. E 峰至室间隔距离(EPSS)

3. 二尖瓣前叶波群　左心室流出道宽度：二尖瓣前叶曲线 C 点上缘至室间隔左心室面下缘的距离。正常值：男 21~38mm，女 21~32mm。二尖瓣前叶快速充盈期下降速度(EF 斜率)：自二尖瓣前叶曲线 E 点至 F 点作一连线，用测量速度的方法测得 EF 斜率值。正常值：男 70~160mm/s，女 70~80mm/s，见图 8-2-15 及图 8-2-16。

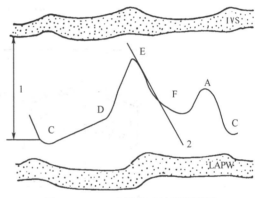

图 8-2-16　二尖瓣前叶波群的测量

1. 左心室流出道宽度；2. EF 斜率

4. 心底波群　主动脉根部内径：在心电图 QRS 起始处，测量主动脉前壁下缘至主动脉后壁上缘的垂直距离。正常值：男 23~36mm，女 21~29mm。

主动脉瓣开放幅度：测量右冠状瓣下缘至无冠瓣上缘的垂直距离。正常值：男女均为 16~26mm。

右心室流出道内径：在心室舒张期末(U 点)，测量右心室流出道前壁内膜面下缘至主动脉前壁上缘的垂直距离。正常值：男 21~33mm，女 23~32mm。

左心房内径：在心室收缩期末(V 点)，测量主动脉根部后壁曲线下缘至左心房后壁上缘的垂直距离。正常值：男 19~33mm，女 21~30mm，见图 8-2-17 及图 8-2-18。

5. 肺动脉瓣波群　a 波幅度：测量 a 波起始点的上缘至 a 波最低点上缘的垂直距离。正常值：男女均为(4.4±0.46)mm，见图 8-2-19 及图 8-2-20。

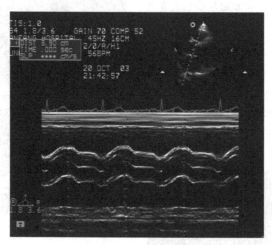

图 8-2-17　心底波群

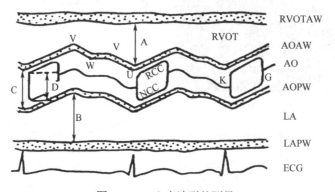

图 8-2-18　心底波群的测量

A. 右心室流出道内径；B. 左心房内径；C. 主动脉根部内径；D. 主动脉瓣开放幅度

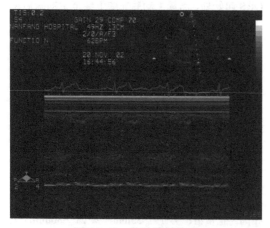

图 8-2-19　肺动脉瓣波群

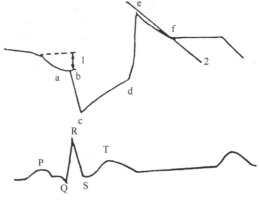

图 8-2-20　肺动脉瓣后叶波群

1. a 波深度；2. ef 斜率

第三节　B型超声心动图

一、常 用 切 面

心脏及大血管切面图像多达数十个，为篇幅见，此处介绍最常用的十二个。

1. 室长轴切面　探头置于胸骨左缘第三、四肋间，超声扫查平面与心脏长轴平行，可清晰显示右心室(RV)、室间隔(IVS)、主动脉(AO)、左心房(LA)、左心室(LV)、主动脉右冠瓣(RCC)、无冠瓣(NCC)、二尖瓣前叶(AML)和后叶(PML)等心脏结构，观察主动脉、心腔及室间隔和瓣膜的结构和活动情况，见图8-3-1及图8-3-2。

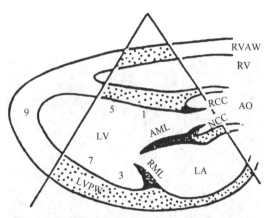

图8-3-1　左心室长轴切面

1.5 前壁；3.7 后壁；9 心尖部

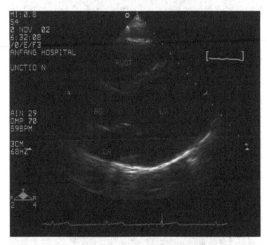

图8-3-2　左心室长轴切面图

RVOT：右心室流出道；AO：主动脉；LV：左心室；

2. 尖瓣口水平左心室短轴切面　探头置于胸骨左缘第三、四肋间，声束扫查平面大致与心脏长轴垂直，可显示右心室、室间隔和二尖瓣口(MO)观察二尖瓣口的左右径和前后径大小、室间隔与左心室后壁活动及二尖瓣口形态等，见图8-3-3及图8-3-4。

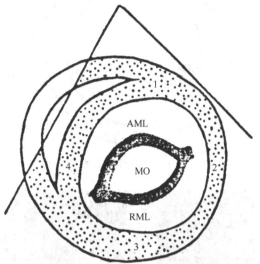

图8-3-3　二尖瓣口水平左心室短轴切面

1. 前壁；2. 外侧壁；3. 后壁；4. 内侧壁

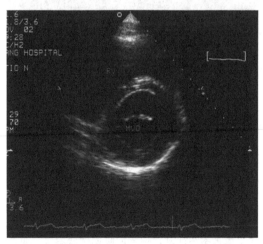

图8-3-4　二尖瓣口水平左心室短轴切面

RV：右心室；MVO：二尖瓣口；LA：左心房

3. 头肌水平左心室短轴切面　探头置于胸骨左缘第四肋间，声束扫查平面垂直于心脏长轴，可显示左、右心室、室间隔及前外侧(APM)和后内侧(PPM)乳头肌，观察左、右心室大小、室壁运动和乳头肌状态，见图8-3-5及图8-3-6。

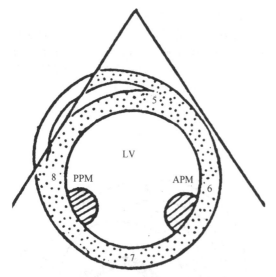

图 8-3-5　乳头肌水平左心室短轴切面
5. 前壁；6. 外侧壁；7. 后壁；8. 内侧壁

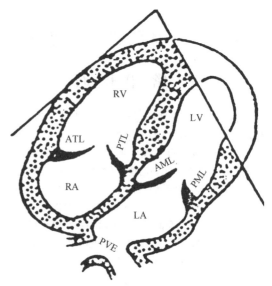

图 8-3-7　心尖四腔切面

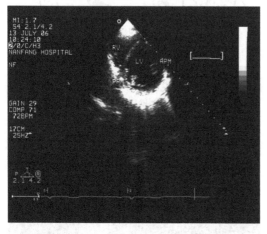

图 8-3-6　乳头肌水平左心室短轴切面

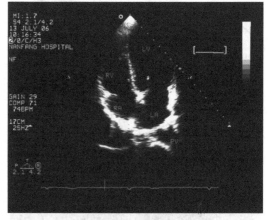

图 8-3-8　心尖四腔切面

4. 尖四腔切面　探头置于心尖搏动处，声束指向患者右肩做左右扫查，可显示左心室、左心房、右心室、右心房（RA）、二尖瓣、三尖瓣隔叶（STL）和前叶（ATL）、室间隔、房间隔（IAS）、上腔静脉（SVC）及肺静脉（PVE）入口，可观测左右房室大小、房室瓣形态与活动，房室间隔连续状态等，见图8-3-7及图8-3-8。

5. 尖二腔切面　探头位置同四腔切面，逆向转动90°，沿左心长轴取纵切面，重点显示左心室、左心房，可观察左心室后壁与心尖部活动情况，测量左心室长轴长度，计算左心室排血量，见图8-3-9及图8-3-10。

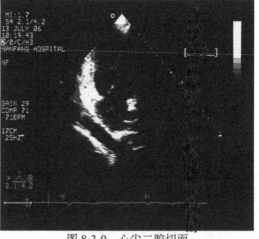

图 8-3-9　心尖二腔切面

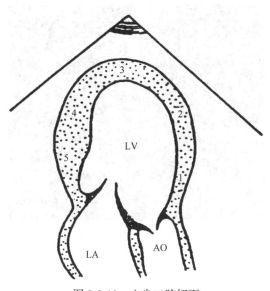

图 8-3-10　心尖二腔切面

1. 左心室侧壁基底部；2. 前侧壁；3. 心尖；
4. 下壁(膈面)；5. 后壁基底部

6. 尖五腔切面　探头在四腔切面位置稍上翘并略作侧动，便可获得带有主动脉根部的四腔切面（即五腔切面），可于左、右心房室瓣及心房与室间隔连接处观察主动脉根部和主动脉瓣，见图 8-3-11及图 8-3-12。

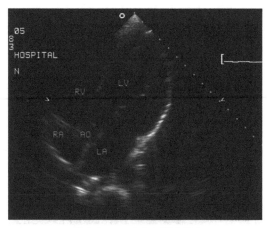

图 8-3-11　心尖五腔切面

7. 主动脉根部短轴切面　探头置于胸骨左缘第二、三肋间，使声束切面大致与心脏长轴垂直，可显示主动脉根部横断面及其瓣叶、左心房、右心房、三尖瓣隔叶(STV)、主肺动脉(MPA)、肺动脉瓣(PV)、房肺沟(APD)、左冠状动脉主干(LCA)，有时可见右冠状动脉(RCA)，见图 8-3-13及图 8-3-14。

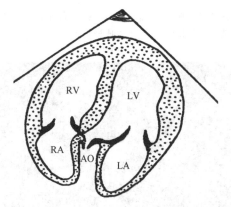

图 8-3-12　心尖五腔切面

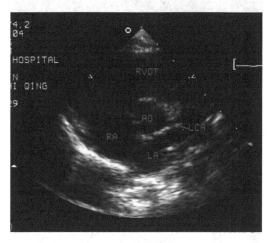

图 8-3-13　主动脉根部短轴切面

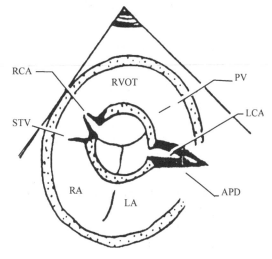

图 8-3-14　主动脉根部短轴切面

8. 肺动脉长轴切面　探头置于胸骨左缘第二、三肋间，声束切面大致与心脏长轴垂直，探头略微上翘，可显示右心室流出道、右心房。三尖瓣隔叶、主肺动脉、肺动脉瓣、左(LPA)、右(RPA)肺动脉等结构。此切面对诊断动脉导管未闭、肺动脉口狭窄等有用,见图8-3-15及图8-3-16。

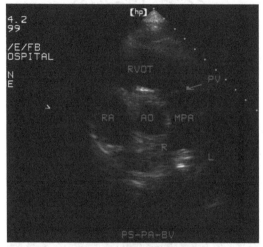

图 8-3-15 肺动脉长轴切面

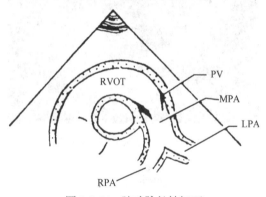

图 8-3-16 肺动脉长轴切面

9. 剑突下四腔切面 探头置于剑突下,声束指向左上后,对心脏作冠状切面,由于声束与房间隔垂直,可显示完整的房间回声并可见卵圆窝(FO),同时可显示右心房、室,左心房、室和室间隔等。此切面最重要的用途是观察有无房间隔缺损,并对其作定位和分型,见图 8-3-17 及图 8-3-18。

10. 胸骨上窝主动脉弓长轴切面 患者仰卧位,背部垫枕。探头置于胸骨上窝,并使声束切面与胸壁倾斜略呈60°,与主动脉弓大致平行。可显示升主动脉(AAO)、主动脉弓(Arch)、降主动脉(DAO)、无名动脉(BCA)、左颈总动脉(LCA)、左锁骨下动脉(LSCA)、右肺动脉和左心房等。此切面对诊断主动脉弓动脉瘤及夹层动脉瘤有用,见图8-3-19及图8-3-20。

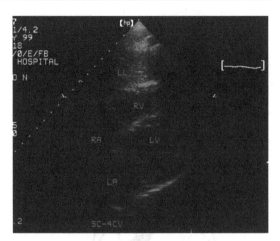

图 8-3-17 剑突下四腔切面

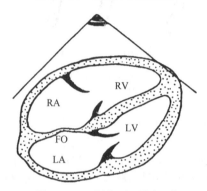

图 8-3-18 剑突下四腔切面

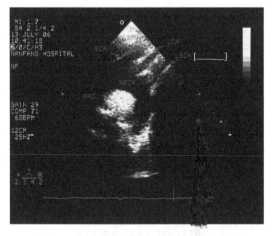

图 8-3-19 胸骨上窝主动脉弓长轴切面

11. 胸骨上窝主动脉短轴切面 探头位置同上一切面并作顺钟向转动,使声束平面平行于受检者额面。可显示主动脉横断面、无名静脉(IV)、上腔静脉(SVC)、右肺动脉和左心房。此切面用以测量上腔静脉、右肺动脉及肺动脉干大小,观察其有无异常,见图8-3-21。

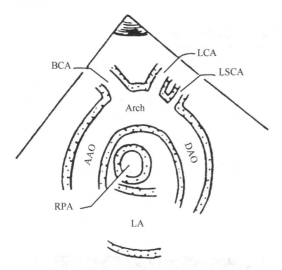

图 8-3-20　胸骨上窝主动脉弓长轴切面

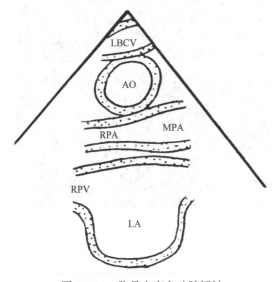

图 8-3-21　胸骨上窝主动脉短轴

12. 下腔静脉长轴切面　探头置于剑突下正中线偏右并作矢状切面，超声束垂直通过下腔静脉（IVC），它的前方是肝脏，自身为粗大的管状无回声结构，可见肝静脉汇入。声束略向上指，可显示其与之相连的右心房。此切面用以观察有否下腔静脉阻塞或扩张及它与右心房相连的情况。据武汉协和医院报道，正常人呼气时下腔静脉径为 (18.8±3.9) mm，吸气时为 (11.3±4.9) mm，心脏收缩与舒张对下腔静脉内径影响不大，见图 8-3-22 及图 8-3-23。

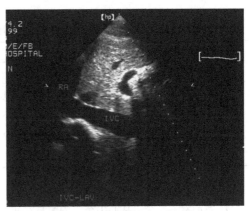

图 8-3-22　下腔静脉长轴切面

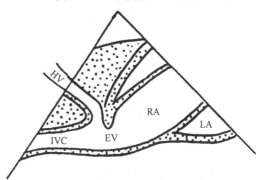

图 8-3-23　下腔静脉长轴切面

二、切面图像的测量

心脏切面图像为数众多，测量很繁杂不能一一介绍。此处只介绍最为简便实用的心尖四腔切面的测量，见图 8-3-24，表 8-3-1。

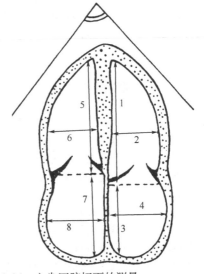

图 8-3-24　心尖四腔切面的测量

1. 左心室长轴；2. 左心室横轴；3. 左心房长轴；4. 左心房横轴；
5. 右心室长轴；6. 右心室横轴；7. 右心房长轴；8. 右心房横轴

表8-3-1 心尖四腔切面所测正常值(单位：mm)

	左心室		右心室		左心房		右心房	
	男	女	男	女	男	女	男	女
横 D	47.0±3.6	41.0±6.3	27.9±5.4	21.6±6.1	25.8±6.4	23.1±5.0	33.9±5.8	29.9±4.6
径 S	36.5±3.7	32.4±5.0	22.0±5.6	16.9±5.1	31.7±3.6	30.5±5.1	35.8±5.7	31.9±6.9
长 D	70~84(男、女)		66.2±10.4	62.9±8.3	33.4±8.8	32.1±8.6	34.7±5.9	30.6±4.4
径 S	46~64(男、女)		50.2±9.1	46.1±7.5	44.0±9.1	43.0±6.3	46.4±4.9	43.5±4.7

注：D 舒张末期；S 收缩末期。

1. 右心室 长径：从心尖至三尖瓣与室间隔的连接处。横径：最大横径，从三尖瓣室间隔附着处至右心室游离壁，在最宽处测量，和长径测量线垂直。

2. 右心房 长径：从三尖瓣与室间隔连接点至右（图 8-3-24）心房顶点。横径：从房间隔内缘至游离壁之间的最大距离。

在收缩末期可测得右心房最大长径及横径。在舒张末期可测得右心室最大长径及横径。

左心房、室的测量方法与右心房、室相同。

第四节 多普勒超声心动图

多普勒超声，就其发射方式可分为脉冲多普勒和连续多普勒，而就其显示方式则可分为频谱多普勒和彩色多普勒。脉冲多普勒和连续多普勒同属频谱多普勒。连续多普勒对心内血流的测量基本波形与脉冲多普勒大致相同；只是因其连续发射连续取样，频带宽且充填，由于其不受脉冲重复频率限制而能测得高速血流。因而，此处只介绍脉冲多普勒和彩色多普勒。

一、脉冲多普勒

1. 左心房血流 取心尖四腔切面或心尖二腔切面，多普勒取样容积置于二尖瓣环上，声束与室间隔平行，可获得出现于舒张期的正向的窄频带双峰波。第一峰较高，出现于舒张早期，称为 E 波。E 波是由于左心室舒张使左心室压力低于左心房，左心—室充盈血流加速所致。第二峰较低，出现于心房收缩期，称为 A 波。A 波是由于左心房收缩使左心房压力高于左心室，左心室充盈血流再次加速所致。左心房血流异常见于各类左向右分流的心脏病、心房水平右向左分流、三房心、二尖瓣反流及肺静脉病变等。正常值：

最大血流速度成人大于 0.5m/s；儿童为 0.4~0.8m/s，见图 8-4-1 及图 8-4-2。

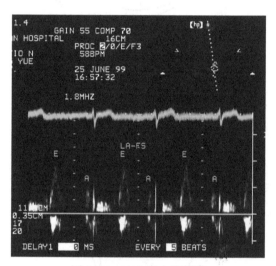

图 8-4-1 左心房血流频谱

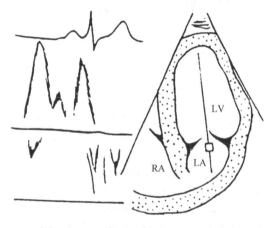

图 8-4-2 正常左心房血流多普勒频谱

2. 左心室流入道血流 取心尖四腔或二腔切面，取样容积置于二尖瓣尖下，声束与室间隔平行，可获得出现于舒张期的、正向的窄频带双峰波。第一峰较高，发生于舒张早期，称为 E 波。

E 波是由于左心室的舒张使左心室压力低于左心房,心室快速充盈所致。第二峰较低,发生于左心房收缩期,称为 A 波。A 波是由于左心房收缩使左心房压力高于左心室,左心室充盈再度加速所致。左心室流入道血流异常见于室间隔缺损、动脉导管未闭、重度二尖瓣反流、二尖瓣狭窄等病症。正常值:最大流速成人为 0.60～1.30m/s;儿童为 0.80～1.30m/s,见图 8-4-3 及图 8-4-4。

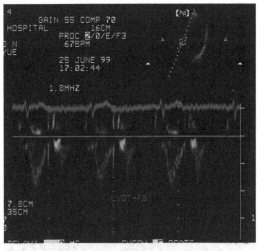

图 8-4-5　左心室流出道血流频谱

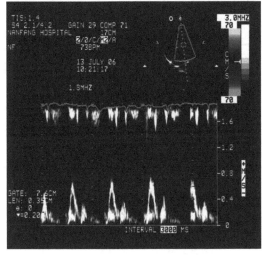

图 8-4-3　左心室流入道血流频谱

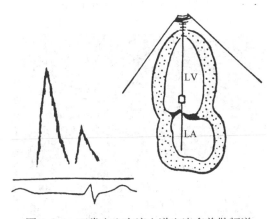

图 8-4-4　正常左心室流入道血流多普勒频谱

3. 左心室流出道血流　取心尖五腔或胸骨上窝升主动脉长轴切面,取样容积置于主动脉瓣下,声束平行于室间隔,可获得出现于收缩期的、在心尖五腔切面为负向而胸骨上窝升主动脉长轴切面为正向的窄频带单峰波。它是由于收缩期左心室射血使左心室流出道内血流加速所致。左心室流出道内血流异常多见于左心室流出道梗阻、主动脉反流等病症。正常值:最大流速度成人为 0.70～1.10m/s;儿童为 0.70～1.20m/s,见图 8-4-5 及图 8-4-6。

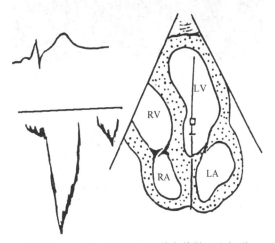

图 8-4-6　正常左心室流出道多普勒血流频谱

4. 升主动脉血流　取胸骨上窝升主动脉长轴切面、心尖五腔切面或心尖长轴切面,取样容积置于主动脉瓣上,声束与升主动脉平行,可获得出现于收缩期的、胸骨上窝探查为正向而心尖部为负向的窄频带单峰波。它是由于收缩期左心室压力高于升主动脉,使升主动脉血流加速所致。升主动脉血流异常见于左心室流出道梗阻、孤立性主动脉瓣下狭窄、主动脉瓣及瓣上狭窄、重度主动脉瓣反流、夹层动脉瘤等病症。正常值:最大血流速度成人为 1.00～1.70m/s;儿童为 1.20～1.80m/s,见图 8-4-7 及图 8-4-8。

5. 右房血流　取心尖四腔或剑突下四腔切面,取样容积置于三尖瓣环上,声束与室间隔平行,可获得出现于舒张期的、正向的窄频带双峰波。第一峰较高,出现于舒张早期,称为 E 波。它是由于右室舒张使右室压力低于右房,右室充盈血流加速所致。第二峰较低,发生于心房收缩期,称为 A 波。A 波是由于右房收缩使右房压力高于右室,右室充盈血流再次加速所致。右房内血流异常见于房间隔缺损、三尖瓣返流、上下腔静脉不全梗阻以及主动脉窦瘤破入右房等病症。正常值:最大血流速度儿童为 0.38～0.74m/s;成人尚无报道,见图 8-4-9 及图 8-4-10。

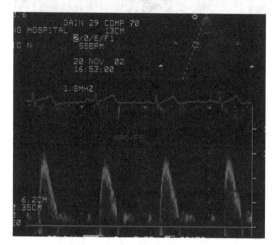

图 8-4-7 升主动脉血流频谱

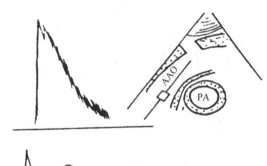

图 8-4-8 正常升主动脉血流频谱

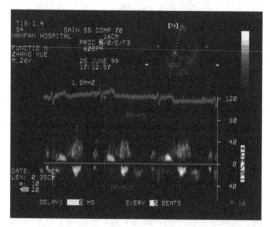

图 8-4-9 右心房血流频谱

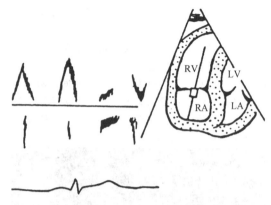

图 8-4-10 右心房血流频谱

6. 右心室流入道血流 取胸骨旁大动脉短轴切面和四腔切面,取样容积置于三尖瓣下,声束平行于室间隔,可获得出现于舒张期的、正向的窄频带双峰波。第一峰较高,出现于舒张早期,是由于右心室舒张使右心室压力低于右心房,致使右心室快速充盈所致,称为E波。第二峰较低,发生于心房收缩期,是由于右心房收缩使右心房压力高于右心室,右心室充盈血流再次加速所致,称为A波。右心室流入道血流异常见于隔瓣后室间隔缺损、重度三尖瓣反流、房间隔缺损、三尖瓣狭窄、主动脉窦瘤破入右心室流出道等病症。正常值:最大流速成人为 0.30～0.70m/s;儿童为 0.50～0.80m/s,见图 8-4-11 及图 8-4-12。

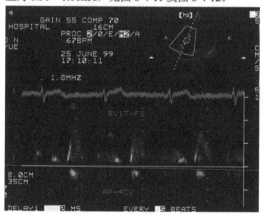

图 8-4-11 右心室流入道血流频谱

7. 右心室流出道血流 取胸骨旁大动脉短轴切面和剑突下右心室流出道长轴切面,取样容积置于肺动脉瓣下,声束与右心室流出道长轴平行,可获得出现于收缩期的、负向的窄频带单峰波。此波是由于收缩期右心室射血使右心室流出道内血流加速所致。右心室流出道血流异常见于嵴上型室间隔缺损、右心室漏斗部狭窄、肺动脉瓣反流、肺动脉高压等病症。正常值:最大血流速度成人为

0.60～0.90m/s；儿童为 0.50～0.80m/s，见图 8-4-13 及图 8-4-14。

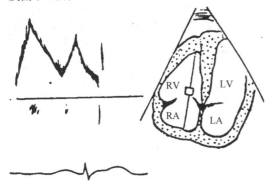

图 8-4-12　右心室流入道血流频谱

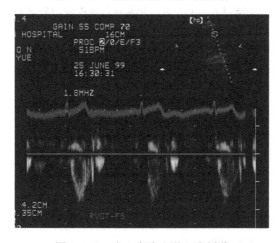

图 8-4-13　右心室流出道血流频谱

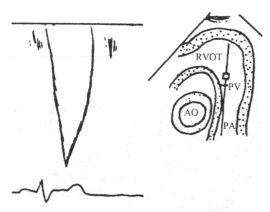

图 8-4-14　右心室流出道正常血流多普勒频谱

8. 主肺动脉血流　取胸骨旁肺动脉长轴切面和剑突下右心室流出道长轴切面，取样容积置于肺动脉瓣上，声束平行于主肺动脉，可获得出现于收缩期的、负向的窄频带单峰波。此波是由于收缩期右心室压力高于主肺动脉压力，右心室射血使主肺

动脉血流加速所致。主肺动脉血流异常见于房间隔缺损、室间隔缺损、动脉导管未闭、主动脉肺动脉隔缺损、右心室漏斗部狭窄、肺动脉瓣狭窄、重度肺动脉瓣反流、肺动脉高压等病症。正常值：最大血流速度成人为 0.60～0.90m/s；儿童为 0.50～1.05m/s，见图 8-4-15 及图 8-4-16。

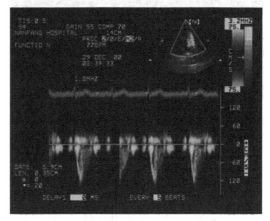

图 8-4-15　主肺动脉血流频谱

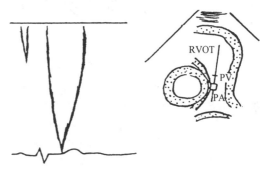

图 8-4-16　主肺动脉血流正常多普勒频谱

9. 上腔静脉血流　取胸骨上窝主动脉短轴切面，取样容积置于上腔静脉管中央，使声束与上腔静脉平行，可获得占据收缩期和舒张期的窄频带、负向、双峰波频谱。第一峰较高，发生于收缩期，称为 S 波，它是心室收缩时心房舒张和三尖瓣环下移；使上腔静脉回流加速所致。第二峰较低，发生于舒张早、中期，称为 D 波，它是右心室的快速充盈使上腔静脉回流再次加速所致。频谱的速度峰值随呼吸变化，吸气时加快，呼气时减低。上腔静脉血流异常见于引流入上腔静脉的肺静脉畸形引流、房间隔缺损、重度三尖瓣反流和上腔静脉不全梗阻。正常值：峰值流速为 (0.28±0.80)m/s，平均 0.51m/s，见图 8-4-17 及图 8-4-18。

10. 下腔静脉血流　取剑突下四腔切面或下腔静脉长轴切面，取样容积置于下腔静脉中央近右

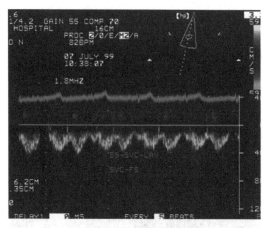

图 8-4-17　上腔静脉血流频谱

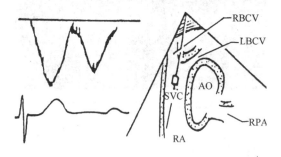

图 8-4-18　上腔静脉血流频谱

心房入口处，尽量调小声束与下腔静脉之间的夹角，可获得类似上腔静脉的窄频带、正向或负向的双峰波频谱，其命名与发生机制同上腔静脉。于下腔静脉瓣永存、房间隔缺损、重度三尖瓣反流、下腔静脉不完全梗阻时，可见异常血流。由于无论在哪一切面，下腔静脉与声束夹角都较大，因而无正常值见诸报道，见图 8-4-19 及图 8-4-20。

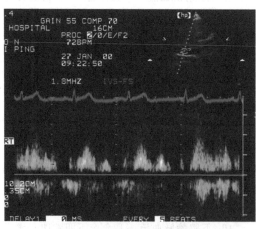

图 8-4-19　下腔静脉血流频谱

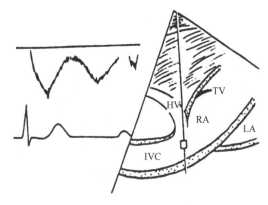

图 8-4-20　下腔静脉血流正常多普勒频谱

11. 肺静脉血流　取心尖四腔切面，探头置于肺静脉进入左心房处，可录得占据收缩与舒张期的窄带正向双峰波频谱。第一峰较低，发生于收缩期，称为 S 波。它是由于心室收缩期左心房舒张使左心房压力下降，肺静脉血回流加速所致。第二峰较高，出现于舒张期，称为 D 波。它是由于心室舒张早、中期左心房压力进一步下降，肺静脉血回流速度再次增大引起。肺静脉血流受呼吸影响较小。肺静脉血流异常见于左向右分流的患者，分流较大时，肺静脉血流量增多，流速增高。重度二尖瓣反流时，收缩期左心室血液逆流入肺静脉，出现收缩期负向血流信号；而舒张期前向血流增大，D 波升高。正常值：最大流速均值为 0.51m/s，范围 0.40～0.60m/s，见图 8-4-21 及图 8-4-22。

二、彩色多普勒

绝大多数彩色多普勒显像仪都采用国际照明委员会规定的彩色图，即红、绿、蓝三种基本颜色，其他他颜色均由这三种颜色混合而成。规定血流的

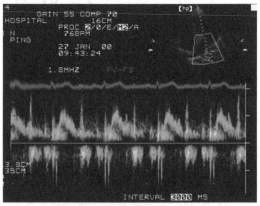

图 8-4-21　肺静脉血流频谱

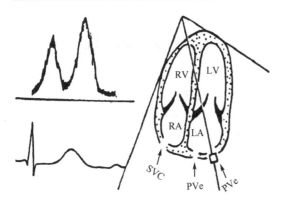

图 8-4-22　肺静脉血流正常多普勒频谱

方向用红和蓝表示，朝向探头运动的血流用红色，远离探头运动的血流用蓝色，而湍动血流用绿色。绿色的混合比率与血流的湍动程度成正比，因此正向湍流的颜色接近黄色（红和绿混合），而反向湍流的颜色接近深蓝色（蓝和绿混合）。血流的层流越多，所显示红色或蓝色越纯正。此外还规定血流的速度与红蓝两种颜色的亮度成正比，正向速度越高，红色亮度越高；反向速度越高蓝色亮度越高。这样，彩色多普勒就实时地为临床提供了血流的方向、速度及湍流程度三个方面的信息。

1. 正常二尖瓣口血流　在心尖二腔或四腔切面，舒张期彩色多普勒显示为一宽阔明亮的红色血流束，自二尖瓣口进入左心室。血流束轴心近心尖处流速最快，故红色明亮，边缘部流速较慢，故红色暗淡(彩图 54)。

2. 正常主动脉瓣口与主动脉血流　收缩期在心尖五腔切面，血流背向探头，彩色多普勒显示为一条蓝色血流束，充满左心室流出道、主动脉口和升主动脉。在胸骨上窝主动脉弓长轴切面，升主动脉血流朝向探头，着红色；降主动脉血流背离探头，着蓝色。主动脉弓中部因血流束与探头垂直，无血流信号(彩图 55)。

3. 正常三尖瓣口血流　在心尖四腔切面及胸骨左缘右心室流入道切面，舒张期彩色多普勒显示一条宽阔明亮的红色血流束，自右心房经三尖瓣口进入右心室并抵心尖。血流束中央红色明亮，边缘暗淡(彩图 56)。

4. 正常肺动脉口与肺动脉干血流　在主动脉根部短轴切面及肺动脉长轴切面，收缩期彩色多普勒显示一条宽阔的蓝色血流束充满右心室流出道与肺动脉干，血流束中部蓝色明亮，边缘暗淡，于左、右肺动脉分叉处最暗(彩图 57)。

第五节　心脏声学造影

心脏声学造影(cardiac acoustic contrast)，是通过周围静脉向心腔内注入一种具有声学效应的对比剂(contrast agent)，使心腔内出现浓密的回声，以增强组织对比度，从而帮助诊断疾病的方法。它所依据的原理是，造影剂在血液内产生大量微气泡，由于其声阻抗较大，因而能在心腔内产生浓密的回声。当这些气泡到达肺部时，即从血液中逸出，通过肺排出体外，因而早期的造影剂只能显示于右心系统，而不能出现在左心系统。现时的造影剂不但能通过肺循环显示于左心室内，而且还可通过主动脉进入冠状动脉，出现在心肌内，对心肌进行对比造影。

一、造影剂的种类

主要有双氧水造影剂、二氧化碳造影剂和声化白蛋白造影剂，此外尚有靛氰蓝绿造影剂等。

(一) 双氧水造影剂

经静脉注入后，受血液内过氧化氢酶的催化，双氧水立即分解，释出氧气。

氧气被释出后，部分与血蛋白结合，部分成游离状态，在血液中形成微小氧气泡。

(二) 二氧化碳造影剂

经静脉注入后，在血液内迅速产生大量二氧化碳气泡。二氧化碳在血液中的溶解度为氧气的 2.3 倍，因而不易形成气栓。此种造影剂有碳酸氢钠与醋酸混合液、碳酸氢钠与稀盐酸混合液及碳酸氢钠与维生素 C 混合液等多种配方。

此外，目前所用的新型声学造影剂有胶质溶液，SHU-508 及声化白蛋白等。其中首推后者。据 Keller 报告，用 5%声化人类白蛋白作造影剂，其微泡平均直径有 2.9μm 和 5.8μm 两种。它对实验动物的左心房、左心室收缩压、舒张压和平均压都无显著影响，亦不造成冠状动脉充血性反应。即使注射 10ml 声化白蛋白亦无心肌、脑、肾梗阻、栓塞或出血。它没有螯合剂作用，是一种显示区域性心肌灌注的优良造影剂。

二、造影方法

(一) 双氧水

一般取肘静脉注入。3%双氧水每公斤体重 0.01ml，一次最大注入量不超过 1ml，发绀患者不超过 0.5ml，在 1～2s 内注完。两次间隔时间在 5min 以上，一般可重复 2～5 次。注射过程中如出现头昏、胸闷等不适，应立即停止注入。

(二)碳酸氢钠与醋酸混合液

将医用 5%碳酸氢钠及稀释为 5%醋酸在无菌操作下分装于 5 ml 及 2 ml 安瓿瓶内备用。注射时先吸取 5%碳酸氢钠 5ml，随即加入 5%醋酸 2 ml，立即推注，在 5～10s 内注完。

注意在作上述两种造影剂造影之前，均须先用 50ml 注射器吸取生理盐水，连接头皮针，穿刺肘静脉，并固定好针头，将准备好的造影剂经头皮针注完，再接上生理盐水。如需要，间隔 5 min 以上再重复上述步骤，可重复 2～3 次。

三、观察与分析

造影剂从肘静脉注入后，应注意其最先显示的部位、顺序、心腔内出现和持续的时间及其分布。正常情况下，造影剂由上腔静脉首先进入右心房，在心腔液暗区内出现密集的云雾状细小光点。其显示顺序是右心房→右心室→肺动脉。微气泡通过肺循环排出体外，不出现在左心腔内。

由肘静脉注入造影剂至心腔内最先出现其反射的时间为臂—心循环时间，正常为 9.7s。心腔内出现造影剂至其消失的时间为心腔滞留时间，正常为 77.4s。

如有心内分流，应注意观察分流平面及分流方向。若右心房右心室出现造影剂，与此同时左心房左心室及主动脉内亦出现造影剂，则分流平面在心房。若右心室出现造影剂后，左心室和主动脉内相继出现，而左心房内无造影剂，则为室平面分流。在左向右分流时，于充满造影剂回声的右心房或右心室或肺动脉内可见不含造影剂回声的暗区，即负性造影区。

四、适 应 证

(1)分流性疾病：房及室间隔缺损及主—肺动脉隔缺损，以及并有这些缺损的复杂畸形。

(2)反流性疾病：三尖瓣及肺动脉瓣反流。

(3)观察静脉异位引流：如左位上腔静脉时，在扩张的冠状静脉窦内首先见造影剂回声，尔后出现于右心房。

(4)可确定心内结构的界面，因而可用于测定右心室壁及室间隔的厚度。

(5)测定循环时间，用以估计血流速度及右心功能。

(6)作心肌造影时，可确定病灶区域和部位。

五、禁 忌 证

(1)肺功能不全缺氧明显者(对 CO_2 造影剂而言)。

(2)冠心病有心绞痛及心肌梗死者。

(3)重症心力衰竭患者。

(4)严重酸中毒患者。

(5)有出血倾向或栓塞病史。

(6)重症贫血患者。

(7)重症感染性心内膜炎患者。

第六节 经食管超声心动图

经胸超声心动图(transthoracic echocardiography, TTE)由于在其受到肋骨、胸骨、肺气、肥胖及胸廓畸形等遮挡和影响时，不能获得清晰的图像，使它的临床应用范围受到限制。经食管超声心动图(transesophageal echocardiography，TEE)，将超声探头置于食管之内，使探头与心脏更贴近，克服了上述不利因素，能获得比 TTE 更清晰的图像，弥补了它的不足，不仅拓宽了超声心动图的应用范围，也使临床诊断质量得以不断提高。

TEE 始于 1971 年，当时由英国的 Side 与 Gosling 用直径 5mm 的压电晶片镶嵌于食管探头的顶端，发射 5MHz 的连续超声，探测胸主动脉内的血流速度，借以估测心功能。因处于实验阶段，未得到临床重视。

至 1976 年，美国的 Frazin 用直径 9mm 的压电晶片发射 3.5MHz 的连续超声作成食管探头，获取心脏的 M 型图像，在左心房内径及 EF 斜率的测值等方面获得了与 TTE 的良好相关；但由于它获得的是心脏的一维信息，而对心脏的解剖结构和方位识别困难，因而其临床应用受限。1980 年日本的 Hisanaga 做出第一代经食管切面超声心动图。压电晶片直径 10mm，发射频率在 2.25～3.5MHz，能获得较清晰的心脏切面图像。但因探头顶端粗、硬管部分较长、实用性较差、不易掌握方向及患者有不适感等，而未能在临床上推广。

1982 年德国的 Schluter 等推出相控阵食管探头。换能器由 32 晶片组成，频率 3.5MHz，长 35mm，宽 15mm，厚 16mm，嵌附于管体的前端。管体较细、柔软， 其后端连接控制钮，术者转动此钮，即可灵活地使换能器前后倾屈和左右移位，观察心脏各部分的形态结构和运动状态。这一发展，使得 TEE 进入了临床实用阶段。

几经发展，现在 TEE 的探头直径已小于 7mm，并从单平面进至双平面和多平面，不仅能从横断面，也能从纵轴面显示心脏和大血管的结构。不仅能通过二维图像，了解心脏大血管的结构和形态，还能通过频谱多普勒测定血流速度、血流状态，进而了解心脏的功能。现时有了三维TEE，能够将清晰的二维TEE图像重建成三维图像，获得有关心脏空间结构的信息，为临床心血管研究提供了新手段，新途径和新技术。

我国上海中山医院于1989年率先报告了TEE的临床应用结果，认为对诊断二尖瓣疾病、房间隔缺损等有很高的准确性。武汉协和医院对TEE的麻醉方法、插管技术及图像方位进行了改进，取得了很好的效果。以后北京、石家庄、广州等地相继开展，并扩展至全国。

一、检查前准备

（1）术前常规询问受检者有无吞咽困难、肝硬化及上消化道出血等病史。

（2）受检者在接受TEE检查前应作食管吞钡检查，以排除食管静脉曲张、食管肿瘤及先天性食管狭窄等。

（3）检查前受检者禁食4～6h。

二、检查方法

（1）对清醒的患者，以2%地卡因喷于受检者咽喉部以作局部麻醉，5min后可开始插管。

（2）受检者取左侧位或坐位。

（3）术者一手持食管超声末端的调节器，另一手握住离探头顶端约30cm处，调节至前屈约30°后，于探头顶部涂以耦合剂。此时嘱受检者张口并做吞咽动作，顺势将探头经由口腔送入食管之内，并将开口器（或牙托）固定于上下门齿之间防止咬坏探头。

（4）插入过程应轻巧、徐缓，避免因刺激而致的恶心、呕吐，出现心率增快应缓进，出现心律紊乱应停进，并作相应处理。

（5）于受检者颈侧置一弯盘以接取口腔分泌物。

（6）食管探头进入离门齿30～50cm处，通过进退、左右转动、前后屈伸以显示心脏各切面图像。由另一人操作仪器面板上的增益、辉度、深度及多普勒取样容积、多普勒彩色血流图像控制键等，以清晰显示所需图像。全过程录像记录，必要时即时摄片留取资料。

（7）检查完毕，退出探头，先用清水冲洗，然后用消毒液浸泡5～10min，擦干后挂于特制的探头架上，以备下次再用。

（8）嘱受检者休息，并在2h内禁食。

三、适应证

（1）疑有或须排除左心耳血栓者。据报道，TEE对左心耳血栓检出的敏感度和特异度均达100%。

（2）房间隔缺损。TEE从心脏后方探测显示的左、右心房和房间隔更清晰，较TTE敏感度和特异度均有提高。

（3）主动脉夹层动脉瘤。其敏感度达97%，特异度为100%。

（4）感染性心内膜炎。敏感度为100%，特异度为98%。

（5）由于TEE显示的心脏图像清晰，心腔边界清晰，适应作诸如舒张末容积、收缩末容积、心排血量、每搏量、射血分数、心脏指数和每搏指数等多项心功能指标的测定。

（6）术中监测。由于TEE不占手术野，可很方便地监测心脏手术全过程，在术前可指导决定手术方案；在术中可发现新问题及时处理；在术末关胸之前即时评价手术效果。

（7）对人工心脏瓣膜、心腔内占位病变、右心室流出道及肺动脉瓣狭窄均有较好的显像和诊断效果。

四、注意事项

（1）食管疾病。诸如先天性食管狭窄、食管异物、食管肿瘤及因肝硬化所致食管静脉曲张者，应列为禁忌。

（2）据报道，TEE有个别引发严重心律失常，因而应予重视。在作TEE时，应备好一切抢救物品和药品。

（3）在TEE的插入过程中，患者可能有呛咳甚至恶心、呕吐等情况，此时施术者除动作轻柔，还应耐心热情地向患者解释，以解除其紧张情绪。

五、常用切面及其临床应用

由于TEE是将探头置于食管内，从后方探测心脏，探测的方向与TTE相反，因而它得到的基本上是TEE的倒置图像。故有人将TEE图像倒过来看，即扇尖朝下扇底向上，以期与TTE取得一致（图8-6-1）。

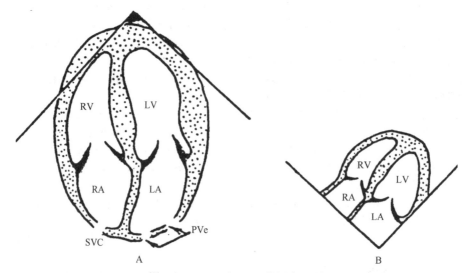

图 8-6-1 TTE 和 TEE 的四腔切面

A 为 TTE 心尖四腔切面；B 为 TEE 四腔切面的倒立图像，两图所显示的心脏结构和方位取得了一致

像 TTE 一样，TEE 的切面图像为数众多，限于篇幅，这里只介绍最常用的 12 个切面。

(一)左心耳切面

探头进至离门齿约 30cm 深度，前屈 30°，并逆钟向转 45°，显示左心耳(LAA)、左心房(LA)、主动脉(AO)、肺动脉(PA)和右心房(RA)。用以观察左心耳内血栓和二尖瓣瓣上环(图 8-6-2)。

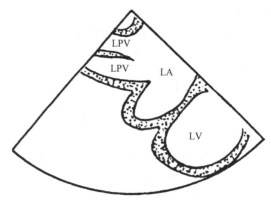

图 8-6-3 左肺静脉汇入口切面

(三)右肺静脉入口切面

在左心耳切面基础上，探头顺钟向转 120°，显示上、下右肺静脉(RPV)、左心房(LA)、右心房(RA)、右心室(RV)、左心室(LV)和主动脉(AO)。用以观察右肺静脉入口处附壁血栓和右肺静脉异位引流(图 8-6-4)。

(四)房间隔切面

探头进至 32～35cm 处，前屈 30°并顺钟向转 90°，显示左心房(LA)、右心房(RV)和位于两房之间呈水平方向的房间隔(IAS)，以及左心室(LV)、右心室(RV)和室间隔(IVS)。用以观察有无房间隔缺损及卵圆孔末闭、心房肿瘤及血栓等(图 8-6-5)。

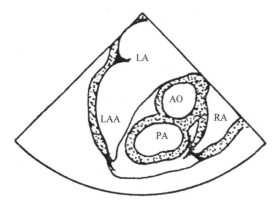

图 8-6-2 左心耳切面

(二)左肺静脉汇入口切面

在左心耳切面基础上，探头逆钟向转 150°，显示上、下左肺静脉(LPV)、左心房(LA)、左心室(LV)。用以观察左肺静脉入口处附壁血栓、左肺静脉异位引流(图 8-6-3)。

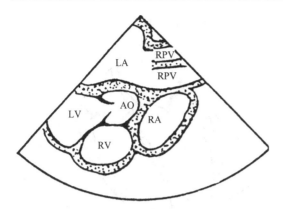

图 8-6-4　右肺静脉汇入口切面

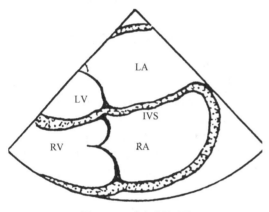

图 8-6-5　房间隔切面

（五）主动脉瓣水平短轴切面

探头进至 30cm 并前屈 20°，显示主动脉（AO）及其瓣膜、左心房（LA）、右心房（RA）、和右心室流出道（RVOT）。用以观察左、右心房内血栓及肿瘤，了解主动脉瓣膜是否增厚、钙化及有无穿孔或二瓣化畸形，有无高位房间隔缺损等（图 8-6-6）。

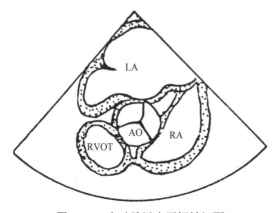

图 8-6-6　主动脉瓣水平短轴切面

（六）主动脉窦部短轴切面

在主动脉瓣水平短轴切面，探头退出 0.5～1.0cm，显示左心房（LA）、右心房（RA）、肺动脉（PA）和位于图像中央的主动脉窦部横切面，以及左冠状动脉（LCA）和右冠状动脉（RCA）始段。用以观察主动脉的大小、窦瘤及其破口的位置，以及左、右冠状动脉始段的病变（图 8-6-7）。

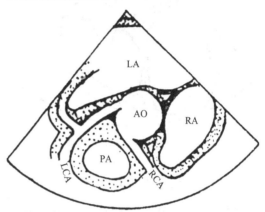

图 8-6-7　主动脉窦部短轴切面

（七）升主动脉短轴切面

在主动脉窦部短轴切面，探头再退出数毫米，显示位于图像中央的升主动脉（AO）横切面、后方的左心房（LA）、右侧的右心房（RA）及左前方的肺动脉干（PA）横断面。用以观察有无主动脉夹层动脉瘤、假性动脉瘤、肺动脉干狭窄或扩张等（图 8-6-8）。

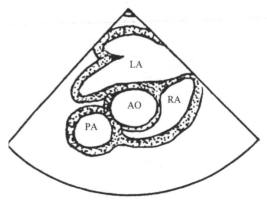

图 8-6-8　升主动脉短轴切面

（八）冠状静脉窦切面

探头送进 40～45cm，后伸约 60° 并顺钟向转

30°，显示冠状静脉窦（CS）、右心房（RA）、右心室（RV）、左心室（LV）。用以观察冠状静脉窦的大小及其血流方向，判断有无左位上腔静脉永存等（图8-6-9）。

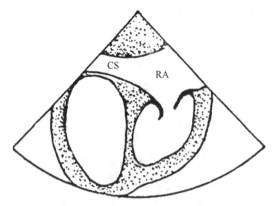

图8-6-9　冠状静脉窦切面

（九）二尖瓣水平短轴切面

探头进至45～50cm，前屈45°并逆钟向转45°，显示左心室底部的短轴切面，二尖瓣前叶（AMV）、后叶（PMV）和右心室（RV）。用以观察二尖瓣及其交界处的形态和功能，测量瓣口面积，评价扩瓣术的疗效及人工瓣的功能等（图8-6-10）。

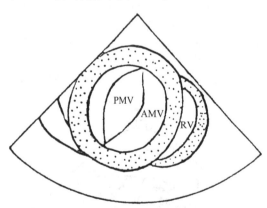

图8-6-10　二尖瓣水平短轴切面

（十）四腔心切面

探头进至40～45cm，后伸15°并顺钟向转30°，显示心脏的四腔切面，其方位恰与TTE相反，即右心房（RA）位于图像右上，左心房（LA）位于左上，而左心室（LV）位于左下，右心室（RV）位于右下。用以观察各腔室大小和功能，显示房和室间隔缺损、房室瓣形态和功能、心腔内占位病变、室壁瘤

及室壁运动等（图8-6-11）。

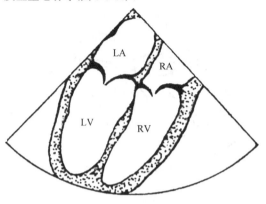

图8-6-11　四腔心切面

（十一）肺动脉瓣水平短轴切面

探头方位介于主动脉窦部短轴切面和升主动脉短轴切面之间，显示主动脉（AO）位于图像中央，肺动脉（PA）位于主动脉左下方，左心房（LA）在上部，右心房（RA）在右侧。用以测量肺动脉瓣环内径和面积，观察肺动脉瓣的形态及功能，有无肺动脉瓣狭窄、二叶化或畸形，根据主动脉和肺动脉的位置关系判断有无大血管转位（图8-6-12）。

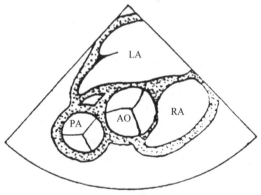

图8-6-12　肺动脉瓣水平短轴切面

（十二）左心室长轴切面

探头进至40～45cm后伸15°并逆钟向转30°，显示左心室（LV）、左心房（LA）、右心室（RV）、主动脉（AO）、右心房（RA）、二尖瓣及主动脉瓣。用以观察有无左心房血栓或黏液瘤、二尖瓣瓣上环、三房心隔膜、二尖瓣形态及功能；观察有无左心室流出道和主动脉口狭窄，主动脉瓣的形态及功能，有无主动脉根部扩张及骑跨；有无室间隔缺损及监测室缺修补术疗效；有无节段性室壁运动障碍及整

体室壁运动功能；有无左心室内肿瘤、血栓；于术　　中监测左心室腔内的残余空气泡等(图8-6-13)。

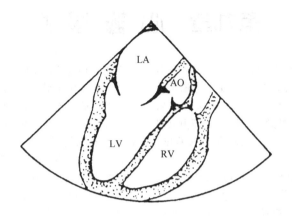

图 8-6-13　左心室长轴切面

（龚渭冰　李学应）

第九章　心瓣膜病

由于超声具有切面显像、频谱多普勒及彩色多普勒血流显像等多种手段和方法，现时对心瓣膜疾病诊断的可靠性有了很大的提高。对大多数心瓣膜病可免用心导管及心血管造影等有创检查，而由以超声为主的无创性检查，便能确定其性质、病变程度、手术适应证及手术方式。

心瓣膜病（valvulopathy）可分为先天性和后天性两大类型。先天性者将归入先天性心脏病中介绍。本章仅介绍后天性心瓣膜病。在后天性心瓣膜病中最多见的是慢性风湿性心瓣膜病，其次是非风湿性心瓣膜病、感染性心内膜炎及人工瓣膜病。我们将按这个次序逐一介绍。

第一节　慢性风湿性心瓣膜病

所谓慢性风湿性心瓣膜病（chronic rheumatic cardiac valve disease）是指风湿性心脏炎停止后，由炎症损害及愈合过程遗留下来的心瓣膜病变。慢性风湿性心瓣膜病是常见病，在我国占成人心血管病的40%～50%。其中又以二尖瓣病最多见，尸检资料为100%，而主动脉瓣为48.5%，三尖瓣为12.2%，肺动脉瓣为6.5%。

一、二尖瓣狭窄

二尖瓣狭窄（mitral stenosis）是慢性风湿性心瓣膜病中最常见者，女多于男，约为3：1～4：1。单纯二尖瓣狭窄较二尖瓣狭窄合并关闭不全多一倍。二尖瓣狭窄最重要、最特征性的临床表现是心尖部有隆隆样或雷鸣样舒张期杂音。

（一）病理概要

从初次链球菌感染至形成二尖瓣狭窄，需两年左右。病变之初为瓣膜交界处及其基底部水肿、炎性浸润及赘生物形成，以后瓣膜粘连、纤维化致瓣口狭窄。狭窄严重时瓣口为一裂隙样小孔。本病按病变轻重和形态，可分为两大类型。

1. 隔膜型　瓣膜主体没有病变或仅有轻度病变，活动尚好。又可分为三型：①瓣叶交界处相互粘连，瓣口狭窄，其边缘纤维样增厚或有钙质沉着。

②除上述病变外，瓣膜本身有增厚，其活动受限并可伴轻度关闭不全。这是最常见的一型。③由于腱索及乳头肌粘连、缩短，将瓣叶向下牵拉，使之呈漏斗状。瓣叶本身亦有不同程度的病变，但瓣叶主体仍有相当的活动度，有的还伴较明显的关闭不全，此型称之为隔膜漏斗型。

2. 漏斗型　瓣膜、腱索及乳头肌病变程度比较严重，由于纤维化缩短，瓣膜变硬呈漏斗状，常伴较严重的关闭不全。

二尖瓣狭窄按瓣口大小，又可定量分为轻、中、重三种。轻度狭窄，瓣口直径在1.2cm以上；中度狭窄，瓣口直径在0.8～1.0cm；重度狭窄，瓣口直径在0.8cm以下。正常二尖瓣直径为3.0～3.5cm，面积4.0～6.0cm²，瓣叶质地柔软。

由于二尖瓣口狭窄，左心房压升高，左心房扩张，肺静脉压和毛细血管压升高，肺静脉和肺毛细血管扩张、淤血。当肺循环血容量长期超过其代偿量时，肺动脉压逐渐升高，导致右心室肥厚及扩张，最终造成右心衰竭。

（二）M型超声表现

（1）尖瓣前叶EF斜率减慢，呈"平台"样或"墙垛"样改变。此乃由于瓣口狭窄，舒张期左心室充盈受阻，房、室间压力差始终较高，使二尖瓣持续地处于开放状态所致。EF斜率常小于30mm/s。其减慢程度与狭窄程度有一定相关，见图9-1-1～图9-1-3。

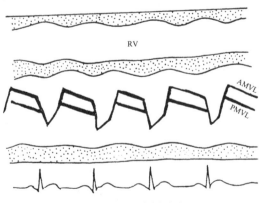

图 9-1-1　二尖瓣狭窄

二尖瓣前后叶波群示二尖瓣前、后叶均增厚、前叶曲线呈"墙垛"样，前、后粘连、后叶与前叶呈同向运动

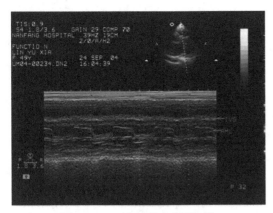

图 9-1-2 二尖瓣狭窄(隔膜型)

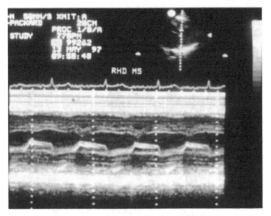

图 9-1-3 二尖瓣狭窄(漏斗型)

(2)二尖瓣前、后叶舒张期呈同向运动。这是由于瓣叶交界粘连、融合、钙化及纤维化，后叶受前叶牵拉，被动向前移动所致。

(3)前、后叶舒张期最大距离(即 E-E′间距)缩小。正常 E-E′间距为 21～39mm。二尖瓣狭窄时明显缩小，其缩小程度与狭窄程度有良好的相关性。

(4)前叶活动幅度减低。正常 DE 幅度大于20mm，若小于 15mm，且有瓣叶增厚、回声增强或呈多层回声，应考虑有瓣叶钙化。

(5)二尖瓣前叶回声增强。此乃瓣叶增厚、钙化和纤维化所致，有钙化者常有多层回声。

(6)左心房明显增大。左心房与主动脉内径比值增大。其大小可作为衡量狭窄程度及心功能状态的参考指标。正常 LA/AO 为 0.9±0.13。由于左心房增大，可使心脏位置改变，而致右心室流出道变窄或左心室大小正常，而事实是右心室流出道可以增宽，左心室可以变小，肺动脉后瓣活动曲线上的a波变浅或消失，瓣叶提前开关。

(三)B 型超声表现

(1)左心室长轴切面，可见二尖瓣前叶及后叶增厚，回声增强尤其瓣尖多呈结节状，舒张期前叶呈弓状，形成圆隆状膨向左心室流出道内。瓣叶僵硬，活动度小，后叶被牵拉前移，并被拉长呈"直立"状。收缩期前后叶接合处回声增强、增粗，并可见增粗的腱索与瓣叶相连、融合，还可见增厚的乳头肌，见图 9-1-4 及图 9-1-5。

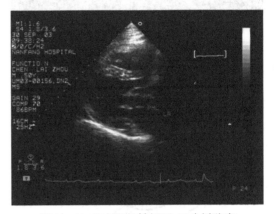

图 9-1-4 左心室长轴切面 二尖瓣狭窄

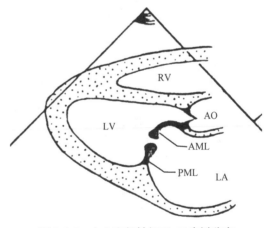

图 9-1-5 左心室长轴切面 二尖瓣狭窄

(2)二尖瓣口水平短轴切面，见瓣膜增厚瓣口呈鱼嘴状，回声增强，有时并见钙化。由此处测得二尖瓣口面积。轻度狭窄为 2.0～2.5cm²，中度狭窄为 1.0～1.9cm²，重度狭窄小于 1.0cm² 见图 9-1-6 及图 9-1-7。

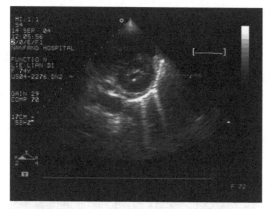

图 9-1-6 左心室短轴切面 二尖瓣狭窄

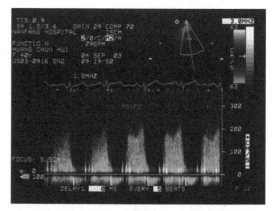

图 9-1-8 二尖瓣狭窄(轻度)频谱

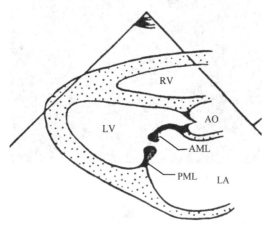

图 9-1-7 左心室短轴切面 二尖瓣狭窄

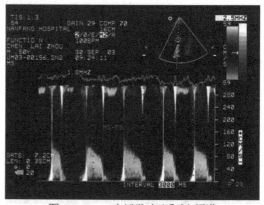

图 9-1-9 二尖瓣狭窄(重度)频谱

(3)在左心室长轴切面及心尖、剑突下和胸骨旁四腔切面，可见左心房扩大。这是二尖瓣狭窄致左心房排空受阻所致。正常时，从主动脉后壁至左心房后壁的垂直距离，即左心房的前后径不超过35mm。狭窄时常超过40mm。但若大于50mm，已不仅是单纯狭窄，常伴有二尖瓣关闭不全。

(4)在心尖四腔切面，可见肺静脉明显扩张。

(5)二尖瓣狭窄常继发肺动脉高压，因而常见肺动脉扩张，右心室扩大。

(四)频谱多普勒表现

(1)将取样容积置于二尖瓣口，可录得充填的、正负双向的方块形血流频谱。其峰值流速明显加快，常见 E 峰大于 1.5m/s。A 峰亦见增快，超过正常的 0.4m/s(图 9-1-8、图 9-1-9)。

(2)将取样容积置于二尖瓣口左心房侧，由于瓣口狭窄血流受阻，左心房内血流减慢，因而峰值血流速度 E 峰明显降低，常小于 0.5m/s。

(3)将取样容积置于二尖瓣口远端的左心室腔内，可录得湍流所产生的舒张期双向低频血流频谱。

(4)合并肺动脉高压时，可分别于右心室流出道及右心房内，录得肺动脉瓣反流和三尖瓣反流血流频谱。

(5)通过测量二尖瓣口血流频谱的峰值血流速度(V)，利用柏努利方程，可计算出最大瞬时跨瓣压差(P)。如测得 E 峰血流速度为 1.6m/s，代入公式 $P=4V^2$，则得最大瞬时跨瓣压差为 10.2mmHg。

(6)通过测量舒张早期最大瞬时压差下降一半的时间，即半降时(PHT)，利用 Hatle 的经验公式，可计算出二尖瓣口的面积(MVA)。例如，测量某二尖瓣狭窄患者的半降时为 250ms，代入公式 $MVA=220/PHT$(ms)，得此患者的二尖瓣口的面积为 0.88cm^2。需要说明的是，本公式是经验公式，仅适用于无合并二尖瓣反流及无主动脉瓣病变者，且以瓣口狭窄程度重者为好。

(五)彩色多普勒表现

(1)心尖四腔切面,可见持续于整个舒张期的、以鲜亮的红色为主的、窄细的、五彩相间的射流束通过二尖瓣口,当其通过二尖瓣口后,迅速扩大,形成喷泉形或蘑菇形等多种形态(彩图58～61)。

(2)于二尖瓣狭窄,左心房压力升高,血流缓慢,因而左心房血流显色暗淡或不显色。

(3)并肺动脉高压时,在肺动脉长轴切面或主动脉短轴切面,于右心室流出道内可见红色"烛火"样或"火苗"样肺动脉瓣反流血流束;在四腔切面,于右心房内可见以蓝色为主的多彩三尖瓣反流束(图9-1-13)。

(六)鉴别诊断

超声心动图对二尖瓣狭窄不仅能确定诊断,而且能定量其狭窄程度,但就其本身的表现而言,仍需与下列疾病鉴别。

(1)左心房黏液瘤时,M型超声的二尖瓣前叶曲线亦可出现"平顶"样或"墙垛"样改变。但其二尖瓣后叶曲线正常,在前叶曲线的后方有云雾状回声。

(2)主动脉瓣关闭不全时,二尖瓣前叶的EF斜率亦减慢呈"平台"状,但它同时有舒张期"毛刷"样高频颤动,且二尖瓣后叶活动正常。

(3)特发性肥厚型主动脉瓣狭窄时,也有二尖瓣前叶EF斜率减慢,使成"墙垛"样,但其后叶活动正常,前叶的CD段应有SAM现象。

(4)肺动脉高压时,二尖瓣前叶EF斜率减慢,使其呈"墙垛"样,但后叶活动正常。此时还应伴有肺动脉瓣后叶曲线的ef斜率减慢和a波消失。

二、二尖瓣关闭不全

二尖瓣关闭不全(mitral insuffiency)约占风湿性二尖瓣病变的 1/3,单纯性关闭不全占其中之一半,另一半合并于二尖瓣狭窄。单纯关闭不全患者,男多于女,约为3:2,它的最重要的临床表现是心尖区Ⅲ/Ⅵ级以上音质粗糙、音调高亢的吹风样全收缩期杂音并向腋下传导。

(一)病理概要

风湿性二尖瓣关闭不全的主要病理改变,是由风湿性心内膜炎所致的瓣膜瘢痕及其短缩,还有腱索及乳头肌的粘连。由此而造成瓣膜不能正常关闭。当心脏收缩时,左心室血液大部分经主动脉瓣口进入主动脉,另一部分则经闭合不完全的二尖瓣口反流入左心房,引起严重的血流动力学障碍。

由于左心室血液反流入左心房,左心房容量增加,压力增高,进而引起肺淤血、肺动脉压增高,右心负荷加重,引起右心室肥厚扩大,最终导致右心衰竭。左心室除接受正常的肺循环回流的血液外,还要额外地接受收缩期反流至左心房的血液,其容量负荷加重,久之可出现扩张。

(二)M型超声表现

(1)由于通过二尖瓣口的血流量增多,血流速度加快,至二尖瓣前叶曲线的DE上升速度及EF斜率加快。

(2)由于瓣膜病变,二尖瓣波群的CD段呈多条增粗、增强的紊乱回声。

(3)由于大量反流的血液冲击左心房后壁,因而在心底波群的左心房后壁出现病理性C凹,其深度大于4mm,同时并有左心房内径增大。

(4)由于容量负荷过重,左心室内径增大,室间隔及左心室后壁搏动显著增强。

(5)容易探及三尖瓣活动,并见右心室扩大(图9-1-10)。

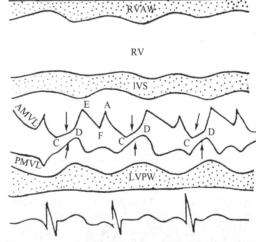

图9-1-10 二尖瓣关闭不全CD段呈双线(箭头所指)

(三)B型超声表现

(1)在室长轴切面,显示二尖瓣前、后叶均增厚,开放正常或稍小。心室收缩时,二尖瓣关闭处呈多条紊乱回声。此切面尚可见左心房及左心室内径增大。

(2)二尖瓣口水平短轴切面显示,二尖瓣开放时其前叶、后叶均增厚,回声增强,在部分患者还可见结节状强回声。心脏收缩时,二尖瓣前、后叶闭合部回声分离或显示不规则的暗区,这表明前、后叶不能完全合拢。Wann等将风湿性二尖瓣病患者在此切面显示二维图像分为四个类型，借以判定二尖瓣的关闭状态。

Ⅰ型：二尖瓣前、后叶的整个瓣叶均能完全对合，其间无裂隙。表示瓣膜功能尚好，无关闭不全现象，可能为正常瓣膜或单纯性二尖瓣狭窄。

Ⅱ型：除瓣口内侧或外侧缘处有小的瓣叶对合欠佳外，基本上能完全关闭。表示有轻度关闭不全，但无严重的血流动力学障碍，无重要临床意义。

Ⅲ型：瓣口中心处前、后叶不能对合，有较大面积的孔隙，收缩期有大量血液经此反回左心房，表示有显著的二尖瓣关闭不全。

Ⅳ型：在收缩期，前、后叶有多处对合不良，存在多个孔隙。血流动力学有严重障碍，是二尖瓣关闭不全的征象。

(3)心尖、胸骨旁及剑突下四腔切面，显示左心室、左心房和右心室增大。

(4)心底短轴切面显示左心房明显扩大，并可见左心耳扩张及肺动脉和右心室流出道增宽(图9-1-11)。

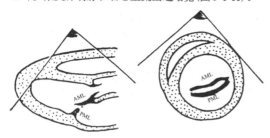

图 9-1-11 风湿性二尖瓣关闭不全

(四)频谱多普勒表现

(1)多普勒取样容积置于二尖瓣环处，可录得负向、峰顶圆钝、充填、带宽、持续于整个收缩期的反流频谱，其加速肢和减速肢均陡直，最大峰值速度多数超过 4m/s(图9-1-12、图9-1-13)。反流较

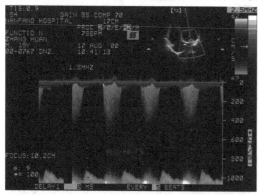

图 9-1-12 二尖瓣关闭不全反流频谱

明显时，这频谱在瓣环的左心室侧可录得，且一直延伸至左心房侧。

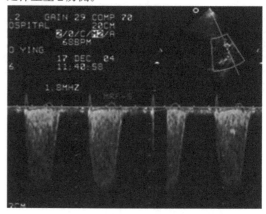

图 9-1-13 二尖瓣关闭不全反流频谱

(2)在左心房内多点探测，可录得由于湍流所致的正负双向的低频湍流频谱。

(3)由于通过二尖瓣口的血流量增多，二尖瓣舒张期前向血流频谱的E波明显增高。

(4)在中度以上二尖瓣反流，由于收缩期主动脉血流量减少，主动脉血流频谱峰值前移，流速减低。重度反流时，只能录得收缩早中期主动脉血流信号，收缩晚期血流信号消失。

(5)左心房收缩压的估测：二尖瓣反流时，左心房收缩期容量增大，压力升高，可用频谱多普勒进行估测：

$$LASP = SBP - \Delta PGMR$$

式中，$LASP$ 为左心房收缩压，SBP 为从肱动脉测得的收缩期血压，$\Delta PGMR$ 为反流最大速度换算的压差。从左心房收缩压可以估测肺小动脉嵌顿压，如左心房升高，肺小动脉嵌顿压也高，心功能减退(图9-1-14)。

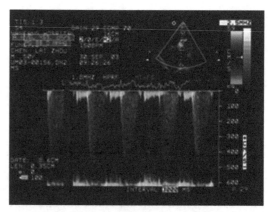

图 9-1-14 二尖瓣关闭不全反流频谱

(五)彩色多普勒表现

(1)于心尖四腔或二腔切面,收缩期于左心房内可见源自二尖瓣环的、以蓝色为主色彩斑斓的反流束。依二尖瓣反流口的形态,可见一股或多股反流束,依其大小反流束可窄可宽,依其部位,反流束进入左心房后,可沿左心房后壁行走,也可直指左心房中部甚至直达顶部,依反流量的大小,显色可鲜亮或暗淡(彩图62)。

(2)尖瓣反流量较大时,舒张期通过二尖瓣口的血流量增多,因而二尖瓣口前向血流的亮度增加。

(六)反流量的估测

对于二尖口的反流量,既往有多种方法可对其作半定量的估测。

(1)依频谱多普勒所测得反流信号的区域定量,如反流信号仅在二尖瓣环周围探及为轻度反流,达于左心房中部为中度,至左心房顶部为重度。

(2)依彩色多普勒出现二尖瓣反流信号的区域定量,如反流信号仅出现在二尖瓣环附近为轻度反流,至左心房中部为中度,达左心房顶部为重度。还可直接测量二尖瓣反流面积,依反流面积与左心房面积之比进行反流半定量,小于 1/3 为轻度,大于 1/3 为中度,大于 2/3 为重度(彩图63)。

(3)依二尖瓣反流容积,算出反流分数而定量。①在二维超声心动图上测得主动脉瓣环部直径 D,然后求出其面积 A($A=\pi \cdot D^2/4$);脉冲多普勒测得主动脉环处的血流速度积分(TVI);两者之积即为主动脉瓣环处的血流量(QAo)。②二维或M型超声心动图测得二尖瓣口面积(MVA);脉冲多普勒测得二尖瓣口血流速度积分(MVI);两者之积即为二尖瓣口流量(QMV)。③二尖瓣反流量($MVRQ$)等于二尖瓣口流量与主动脉瓣环部流量之差($MVRQ=QMV-QAo$)。④二尖瓣反流分数(MVRF)为反流量除以二尖瓣口流量,即 MVRF=$MVRQ/QMV$。⑤定级:轻度 MVRF<30%,中度 30%～38%,重度 38%以上。

上述二尖瓣反流的定量方法中,第一、二各为半定量方法。第三种虽较全面,但受瓣口形态、合并狭窄及合并主动脉瓣病变、取样容积大小和深度、仪器灵敏等多种限制,计算也较繁琐。为克服这些不良因素,有人提出用血流汇聚(flow convergence)的方法来定量二尖瓣反流。

(4)血流汇聚法定量。原理:在一定血流动力学范围内,当血流加速流向一窄孔时,在窄孔近端形成等速半圆形表面。根据彩色多普勒在反流口近端血流加速超过混叠极限时彩色显示发生倒返的原理,可以确定混叠界面并测量其至反流口的距离(R),进而根据公式 $2\pi R^2$ 计算出半球表面积,然后再乘以等速表面流速,求出反流容积。

方法:在心尖四腔切面,彩色多普勒显示二尖瓣口血流,测量血流汇聚混叠界面(反流口近端加速血流区颜色由蓝转红的界面)至二尖瓣口的垂直距离(R)。根据半球血流会聚公式,计算出每搏二尖瓣反流量。

$$MVRV=2\pi R^2 \cdot NL \cdot Sys$$

式中,$MVRV$ 为每搏二尖瓣反流量(ml),R 为混叠界面至反流口的距离(cm),NL 为混叠极限(cm/s),Sys 为收缩间期(S)。当脉冲重复频率为 4MHz 时,探头 3.75MHz 产生 51cm/s 混叠极限,5MHz 时产生 41cm/s 混叠极限。

血流汇聚法定量二尖瓣反流,不受左心室几何形态、计算公式假设条件及联合瓣膜病损的影响,是目前应用的简便有效的新方法。其受限因素少,适应证更广,准确性更好。

(七)鉴别诊断

(1)首先应与非病理性反流鉴别,一般非病理性反流的反流量较小,反流分数多数小于 15%。彩色多普勒显示细小的反流束多数局限于二尖瓣环附近。很少引起左心房和左心室的增大。

(2)第二个应加以鉴别的是二尖瓣脱垂。该病可有风湿性二尖瓣关闭不全的全部表现。而其自身的特征性改变是收缩中晚期二尖瓣曲线的 CD 段下移形成"吊床"样改变,可资鉴别。

(3)还有需要鉴别的是室间隔缺损。它常合并二尖瓣关闭不全,乃房室环扩大所致。由于其具有室间隔缺损的一些特征性的改变,鉴别应无困难。

三、主动脉瓣关闭不全

主动脉瓣关闭不全(aortic insufficiency)是慢性风湿性心瓣膜病的一种。本病多见于男性,男女比例约为 2:1。单纯主动脉病变少见,只占慢性风湿性心脏病的 3%～5%。但主动脉瓣病变占慢性风湿性心膜病的 20%～35%,因其常与二尖瓣病变合并存在。主动脉瓣关闭不全的特征性临床表现是,胸骨左缘第三、四肋间闻及递减型叹息样舒张期杂音。

(一) 病理概要

风湿性主动脉瓣关闭不全的主要病理改变是，主动脉瓣因发炎和肉芽组织形成而致的增厚、硬化、短缩和畸形，在主动脉瓣关闭线上可见细小的疣形赘生物。主动脉瓣关闭不全可同时伴有程度不同的狭窄，但严重关闭不全时常无明显狭窄。主动脉关闭不全造成舒张期主动脉瓣反流，并因此而造成左心室的扩张，反流越重，扩张越明显。

(二) M 型超声表现

(1) 在心底波群见，瓣膜回声增粗、增强，舒张期关闭呈双线，间距在 4 mm 以上。瓣膜的开放和关闭速度加快，开放幅度增大。收缩期瓣叶出现快速颤动 (图 9-1-15、图 9-1-16)。

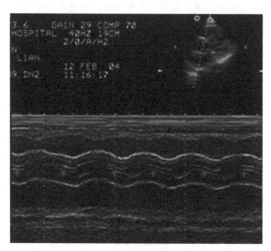

图 9-1-15 主动脉瓣关闭不全 (箭头所指)

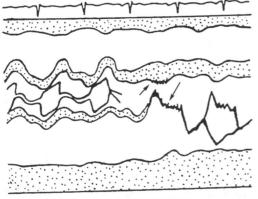

图 9-1-16 主动脉关闭不全
二尖瓣前叶及心室震颤 (箭头所指)

(2) 在心底波群还可见，主动脉内径增宽；前

壁主波搏幅增大超过 15mm，重搏波消失或减低；后壁搏幅上升及下降速度增快。

(3) 二尖瓣波群见，二尖瓣前叶舒张期波幅增高，并有 30～40 次/秒高频率的细震颤。此为舒张期主动脉反流血液冲击所致。类似的震颤有时亦可见于室间隔左心室面。

(4) 由于血液反流妨碍二尖瓣开放及左心室压力增高，舒张期充盈速度减缓，可致二尖瓣 EF 斜率减慢。

(5) 由于左心室容量负荷加重，可见左心室增大，室间隔与左心室后壁搏幅增高。

(三) B 型超声表现

(1) 在左心室长轴切面，见瓣膜回声增强、增粗，舒张期瓣叶不能闭合于主动脉根部中央，而呈二线、三线或多线杂乱回声。在此切面并见左心室扩大及左心房和升主动脉扩张。

(2) 在心底短轴切面，正常人的三叶主动脉瓣呈纤细、光滑的回声，并于舒张期闭合呈 "Y" 状，显示于主动脉腔中央。主动脉瓣关闭不全时，由于瓣叶闭合障碍而见裂隙，裂孔大于 5mm (图 9-1-17)。

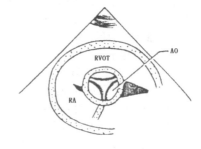

图 9-1-17 主动脉关闭不全
大动脉短轴切面，主动脉增厚，回声增强，舒张期不能关闭，留有较大空隙

(3) 在胸骨旁、心尖及剑突下四腔切面，可见左心室及左心房扩大。

(4) 在胸骨上窝主动脉弓长轴切面，可见升主动脉扩张。

(四) 频谱多普勒表现

(1) 心尖五腔切面、取样容积置于左心室流出道内，可录得持续于整个舒张期的、正向充填、频带增宽、上升肢陡直、下降肢延缓的主动脉瓣反流频谱。其峰值流速多数超过 4m/s (图 9-1-18)。

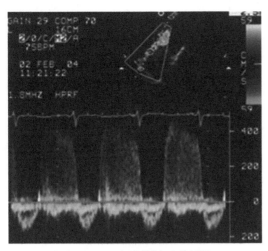

图 9-1-18　主动脉瓣反流频谱

（2）中度以上的主动脉瓣反流，由于收缩期通过主动脉瓣口的血流增多，因而主动脉血流频谱的峰值流速增高，但一般不超过 2m/s。

（3）由于二尖瓣口血流速度增快，二尖瓣血流频谱的 E 峰和 A 峰均可增高，A 峰更高可大于 E 峰。由于主动脉瓣反流束对二尖瓣的冲击，其血流频谱可出现毛刷样高频颤动，且持续于整个舒张期。

（4）反流程度的估测

1）反流分数（RF）的计算：以主动脉瓣口血流量（AVF）作为每搏总排血量，二尖瓣口血流量（MVF）或肺动脉瓣口血流量（PVF）作为每搏有效排血量，则：

$$RF = AVF–PVF/AVF = 1–PVF/AVF \quad 或 \quad RF = AVF–MVF/AVF = 1–MVF/AVF$$

RF<20% 为轻度反流，20%～40% 为中度反流，40%～60% 为中～重度反流，>60% 为重度反流。

按这种方法计算的反流分数判定反流程度较准确，但计算较为复杂。

2）反流信号的估测：用频谱多普勒探测反流信号出现的部位，半定量反流程度。

轻度：反流信号分布局限于主动脉瓣环附近区域。

中度：反流信号分布至二尖瓣前叶水平。

重度：反流信号分布至二尖瓣前叶水平以下。

（5）左心室舒张末压的估测：$LVEDP=DBP–\Delta PAR$ 式中 $LVEDP$ 为左心室舒张末压，DBP 为肱动脉测量的舒张压，ΔPAR 为主动脉反流频谱上，舒张期峰速所换算成的最大跨瓣压差。

（五）彩色多普勒表现

（1）于左心室流出道内见，起自主动脉瓣环、

持续于整个舒张期的、以鲜亮的红色为主的五彩相间的反流束。反流束可沿室间隔下行，也可沿二尖瓣前叶走行；轻度反流时可呈细条状。仅占据左心室流出道的一部分，重度反流时呈喷泉状充满整个左心室流出道（彩图 64、65）。

（2）由于通过主动脉瓣口的血流量增加，收缩期主动脉瓣口的前向血流着色鲜明。

（3）反流程度估测

1）由于彩色反流射流信号距离瓣口最近端的宽度（JW）大致相当于反流口的大小，因而以该处左心室流出道的宽度（$LVOTW$）除 JW 即得反流分数（RF）在左心室长轴及心尖五腔切面可测得

$$RF=JW/LVOTW$$

2）在胸骨旁主动脉瓣短轴切面，通过测量反流信号的面积（JA）和该处主动脉的横截面积，亦可得到反流分数（RF）：

$$RF=JA/AOA$$

以上述的反流口宽度换算成面积，或以直接测得的反流口面积乘以反流血流的速度积分，可计算出每搏反流量。

（六）鉴别诊断

（1）主动脉瓣脱垂常致主动脉瓣关闭不全，应与之鉴别，前者于左心室流出道内舒张期可见异常回声。重度脱垂时，随心脏的舒、缩活动可见脱垂的主动脉瓣在主动脉腔内及左心室流出道内来回摆动。

（2）感染性心内膜炎有主动脉瓣赘生物附着时可致主动脉关闭不全，但可见蓬草样或团絮状回声附着于瓣膜，可资鉴别。

（3）较轻的主动脉瓣反流应与非病理性反流鉴别，一般非病理性主动脉瓣反流，其反流分数小于15%。

四、主动脉瓣狭窄

主动脉瓣狭窄（aortic stenosis）可以是先天性的，也可以是后天性的。后天性的又可分为风湿性和老年退行性。单纯性主动脉瓣狭窄，10%～20%是风湿所致。风湿性主动脉瓣狭窄多见于年轻人，且同时伴有二尖瓣病变。主动脉瓣狭窄的最主要的临床表现是，胸骨右缘第二肋间粗糙、响亮的收缩期杂音，并向颈部传导。

（一）病理概要

风湿性主动脉瓣狭窄的主要病理改变是，

慢性炎症和钙质沉着引起瓣膜粘连和增厚，使其开放受限而致瓣口面积减小。正常主动脉瓣口面积约 $3cm^2$，当其减小至正常的 1/4 或更小时出现严重症状。由于狭窄而致左心室阻力负荷加重，左心室后壁代偿肥厚，左心室亦可轻度扩大。

（二）M型超声表现

（1）主动脉瓣回声增粗并见钙化所致的强回声，甚至可见斑块状强回声。瓣膜厚度增加，可超过主动脉前壁的厚度。

（2）瓣膜开放幅度减小，常小于 14mm 或主动脉内径的一半。

（3）由于左心室排血受阻，主动脉充盈不足，在心底波群见V波低平，V′消失。

（4）由于长期存在的左心室排血受阻，压力负荷加重，在心室波群可见室间隔及左心室后壁呈对称性增厚，左心室内径可轻度增大（图 9-1-19）。

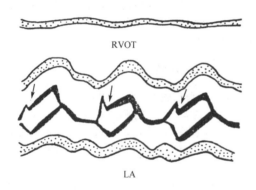

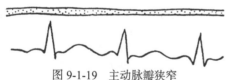

图 9-1-19　主动脉瓣狭窄

心底波群示主动脉瓣增厚，开幅小，提前关闭（箭头所指）

（三）B型超声表现图

（1）左心室长轴切面，瓣叶增厚、回声增强、开放受限。若瓣叶开放的距离小于 8mm，为重度狭窄；8～12mm 为中度狭窄；12～14mm 为轻度狭窄。在此切面还可见室间隔与左心室后壁呈对称性增厚（图 9-1-20、图 9-1-21）。

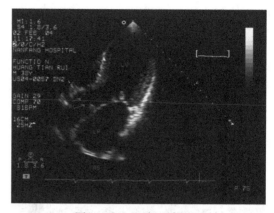

图 9-1-20　心尖五腔切面

主动脉瓣狭窄（箭头所指）

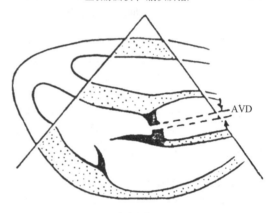

左室长轴

图 9-1-21　左心室长轴切面

主动脉瓣狭窄（虚线所示）

（2）心底短轴切面，可见主动脉瓣瓣叶增厚，回声增强、增多，开放明显受限，瓣口面积明显变小且极不规则，即失去正常的圆形或近似的等边三角形。在此切面，以机器提供的面积测量功能，可直接测得瓣口大小：若瓣口面积小于 $3cm^2$ 大于 $1cm^2$ 为轻度狭窄，$1～0.75cm^2$ 为中度狭窄，小于 $0.75cm^2$ 为重度狭窄（图 9-1-22、图 9-1-23）。

（3）在胸骨上窝主动脉弓长轴切面，可显示升主动脉呈窄后扩张。

（四）频谱多普勒表现

（1）取样容积置于主动脉口可录得收缩期射流频谱。轻度狭窄时，频谱形态近似非对称的三角形，重度狭窄时呈对称的圆钝形曲线。射血时间延长，峰值后移，峰值显著增高，一般是狭窄越重流速越高，有高达 7m/s 者（图 9-1-24）。

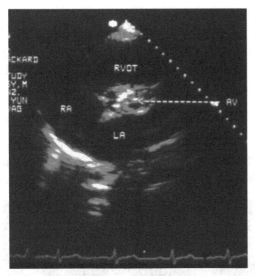

图 9-1-22 主动脉短轴切面

主动脉瓣狭窄(箭头所指)

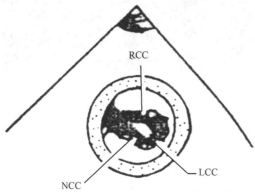

图 9-1-23 主动脉短轴切面主动脉瓣狭窄

RCC 右冠瓣、LCC 左冠瓣、NCC 无冠瓣

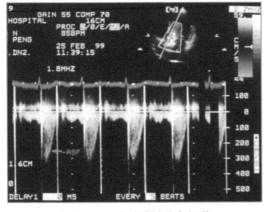

图 9-1-24 主动脉瓣狭窄频谱

(2)由于主动脉瓣狭窄,血流受阻,左心室流出道内前向血流速度减慢,因而血流频谱的峰值降

低,后移,使频谱呈近似对称的圆钝形。

(3)在狭窄远端的升主动脉内,可录得由湍流所致的双向充填的低频血流信号。

(4)由于左心室舒张功能减损,二尖瓣血流频谱的 A 波增高,以至 A 波高过 E 波。

(5)主动脉瓣口面积的估测

1)若无心内分流和瓣口反流,可按下式求得主动脉瓣口的面积(AVA):

$$AVA=SV/Vm \cdot ET=SV/SVI$$

式中,Vm 为主动脉瓣口的平均射流速度,ET 为左心室射血时间,SVI 为主动脉收缩期流速积分,SV 为每搏量是采用右心导管和热稀释技术测得,因而这种方法是半创伤性的。

2)张运等采用了一种完全无创的方法,其公式是

$$AVA=CMA \cdot DVI/SVI$$

式中,CMA 是从 M 型和 B 型超声心动图测得的舒张期二尖瓣口平均面积,DVI 为二尖瓣舒张期流速积分,SVI 为收缩期主动脉瓣口流速积分。此法与心导管技术所测结果相关良好($r>0.90$),其限制是不能有瓣口反流和心内分流。

3)挪威学者 Skjaerpe 等设计了一个适合于兼有主动脉瓣狭窄和关闭不全双病变的主动脉瓣面积估测公式:

$$AVA \cdot SVI = AoA \cdot SVI'$$

式中,SVI 为利用连续式多普勒测得的狭窄的主动脉瓣口的流速积分;AoA 为先从 B 型超声心动图测得主动脉环直径,然后计算得来的该部的面积;SVI' 为主动脉瓣环的收缩期流速积分。因此上式可写作:

$$AVA=AoA \cdot SVI'/SVI$$

考虑到 SVI'/SVI 应同主动脉瓣环处的峰值流速(Vp')与主动脉瓣口的峰值流速(Vp)之比(VP'/Vp)相似,代入上式,得

$$AVA=AoA \cdot Vp'/Vp$$

这一公式非常简便,而且与心导管技术利用格林公式所测得的主动脉口面积相关良好($r=0.87$)。

(五)彩色多普勒表现

(1)窄的主动脉瓣口出现窄细的射流束,狭窄越重流束越细,甚至难以显示。但当它进入升主动脉后便会明显增宽而成喷泉状或蘑菇状或其他扩散的形状。这一射流束可持续出现于整个收缩期。射流束显色明亮,在心尖五腔切面以蓝色为主,而在胸骨上窝主动脉弓长轴切面则主要显红色(彩图 66)。

(2)于血流受阻于主动脉口,左心室流出道内

血流显色暗淡。

(六)鉴别诊断

风湿性主动脉瓣狭窄，由于同属主动脉口狭窄，须与先天性主动脉瓣上狭窄和瓣下狭窄进行鉴别，但后两者在超声上均有明显的特征性表现，不难鉴别，以后的章节将述及。由于同属膜性狭窄，本病尚须与二叶式主动脉瓣鉴别，但后者瓣膜回声纤细、弹性较好，常有关闭时"Y"结构消失和关闭线在M型超声心动图上偏离中心等可资鉴别。

五、三尖瓣关闭不全

三尖瓣关闭不全(tricuspid insufficiency)多数为功能性，器质性者少见。但器质性中以风湿为多。据病理解剖资料，器质性三尖瓣病变的发病率占慢性风湿性心脏病总数的10%～15%。本病女多于男，且多发于青年。主要的临床表现是胸骨左缘第三至五肋间闻及响亮、高调的收缩期杂音，并于深吸气末加重。

(一)病理概要

风湿性三尖瓣关闭不全其瓣膜可由于慢性炎症过程而发生类似风湿性二尖瓣病变的变化。由于收缩期有部分血液反流至右心房，右心房容量增大、压力增高，可使右心房扩张与肥厚。当右心房压力超过10mmHg(1.33kpa)时，可致上、下腔静脉压增高和扩张并导致全身静脉回流障碍，从而产生腹水和周围水肿。

(二)M型超声表现

(1)三尖瓣前叶搏动幅度增大。DE上升速度和EF斜率均增大。由于三尖瓣收缩期不能完全合拢，CD段呈多条粗糙紊乱的回声。

(2)右心房内径增大。

(3)病变较重时可见右心室扩张，内径增大，并可见由于右心室容量负荷加重所致的室间隔与左心室后壁呈同向运动。

(三)B型超声表现

(1)在右心室流出道长轴切面、心尖及剑突下四腔切面，可见三尖瓣叶回声增强、增粗，瓣尖呈结节状，收缩期瓣膜关闭不全，右心房及右心室增大。

(2)在右心室流出道长轴切面及心尖四腔切面，当从外周静脉注入声学造影剂后，可见造影剂回声在三尖瓣口做往返穿梭运动。

(3)在剑突下四腔切面及下腔静脉长轴切面，注射造影剂后可见收缩期有造影剂回声出现于下腔静脉内，有时并可见于肝静脉内。同时还可见到右心房、右心室和下腔静脉扩张，其内径增大。

(四)频谱多普勒表现

(1)样容积置于三尖瓣环，可录得单峰、负向、充填的收缩期反流频谱，其加速肢和减速肢均陡直而呈对称的圆钝形，其最大流速超过4m/s(图9-1-25)。

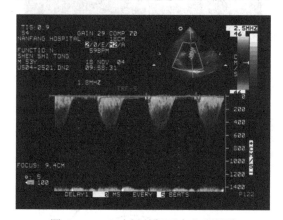

图9-1-25 三尖瓣关闭不全血流频谱

(2)在右心房内作多点探测，可录得收缩期双向低频湍流频谱，反流程度越重，湍流在右心房内的分布越广。

(3)反流较重时，由于受右心房内反流血流的影响，腔静脉血流频谱中的S波消失，而代之以负向波，D波峰值则增大，故形成先负后正的频谱形态。

(4)反流较重时，由于舒张期流经三尖瓣口的血流量增多，因而三尖瓣血流频谱的E峰增高。

(5)反流程度的估测。应用连续式多普勒测得三尖瓣反流的最大流速，可用以下公式求得右心室收缩末压(RVSP)：

$$RVSP = \triangle PTR + RAP$$

式中，$\triangle PTR$ 为三尖瓣反流最大流速值，按柏努利方程换算成的跨瓣压差，RAP 为右心房压，一般为5mmHg。

若 $RVSP$=5mmHg 为轻度反流，10mmHg 为中度，超过15mmHg 为重度。

(五)彩色多普勒表现

(1)右心房内可见，起源于三尖瓣环的、持续于整个收缩期的，以鲜亮的蓝色为主的、五彩相间的反流束。反流束可指向右心房中部，也可沿房间隔行走，也可沿右心房侧壁形成环状。反流重时，在宽阔的右心房内可形成喷泉状，并在右心房内迅速散开（彩图67）。

（2）反流较重时，舒张期三尖瓣口血流着色明亮，而肺动脉瓣口、二尖瓣口及主动脉瓣口血流着色暗淡。

（3）反流程度的估测。利用彩色多普勒，可对三尖瓣反流进行半定量分级。即反流束占据部分右心房为Ⅰ级；抵达右心房后壁为Ⅱ级；进入腔静脉为Ⅲ级。

（六）鉴别诊断

（1）三尖瓣关闭不全或三尖瓣反流多数为非器质性或功能性，故同时有其他疾病存在，应注意其他疾病的诊断。

（2）超声对三尖瓣反流容易确定，但精确定量有困难。

六、肺动脉瓣关闭不全

肺动脉瓣关闭不全（pulmonary insufficiency）绝大多数为功能性，多继发于肺动脉高压。器质性肺动脉瓣病变很少见。主要的临床表现是，胸骨左缘第二、三肋间及舒张早期或舒张期早中期高音调、吹风样杂音。

（一）病理概要

肺动脉瓣关闭不全时，右心室在舒张期除接受来自三尖瓣口的血流外，还要接受来自肺动脉口的反流血流，因而造成右心室容量负荷增加，引起右心室扩张和肥厚。肺动脉高压时造成肺动脉瓣反流，反流又可进一步造成肺动脉高压引起肺动脉显著扩张。

（二）M型超声表现

（1）肺动脉瓣曲线的a波变浅（<2mm）或消失，ef斜率减慢，收缩中期部分关闭使成"w"形。

（2）右心室扩大，内径>20mm；右肺动脉扩大，内径增宽，超过18mm；右心房亦扩大。

（3）bc幅度增大，斜率加速。

（三）B型超声表现

（1）在肺动脉干长轴切面，可见肺动脉干及左、右肺动脉均明显扩张。正常时较难显示或仅显示肺动脉，此时很容易显示。并常可显示两个瓣叶，其回声增强，活动增大。

（2）左心室长轴切面显示右心室扩大，右心室前壁及室间隔增厚，室间隔与左心室后壁呈同向运动。

（3）心尖四腔及右心室流入道长轴切面显示右心房扩大。

（4）在右心室流出道或肺动脉干长轴切面，从周围静脉注入造影剂后，收缩期见造影剂回声经肺动脉瓣从右心室流出道进入肺动脉干，而舒张期可见其经肺动脉瓣反流入右心室流出道。

（四）频谱多普勒表现

（1）将取样容积置于肺动脉瓣环下，可录得正向、单峰、窄带、充填、上升肢陡直、出现于舒张期的肺动脉瓣反流频谱。若合并重度肺动脉高压，其最大峰值流速可达4m/s以上。

（2）若肺动脉压不过高，由于收缩期通过肺动脉瓣口的血流量增加，肺动脉血流频谱峰值增高，但一般不超过3m/s。

（3）在右心室腔内，于舒张期可录得由于肺动脉瓣反流所致的双向低频湍流血流频谱。

（4）反流程度的估测。利用脉冲多普勒测量收缩期主动脉瓣血流量（AVF）和收缩期肺动脉瓣血流量（PVF）。此时肺动脉瓣血流量为右心室的全部心搏量，主动脉瓣血流代表右心室的有效心搏量，则反流分数（RF）可按下式得出。

$$RF = PVF - AVF/PVF$$

（5）肺动脉舒张压的估测。通过测量肺动脉瓣反流频谱的峰值血流速度，利用柏努利方程，可按下式计算肺动脉瓣脉舒张压。

$$PADP = \Delta P + RVDP$$

式中，PADP为肺动脉舒张压；ΔP为所测肺动脉瓣反流频谱峰值流速，并利用柏努利方程计算而得的瞬时跨瓣压差；RVDP为舒张早期的右心室压力，一般近似于零。

（五）彩色多普勒表现

（1）室流出道内于舒张期，显示起源于肺动脉瓣环的明亮的红色反流束。轻度反流时，其呈窄细条状或烛火样，仅占部分流出道；重度反流时，呈喷泉状，可充满整个右心室流出道（彩图68）。

（2）若肺动脉瓣反流而不伴有明显肺高压，主肺动脉内前向血流量增多，可显示出多色斑点状或红蓝双向的涡流。若肺高压明显，主肺动脉内前向血流受阻，流速减缓，显色暗淡。

（六）鉴别诊断

众多的资料表明，利用脉冲多普勒和彩色多普勒于相当多的一部分（35%～92%）健康成年人尤其是青年人，可探及肺动脉瓣脉反流。因而在诊断肺动脉瓣关闭不全所致反流时，应加以鉴别。这种健康人的或称非病理性的肺动脉瓣反流具有如下特点：

1. 出现较晚　常于舒张中期出现。

2. 占时较短　一般不能持续于整个舒张期。

3. 流速较低　最大流速一般不超过 1.2m/s。

4. 范围较窄　一般局限于肺动脉瓣下 1cm 范围之内。

5. 长度较短　彩色反流束长度一般不超过 1cm。

第二节　非风湿性心瓣膜病

非风湿性心瓣膜病（non-rheumatic valvular heart disease），顾名思义，为非风湿原因所致的心瓣膜疾病，它包括的范围相当广泛。病因也相当复杂。常见而且典型的瓣膜及其附属器官的病变有二尖瓣脱垂、二尖瓣环钙化、主动脉瓣环钙化及二尖瓣腱索断裂等，本节就这些疾病进行介绍。

一、二尖瓣脱垂

二尖瓣脱垂（mitral valve prolapse，MVP）是一组综合征，它继发于房间隔缺损、冠心病、特发性主动脉瓣下狭窄、胶原疾病、大量心包积液及心律失常等病症。原发性二尖瓣脱垂则与瓣膜黏液变性有关。其特征性的临床表现是心尖部闻及收缩期喀喇音。因而又称收缩中期喀喇音—收缩晚期杂音综合征。

（一）病理概要

正常二尖瓣的心房面层为含弹性纤维的结缔组织；中层是海绵组织，即松软的黏液样结缔组织；心室面层是纤维质层，由浓密的胶原形成。黏液变性时，中层海绵组织增多，并侵入纤维质层，使其间断，因而使瓣叶肥厚、凸出。此种改变多数发生在后叶的中 1/3。前叶的后半部亦是易发处。由于这种病变引致瓣叶增长变厚造成脱垂。这是原发性二尖瓣脱垂的学说之一。另一学说是，左心室心肌的代谢和收缩异常，使瓣叶失去心室的支持而造成脱垂。

（二）M型超声表现

（1）室收缩时，二尖瓣波群的 CD 段向后移位，形成"吊床"样改变，以收缩中晚期为多见，也可全收缩期均出现。其后移幅度（即"吊床"最低点至 C 点与 D 点连线的垂直距离）多数大于 2～3mm（图 9-2-1、图 9-2-2）。

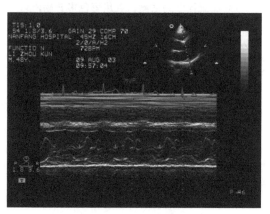

图 9-2-1　二尖瓣脱垂
"吊床样"改变（箭头所指）

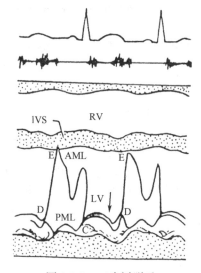

图 9-2-2　二尖瓣脱垂
"吊床样"改变（箭头所指）

（2）由于二尖瓣活动幅度增大，DE 上升速度增快，E 峰可与室间隔相撞。室间隔搏动幅度增大。

（3）若合并二尖瓣反流，可见左心房内径增大，房壁搏动增强，后壁之 C 凹加深。

（4）吸入亚硝酸异戊酯后，由于左心室舒张期容积减小，收缩加强，可使二尖瓣脱垂加重，使中晚期脱垂变为全收缩期脱垂。

（三）B型超声表现

（1）在左心室长轴切面见，二尖瓣前叶及/或后叶的瓣体部或其对合点，由于过度运动而超越二尖瓣环脱入左心房。同时可见前瓣与主动脉根部后壁的夹角由钝角变为锐角。若瓣体呈弓形脱入左心房，而前后叶对合点仍位于二尖瓣环平面之下，为轻度脱垂；闭合点达瓣环，瓣体脱入左心房，为中度脱垂；闭合点及瓣体均脱入左心房者，为重度脱垂（图9-2-3）。

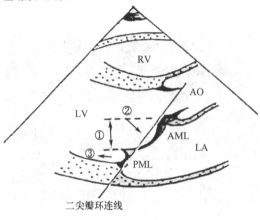

图9-2-3 二尖瓣脱垂
①前后叶闭合点后移，②③前后瓣越过瓣环连线突向左心房侧

（2）于二尖瓣环在心尖四腔切面呈水平位，且二尖瓣前后叶均能清晰显示，故该切面的阳性显示率较高。其脱垂表现及程度的判定标准与左心室长轴切面相同（图9-2-4）。

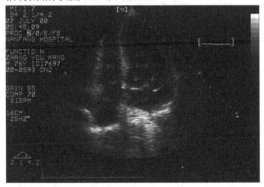

图9-2-4 二尖瓣脱垂（箭头所指）
心尖四腔切面

（3）在二尖瓣口水平左心室短轴切面可见，脱垂的二尖瓣叶增厚、皱折、回声增强及瓣口收缩期不能闭合。

（4）在实时观察中，可于多个切面见二尖瓣前叶活动幅度增大，室间隔及左心房壁搏动幅度增大。若合并反流，还可见左心房、左心室增大。

（四）频谱多普勒表现

当二尖瓣脱垂合并二尖瓣反流时，将多普勒取样容积置于二尖瓣口左心房侧，可录得收缩期二尖瓣血流反流频谱。其大小依反流程度而定，其程度的判定同二尖瓣关闭不全。

（五）彩色多普勒表现

以心尖四腔切面观察为最佳，在此切面于左心房内可见起自二尖瓣环的以蓝色为主的多彩反流束（彩图69）。

（六）鉴别诊断

（1）心包积液时，由于左心室容量减少，心腔内径缩小，使腱索相对延长，可致二尖瓣脱垂。但此症有心包积液可资鉴别。

（2）本节开头所述多种可继发二尖瓣脱垂的疾病，它们均有各自最突出的特点可与单纯原发性二尖瓣脱垂相鉴别。

二、二尖瓣腱索断裂

二尖瓣腱索断裂（rupture chordae tendineae mitral valve）极少见。国内侯传举等报道，在他们的经手术治疗的6016例各种心血管疾病中发现5例。本病虽罕见，但因其能造成严重的急性二尖瓣关闭不全，甚至危及患者生命，故不容忽视。

（一）病理概要

腱索是连接瓣叶与乳头肌的纤维组织束。腱索从乳头肌至瓣叶逐渐分级，直接与乳头肌相连的腱索称为一级腱索（每个乳头肌至少两条）；一级腱索分出两条二级腱索；二级腱索再分出二至三条形成三级腱索。腱索断裂可分为外伤性和自发性。可见于心肌梗死、感染性心内膜炎、风湿性心脏炎、肥厚梗死型心肌病等病症。自发性腱索断裂多见于二尖瓣后叶。其他原因所致腱索断裂可见于前、后二叶。腱索断裂可致中度以上二尖瓣关闭不全，因而可见左心房、左心室扩大，室壁运动增强，尤其是室间隔收缩亢进。

（二）M型超声表现

（1）前叶腱索断裂时，前叶在舒张期呈高幅度、低频率、不规则的振动，使二尖瓣前叶曲线出现锯齿波，这种振动可持续至收缩期。后叶可与前叶呈同向运动。

（2）后叶腱索断裂时，后叶在舒张期呈高幅度、低频率、不规则的振动，使二尖瓣后叶曲线出现粗大的锯齿波。

（3）反流明显时，左心房、左心室可有扩大。

（4）由于受到反流血流的冲击，房间隔可出现收缩期振动波。

（三）B 型超声表现

（1）在左心室长轴切面及心尖四腔切面，可于左心室内显示断裂腱索的回声，依断裂部位不同，有时也可在左心房内见到腱索回声。较为特征的改变是，随心室的收缩和舒张可见二尖瓣在左心房和左心室之间做来回的"连枷"样或"甩鞭"样运动。二尖瓣瓣尖部前、后叶不能对合。

（2）在二尖瓣口水平左心室短轴切面见，收缩期二尖瓣口不能闭合而出现裂隙。

（3）由于腱索断裂，使二尖瓣失去支持，因而可出现脱垂的征象。

（四）多普勒超声表现

（1）频谱多普勒于二尖瓣口左心房侧可探及收缩期反流频谱。

（2）彩色多普勒一般均能显示二尖瓣口收缩期呈明亮的蓝色反流束。

（五）鉴别诊断

（1）腱索断裂也可致二尖瓣脱垂，但后者二尖瓣对合一般较好，且不一定造成二尖瓣反流。

（2）连枷样二尖瓣可见于感染性心内膜炎，但它一般并有瓣叶增厚、钙化，且可见到赘生物。

三、二尖瓣环钙化

二尖瓣环钙化（mitral valve annulus calcification）是一种老年退行性病变。多发生在 60 岁以上的老年人，为 10%～15%。病变开始于 50 岁以上，随年龄增长，发生率增高，女性多见，男女比例约为 1∶2。应予重视的是，本病也可见于青年人。

（一）病理概要

二尖瓣环、二尖瓣后叶及其与之相邻的左心室后壁之间钙盐沉着是本病的特征。钙化多发于

二尖瓣环后部，前部少见，后部发生率约为前部的五倍。钙化广泛时，除上述部位外，还可波及主动脉瓣环甚至室间隔等处。由于钙化而使瓣环僵硬、缩小。由于瓣叶基底部钙化，可使瓣膜活动受限，腱索受牵拉，收缩期瓣环不能缩小，导致二尖瓣关闭不全。

（二）M 型超声表现

在二尖瓣前后叶波群，于二尖瓣后叶之后，见一紊乱、增粗、浓密的回声带即为钙化增厚的二尖瓣环，见图 9-2-5 及图 9-2-6。

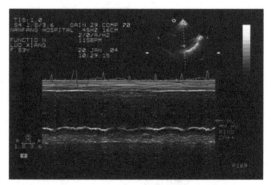

图 9-2-5　二尖瓣环钙化（箭头所指高回声曲线）

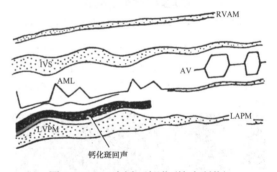

图 9-2-6　二尖瓣环钙化（箭头所指）

（三）B 型超声表现

（1）左心室长轴切面及二尖瓣口水平左心室短轴切面，二尖瓣环后缘及后叶基底部可见斑片状或团块状的浓密的强回声，此时瓣环与后叶的连接处已融合在一起，变得模糊不清（图 9-2-7、图 9-2-8）。

（2）钙化广泛时，于上述切面除见上述表现外，还可见瓣环前缘至主动脉根部亦有紊乱、增粗、浓密的回声。

（3）严重钙化时，二尖瓣腱索及乳头肌受累，亦可表现为回声增粗、增强、浓密。

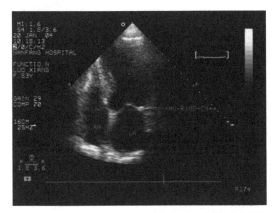

图9-2-7 心尖四腔切面,二尖瓣环钙化(箭头所指)

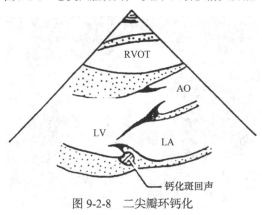

图9-2-8 二尖瓣环钙化

(四)多普勒超声表现

(1)二尖瓣环钙化最易造成二尖瓣反流,因而在左心室长轴切面及四腔切面,可录得二尖瓣反流频谱,彩色多普勒则可显示二尖瓣反流的血流束。

(2)二尖瓣环钙化也可造成二尖瓣狭窄,频谱多普勒和彩色多普勒可显示其相应的改变。

(五)鉴别诊断

就超声表现而言,应与风湿性二尖瓣病变鉴别,但结合病史、临床表现和发病年龄等,应不难鉴别。

四、主动脉瓣钙化

主动脉瓣钙化(aortic valve calcification)也是一种老年退行性病变,较之二尖瓣环钙化更多见,在老年人中的发生率为15%～30%。

(一)病理概要

本病的主要特征是主动脉瓣的三个瓣叶均可发生钙盐沉着。钙盐沉着于瓣膜的不同部位,包括瓣叶的接触缘和连合处,造成瓣膜活动受限,既可引起瓣口狭窄,也可导致瓣口关闭不全或两者同时存在。

(二)M型超声表现

在心底波群见,主动脉瓣典型的“盒样”曲线消失,代之以多条增粗、紊乱且增强的回声,舒张期关闭线呈多条回声。主动脉腔可变小。

(三)B型超声表现

在左心室长轴切面,大动脉短轴切面及心尖五腔切面等切面可见,主动脉瓣的回声明显增强、增粗而呈团块状。瓣膜开放和关闭均受限制,收缩期瓣口难以辨认,舒张期三个瓣叶亦很难靠拢关闭。

(四)多普勒超声表现

若钙化而造成瓣口关闭不全时,频谱多普勒和彩色多普勒均可显示出主动脉瓣反流。若造成瓣口狭窄则可显示相应的射流频谱和射流彩色血流束。

(五)鉴别诊断

本病需与风湿性主动脉瓣病变及主动脉瓣赘生物鉴别。通过询问病史、结合临床表现和发病年龄及合并症等可以鉴别。

第三节 感染性心瓣膜病

感染性心瓣膜病(infectious valvular heart disease),通称感染性心内膜炎(infectious endocarditis)。它是指细菌、真菌等侵犯心内膜、心瓣膜及腱索,并在其上生长繁殖,形成赘生物。绝大多数继发于原有心脏病变,80%以上原有风湿性心瓣膜病。其他有先天性心脏病室间隔缺损、动脉导管未闭、二叶式主动脉瓣、主动脉缩窄及动脉硬化性心脏病和梅毒性心脏病等。也有少数(5%～10%)发生于原无器质性心脏病者。其主要的临床表现是全身性感染征象、栓塞及血管损、原有心脏杂音发生改变或原无杂音而近期内发现杂音。

一、病理概要

细菌、真菌等病原体与血小板栓子、纤维蛋白及坏死的心瓣膜组织沉积在瓣膜和腱索上形成赘生物(vegetation),并破坏瓣膜形成溃疡或穿孔,甚至造成腱索断裂。赘生物可呈绿色、黄色、粉红色或红色，愈合后可呈灰色。其形态呈蓬草或棉絮状，质地松脆易碎。镜检可见微生物、炎细胞、纤维化及钙化。好发于二尖瓣及主动脉瓣，也可发生于三尖瓣，肺动脉瓣很少见。

二、M型超声表现

（1）若为二尖瓣赘生物，则：①在二尖瓣前后叶波群可见"蓬草"样或"棉絮"样或"绒毛球"样回声，于舒张期见于二尖瓣前叶曲线上或后叶曲线上。②在心底波群，收缩期于左心房前内侧可见"绒毛球"样赘生物回声。③当赘生物呈条状或二尖瓣撕裂时，在二尖瓣前、后叶波群可见二尖瓣呈连枷样运动，即絮状或条状回声于舒张期进入左心室，而于收缩期返回左心房。

（2）若为主动脉瓣赘生物，则：①依赘生物所在部位不同，而于右冠瓣或无冠瓣曲线上或瓣口见赘生物所形成的瓣膜回声的增粗增强和紊乱。②在左心室流出道内可见孤立的线状回声于舒张期出现，收缩期消失。这是赘生物随主动脉瓣开、闭而往返于主动脉和左心室流出道内所致。

（3）赘生物造成二尖瓣或主动脉瓣关闭不全，可出现相应的超声心动图改变，如左心房增大，二尖瓣前叶细震颤及左心室扩张等。

（4）若在原有心脏病上继发瓣膜赘生物，超声心动图上可有原发心脏病的改变。

三、B型超声表现

（1）若为二尖瓣赘生物，则：①于左心室长轴切面及四腔切面见二尖瓣前叶或后叶回声增强，并见其上有"棉絮"状或"绒毛球"样或"蓬草"样回声。应注意观察赘生物在瓣叶上的附着点，附于左心房侧者易造成二尖瓣关闭不全，而附于左心室侧者则对瓣膜功能影响较小。②赘生物较长或瓣膜撕裂或腱索断裂时可见连枷样运动（图 9-3-1、图9-3-2）。

（2）若为主动脉瓣赘生物，则：①在左室长轴切面、大动脉短轴切面等，于主动脉瓣上可见浓密的"蓬草"样或"绒毛球"样或"棉絮"样回声，舒张期和收缩期均显示并可见瓣膜回声增强。②若有连枷状主动脉瓣，可见上述异常回声来回往返于主动脉内及左室流出道内。③造成主动脉瓣关闭不全时，可出现左室增大等一系列相应的超声改变（图 9-3-3、图 9-3-4）。

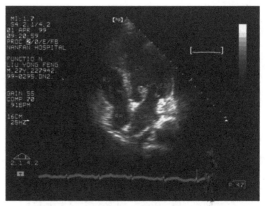

图 9-3-1　二尖瓣前叶赘生物（箭头所指）

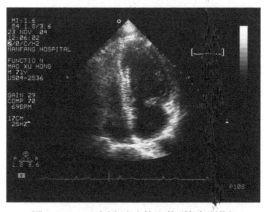

图 9-3-2　二尖瓣后叶赘生物（箭头所指）

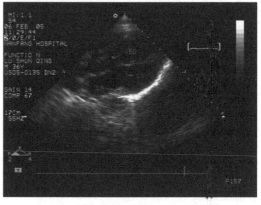

图 9-3-3　主动脉右冠瓣赘生物（箭头所指）

（3）值得注意的是所谓连枷运动，它是指瓣膜赘生物随心动周期所做的漂移或过度运动。即房室瓣上的赘生物于舒张期进入心室，而于收缩期进入心房，三尖瓣赘生物于心尖四腔切面三尖瓣上可见浓密的"蓬草"样或"绒毛球"样或"棉絮"样回声（图 9-3-5、图 9-3-6）。

动脉瓣上的赘生物，则于收缩期进入大动脉，而于舒张期脱入心室流出道。这种连枷运动，可以

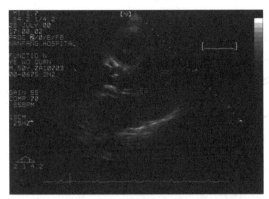

图 9-3-4 主动脉无冠瓣赘生物(箭头所指)

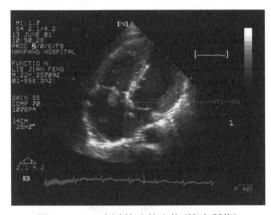

图 9-3-5 三尖瓣前叶赘生物(箭头所指)

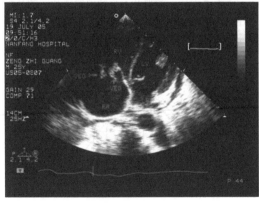

图 9-3-6 三尖瓣前、隔叶赘生物(箭头所指)

由附着在瓣膜上的赘生物本身所致,如条带状或杆棒状赘生物,以及有丝与瓣膜相连的赘生物。也可以是由于 IE 造成瓣膜和腱索损害,致瓣膜破裂和腱索断裂而引起的连枷状瓣膜。它极易引起赘生物部分或全部脱落,而致相应部位动脉栓塞。据我们的经验,超声检出连枷运动对 IE 的确诊很有意义。由于栓塞发生率很高,因而对预后和积极采取防治措施有指导意义。

四、多普勒超声表现

(1)感染性心内膜炎所致瓣膜赘生物,由赘生物致瓣膜关闭不全时,频谱多普勒和彩色多普勒表现与风湿所致瓣膜关闭不全相似(彩图70)。

(2)赘生物继发于原有心脏病时,频谱多普勒和彩色多普勒显示原有心脏病的相应表现。

五、鉴 别 诊 断

(1)主动脉瓣赘生物所致的左心室流出道内异常回声,需与主动脉瓣脱垂鉴别,此时应密切结合其他临床资料和病史,而不应单单局限于超声检查。

(2)主动脉瓣赘生物所致的主动脉瓣内异常回声,需与主动脉窦瘤破裂鉴别,除病史不同外,在超声表现上后者应有窦瘤破入之心腔增大,此可资鉴别。

(3)主动脉瓣赘生物所致的左心室流出道内异常回声还应与膜型主动脉瓣下狭窄鉴别,但前者仅于舒张期出现于左心室流出道内,而后者则无论收缩或舒张均可见。

(4)由于瓣膜增厚、增粗、回声增强,无论二尖瓣赘生物或主动脉瓣赘生物,均需与风湿性二尖瓣或主动脉瓣病变相区别,这必须密切结合病史和其他临床资料。

(5)由于小于2~5mm 的赘生物超声难以显示,不能因为超声未检出赘生物就排除感染性心内膜炎的可能,尤其是当临床其他资料高度疑及此病时。

(6)赘生物的形状和大小与病变程度无直线相关,不能单以它的大小和形状作为判定病变程度和治疗效果的唯一指标。

(7)一旦能确定为瓣膜赘生物,为防严重合并症的发生,应密切监视,尽早手术。

第四节 人 工 瓣 膜

人工瓣膜(prosthetic valve)的应用,改善了部分患者的心功能,提高了他们的生存质量,因而也挽救并延长了这部分患者的生命,在临床上愈显重要,也为超声工作者提出了新课题、新要求。

由于人工瓣膜与心脏组织和血液之间存在着明显的声阻抗差,使得超声对其显像成为可能。超声对人工瓣膜检查和观察的根本目的在于:通过观察人工瓣膜的工作情况,对其功能做出评价,以指导临床做出及时、正确的处理。人工瓣膜可分为金属球瓣和碟瓣及生物瓣三个类型。

一、球 瓣

球瓣由瓣架(笼罩)、瓣座和瓣球三部分构成

（图 9-4-1）。

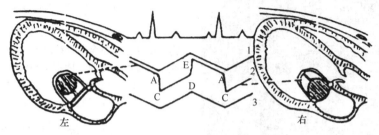

图 9-4-1　S-E 球形二尖瓣人造瓣膜

图示心电图与超声心动图的关系，1. 笼罩前缘；2. 瓣球活动曲线；
3. 瓣座：左为舒张期，右为收缩期

（一）M 型超声表现

图 9-4-1 所示为二尖瓣位球瓣。舒张期二尖瓣开放，瓣球向前活动，瓣球活动曲线向上，形成 DE 段及 EA 段，收缩期二尖瓣关闭，瓣球向后活动，瓣球活动曲线向下，形成 AC 段及 CD 段。其前方的粗大曲线为笼罩前缘，收缩期向前，舒张期向后(1)；在瓣球活动曲线后，与笼罩前缘曲线平行的粗大曲线为球瓣瓣座(3)。

据武汉协和医院资料，正常时 AC 幅度平均为 11mm，下降速度为 506mm/s；DE 幅度平均为 11.2mm，上升速度为 318.2mm/s。

当人工球瓣发生血栓及粘连时，瓣球活动受限，AC 及 DE 的幅度和速度均会发生改变，笼罩内径亦可变小。整个人工瓣的各活动曲线会增粗并变得模糊不清。

（二）B 型超声表现

二尖瓣位球瓣，在左心室长轴切面及四腔切面，于左心房和左心室之间，其前座呈强回声带，而瓣球呈强回声团并位于左心室侧。收缩期瓣球的强回声团移向瓣座的强回声带，舒张期瓣球离开瓣座移向左心室。在二尖瓣口水平左心室短轴切面，可见瓣球的强回声团随心脏舒缩而时隐时现。

当人工瓣发生血栓及粘连时，瓣球活动受限，瓣座及笼罩回声增强并显得模糊不清。

二、碟　瓣

碟瓣由瓣环、瓣架及一个倾斜的碟片三部分构成(图 9-4-2)，是较多应用的一型。近时做成一种双瓣片碟瓣，既可置于二尖瓣位也可置于主动脉瓣位。

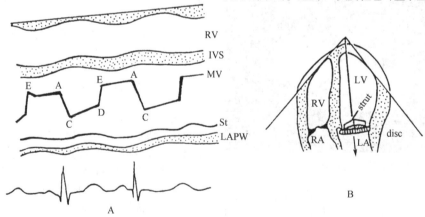

图 9-4-2　二尖瓣位碟瓣

A. 碟瓣之 M 型曲线(从心尖探查)；B. 心尖四腔切面观察(收缩期)

（一）M 型超声表现

图 9-4-2 示二尖瓣位碟瓣，从心尖部探查，收缩期二尖瓣关闭，碟片远离探头，其活动曲线下降形成 AC 波及 CD 段。舒张期二尖瓣开放，碟片靠近探头，其活动曲线上升形成 DE 波及 EA 段。此曲线的后方出现一随心脏舒、缩而活动的粗大曲线即为瓣环后缘(ct)，其收缩期向前，舒张期向后。

据武汉协和医院报道，正常时 DE 开放幅度均值为 11.4mm，开放速度均值为 490mm/s，AC 关闭幅度为 10.6mm，关闭速度为 596mm/s。

当人工碟瓣发生血栓或粘连时，瓣片活动受限，瓣片的开放和关闭的幅度与速度均会减慢，瓣片回声也会增粗增强，曲线模糊不清。

(二)B型超声表现

二尖瓣位碟瓣，在左心室长轴切面及心尖四腔切面，于左心房与左心室之间可见一组增强回声，即为碟瓣的支架和碟片的回声，并见此组回声随心脏的舒、缩活动而有规则地移动。在心尖四腔切面，由于声束与碟片活动方向一致，可看到呈"一"字形的强回声活动，舒张期向左心室侧开启，收缩期向左心房侧关闭。此时若使M型超声的取样线通过，则可显示碟片活动曲线。若有血栓及粘连等病损，除其回声异常增强外，还可见碟片活动明显受限（图 9-4-3 示主动脉瓣位碟瓣）。

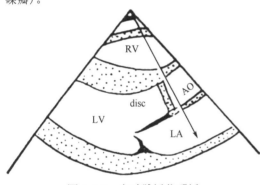

图 9-4-3 主动脉瓣位碟瓣

三、生 物 瓣

用作生物瓣的材料有异种心包膜和心瓣膜、同种硬脑膜等。以牛心包制成的生物瓣并缝在钛钢支架上为多见。这种瓣膜既可置于二尖瓣位也可置于主动脉瓣位。

(一)M型超声表现

图 9-4-4、图 9-4-5 为二尖瓣位人工生物瓣，在左心室内可见两条平行移动的、类似主动脉前、后壁的粗黑曲线，此即为支架的前、后缘(St)。在两曲线中间有一类似主动脉盒样曲线的淡色曲线(MV)：舒张期瓣膜开放，曲线分离靠近支架，收缩期瓣膜关闭，合拢成一条较粗的曲线。生物瓣发生病损时，这种规律性的曲线

活动会发生改变。

(二)B型超声

如图 9-4-4、图 9-4-5 所示，二尖瓣位人工生物瓣位于瓣环部，靠近主动脉根部和左心房部的两条强回声为金属支架(St)，其内的纤细回声为生物瓣膜(MV)，它完全依照正常二尖瓣的功能，于舒张期开放，瓣膜靠近支架，收缩期关闭，于支架中心形成一条细线状回声。

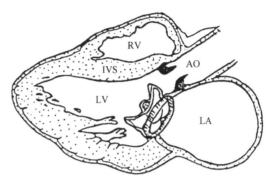

图 9-4-4 二尖瓣位人工生物瓣

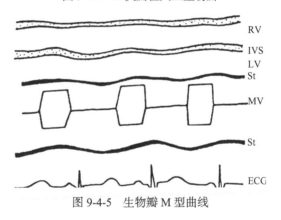

图 9-4-5 生物瓣 M 型曲线

据武汉协和医院提出的正常生物瓣的标准应为：

(1)支架和缝线环轮廓清晰光滑，没有不规则的块状物附着于表面。

(2)支架和周围心壁的运动协调一致，不大于周围心脏组织的运动。

(3)正常瓣叶厚度不大于3mm，若大于3mm应考虑块状物形成。

(4)正常瓣叶活动规则，不出现快速的颤动。

生物瓣植入日久有可能发生撕裂，他们又提出如下生物瓣撕裂的标准。

1. 二尖瓣位生物瓣撕裂

(1)直接征象：M型曲线生物瓣活动幅度增大（超过19mm），并出现收缩期和舒张期扑动。在二维超声心动图上，收缩期可见生物瓣瓣叶回声向左

心房突出。

（2）间接征象：左心室增大，室间隔活动幅度增强等左心室容量负荷过重表现，并排除其他功能障碍者。由于大量二尖瓣反流，左心房亦明显增大。

2. 主动脉瓣生物瓣撕裂

（1）直接征象：生物瓣活动幅度增大，出现高速扑动。

（2）间接征象：有左心室容量负荷过重表现，但左心房并无扩大。二尖瓣受主动脉反流血流冲击，可出现高速扑动。

此外，无论是人工机械瓣还是人工生物瓣在植入之后，有可能发生血栓、感染及瓣周渗漏、瓣环松脱等症。因而在作超声检查时必须细致观察，一经发现有过早的室间隔运动正常、瓣膜增厚、团块状回声、连枷状瓣膜、支架与心脏活动不协调、心脏明显扩大、瓣膜活动幅度过小及多普勒超声探及异常血流等情况，应予严密观察，以便及时确诊，正确处理。

（李学应　龚渭冰）

第十章 心肌病

心肌病(myocardial disease)是指非由心脏瓣膜病、冠心病、肺心病、高血压性心脏病、先天性心脏病引起，病变主要在心肌的一类心脏病。依病因学分类，可分为原发性心肌病和继发性心肌病。依病理学分类，可分为扩张型心肌病、肥厚型心肌病和限制型心肌病及心肌致密化不全。

第一节　扩张型心肌病

扩张型心肌病(dilated cardiomyopathy)既往曾称为充血型心肌病(congestive cardiomyopathy)，是原发性心肌病的最常见类型，约占心肌病总数的70%。可发生于各年龄组，但以中年发病多见。其临床特征是心脏扩大，常以左侧心脏扩大多见，双侧扩大次之，以右心扩大为主者少见。因而有人又将其分为左心型、双心型及右心型三个亚型。

一、病理概要

本病的病理改变是弥漫性心肌细胞变性、坏死和纤维化，可伴有心内膜增厚及心室壁增厚。心室明显扩大，房室环和心房亦有扩大。50%以上病例有附壁血栓且多见于心尖部。

由于心肌的变性和坏死，引致心肌收缩力减退，左心室射血分数和心排血量减小，收缩末容量增大，舒张末压增高，而使左心房和肺静脉压升高，临床上首先出现左心衰竭，待肺动脉压升高后，可发展成全心衰竭。右心型则可以右心衰竭为主。由于房室环的扩大，常并有二尖瓣和三尖瓣反流。

二、M型超声表现

(1)房、室腔扩大，以左心房、左心室为著，双心型者并有右心房、右心室扩大。右心型者以右心房、右心室扩大为主(图10-1-1)。

(2)室间隔及左心室后壁搏动明显减弱，搏幅降低。其厚度正常或稍增厚，心室收缩和舒张时变化不大，室壁增厚率小于30%。

(3)二尖瓣前、后叶开放幅度减小，呈菱形；CD段呈平行双线见图10-1-2及图10-1-3。

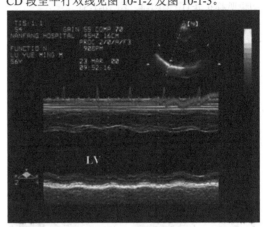

图 10-1-1　扩张性心肌病
心室波群见左心室腔(LV)增大

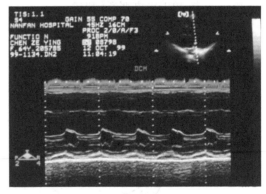

图 10-1-2　扩张性心肌病　心腔增大
二尖瓣开放变小，呈钻石样改变

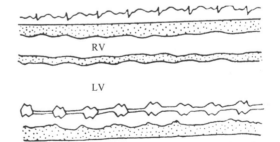

图 10-1-3　扩张性心肌病（2a区）
呈大心腔小瓣口、CD段双线平坦

三、B型超声表现

(1)在左心室长轴切面、心尖及胸骨旁和剑突下四腔切面,可见各房室腔均扩大,左心室显著扩大,呈球形。由于左心室扩大,致乳头肌正常位置改变,二尖瓣前叶被牵拉向后,使左心室流出道形如喇叭样扩张(图10-1-4、图10-1-5)。

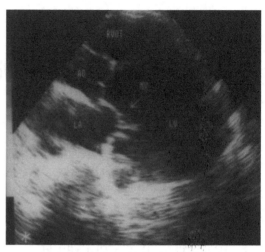

图 10-1-5　扩张型心肌病
左心室长轴切面见左心室显著扩大

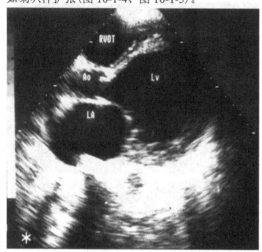

图 10-1-4　扩张型心肌病
左心室长轴切面见左心房、左心室明显扩大

(2)因心肌收缩力降低,左心室舒张末压增高,通过二尖瓣口的血流量减少,二尖瓣开放幅度减低,最大开口减小。由于心腔扩大,瓣环受牵拉,二尖瓣有关闭不全征象。由于心排出量减少,主动脉开放幅度小。这些征象在左心室长轴切面、心尖四腔、五腔切面及二尖瓣口左心室短轴切面等切面均可观察得到(图10-1-6)。

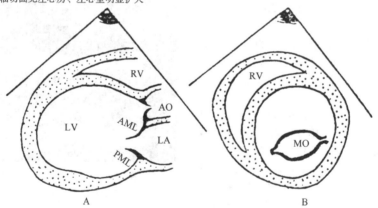

图 10-1-6　扩张性心肌病
A. 左心室长轴切面;B. 左心室短轴切面(二尖瓣口水平)

(3)由于心肌收缩力减弱,室间隔及左心室后壁搏动明显减弱。

(4)主动脉内径变窄,主动脉壁活动幅度低;肺动脉增宽。

(5)有时在心腔内,尤其在左心室近心尖处可见到附壁血栓。

(6)有时可见少量心包积液,但心包本身正常,这可能是心包淋巴回流障碍所致。

(7)右心型扩张型心肌病,右心室扩大,三尖瓣环扩张,瓣叶被牵拉,造成三尖瓣关闭不全;室间隔与左心室后壁可呈同向运动。

四、频谱多普勒表现

(1)将取样容积置于左心房及右心房的下部,只能录得微弱的血流信号,仅在靠近房室口处方可录得较明确的舒张期血流信号,这说明心房内血流速度减低。

（2）由于心腔扩大，心室内血流速度减缓，因而仅在流出道内可录得明确的收缩期血流频谱。

（3）二尖瓣和三尖瓣血流频谱的E峰减低，而A峰增高，两峰窄小。这是通过房室瓣口的血流减少、左心室舒张压升高，心室充盈时间缩短所致。

（4）当将取样容积置于二尖瓣环及三尖瓣环处时，可录得各瓣的反流信号。合并肺动脉高压时，在右心室流出道内可录得肺动脉瓣反流的多普勒频谱。

五、彩色多普勒表现

（1）由于血流速度减低，心房内血流显色暗淡或不显色，只在房室环处显示颜色。同理，心室内血流显色暗淡或不显色，而只在房室瓣口或心室流出道内显色。

（2）于左、右心房内，多数患者可见多色斑点状窄细的二尖瓣反流束。合并肺动脉高压时，右心室流出道内可见红色的肺动脉瓣反流束。

六、鉴 别 诊 断

（1）上述扩张型心肌病的超声表现并无特异性，因此在做出扩张型心肌病的超声诊断时，必须逐一除外其他器质性心脏病及有原因可查的心肌损害。

（2）少数扩张型心肌病，由于合并二尖瓣关闭不全，左心室容量负荷增大，可出现节段性室壁运动异常，应与冠心病进行鉴别。

（3）若超声发现心脏扩大，但并不很大，在排除了其他器质性心脏病后，应想到本病。

（4）冠心病、高血压心脏病等疾病的晚期，单凭超声心动图表现，很难与扩张型心肌病鉴别，此时应结合其他临床资料仔细分析，必要时可行心肌活检确定。

第二节 肥厚型心肌病

肥厚型心肌病（hypertrophic cardiomyopathy），是以心肌肥厚为主要特征的心脏病。其病因未明。据报道，约1/3的患者有家族史，因而可能有遗传倾向；约10%发病于婴儿期，可能系先天性；尚有1/3的患者无心脏病史可询。

一、病 理 概 要

基本的病理变化是病变心肌细胞肥大，并变粗变短，排列紊乱。肥厚部位分布弥漫，也可局限。通常在室间隔上段、主动脉瓣的下方，呈块状或瘤样突向心室腔，使左心室流出道变窄，造成梗阻，故又可称为肥厚梗阻型心肌病（hypertrophic obstructive cardiomyopathy），也称特发性肥厚型主动脉瓣下狭窄（idiopathicHypertrophic subaortic stenosis）。若室间隔虽有异常肥厚，而左心室流出道平时无梗阻，仅在心脏负荷改变或受神经体液因素影响才出现梗阻者，则称为隐匿型或激惹型肥厚梗阻型心肌病。若心肌肥厚局限于心尖、游离壁、乳头肌或室间隔下段，则称为局限性肥厚型心肌病。若心肌肥厚呈弥漫性向心性肥厚，则称为对称性肥厚型心肌病。局限性肥厚型心肌病、对称肥厚型心肌病不造成梗阻，因而都称为肥厚非梗阻型心肌病。

肥厚型心肌病一般呈高动力状态，射血分数高于正常。由于心肌肥厚，心腔缩小。由于心肌硬度增加，顺应性降低，舒张期左心室充盈阻力增大，舒张速率减慢、早期充盈速度和充盈量均降低，左心房则代偿性收缩增强。舒张末容量虽减小，而其压力却明显增高，可致舒张功能不全甚或衰竭，终至肺淤血、肺水肿。久之，心腔可从缩小变扩大，收缩功能从代偿增强至受损，终至衰竭。

二、M型超声表现

（1）在心室波群，可见非对称性室间隔肥厚，即室间隔与左心室后壁厚度不成比例，其厚度之比常大于1.5。并常见室间隔运动减弱。

（2）在二尖瓣波群，可见左心室流出道狭窄，其内径常小于20mm。并可见EF下降速率减慢。

（3）在二尖瓣波群，见二尖瓣叶收缩期向前运动（systolic anterior movement，SAM）。即二尖瓣于收缩期开始后，向室间隔移动，造成CD段向前凸出，于心室舒张期开始返回正常位置。无明显前移者，可作诱发试验，如做Valsalva动作或吸入亚硝酸异戊酯0.2ml等，以减少静脉回流，降低血管阻力和收缩期动脉压，并加速心率和射血速度，增加左心室和左心房间压力差，加重左心室流出道梗阻。造成SAM现象的可能解释是：①左心室缩小引起二尖瓣及其乳头肌和腱索等附属装置移位，并于收缩期向室间隔靠拢。②肥厚的室间隔运动低下或消失，而左心室后壁运动增强，使已向前移位的二尖瓣更向前移向左心室流出道和室间隔。③收缩期高速血流通过狭窄的左心室流出道时产生负压，将二尖瓣及其装置吸引进入左心室流出道内。参与SAM形成的，可以是单独的二尖瓣前叶、后叶或同时有前、后叶，也可以有腱索。SAM 是肥厚梗阻型心肌病的一个特征性表现，值得重视（图 10-2-1～图 10-2-3）。

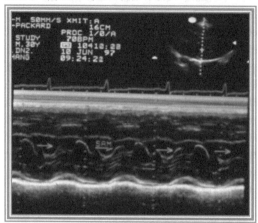

图 10-2-1　肥厚型心肌病　二尖瓣波群见 SAM
现象（箭头所指）

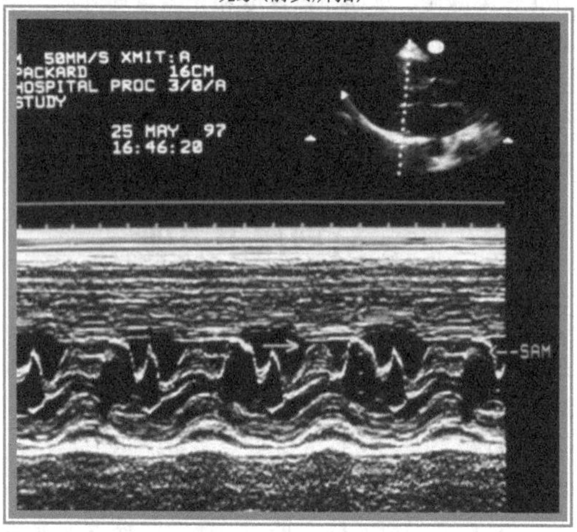

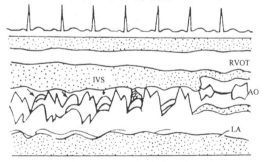

图 10-2-2　肥厚型心肌病　二尖瓣波群见 SAM
现象（箭头所指）

图 10-2-3　肥厚梗阻型心肌病

（4）在心底波群，可见主动脉瓣中期关闭及主动脉瓣扑动。造成主动脉瓣中期关闭的原因，是收缩中期左心室流出道梗阻加重，流入主动脉内的血量突然减少，致开放的主动脉瓣部分提前关闭。收缩晚期，射出血量增多，主动脉瓣再次开放，并保持至收缩结束。主动脉瓣扑动则是高速血流对其冲击所致。

（5）M 型超声心图动可计算得出压力差，其值与心导管测值密切相关（r=0.95），具体可按下式计算：

压力差（mmHg）=1.8×阻塞指数−35

阻塞指数＝狭窄持续时间（ms）/室间隔至二尖瓣前叶 CD 段间平均距离（mm）。

在这儿狭窄持续时间是指 CD 段向前运动从开始到末尾所需的时间。

当压力差小于 30mmHg（4.0kPa）时为轻度梗阻，30～50mmHg（4.0～6.66kPa）为中度梗阻，大于 50mmHg（6.66kPa）为重度梗阻。最重者可达 140mmHg（18.67kPa）。无梗阻时，其压力差为 0。

三、B 型超声表现

（1）在左心室长轴切面、短轴切面及四腔切面可见：室间隔与左心室后壁呈非对称性肥厚，室间隔上段呈瘤样或团块状增厚。肥厚的室间隔呈现两层结构：其右心室面呈小片状或正常回声，表面平直、光滑，左心室面呈多重斑点状或毛玻璃样变化，并呈局限性向左心室流出道膨出，致左心室流出道狭窄。另外心肌肥厚也可发生在心尖，厚度从心底到心尖逐渐增加（图 10-2-4）。

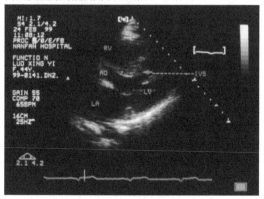

图 10-2-4　肥厚型心肌病
左心室长轴切面见室间隔明显增厚（IVS）

当人工球瓣发生血栓及粘连时，瓣球活动受限，AC 及 DE 之幅度和速度均会发生改变，笼罩内径亦可变小。整个人工瓣的各活动曲线会增粗并变得模糊不清。

（2）由于肥厚，心腔内径较正常缩小，乳头肌明显增粗，在左心室短轴切面，左心室腔形如哑铃状，收缩期互相靠拢。

(3)收缩中期见主动脉瓣提前关闭。　　　(4)左心房内径增宽(图 10-2-5)。

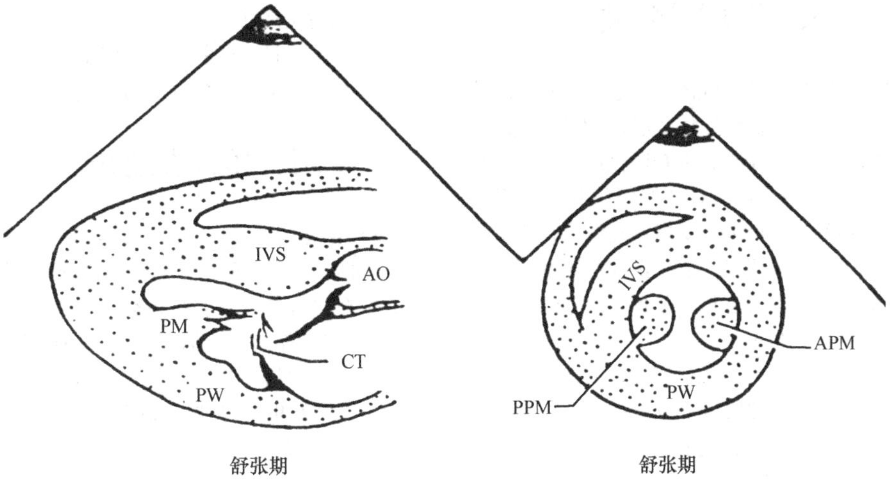

舒张期　　　　　　　　　　　　　　　舒张期

图 10-2-5　肥厚梗阻型心肌病

四、频谱多普勒表现

(1)将取样容积置于左心室心尖部,正常人可录得收缩期负向单峰圆顶状血流频谱。在肥厚梗阻型心肌病患者,由于收缩期射血阻力突然增加,频谱可呈双峰。多数患者由于阻力较大,峰速后移,可呈对称的三角形频谱。

(2)取样容积置于左心室流出道内,可录得峰值后移、单峰、充填,形似匕首的负向收缩期射流频谱,峰速超过 4m/s。若能同步记录M型曲线,则可见频谱与 SAM 发生于同一时间

(3)在主动脉内可录得双峰波形血流频谱,可见其于收缩早期快速上升又快速下降,至收缩中期再次缓慢上升,因而形成尖峰圆顶状双峰波曲线,其形态与心导管所录得的主动脉压力曲线极为相似。

(4)在二尖瓣口可录得一个正向的双峰频谱,其 E 峰峰值正常,减速度缓慢,A 峰明显升高。

(5)在多数患者,将取样容积置于二尖瓣环处或左心房内,可录得双向充填的二尖瓣反流血流频谱。

五、彩色多普勒表现

(1)在左心室流出道内,可见起于二尖瓣尖或腱索与乳头肌交界水平的射流束。若室间隔基底部显著肥厚,射流束也可起于左心室流出道内。此射流束沿左心室流出道经主动脉口,至升主动脉内信号明显减弱,随主动脉瓣关闭而消失(彩图 71)。

(2)于左心房内可见起于二尖瓣口的、以蓝色为主多色相间的收缩期反流束。此反流束进入左心房后发生折返,沿二尖瓣环射向左心房后壁。这与二尖瓣病变所致的反流有所不同。

(3)左心室流入道内,心房收缩期血流显色亮度高于舒张早期的快速充盈血流,由于速度较快,可发生彩色逆转。

(4)在胸骨上窝主动脉弓长轴切面,可见升主动脉血流于收缩早期显鲜亮的红色或彩色逆转,而收缩中期显色暗淡。

(5)若心肌肥厚累及右心室流出道,则于右心室流出道内可见收缩期射流血流束,与右心室漏斗部狭窄同形。

六、鉴 别 诊 断

本病需与原发性高血压、主动脉瓣狭窄、主动脉瓣下膜性狭窄等疾病鉴别。尽管均有心肌肥厚,但原发性高血压可同时有左心室后壁肥厚,且无二尖瓣收缩期向前运动,也无左心室流出道狭窄可资鉴别。主动脉瓣狭窄有瓣叶增厚、毛糙、粘连、开放受限等改变,室间隔与左心室后壁呈对称性肥厚。若为主动脉瓣下膜性狭窄,则应在左心室流出道内见到异常的线样回声及其随心脏收、舒活动。

第三节　限制型心肌病

限制型心肌病(restrictive cardiomyopathy)又称闭塞型心肌病(obliterative cardiomyopathy),是以心肌和心内膜纤维化为主要特征的心肌病。它通常包括好发于热带的心内膜心肌纤维化和好发于温带的吕弗勒心内膜炎。本病原因未明,较少见,只占心肌病的 3%左右。

一、病 理 概 要

限制型心肌病的特征性改变，是心肌和心内膜增厚、纤维化，心肌细胞肥大、变性、炎细胞浸润，排列可正常，心内膜和心肌可有钙化或骨化。心包呈非特异性增厚并有积液。心肌纤维化常侵及心尖、流入道和部分流出道。受累室腔缩小，晚期被血栓覆盖，造成心尖闭塞。依受累部位不同，限制型心肌病又可分为右心室型、左心室型和双室型三个亚型，以右心室型多见。

由于心肌及内膜纤维化，使得心室舒张受限，舒张末压增高，压力曲线呈平方根形。右心室型的血流动力学改变和临床表现酷似缩窄性心包炎。其肺动脉压增高，右心室舒张末压更高引致舒张期血流越过肺动脉瓣进入肺动脉。晚期由于右心室失去等长张力功能，可出现严重三尖瓣关闭不全。左心室型有左心室舒张末压增高，二尖瓣反流。双室型常以右心室型征象为优势。限制型心肌病的主要临床表现为乏力、气短、水肿、腹水、奇脉、心音减弱、心率增快，心电图 S-T 段压低及 T 波倒置。X线显示心脏轻度增大、搏动减弱。

二、M型超声表现

(1)受累部位的心内膜增厚，回声显著增强，近心尖部尤甚。

(2)在心室波群，见室壁运动减弱，未受侵犯部位运动代偿增强。室壁可略增厚或厚度正常。

(3)在剑突下或胸骨右缘探查右心房时，可见右心房明显扩大。

(4)房室瓣的 EF 斜率明显减慢。

(5)左心室型者可见左心房明显扩大。

(6)可显示液量不等的心包积液。

三、B型超声表现

(1)右心室型者于心尖四腔切面，见右心房明显扩大，且可见三尖瓣附着点下移，可达 2.5cm，酷似三尖瓣下移畸形。

(2)左心室型可见左心房明显扩大。

(3)在扩大的房腔内可见低速流动的云雾状回声，此点以食管超声检查时尤为明显。有时可见巨大附壁血栓。

(4)受累的心尖和室间隔心肌增厚，室腔狭小，并可见附壁血栓，造成心腔闭塞。

(5)可见环绕心脏，形成弧形暗带的心包积液。

(6)受累心内膜明显增厚，回声显著增强，室壁运动明显减弱。心室腔纵径缩短，横径增宽或正常。射血分数及短轴缩短率明显减小。

四、多普勒超声表现

(1)频谱多普勒显示二尖瓣或/及三尖瓣口血流，舒张早期充盈速度增快，而舒张晚期流速减慢。左心室充盈压显著高于右心室。

(2)左或右心房室瓣口可探及收缩期反流频谱。

(3)可录得肺动脉瓣反流频谱，在左心室型更易探及，因其更易致肺动脉高压。

(4)左、右心房血流彩色多普勒显色暗淡，而舒张早期房室瓣口血流显色明亮。

(5)在心尖四腔切面，可于心房内见到蓝色反流束，三尖瓣口反流束尤其宽阔明亮。

(6)在右心室流出道长轴切面，见右心室流出道血流束宽阔明亮呈蓝色。舒张期亦可见蓝色血流束经肺动脉瓣口进入肺动脉。

五、声学造影表现

静脉声学造影可见臂心循环时间显著延长，可达 3～4min，并可见造影剂于收缩期从右心室经三尖瓣口反流至右心房、下腔静脉及肝静脉内。

六、鉴 别 诊 断

限制型心肌病临床诊断较困难，心内膜与心肌活检可确诊。超声能提供有价值的、非常重要的诊断依据，但须与下述疾病进行鉴别。

(一)缩窄性心包炎

缩窄性心包炎的血流动力学改变极似右心室型与双室型限制型心肌病，但缩窄性心包炎无心内膜及心肌的特征性的增厚和回声增强，而其心包有特征性增厚和回声增强，并可伴有局限性心包积液等可资鉴别。

(二)三尖瓣下移畸形

限制型心肌病虽也有右心房扩大及三尖瓣下移，但其程度不如三尖瓣下移畸形。在大动脉短轴切面，前者的三尖瓣位于 9～10 点处，而后者的三尖瓣可下移至 11～12 点处。另外三尖瓣下移畸形时在多数切面可探及三尖瓣，而限制型心肌病则只是在四腔切面等少数切面可探及。

(三)右心型扩张型心肌病

右心型扩张型心肌病也可如限制型心肌病一样有右心房扩大，但它同时也有右心室扩大，而后者的右心室长径缩短，只是横径增大，其心尖甚至是闭塞的，这些特点是有助于鉴别的。

第四节　心肌致密化不全

心肌致密化不全(noncompaction of ventricular myocardium，NVM)是以心室内异常粗大的肌小梁和交错的深隐窝为特征的一种心肌病。NVM过去曾被称为海绵状心肌、窦状心肌持续状态及胚胎样心肌等。因其常累及左心室，也被称为左心室心肌致密化不全(LVNC)。NVM为一罕见的先天性疾病，多见于儿童，在心肌病中仅次于扩张型心肌病和肥厚型心肌病，男多于女。由于心肌先天发育不全所致心室肌结构异常。本病可单独存在(称孤立的心室肌致密化不全)也可与其他先天性心脏病同时存在，如主动脉狭窄、左冠状动脉起源于肺动脉、肺动脉闭锁、右位心等。任何致畸因素除了可导致心脏结构异常外，也可导致心肌发育停滞，其原因尚不清楚，据报道可能与遗传及继发其他先天性心脏病两类因素有关。NVM的临床表现多样，出现时间早晚不一、程度轻重不同，从无症状到进行性心功能恶化、充血性心力衰竭、心律失常、栓塞甚至猝死。症状的首发年龄差别很大，多数患者早期无症状，而于中年甚至老年时才发病。

一、病　理　概　要

多发、过度隆突的肌小梁和深陷的隐窝，形成网状结构，以近心尖部1/3室壁节段最为明显，可波及室壁中段，一般不累及基底段室壁。多为单独左心室受累，少数单独累及右心室及双心室。受累心腔多扩大，收缩功能减低。小梁化心肌及肌小梁间的间隙影响心肌的供血，尤其是心内膜下心肌，引起内膜下心肌纤维化及左心室收缩功能明显下降，出现类似扩张型心肌病的表现；小梁化心肌可限制心室舒张，产生类似限制型心肌病的症状和体征。致密化不全的心肌段，肌小梁呈不规则分支状连接，等容收缩期室壁的压力增加，使局部冠状动脉血供受阻，从而引起心脏电传导延迟，诱发心律失常。

二、M型超声表现

M型超声于病变心肌处可录得其搏幅明显减低及心腔扩大。

三、B型超声表现

由于在左心室或右心室腔内有过多突起的心肌小梁，因而从室间隔中部到心尖部心腔，可探及无数突出增大的肌小梁错综排列；受累心腔多增大，运动明显减弱。Chin等利用超声心动图计测NVM左心室不同水平肌小梁基底部至心外膜的间距(X)与肌小梁顶端至心外膜的间距(Y)的比值。结果发现：NVM患者在左心室二尖瓣口水平、乳头肌水平及心尖水平的X/Y比值进行性减小，分别为0.92±0.07，0.59±0.05及0.20±0.04，而正常对照组未见此现象。因此，他认为X/Y比值异常有助于NVM的诊断。

四、彩色多普勒表现

可见有无数与心室腔交通的深陷的大小不等的肌小梁间隙，其内可见低速彩色血流信号与心腔相通。

五、诊断和鉴别诊断

(1)超声心动图是NVM诊断和家系筛查首选和最重要的方法，如有下述改变可做出诊断。

1)非致密化心肌疏松增厚，呈"海绵"状或"蜂窝"状改变。

2)收缩期非致密化心肌与致密化心肌的比例大于1/2，心尖段肌小梁的长度和宽度之比大于4/1，中间段肌小梁的长度和宽度之比大于2/1。

3)病变部位室壁运动减低。

4)彩色多普勒显示隐窝内低速血流与心腔相同。

(2)NVM应注意与扩张型心肌病、肥厚型心肌病和限制型心肌病鉴别。只要仔细询问病史、结合患者的临床表现逐项面一一细细测查是不难鉴别的。值得一提的是，超高速CT(ultrafast computed tomography，UFCT)可显示左心室心尖部、前侧壁明显增厚，心室壁外层密度均匀性增高，而内层密度较低。UFCT增强造影可见小梁隐窝间有造影剂充盈。磁共振(magnetic resonance，MR)可显示心尖部及左心室前侧壁有过多、粗大的肌小梁突入心室腔，其间可见深陷的小梁间隙，内层心肌组织疏松，呈"网格状"改变。有条件的医院可以采用。另外，心室造影也有助于诊断，亦不妨一试。

(罗泽锋　李学应)

第十一章 心 包 疾 病

心包（pericardium）是由浆膜层和纤维层构成的包裹心脏与大血管根部的纤维浆膜囊。其浆膜层很薄，表面光滑湿润，又可分为壁层和脏层。脏层覆盖于大血管根部和心脏的表面（心外膜），在大血管根部处移行为壁层。脏、壁两层之间的腔隙称为心包腔，内有少量浆液，在心脏搏动时起润滑作用。纤维层紧贴于浆膜壁层的外面，由致密结缔组织构成，比较坚韧，伸缩性很小，上部移行为大血管的外膜，下部与膈的中心腱紧密相连，前后及两侧与邻近结构有疏松结缔组织相连。心包腔深入主动脉、肺动脉与上腔静脉、左心房之间的部分，称为心包横窦；在左心房后面与肺静脉根部之间的部分，叫做心包斜窦（图 11-0-1）。

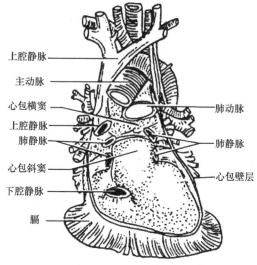

图 11-0-1 心包解剖示意图

（图左标注，从上至下：上腔静脉、主动脉、心包横窦、上腔静脉、肺静脉、心包斜窦、下腔静脉、膈）
（图右标注，从上至下：肺动脉、肺静脉、心包壁层）

第一节 心包积液

正常心包腔内有 20～30ml 液体，若超过 50ml，即称之为心包积液（pericar-dial effusion）。心包积液常常是某些疾病的并发症，如尿毒症，某些血液病、心力衰竭、外伤、心肌梗死、主动脉窦瘤破裂及心脏手术等。也可由病毒、细菌及肿瘤直接引发。

一、M型超声表现

（1）少量心包积液时，仅于心室波群的左心室后壁之后可见三角形液性暗区，收缩期略宽，舒张期较窄；此时右心室前壁之前无液性暗区。

（2）中等量心包积液时，于心室波群、二尖瓣前后叶波群左心室后壁之后见较大液性暗区，于右心室前壁之前亦可见液性暗区。

（3）大量心包积液时，上述液性暗区增大，液面宽度增加。此时若将探头缓慢移向心尖，于大片液区内可见随心脏搏动时隐时现的回声，这就是所谓的"荡击波"征。此外，于二尖瓣前叶波群，甚至心底波群的左心房后壁之后亦可见液性暗区，这说明心包斜窦之内已有积液。

（4）大量积液时，心室充盈受限，腱索长度与心腔内径不成比例，可出现二尖瓣或三尖瓣脱垂。此时还可见到"心脏摆动征"，即右心室前壁、室间隔和左心室后壁三者同向运动。

（5）亚急性和慢性心包炎，心包积液中等量以上，可于积液暗区内见到毛糙的条带状回声，这是纤维素渗出所致。

二、B型超声表现

（1）少量心包积液时，仅于左心室长轴切面的左心室后壁之后见一弧形液性暗区，收缩期较宽，舒张期变窄；此时右心室前壁之前无液性暗区。

（2）中等量心包积液时，在左心室长轴切面，可见于右心室前壁之前经心尖至左心室后壁之后见一半环形液性暗区，但尚未超越房室环区（图 11-1-1）。

（3）大量心包积液时，于左心室长轴切面见包绕心脏的半环形液性暗区已超越房室环区，这是心包斜窦已有积液的表现。此时若作乳头肌水平横切面，则可见整个左心室被"浸泡"在液体内。

（4）大量心包积液而无包裹时，可见"悬吊"于大血管下的心脏在液体中自由摆动，收缩期向前，舒张期向后，称为"摇摆心"（图 11-1-2）。

（5）大量心包积液时，心脏收缩期前移，摆动和旋转，液体挤压右心室流出道，可使右心室流出道变窄。

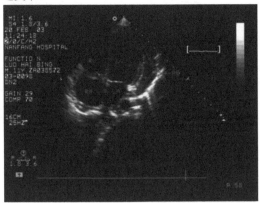

图 11-1-1 中量心包积液(PE)

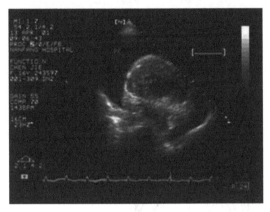

图 11-1-2 大量心包积液(PE)

（6）二维超声还可提示不同的病理改变：若以渗出为主，心包腔呈无回声暗区；若以纤维素渗出为主，则于液暗区内可见随心动周期有规律出现的摆动的条带状回声，形如水草或飘带，故有人将其称为"水草征"或"飘带征"；若为化脓性，则积液可局限或呈多房网格状，内可见点状强回声（图11-1-3）。

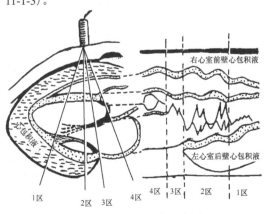

右心室前壁心包积液

左心室后壁心包积液

1区 2区 3区 4区 4区 3区 2区 1区

图 11-1-3 心包积液示意图

三、心包积液的定量

若能定量心包积液，对判定疾病程度和指导临床治疗会起到很重要的作用，但至今没有精确的全定量的方法。北京徐南图等建议应用下述半定量方法。

（1）微量心包积液（<50ml）：心包腔无回声区宽 3～5mm，局限于房室沟附近，也可延续至左心室后下壁。

（2）少量心包积液（50～100ml）：心包腔无回声区宽 3～5mm，局限于房室沟和左心室后下壁。

（3）中量心包积液（100～300ml）：心包腔无回声区宽 5～10mm，主要局限于房室沟和左心室后下壁，也可少量存在于心尖区和前侧壁。左心房后方一般无积液。可出现室壁运动尤其右心室壁运动亢进。

（4）大量心包积液（300～1000ml）：心包腔无回声区宽 10～20mm，包绕整个心脏，心前区和左心房后方斜窦内出现无回声区宽 5～15mm，可伴有心腔缩小和心脏摆动征。

（5）极大量心包积液（1000～4000ml）：心包腔无回声区宽 15～40mm，后外侧壁和心尖无回声区最宽，心前区和左心房后方无回声区宽 20～60mm，心脏受压，出现明显心脏摆动征。

四、鉴别诊断

（1）肥胖者或老年人，其心包膜下脂肪增多，环绕心脏呈低回声，最厚时可达 15mm，易误诊为心包积液，应注意鉴别。但此种心包膜下脂肪前后比较均匀，即左心室后壁之后的暗区尚小时，右心室前壁之前即出现暗区，且其宽度两者相近。此点有助鉴别。

（2）后心包积液有时可能误为左侧胸腔积液，应注意鉴别。前者之内应可见心脏搏动征象而后者则无。如让患者坐位，胸腔积液多在肩胛线第7～9肋最清楚，而心包积液在胸前第3～5肋间。

第二节 缩窄性心包炎

缩窄性心包炎（constrictive pericarditis）为急性心包炎的后遗症。它可发生于急性心包炎后的 2～8 个月内。若在急性心包炎后二年内发生心包缩窄征象，称为急性缩窄；一年以后者则为慢性缩窄。

缩窄性心包炎多数为结核性，也有化脓性、创伤性，还有由肿瘤及非特异性炎症所致者。它占心脏病的1.25%～1.60%，在心包炎中占1/5上下。以20～30岁年轻人为多，男多于女，其比例为1.5：1。

缩窄性心包炎的主要临床表现有静脉压升高、颈静脉怒张、肝大、胸腔积液、下肢水肿及呼吸困难等。

一、病理概要

急性心包炎后，纤维组织显著增生、心包的脏、壁两层增厚、粘连，因而形成坚厚的瘢痕压迫心脏大血管根部。心包常增厚到0.3～0.5cm，有时可达1.0cm以上。多数病例在心包内可查到透明样变性的结缔组织，有时也可查到结核或化脓性感染的肉芽组织。心包腔常为纤维组织所闭塞。心包增厚可广泛也可局限，约1/2病例心包有钙化。有时心包腔内可见到少量液体。由于心包的缩窄使心脏受压，限制了心室在舒张期的扩张，使进入心室的血量减少，以致心排血量减少，引发心率增加，最终导致体循环及肺循环淤血，引发一系列临床症状。

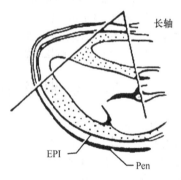

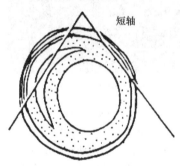

图11-2-1 缩窄性心包炎

(2)在下腔静脉长轴切面，可见下腔静脉明显扩张。

(3)在四腔切面可见心室腔因受压而变小，心房腔正常或略大，故房与室的大小相近。

(4)吸气时回心血量增加，由于右心室舒张受限，可见房室间隔被推向左心房左心室侧。

四、多普勒超声表现

(1)用多普勒超声可测得右心房、右心室、肺动脉和左心室的内压，由于心脏舒张受限，因而上述部位的舒张压均明显增高。

(2)二尖瓣口血流频谱出现明显的舒张充盈受阻征象，即舒张早期流速增快，E峰较高；而晚期充盈速度显著减慢，A峰降低，因而E/A比值明显增大。

二、M型超声表现

(1)由于心包的纤维化、增厚及钙化，坚厚的心包限制了心脏的舒张，表现为心室波群左心室后壁于舒张中晚期运动平坦。

(2)当左心房收缩期时，由于左心室后壁向后运动受阻，舒张晚期室间隔向前运动显著。

(3)由于右心室及右心房受压、右心房压增高，下腔静脉回流受阻，管腔扩大且不随呼吸而发生改变。

(4)由于右心室舒张压极度增高，超过了肺动脉压，致使肺动脉瓣提前于舒张期开放。

(5)在心室波群，可显示心包增厚，回声增强。

三、B型超声表现

(1)于左心室长轴切面及四腔切面，可见单层或双层心包增厚，可均匀地增厚，也可局限地增厚，最大厚度可达10mm。有时可在两层增厚的心包之间见到不规则的暗区，此即少量未能吸收的积液所致。钙化部位可见强回声(图11-2-1)。

五、鉴别诊断

(1)检查出心包肥厚对诊断缩窄性心包炎具有决定性的意义。但由于心包回声易与心外组织回声混淆，应予注意。此时需密切结合临床，多切面仔细检查。

(2)缩窄性心包炎的血流动力学改变极似限制型心肌病，但后者有心肌肥厚，心腔变小和心尖闭塞等症可资鉴别。

(3)就血流动力学改变而言，本病还应与心包填塞征鉴别，但后者有起病急骤和大量心包积液等症可资鉴别。

(李学应 龚渭冰)

第十二章 心脏肿瘤

心脏肿瘤(cardiac tumor)很少见，按发生部位可分为心腔肿瘤、心肌肿瘤和心包肿瘤及直接蔓延至心脏并影响心脏的心外肿瘤。按其起源又可分为原发性肿瘤和继发性肿瘤，绝大多数心脏肿瘤为继发性。原发性心脏肿瘤极少见(在心脏肿瘤中不足10%)，但临床意义重要，其中又以黏液瘤最主要。

第一节 黏液瘤

黏液瘤(myxoma)是最常见的原发性心内良性肿瘤，约占心脏原发肿瘤的 1/4，心脏原发性良性肿瘤的50%～75%。黏液瘤多发在心房，其中又以左心房最多，左心房与右心房之比约为(5～6)∶1。国内阜外医院统计的151例黏液瘤中单纯左心房黏液瘤 138 例(91%)，单纯右心房黏液瘤 9 例(6%)，右心房右心室兼有者 1 例，左心房左心室兼有者2例，单纯右心室者1例。本病多发于女性，约占60%；高发年龄在31～60 岁，约占70%。

左心房黏液瘤的临床表现酷似二尖瓣狭窄，包括心尖区第一心音亢进和隆隆样舒张期或收缩前杂音，有时尚可闻特征性的舒张早、中期的"肿瘤扑通声"。

一、病理概要

黏液瘤呈冻胶样团块，形态不规则，多呈分叶状、葡萄状或菜花状，少数为卵圆形。半数黏液瘤表面有许多米粒大或黄豆大的小突起。黏液瘤细胞呈散在或团状或条索状排列，间质疏松。瘤组织间有不同程度出血、纤维变性及钙化和坏死。心房黏液瘤多有蒂附着于房间隔卵圆窝附近，少数附于房室瓣及房室环的心房面。瘤蒂直径 0.2～0.3cm，长0.3～2.0cm，一般为 1cm 左右。左心房黏液瘤所产生的血流动力学改变酷似二尖瓣狭窄，而右心房黏液瘤则与三尖瓣狭窄及缩窄性心包炎极其相似。

二、M型超声表现

(1)舒张期黏液瘤随左心房血流进入左心房室口，因而在二尖瓣前后叶波群的二尖瓣前叶曲线的下方可见云雾状回声，此种回声于收缩期消失。

(2)黏液瘤于舒张期非完全性堵塞二尖瓣口，血液进入左心室受阻，左心房排空延缓，左心室充盈量减少，心室舒张时二尖瓣前叶向后漂浮减弱，而使其 EF 斜率降低，E、A 两峰间的凹陷降低以致消失，致使二尖瓣前叶曲线呈"墙垛"样改变(图12-1-1、图 12-1-2)。

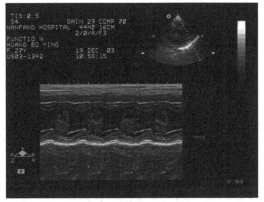

图 12-1-1　左心房黏液瘤　(二尖瓣前后叶波群)

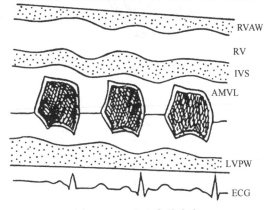

图 12-1-2　左心房黏液瘤
二尖瓣前后叶波群示二尖瓣前叶下方的云雾状回声，
前后叶呈镜像运动

(3)左心房黏液瘤并不造成二尖瓣前、后叶粘连，因而其曲线呈镜相活动(图12-1-3)。

(4)黏液瘤于收缩期返回左心房，因而在心底波群的左心房内可见云雾状回声，并见心房扩大。

(5)若为右心房黏液瘤，则可于三尖瓣波群的三尖瓣前叶曲线下方见到云雾状回声。其余表现与左心房黏液瘤相似，但它是在右心波群出现。

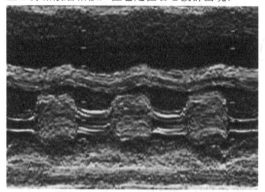

图 12-1-3　左心房黏液瘤

三、B型超声表现

（1）在左心室长轴切面、心尖及剑突下四腔切

面，于左心房内可见轮廓清晰、边规整、大致呈椭圆形的团块状回声，回声强度中等，内部分布尚均匀。一般有附于房间隔中部的带带状回声与之相连。瘤体随心脏的舒张和收缩而活动，舒张期进入二尖瓣口，收缩期返回左心房腔内（图 12-1-4、图 12-1-5）。

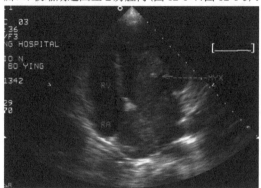

图 12-1-4　左心房黏液瘤（MYX）

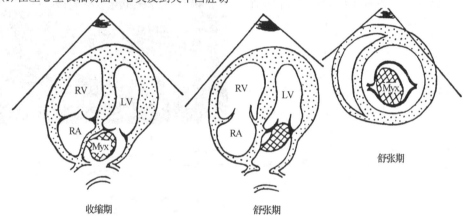

收缩期　　　　　舒张期　　　　　舒张期

图 12-1-5　左心房黏液瘤

二维超声显示黏液瘤（Myx）于舒张期进入二尖瓣口，收缩期返回左心房

（2）在二尖瓣口水平短轴切面，舒张期二尖瓣口呈圆形并被团块状实性回声所充填，收缩期此团块回声消失。

（3）左心房扩大，而左心室相对较小。

（4）若为右心房黏液瘤，右心系统可有类似左心系统的改变。

四、频谱多普勒表现

（1）将多普勒取样容积置于二尖瓣口房侧或室侧，可分别录得由黏液瘤运动所致的低频高幅的频谱信号。

（2）在二尖瓣口，还可录得双向充填、呈方块形的舒张期射流频谱。

（3）取样容积置于左心室内，二尖瓣口的下方，

可录得低频双向的舒张期湍流信号。

（4）在左心房内，可录得由黏液瘤所致二尖瓣关闭不全而造成的二尖瓣反流血流频谱。

（5）若合并肺动脉高压，可分别于右心室流出道内及右心房内，录得肺动脉瓣反流及三尖瓣反流信号。

五、彩色多普勒表现

（1）在舒张早期二尖瓣开放，心房血液流向二尖瓣口，血流束宽阔明亮，呈红色。在一很短的间隔之后，黏液瘤进入二尖瓣口，血流束消失。在黏液瘤的边缘与二尖瓣环之间出现窄细的多色斑点状射流束（彩图 72、彩图 73）。射流束进入左心室后，形成五彩相间的湍流束。

（2）左心房内于收缩期可见蓝色反流束。

六、鉴别诊断

1.左心房内血栓　左心房黏液瘤应与巨大左心房血栓区别。左心房血栓多发生于二尖瓣狭窄合并房颤者。左心耳部小血栓易造成漏诊。左心房血栓的M型超声表现是：在左心房后壁之前和二尖瓣前叶之后，可见多层线状回声和不定形异常回声，在4区和5区均可见到。

在B型超声上，于左心室长轴、大动脉短轴及心尖四腔等切面，可见左心房内后壁或左心耳部有中强的回声团（图12-1-6～图12-1-8）。其特点是边界较清晰，面积较大，不活动，基底较宽，无瘤蒂。陈旧性血栓由于机化，回声常增强；反之，新鲜血栓回声弱，易漏诊。反复多次形成的血栓，回声密度不同，呈分层状，易于发现（图12-1-9）。

2.二尖瓣狭窄　在M型超声心动图上，二尖瓣前叶曲线也呈"墙垛"样改变，但其后无云雾状回

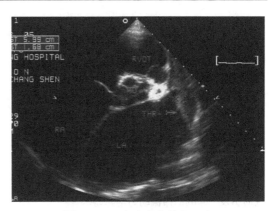

图 12-1-7　左心房血栓（THR）

声，后叶由于粘连而与前叶呈同向活动。二尖瓣狭窄瓣膜均有增厚，而黏液瘤无增厚。二尖瓣狭窄与左心房黏液瘤的彩色多普勒射流束有如下区别点：①前者起于二尖瓣环，而后者起源于二尖瓣口；②后者为多条射流束，而后者为单条射流束。

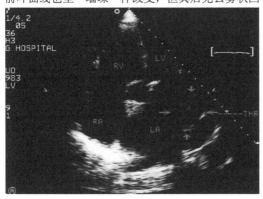

图 12-1-6　左心房血栓（THR）

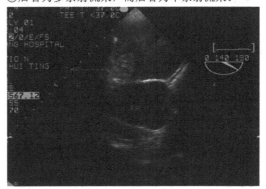

图 12-1-8　经食管超声示左心房血栓（THR）

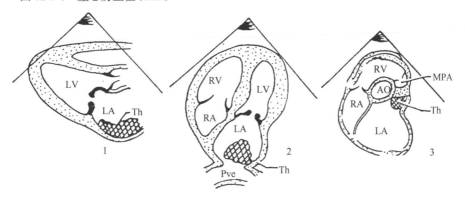

图 12-1-9　左心房血栓

二维超声于左心室长轴切面 1. 心尖四腔切面；2. 和主动脉短轴切面；3. 显示左心房内及左心耳部血栓（Th）

第二节　心肌肿瘤

心肌肿瘤（mocardial tmor 或 tmor of mocardium）

极少见。可分原发性和继发性，原发性心肌肿瘤有横纹肌瘤、淋巴管瘤和淋巴肉瘤等，以横纹肌瘤多见。

心肌肿瘤一般有如下超声表现：

（1）在低而弱的心肌回声内出现细小点状或斑

块状或线条状增强回声、纹理粗糙。

(2)肿瘤从室间隔发生，向右心室或左心室腔生长，常使心腔和流出道狭小。

(3)肿瘤边界一般清晰可辨，但转移瘤或恶性瘤边界不清楚。

(4)心肌厚度增加，心肌功能减弱。M型超声心动图上，室间隔的收缩和舒张幅度明显减小甚至接近消失，心肌增厚率接近零。

(5)若肿瘤病损波及心外膜，可产生心包积液。

(6)肿瘤较大，病变较严重时，可使心功能减低而引发一系列的血流动力学障碍。

第三节　心包肿瘤

心包肿瘤(pericardial tumor)极为少见。可分原发性及继发性两类。原发性肿瘤有间皮细胞肿瘤(良性)和肉瘤(恶性)之分。继发性肿瘤常为胸部肿瘤转移而来，常见为支气管与乳房的癌肿蔓延至心包所致。淋巴瘤或白血病侵犯心包者亦非少见。

心包肿瘤可造成大量血性心包积液。若积血浓缩，心包纤维组织增生，可致心包缩窄改变。

心包肿瘤可有如下超声心动图表现：

(1)二维超声可于受侵犯的心包处见到非均质性浓密的回声团。若作动态观察，可见这个团块越来越大，回声日益增浓，大到一定程度可引起心脏压迫，造成一系列血流动力学改变。

(2)若为心包间皮细胞瘤，可见交织成网的杂乱回声充满整个心包腔。

(3)大量心包积液时，由于瘤细胞沉积和大量纤维素渗出，积液中可见絮状、条带状回声浮游飘移。同时可见心包积液所造成的一系列的血流动力学改变。

(4)造成心包缩窄时，超声心动图上可出现相应的改变(见缩窄性心包炎)。

(龚渭冰　李学应)

第十三章 先天性心脏病

先天性心脏病(congenital heart disease)是胎儿心脏发育缺损所致，也是超声能够为临床提供最可靠参考依据的心脏病之一。很多先天性心脏畸形，心电图、心音图、心向量图等无创诊断技术并无特殊表现，因而不能做出明确诊断，而超声结合理学检查能够做出明确诊断。超声结合有创的心导管和心血管造影不仅能在术前对绝大多数复杂的心脏畸形做出准确诊断，而且能够补充有创检查的不足。还具有非创伤、无痛苦、无危险、简便廉宜等优点。因此，本章是我们学习的重点。在学习本章之前，我们有必要对心脏的胚胎学做一简明扼要的复习。

第一节　心血管的胚胎发育

人胚发育至第三周原始心管形成，它起源于中胚层。初为一纵直管道，从头端向后可分为心球、心室及心房三段。原始心管发育迅速，由于向前向后扩张受限，而呈 S 型弯曲生长。心球变成二段，前段为动脉干，后段为圆锥部，统称圆锥动脉干。心房尾侧有一称为静脉窦的膨大部。

大约于胚胎第四周，房室管、心房、心室和动脉干开始分隔成左右两部分。

房室管是心房和心室连接处的狭窄管状通道。在房室管的腹、背侧壁上，心内膜组织增厚形成腹侧和背侧心内膜垫，至第五周，腹、背两侧心内膜垫相互靠拢并融合，将房室管分隔成左右两个部分。以后左、右心房室管处的心内膜下组织局部增厚，左、右两侧分别形成两个及三个隆起，并逐渐演变成二尖瓣和三尖瓣。在这一过程中，房室管也逐渐短缩并演变成房室孔。

在心房头端背侧壁正中线处先发出一个镰状隔膜，此即第一隔，它向心内膜垫方向延伸，将心房分隔成左、右两部分。当它与心内膜垫之间并未完全融合时形成一小孔，即为第一孔(原发孔)。第一隔不断增长，第一孔也随之变小，于其未封闭之时，第一隔中央部又形成一较大孔，称为第二孔(继发孔)。与此同时，第一隔与心内膜垫完全融合，第一孔封闭。至第五周末，于心房头端腹侧壁上第一隔的右侧，又生出一镰状隔膜，即第二隔膜。它

也向下延伸并覆盖第一隔的第二孔，却于此孔的下方留下一卵圆形的孔，即卵圆孔。这样一来，第一隔上的第二孔与第二隔上的卵圆孔得以头尾相接相互交错，而第一隔又成为卵圆孔的瓣。胎儿期，由于右心房的压力大于左心房，右心房血液可经卵圆孔进入左心房，但不可倒流。出生后不久，卵圆孔封闭，左、右心房完全分开。

胚胎第四周末，在原始心室底壁的心尖处发出一个半月形的肌性隔膜，即肌性室间隔。它向上向心内膜垫方向生长。在其游离缘与心内膜垫之间留下一半月形的孔，即室间孔。左、右心室借室间孔相通。至第七周末，左、右两侧心球嵴的尾端及心内膜垫三者的心内膜下组织增生并与肌性室间隔融合形成一膜性室间隔，并将室间孔闭合。三尖瓣横跨在膜部室间隔中部。三尖瓣环下方为膜部室间隔。三尖瓣环上方为膜部房间隔，介于左心房与右心房之间。

胚胎第五周，于心球和动脉干内壁，由心内膜下组织增生形成两条相对的嵴，即心球嵴和动脉干嵴。此两嵴呈螺旋状生长并融合形成一螺旋状走行的隔，即主动脉肺动脉隔。它将心球和肺动脉干分隔成两条管道，即升主动脉和肺动脉干。肺动脉干绕着升主动脉生长。以后心球逐渐并入心室，肺动脉干与右心室相通，主动脉与左心室相通。在主动脉和肺动脉开口处，心内膜下组织增厚，各形成三个隆起，并逐渐发育成半月瓣。

静脉窦与心房连通。经过心房的分隔及一系列复杂的静脉演变，回流血液多经静脉窦右角入心脏，致使右角逐渐扩大，窦口移至右心房处。至胚胎第七、八周，心房快速扩大，使静脉窦右角并入右心房，原始右心房退变为右心耳。在静脉窦左角的退变过程中，其近端形成冠状窦，远端形成左心房斜静脉的根部。起先只有左、右两条肺静脉与左心房相连，以后由于左心房扩大，肺静脉根部并入左心房，致使左、右共有四条肺静脉直接通入左心房，原始左心房退变为左心耳。

第二节　先天性心脏病的分类

先天性心脏病的分类方法较多也较繁，较为通

常的方法有两类。第一是根据血流力学、病理解剖学和病理生理学，可分为无分流、左至右分流、右至左分流三类。第二是根据临床上有无发绀而将其粗略地分为发绀型和非发绀型两大类型。

1. 无分流　即左、右两侧心腔和大血管之间无异常通道，不产生分流，临床上也无发绀。属于这一型的有单纯性肺动脉口狭窄、主动脉口狭窄、主动脉狭窄和右位心等。

2. 左向右分流　即左右心腔、主动脉与肺动脉、主动脉或冠状动脉与右心腔之间存在异常通道，由于左心压力高于右心压力、主动脉压力高于肺动脉和右心压力，而造成左向右分流者。属于这一型的有房间隔缺损、室间隔缺损、动脉导管未闭、主动脉窦瘤破入右心室或右心房、冠状动脉静脉瘘等。

3. 右向左分流　即左心系统与右心系统之间存在着异常通道，而使右心系统的静脉血不经肺循环，而经异常通道直接进入左心系统，而造成临床上出现发绀者。属于这一类型的有法洛四联症、法洛三联症、大血管转位、肺动脉高压右向左分流综合征（艾森曼格综合征，Eisenmenger's Syndrome）等。

4. 非发绀型　即临床上不出现发绀者。属于这一型的有房间隔缺损、室间隔缺损、动脉导管未闭、肺动脉口狭窄、主动脉口狭窄、肺静脉异位引流、主动脉窦瘤破裂、三房心、马方综合征、心内膜垫缺损、主动脉缩窄、双腔右心室、冠状动脉瘘、左位上腔静脉等。

5. 发绀型　即临床上出现发绀者。属于这一型的有法洛四联症、法洛三联症、永存动脉干、右心室双出口、完全型大动脉转位、三尖瓣下移畸形、三尖瓣闭锁、单心室、主动脉弓离断、左心室发育不全综合征、肺-动静脉瘘、肺动脉瓣闭锁等。

第三节　房间隔缺损

房间隔缺损（atrial septal defect），是起源于胚胎期的原发或继发间隔发育缺陷。是最常见的心脏畸形，在我国占先天性心脏病的首位。女性多见，男女比例为 1∶（2~4）。

一、病　理　概　要

按病变部位不同，可分为卵圆孔未闭、原发孔（第一孔）缺损、继发孔（第二孔）缺损及心房间隔完

全缺如（单心房）。

单纯卵圆孔未闭，由于不引起血流的分流而无临床意义，只是在肺动脉或右心室高压时致右心房压高出左心房压出现房水平右向左分流时才有意义。

原发孔型缺损位于房间隔下部，其下缘为室间隔上部，是二尖瓣与三尖瓣的附着处，因而常伴有二尖瓣及/或三尖瓣分裂，而致此二瓣口的反流。这便是部分型心内膜垫缺损。

继发孔型缺损又可分为中央、上腔和下腔型。中央型缺损位于房间隔中部卵圆窝处，缺损下缘与二尖瓣及三尖瓣环间常有间隔组织分开。缺损直径在 2~4cm，是常见的心房间隔缺损，约占继发孔型房缺的 3/4。顾名思义，上腔型其缺损靠近上腔静脉，位于其开口的下方，或上腔静脉骑跨其上，又称高位缺损或静脉窦型缺损，常伴有右肺静脉引流入右心房。在下腔型，缺损位于房间隔的后下方，下腔静脉入口处。兼有上述两种缺损者称为混合型缺损（图 13-3-1、图 13-3-2）。

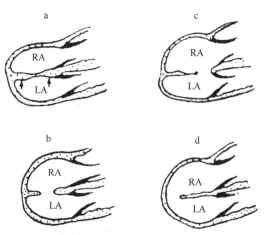

图 13-3-1　房间隔缺损分型示意图
a. 正常房间隔；b. 房间隔缺损（中心型）；
c. 房间隔缺损（原发孔型）；d. 房间隔缺损（上腔型）

心房间隔缺损常可合并肺静脉畸形引流、肺动脉瓣狭窄、二尖瓣关闭不全、二尖瓣狭窄、室间隔缺损、动脉导管未闭及左位上腔静脉永存等。其中房间隔缺损合并二尖瓣狭窄者，称为鲁登巴（Lutembacher）综合征。

在心房间隔缺损，由于左心房压力通常高于右心房，因此一般为左向右分流。分流量的大小则依缺损大小及两心房之间的压力差而定。由于右心房右心室不但要接受上、下腔静脉的回心血，同时还要接受由左心房分流的血，因此右心容量负荷增大，引致右心扩张。

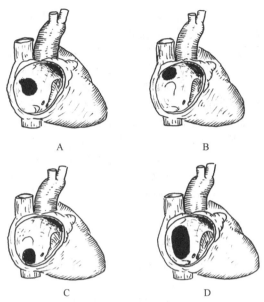

图 13-3-2 房间隔缺损分型示意图

A. 中央型；B. 上腔型；C. 下腔型；D. 混合型

二、M型超声表现

（1）由于房水平左向右分流，右心容量负荷加重，导致右心房、右心室扩大，表现为内径增宽、室间隔偏移向左心侧，室间隔运动幅度减小或与左心室后壁呈同向运动（图 13-3-3）。

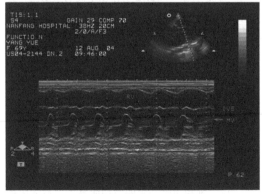

图 13-3-3 房间隔缺损

右心室增大，室间隔与左心室后壁呈同向运动

（2）分流量较大时，主动脉内径减小，肺动脉内径增大。

（3）肺动脉高压时，右心室壁增厚，肺动脉瓣 a 波消失，出现 W 形收缩波。

（4）分流较大时，很容易探及三尖瓣，而且波幅较大，有时甚至可见舒张早期三尖瓣震颤；若伴有二尖瓣狭窄，可见二尖瓣波幅小、平顶样波及前后叶同向运动；若伴有二尖瓣叶脱垂，可见 CD 段

呈吊床样改变。

三、B型超声表现

（一）直接征象

连续的线条样房间隔出现局部回声失落。依缺损部位不同，回声失落的部位亦不同。原发孔型缺损回声失落在房间隔的下部，继发孔型在房间隔的中部，静脉窦型则位于房间隔的上部。缺损口径一般为 1～5cm。房间隔缺损常可见断端摆动。回声失落常于心尖四腔切面、心底短轴切面、胸骨左缘及剑突下四腔切面等切面出现。以剑突下四腔切面出现回声失落者，诊断最为可靠，因在此切面声束恰与房间隔垂直而少假阳性（图 13-3-4、图 13-3-5）。而胸骨左缘及心尖四腔切面，由于声束几与房间隔平行，容易出现假阳性。一般应于两个以上切面出现回声失落方可做出诊断。若为单心房，则无房间隔回声显现。

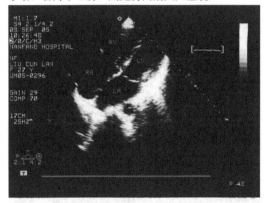

图 13-3-4 房间隔缺损心尖四腔切面（箭头所指）

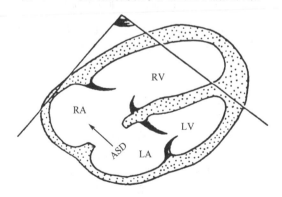

图 13-3-5 剑突下四腔切面 房间隔回声失落(ASD)

（二）间接征象

由于房水平左向右分流，导致右心容量负荷增重而出现一系列相应的改变。

（1）右心室增大。可于右心室流出道长轴切面、心尖五腔切面、胸骨左缘及心尖和剑突下四腔切面等切面显示。并可见室间隔略向左侧膨出，三尖瓣环扩大，三尖瓣叶活动幅度增大。

（2）右心房增大。于上述观察右心室的各切面及心底短轴切面可显示。常见房间隔突向左心房侧。常于心尖四腔切面测量右心室及右心房的大小。

（3）于心底短轴切面、右心室流出道长轴切面及肺动脉长轴切面等切面，可见右心室流出道增宽；肺动脉瓣环增宽，并可同时见到两个肺动脉瓣叶活动，而正常时只可见到一个瓣叶。

四、频谱多普勒表现

（1）取样容积置于缺损口的右心房侧，可记录到舒张期频移幅度大、频谱宽且充填的湍流频谱。左向右分流频谱呈正向，右向左分流频谱呈负向。频谱形态呈双峰或三峰波，占据收缩期和舒张期。最大分流速度 1～1.3m/s（图 13-3-6）。

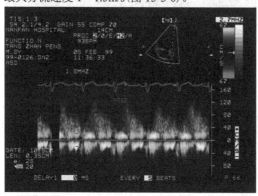

图 13-3-6　房间隔缺损(左向右分流频谱)

（2）左向右分流者，可见三尖瓣口及肺动脉瓣口出现血流加速频谱，三尖瓣频谱 E 峰增高；肺动脉瓣峰速加快。

（3）左向右分流大时，二尖瓣口及主动脉瓣口血流量减少，血流速度降低。

（4）左向右分流时，左心房压力降低，肺静脉血液在收缩期向左心房内回流增加，而舒张期则相对减少，因而其血流频谱 S 波峰升高并后移，D 波相对减低，致使 S 波向 D 波靠近，甚至融合为单峰波。

（5）单心房时，由于心房两侧压力相等，不能显示分流频谱。

五、彩色多普勒表现

（1）分流束：房间隔缺损时，左心房血液在缺损处形成分流束进入右心房，依缺损类型不同而在不同部位出现。静脉窦型缺损分流束穿过房间隔的上部，继发孔型缺损和卵圆孔未闭分流束穿过房间隔中部，原发孔型缺损穿过房间隔的下部，复合型缺损则从两处穿过房间隔。继发孔型缺损和静脉窦型缺损，分流束进入右心房后沿房间隔下行，与来自腔静脉的血流汇合进入三尖瓣口。原发型缺损，分流束进入右心房后可直达三尖瓣口。分流束一般显示为明亮的红色，右向左分流时可显示为蓝色。分流束的宽度取决于缺损口的大小，缺损大时分流束宽阔，缺损小时分流束窄细（彩图 74～彩图 77）。

（2）由于房水平左向右分流，三尖瓣口和肺动脉瓣口因血流量增加，血流束宽阔且显色明亮；二尖瓣口和主动脉瓣口因血流量减少，血流束变窄且显色暗淡。

（3）若为单心房，则不出现分流束。

六、声学造影表现

正常时，从外周静脉注入造影剂数秒后，即可于右心房、右心室及肺动脉见到造影剂回声，若造影效果好，则可见浓密的云雾状造影剂回声充填上述心腔，而左心腔决无造影剂回声出现。房间隔缺损时，嘱患者做 Vslsalva 动作以增高右心房压，此时造影剂经缺损处由右心房进入左心房，而在左心房内出现造影剂回声。另左向右分流时，由于左心房压力高于右心房，可在由浓密的云雾状回声充满的右心房内，于缺损口处见到不含造影剂的暗区，这就是由左心房向右心房分流的血液造成的"负性造影区"。若为单心房则整个心房内均出现造影剂回声。

七、鉴 别 诊 断

（1）二维超声于心尖四腔切面易出现房间隔中部回声失落，这是因为在此切面声束与房间隔接近平行所致。此时，应作剑突下四腔切面，因在此切面声束与房间隔接近垂直，不易造成回声失落。

（2）原发孔型房间隔缺损因其同有房间隔下段回声失落，应与不完全型心内膜垫缺损鉴别。后者常有二尖瓣前叶 E 峰与室间隔相撞，CD 段多条反射及左心房、左心室增大可资鉴别。

（3）房间隔缺损若合并二尖瓣狭窄则称为鲁登巴综合征，应予注意。后者二尖瓣曲线应呈"墙垛"样改变，前后叶呈同向运动且应有左心房增大。

（4）肺动脉瓣狭窄时亦有右心室右心房增大应与房间隔缺损鉴别。但前者有右心室前壁及室间隔增厚、肺动脉瓣后叶曲线 a 波加深等可资鉴别。

（5）扩张型心肌病的右心型的右心房右心室扩大明显，也应注意与房间隔缺损区别。后者有房间隔回声失落，声学造影及彩色多普勒可显示左向右或右向左或双向分流等。

第四节　室间隔缺损

室间隔缺损（ventricular septal defect）是左右心室间隔上有一个"洞"。它是常见的先天性心脏病，单纯室间隔缺损占先天性心脏病的 23%。它还可以是其他复杂性心血管畸形的组成部分，因而将近半数的先天性心脏病有室间隔缺损。

一、病　理　概　要

根据解剖特点及缺损部位不同，可以分为以下类型（图 13-4-1）。

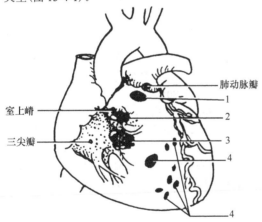

图 13-4-1　室间隔缺损类型
1. 室上嵴上型缺损；2. 室上嵴下型缺损；
3. 膈瓣后型缺损；4. 多发性肌部缺损

1. 嵴上型　位于室上嵴前上方、肺动脉瓣之下，瓣膜本身可构成缺损的上缘。若从左心室观察，它正好在主动脉左冠瓣及右冠瓣联合处的下方。此型又称干下型，约占室间隔缺损的 10%。若是缺损略靠下，正好位于室上嵴之内，缺损口周围全为肌性组织，则可称为嵴内型。

2. 嵴下型　位于室上嵴后下方，又称室间隔膜部缺损，是临床常见的类型，占 60%～70%。从左心室观察，缺损口位于主动脉右冠瓣及无冠瓣联合之下。实际上常累及部分肌性室间隔，甚至可成为缺损的主要部分。

3. 肌部型　约占室缺的 15%，临床上较少见。缺损可发生于肌性室间隔的任何部位，缺损可大可小，可单发也可多发。

4. 隔瓣后型　顾名思义，它是位于三尖瓣隔瓣后方，左心室流出道室间隔的最深处，较难探查，是临床上的少见类型。室间隔缺损常合并肺动脉瓣狭窄、房间隔缺损、动脉导管未闭、大血管转位、主动脉瓣关闭不全等，构成复杂畸形。

二、M 型超声表现

（1）在心前区沿左心室纵轴作连续扫查时，可出现主动脉前壁与室间隔连接处回声中断，或室间隔本身回声中断。

（2）由于左心室容量负荷增加，可有左心室内径增宽；左心室后壁和室间隔搏动幅度增加；二尖瓣波幅增大，EF 斜率增快。

（3）分流量大时，左心房内径增宽，左心房与主动脉内径之比大于 1，而正常情况下是等于或小于 1。

（4）由于存在左向右分流，久之可致肺动脉高压，此时可有肺动脉瓣 a 波消失或变浅，ef 斜率减慢，cd 段早期关闭呈"W"型，肺动脉内径增宽，甚至可出现右心室内径增宽，三尖瓣波幅增高。

（5）膜部室间隔缺损常合并主动脉瓣脱垂，此时可见主动脉瓣关闭呈双线。

三、B 型超声表现

（一）直接征象

直接的征象是显示缺损口（图 13-4-2）。

（1）缺损口的特征：由于几乎所有的心室间隔缺损口周围，在手术中均可见到白色纤维环，因而 B 型超声表现为断端增粗增宽、回声增强，有人将其描绘为"T"形。在实时探测时可见断端随心脏活动而摆动（图 13-4-3、彩图 78）。

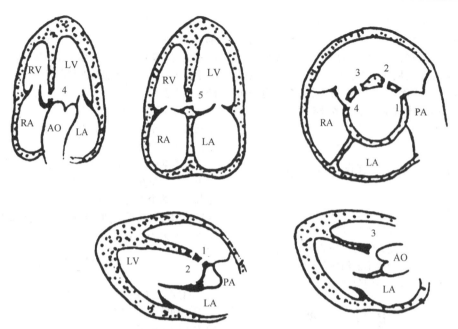

图 13-4-2 各型室间隔缺损的最佳显示切面

1. 干下型；2. 嵴内型；3. 嵴下型

4. 单纯膜部型；5. 膈瓣下型

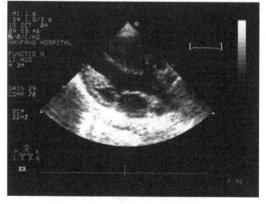

图 13-4-3 膜部型室间隔缺损

（左心室长轴切面）

（2）显示缺损口就是显示室间隔回声失落的部位。不同类型的室缺有着最佳的显示切面，嵴上型室间隔缺损，于心底短轴切面及右心室流出道长轴切面最易显示。而嵴下型缺损则以左心室长轴切面、心底短轴切面和心尖五腔切面显示最佳。隔瓣下型缺损以胸骨左缘及心尖四腔切面较易探及。肌部型缺损则根据其所在部位而出现在不同的切面。

（二）间接征象

由于存在着左向右分流导致左心容量负荷增加及肺动脉高压，在B型超声上可出现若干改变（彩图79、彩图80）。

（1）左心室内径增大，室间隔及左心室后壁搏动幅度增大。二尖瓣活动幅度增大。左心房内径增大。

（2）右心室流出道、肺动脉干增宽。若有肺动脉高压，可出现右心室壁增厚，右心房右心室内径增大。

四、频谱多普勒表现

（1）取样容积置于室间隔缺损口的右心室侧，可探及高速的、占据全收缩期的分流频谱，频谱充填。

（2）左向右分流时，频谱呈正向，右向左分流频谱呈负向。收缩期呈单峰波，而舒张期呈双峰波。

（3）左向右分流时，收缩期通过缺损口的高速射流可在右心室内形成湍流，因而可记录到多个双向低频的湍流信号。

（4）分流速度，收缩期超过4m/s，舒张期在1～2m/s（彩图81、图13-4-4）。

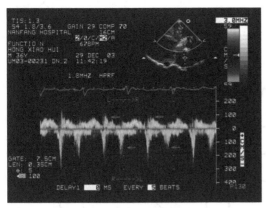

图 13-4-4　室间隔缺损　右向左分流频谱

（5）室缺时通过二尖瓣口的血流量增多、流速增快、E 波升高。若左心室扩大明显，还可出现二尖瓣反流频谱。

（6）若左向右分流量较大，通过主动脉口的血流量减少，因而该部位的流速峰值降低。在室上嵴缺损，于左心室流出道内可录得反流频谱。

（7）左向右分流时，通过三尖瓣口的血流量减少，而通过肺动脉瓣口的血流量增加。因而三尖瓣口流速减缓，E 峰降低；肺动脉口流速增快。肺高压时可有三尖瓣及肺动脉瓣反流。

（8）肺循环血量与体循环血量的估测：室间隔缺损时，通过肺动脉瓣和二尖瓣的血流量代表肺循环血流量（Qp），而通过主动脉瓣和三尖瓣的血流量代表体循环血流量（Qs）。若无明显的瓣口反流，且只有单纯性室缺左向右分流，则分流量是肺循环血流量和体循环血流量的差值。一般来说，舒张期通过二尖瓣口的血流量（MF）可代表肺循环血流量，而收缩期通过主动脉瓣口的血流量（AF）代表体循环血流量，即 Qp/Qs＝MF/AF。脉冲多普勒能将中等分流量（1.0＜Qp/Qs＜2.0）与大分流量（Qp/Qs≥2.0）很好地区分开来。关于 MF 和 AF 的具体测量和计算将在心功能测定一章中加以介绍。

五、彩色多普勒表现

（1）直接的征象是左心室血流在缺损口处形成分流束，垂直地穿越室间隔进入右心室，分流束着色鲜红明亮，进入右心室后变为湍流而呈五彩镶嵌状，占据收缩期（彩图 82～彩图 85）。

（2）缺损大小决定分流束的宽度，因而分流束可呈"烛火样""喷泉样""条带状"等形态。

（3）分流束穿过室间隔的部位依缺损类型不同而异，其最佳显示切面同 B 型时观察其回声失落的切面一致（彩图 83～彩图 85）。

（4）由于通过三尖瓣和主动脉瓣的血流量减少，流速减慢，血流束着色暗淡。而二尖瓣和肺动脉瓣血流量增加，流速加快，血流束宽阔明亮。

（5）如合并瓣口反流则可见反流血流束出现在该瓣口。

六、声学造影表现

（1）从外周静脉注入造影剂并于右心房右心室显影后，其右心室压升高接近左心室压时，可见少量造影剂于舒张早期经缺损口由右心室进入左心室。令患者做 Valsalva 动作，可提高右向左分流的显示率。

（2）在部分患者可于右心室腔内靠近缺损口的区域见到不含造影剂的暗区，即负性造影区。但有较多的假阴性及假阳性，具体操作时应予注意。

七、鉴　别　诊　断

（1）法洛四联症亦有室间隔缺损，当前者的主动脉骑跨不明显时易与后者混淆。此时应注意仔细查找有无肺窄，若有则为前者。

（2）主动脉窦瘤破入右心室流出道，当其瘤体不大时，易与室间隔缺损混同。此时若使用频谱多普勒则较易鉴别，前者为双期连续性左向右分流，后者为收缩期左向右分流。

（3）就其左心房、左心室显著增大及室间隔回声失落而言，室间隔缺损还应与单心室鉴别。后者的特征是无论在哪一切面均不可显示室间隔回声。

（4）由于房间隔回声易发生假性失落，有时可能将心内膜垫缺损的原发孔房间隔缺损忽略而仅检出室间隔缺损。

第五节　动脉导管未闭

动脉导管未闭（patent ductus arteriosus），是最常见的先天性心血管畸形之一，仅次于心房间隔缺损。女多于男，男女比例约为 1∶3。胎儿期动脉导管是正常的血流通道，一端连于降主动脉正对左锁骨下动脉的开口处，另一端连于主肺动脉分叉处靠左肺动脉侧。由于胎儿期不呼吸，肺血管阻力较高，右心室射入主动脉的血液大部分经开放的动脉导管进入降主动脉。胎儿出生后，动脉导管逐渐发生纤维化和收缩，至一岁时完全闭合而形成动脉导管索或动脉韧带。未能闭合者则形成本病。动脉导管的直径约 1.0cm，长度 0.5～3.0cm，以 0.6～1.0cm 多见。

动脉导管未闭可单独存在，也可与主动脉缩

窄、完全性大血管转位、肺动脉瓣狭窄、心房间隔缺损、心室间隔缺损等同时存在。在某些复合的先天性心血管畸形中，未闭的动脉导管可充当维持患者生命的代偿通道。

一、病 理 概 要

未闭动脉导管有三种解剖类型(图 13-5-1)。

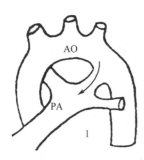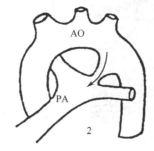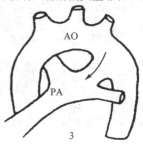

图 13-5-1　动脉导管未闭分型

1. 圆柱型；2. 漏斗型；3. 窗型(箭头处为未闭动脉导管)

1. 管型　长约 1.0cm，两端粗细一致，是多见的一型。

2. 窗型　肺动脉与主动脉紧贴，呈窗式沟通，几乎没有长度，内径大，分流量亦大，常发生肺动脉高压。

3. 漏斗型　长约 1.0cm，以主动脉端较粗大，肺动脉端较窄细，形似漏斗。

二、M型超声表现

早期由于体循环压力高于肺循环压力，血液经未闭动脉导管由主动脉进入肺动脉，经肺循环后回到左心，导致左心容量负荷加重而引起一系列改变。

(1) 左心房扩大，左心房内径与主动脉内径之比达到或超过 1.2。分流量越大，比值越高。

(2) 左心室扩大，左心室舒张末内径增大，室间隔与左心室后壁的搏动幅度增大，二尖瓣前叶关闭速度加快，ef 斜率增加。

(3) 肺动脉扩大，内径增加。肺动脉瓣后叶曲线 a 波消失，ef 斜率减慢。

(4) 晚期可有右心室扩张，内径增大。

三、B型超声表现

(1) 直接征象为在主肺动脉长轴切面上或心底短轴切面上，于肺动脉分叉处与降主动脉间见到异常的管状结构或在胸骨上窝主动脉弓长轴切面上，于降主动脉与肺动脉之间见到异常的管状结构(图 13-5-2、图 13-5-3)。

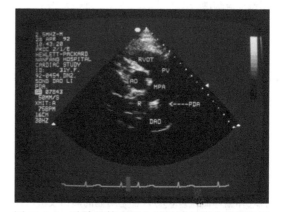

图 13-5-2　动脉导管未闭主肺动脉与降主动脉之间见未闭导管(肺动脉长轴切面)

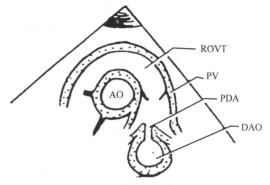

图 13-5-3　肺动脉长轴切面于 MPA 分叉处与 DAO 之间见 PDA

(2) 左心房、左心室扩大，室间隔及左心室后壁搏动增强，二尖瓣开放幅度增大等左心室容量负荷加重的表现。

(3) 显著的肺动脉扩张，直径可达 6～7cm(图 13-5-4)。

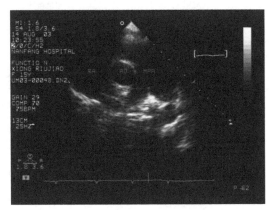

图 13-5-4 动脉导管未闭 主肺动脉(MPA)扩张

(肺动脉长轴切面)

四、频谱多普勒表现

(1)在动脉导管两端开口处可录得持续于整个心动周期的连续性、充填型高速分流频谱,最大流速常超过4m/s(图 13-5-5、图 13-5-6)。

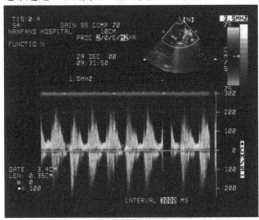

图 13-5-5 动脉导管未闭分流频谱

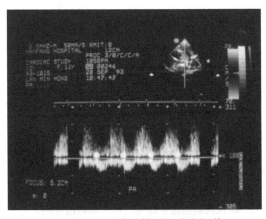

图 13-5-6 动脉导管未闭分流频谱

(2)在主肺动脉内靠近动脉导管开口处,可录得连续性、双向、低频湍流频谱。若分流量较大,则整条主肺动脉内均可探及湍流频谱。

(3)当肺动脉压超过主动脉压时,可出现双向分流,即于收缩期出现右向左分流的负向频谱,舒张期为左向右分流的正向频谱。此时分流速度较低,一般不超过1m/s。部分临床上无杂音的患者仅于主肺动脉侧录得舒张期正向分流频谱。

(4)动脉导管未闭时,通过二尖瓣口的血流增加,而通过三尖瓣口的血流减少,因而二尖瓣口的流速增快,E波增高;三尖瓣口流速减慢,E波减低。左心房明显增大时录得二尖瓣反流,而当肺动脉高压时则可有三尖瓣反流。

(5)由于流经主动脉口的血流增加,流速增快,因而主动脉内血流频谱峰速增高,并可探及收缩、舒张双期正向频谱。

五、彩色多普勒表现

(1)于胸骨旁大动脉短轴切面可见起自降主动脉经动脉导管流向主肺动脉的分流束。于胸骨上窝探测则见分流束起自左锁骨下动脉开口远端的降主动脉。分流束的宽度与动脉导管的内径相一致。左向右分流时,分流束着鲜亮的红色。双向分流时收缩期呈蓝色,舒张期为红色(彩图 86、彩图 87)。

(2)在肺动脉内分流束形成窄细的红色血流束沿其外侧壁逆行至肺动脉瓣,然后再沿其内侧壁折回与肺动脉内前向血流一起形成一条蓝色血流束流向其分支。因此在肺动脉干内可同时见到红、蓝两条血流束。

(3)分流束在整个心动周期中持续显色,但以舒张期较明显。若肺动脉压增高明显,则仅出现于舒张期。

(4)左心房内及肺高压时的右心房内可出现蓝色的二尖瓣反流束及三尖瓣反流束。

六、声学造影表现

在主肺动脉长轴切面,于肺动脉干内可见到负性造影区,或肺动脉干内的造影剂回声明显淡于右心室或其流出道内。若能在降主动脉内见到造影剂回声,则可确定诊断,且证明已有肺动脉高压存在。

七、鉴别诊断

(1)由于均有动脉水平左向右分流,动脉导管未闭应与主—肺动隔缺损鉴别。后者于心底短轴切面，在环形的主动脉与肺动脉干之间可见缺口相通。声学造影时，收缩期肺动脉干内有负性造影区。多普勒超声可见分流血流束起自缺损口。

（2）主动脉窦瘤破入右心室流出道在临床上易与动脉导管未闭相混淆。但前者有"风袋"样扩大的主动脉窦突向右心室流出道，彩色多普勒超声于窦瘤的破口处可见分流血流束。

（3）高位室间隔缺损合并主动脉瓣脱垂时，临床难以与动脉导管未闭鉴别。在超声上通过显示缺损口和主动脉瓣反流血流束，鉴别当不难。

第六节　心内膜垫缺损

心内膜垫缺损（endocardial cushion defects ）也称房室管畸形（atrio ventricular canal defects），是指参与室间隔及二尖瓣、三尖瓣形成的心内膜垫组织发育障碍，造成的复合性先天性心脏畸形。

一、病 理 概 要

胚胎第五周，在原始心管房室交界的背面和腹面各长出一心内膜垫，以后两者融合成中间隔。中间隔向上生长与原发隔的下缘接合，封闭原发孔；向下生长与室间隔的上缘接合，封闭室间孔；向左生长形成二尖瓣前叶；向右生长形成三尖瓣隔叶。如果这一发育过程出现障碍，便可导致不同类型的心内膜垫缺损。

心内膜垫缺损的分类不甚一致，一般将其分为部分型和完全型两大类型。

部分型心内膜垫缺损（partial endoca rdial cushion defects ）或称部分型房室共道（partial atrioventricular canal)的特点是原发孔型房间隔缺损加二尖瓣前叶裂缺造成二尖瓣关闭不全，使左心室的血液与左、右心房相互交通。此型也包含单纯原发孔型房间隔缺损，由二尖瓣前叶与三尖瓣隔叶的连接部构成缺损的下缘，而二尖瓣叶及三尖瓣叶本身完整。完全型心内膜垫缺损（complete endoc-cardial cushion defects ）或称完全型房室共道（complete atrioventricular canal)，是严重的心内膜垫缺损，按 Rastelli 等人的方法，又可将其分为 A、B、C 三个亚型(图 13-6-1)。

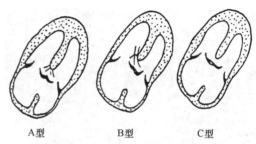

A型　　　　B型　　　　C型
图 13-6-1　完全型心内膜垫缺损分型

A 型：前共同房室瓣分为三尖瓣和二尖瓣，并各有腱索连于室间隔顶部，室间隔缺损因这些腱索形成的帘而处于半关闭状，通过这些腱索之间而形成室水平的左向右分流。

B 型：前共同房室瓣分为二尖瓣和三尖瓣，多条腱索连在室间隔的右侧面上。

C 型：前共同房室瓣无分裂，为一整体，但无腱索连在室间隔上，使其成为游离漂浮的共同前叶。

二、M型超声表现

（一）单纯原发孔型

缺损的超声心动图改变与房间隔缺损相同。

（二）不完全型

（1）右心室容量负荷增重的表现，即右心房扩大、右心室流出道及右肺动脉增宽，室间隔与右心室后壁呈同向运动。

（2）连续扫查时主动脉前壁与室间隔回声相连续，二尖瓣环过渡区与房间隔的连接处回声中断。二尖瓣前叶曲线 CD 段呈多重回声。

（3）左心室流出道变窄。

（三）完全型

（1）连续扫查时主动脉前壁与室间隔回声不相连续，而二尖瓣与三尖瓣的回声可连成一条共同的曲线。

（2）二尖瓣前叶可穿越室间隔进入右心室。

三、B型超声表现

（一）单纯原发孔型

缺损的切面超声改变与房间隔缺损相同。

(二)不完全型

(1)于心前区左心室长轴切面,见二尖瓣前叶增长,舒张期紧贴室间隔,使左心室流出道变窄。

(2)在左心室短轴切面二尖瓣口水平略往主动脉瓣高度观察,见二尖瓣前叶在舒张期向左右分开,呈"八"字形,且由于向上挤压左心室流出道使其变窄,这是二尖瓣前叶裂的确切依据。

(3)在四腔切面,室间隔由于失去房间隔的支持被拉向心尖方向,左心右心房室瓣由原来的平行方向变为倾斜相对,这是本病的特征之一。在此切面上并可见房间隔下端回声失落,左、右心房室均扩大。

(三)完全型

(1)在四腔切面上,心腔中部的"十"字交叉结构消失,房间隔下部和室间隔上部回声失落,四个心腔相互交通且均扩大(图 13-6-2、图 13-6-3)。

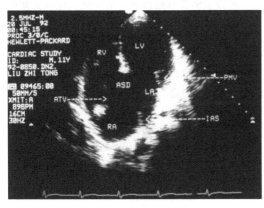

图 13-6-2 心内膜垫缺损
(心尖四腔切面)

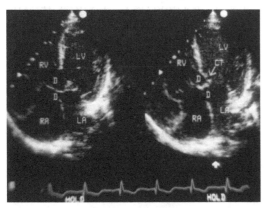

图 13-6-3 心内膜垫缺损
(心尖四腔切面)

(2)在四腔切面上,二尖瓣前叶与三尖瓣隔叶在同一水平活动。若见二尖瓣前叶和三尖瓣隔叶均有腱索连于室间隔顶部则为 A 型;若此两瓣的腱索均连于室间隔右心室侧则为 B 型;若二尖瓣前叶与三尖瓣隔叶完全融为一体,呈现与室间隔垂直的模样回声飘浮于房室瓣口位置则为 C 型(图 13-6-4)。

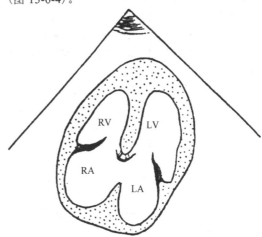

图 13-6-4 完全型心内膜垫缺损

四、频谱多普勒表现

(一)部分型

其频谱多普勒表现同心房间隔缺损。

(二)完全型

(1)将取样容积置于房间隔下部缺损口的右心房侧,可显示左向右分流占据整个收缩期和舒张期的正向多普勒频谱。肺动脉高压时,可显示右向左分流的负向多普勒频谱。

(2)当取样容积置于室间隔上部缺损口的右心室侧时,可录得左向右分流的正向射流多普勒频谱。若并有重度肺动脉高压则可录得低速双向分流频谱,即正向为收缩期示左向右分流,负向为舒张期示右向左分流。

(3)由于左向右分流量大,肺循环血流量增多致肺静脉回心血流速度加快,左心房内可显示湍流频谱,有些并有反流频谱。

(4)肺高压时,右心房内可探及三尖瓣的返流频谱。

(5)由于通过主动脉瓣和二尖瓣的血液量减少,主动脉血流频谱出现峰速减缓,二尖瓣血流频谱 E 波降低。相反，三尖瓣 E 峰增高，肺动脉瓣峰速加快。

五、彩色多普勒表现

(1) 在胸骨旁、心尖及剑突下四腔切面，可见一明亮的红色血流束自左心房穿过房间隔下部进入右心房并直达三尖瓣口。这一分流束出现于整个心动周期。流速较快时，红色分流束中央可出现蓝色斑点。重度肺高压时，变为右向左分流，整条分流束均呈蓝色 (彩图 88)。

(2) 在上述切面，还可见一以红色为主的色彩斑斓的血流束穿过室间隔膜部的缺口自左心室进入右心室。这一分流束一般出现在收缩期。合并重症肺高压时，可有双向分流，此时收缩期呈红色，舒张期呈蓝色。

(3) 由于左向右分流，使得通过三尖瓣和肺动脉瓣的血流量增多，而通过二尖瓣和主动脉瓣的血流量相对减少，因而三尖瓣口和肺动脉瓣口的彩流束较之二尖瓣口和主动脉瓣口着色明亮。

(4) 合并肺动脉高压时，右心房内和左心房内均可见明显的以蓝色为主的五彩斑斓的反流束。

(5) 存在左心室右心房通道时，左心房内可见起自心腔内十字交叉处的五彩镶嵌的分流束。

六、声学造影表现

由于在心房水平主要是左向右分流，收缩期左心室压力超过右心室，故从周围静脉注入造影剂后，于缺损部位的右心房侧和右心室侧可见负性造影区。舒张期右心室容量负荷过重，其压力与左心室相等或略高于左心室，故也可在舒张期见到右向左分流的、穿梭样的造影剂回声。

七、鉴别诊断

因均有右心房、右心室扩大，心内膜垫缺损需与继发孔型房间隔缺损鉴别。但后者缺损部位在房间隔中部，前者有二尖瓣前叶穿隔等可资鉴别。

第七节　肺静脉畸形引流

肺静脉畸形引流 (anomalous pulmonary venou drainage)，是指肺静脉部分或完全引入右心系统，而不引入左心房。

一、病理概要

肺静脉畸形引流可分为部分型和完全型两大类型。

1. 部分型　即为 1～3 支肺静脉不与左心房相连，是最多见的类型 (占 60%～70%)，肺静脉常引流入右心房或上腔静脉，多同时合并心房间隔缺损。

2. 完全型　即四支肺静脉均不与左心房相连，占 30%～40%。肺静脉可分别或汇总成一根总肺静脉之后，引流到左无名静脉、上腔静脉、右心房、永存的左位上腔静脉、冠状静脉窦、奇静脉或门静脉等处，而不引流入左心房。常伴有心房间隔缺损或卵圆孔未闭、动脉导管未闭或心房间隔缺如等。

肺静脉畸形引流按其引流部位的不同，又可分为心上型、心内型、心下型及混合型四型 (图 13-7-1)。

部分型肺静脉畸形引流的病理生理改变如同房间隔缺损。完全型者体、肺循环的混合血，大部分进入肺动脉导致肺血流量增加，小部分经房间隔缺损进入左心房可致发绀。肺静脉畸形引流合并其他先天性心血管畸形时，其病理生理改变往往随其他心血管病变而定，而肺静脉畸形引流一般可起部分矫治作用。

超声虽不能完全确定肺静脉畸形引流的诊断，但可以提示，而且准确度在不断提高。

二、M型超声表现

(1) 由于部分或全部肺静脉未能引入左心房而是引入右心系统，造成右心室容量负荷加重，表现为右心房、右心室内径增大，右心室前壁搏动幅度增大，室间隔及左心室后壁呈同向运动。右肺动脉增宽。

(2) 由于回流左心房血液减少，造成左心房、左心室明显缩小，二尖瓣运动幅度减小。左心室流出道及主动脉根部变窄。

(3) 作心底波群探查时，于左心房后方可见一无回声暗区，可能为共同肺静脉腔，也可能是扩大的冠状静脉窦。

(4) 并发肺动脉高压时，肺动脉瓣 a 波可变浅或消失。

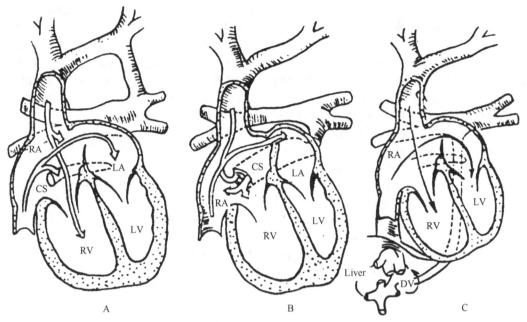

图 13-7-1　完全性肺静脉畸形引流
A. 心上型;B. 心内型;C. 心下型
CS 冠状静脉窦　Liver 肝脏　DV 静脉导管

运动。

三、B 型超声表现

(1)若为心内型肺静脉畸形引流,当肺静脉经冠状静脉窦引流入右心房时,则于左心室长轴切面左心房后下方房室沟处,见一孤立性薄壁无回声区,此即扩张的冠状静脉窦。当肺静脉引流入右心房时,于心尖四腔切面可见一扩大的暗带引入右心房。

(2)在心上型肺静脉异位引流,于胸骨上窝主动脉长轴切面右肺动脉下方见一腔,此即为部分或全部肺静脉所汇流而成,当它回流左上腔静脉或右上腔静脉或左无名静脉时使各静脉扩张,内径增大。

(3)心下型时,若肺静脉引流入下腔静脉,于下腔静脉长轴切面可见下腔静脉扩张,内径增大,但不易显示其引入口。

(4)在正常人,于心尖四腔切面可显示 2～3 条肺静脉引入左心房。完全型肺静脉畸形引流时,在此切面,无论怎样仔细检查,均见不到肺静脉在左心房的入口。左心房内径减小,后壁规整光滑。而在心尖和胸骨旁四腔切面,于左心房后上壁外侧可见由共同肺静脉腔形成的梭形暗区。

(5)肺静脉畸形引流时,于主肺动脉长轴切面可见肺动脉干增粗,主动脉变细。于多数切面可见右心房、右心室增大,室间隔与左心室后壁呈同向

四、频谱多普勒表现

(1)将取样容积置于心尖四腔切面左心房后上壁外侧所显示的梭形共同肺静脉腔内,可录得湍流频谱,此血流频谱增宽、充填并连续占据整个心动周期,最大血流速度超过正常肺静脉的 0.5m/s,而达 1～1.5m/s。心上型肺静脉畸形引流血流频谱呈正向,而心内型及心下型则呈负向。

(2)在肺静脉血所引入的部位可探及湍流频谱,如心上型的右上腔静脉内,心内型的冠状静脉窦内,心下型的下腔静脉内。

(3)由于无肺静脉与左心房相连,无论在哪一切面,无论将取样容积置于左心房内的哪一位置,均不能探及肺静脉血流信号。

(4)完全性肺静脉畸形引流多合并心房间隔缺损,因而在缺损口的左心房侧可录得右向左分流的负向多普勒频谱。

(5)由于肺静脉血最终引入右心房,三尖瓣口和肺动脉瓣口血流量增加,速度加快,因而三尖瓣血流 E 峰升高,肺动脉血流峰速增大。与此相反,二尖瓣血流 E 峰降低,主动脉血流峰速减小。

五、彩色多普勒表现

（1）共同肺静脉腔内显示血流信号，心上型着红色，心内及心下型呈蓝色。一般在收缩晚期共同肺静脉内血流达峰速因而着色明亮。

（2）在肺静脉血引流所致的上腔静脉内血流呈鲜亮的蓝色，并可见多色斑点的湍流频谱图像。在冠状静脉窦和下腔静脉内则呈五彩镶嵌的湍流图像。

（3）左心房内无肺静脉血流信号出现。

（4）由于合并房间隔缺损，在胸骨旁、心尖及剑突下四腔切面，可显示一条蓝色血流束穿过缺损口，从右心房进入左心房。

（5）由于右心血流量大于左心血流量，所以通过右心瓣口的血流束比通过左心瓣口的血流束显色更明亮。合并肺动脉高压时，可于右心房和左心室流出道见到三尖瓣和肺动脉瓣的反流束。

六、声学造影表现

从周围静脉注入造影剂后，于四腔切面上右心房壁附近肺静脉开口处的右心房内，可显示负性造影区。若为完全性肺静脉畸形引流，于相同切面上，可见造影剂经房间隔缺损口或室间隔缺损口进入左心房或左心室。

七、鉴别诊断

当肺静脉引流入冠状静脉窦时，应注意是否

有永存左位上腔静脉。当切面超声于左心室长轴切面左心房室交界处后方见到异常扩大的冠状静脉窦时，可于左肘静脉注入声学造影剂，此时可见造影剂回声先出现于冠状静脉窦内而后出现于右心房内。若于右肘静脉内注入造影剂，则见其回声先出现于右心房内，尔后出现于也可不出现于冠状静脉内。

第八节　肺动脉口狭窄

肺动脉口狭窄（pulmonary artery orifice stenosis）是常见的先天性心血管畸形，占先天性心脏病的12%～18%。肺动脉口狭窄包括肺动脉瓣、右心室漏斗部、主肺动脉及其分支的狭窄，其中以肺动脉瓣狭窄最常见，占70%～80%。

一、病　理　概　要

肺动脉口狭窄按其病变部位不同，可分为三个类型。

1. 瓣膜型　肺动脉瓣的三个瓣叶均增厚并在其交界处融合，形成一个圆锥形或圆顶形的结构突向肺动脉腔内，中心残留一小孔，直径在2～10mm。常有窄后肺动脉扩张。

2. 漏斗部狭窄型　即右心室流出道狭窄。又可分为肌肉型和隔膜型。前者漏斗部肌肉肥厚，形成一个狭长的管道。后者在漏斗部的某处形成一个纤维隔膜，可引起局限性环状狭窄，使漏斗部全部或部分与右心室分开，漏斗部壁薄，稍有扩张即可形成第三心室（图13-8-1）。

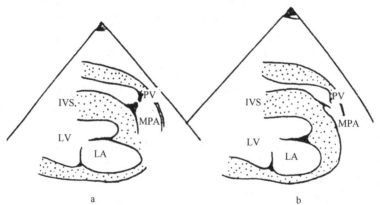

图 13-8-1　肺动脉瓣狭窄

a. 肺动脉瓣狭窄；b. 右心室漏斗部狭窄

3. 肺动脉干及其分支狭窄　在主干及其分支处，可单侧或双侧狭窄，也可一处或多处狭窄，可伴窄后局限性肺动脉扩张。

二、M型超声表现

(1)肺动脉瓣曲线 a 波加深超过正常的 3mm，可达 8～13mm。根据 a 波深度可大致区分狭窄的程度及狭窄两侧的压力差。轻度狭窄时，a 波深度小于 8.8mm 压力差小于 50mmHg，中度狭窄 a 波深度大于或等于 8.8mm，压力差小于 100mmHg，重度狭窄 a 波深度平均可达 10.5mm，压力差大于 100mmHg（图 13-8-2、图 13-8-3）。

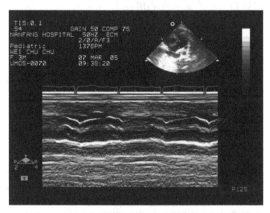

图 13-8-2　肺动脉瓣狭窄　肺动脉 A 波加深

(2)由于狭窄导致右心室阻力负荷增加,右心室前壁厚度超过正常的 5mm，且可同时并有室间隔增厚。

(3)严重时，右心室内径增大，室间隔与左心室后壁可呈同向运动。

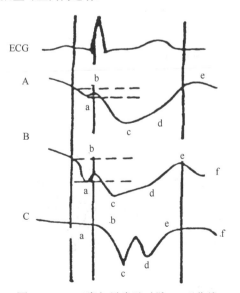

图 13-8-3　正常与异常肺动脉 M 型曲线
A. 正常肺动脉；B. 肺动脉狭窄；C. 肺动脉高压

(4)若为二叶式肺动脉瓣，可有舒张期肺动脉瓣关闭线偏离中心。

三、B型超声表现

(1)在心前区右心室流出道长轴切面或心底部短轴切面，可显示肺动脉瓣叶增厚、回声增强，并见其呈圆顶状或圆锥状结构出现在肺动脉腔内。由于粘连，收缩期瓣叶开放受限。瓣膜可随心动做前后摆动，本身却显得僵硬而少活动（图 13-8-4）。

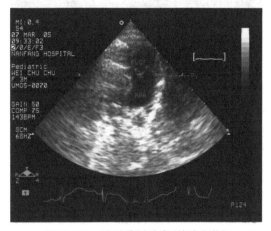

图 13-8-4　肺动脉瓣狭窄（箭头所指）
肺动脉长轴切面

(2)在心前区主肺动脉长轴切面及胸骨上窝主动脉弓短轴切面，可见肺动脉干扩张、右肺动脉内径增宽。

(3)在心尖及剑突下四腔切面及右心室流出道长轴切面，可见右心室前壁增厚、室间隔增厚和右心室扩张。

(4)在心前区左心室短轴切面，可见由于扩大的右心室的挤压，使左心室腔前、后径小于左、右径而呈椭圆形。

四、频谱多普勒表现

(1)肺动脉瓣狭窄时，瓣口两侧出现较大的压力差，流经狭窄瓣口的血流突然加速而出现射流。此时，将多普勒取样容积置于狭窄部，可录得占据全收缩期、负向充填的射流频谱，其峰速常大于 4m/s（图 13-8-5）。

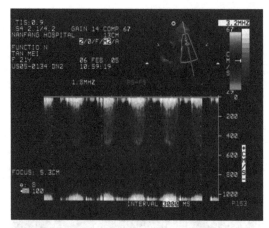

图 13-8-5 肺动脉狭窄血流频谱

（2）来自狭窄口的高速血流进入扩张的主肺动脉之后可形成湍流。若将取样容积置于主肺动脉内靠两侧壁和远端处，可录得双向充填的低频血流信号。

（3）由于肺动脉口狭窄，右心室射血受阻，在右心室流出道内血流速度减慢，脉冲多普勒可录得峰速减低（一般小于 1m/s）、上升肢和下降肢不对称呈圆钝曲线形的血流频谱。

（4）由于肺动脉瓣狭窄、右心室肥厚，右心室充盈受阻，因而三尖瓣 A 波升高且超过 E 波。此时于右心房内可探及三尖瓣反流信号。有时还可于右心室内探及肺动脉瓣反流信号。

五、彩色多普勒表现

（1）在肺动脉狭窄处，可显示收缩期出现的、以明亮的蓝色为主的、五彩斑斓的射流束。射流束在狭窄处窄细，而且是越窄越细，当其进入扩张的主肺动脉内时，彩色血流束明显增宽形成喷泉状。

（2）在右心室流出道长轴切面、心底短轴切面及主肺动脉长轴切面等切面，由于右心室射血受阻，右心室流出道血流速度减慢，血流束着色较暗，但若并有右心室流出道肥厚，着色可明亮。

（3）在胸骨旁、心尖及剑突下四腔切面，于右心房内可显示起源于三尖瓣口的收缩期反流束呈蓝色。

（4）若有其他合并症，可出现相应的改变。如合并房间隔缺损时，可见蓝色彩流束于收缩期经缺损处自右心房进入左心房。

六、声学造影表现

声学造影的作用在于确定二维超声所见到的狭窄部位。造影剂在通过狭窄部位之前和之后均有回漩现象，而通过狭窄处则速度加快。

第九节　主动脉口狭窄

主动脉口狭窄（aortic orifice stenosis），是较为少见的心血管畸形，包括主动脉瓣膜狭窄、主动脉瓣上狭窄和主动脉瓣下狭窄三个类型（图 13-9-1）。

一、主动脉瓣膜狭窄

（一）病理概要

先天性主动脉瓣膜狭窄又称膜性主动脉狭窄（valvulular aortic stenosis，VAS），是主动脉口狭窄

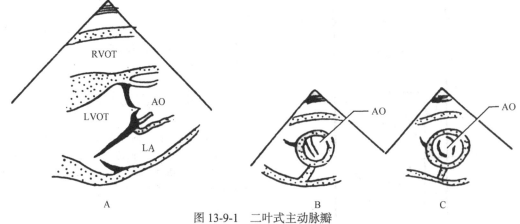

图 13-9-1 二叶式主动脉瓣
A. 左心室长轴切面，主动脉瓣开放幅度小（空心线示正常开放位）；
B. 主动脉短轴切面，舒张期关闭不拢；C. 收缩期开口小

中最常见的类型。其最典型的改变是主动脉瓣瓣叶
发育不全、增厚，并于交界处融合成圆锥形结构，
顶部留一2～4mm的小孔。最多见为二叶主动脉瓣，
瓣叶交界处融合，而瓣口偏心。有些虽有三个瓣叶，
但三叶交界处融合并有一小孔。也有主动脉瓣仅为
中心开口且呈圆顶形的单叶瓣者(图13-9-1)。

(二)M型超声表现

(1)于心底波群见主动脉瓣关闭线明显偏离中
心。表现为偏心指数大于 1.5，而正常偏心指数为
1.0～1.25。

偏心指数＝(1/2 主动脉根部内径)/关闭线与近
主动脉壁一侧的垂直距离。

当偏心指数大于 1.5 时，一般可考虑二叶式主
动脉瓣所致主动脉口狭窄。但亦应结合其他表现与
主动脉根部扭转、主动脉窦瘤、法洛四联症等疾病
进行鉴别，因在这些疾病也可出现偏心指数增大。

(2)由于瓣叶增厚或过长，主动脉瓣在舒张期
呈多条回声。

(3)二尖瓣前叶 EF 斜率减慢。

(4)由于主动脉瓣膜性狭窄致左心室阻力负荷增
加，于心室波群可见左心室后壁及室间隔厚度增加。

(三)B型超声表现

(1)在左心室长轴切面，见收缩期主动脉瓣开
放受限，或仅见一个瓣叶出现在主动脉腔内，并见
主动脉瓣回声增粗、增强。舒张期关闭可呈双线。
室间隔与左心室后壁增厚。

(2)于心底短轴切面，见主动脉瓣于舒张期不
呈正常的"Y"形。主动脉瓣呈鱼嘴样，收缩期开
口小，而舒张期关闭留有裂隙。

(3)于心尖及剑突下四腔等切面，可见室间隔
增厚。

(四)频谱多普勒表现

将多普勒取样容积置于主动脉瓣口可录得收
缩期射流频谱，其流速与狭窄程度相关，即越窄越
快。峰速常超过 4m/s。

(五)彩色多普勒表现

(1)在胸骨上窝主动脉弓长轴切面，见起自主
动脉口的红色鲜亮的血流束，进入主动脉后呈喷泉
样或蘑菇样并变为五彩色。

(2)在心尖或剑下五腔切面，起自主动脉瓣
口的射流血流束呈蓝色，进入主动脉后呈五彩
斑斓状。

二、主动脉瓣上狭窄

主动脉瓣上狭窄(supravalvular aortic stenosis)，
是冠状动脉开口之上的主动脉狭窄，是极为少见的
先天性心血管畸形。

(一)病理概要

按病理形态不同，可分为三个类型。

(1)沙漏样(hourglass)，又称壶腹样狭窄，是
主动脉中层和内膜增厚形成纤维嵴，向管腔内突起
形成主动脉根部环状狭窄。常伴有一段升主动脉狭
窄。是三型中较多见的一型(图13-9-2)。

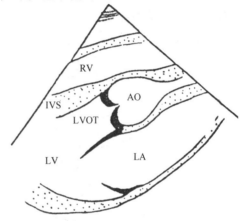

图 13-9-2　主动脉瓣上狭窄

(2)隔膜型狭窄，于升主动脉内，在主动脉嵴
水平出现一个纤维隔膜，其中央留有小孔。升主动
脉外观正常。

(3)升主动脉发育不全，整条升主动脉管腔狭
窄、壁增厚。

(二)M型超声表现

(1)在心底波群，于主动脉根部上方可见主动脉
管腔狭小，主波低平。隔膜型狭窄不易显示狭窄处。

(2)收缩期主动脉瓣提前关闭，在心底波群，
主动脉曲线呈"W"形。

(3)于心室波群见室间隔及左心室后壁明显增厚。

(4)左心室变小、内径缩短。但在有些病例可
见左心室扩大、左心室流出道增宽。

(三)B型超声表现

在心前区左心室长轴切面、胸骨上窝主动脉弓
长轴切面及心尖五腔切面可见如下表现。

（1）在壶腹部狭窄，见主动脉峭处管壁增厚并向管腔内隆起，造成管腔狭窄。

（2）在隔膜型狭窄，可见主动脉瓣之上有两条孤立的、随心脏收缩和舒张而飘动的线状回声，分别由主动脉前、后壁向管腔内突出。两断端之间即为小孔所在位，若小于主动脉瓣环径，可致梗阻。

（3）在升主动脉发育不全型，见整条升主动脉壁增厚、管腔狭窄。

（4）局部狭窄的远心端主动脉出现窄后扩张，其近心端的主动脉亦有扩张。

（5）室间隔及左心室后壁呈对称性肥厚，亦可呈非对称性肥厚，左心室狭小。某些病例左心腔可有增大。

（四）频谱多普勒表现

将多普勒取样容积置于主动脉狭窄处，可录得收缩期射流频谱，其流速与狭窄程度相关，即越窄越快。峰速常超过 4m/s。

（五）彩色多普勒表现

（1）在胸骨上窝主动脉弓长轴切面，见起自狭窄处的红色鲜亮的血流束，进入扩张处后呈蘑菇样或喷泉状，颜色变为五彩镶嵌状。

（2）在心尖或剑下五腔切面，起自狭窄处的射流血流束呈蓝色，进入扩张处后呈五彩斑斓状。

三、主动脉瓣下狭窄

主动脉瓣下狭窄（subvalvular aortic stenosis）是指主动脉瓣下，左心室流出道有纤维膜、纤维环或肌肉肥厚，造成左心室流出道狭窄（图 13-9-3）。

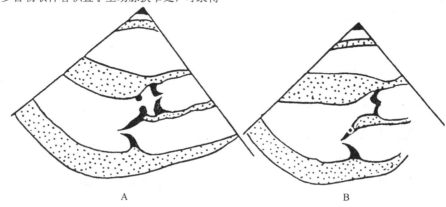

A   B

图 13-9-3　主动脉瓣下狭窄

A. 膜型；B. 肌型

（一）病理概要

按病理形态不同，又将其分为三个类型。

1. 隔膜型　又称孤立性主动脉瓣下狭窄。在主动脉瓣下 1cm 处左心室流出道内有一纤维隔膜，膜之中央仅有一 4～12mm 小孔，造成左心室流出道梗阻。

2. 管型　左心室流出道的纤维组织增生形成长 1～3cm，直径 5～10mm 的管状结构，造成左心室流出道梗阻。

3. 肌型　室间隔基底部显著肥厚，造成左心室流出道狭窄。

（二）M型超声表现

（1）由于有窄后扩张，在心底波群可见主动脉内径增宽。由于主动脉内压力急剧下降，在此波群

并可见主动脉瓣叶扑动及收缩中期关闭现象。

（2）左心室流出道变窄。左心室流出道最窄处的内径与主动脉根部内径的比值小于正常的 0.8～1.5。

（3）若为隔膜型主动脉瓣狭窄，左心室流出道内可见纤维膜所致的孤立线状回声。若为肌型狭窄，则见室间隔显著增厚并突向左心室流出道内。

（4）室间隔及左心室后壁增厚，可呈对称性，比值约为 1。

（5）二尖瓣前叶曲线，于收缩期 CD 段向前呈帐篷样突出。

（三）B 型超声表现

（1）隔膜型狭窄，从左心室长轴切面观察，可见细线样回声横越左心室流出道，其中心并见孔状回声失落。收缩期此线状回声呈圆顶状向主动脉瓣

突出，舒张期返回左心室流出道。

（2）管型狭窄，在左心室长轴切面上可见整个左心室流出道呈管状狭窄，主动脉瓣环亦有缩小，流出道内径不随心脏舒缩而增减。

（3）肌性狭窄，在左心室长轴切面上可见室间隔上段呈局限增厚并突向左心室流出道，造成局部狭窄，这一狭窄在心动周期中变化不大。

（4）在以上切面观察，尚可见室间隔与左心室后壁呈对称性或非对称性增厚，左心室腔狭小。若合并主动脉瓣关闭不全，可有左心室内径增大。

（四）频谱多普勒表现

将多普勒取样容积置于左心室流出道狭窄处，可录得收缩期射流频谱，其流速与狭窄程度一致。即越窄越快，其峰速常超过 4m/s。

（五）彩色多普勒表现

（1）在左心室长轴切面及心尖五腔切面，于左心室流出道狭窄处，可见窄细的、着鲜亮的蓝色彩流束。

（2）合并主动脉瓣关闭不全时，在上述切面，于左心室流出道内可见反流血流束着红色。

第十节　主动脉缩窄

主动脉缩窄（aortic coarctation）是指主动脉的局限性狭窄或闭塞，颇不少见，约占先天性心脏病的 2%。男性多见，男女比例约为 5：1。

一、病 理 概 要

按病变部位不同，主动脉缩窄可分为两个类型。

1. 导管前型　又称为复杂型。是左锁骨下动脉至主动脉导管入口处，即整个主动脉峡部的狭窄，占据主动脉弓的后 1/3～1/2，可能是婴儿期动脉导管的闭塞延伸至主动脉所致，常伴有其他先天性心脏畸形。

2. 导管后型　又称单纯型。左锁骨下动脉以下主动脉峡部的一小段的狭窄，一般不伴其他先天性心脏畸形。主动脉缩窄伴有的先天性心脏血管畸形，有二叶式主动脉瓣、锁骨下动脉狭窄或闭锁、动脉导管未闭、心房间隔缺损、心室间隔缺损及主动脉瓣下狭窄等。继发性改变有左心室心肌肥厚，窄后主动脉扩张形成动脉瘤（图 13-10-1）。

二、B型超声表现

本病M型超声不易探及。其B型超声改变有：

（1）于胸骨上窝主动脉弓长轴切面，可见于左锁骨下动脉开口远端的主动脉缩窄。缩窄段管径细小，管壁回声增强。缩窄近端的主动脉及左颈总动脉、左锁骨下动脉扩张，搏动增强。缩窄远端的主动脉也扩张，搏动减弱。

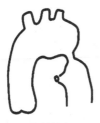 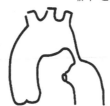 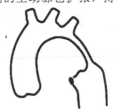

局限性缩窄　　　　　地狭型　　　　　　　广泛型
　　　　　　　　（缩窄前小段发育不良）　（缩窄前广泛发育不良）

Ⅰ导管前型

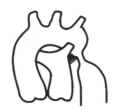

Ⅱ导管后型

图 13-10-1　主动脉缩窄

(2)偶于腹主动脉长轴切面,见分叉前某段腹主动脉缩窄。其窄前段管腔扩大,搏动增强;窄后段管腔扩大,搏动减弱。

(3)若以经食管超声心动图检查,易于发现偶然存在降主动脉和胸主动脉的某段缩窄。

(4)在左心室长轴切面、短轴切面、各四腔切面等切面,均可见左心室肥厚和左心室壁及室间隔搏动增强。

(5)合并其他心血管畸形时,可见相应的改变。

三、频谱多普勒表现

(1)将取样容积置于缩窄处,可录得负向单峰充填、峰速发生于收缩早期、占据全收缩期的射流频谱。最大流速在2~5m/s。速度过快时,可出现频率失真,此时可录得正负双向充填的频谱。缩窄严重,频谱可占据整个心动周期,但收缩期速度明显高于舒张期。

(2)主动脉缩窄时,升主动脉血流受阻,将取样容积置于该处可录得上升肢缓慢、时间延长、占据收缩期和舒张期的频谱。缩窄重时,频谱可占据整个心动周期。

(3)将取样容积置于窄后扩张的主动脉内,可录得低频双向的湍流信号。

(4)由于排血受阻,左心室心肌肥厚,左室顺应性降低,二尖瓣血流频谱出现A峰大于E峰。

(5)有些患者,可于左房内录得二尖瓣反流频谱。

四、彩色多普勒表现

(1)在胸骨上窝的动脉弓长轴切面,可见缩窄处的窄细的彩色射流束,缩窄程度越重,血流束越窄。射流束在进入窄后扩张的主动脉内时,呈喷泉状或蘑菇状。

(2)射流束一般着蓝色,但当流速过快超过彩色多普勒的显示范围时,可呈多色镶嵌状。

(3)缩窄严重时,射流束可在整个心动周期内显示。此时升主动脉内血流着色暗淡或不显色。

(4)部分病例,在心尖四腔切面,左心房内收缩期可出现蓝色二尖瓣反流信号。

五、鉴 别 诊 断

本病主要应与主动脉瓣上狭窄鉴别。本病狭窄部位多在动脉导管(或韧带)附近,而后者多发生在冠状动脉窦上方。本病的升主动脉及主动脉弓及弓上的血管均有扩张,而后者一般无扩张。

第十一节 主动脉窦瘤破裂

主动脉窦瘤破裂(rupture of aortic sinus aneurysm)又称瓦窦瘤破裂(ruptare of valsalva's sinus aneurysm)既可由先天性的原因所致,也可由后天的细菌性心内膜炎、动脉硬化、主动脉中层囊样坏死、风湿病与梅毒等引起。在我国,作为先天性心脏病,它并不罕见,约占总数的1.4%。

主动脉窦或称冠状动脉窦是主动脉壁中层与主动脉瓣的纤维环连接处的小突起。位于右侧有右冠状动脉开口的窦称为右主动脉窦(右冠窦)。位于左侧有左冠状动脉开口的窦称为左主动脉窦(左冠窦)。位于后方无冠状动脉开口的窦称为后主动脉窦(无冠窦)。

一、病 理 概 要

在胚胎形成的过程中,如果主动脉中层与主动脉瓣环不能联合或主动脉壁中层发育不良,可使主动脉窦部缺少弹力纤维,构成薄弱点。经血流长期冲刷,此处逐渐膨出,形成囊状物,即为主动脉窦瘤(或称冠状窦瘤)。

由于血流的长久冲刷,主动脉窦瘤内压力不断增大而囊壁逐渐变薄,最后可导致囊壁破裂。此时主动脉内的血液经主动脉窦瘤的破口流入与其相通的心腔,产生一系列的血流动力学改变,出现明确的临床症状,这便叫做主动脉窦瘤破裂。最常见的主动脉窦瘤是右主动脉窦瘤(80%),其次为后主动脉窦瘤(15%),左主动脉窦瘤最少(5%)。主动脉窦瘤最常破入的是右心室(63%),其次是右心房(32%),左心室少见(4%),左心房极少见(0.5%)。

主动脉窦瘤可与室上嵴上型室间隔缺损、二叶式主动脉瓣、主动脉瓣脱垂和主动脉缩窄等合并存在(图13-11-1)。

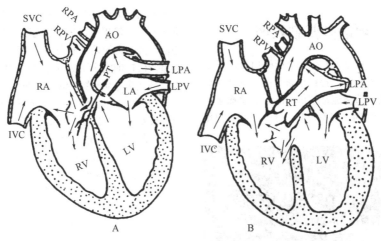

图 13-11-1　主动脉窦瘤破裂

A. 主动脉窦瘤破入右心房；B. 主动脉瘤破入右心室

箭头表示血流方向

二、M型超声表现

（1）在心底波群上，主动脉瓣舒张期关闭偏心，收缩期瓣口不呈六边形，主动脉根部扩大，前壁前移，使右心室流出道变窄。

（2）当右冠窦瘤破入右心室时，连续扫查可见右冠瓣与室间隔回声交替出现；主动脉前壁与室间隔的回声不连续；在右心室流出道暗区内，可见异常的回声带随心脏的搏动而摆动；由于高速血流的冲击，可见室间隔扑动，并可见右心室内径增大及室间隔与左心室后壁呈同向运动。

（3）当主动脉窦瘤破入右心室及右心房时，三尖瓣前叶E峰变低、A峰增高；并有肺动脉瓣反流时，三尖瓣前叶可出现舒张期扑动；由于右心室舒张末压快速升高，可出现肺动脉瓣提前开放，并可见因血流冲击而致的肺动脉瓣扑动。

（4）当左冠窦瘤破入左心房时，于主动脉后方的左心房暗区内可见细线样回声，随心脏搏动而摆动，并见左心房内径增大。

（5）当冠状窦瘤破入左心室时，于左心室流出道内可见异常的细线状回声，随心脏搏动而活动。

（6）当冠状窦瘤破入（或称疝入）室间隔时，可见室间隔于舒张期增宽，其左、右心室面分开，中间为暗区；收缩期室间隔变薄，中间之暗区消失。

三、B型超声表现

（1）在左心室长轴切面可见：①主动脉窦瘤呈局限性隆起，心室收缩时窦瘤不清，而舒张期则呈"风袋样"膨出，若已破裂，瘤壁可见回声失落。②右冠窦瘤呈"风袋样"突入右心室流出道。③左冠窦瘤呈"风袋样"突入左心房。④主动脉内径增宽，主动脉前壁与室间隔连接处回声失落，并于收缩期见主动脉瓣回声嵌入其中。⑤破入右心室时可见右心室增大，室间隔向左心室膨隆；破入左心房时可见左心房增大，房间隔向右心房膨隆。

（2）在主动脉根部短轴切面可见：①无冠窦瘤呈"风袋样"突入右心房，破裂时右心房增大，房间隔向左心房膨隆。②右冠窦瘤呈"风袋样"突入右心室流出道内，破裂时可见右心室流出道增宽（图 13-11-2）。

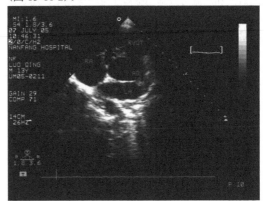

图 13-11-2　主动脉窦瘤破裂（箭头所指）

大动脉短轴切面

（3）在心尖五腔切面，亦可见到各自的相应改变。

四、频谱多普勒表现

(1)将取样容积置于主动脉窦瘤破口处,可录得充填的、正负双向的、持续于整个心动周期的分流血流频谱,其峰值流速常超过4m/s。若窦瘤破入左心室,由于收缩期左心室压高,分流信号只出现于舒张期(图13-11-3)。

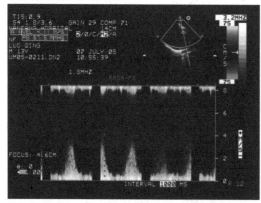

图13-11-3 主动脉窦瘤破裂血流频谱

(2)由于接受分流的心腔宽阔,高速的分流血流于其内流速剧减,易造成湍流,因而于接受分流的心腔内可录得湍流血流频谱。分流量越大湍流出现的范围越大。

(3)若窦瘤破入右心房,通过三尖瓣的血流增加,则三尖瓣频谱的E波增高。三尖瓣环扩张时,可于右心房内探及三尖瓣反流信号。

(4)若窦瘤破入右心室流出道,流出道内的高速血流和湍流可致肺动脉瓣血流频谱充填、增宽,当窦瘤破入右心房或右心室时,通过肺动脉瓣的血流量增多,肺动脉血流速度加快。

(5)若窦瘤破入右心房、右心室或左心房,均可使二尖瓣血流量增加,二尖瓣血流频谱的E波升高。若窦瘤破入左心房,二尖瓣环扩张,左心房内可探及湍流信号。

(6)主动脉窦瘤破裂可致主动脉血流量增加,因而主动脉血流频谱峰值升高。分流较大时,于升主动脉和降主动脉内均可探及舒张期逆向血流信号。而当窦瘤破入左心室时,在左心室流出道内可录得舒张期射流信号。合并主动脉瓣脱垂时,左心室流出道内可录得主动脉瓣反流信号。

五、彩色多普勒表现

(1)在胸骨左缘左心室长轴切面、大动脉短轴切面及心尖五腔切面,可见分流束经窦瘤破口处进入窦瘤所破入的心腔。最多见的是右冠窦瘤分流束进入右心室流出道,其次为无冠窦瘤分流束进入右心房,极少见的是左冠窦瘤分流束进入左心房或左心室。破口的大小决定分流束的宽度,破口口径越大,分流束越宽(彩图89~彩图91)。

(2)在上述切面,当主动脉窦瘤破入右心室时,分流束着红色。而当其破入右心房或左心房时,分流束着蓝色。如流速过大会发生频率失真,分流束可呈五彩镶嵌状。窦瘤内血流为湍流,故可呈五彩斑点状。

(3)分流量较小时,分流束只在心腔内显示窄细的血流束;而分流量大时,分流束可在心腔内形成宽阔的血流束。

(4)主动脉窦瘤无论是破入右心室,还是右心房,抑或左心房,在整个心动周期中均可见分流束显示,但以舒张期为明显。若破入左心室,则分流束只在舒张期显示,而非整个心动周期。

(5)若主动脉窦瘤破入右心房,因通过四个瓣口的血流量均增多,故瓣口血流束显色宽阔明亮,且可出现花色。

(6)若分流量较大时,肺动脉压增高,在胸骨上窝探查时,升主动脉内在舒张期出现蓝色血流,而降主动脉出现红色血流。

(7)肺动脉高压时,可分别于右心房和右心室内见三尖瓣反流和肺动脉瓣反流信号。

(8)若有主动脉瓣脱垂致主动脉瓣反流时,左心室流出道内可见反流信号。

六、声学造影表现

(1)于周围静脉注入声学造影剂,可使右心室流出道内充填造影剂回声,衬托出无回声的瘤体轮廓。当右冠窦瘤破裂时,在破口处可显示负性造影区。

(2)当无冠窦瘤破入右心房时,舒张期可见右心房内有起自窦瘤破口处的负性造影区。

七、鉴 别 诊 断

(1)破入右心室和右心房者,主要应和右心容量负荷过重的一些疾病鉴别,如房间隔缺损、三尖瓣关闭不全、艾勃斯坦畸形及肺动脉瓣关闭不全等。后述疾病均有各自特征,只要充分运用切面超声、M型超声、多普勒超声及造影超声等多种技术手段,仔细检查,应不难鉴别。

(2)破入右心室者还应与室间隔缺损合并主动脉瓣关闭不全鉴别。这时采用彩色多普勒和M型超声较有帮助,因其于后者可分别显示主动脉瓣反流束及二尖瓣前叶曲线上的高频震颤。

（3）破入心房者应与心房肿瘤鉴别。心房肿瘤为实性回声，一般带蒂，可随血流进入房室瓣口；而窦瘤无蒂、瘤内为无回声，不会进入房室瓣口。

第十二节　马方综合征

马方（Marfan）综合征是一种罕见的常染色体显性遗传疾病，累及全身结缔组织。导致骨骼、心脏和眼病变。临床表现为头长、身材高、四肢细长、脊柱前凸、胸前凹陷、关节过度伸展、眼晶体脱位等。并有黏多糖代谢失常，可有后马酰胺酸尿。约占 60%的马方综合征伴有心血管病变。

一、病 理 概 要

马方综合征的心血管病变主要为升主动脉中层坏死并发夹层动脉瘤、主动脉根部扩张、主动脉窦瘤、升主动脉瘤、主动脉瓣关闭不全及二尖瓣脱垂等。尚可合并心房间隔缺损、心室间隔缺损、主动脉瓣狭窄、主动脉缩窄、二叶式主动脉瓣、肺动脉瓣病变及心内膜纤维黏液样病变等，需注意鉴别。

二、M型超声表现

（1）在心底波群可见主动脉根部及升主动脉内径明显增宽，通常超过 40mm。并见主动脉瓣开放幅度明显增大，一般超过 20mm。

（2）在心底波群，除见主动脉内径增大外，并可见左心房变小，左心房/主动脉比率明显小于正常的 0.99。此可能为扩张的主动脉挤压左心房所致。

（3）在二尖瓣波群，可见二尖瓣曲线 DE 幅度明显增大及二尖瓣脱垂所致的"吊床样"改变。

（4）在心室波群，可见左心室内径明显增大，尤多见于伴有明显主动脉瓣关闭不全者；同时可见室间隔及左心室后壁增厚，搏幅增大。

三、B型超声表现

（1）在心底短轴切面及左心室长轴切面，可见主动脉根部向前向后呈圆球状高度扩张。主动脉瓣环亦扩大，瓣口增大、关闭不全。主动脉根部后壁与心脏后壁贴近，以致左心房/主动脉比率变小。若有夹层动脉瘤形成，则可见主动脉前壁或/和后壁分

裂成内、外两层，内层回声呈细线样，有时可见漂动。内、外层之间为伪腔，真腔居于两内层之间（图 13-12-1～图 13-12-4）。

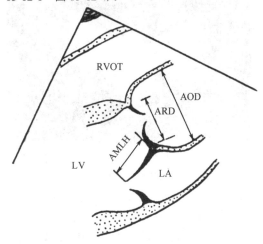

图 13-12-1　马方综合征
主动脉瓣环及根部扩张

（2）在左心室长轴切面，可见因主动脉瓣关闭不全导致的左心室扩大，室间隔及左心室后壁搏动

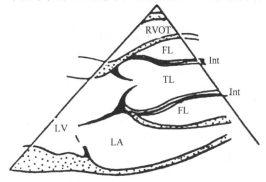

图 13-12-2　马方综合征
主动脉夹层动脉瘤形成 TL 真腔、FL 伪腔、Int 内膜

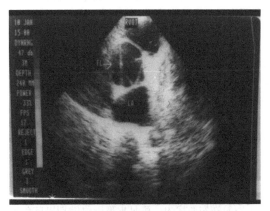

图 13-12-3　马方综合征　大动脉短轴
切面见内膜撕裂（箭头所指）

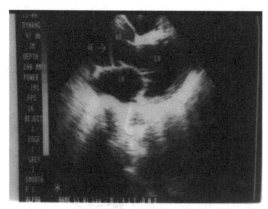

图 13-12-4　马方综合征　左心室长轴切面见
内膜撕裂(箭头所指)

幅度增大、厚度增加。在此切面及四腔切面,还可见到二尖瓣叶及其腱索退变变形,前后叶对合不良,对合点向上向后移位,瓣叶超越二尖瓣环向左心房侧突出而造成二尖瓣脱垂。

(3)在胸骨上窝主动脉弓长轴切面,可见主动脉根部及其升段扩张、内径明显增大。出现夹层动脉瘤时,可见上面已述及的相应征象。

四、频谱多普勒表现

(1)将多普勒取样容积置于升主动脉管腔中央,可录得峰速很高、流速分布增宽的血流频谱。

(2)将取样容积置于左心室流出道内,舒张期可录得主动脉瓣反流频谱。

(3)二尖瓣血流频谱中E波明显增高。

(4)伴有二尖瓣环扩张及二尖瓣脱垂时,收缩期于左心房内可录得充填的二尖瓣反流频谱。

(5)合并夹层动脉瘤时,于夹层(伪腔)之内可录得出现于收缩早、中期的,正负双向的湍流频谱。

五、彩色多普勒表现

(1)收缩期于升主动脉内可见多个红蓝相间的血流信号及舒张期反向血流信号。前者是由于前向血流量增加,后者则为主动脉瓣严重反流所致。

(2)舒张期于左心室流出道内,见到占据整个流出道且广泛分布左心室腔内的五彩相间的主动脉瓣反流信号。

(3)在左心房内,可见出现于收缩期以蓝色为主的二尖瓣反流彩流束。

(4)合并夹层动脉瘤时,于伪腔内可见与真腔内颜色相反的血流信号,并可见多色相间的湍流信号。

六、鉴别诊断

引起主动脉根部扩张的疾病很多,如原发性高血压、冠心病、风湿性主动脉瓣狭窄及关闭不全、主动脉瘤、主动脉窦瘤等,因而都需与马方综合征鉴别。但据武汉协和医院资料,上述病征的主动脉根部扩张的程度均不及马方综合征。因此若能结合马方在其他系统的病损,如家族史、晶状体脱位或半脱位、蜘蛛指趾等征,鉴别应无大的困难。

第十三节　三　房　心

三房心(cor triatriatum)是一种罕见的先天性心脏病,约占先心病总数的 0.1%。其临床表现与二尖瓣狭窄极为相似。二维超声心动图可为其诊断提供重要依据,但确诊须左心房造影。

一、病　理　概　要

在胚胎发育过程中,由于共同肺静脉吸收发生障碍,在左心房之内产生一纤维肌性隔膜(厚度 1～4mm)并将左心房分为右后上方的副房和左前下方的真房两个腔。通常在纤维隔膜上有一缺口(5～15mm),借以贯通真、伪房腔。

依合并心房间隔缺损的有无和多少,三房心可分为三种类型。

(1)一纤维隔膜将左心房分为两腔,无房间缺损,肺静脉血流入副房后经隔膜上的小孔进入真房。临床上出现类似二尖瓣狭窄的表现。因无左、右心腔直接相通,不出现分流和发绀。

(2)三房心合并心房间隔缺损,缺损位置高于隔膜,副房因排空受阻,压力升高,可出现心房水平的左向右分流,但很少出现发绀。

(3)三房心并有多个心房间隔缺损,缺损口分别位于纤维隔膜的上、下侧,隔膜上可有亦可无缺口。副房内的血液经隔膜上侧的缺损口分流入右心房,右心房内的血液可经隔膜下侧的缺损口进入真房,因而患者可出现发绀(图 13-13-1)。

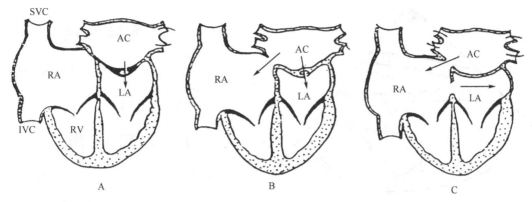

图 13-13-1 三心房心分型
显示三心房心的三种类型 箭头表示血流方向 AC=副房

二、M型超声表现

（1）在心底波群向二尖瓣波群进行连续扫查时，于主动脉后壁之后或二尖瓣前叶曲线之后可见一细线样回声即为左心房内的纤维肌肉隔膜。它可随心脏的收缩和舒张而做前后移动。

（2）左心室可小，而右心房、右心室可增大。

三、B型超声表现

（1）在左心室长轴切面及四腔切面，于左心房内可见一线样回声，自左心房顶部近主动脉后壁处向下向后延伸至左心房后壁中下部，并将左心房分成前下方的真房和后上方的副房。

（2）在心底短轴切面，显示一线样回声自主动脉后壁左侧向右后斜行至左心房右后壁近房间隔处，将左心房分隔成右前的真房和左后的副房。

（3）扫查中侧动探头，调整切面方向，并增大增益，可清晰显示线样回声，若中部有回声失落，即为纤维肌性隔膜上的缺损口，亦即副房与真房之间的交通口。

（4）在上述切面，尚可显示较小的左心室、较大的副房及增大的右心房和右心室（图 13-13-2～图 13-13-5）。

（5）伴有房间隔缺损时，可显示其缺损口部位及缺损口的大小。

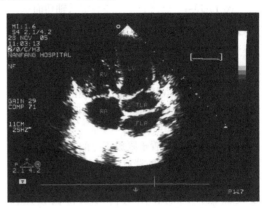

图 13-13-2 三房心 心尖四腔切面
TLA 真房， FLA 假房

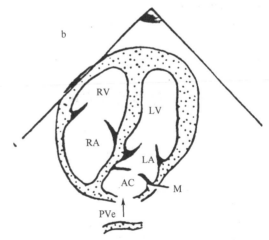

图 13-13-3 三房心 心尖四腔切面
AC 副房， M 隔膜样回声

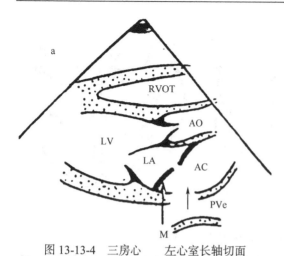

图 13-13-4 三房心 左心室长轴切面

四、频谱多普勒表现

(1)将多普勒取样容积置于隔膜的缺口处，可记录到充填的、持续整个心动周期的高速射流频谱。

(2)将取样容积置于隔膜下方的真房内或二尖瓣口可录得双向充填的湍流频谱。

(3)由于血流在隔膜处受阻，副房内的血流速度减低，因而在副房内可录得低频血流信号。

(4)合并房间隔缺损时，在缺损口的右心房侧可录得分流血流频谱。

(5)合并肺高压时，在右心室流出道和右心房内可分别录得肺动脉瓣反流和三尖瓣反流血流频谱。

五、彩色多普勒表现

(1)在隔膜缺口处可见红色明亮、窄细的血流束自副房进入真房，流束中央可见蓝色斑点或斑块。

(2)射流束进入真房后出现明显的血流紊乱，显示为五彩斑点图像，其色亮度明显高于副房。

(3)由于隔膜的阻隔，副房扩大、流速缓慢，故其血流着色暗淡甚或不着色。

(4)二尖瓣口出现五彩镶嵌的湍流血流图像。

(5)合并房间隔缺损时，可见穿过房间隔的分流血流束。

(6)合并肺动脉高压时，于右心室流出道和右心房内可分别见到肺动脉瓣反流和三尖瓣反流的血流束。

六、声学造影表现

(1)合并房间隔缺损时，可见右向左分流或左向右分流的相应表现。

(2)可确定扩张的肺动脉。

七、鉴 别 诊 断

三房心在临床上易误诊为二尖瓣狭窄及心房间隔缺损，超声心动图易于区别这两种疾病。但超声易将它误诊为二尖瓣瓣上狭窄。主要的区别点是二尖瓣瓣上狭窄的纤维环离二尖瓣较近，位置较低（图 13-13-5）；而三房心的纤维肌性隔膜离二尖瓣较远，位置较高。

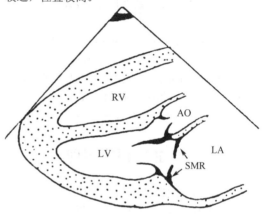

图 13-13-5 二尖瓣瓣上环(SMR)

第十四节 冠状动脉瘘

冠状动脉瘘(coronary artery fistula)是一种罕见的先天性疾病，占先天性心脏病总数的 0.2%～0.4%。本病临床诊断较困难，确诊依靠心血管造影。超声心动图能为其诊断提供有力证据，而且无创。

一、病 理 概 要

冠状动脉瘘是指左、右冠状动脉主干或其分支与心腔或大血管之间有异常通道。冠状动脉瘘管常呈动脉瘤样扩张并伴扭曲。绝大多数的冠状动脉瘘引流入右心系统，只有少数引入左心系统，依次为右心室、右心房、肺动脉、冠状窦、左心房和左心室。

二、M型超声表现

(1) M型超声可显示瘘口附近的瓣膜扑动。

(2) 瘘管开口的心腔或管腔内径增大并呈现容量负荷加重的一系列表现。

三、B型超声表现

(1) 于心底短轴或胸骨旁左心室长轴切面，可见扩大的左、右冠状动脉的起始部，顺其行程可观察到扭曲扩张的瘘管及其所引入的心腔和管腔。

(2) 可见到瘘管所引入的心腔和管腔的内径增大，及其容量负荷加重的一系列的表现。

四、频谱多普勒表现

(1) 将多普勒取样容积置于扩张的冠状动脉的近端内，可录得连续的、双向充填的湍流血流频谱。若冠状动脉瘘管较短，在整条瘘管内均可录得上述血流多普勒频谱。

(2) 冠状动脉瘘管远端的开口处，可录得连续性充填的、速度超过4m/s的高速射流频谱。

(3) 于冠状动脉瘘管远端所开口的心腔或管腔内，可录得连续性的、双向充填的湍流频谱。

(4) 于升主动脉和降主动脉内，可录得舒张期逆向血流信号。

(5) 当冠状动脉瘘所致的分流量较大时，分流下游的瓣口血流量增加，因而峰速升高。

(6) 分流合并肺动脉高压时，于右心室流出道和右心房内，可分别录得肺动脉瓣反流和三尖瓣反流的血流频谱。

五、彩色多普勒表现

(1) 在扩张的冠状动脉近端内，可见着色明亮的红色或蓝色血流信号或五彩镶嵌的彩色血流信号。

(2) 在冠状动脉瘘开口处，可见着色明亮的分流血流束进入其所引入的心腔或管腔，束宽依瘘管口径而定。一旦进入心腔或管腔则形成五彩镶嵌的湍流图像。

(3) 于升主动脉内，可见舒张期蓝色逆向血流。而于降主动脉内，可见舒张期红色逆向血流。

(4) 当由冠状动脉瘘所致左向右分流合并肺动脉高压时，于右心室流出道内可见红色肺动脉反流信号，而于右心房内则可见蓝色三尖瓣反流信号。

第十五节　左位上腔静脉

左位上腔静脉(left superior vena cave)是指在胎儿期形成的左上腔静脉，出生后仍未闭合造成的畸形。它是一种少见的先天性血管畸形，约占先天性心脏病的3%～10%。

一、病理概要

左位上腔静脉起始于左颈内静脉和锁骨下静脉的汇合处，走行于主动脉弓和肺门前方。根据上腔静脉与心脏的连接方式，可分为四型。Ⅰ型：血液经冠状静脉窦汇入右心房，约占90%；Ⅱ型：血液经冠状静脉窦汇入左心房；Ⅲ型：血液直接汇入左心房；Ⅳ型：血液汇入肺静脉。

二、M型超声表现

Ⅰ型和Ⅱ型左位上腔静脉，因血液均经冠状静脉窦回流，因而均有冠状静脉窦扩张，故在二尖瓣波群房室交界处，于左心房后壁曲线之后有一增宽的暗区显示。这一暗区就是扩张的冠状窦，亦即左位上腔静脉存在的证据。

三、B型超声表现

(1) 在左心室长轴切面，于左心房室交界处二尖瓣后叶附着点之后、心后轮廓线以内，见一圆形无回声暗区，即冠状静脉窦的横切面，正常约为5mm，本病最大时可达30mm(图13-15-1)。在二尖瓣水平左心室短轴切面，此结构呈"新月"形环抱左心后壁，右宽左窄。追踪扫查，可见其于房间隔的后上缘开口于右心房。

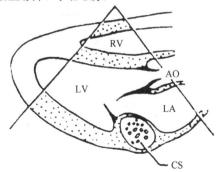

图 13-15-1　左位上腔静脉永存

扩大的冠状静脉窦(CS)内充满造影剂回声

（2）值得注意的是，冠状静脉窦的扩张并不一定为左位上腔静脉所致，尚有①右心房压力升高，导致冠状静脉窦回流受阻；②肺静脉异常引流入冠状静脉窦。但最多见的还是本病，应首先考虑。

四、声学造影表现

声学造影是本病的确诊手段。于左肘静脉注入声学造影剂，如冠状静脉窦→右心房→右心室顺序出现造影剂回声，可诊断为Ⅰ型左位上腔静脉；如冠状窦与左心房均显影即为Ⅱ型；仅左心房显影则为Ⅲ型或Ⅳ型。

五、鉴 别 诊 断

在左心室长轴切面，于左心房室交界处心脏轮廓线之外可见一圆形结构，这是降主动脉的横断面。鉴别要点是，在显示它的横切面后，将探头转90°，即可显示其管状纵切面且可见搏动。另一要点是若从左肘静脉注入造影剂，降主动脉内不会出现造影剂回声。

第十六节　法洛四联症

法洛四联症(tetralogy of fallot)是临床上最常见的发绀类先天性心血管畸形，约占先天性心脏病总数的13%，包括室间隔缺损、肺动脉狭窄、主动脉骑跨和右心室肥厚。其基本病变是室间隔缺损和肺动脉狭窄。若只有室间隔缺损、肺动脉狭窄和右心室肥厚而无主动脉骑跨，则称为非典型法洛四联症。若法洛四联征合并卵圆孔未闭或房间隔缺损，则称为法洛五联症(图13-16-1)。

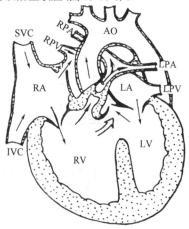

图 13-16-1　法洛四联征解剖示意图
箭头表示血流方向

一、病 理 概 要

在胎心发育过程中，由于右心室漏斗部发育不全，致使主、肺动脉隔异常右移，造成肺动脉狭窄而主动脉根部及升主动脉明显增宽。升主动脉前壁与膜部室间隔不相连接，形成较大的室间隔缺损，而增宽的主动脉右移并骑跨于室间隔上。肺动脉狭窄最常发生于右心室漏斗部(约占50%)，其次为肺动脉瓣(即膜部，约占10%)，部分患者兼有右心室流出道和肺动脉瓣狭窄(约占30%)。

在临床上，若肺动脉狭窄程度较轻，通过肺动脉口的血流阻力小于通过主动脉口的血流阻力，血流通过室间隔缺损口形成左向右分流，患者不出现发绀，称为非发绀型法洛四联症。相反，若肺动脉狭窄程度较重，通过肺动脉口的血流阻力大于主动脉口的血流阻力，则可通过室间隔缺损形成右向左分流，动脉血氧含量明显下降，患者出现明显发绀，即为发绀型法洛四联症。由此可知，患者的预后好坏是由肺动脉狭窄的程度决定的。

二、M型超声表现

（1）在由心底波群向二尖瓣波群作连续扫查时，主动脉前壁的回声突然中断，与室间隔的回声不相连续。室间隔回声后移至主动脉瓣关闭线回声的水平，主动脉内径增大，前、后壁的回声恰位于室间隔上方的两侧，构成特征性的主动脉骑跨。

（2）在肺动脉瓣波群，由于肺动脉狭窄，肺动脉瓣后叶曲线a波加深。肺动脉总干及/或右肺动脉内径变窄。

（3）在二尖瓣波群或心室波群可见右心室前壁增厚、右心室内径增大。而左心室内径变小。

（4）在心底波群，可见右心室流出道内径缩小，右心室前壁增厚。并可见因肺静脉回流减少而引起的左心房缩小。

（5）在心室波群可见室间隔与左心室后壁呈同向运动，也可呈逆向运动。并可见右心室前壁和室间隔增厚。

（6）若合并主动脉瓣关闭不全，可见左心室内径增大，主动脉瓣关闭呈双线。由于主动脉瓣反流血液的冲击，二尖瓣前叶于舒张期出现高频"毛刷样"细震颤。

三、B型超声表现

（1）左心长轴切面，见右心室流出道变窄、右心室前壁增厚，右心室内径增大。主动脉异常扩大，其前壁与室间隔连接处回声中断，出现大的缺损，室间隔断端回声增强，主动脉前壁右移，使整条扩大的主动脉骑跨于室间隔上，其骑跨程度可以骑跨率表示，即骑跨率＝(主动脉前壁至室间隔的距离/主动脉根部内径)×100%(图 13-16-2、图 13-16-3)。

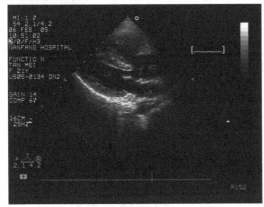

图 13-16-2　法洛四联症左心室长轴切面

见主动脉骑跨、大室缺(VSD)

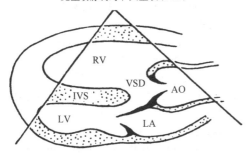

图 13-16-3　法洛四联症左心室长轴切面

见主动脉骑跨、大室缺(VSD)

(2)在心底短轴切面，可见主动脉根部内径扩大，其前方的右心室流出道内径变窄。

(3)在肺动脉长轴切面，可见肺动脉干变窄，肺动脉瓣回声增强、增粗，开放受限呈圆顶状(图 13-16-4)。

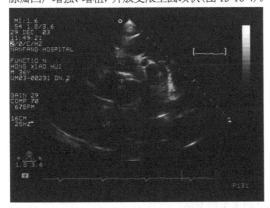

图 13-16-4　大动脉短轴切面

见肺动脉瓣(PV)增厚，回声增强

(4)在心尖及/或剑下四腔切面，可见室间隔膜部回声失落；右心室内径增大，前壁增厚，并可见右心房扩大。左心室可不大，而左心房变小。

(5)在胸骨上窝主动脉弓短轴切面，可见右肺动脉或肺动脉干变窄。

四、频谱多普勒表现

(1)将多普勒取样容积置于室间隔缺损处，可录得双向分流频谱，即等容收缩期左向右分流，频谱呈正向；等容舒张期右向左分流，频谱呈负向。舒张中晚期左向右分流，频谱又呈正向。最大流速不超过脉冲多普勒的探测范围。

(2)将取样容积置于右心室流出道内并渐移向肺动脉，可录得充填的、血流速度突然升高的收缩期射流频谱，峰值流速一般超过 4m/s。一般是狭窄越重，流速越高(图 13-16-5)。

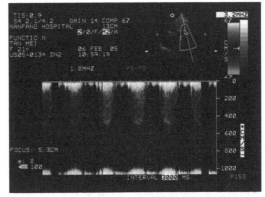

图 13-16-5　法洛四联症肺窄频谱

(3)将取样容积置于肺动脉内，可录得由于狭窄射流所致的双向低频湍流频谱。但若右心室漏斗部狭窄严重，肺动脉内录不到血流信号。

(4)合并主动脉瓣关闭不全时，于左心室流出道内，可录得正向主动脉瓣反流血流频谱。

(5)由于右心室肥厚使右心室舒张功能减退，顺应性减低，而致三尖瓣血流频谱 A 波增高，且大于 E 波。

五、彩色多普勒表现

(1)在左心室长轴切面，于等容收缩期可见一红色血流束自左心室经缺损口进入右心室。而在等容舒张期可见一蓝色血流束自右心室经室缺口进入左心室，至舒张中晚期由于左心室压力高于右心室，又可见一红色血流束自左心室经室缺口进入右心室(彩图 92)。

（2）在左心室长轴切面于收缩期见右心室流出道血流通过室间隔缺损口进入主动脉时呈蓝色，而左心室流出道血流进入主动脉时显红色。红、蓝两股血流在主动脉根部汇合后进入升主动脉。

（3）主动脉短轴及肺动脉长轴切面，见一窄细五彩镶嵌的射流束自右心室流出道射向肺动脉内（彩图93）。

（4）经窄细的右心室流出道射入主肺动脉内的射流变为湍流，而呈五彩斑斓的多色血流。

（5）在部分患者，于左心室长轴切面及心尖五腔切面，可见蓝色或红色主动脉瓣反流束。依主动脉骑跨程度不同，反流束的指向有所不同。骑跨轻时，反流束指向左心室流出道；骑跨重时，反流束指向室间隔，并同时进入左心室流出道。

六、声学造影表现

在左心室长轴切面和心尖四腔切面，可见造影剂所致的小气泡于收缩期经室间隔缺损口直接进入主动脉。舒张期可有少量造影剂进入左心室流出道。左心室流出道可无造影剂回声，但若合并卵圆孔未闭和房间隔缺损，则可以有。

七、鉴别诊断

（1）室间隔缺损较大时可出现主动脉骑跨的征象，因而易与法洛四联症混淆。但后者应有右心室流出道和肺动脉瓣或肺动脉干狭窄及右心室前壁与室间隔增厚，这是其特征，而前者是没有这些表现的。

（2）右心室双出口时，室间隔与主动脉根部之间亦有回声失落，但主动脉前、后壁已完全移至室间隔的前方可资鉴别。

（3）永存动脉干也像法洛四联症一样，可出现主动脉骑跨。但前者有右心室流出道及肺动脉瓣缺如可资鉴别。

（4）右冠状窦瘤破裂造成的腔性暗区可使室间隔与主动脉前壁回声不在同一平面，造成主动脉骑跨假象。但可造成右心室流出道及肺动脉扩张等症与法洛四联症的右心室流出道及肺动脉狭窄形成鲜明对照。

第十七节　法洛三联症

法洛三联症（trilogy of fallot），是指由肺动脉狭窄、右心室肥大和房间隔缺损三种病变构成的联合症。是较少见的发绀型先天性心脏病，约占先天性心脏病总数的6%。其临床表现类似法洛四联症，应注意鉴别。

一、病理概要

肺动脉狭窄、右心室肥大和房间隔缺损是本病的特征。右心室肥大是由于肺动脉狭窄，右心室排血受阻，后负荷加重，致使右心室壁增厚，继之心腔扩大引起。由于右心室的肥大，又造成右心房容积增大，压力升高。因同时有房间隔缺损存在，左右心房连通，则压力增高的右心房静脉血，可经缺损口进入压力较低的左心房之内，致使左心系统血氧饱和度降低，出现发绀。

二、M型超声表现

（1）于心室波群、剑突下右心波群可见右心房和右心室扩大。

（2）在心底波群、心室波群和剑突下右心波群可见右心室前壁增厚、波幅增高。

（3）由于右心室的容量负荷和阻力负荷均增大，在心室波群可见室间隔与左心室后壁呈同向运动。

（4）在三尖瓣波群，可见位于三尖瓣前叶后方的房间隔回声出现中断。

（5）在肺动脉瓣波群，由于肺动脉瓣狭窄，可见肺动脉瓣后叶曲线的a波加深。

三、B型超声表现

（1）在心底短轴、肺动脉长轴及左心室长轴等切面，可见右心室前壁增厚，右心室内可见由肉柱增粗所致的杂乱带状回声。右心室流出道内径可窄也可无明显狭窄。若为肺动脉瓣狭窄，则可见其增厚，并见其收缩期呈圆顶形或圆锥形突向肺动脉腔内，肺动脉主干可见窄后扩张，而右肺动脉可变窄。

（2）在心尖及剑突下四腔切面，可见房间隔回声失落，右心室和右心房扩大。而左心室和左心房可无明显改变。在剑突下四腔切面可见到右心室前壁增厚，并可准确测量其厚度。

（3）在左心室长轴切面，可见室间隔增厚。但室间隔与主动脉连接处无回声失落，主动脉亦无扩大及右移骑跨现象，这是法洛三联症与法洛四联症的根本不同之处。

四、频谱多普勒表现

（1）将多普勒取样容积置于右心室流出道内并渐移向主动脉，可录得充填、单峰、负向的高速射流频谱。其峰值速度取决于狭窄的程度，越窄越快，一般超过4m/s。

（2）将取样容积置于肺动脉干内，可录得多个低频双向的收缩期湍流频谱。若肺动脉瓣狭窄程度较轻，湍流信号分布范围局限；若狭窄较重，则可于整条肺动脉干内录得收缩期湍流信号。

（3）将取样容积置于房间隔中部，可录得分流血流频谱。分流方向由肺动脉瓣狭窄的轻重决定。若为轻度狭窄，则在房间隔右心房侧可录得左向右分流的正向频谱；若狭窄较重，出现房水平右向左分流，则可于房间隔左心房侧录得负向分流频谱。

（4）左向右分流时，通过三尖瓣口的血流量增大，因而三尖瓣血流频谱的E峰增高；反之，若为右向左分流，则二尖瓣血流频谱的E峰因二尖瓣口的血流量增大而增高。

（5）在多数患者，于右心房内可探及三尖瓣反流信号。

五、彩色多普勒表现

（1）于狭窄的肺动脉口，可见到呈多色斑点状的窄细的射流束，射流束的宽度依瓣口面积的大小而定，越小越细。射流束进入窄后扩张的肺动脉干以后变为湍流，因而显示为五彩镶嵌的湍流束。

（2）在心尖、胸骨旁及剑突下四腔切面，可见穿过房间隔的分流血流束。分流束的宽度与房间隔缺损的大小相一致，缺损口越大分流束越亮。当左向右分流时，血流束呈红色；若为右向左分流则显蓝色，而且着色暗淡。

（3）由于房水平左向右分流，流经三尖瓣口的血流量大于二尖瓣的血流量，故三尖瓣口血流束的宽度和着色亮度均超过二尖瓣。反之，若为右向左分流，则二尖瓣口血流束的宽度和亮度均超过三尖瓣。

（4）由于右心室排血受阻，右心室压升高，在多数患者中，于心尖及胸骨旁四腔切面，可于右心房内见出现于收缩期的、以蓝色为主的、五色斑斓的反流束。

六、声学造影表现

（1）在心尖四腔切面，可见造影剂回声首先出现于右心房内，接着一部分于右心室舒张时进入右心室，而另一部分经由房间隔缺损口进入左心房，再经二尖瓣口进入左心室，这是右向左分流者。若无右向左分流，而只有左向右分流，则可于缺损口的右心房侧见到负性造影区。

（2）注入造影剂后，于心尖、剑突下及胸骨旁四腔切面仔细观察，应绝对见不到心室水平的右向左分流。这是三联症与四联症的一个重要鉴别点。

（3）在胸骨上窝探查，于肺动脉内可见造影剂回声，主动脉内也可见造影剂回声，则说明有右向左分流。

七、鉴　别　诊　断

超声检查时，若发现房间隔缺损，应仔细检查是否有肺窄存在，若有则本病诊断可以成立。法洛三联症主要应与四联症鉴别。两者虽均有肺窄、右心室肥厚和左向右分流。但三联症的分流平面在心房，且无主动脉扩张及骑跨，这是重要的鉴别点。

第十八节　永存动脉干

永存动脉干（persistent truncus arteriosus，PTA）又称共同主肺动脉干（common aortico-pulmonery trank），简称共干。它是指心脏只发出一根大动脉，只有一组半月瓣骑跨在室间隔上方，右心室流出道及肺动脉完全缺如的先天性心脏发育畸形。约占先天性心脏病总数的1.7%，75%死于出生后一年之内。本病确诊有赖于心血管造影，但超声可为其诊断提供重要信息（图13-18-1）。

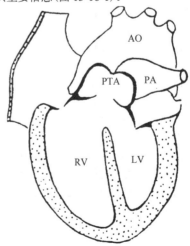

图13-18-1　永存动脉干示意图

一、病 理 概 要

由于原始动脉干内没有主、肺动脉隔，因而未能分化为主动脉与肺动脉，造成一条共同的动脉干起自心底部一组共同的半月瓣之上。体循环、肺循环及冠状循环均从共同的动脉干始发，伴有高位室间隔缺损，部分患者尚伴有房间隔缺损。1/5 的患者伴右位主动脉弓和单心室。还可合并主动脉弓闭锁或左侧上腔静脉畸形。共同动脉干内径较大，直

接接受左、右心室的血液并供应大、小循环，因而动脉血氧饱和度明显降低，患者出现明显发绀。根据共同动脉干与肺动脉的关系，本病可分为四个类型。Ⅰ型：从动脉干旁发出短的肺总动脉，再由肺总动脉发出左、右肺动脉(48%)。Ⅱ型：左、右肺动脉分别从共同动脉干后部发出(29%)。Ⅲ型：左、右肺动脉分别从动脉干两侧发出(11%)。Ⅳ型：共同动脉干不发出肺动脉，由起自降主动脉的支气管动脉负责两肺的血液供应(12%)(图 13-18-2)。

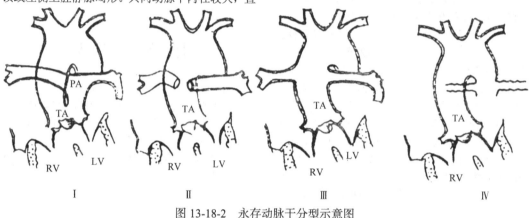

图 13-18-2 永存动脉干分型示意图

二、M型超声表现

(1)由于共同动脉干骑跨于室间隔上，其前壁紧贴胸壁，中间无右心室流出道及肺动脉。故在心底波群，仅见一大的动脉波群紧靠前胸壁，其内径常超过 40mm，而其内可见一组动脉瓣的"盒样"曲线，其后的暗区为左心房。

(2)在心底部，无论怎样多方位、多切面探查，均不能探及肺动脉瓣后叶所特有的曲线，若能探及则永存动脉干的诊断不能成立。

(3)在心前区连续扫查中，动脉干前壁与室间隔回声不连续。

(4)由于右心室容量负荷加重，右心室扩大，极容易探及扩张的右心室和活动幅度加大的三尖瓣曲线，而不能探及右心室流出道。

(5)由于左心室也接受部分来自右心室的血液及共同动脉瓣关闭不全的反流血液，还有来自肺静脉的回流血液，左心室内径可增大。同时可见二尖瓣前叶有舒张期高频震颤，并见动脉干后壁回声与二尖瓣前叶回声相连续。

三、B型超声表现

(1)在左心室长轴切面，见动脉干明显扩大，其前壁紧贴前胸壁；见不到右心室流出道及其前壁的心肌；动脉干骑跨在室间隔上，动脉干前壁与室间隔之间无回声相连；右心室扩大；左心室稍大，也可不大(图 13-18-3)。

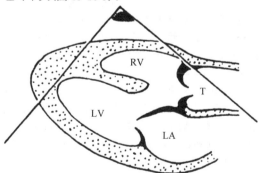

图 13-18-3 永存动脉干的左心室长轴切面

(2)在心底短轴切面，仅见一增宽的共同动脉干和肺动脉瓣；其前方见不到顺钟向环绕的右心室流出道、肺动脉干和肺动脉瓣，若有则诊断不能成立。

（3）在心底短轴切面，于共同动脉干内，可见2～6个瓣叶随心脏的舒缩而活动，若疑有4个以上瓣叶，则本病可能性极大。

（4）在心尖、胸骨旁及剑突下四腔切面，可见右心房、右心室扩大，而左心房与左心室可稍大或不大。房间隔完整，无回声失落。而室间隔上部的十字交叉处，可见回声失落。

四、频谱多普勒表现

从总体说，永存动脉干的多普勒血流频谱类似法洛四联症。

（1）将多普勒取样容积置于室间隔缺损处，可录得双向分流频谱，即等容收缩期左向右分流，频谱为正向；等容舒张期右向左分流，频谱呈负向。最大血流速度不超过脉冲多普勒的探查范围。

（2）由于左、右心室的血液均射入共同动脉干，其流量较大，流速较快，将多普勒取样容积置于共同动脉干开口处，可录得类似射流的血流频谱。

（3）合并共同动脉瓣关闭不全时，于其下方可录得共同动脉瓣反流频谱。

（4）在Ⅰ、Ⅱ、Ⅲ型，由于肺血流量增加，二尖瓣血流频谱的E波可增高。

五、彩色多普勒表现

（1）在心尖、胸骨旁四腔切面，可见两股蓝色血流汇合后进入共同动脉干。

（2）在心尖、胸骨旁四腔切面，于室间隔缺损处，可见过隔血流束，左向右分流时着红色，右向左分流时着蓝色。但由于两侧心室压力差较小，着色暗淡，须仔细观察。

（3）若伴共同动脉瓣关闭不全，在左心室长轴及心尖五腔切面，于舒张期可见反流血流束自动脉干进入左心室或右心室，反流束着红色。

六、声学造影表现

（1）在左心室长轴切面，于右心室、左心室及共同动脉干内可见造影剂回声，而左心房内则无此回声。

（2）在心底短轴切面，仅于共同动脉干内见到造影剂回声。

（3）在胸骨旁、心尖及剑突下四腔切面，于右心房及左、右心室内可见造影剂回声，而左心房内则见不到造影剂回声。

七、鉴别诊断

永存动脉干主要应与法洛四联症鉴别。在超声上的主要不同点是，本病无右心室流出道和肺动脉瓣、动脉干的前壁贴近前胸壁。

其次应与右心室双出口鉴别。右心室双出口也有主动脉骑跨，但其骑跨程度常超过50%，主动脉更加前移，其后壁远离二尖瓣前叶超过2cm。

第十九节 右心室双出口

右心室双出口（double outlet right ventricle）是指主动脉与肺动脉均起自右心室。本病为少见的发绀型先天性心脏病，约占先天性心脏病总数的0.6%，以往曾将其称为部分性大动脉错位或归属于法洛四联症，现将其作为一种独立的疾病。本病男多于女，男性约占71%。

一、病理概要

本病是由于两个半月瓣下圆锥发育障碍和动脉干扭转异常，以致主动脉仍位于肺动脉的右侧，共同开口于右心室。而主动脉前壁与室间隔的连续中断，形成室间隔缺损。由于主动脉瓣下圆锥组织的隔离，而使主动脉后壁与二尖瓣前叶之间失去直接连接关系。由于主动脉右移，左心室流出道成为一盲端，室间隔缺损便成为左心室血液的唯一出口。依室间隔缺损位置和是否有肺动脉口狭窄，可将右心室双出口分为三个类型（图13-19-1）。

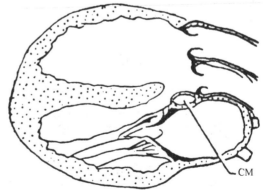

图 13-19-1 右心室双出口解剖示意图
CM 为圆锥肌组织

Ⅰ型：室间隔缺损在室上嵴下方，缺损距主动脉口较近，而离肺动脉较远，主动脉主要接受经室缺口分流过来的左心室血液，较少接受右心室血液，故发绀较轻。

Ⅱ型：室间隔缺损在室上嵴的前下方，肺动脉口的正下方。肺动脉骑跨在室间隔上。此型又称为Taussing-Bing畸形。由于左心室的血液主要进入肺动脉，而右心室的血液主要进入主动脉，故发绀较重。此型还有一个亚型，即室间隔缺损位于室上嵴上方，在主动脉口和肺动脉口之间。

Ⅲ型：室间隔缺损与Ⅰ型相同，位于室上嵴下方，并伴有肺动脉口(右心室漏斗部)狭窄。

二、M型超声表现

(1)在心前区，由4区向2区做连续扫查过程中，可见根部大动脉前壁与室间隔的连续中断，并出现骑跨。根部大动脉的后壁与二尖瓣前叶的连续亦中断，且后壁较之二尖瓣前叶曲线C点前移2cm以上。

(2)可在同一深度探及两个半月瓣，且两条大血管的前壁均在室间隔之前。

(3)右心室内径增大，并极易探及波幅增高的三尖瓣。

(4)在心室波群，见右心室前壁和室间隔均增厚。左心室内径可轻度增大，也可不大。

三、B型超声表现

(1)在左心室长轴切面，可见于左心房之前有两条大动脉，并可见两组半月瓣活动，大动脉骑跨于室间隔上，室间隔膜部回声失落，室间隔增厚。在大动脉后壁的下方，可见回声增强的圆锥组织，使主动脉后壁与二尖瓣前叶的连接中断，这是诊断右心室双出口的重要依据之一(图13-19-2)。

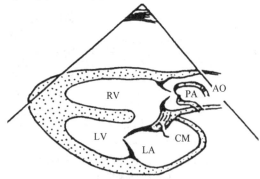

图13-19-2　右心室双出口左室长轴切面
两大动脉起始于右心室

(2)在心底短轴切面，可见两条大动脉的横切面成圆环状排列，其前方无右心室流出道包绕。主动脉位于肺动脉的右后方或右前方，或两者呈水平排列。若侧动探头，可显示左、右两条肺动脉，则更易区别主动脉与肺动脉。

(3)在经过多个切面显示主动脉和肺动脉后，若能将它们与室间隔关系显示清楚，并证明它们均位于室间隔的前方，则诊断可以确立。

(4)于剑突下四腔切面，可见左心室扩大，室间隔上段回声中断。若为第Ⅲ型，因有肺动脉口的狭窄，可见右心室前壁和室间隔均增厚。

四、频谱多普勒表现

(1)在胸骨旁及心尖四腔切面，将多普勒取样容积置于室间隔缺损处，可录得左向右分流的收缩期正向血流频谱和右向左的舒张期负向血流频谱。由于左、右心室之间的压力差较小，分流速度一般不超出脉冲多普勒的测量范围。

(2)在剑突下右心室流出道切面，可见主动脉与肺动脉并排由右心室发出。当合并流出道狭窄时，通过主动脉口的血流量增加，此时将取样容积置于主动脉瓣下，可录得高速血流频谱。而在肺动脉口，则可录得双向充填的血流频谱。若无右心室流出道狭窄，通过肺动脉口的血流量增多，肺动脉血流速增高，在肺动脉瓣下可录得高速血流频谱。若合并肺动脉高压，则肺动脉血流频谱呈典型的三角形变化。

(3)若合并右心室流出道重度狭窄，由于通过肺循环和二尖瓣的血流量减少，二尖瓣血流速度减慢。此时通过体循环和三尖瓣的血流量增加，因而三尖瓣的血流速度加快。

五、彩色多普勒表现

(1)在左心室长轴、心尖及剑突下四腔、剑突下右心室流出道长轴切面，收缩期可见红色血流束自左心室经室间隔缺损口进入右心室，而舒张期则见蓝色血流束自右心室经缺损口进入左心室。若分流束过隔后紧贴肺动脉瓣环进入右心室；则为嵴上型缺损；若分流束过隔后进入右心室流出道的低位，则为嵴下型缺损。

(2)在剑突下右心室流出道长轴切面，可见主动脉血流直接来自右心室；而左心室的血流在通过室间隔后再进入主动脉，分流束的方向与主动脉血流的方向之间夹角较大。这与法洛四联症的左心室血流直接进入主动脉有着明显的区别。

(3)右心室双出口而无右心室流出道狭窄时，

通过肺动脉瓣口的血流量增加，其血流束宽阔明亮。若合并右心室流出道狭窄，则右心室流出道内出现五彩镶嵌的窄细血流束。

(4)若合并右心室流出道重度狭窄，由于通过二尖瓣口的血流量减少、流速减慢，因而着色暗淡。此时通过三尖瓣口的血流量增多、流速加快，因而着色鲜亮。

六、声学造影表现

(1)在心尖及剑突下四腔切面，于右心房、右心室和左心室内可见造影剂回声。

(2)在胸骨上窝主动脉弓短轴切面，可同时于主动脉弓及右肺动脉内见到造影剂回声。

(3)在能同时显示主动脉和肺动脉的切面，可见造影剂回声同时出现在肺动脉和主动脉内，此时应无右心室流出道狭窄。

七、鉴 别 诊 断

(1)右心室双出口与法洛四联症均有主动脉前移，但后者移位较前者少，其主动脉后壁与二尖瓣前叶的距离，一般不超过1cm。主动脉后方有回声增强的圆锥组织是前者的特征。

(2)永存动脉干与右心室双出口均可有骑跨现象。但前者有右心室流出道及肺动脉瓣缺如的特征可资鉴别。

第二十节 完全型大动脉转位
(d-型大血管错位)

完全型大血管转位(complete transposition of the great arteries)或称错位，是指主动脉与肺动脉在解剖上互换位置，即主动脉起自右心室位于肺动脉前方，而肺动脉起自左心室位于主动脉后方，形成生理上体、肺循环互不相通的畸形。此病在新生儿及婴幼儿较多见，成年人少见(图13-20-1)。

一、病 理 概 要

在胚胎5～7周时，动脉球未以螺旋形分隔，而是以直线方向将其分为主动脉和肺动脉。故大血管的位置及其与心室连接关系出现异常。大动脉转位的种类繁多，分型复杂。但大致可分为完全型大动脉转位、不完全型大动脉转位及矫正型大动脉转位三大类。本节只叙述完全型大动脉转位。

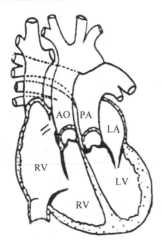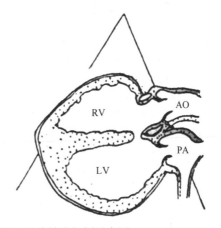

图13-20-1 完全型大动脉转位解剖示意图

完全型大动脉转位的特点是：主动脉起自右心室居于肺动脉前方，肺动脉起自左心室居于主动脉后方，两条大血管无交叉，而成平行排列。这种错误的连接，造成血流方向的严重障碍。来自腔静脉的低氧血回流右心房后经右心室进入主动脉，重新回到体循环。而来自肺静脉的高氧血回流左心房后经左心室进入肺动脉，又重回肺循环。这样就造成体、肺两个循环互不相通，患儿不能生存。为维持最基本的生理需求，左、右心系统之间必须有沟通，因而便有了房间隔缺损、室间隔缺损和动脉导管未闭等合并症，其中尤以室间隔缺损居多(60%～80%)。尽管左、右心系统之间有了沟通，然而由于动脉血氧饱和度低，患儿出现严重发绀，并常因缺氧、心力衰竭、肺梗死及心肌梗死等而死亡。本病常合并三尖瓣闭锁、肺动脉瓣下狭窄、单心室等畸形，应予注意。

二、M型超声表现

(1)心前区探查,在显示二尖瓣前叶曲线之后,声束朝向右上即可显示前半月瓣(肺动脉瓣)曲线。此时再将声束向左偏,可显示后半月瓣(主动脉瓣)曲线。这一征象是诊断d-型大血管错位的有力证据。

(2)在心底波群同时探及两个半月瓣曲线,且前一半月瓣较后一半月瓣先关闭;这前半月瓣即主动脉瓣,后半月瓣就是肺动脉瓣。

(3)在正常人,由于主动脉内压力较高,左心室阻力大,射血前期较长而射血期较短;大动脉转位时,由于左心室连接的是肺动脉,阻力较小,射血前期和射血期均有改变。因而左、右心室的射血时间的比值由0.8增至1.22,而射血前期时间的比值由1.25降至0.52。

(4)大动脉转位时,常由纤维性或纤维肌性皱折造成左心室流出道狭窄。在二尖瓣波群及心室波群可见:左心室流出道前后径变窄;与左心室相连的肺动脉瓣在收缩期出现纤细扑动和收缩中期关闭;左心室后壁明显增厚;二尖瓣前叶收缩中期向前突起。

三、B型超声表现

(1)于心底波群短轴切面,可见位于左前和右后的呈上下排列的两个圆环形结构。探查中无论怎样变动探头的位置和声束的指向,均不能从上位圆环形结构引出左、右肺动脉,既如此,它便是主动脉,而其下方的圆环形结构便是肺动脉(图13-20-2~图13-20-3、彩图94)。

(2)在左心室长轴切面,可见两条平行排列的大血管。右前方者为主动脉,行程较远延续为主动脉弓;左后者为肺动脉,经较短行程便分为左、右肺动脉。追踪探查中,可见右前方的主动脉与含三尖瓣的右心

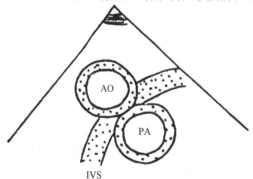

图13-20-2 完全型大动脉转位大动脉短轴切面

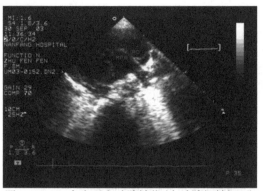

图13-20-3 完全型大动脉转位(大动脉短轴切面)
主动脉(AO)位于肺动脉(MPA)右前方而后者位于其左后方

室连接,而左后方的肺动脉与含二尖瓣的左心室连接。这是诊断大动脉转位的重要依据(图13-20-4)。

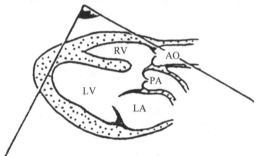

图13-20-4 完全型大动脉转位左室长轴切面

(3)左心室长轴切面,有时见膜部室间隔回声中断,右心室扩大,半月瓣及房室瓣活动可正常。

(4)剑突下四腔切面,可见室间隔及房间隔的回声中断,右心室扩大,而房室瓣及半月瓣的活动正常。

四、多普勒超声表现

在大动脉转位,多普勒超声的作用在于:

(一)协助判定大动脉

(1)大动脉转位若合并动脉导管未闭,则分流起源必为主动脉,而接受分流的则为肺动脉,通过彩色多普勒观察血流方向,利用频谱多普勒测定血流速度和频谱形态,可以分辨出分流起源动脉和接受分流动脉。

(2)当大动脉转位合并半月瓣反流时,利用连续波多普勒可测得最大反流速度,按柏努利方程可计算出舒张早期大动脉和心室之间的最大压差,若这一压差与肱动脉舒张压接近,则反流瓣口为主动脉口。

(二)检出合并的畸形

(1)在巨大室间隔缺损处,可探得双向分流频

谱。在房间隔缺损处亦可探得双向分流频谱。

（2）在并发未闭动脉导管时，于动脉导管两端开口处，可录得持续于整个心动周期的连续性、充填型高速分流频谱。彩色多普勒可显示动脉导管内的着色鲜亮的血流束（彩图 94）。

五、声学造影表现

注入造影剂后，在心尖及剑突下四腔、左心室长轴、心尖五腔及肺动脉长轴等切面观察，可见右心房、右心室及主动脉内出现浓密的造影剂回声。由于伴有房、室间隔缺损，在左心房、左心室及肺动脉内亦可见到造影剂回声。

第二十一节 三尖瓣下移畸形

三尖瓣下移畸形又称埃勃斯坦畸形（Ebstein's anomaly），是三尖瓣发育不良，造成瓣叶向下移位而致的先天性心脏病。本病临床少见，约占先天性心脏病总数的 0.7%，因常合并卵圆孔未闭或房间隔缺损，造成右向左分流，临床上常发生发绀，故归属发绀类先天性心脏病。

一、病理概要

在胚胎发育过程中，原始瓣膜内的肌肉和结缔组织发生退化、挛缩等病变，致使三尖瓣隔叶和后叶与右心室壁粘连，导致这些瓣叶的起始点低于右心房室瓣环水平，而向右心室移位。前叶位置一般正常，但瓣叶代偿性增大、延长。如此便将右心室分为两个腔。畸形瓣膜以上的右心室腔壁薄，与右心室连成一个大心腔，其功能类似右心房主要起储血作用，故称为"储血腔"或"心房化的右心室"。畸形瓣膜以下的心腔功能如常，因而将其称为"排血腔"或"功能性右心室腔"。同时有三尖瓣关闭不全及右心室的相对萎缩，偶有轻度三尖瓣狭窄。本病可伴有心房间隔缺损、心室间隔缺损、动脉导管未闭及肺动脉闭锁等。

二、M型超声表现

（1）心前区探查，很容易显示三尖瓣前叶活动曲线，并见 CE 幅度明显增大达 4cm 以上。

（2）三尖瓣关闭较二尖瓣关闭明显延迟，这是本病在M型超声心动图上的一个特征。正常人三尖瓣较二尖瓣关闭延迟不超过 0.03s，若超过 0.05s，即应疑为本病，若延迟超过 0.065s，则可确定诊断。

（3）由于右心容量负荷加重，室间隔与左心室

后壁搏幅增大，并呈同向运动。

（4）右心室（房化右心室）明显增大，而左心室腔较小。右心房亦明显增大。

三、B型超声表现

（1）在心尖及剑突下四腔切面观察，见三尖瓣隔叶明显下移，二尖瓣前叶与三尖瓣隔叶在室间隔的附着点之间的距离，大于正常的 0.5～1.0cm，而达 1.5cm或以上；二尖瓣前叶至心尖的距离与三尖瓣隔叶至心尖的距离比大于正常的 1.0～1.2，可达 1.8～3.2；下移的瓣叶回声增强、增粗、卷曲变形、与室壁粘连、活动障碍；二尖瓣前叶回声增粗、增强，瓣叶增大、延长；功能右心室小，而房化右心室及右心房明显增大，形成一巨大心腔；并有房间隔缺损时，房间隔中部有回声失落；并有右心房血栓时，右心房内可见团块状实性回声（图 13-21-1、图 13-21-2）。

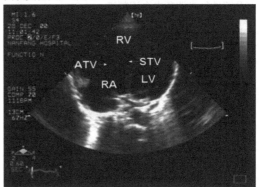

图 13-21-1 三尖瓣下移畸形 心尖四腔切面
见隔瓣（STV）下移，前瓣（ATV）延长

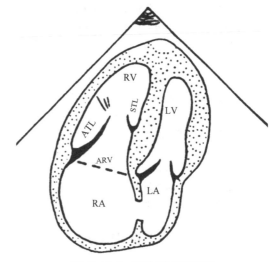

图 13-21-2 三尖瓣下移畸形
ARV 为房化右心室，虚线示三尖瓣环

（2）在大动脉短轴切面，可见三尖瓣隔叶的附着点移至 11～12 点处，而正常是 9～10 点处。

（3）在右心室流出道长轴切面，可见右心房和房化的右心室明显增大；并见三尖瓣后叶下移附着于右心室游离壁上，其位置较三尖瓣隔叶还要低。

四、频谱多普勒表现

（1）将取样容积置于三尖瓣环的右心房侧，可录得双向充填的收缩期反流频谱。

（2）若三尖瓣反流较重，舒张期通过三尖瓣口的血流量增多，流速增快。因而三尖瓣血流频谱的 E 峰增高。若并有三尖瓣狭窄，还可录得舒张期射流信号。

（3）合并房间隔缺损或卵圆孔未闭时，将多普勒取样容积置于缺损口及其左心房侧，可录得右向左分流的舒张期负向血流频谱。

（4）在剑突下四腔切面，将取样容积置于下腔静脉或肝静脉内，可录得反流频谱，表现为正常的前向 S 波消失，代以一负向波，同时 D 波增高。

（5）若三尖瓣反流严重，通过肺动脉瓣、二尖瓣和主动脉瓣的血流量减少、流速减慢，因而上述瓣口血流多普勒频谱峰速减低、频谱持续时间缩短。

五、彩色多普勒表现

（1）在胸骨旁、心尖及剑突下四腔切面，可见起自三尖瓣口、出现于全收缩期、可分布于整个心房的以蓝色为主的彩色血流束。

（2）由于三尖瓣反流量较大，舒张期右心房内血流速度加快，右心房内血流呈明亮的红色，而左心房内血流呈暗淡的红色，右心房血流显示面积也明显大于左心房。

（3）因舒张期通过三尖瓣口的血流增大，三尖瓣口的血流束明亮宽阔，血流中央可有因频率失真所致的蓝斑。若合并三尖瓣狭窄、舒张期三尖瓣口可出现多色斑点状射流束。

（4）于胸骨旁、心尖及剑突下四腔切面，在合并卵圆孔未闭或房间隔缺损的患者，可见一蓝色血流自右心房穿过房间隔进入左心房。由于分流速度不快，显单蓝色，较暗淡。

六、声学造影表现

（1）在心尖四腔切面，可见造影剂回声在三尖瓣口往返梭活动。造影剂回声在心腔内的滞留时间亦较正常人明显延长。

（2）在 M 型超声的三尖瓣波群，可见造影剂于舒张期由三尖瓣漏斗穿过三尖瓣前叶曲线进入右心室，收缩期由右心室穿过三尖瓣曲线的 CD 段返回右心房，这种颇具特征的征象，对确立埃勃斯坦畸形的诊断很有意义。

（3）在伴有卵圆孔未闭及房间隔缺损者，由于右向左分流，造影剂回声除见于右心房、右心室和肺动脉外，亦可见于左心房、左心室及主动脉内。

（4）在剑突下下腔静脉长轴切面，于下腔静脉及肝静脉内可见造影剂回声，这是由于右心房压升高，造影剂向上、下腔静脉反流所致。

七、鉴 别 诊 断

本病由于有右心容量负荷加重，因而需与引致右心容量负荷的疾病，如房间隔缺损、三尖瓣关闭不全、严重的肺动脉瓣关闭不全、冠状窦瘤破入右心室或右心房等，进行鉴别。鉴别的要点是上述疾病的三尖瓣关闭虽也有延迟，但它比二尖瓣的关闭时间不超过 0.06s；这是其一。其二是在心尖四腔切面，本病三尖瓣隔叶附着点与二尖瓣前叶附着点之间距离超过 1.5cm。

第二十二节 三尖瓣闭锁

三尖瓣闭锁（tricuspid atresia），是指三尖瓣未发育，瓣口完全封闭，右心房与右心室不能直接相通。它是少见的发绀型先天性心脏病，约占 5%。本病预后不佳，约 50% 在出生后半年内死亡，罕有活至成年者。

一、病 理 概 要

本病右心房、右心室间的三尖瓣先天封闭，无瓣膜存在，而由心肌组织将房、室分开。本病不能单独存在，常合并卵圆孔未闭或房间隔缺损、室间隔缺损、动脉导管未闭、肺动脉狭窄或闭锁或发育不全、大血管转位等。

由于右心房的血液不能流入右心室，它就只能通过房间隔缺损或未闭的卵圆孔进入左心房与左心室而达体循环。右心室与肺循环的血液则通过室间隔缺损从左心室，通过未闭的动脉导管从主动脉或支气管动脉侧支循环获得，血流量较少。伴有大血管错位的患者，主动脉起自发育不全的右心室，而肺动脉起自左心室，肺循环有足够的血流量。

二、M型超声表现

(1)在三尖瓣波群，见右心室内径缩小，三尖瓣曲线缺如。但可见粗的、活动小的肌性回声带。

(2)在心底波群，见右心室流出道内径变窄，主动脉根部内径可增宽或正常。

(3)在心室波群，见左心室明显扩大，右心室显著缩小。

(4)在由心底波群向心室波群和二尖瓣波群做连续扫查时，可见主动脉前壁与室间隔、主动脉后壁与二尖瓣前叶连接良好，并无中断。但若合并室间隔缺损，而且够大时，可见室间隔回声中断。

三、B型超声表现

(1)在心尖及剑突下四腔切面，见右心室缩小、左心室明显增大，左心房亦扩大；房间隔及室间隔有回声中断。不见三尖瓣回声，仅于右心房与右心室之间见一增强的回声带(图13-22-1)。

(2)在左心室长轴切面，见左心室明显增大，室间隔回声中断及二尖瓣前叶活动幅度增大。

(3)在心底短轴切面，见右心室前壁增厚、右心室流出道狭窄，肺动脉干及左、右肺动脉狭窄，房间隔回声中断，见不到三尖瓣及其活动。

(4)在胸骨上窝主动脉弓短轴切面，可见右肺动脉狭窄。

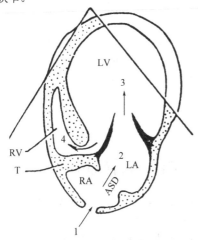

图13-22-1　三尖瓣闭锁

血流顺序：1-2-3-4

四、多普勒超声表现

(1)由于三尖瓣闭锁，因而在相当于三尖瓣口位置无血流通过，频谱多普勒不能探及血流信号，彩色多普勒亦不能显示血流通过。

(2)二尖瓣口血流量较正常增多、血流速度增快，因而二尖瓣血流频谱E峰增高。彩色多普勒显示红色鲜亮的血流束自左心房经二尖瓣口进入左心室。

(3)若有房间隔缺损，在心尖及剑突下四腔切面，舒张期于缺损口的左心房侧可探及负向右向左分流频谱。而彩色多普勒则显示舒张期有蓝色血流束自右心房经房间隔进入左心房，进入左心房后呈红色进入二尖瓣口。左心房内血液显色较右心房血液鲜亮。若有室间隔缺损，则收缩期有红色为主彩流束自左心室穿过室间隔进入右心室。

(4)在心底短轴切面，若主动脉和肺动脉的位置正常，可显示狭窄的右心室流出道和肺动脉内的以蓝色为主的窄细的花色血流束。主动脉的血流于收缩期显示，呈亮的红色。

五、声学造影表现

(1)从外周静脉注入造影剂后，在心底波群观察，首先于左心房内见造影剂回声，于下一心动周期左心室收缩时，右心室流出道与主动脉根部同时见造影剂回声。

(2)在二尖瓣波群观察，造影剂回声首先出现于二尖瓣曲线之后的二尖瓣漏斗部并随心室舒张进入左心室，此时右心室内仍无造影剂回声，须待下次心缩，左心室血液经室缺口射入右心室，才能于右心室内见到造影剂回声。

(3)在心尖四腔切面观察，先于右心房内见造影剂回声，继则经房间隔缺损处进入左心房，尔后于舒张期进入左心室，最后于收缩期见其由左心室经室间隔缺损口进入右心室而显示在右心室之内。造影剂的这一显示过程是特征性的，对三尖瓣闭锁的诊断具有确立意义。

六、鉴别诊断

(1)肺动脉瓣闭锁因有右心室及三尖瓣发育不良，应与三尖瓣闭锁鉴别。此时应仔细地多部位、多切面探测三尖瓣，只要能探及三尖瓣，也就能够加以鉴别了。

（2）严重的肺动脉狭窄也有右心室变小，亦应注意查找三尖瓣，以作鉴别。

（3）单心室时，只能显示一组房室瓣，有时会误为仅有二尖瓣而无三尖瓣。但单心室时在一个大的室腔内无室间隔回声可助鉴别。

第二十三节 单 心 室

单心室（single ventricle），是指心室间隔完全缺如，心脏只有一个心室腔。它是极少见的发绀型先天性心脏病，约占先天性心脏病总数的 0.3%。预后差，常死于婴儿期，偶有活至成年者。本病常合并二尖瓣或三尖瓣闭锁、大血管错位、漏斗部狭窄或主动脉瓣下狭窄、右位心等。

一、病 理 概 要

单心室是由于胚胎期原始心管球部发育异常，而使心室无分隔所致。单一的心室腔从形态上看类似右心室或左心室或兼有两者的特征。单心室常为一个左心室构成，内有二尖瓣和三尖瓣或共同房室瓣。两条大血管均由一个心室腔发出。左、右心房的位置和结构正常。当无肺血管狭窄或肺血管阻力低时，体、肺循环血液在单一心室腔内很少混合，体循环血经右心房可直接进入肺动脉，而肺循环血经左心房直接进入主动脉，患者可无发绀或仅有轻度发绀。但由于单心室的容量负荷过重，可出现心力衰竭。若伴肺动脉狭窄或肺血管阻力高时，体、肺循环血液在单一心室腔内大量混合，来自肺循环的氧合血少，血氧含量降低，患者出现明显发绀。

根据心室发育程度不同，单心室可分为四个类型。A 型：单心室由左心室构成，此型多见，约占 78%；B 型：单心室由右心室构成（5%）；C 型：单心室由左、右心室构成，但室间隔未发育（7%）；D 型：单心室由原始的心球构成（10%）。

根据大动脉的位置关系又可将其分为三型。I 型：大动脉位置关系正常；II 型：大动脉右转位；III 型：大动脉左转位。

二、M 型超声表现

（1）只能探及一个明显增大的心室腔而无室间隔回声显示。

（2）可探及左心房和右心房。

（3）若有两组房室瓣，它们可一前一后出现在同一心腔内，活动形态相似。但它们之间无室间隔。

（4）若只有共同房室瓣，在作三尖瓣至二尖瓣的连续扫查时，只能见到一组瓣膜活动，且亦见不到室间隔回声。

三、B 型超声表现

（1）在左心室长轴切面，可见到室间隔缺如或仅见室间隔残迹，并见单一的心室腔扩大。

（2）在心尖及剑突下四腔切面，可见室间隔缺如，可见一个扩大的、超过正常左、右心室之和的单一心室腔。左、右心房位置正常，并可见到三尖瓣及二尖瓣或共同的房室瓣。于心尖部，还可见到与室间隔相似的乳头肌回声，此时转动探头，使切面倾斜，便可与室间隔回声区别开来。在这些切面，还可见到心室腔前壁增厚（图 13-23-1）。

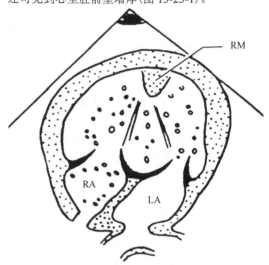

图 13-23-1 单心室

示单一心室内充满造影剂回声

（3）在左心室短轴切面上，见室间隔回声缺如，只见到一个扩大的心腔和增厚的心腔前壁。

（4）在部分患者，于心室腔的前方可见一较小的流出腔，两者之间有一小的肌嵴。肌嵴与室间隔不同，它位于两组房室瓣之前，而不是在两者之间，流出腔内无瓣膜活动。单心腔常伴有大动脉转位，主动脉常位于前侧，与流出腔连接，经此与心室腔相通，肺动脉常在后侧，直接与心室腔相通。

四、多普勒超声表现

（1）频谱多普勒置于二尖瓣及三尖瓣口探得其血流方向基本正常。

（2）若无肺动脉狭窄或肺血管阻力较低，在两心房内彩色多普勒显色与正常人相似。单一心室腔内充满红色血流，可见其右侧来自三尖瓣，左侧来自二尖瓣。

(3)在肺动脉狭窄或肺血管阻力高者，由于体、肺循环血液在单一心腔内得到混合，因彩色多普勒显示其以红色为主的多色相间的血流，并充满整个心室腔。

(4)若伴肺动脉狭窄，在大动脉短轴切面，肺动脉内可见窄细的色彩斑斓的射流束。

五、声学造影表现

(1)从外周静脉注入造影剂后，在心底波群观察，可见主动脉及肺动脉内同时出现造影剂回声，而左心房内则无。在心室波群观察，见整个心室腔内充满造影剂回声。

(2)在心尖及剑突下四腔切面观察，可见右心房内首先出现造影剂回声，继则充满整个单一的心室腔，而左心房内无造影剂显示。

六、鉴　别　诊　断

(1)巨大室间隔缺损极易误为单心室。在检查中只要能够在室间隔的上段发现哪怕是一点点室间隔残端，便不应诊为单心室，单心室时室间隔应完全缺如。

(2)三尖瓣闭锁时，右心室发育不全而见扩大的左心室可能误为单心室，此时仔细探查，如能显示室间隔回声，鉴别当不难。

第二十四节　左心发育不全综合征

左心发育不全综合征(hypoplastic left heart syndrome)，是指包括二尖瓣发育不全或闭锁、主动脉瓣闭锁、裂隙样左心室、升主动脉严重发育不良等畸形的一组综合性严重畸形。是新生儿期极少见的先天性心脏病，80%的患儿在出生后三个月内死亡(图 13-24-1)。

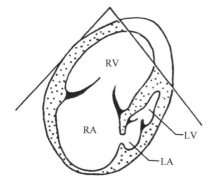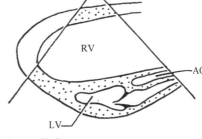

图 13-24-1　左心发育不全综合征
左心房、右心室、主动脉非常小，右心室右心房显著扩大

一、病　理　概　要

主动脉瓣闭锁及二尖瓣闭锁单独或合并存在是左心发育不全的特征。

主动脉瓣闭锁患者多伴二尖瓣发育不全，左心室几乎无功能。为维持血循环的进行，进入肺动脉的右心血液，一部分进入肺组织，另一部分经未闭的动脉导管进入主动脉。肺静脉回流左心房后，再经房间隔缺损进入右心房。

二尖瓣闭锁患者，其右心血流一是经室间隔缺损进入发育很差的左心室，然后再进入主动脉；二是若无室间隔缺损，则经未闭的动脉导管进入主动脉弓。肺静脉回流的血液则经房间隔缺损由左心房进入右心房。

因左心发育不全，右心房、右心室和肺动脉要同时供给体、肺两个循环的血液，负荷过重，故产生明显的扩张、内径增大。

二、M型超声表现

(1)在心底波群，见主动脉内径明显缩小，常小于 6mm，而且不易探及主动脉瓣。若系主动脉瓣闭锁，则根本不能探及主动脉瓣。

(2)在心室波群及二尖瓣波群，见左心室明显缩小，其内径常小于1cm。二尖瓣前叶活动幅度明显变小，只有三尖瓣波幅的四分之一。由于容量负荷过重，右心室明显扩大，其前后径常达 23～35mm。室间隔呈反常运动。

(3)肺动脉根部扩大。肺动脉瓣曲线 ef 斜率平坦，a波消失。

三、B型超声表现

(1)在左心室长轴切面，见左心房正常或扩大。左心室明显缩小，呈数毫米的裂隙或仅为一潜在腔隙。右心室明显扩大，左心室/右心室比值常小于 0.6。主动脉根部明显缩小，主动脉瓣活动幅度小。若为主动脉瓣闭锁，则看不到主动脉瓣。

(2)在心尖及剑突下四腔切面，见右心房、右心室扩大，三尖瓣活动幅度增大。常见房间隔中部回声中断。

(3)在肺动脉长轴切面，见主肺动脉明显扩张、肺动脉瓣极易显示。

四、多普勒超声表现

(1)三尖瓣及肺动脉瓣血流量增多，因而三尖瓣血流频谱的E波增大，肺动脉瓣血流频谱的峰速加快。彩色多普勒显示三尖瓣口血流着色鲜红明亮。肺动脉口可见高速血流呈鲜亮的蓝色，有时可见五彩色。

(2)合并房间隔缺损时，于缺损处可录得右向左分流血流频谱。彩色多普勒于收缩期见蓝色血流束自右心房穿过房间隔进入左心房。

(3)合并动脉导管未闭时，多普勒显示相应的频谱和彩流。

五、声学造影表现

从周围静脉注入造影剂后，右心房、右心室内可即见造影剂回声。伴有房间隔缺损者，左心房内可见造影剂回声。伴有室间隔缺损，且有二尖瓣闭锁者，左心室内可见造影剂回声。在胸骨上窝探查，主动脉弓和肺动脉干内均可见造影剂回声。

（龚渭冰　李学应）

第十四章 肺 心 病

肺心病是慢性肺源性心脏病(chronic cor pulmonale)的简称。它是因肺脏疾病、胸廓畸形或肺血管病变所致肺循环阻力增加,右心负荷加重而引起的心脏病。

由慢性支气管、肺或胸廓的病变,造成肺组织和肺血管的阻塞性病变,使通气功能减退、缺氧,引起肺动脉阻力增高、肺动脉高压和右心室肥大,最后发生心力衰竭。因累及心脏时患者大多已有明显的肺气肿,故本病也被称为肺气肿性心脏病或慢性缺氧性肺源性心脏病。

本病为常见心脏病,在各种心脏病中所占比例,我国以东北地区最高,占18%~38%,华北地区为10%~34%,西北地区为7%~23%,西南地区为16%~28%,华东地区为7%~15%,华南地区为8%~11%,华中地区为5%~9%。

本病多发生在中年以上,40岁以上者占91%。男女患病率无明显差别。

据上海中山医院资料,从发生慢性支气管炎至确诊为本病的时间平均为17年,从呼吸功能开始失代偿(表现为一定程度的肺气肿)至确诊为本病的时间平均为8年。因而在确诊为本病之前,患者已有多年呼吸疾病和肺气肿的症状。肯定诊断本病时应有肺动脉高压和右心室肥大的表现。

一、病 理 概 要

肺心病的心脏病变是右心室显著肥大、扩张,右心室前壁肺动脉圆锥膨隆,肺动脉瓣下2cm右心室心肌厚度超过5mm。由于右心室肥厚而形成心尖圆钝。镜下右心室心肌细胞呈不同程度的萎缩,肌浆溶解,间质水肿,结缔组织增生。

肺心病的发生和发展过程大致如下:

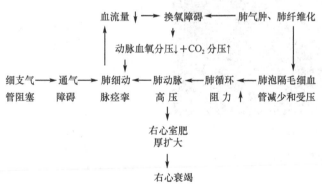

二、M型超声表现

(1)心底波群显示右心室流出道增宽,其内径达30mm以上。

(2)心室波群见右心室扩大,其内径增大达20mm以上,左心室与右心室内径之比值小于2。室间隔与左心室后壁可呈同向运动。

(3)室间隔和右心室前壁增厚,前者超过12mm,后者超过5mm。

(4)剑突下探查,三尖瓣DE、EF幅度增大,速度加快,右心房增大。心功能不全时,三尖瓣关闭速度减慢,表现为AC间期延长。

(5)由于肺动脉高压引起肺动脉瓣波形的改变:①a波变浅或消失;②开幅增大,速度加快;③开放期半关闭及瓣叶震颤;④关闭速度减慢。

(6)由于右心室负荷过重引起左心室几何形态改变,致使左心室顺应性下降、左心室舒张末期充盈速度减慢,二尖瓣前后叶曲线出现A、E峰幅度降低,EF下降速度缓慢、A峰显示不清等现象,此即所谓"假性二尖瓣狭窄征"。

三、B型超声表现

肺心病时,声窗小,常规胸骨左缘探查难以显示心脏图像,探头应延至胸骨左缘第5、6肋间及剑突下区探测。

1. 剑突下四腔切面及右心室流入道长轴面 可

见右心室前壁及室间隔增厚、室间隔矛盾运动、右心室流入道增宽延长、三尖瓣开幅增大(图 14-0-1)。

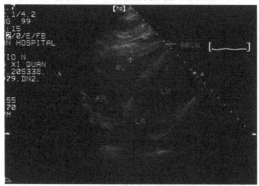

图 14-0-1　肺心病　剑突下四腔切面

右心室前壁(ARVW)增厚

2. 胸骨旁右心室流出道长轴切面　可见右心室流出道增宽、主肺动脉增宽及肺动脉瓣开放速度加快(图 14-0-2)。

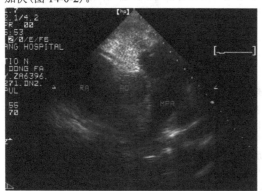

图 14-0-2　肺心病　主肺动脉(MPA)扩张

3. 胸骨上窝主动脉短轴及右肺动脉长轴切面　可见右肺动脉增宽,其内径常大于 18mm。

4. 显示较好的左心室长轴切面　则可见左心室腔变小、二尖瓣开放幅度减小、室间隔增厚和室间隔矛盾运动。

四、多普勒超声表现

(1)肺心病伴发三尖瓣关闭不全时,可用压差法估测肺动脉收缩压,此法简便易行准确度较高。但检测成功率不高(图 14-0-3)。

(2)同步记录心电图和肺动脉血流的多勒频谱,通过测量频谱的加速时间(AT)和右心室射血前期时间(RVPEP)可知是否肺高压及其程度:①AT 小于 100ms,若小于 90ms 更为敏感;②AT/RVPEP 小于 0.9,若小于 0.6 更敏感。

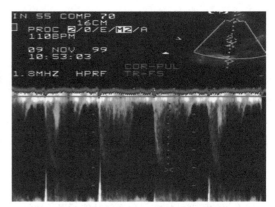

图 14-0-3　肺心病　三尖瓣反流频谱

五、诊　　断

1980 年第三次全国肺心病专业会议修订的《慢性肺源性心脏病超声心动图诊断标准》。

1. 主要条件

(1)右心室流出道内径≥30mm。

(2)右心室舒张末内径≥20mm。

(3)右心室前壁厚度≥5.0mm,或有搏动幅度增强。

(4)左心室与右心室内径比值<2.0。

(5)右肺动脉内径≥18mm 或肺动脉干内径≥20mm。

(6)右心室流出道与左心房内径的比值>1.4。

(7)肺动脉瓣曲线出现肺动脉高压征象(a 波低平或<2.0mm,收缩中期关闭征等)。

2. 参考条件

(1)室间隔厚度≥12mm,搏幅<5mm 或呈矛盾运动征象者。

(2)右心房内径≥25mm(剑突下区探查)。

(3)三尖瓣前叶曲线的 DE、EF 速度增快,E 峰呈高尖型或有 AC 间期延长者。

(4)二尖瓣前叶曲线幅度低(CE 距<18mm,CD 段上升缓慢,呈水平位或有 EF 下降速度减慢,<90mm/s)。

凡有肺、胸疾病的患者具有上述 2 项条件者(其中必须有 1 项主要条件)均可诊断为慢性肺心病。上述标准仅适用于心前区探查部位。

实践证明,以上标准对肺心病的诊断符合率超过 80%。

六、鉴　别　诊　断

(1)肺心病有"假性二尖瓣狭窄征"应与真性

的风湿性二尖瓣狭窄相区别，后者二尖瓣叶增厚，前、后叶呈同向运动是其特征。

(2)一些先天性心脏病，如房间隔缺损、室间隔缺损和肺动脉狭窄等可出现类似肺心病的右心室增大、室间隔增厚以及肺动脉高压等改变，但它们均有各自的特征可资鉴别。

(3)冠心病与肺心病均多发于 40 岁以上人群，且两者常合并存在(约有 1/4)。在诊断时不要忽略了其中之一，应结合临床仔细检查，认真分析，做出正确判断。

(李学应　龚渭冰)

第十五章　冠　心　病

冠状动脉硬化性心脏病(coronary atherosclerotic heart disease)是指冠状动脉及其主要分支发生动脉粥样硬化，造成血管腔狭窄或阻塞，引起心肌氧供需矛盾，从而导致心肌缺血缺氧或坏死性损害，包括急性、暂时性和慢性缺血，简称冠心病(coronary heart disease，CHD)。

冠心病的辅助诊断主要依靠心电图及经皮穿刺冠状动脉造影术。随着超声技术的发展，超声心动图在冠心病诊断方面的作用逐渐显示出其重要性。超声心动图可比较敏感地检出由于心肌缺血后引起相应冠状动脉供血区心肌出现的节段性运动异常。可以直观地显示由于心肌缺血而引起心脏形态改变，如心肌梗死后室壁瘤形成、室间隔穿孔以及心室腔血栓形成等。可以无创性评估各种类型冠心病的心功能状态。无创性评估冠状动脉储备能力。可以动态、反复评估不同阶段心脏结构形态的变化和心功能改变，为临床治疗和预后评估提供重要的诊断信息。

由于超声技术本身的局限性，超声心动图仅能显示左右冠状动脉起始部分，不能显示并评估整个冠状动脉系统的全貌。超声心动图可以作为一种辅助检查，供临床参考。

第一节　冠状动脉循环解剖及病理生理概要

一、冠状动脉解剖

冠状动脉有两支主干，分别起始于主动脉根部的左、右冠状窦。左、右冠状动脉主干极其分支走行于心包脏层下的脂肪组织内，发出较细的分支穿入心肌层内，再逐级分支供应心肌细胞等组织（图15-1-1）。

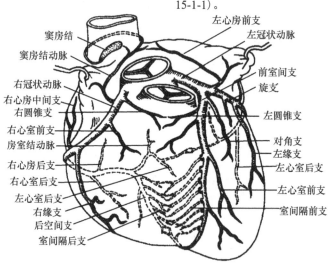

图 15-1-1　冠状动脉分布示意图

（图中标注：窦房结、窦房结动脉、右冠状动脉、右心房中间支、右圆锥支、右心室前支、房室结动脉、右心房后支、右心室后支、左心室后支、右缘支、后室间支、室间隔后支；左心房前支、左冠状动脉、前室间支、旋支、左圆锥支、对角支、左缘支、左心室后支、左心室前支、室间隔前支）

（一）左冠状动脉

左冠状动脉(left coronary artery)起自主动脉根部的左冠状窦。主干在起始部分内径为4.1～6.0mm，最大可达7.5mm。左冠状动脉起始后向左行于左心耳与肺动脉根部之间，随即分为前降支和左旋支。

1. 前降支(anterior interventricular branch)　左冠状动脉主干的延续，沿室间沟下行，绕过心尖切迹，大部分止于后室间沟下1/3，一部分止于中1/3或心尖切迹。其末梢可与后室间支末梢吻合。前降支的主要分支有对角支、左心室前支、左圆锥支、右心室前支、室间隔前支等。前降支的血液供应范围包括左心室前壁、前乳头肌、心尖、右心室前壁一小部分、室间隔前 2/3、心脏传导系的右束支和左束支的前半部分。

2. 左旋支（left circumflex branch） 起始后沿冠状沟左行，绕过心左缘至膈面，大多数止于心左缘与房室交点之间。左旋支的主要分支有左心室前支、左缘支、左心室后支、窦房结、左心房支等。左旋支供血范围包括左心房、左心室前壁一小部分、左心室侧壁、左心室后壁的一部分或大部分，约40%的人左旋支还分布于窦房结。

（二）右冠状动脉

右冠状动脉（right coronary artery）起始于主动脉根部的右冠状窦，起始部直径为 3.1～5.0mm，最大可达 7.0mm。主干行于右心耳与肺动脉根部之间，继而沿冠状沟右行，绕过心右缘至心脏膈面，通常在房室交点附近分为后室间隔支和右旋支2个终末支。右冠状动脉的主要分支有窦房结支、右圆锥支、房间隔前动脉（Kugel 动脉）、右心室前支、右缘支、右心室后支、后室间支（后降支）、右旋支、左心室后支、房室结支以及右心房支等。

右冠状动脉供血范围包括右心房、右心室前壁大部分、右心室侧壁和全部后壁，左心室后壁的一部分、室间隔后 1/3 及左束支的后半。此外，还供应分布于房室结（93%）和窦房结（60%）。

二、冠状动脉循环

心脏的氧及营养物质的供应，几乎全依靠冠状动脉循环，仅有心内膜是靠房室腔内的血液供应。冠状动脉的小分支，与主支成直角方向从心包脏层横穿入心肌深层直到心内膜附近，并在心内膜下分支成网。

冠状动脉循环的生理特点：①途径短，流速快。血液从主动脉根部进入冠状动脉到右心房只需 6～8s；②血流量大。心脏重 300g 左右（占体重 0.5%），静息状态下，冠状动脉总血流量为 250ml/min，占心排血量的 5%～10%，运动时，冠状动脉血流量还将大大增加；③动静脉血氧差大（氧利用率高）。冠状动脉血氧含量为 20ml/100ml，冠状窦静脉血氧含量为 6ml/100ml，氧提取率达到 70%～80%（动静脉血氧差为 14ml/100ml，而其他器官的动静脉血氧差为 5～6ml/100ml）；④灌注压较高。冠状动脉直接开口于主动脉根部，加之冠状动脉血管途径短，因而在整个冠状动脉的行程中能保持较高的压力，以保证心肌供血；⑤血流量有明显的时相性。心脏收缩期血流明显减少或暂停；舒张期心肌壁张力减

小，冠状动脉血管开放，血流量增多。

三、病理生理

冠心病的最根本原因是由于冠状动脉供血与心肌血氧需求量之间产生的供需矛盾。冠状动脉的狭窄、阻塞导致心肌缺血。由于心肌缺血发生的速度、缺血程度、缺血时间以及缺血后血流恢复情况等不同，缺血心肌在形态、功能、代谢等方面可产生不同形式的损伤。

心肌缺血的原因主要有：冠状动脉流量绝对不足和冠状动脉血流量相对不足。冠状动脉阻塞及痉挛是导致冠状动脉血流量绝对不足的主要原因。在运动、应激低血压、心力衰竭等生理或病理状态下，均可引起心肌相对性缺血。

心肌缺血后，由于心肌能量供应不足，ATP 和磷酸肌酸减少，酸中毒以及心肌收缩成分破坏等，可导致心肌收缩力下降，心排血量减少。由于心肌缺血而导致的心肌局部或普遍性收缩减弱是超声技术诊断冠心病的重要病理基础；心肌舒张功能降低，心肌电生理的变化可导致心律失常，心脏形态学改变。心肌缺血时，心肌发生水肿、坏死以及纤维化，局部心肌变薄，于心脏收缩及舒张时发生"矛盾运动"。也可形成"室壁瘤"。由于局部心肌坏死造成室间隔穿孔等。

第二节 临床表现

心绞痛发作时主要表现：胸痛、胸闷。以胸骨体上、中段后方多见，也可表现为左上胸部。疼痛界限不清，常放射至左肩、左上肢前内侧及无名指和小指。疼痛性质多呈"压榨性"、"压迫感"或"紧缩感"，严重时可有"窒息感"。心绞痛很少有针刺样或刀割样疼痛，其疼痛性质不随体位或呼吸变化而改变。疼痛持续时间一般为 1～5min，很少超过 15min。心绞痛经休息后可减轻，舌下含服硝酸甘油可在 30s 至数分钟内缓解。劳累、情绪激动、焦虑、寒冷、吸烟、心动过速或休克等是心绞痛的发作诱因。

心绞痛的主要体征有：发作时焦虑不安、面色苍白、大汗、血压增高、心率增快。较严重者于心尖部闻及第一心音减弱。如果存在乳头肌急性缺血，则出现乳头肌功能不全，于心尖部可闻及收缩期喀喇音。

急性心肌梗死的主要临床症状如下。

1. 心前区疼痛 典型者为突发性胸骨后压榨样闷痛或紧缩感,或堵塞样疼痛,可放射至左肩、左上肢前内侧,直至无名指与小指。常伴有烦躁不安、出冷汗,有窒息感或濒死感。疼痛剧烈而持久,多持续 30min 以上甚至达数小时之多。休息或舌下含服硝酸甘油不能缓解。部分不典型者疼痛常放射至上腹部、颈部、下颌、左肩胛及背部等。部分急性心肌梗死患者无疼痛,称之为无痛性心肌梗死。多见于老年人、糖尿病等,多同时合并心源性休克、心力衰竭或严重心律失常等。

2. 充血性心力衰竭 约 25%急性心肌梗死患者并发心力衰竭,常在起病后数小时至数天内发生。心力衰竭的临床表现严重程度取决于已经发生的梗死面积、部位及侧支循环建立的情况。

3. 心源性休克 以老年及糖尿病患者多见。多在起病后数小时至数天内发生。

4. 心律失常 约 95%的急性心肌梗死患者有心律失常。其中 70%~80%为室性期前收缩。室性快速性心律失常是入院前死亡的主要原因。

5. 胃肠道症状 急性心肌梗死时常伴有频繁恶心、呕吐、上腹部胀痛。下壁梗死时,常常仅有上腹部剧痛,伴恶心、呕吐等。

第三节 超声诊断

冠状动脉分支供应相应节段的心肌血液,当冠状动脉某一分支出现狭窄或阻塞时,其所供应的心肌即出现供血不足或完全缺血。超声心动图上具体表现为心肌节段性收缩运动异常。一旦心肌发生缺血,立即出现室壁运动异常。室壁运动异常是超声心动图诊断心肌缺血的主要依据之一。由于心肌局部室壁运动受邻近心肌运动状态的影响,仅应用超声心动图的节段性室壁运动异常来诊断心肌缺血有一定的局限性。当缺血附近心肌代偿性收缩运动增强时,可能掩盖邻近缺血心肌的异常运动,导致假阴性结果;当缺血附近心肌受缺血心肌明显的收缩障碍或"矛盾运动"影响时,也会出现运动幅度降低,导致假阳性结果。当冠状动脉狭窄不严重时,冠心病患者在静息状态下表现为心功能正常,没有明显的临床症状。各种检查也难以发现心肌缺血的征象,常规心电图正常,常规超声心动图也不能表现出节段性运动异常。负荷超声心动图通过最大程度激发心肌氧供需矛盾,从而诱发心肌缺血,实时记录心肌运动状态,可出现节段性收缩异常,从而诊断冠心病。

一、节段性室壁运动异常

1. 冠状动脉供应节段与超声心动图切面的关系 左前降支供应左心室前壁、前外侧壁室间隔前 2/3、心尖部及后外侧壁。左心室后壁、下壁及室间隔后 1/3 由后降支供血,可能由右冠状动脉为主或左冠状动脉为主,亦可能左右冠状动脉支均等分布供应。冠状动脉分支狭窄至一定程度可引起所供血的心肌区域出现运动异常。当冠状动脉阻塞不完全,狭窄并不严重时,静息状态下可不引起心肌缺血;慢性冠状动脉狭窄,侧支循环建立比较充分,也可保持局部心肌的供血而不出现局部心肌收缩运动异常。

2. 标准切面及命名

(1)左心室长轴切面:以二尖瓣为中心,显示主动脉瓣,充分显示左心室腔及左心室心尖部。

(2)心尖四腔心切面:于心尖部向心底部扫查,充分显示心脏四个腔室、房室瓣及心尖部心肌组织。

(3)心尖两腔心切面:心尖四腔心切面旋转 90°,充分显示左心室、左心房和心尖部心肌。

3. 室壁节段划分法 为描述缺血心肌的区域并定量分析缺血的程度和范围,人为地将左心室壁进行分段。由于不同作者重点观察的视角和研究方法不同,分段的方法和数量也不同。其基本原则为:应尽量有明确的解剖标志,并与血流供应相关,简洁实用。

目前文献报道的超声分段方法较多,较为常用的是 1989 年美国超声心动图学会(the american society of echocardiography, ASE)推荐的 16 段分段方法。将左心室分为前间隔、后壁、前壁、下壁、室间隔及侧壁。其中前间隔、后壁各分为中段、基底段,前壁、下壁、室间隔、侧壁各分为尖段、中段和基底段,共计 16 段(图 15-3-1)。

4. 局部室壁运动评定方法 节段性室壁运动异常评定主要包括室壁运动幅度、运动速度以及室壁增厚率异常。

(1)室壁运动幅度异常:①运动幅度减低:正常室间隔运动幅度为 7~11mm,游离壁 8~12mm。冠心病时室壁运动幅度较正常降低 50%~70%;②收缩运动静止:收缩期局部室壁不运动;③反向运动即矛盾运动,收缩期局部室壁与其他节段心肌运动方向相反,向外膨出,舒张期则向内运动。

(2)室壁运动时相不一致:局部心室壁收缩即舒张时相与正常室壁不一致。

(3)室壁运动不协调:局部室壁运动明显减弱,

不运动或矛盾运动时局部呈顺时针或逆时针扭动。

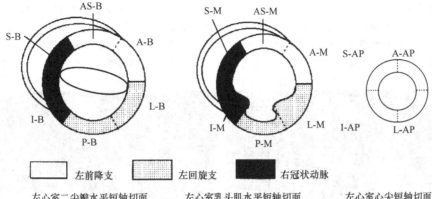

图 15-3-1 左心室壁 16 节段分区法

A. 前壁；L. 侧壁；I. 下壁；P. 后壁；AS. 前间隔；

S. 室间隔；AP. 心尖部；M. 中部；B. 基底部

（4）M 型显示室壁运动速度减低。

5. 室壁运动评定方法 包括定性、半定量和定量三种方法。

（1）定性评估：于左心室长轴、不同水平面的左心室短轴切面以及心尖四腔心切面肉眼观察各部位室壁运动。正常情况下，室壁运动呈协调一致运动，收缩期呈向心运动，舒张期呈离心运动。室间隔运动幅度略小于游离壁，基底部略小于腱索和乳头肌水平的运动幅度。

（2）半定量评估：常用室壁运动指数评估各节段室壁运动情况。目测各心肌节段收缩情况。各节段室壁运动记分方法：1 分：收缩运动正常；2 分：运动减弱；3 分：运动消失；4 分：矛盾运动；5 分：室壁瘤。将全部节段得分相加并除以节段数目，得到室壁运动记分指数（wall motion score index，WMSI），WMSI 越大，提示心室功能越差。WMSI=1，表明左心室收缩功能正常，WMSI：1～1.5，表明左心室收缩功能轻度减退，WMSI：1.5～2.0，表明左心室收缩功能中度减退，WMSI≥2.0，提示左心室收缩功能严重受损减退。

（3）定量测定：主要是采用声学定量、应变率、斑点追踪等超声新技术对节段性室壁运动异常进行定量分析。

二、急性心肌梗死的超声心动图诊断

冠状动脉急性闭塞，使该支血管所供血的局部心肌缺血、坏死，受累心肌出现室壁运动异常。

1. 二维超声与 M 型超声表现

（1）依梗死区范围不同，可发生不同程度和不同范围的节段性室壁运动异常。超声显示：相应节段心肌运动减弱、不动或矛盾运动。局部室壁收缩增厚率降低或室壁变薄。一般穿透性心肌梗死均可出现局部室壁增厚率降低或室壁变薄。非透壁性心肌梗死则多呈现局部室壁运动幅度降低。非梗死区室壁运动可呈代偿性增强。

（2）局部心功能明显降低。包括局部室壁增厚率（ΔT%）、心内膜弧长缩短率（ΔP%）等均降低。常伴有二尖瓣口舒张期血流频谱异常。若梗死面积较小，心脏整体心功能可正常。

（3）伴右心室心肌梗死者可见右心室腔扩大以及游离壁运动异常。

（4）部分病例可有少量心包积液。

2. 频谱多普勒和彩色多普勒 可以敏感地检出由于心肌缺血造成乳头肌功能不全或心腔扩大、变形而致二尖瓣及三尖瓣反流频谱。梗死面积大且心功能差者，可发现各瓣口流速减低。

3. 心肌声学造影 采用心肌声学造影可显示梗死区域灌注缺损，并可能区别坏死心肌与存活心肌。

三、急性心肌梗死并发症的超声诊断

1. 室壁瘤 室壁瘤是急性心肌梗死后较为常见的并发症，发病率高达 22%～40%。多在梗死后 1 个月内形成。室壁瘤最常见于心尖部，85%～95%

病例发生在心尖部,可累及前壁或前侧壁。室壁瘤内常有附壁血栓形成。

二维超声图主要表现为梗死区心肌的变薄、扩张,但室壁各层结构仍存在。瘤壁明显变薄,回声增强。二维及 M 型超声显示局部室壁于收缩期、舒张期均膨出(图 15-3-2),膨出部分室壁不运动或

呈矛盾运动,瘤壁与相对正常心壁间有交界点,该点两侧室壁运动相反。室壁瘤与正常心腔交界处称瘤颈,该处宽度与瘤的直径相似,借此可与假性室壁瘤相鉴别。若伴有血栓形成则在瘤腔内显示中低回声团块,紧贴瘤壁。超声诊断室壁瘤的敏感性为93%~100%,特异性为94%~100%(彩图 95)。

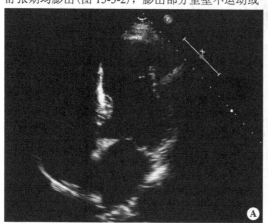
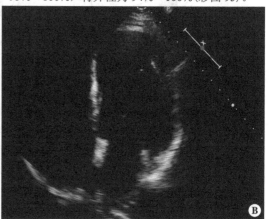

图 15-3-2 AMI

A.间隔下段及心尖部变薄,向外膨出(收缩期);B. 舒张期,室间隔下段及心尖部变薄,膨出

多普勒超声、彩色多普勒可显示瘤腔内血流呈漩涡状,血流速度明显低于左心室腔内。

2. 假性室壁瘤 由于急性心肌梗死或心脏创伤、脓肿等导致心脏游离壁破裂、穿孔,局部壁层心包将外流的血液包裹,形成局限性囊腔。假性室壁瘤有小而窄的破裂口与心室腔相通。假腔内包含有血液、血栓以及纤维性心包组织。超声心动图表现:

(1)二维超声所见:在左心室腔外有一囊状无回声腔。该腔与左心室腔之间有一小的室壁破口相通,即瘤颈。瘤颈直径明显小于囊腔的直径,常小于瘤体最大直径的 40%。假性室壁瘤的破口处显示为心肌连续性突然中断。穿孔周围的室壁运动异常伴局部室壁变薄。囊腔内可能有血栓形成。

(2)多普勒超声:彩色多普勒可显示在左心室腔和假性室壁瘤之间的瘤颈出现双向分流频谱,若瘤腔内有血栓形成,则双向分流不明显。

3. 左心室附壁血栓形成 左心室附壁血栓是急性心肌梗死常见的并发症,急性心肌梗死患者中发生率为 20%~60%,伴有室壁瘤者发生率更高。可发生在急性心肌梗死后数小时至数天内。血栓最多发生于运动消失或反向运动心尖部等瘤壁区域(图 15-3-3)。

心室附壁血栓主要由二维超声诊断。表现为左心室腔内实质性回声团块,新鲜血栓回声低,大致与心肌回声相似,较陈旧的机化血栓回声较强,呈斑点状或分层状。血栓形态不一,多呈半球形或不

规则形突向心腔,基底宽而固定不动,偶可见血栓

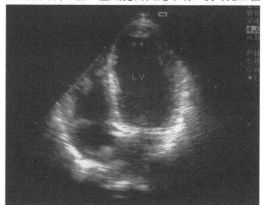

图 15-3-3 AMI 后左心室心尖部血栓形成

LV 左心室,箭头所指附壁血栓

表面有带状或线状物漂浮。彩色多普勒可显示局部无血流充盈,对诊断有一定帮助。

4. 室间隔穿孔 室间隔破裂穿孔是急性心肌梗死比较少见的并发症,发生率约 1%,多发生在大面积心肌梗死之后,穿孔部位多在心尖部及近心尖的室间隔下部,穿孔大小不一,通常在 5mm 以下,大的可达 10mm。临床上以急性心肌梗死后突然发生胸骨左缘响亮、粗糙的收缩期杂音伴有震颤,同时有严重的充血性心力衰竭。

二维超声显示室间隔下部或心尖部回声中断,边缘不整齐。穿孔周围室壁运动异常。穿孔大小多

在 5mm 左右，收缩期明显大于舒张期。左右心室可能扩大或伴有心功能减低。边缘不规则的、较小的室间隔穿孔二维超声常常难以发现，借助彩色多普勒显像较容易检出。彩色多普勒可检出经室间隔破损口左心室向右心室的分流频谱，彩色多普勒呈五彩镶嵌的高速血流束（彩图96）。

连续多普勒可探及穿室间隔的分流频谱，据此可分析左向右分流的血流速度并计算左右心室压力阶差。

二维超声心动图结合多普勒技术对检出急性心肌梗死的准确率很高，对显示穿孔部位、大小及数目具有很高的价值和优越性。

四、陈旧性心肌梗死的超声诊断

急性心肌梗死后缺血部位心肌坏死，随时间推移，局部纤维组织增生，逐渐替代坏死心肌，纤维组织收缩形成瘢痕。超声心动图表现：

（1）二维超声显示局部室壁回声增强或明显增强，透壁性瘢痕可占据心室壁全层，正常三层室壁结构消失。局部室壁变薄。可有点状、条状或小片状强回声。

（2）缺血局部室壁不运动或运动明显减弱，常伴有扭动现象。

（3）左心室心尖圆钝，乳头肌以下水平心腔扩大。

（4）心内膜回声增强。

（5）左心房可轻度扩大。

（6）局部收缩功能损害。常伴有左心室舒张功能减退，表现为二尖瓣口血流频谱 E 峰减低，A 峰增高，E/A 倒置等。梗死心肌面积较大时，可伴有整体左心功能下降，EF 减低。

五、慢性心肌缺血的超声心动图诊断

当冠状动脉狭窄达 50%～70%时，冠状动脉血流量下降，所供应心肌区域缺血，导致局部室壁运动障碍。超声心动图表现：

（1）节段性室壁运动障碍：二维超声显示室壁运动幅度降低。M 型显示室壁运动速度减低或局部收缩时间延迟。

（2）局部心内膜回声增强。

（3）左心室心尖部圆钝以及左心房轻度扩大。

（4）心功能减退。可表现为局部心功能异常。严重而广泛的心肌缺血时，整体心功能可降低，EF 可在 50%以下。舒张功能减退。

常规二维超声心动图对冠状动脉狭窄＞50%的患者检出率较高。采用负荷超声心动图则可明显提高检出率。

六、超声心动图负荷试验

冠心病患者在休息状态常表现为心功能正常，如果无持久性心肌损害，常规超声心动图难以发现节段性室壁运动异常。负荷超声心动图（stress echocardiography）为心血管临床判断心肌灌注提供了新的无创性方法。负荷超声心动图通过最大程度激发心肌需氧增加而诱发心肌缺血，从而检出缺血心肌的节段性运动异常。心肌缺血时室壁运动异常往往早于心电图改变和心绞痛的发生，因而提高了超声诊断冠心病的敏感性。负荷超声心动图最常用的方法是运动负荷试验和药物负荷试验。

（一）负荷超声心动图的适应证和禁忌证

1. 负荷超声心动图的适应证

（1）用于诊断冠心病，评估心肌缺血的范围和严重程度。

（2）药物负荷试验可用于评估心肌存活性。

（3）心肌梗死后预后估测。

（4）评价 PTCA 和 CABG 疗效及判断再狭窄。

（5）评估瓣膜病变程度。

2. 负荷超声心动图的禁忌证

（1）不稳定型心绞痛。

（2）未有效控制的高血压（收缩压≥180mmHg，舒张压≥110mmHg）。

（3）肥厚性梗阻型心肌病。

（4）活动性心腔血栓。

（5）严重的心脏瓣膜病。

（6）充血性心力衰竭。

（7）有严重心律失常病史。

（8）明显的支气管狭窄、房室传导阻滞、低血压等。

（二）负荷超声心动图试验的终点指标

（1）达到目标心率（按年龄预测的最大心率的85%，即次极量心率。）

（2）出现新的节段性室壁运动异常或原有的室壁运动异常加重。

（3）严重高血压（收缩压≥220mmHg，舒张压≥110mmHg），或出现低血压（血压较静息状态时低

20mmHg 以上)。

(4)出现心绞痛。

(5)心电图 ST 段下降≥2mv。

(6)运动至第七级(运动负荷最大负荷量)或药物负荷达最大剂量。

(7)出现频发室性期前收缩或室性心动过速等严重心律失常。

(8)出现心悸、头痛、呕吐等其他患者不能耐受的严重副作用。

(三)运动负荷试验

常用的运动负荷试验有踏车试验和平板运动试验。运动试验前记录常规二维超声心动图各切面图像,连接心电图实时监测。运动试验以达到目标心率,心电图出现 ST 段下降≥2mv,出现心绞痛、严重心律失常,体力不能支持,出现新的室壁运动异常或原有的异常室壁运动加重等为运动终点。超声心动图负荷试验以出现室壁运动异常或原有的室壁运动异常加重为诊断冠心病的标准。运动中由于直立的体位,晃动的躯体以及呼吸频率加快,直接影响了运动中的超声检查。运动后需立即让患者躺下进行超声心动图检查,由于运动停止后心肌缺血尚能维持一段时间,应尽快进行检查才能发现室壁运动异常。

虽然运动负荷超声心动图试验是当今最符合生理的负荷试验,但有些患者如老年体力不能支持,下肢血管疾病或下肢肌肉骨骼疾病患者均不能胜任运动试验,而且运动后呼吸增快和胸壁运动影响了图像质量使运动试验的临床应用受到一定限制。

(四)药物负荷试验

药物负荷试验不受患者体力不支或其他疾病的限制,目前在临床上应用较为普遍。常用的有双嘧达莫(潘生丁)、腺苷和多巴酚丁胺。

1. 潘生丁超声心动图负荷试验 主要原理是通过潘生丁内源性腺苷的增加扩张正常的冠状动脉,静脉注射潘生丁后扩张冠状动脉引起心肌内血流分布不均,正常冠状动脉血流量明显增加而狭窄的冠状动脉血流没有增加,发生所谓窃血现象,使心内膜和侧支循环灌注不足。潘生丁扩张血管可使血压略降,反射性心率加快。严重的不良反应不多,可诱发心绞痛和心律失常。有致急性心肌梗死的报道。其他不良反应有头痛、头晕,面红、恶心等。

潘生丁试验常用剂量和方法:0.56mg/kg,静脉注射,于 4min 内注入。若要增加敏感性,可加大剂量,于停药 4min 后,再以 0.28mg/kg 于 2min 内

静脉注射。总量为 10min 内 0.84mg/kg。用药前及用药过程中数字化记录二维超声心动图左心室长轴、短轴、心尖四腔和心尖两腔心切面,直至停药后 10min。若仍未达到目标心率,则观察 3min 后加用阿托品强化,阿托品每分钟 0.25mg,总量在 1mg 以下。整个试验中连续记录心电图和血压。

注意事项:潘生丁试验要求禁食,禁用含咖啡因的饮料和药物。试验中出现支气管痉挛时可静脉注射氨茶碱对抗。出现心绞痛时可给硝酸甘油舌下含化或静脉注射硝酸甘油。

常规剂量潘生丁试验诊断冠心病的特异性很高,可达 100%。但敏感性在 55%左右,低于运动试验。大剂量潘生丁试验的敏感性仍然低于运动试验。潘生丁试验主要是利用其冠状动脉血流再分配的特点来诊断局部心肌缺血,但潘生丁本身没有正性肌力作用,用药后反映心肌耗氧量的指标心率血压乘积并不增加,致使潘生丁试验敏感性不高,并非是很理想的超声心动图负荷试验药物。

2. 多巴酚丁胺试验 多巴酚丁胺为人工合成的儿茶酚胺类正性肌力药物,具有较强的 β_1 受体兴奋作用,引起心肌收缩力增强,心率加快,心肌耗氧量增加,对动脉阻力影响较弱,对血压影响较小。冠心病患者因其冠状动脉储备低下,较大剂量的多巴酚丁胺可造成心肌供氧失衡,缺血心肌出现节段性室壁运动异常,据此可诊断冠心病。较低剂量的多巴酚丁胺能改善静息状态时运动异常但尚有收缩储备力的心肌室壁运动,据此可鉴别存活心肌。由于多巴酚丁胺具有较大的变力作用,较小的变时作用,外周血管作用小,作用迅速,不良反应少等优点,已经成为超声心动图负荷试验较理想的正性肌力刺激药物。多巴酚丁胺试验的剂量和方法。

(1)于给药前记录血压、心率、心电图以及基础状态下二维超声心动图的左心室长轴、短轴、心尖四腔和心尖两腔心切面图,数字化存储。于给药开始后记录各级剂量的二维超声图像(用药前、低剂量、峰值剂量以及终止运动后)。

(2)持续静脉滴注,从 5μg/kg·min 开始,按 10、20、30、40μg/(kg·min)间隔,每 3min 递增一次,最大剂量为 30～50μg/(kg.min)。若在达到峰值剂量后仍未达到目标心率者,再加用阿托品强化。静脉注射 0.25mg,此后,每隔 1min 增加 0.25mg,最大总量不超过 1mg。

(3)回放超声图像,分析结果。

如停药后出现胸痛、心律失常等症状,大多无需处理。若症状加重,可酌情给予 β 受体阻滞剂或对症处理。

（五）负荷超声心动图结果判定

各种超声心动图负荷试验原理和方法不同，但均是根据室壁运动的变化判定是否存在病变。一般情况下，静息时室壁运动正常，负荷时运动增强，提示结果正常。若新出现局部室壁运动异常，则提示存在心肌缺血。若静息时室壁运动异常，负荷时运动异常加重恶化，提示心肌缺血；若负荷时原有的室壁运动异常无变化，提示存在心肌梗死。若原有的室壁运动异常减轻、改善，提示局部心肌为存活心肌。

七、心肌声学造影

心肌声学造影（myocardial contrast echocardiography，MCE）是将声学造影剂通过心脏导管在主动脉根部或直接注入冠状动脉内，或者经静脉注射，通过肺循环进入左心系统，灌注到心肌微循环，利用声学造影剂的散射效应使心肌组织回声增强，观察研究心肌血流灌注情况。

声学造影剂通常是由微粒或微泡组成的液体，微泡直径很小（为 2～10μm），可以与 3～10MHz 的超声束形成共振，从而产生非常大的散射面，背向散射力也增强，使超声回波信号明显增强。心肌声学造影正是利用这一特性，当造影剂进入心肌微循环后，使心肌组织的超声图像明显增强，从而了解和评估心肌组织血流灌注情况，据此诊断冠心病，并可评估疗效和预后。理想的声学造影剂的条件：①经静脉注射能顺利进入心肌微循环并产生良好的心肌显像；②有较长的半衰期；③不影响正常冠状动脉血流，无不良反应；④无生物活性，在人体内降解，并无残存；⑤剂型稳定，易于使用、保存和运输；⑥价格低廉。

心肌声学造影的主要临床应用：

1. 诊断急性心肌梗死 发生急性冠状动脉阻塞后，在其所供应的心肌区域无血液供应，MCE 可直接显示此危险区心肌以及数小时后梗死心肌区无灌注现象，超声图像上相应节段呈现为充盈缺损。动物实验和临床应用均证实了 MCE 诊断急性心肌梗死的价值（图 15-3-4）。

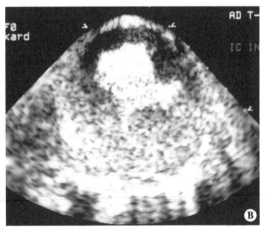

图 15-3-4 心肌声学造影动物实验图
A：冠状动脉结扎前造影剂 充满左心室及心肌；
B：结扎冠状动脉前降支后，左心室前壁及室间隔部分显示充盈缺损

2. 评估冠状动脉侧支循环 冠状动脉阻塞后，侧支循环能否及时建立以及侧支循环的丰富程度对患者预后影响很大。若冠状动脉造影证实冠状动脉狭窄或闭塞，而声学造影剂进入冠状动脉后，狭窄或闭塞冠状动脉的供血区显影，说明存在侧支循环。反之，说明尚无有效的侧支循环建立。

3. 估测冠状动脉循环储备能力 冠状动脉血流储备（coronary flow reserve；CFR）是指当运动或其他负荷使心肌耗氧量增加时，冠状动脉血流可以随之增加的最大能力。多采用测量静息状态下冠状

动脉血流量与血管最大扩张状态下冠状动脉血流量比值来评估 CFR。实验已经证实心肌声学造影可以有效评估 CFR。声学造影剂进入冠状动脉循环后，分析时间－强度曲线的各种参数，如显影开始至峰值时间、峰值强度、排空时间、排空半衰期以及曲线下面积等，结合负荷试验，估测出冠状动脉血流储备。

4. 评估溶栓、PTCA 以及搭桥术治疗效果 冠状动脉造影（CAG）是急性心肌梗死再灌注治疗后评价血管再通的可靠方法。但 CAG 仅仅能显示心

脏的输导血管，即 100μm 以上的血管，而心肌声学造影可以使心肌内微循环血管显影，心肌声学造影又具有无创、可反复检查并可在床旁检查等优点。因而，心肌声学造影在评估急性心肌梗死后血管再通、心肌血流灌注方面有独特的优势。若各种再灌注治疗后声学造影显示充盈缺损明显改善，提示治疗效果良好。

5. 除以上临床应用外，实验和初步临床应用证实声学造影技术还可应用于评估心肌梗死后存活心肌以及是否存在"无复流"现象。常规超声心动图评估存活心肌主要是采用负荷试验。给予多巴酚丁胺等药物负荷后根据局部心肌收缩运动的改变情况可判别心肌是否存活。MCE 则可通过评估微血管的完整性判断心肌存活性。实验证实是一种较好的无创性方法。

心肌声学造影多采用连续滴注和弹丸注射法。采用目测方法和仪器定量分析方法对造影结果进行分析。目测法是通过肉眼评估心肌声学造影效果和造影剂充盈情况，可定性判定，也可通过记分半定量评估造影结果。目测法难以避免地带有操作者和诊断者的主观因素。目前较高档的超声仪器已经配置了专门用于声学造影分析的软件，主要分析造影剂注射后显像的时间-强度曲线，该曲线表示了该区域内造影剂进入心肌的时间、强度以及由心肌内清除的时间。常用的分析参数有：①峰值回声强度（PI），反映了毛细血管的数量或横截面积；②曲线上升斜率，反映毛细血管平均流速；③曲线下面积（AUC）：AUC 与造影剂分布容积、血流速度以及平均渡过时间密切相关；④清除率：主要反映冠状动脉血流储备。影响时间-强度曲线的因素很多，所以对反映造影结果的各种参数分析时要考虑到可能影响的因素。一些参数的临床实用价值尚待进一步深入研究证实。

心肌声学造影是近年来发展起来的无创性评估心肌血流灌注的新技术方法，实验和临床都证实了这项新技术的应用前景，但目前尚有不少实际应用问题有待解决。由于对设备和技术要求高，目前临床上尚未广泛应用。在临床广泛应用之前，尚需更多的基础研究、动物实验以及临床研究。

八、冠状动脉血流显像

1. 经胸、经食管超声心动图 常规经胸超声切面可显示冠状动脉主干，异常时，常可显示扩张、迂曲行走的冠状动脉二维图像及其血流情况，然而，经胸超声受患者体型、肺气等声窗影响，往往很难显示感兴趣的区域和冠状动脉节段。经食管超声心动图在一定程度上弥补了常规经胸超声的不足，但也难以准确显示并测量冠状动脉血流动力学状态。

2. 冠状动脉内多普勒超声（ICUS） 用 ICUS 方法，将顶端带有超声探头的冠状动脉导管通过常规冠状动脉插管技术送入冠状动脉，直接观察病变部位的形态学变化并进行血流动力学检测。主要目的：显示并判别冠状动脉斑块性质；确定是否存在动脉夹层和血栓；定量分析管腔大小、管壁厚度以及斑块厚度、狭窄程度等，为治疗措施做出较为可靠的评估；评价冠状动脉成形术及支架植入术后的效果和并发症；冠状动脉内血流动力学测量，评估冠状动脉血流储备。目前已经有新技术，冠状动脉超声顶端侧壁带有旋切/旋磨窗口，通过冠状动脉内超声做出较为准确的诊断和评估后直接对病变进行治疗。

九、组织多普勒成像

组织多普勒成像（tissue Doppler imaging, TDI）与彩色多普勒血流显像（CDFI）基本原理相反，主要应用于心肌显像。彩色多普勒血流显像是应用多普勒原理采集血管及心腔内血流信号，进行彩色编码，在二维切面图的基础上叠加彩色血流图像信息。心肌运动的信号则被过滤掉。TDI 技术则是利用组织运动频移信号成像，将心腔内血流产生的高频低幅频移信号过滤掉，而将室壁心肌运动产生的低频高幅频移信号保留，并以彩色图像或脉冲多普勒方式显示，用以评估心肌运动状态。

1. TDI 的主要显示方式

（1）速度显示方式：分别以二维彩色、M 型以及脉冲多普勒显示心室壁在心动周期不同时相的运动速度和运动方向。

（2）加速度显示方式：以二维彩色超声图显示心室壁不同心动周期运动加速度的大小和方向。

（3）能量图显示方式：通过二维彩色超声心室壁色彩不同明亮程度显示心肌在不同心动周期能量大小的变化。

2. TDI 主要临床应用

（1）评估心脏整体功能。TDI 可通过测量二尖瓣环运动速度评价左心室舒张功能，与有创检查具有良好的相关性。TDI 通过显示心脏不同部位在不同心动周期的运动状态，评估心脏整体功能。

（2）评估局部心功能。TDI 通过心肌不同色彩显示、收缩波幅的高低等，定性或定量评估局部心肌运动状态。

(3)心律失常的评估。TDI 可以作为心律失常的辅助检查功能。TDI 的速度和加速度显示方式可用于检测、判别心室壁心肌的收缩顺序、室性心律失常的异位起搏点以及预激综合征旁路的判别，并对心律失常的电生理治疗有一定的指导作用。

3. DTI 的主要局限性 频谱测量受取样容积的影响；其结果受声束与被检测心肌表面夹角的影响；周围组织运动也会影响 DTI 的速度测量；由于图像帧频较低，对较微弱信号分辨力较低。

十、应变、应变率及二维斑点 追踪成像

应变和应变率是物理学概念，是指物体在外力的作用下发生形变。在心动周期内，心肌纤维随心脏的收缩和舒张运动发生缩短、变厚、伸长变薄这一过程，也遵循物理学上应变的规律，即可用应变来表示心肌收缩、舒张功能状态。应变率是单位时间发生的应变。应变率成像技术是在组织多普勒成像技术基础上，通过计算局部心肌组织的速度地图来反映室壁厚度变化及变化的速率，通过彩色编码显示出结果。应变和应变率主要应用于评估局部心肌的运动情况。无论是急性心肌梗死或慢性心肌缺血，均可导致缺血心肌变薄、运动幅度减弱或明显

减弱，收缩不协调，甚至收缩运动静止。此时，相应区域的色彩会变暗。

相对于应用节段性运动障碍评估局部心肌功能，应变和应变率是从心肌组织变形的角度评判心肌运动，具有较高的时间和空间分辨率，其结果较少受心脏整体运动的影响，也很少受缺血周围正常心肌的代偿性收缩增强影响。因此，此项技术可更全面、更准确地评估室壁运动状态、评价局部心肌运动功能。

由于应变率成像技术是在组织多普勒成像技术基础上发展的新技术，其结果必然受多普勒成像角度的影响，这也是应变率成像主要不足之处。

二维斑点追踪成像是在应变和应变率成像基础上的一项新技术。由于心脏二维超声图像是由多个均匀分布于心肌内的声学斑点构成，这些斑点与心肌组织同步运动。斑点追踪成像技术可以连续追踪每个斑点的运动轨迹，并定量分析心室壁心肌运动的速度，并检测出其应变和应变率。斑点追踪成像技术是在二维灰阶图像中追踪心肌组织运动轨迹，故可以避免在组织多普勒成像基础上的应变和应变率技术声束角度对其的影响。二维斑点追踪成像技术对于急性心肌梗死、缺血性心肌病的心肌节段性运动障碍的识别和诊断有较高的特异性和敏感性。彩图 97 和彩图 98 分别为正常人斑点追踪成像技术应变图。

(唐晓明)

第十六章　原发性高血压

高血压(hypertension)是以动脉压升高，尤其是舒张压持续升高为特征的全身性慢性血管疾病。根据 1999 年世界卫生组织(WHO)和国际高血压协会(ISH)制订的高血压的诊断标准是：在未服用降压药物的情况下，收缩压≥140 mmHg 和(或)舒张压≥90mmHg 者为高血压。

根据高血压对人体器官的损伤程度不同又将其分为三期：

Ⅰ期：仅有血压达到高血压水平而无心脑肾重要器官受损。

Ⅱ期：除血压达到高血压水平外，并有左心室肥厚、劳损，眼底动脉变细狭窄，甚至有蛋白尿、血肌酐增高，其中一项即可诊断。

Ⅲ期：血压达到高血压水平，同时可发生心力衰竭，肾功能不全及视乳头水肿等。

绝大多数高血压是原发性高血压，即高血压病，其病因不明确。但公认的与发病有关的三大致病因素是：体重超重、膳食高盐和中度以上饮酒。仅约 5%是继发性高血压，即为其他疾病所引起的症状性高血压，这些疾病包括内分泌方面的甲状腺功能亢进症、肾上腺肿瘤、脑瘤、脑创伤、大血管方面的主动脉缩窄、肾动脉狭窄、肾炎等。

高血压持续日久，严重时可致高血压性心脏病(简称高心病 hypertensive heart disease，HHD)。它是指由于长期体循环动脉压力增高，致使心脏后负荷过重而引起的以左心室肥厚、扩张为主要特征，并可能导致心功能不全的一种心脏病变。是高血压病最常见的并发症和死亡原因之一。

1. 病理概要　长期高血压可致细小动脉管壁增厚、管腔狭窄、硬化，而使血管外周阻力增加引起心肌等长性功能增强，表现为左心室壁心肌肥厚、肌重增加。心功能代偿期心肌呈向心性肥厚，心室腔不扩大。心功能失代偿期心肌呈离心性肥厚，心室腔扩大。

高血压性心脏病早期仅有左心室舒张功能减退、左心室肥厚。继则出现收缩功能减退，终致左心衰竭。高血压时，患者血中儿茶酚胺和血管紧张素增加，它们可以引起肺血管收缩。肺动脉高压，而致右心室功能减低。长期的损害可致右心功能衰竭，最终造成全心衰竭。

2. 临床表现　高血压早期患者可出现头痛、头晕，体检仅发现抬举性心尖搏动。加重时，心浊音界向左下扩大，主动脉瓣听诊区第二心音亢进，心尖区可闻及吹风性收缩期杂音；X 线检查可出现心影扩大，主动脉弓迂曲延长；心电图表现为左心室肥厚、劳损。随着病程的增长，血液长期不能充分射出心脏，引致肺血回流障碍、肺瘀血，临床上可出现心源性哮喘、心律失常等症状。发作时表现为严重的呼吸困难，患者出现端坐呼吸、咳嗽、咳粉红色泡沫痰。另外心脏供血不足还可引起心绞痛、心肌梗死、食欲下降、头昏等。

3. M 型超声表现

(1)心底波群示左心房内径增宽，这可能是高血压早期唯一的 M 型超声表现(图 16-0-1)同时可并有主动脉搏幅的增高，严重时可有主动脉内径增宽。

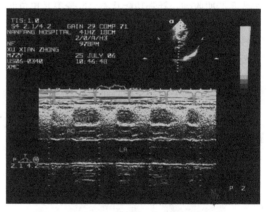

图 16-0-1　心底波群左心房(LA)增大

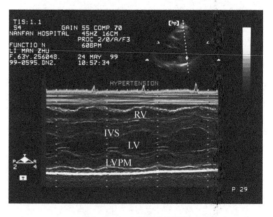

图 16-0-2　高血压病

心室波群见室间隔与左心室后壁显著增厚

（2）心室波群示室间隔与左心室后壁搏动增强，厚度增加。当室间隔与左心室后壁的厚度等于或大于12cm时，可诊断为左心室壁肥厚（图16-0-2）。当高血压Ⅲ期，心功能失代偿时，心室出现离心性肥大，室壁增厚程度减轻，搏动亦有所减弱。

（3）左心室心肌重量（LVMW）增加。

（4）在心功能代偿期，由于左心室收缩功能增强，左心室射血分数、左心室短轴缩短率、左心室每搏排血量均增加。但在心功能失代偿时，这些功能指标均会相应降低。

4. B型超声表现

（1）左心室长轴切面示室间隔与左心室后壁呈对称性厚度增加，Ⅱ、Ⅲ期高血压时均超过12mm，也可呈非对称室间隔增厚。Ⅰ、Ⅱ期并见搏动增强，Ⅲ期可减弱。Ⅱ、Ⅲ期室壁心肌回声呈点状增强，严重时甚至出现"毛玻璃样"改变（图16-0-3）。

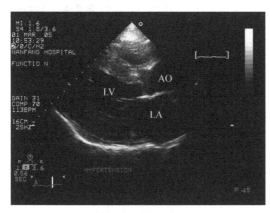

图 16-0-3 高血压病

左心室长轴切面见室间隔与左心室后壁增厚，左心房增大

（2）在左心室长轴切面、心尖四腔及二腔切面以及大动脉短轴切面均可见左心房增大。

（3）Ⅱ期以上高血压，心尖四腔及二腔切面示左心室腔变形，心尖圆钝，左心室各壁均增厚，且>12mm，代偿期心腔不大，失代偿期心室腔可扩大。

（4）在各个切面均可见代偿期室壁运动增强，失代偿期室壁运动减弱或出现节段性矛盾运动，或室间隔与左心室后壁呈同向运动。

（5）在乳头肌水平左心室短轴切面，可见前、后两组乳头肌增大、增粗，心腔狭小、室壁增厚。

（6）大主动脉短轴切面示主动脉扩张，壁增厚，内膜增厚甚至钙化，三个主动脉瓣均有增厚、钙化、开放受限、关闭不良。

（7）在二尖瓣口水平左心室短轴切面，可见瓣膜增厚、回声增强，开口变小（图16-0-4、图16-0-5）。

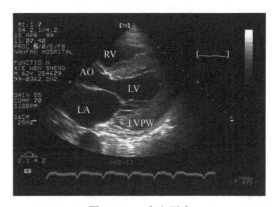

图 16-0-4 高血压病

左心室长轴切面见室间隔与左心室后壁增厚，左心房增大（Ⅱ期高血压）

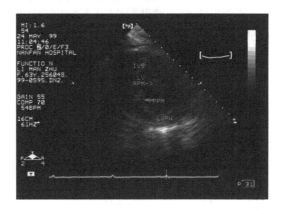

图 16-0-5 高血压病

与图16-0-2为同一患者，左心室心尖短轴切面见前（APM）后（PPM）乳头肌明显增粗，心尖圆钝。

5. 频谱多普勒表现

（1）高血压性心脏病时心脏为高动力状态，主动脉口的血流速度会增快，若主动脉瓣损害严重造成明显开放受限甚至狭窄，峰值血流速度>1.8m/s，此时在心尖五腔切面主动脉口可录得一负向、充填、前支略大于后支的出现于收缩期的血流频谱。

（2）高心病代偿期，二尖瓣口舒张早期充盈峰速（V_E）减低，而舒张晚期充盈峰速（V_A）升高，致使E/A<1；E峰减速时间（DCT_E）延长，左心室等容舒张期时间（IRT）延长。失代偿期，E峰明显增高，A峰减低，E/A>2.2；E峰减速时间（DCT_E）及左心室等容舒张期时间（IRT）均缩短。

（3）高血压时可造成主动脉瓣损伤致主动脉瓣关闭不全，因而约20%患者在主动脉瓣下的左心室流出道内可录得主动脉瓣反流血流频谱。

（4）高血压时肺静脉压增高，可导致血流频谱的改变：代偿期，S波不变，D波峰值降低，S/D

增大。失代偿期，S 波峰值明显减低，D 波峰值正常甚至增高，S/D 明显低于正常人。

6. 彩色多普勒表现 高血压病早期，彩色多普勒可无改变。随着病程的增长，瓣膜损害程度加重及肺动脉压的增高，可出现下列改变。

(1)在心尖五腔切面，舒张期于左心室流出道内可见起自主动脉瓣口的红色为主的多彩反流血流束。

(2)在心尖四腔或二腔切面，收缩期于左心房内可见起自二尖瓣口的、以蓝色为主的多彩反流血流束。

(3)在心尖四腔切面，收缩期于右心房内可见起自三尖瓣口的、以蓝色为主的多彩反流血流束。

(4)若合并肺动脉高压，在肺动脉分叉和(或)右心室流出道长轴切面，舒张期于右心室流出道内可见起自肺动脉瓣口的以红色为主的多彩反流血流束。

7. 鉴别诊断 高血压造成左心室壁肥厚，做超声心动图检查时，尚应注意与下列疾病相鉴别。

(1)肥厚性心肌病中的对称性室间隔与左心室后壁增厚。其临床特点是无血压增高及可有家族史。

(2)特发性非对称性主动脉瓣下狭窄，为肥厚性心肌病之一型。其临床特点与上述(1)同。

(3)主动脉缩窄，为先天性心脏病，可致室间隔与左心室后壁对称性增厚。胸骨上窝探查可找到主动脉缩窄处，X 线及 CT 检查亦有助鉴别。

(4)风湿性或非风湿性主动脉瓣狭窄可致室间隔与左心室后壁对称性增厚。风湿性者有风湿病史可资鉴别，且应有其他瓣膜病变及主动脉瓣关闭不全合并存在。非风湿性主动脉瓣狭窄多为瓣膜退行性变所致，患者年龄均较大，但应无高血压病史及血压增高。

(龚渭冰 李学应)

第十七章　心功能测定

利用超声心动图这一无创性检查手段，通过观察、测量和计算心脏的结构状态和心肌运动幅度、方向、速度以及心腔内血流方向、性质、速度等因素，全面地定量估测或定性分析心脏功能的过程，称为心功能测定(cardiac function tests)。

实验研究和临床经验证明，M型、二维超声心动图及超声多普勒检查技术的综合应用评价心功能，与测定心功能最准确的心导管检查和心血管造影法有良好的相关性，对于判断心功能状态有十分重要的意义。为心内、外科临床医学和实验医学提供了无创性检测手段，具有安全、简捷、准确、可重复性好等优点，因而深得临床医务工作者的重视与欢迎。

第一节　左心功能测定

左心功能包括心肌收缩性、泵功能和舒张功能。

一、心脏收缩功能测定

心脏收缩功能可根据左心室心肌收缩性和心脏泵功能等综合因素来判定。

(一)左心室心肌收缩性

1. M型超声心动图指标　根据下列各项数据的要求，采集相应的 M 型超声心动图波群，并结合同步心电图实施。

(1)当M型图像中心室波群出现时，冻结图像，此时根据同步心电图指示，测出左心室舒张末期的内径(D_d)、收缩末期内径(D_s)。

●左心室短轴缩短率($\Delta D\%$)：

$$\Delta D\%=\frac{D_d-D_s}{D_d}\times100\%$$

正常值：平均为30%，下限25%。

●左心室内径变化平均速度(DV)：

$$DV=\frac{D_d-D_s}{ST}$$

正常值：3～6cm/s。

ST：收缩时间，即 R 波至 T 波终末处之间距。

●平均周径缩短率($mVCF$)：

$$mVCF=\frac{D_d-D_s}{ET\times D_d}$$

正常范围＞1.1 周/s。

ET：左心室射血时间，主动脉瓣开放点至主动脉瓣关闭点之间距(图 17-1-1)。

●心肌每搏做功指数(NI)：

$$NI=\Delta D\%\times\frac{BP}{D_d}\times100$$

正常值：76.3±7.0。

BP 表示平均血压。

(2)左心室后壁增厚率($\Delta T\%$)：

$$\Delta T\%=\frac{PWT_s-PWT_d}{PWT_d}\times100\%$$

正常范围大于 30%，

$PWTs$ 和 PWT_d 分别代表收缩期和舒张期的左心室后壁厚度。

(3)左心室后壁收缩速度(PWV_s)：

$$PWV_s=\frac{PWE}{ET}$$

正常值＞4.5cm/s

(4)室间隔增厚率($\Delta IVST\%$)：

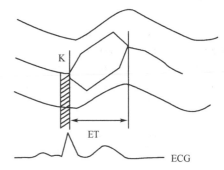

图 17-1-1　M 型超声主动脉瓣测量示意图，图中划斜线区域为 PEP

$$\Delta IVST\%=\frac{ST_s-ST_d}{ST_d}\times100\%$$

ST_s 和 ST_d 分别表示收缩期和舒张期的室间隔厚度。

(5)室间隔收缩速度($IVSV_s$)：

$$IVSV_s=\frac{IVSE}{ET}$$

(6)当 M 型图像中主动脉根部波群出现时，冻结图像，测量心电图的 Q 波至主动脉瓣开放点（K点）之间的时限，得出射血前期（PEP），正常值 95.7±11.4ms；测量主动脉瓣开放点（K 点）至关闭点（G点）的时间，即为射血时间（LVET），正常值 304.9±16.1ms；前者与后者之比（PEP/LVET），其正常范围 0.35±0.04，左心室收缩功能轻度受损时为0.44～0.52；0.53～0.60 为中度损伤；>0.60 为重度损害。

(7)室壁应力：即单位心肌断面积所承受的力与心腔半径成正比，与壁厚度成反比。

超声无创计算包括左心室经线室壁应力和赤道线室壁应力。

● 收缩期左心室经线室壁应力（$Ed\sigma M$）：其力的作用方向是左心室长轴方向。

$$Ed\sigma M = \frac{0.334 \times SBP \times D_d}{PWT_d \times (1 + PWT_d / D_d)}$$

正常范围 $137 \pm 28 dyn/cm^2 \times 10^3$

● 收缩期赤道线室壁应力（$Ed\sigma E$）：为垂直作用于左心室长轴的力。

$$Ed\sigma E = SBP \times \frac{D_d/2}{(IVS_d + PWT_d)/2}$$

正常范围 $430 \pm 15 dyn/cm^2 \times 10^3$

SBP：收缩期血压 IVS_d：舒张期室间隔厚度
换算公式：$dyn/cm^2 \times 10^3 = mmHg \times 1.3332$

2. 多普勒频谱指标 主动脉的血流频谱分析可反映左心室心肌的收缩性。

在收缩期主动脉瓣口流速频谱上，测出主动脉血流最大速度（V_{max}），正常值 1.0～1.7m/s；测量频谱流速起点至流速达到最高点之间的时间，得出加速时间（ACT），正常值 52～65ms；用最大速度（V_{max}）除以加速时间，即为平均加速度（ACV_m），正常值：7.4～13.2m/s（图 17-1-2）。

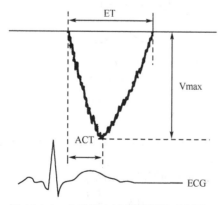

图 17-1-2 主动脉血流频谱测量示意图

3. 二维超声心动图指标 通过心室断面的各个方向观察心肌运动状态，能较全面地了解心肌收缩情况。

(1)肉眼评定壁运动法：将心肌运动分正常运动、低动力、无动力、高动力和运动失调等方面分析。

(2)计算机心内膜面的动态观察：在相应的断面上，用计算机于每个心动周期连续地描绘左心室内膜面的瞬时位置，使之运动轨迹以图像表示。从而可分析心肌的运动状态。此外，还能根据收缩及舒张期的时相，将某断面的心内膜运动幅度记录下来，以阵列图的形式表现，则各个局部的心肌活动程度一目了然。

(二)心脏泵功能

心脏泵功能是指在收缩期内，左心室将血液泵入主动脉的能力。它既与左心室心肌收缩功能有关，也受左心室舒张功能的影响。其是左心室功能的一个重要组成部分。

1. M 型超声心动图指标 M 型超声心动图和心电图同步记录，能准确选择心脏时相，直接测量心腔短轴直径，测定方法简单。但受一维测定的限制，故该法不适于变形的心脏。

(1)量计算法：在 M 型图像的心室波群中测量舒张末期和收缩末期的左心室内径 D_d 和 D_s，然后利用其按如下经验公式计算每搏量（SV）。

● 椭圆体法（pumbo 法）：$SV = 1.047(D_d^3 - D_s^3)$

(2)二尖瓣流量计算法：前提条件是二尖瓣血流量与主动脉瓣血流量相等。

● $SV = $ 二尖瓣口面积×血流通过二尖瓣口时间，按经验简化为：$SV = 4 \times DE \times T$
式中，4 代表二尖瓣口面积，单位是 cm^2。DE 代表二尖瓣的开放斜率，单位是 cm/s。

T 代表血流通过时间，即测量二尖瓣波群的 D点至 C 点的间距，单位是 s。

● Kavey 方程：

$$SV = 0.5\pi(EE'/2)^2 \cdot DE$$

EE' 是二尖瓣前、后叶之间最大间距，单位：cm。

(3)主动脉血流量计算法：前提条件是主动脉无反流。

主动脉根部运动计算法：$SV = 6.4 \times AA$

AA：主动脉根部运动幅度，单位为 mm。

● 主动脉开放面积计算法：$SV = $ 瓣口面积×180 - 18

瓣口面积单位是 cm^2。

● Lalani 方程：$SV = \pi(AoD)2 \cdot BC \cdot ET$
式中，AoD 为主动脉内径，单位 cm。BC 为二尖瓣前叶关闭斜率，单位 cm/s。

ET 为左心室射血时间，单位 s。

2. 多普勒频谱指标 此法最大优点是不受心腔大小、形态和心室壁运动异常的影响。显示收缩期主动脉瓣口的血流频谱后，冻结图像，求出其流速积分（VI），再应用二维图像上测量的收缩期主动脉根部直径（D），用公式求出主动脉瓣口的截面积（A）：$A = \pi(D/2)$ 的平方值，最后求出每搏量 $SV = A \times VI$。本方法的先提条件是主动脉瓣口无反流。

3. 二维超声心动图指标 使用二维图像测量左心室容量，较 M 型方法在理论上应更准确。因为它能提供更多的心室切面以供测量，克服了 M 型图像上只能测量前后方向的心室短轴内径的缺点，减少假设的误差，结果比较接近实际数值，应用范围较广。但其测量和计算均较复杂，需依靠微机处理系统进行。

● Simpson 方程：将规则和不规则的心室腔容积分解成一系列简单形式的小容积，这些小容积的总和构成了心室腔的容量。Simpson 法测定即是以左心室断面的公共长轴，分其成均匀的部分，每部分大致接近于椭圆柱体。而后利用椭圆柱体积计算公式完成计算。并相应得出收缩和舒张末期的容积，而求出每搏量。

● 改良 Simpson 方程：本法将左心室假设为等高的一圆柱体（从心底至二尖瓣水平）、一截头圆锥（从二尖瓣水平至乳头肌水平）和一圆锥体（从乳头肌水平至心尖）的总和（图 17-1-3）。利用公式：

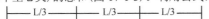

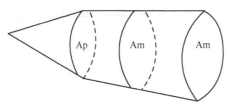

图 17-1-3 改良的 Simpson 方程示意图

$$左心室容积(V) = A_m \frac{L}{3} + \left(\frac{A_m + A_p}{2}\right)\frac{L}{3} + \frac{1}{3}A_p\frac{L}{3}$$

式中，A_m 为二尖瓣水平短轴面的面积。A_p 为乳头肌水平短轴面的面积。L 为心尖二腔或四腔面的左心室长轴径。本法对左心室几何图形的假设较合理，短轴切面的标志明显，标准化程度高。特别是它解决了冠心病室壁瘤的心室容量计算的问题，所以目前被公认为最好的计算方法。大多数超声心动图诊断仪中均设置此公式的程序。

● 单平面法：面积长度法

左心室容量（V）$= 0.85A^2/L$

式中，A 为心尖二腔或四腔面的左心室腔断面面积。L 为心室的长轴。

本法操作简便，只要显示左心室长轴图像并冻结之，以电子游标勾勒出左心室面积，测量心室长度后，便可直接利用仪器上的计算软件得出每搏量数值。依上述方法可得心脏泵功能的若干指标：舒张期左心室容量（V_d）和收缩期左心室容量（V_s），并由此计算出：

每搏量（SV）$= V_d - V_s$，正常值：35～90ml

心排血量（CO）$= SV \times HR$，HR 为心率正常值：3～6L/min

心排血指数（CI）$= CO/BSA$，BSA 为体表面积正常值：2～3L（min·m^2）

射血分数（EF）$= SV/V_d \times 100\%$，正常值：45%～75%。

二、左心室舒张功能

左心室舒张功能是指左心室心肌扩张和充盈纳血的能力，是主动的耗能过程。经研究表明心脏舒张功能减弱是心功能降低的早期表现，因此检出舒张功能异常是早期诊断一些疾病的依据之一。

超声测定左心室舒张功能主要用 M 型和多普勒超声心动图指标。因为心脏舒张功能异常主要是心肌僵度增加和顺应性降低，导致心肌主动松弛性减低。所以超声通过观察心肌有否出现快速舒张性及充盈速度下降等现象来判断心肌舒张功能的损害。

（一）M 型超声心动图指标

1. 二尖瓣前叶 EF 斜率（$MVEF$） 前提条件是二尖瓣无狭窄和无心房肿瘤出现。

正常范围 110±25mm/s。该值减低表示心肌舒张顺应性下降（图 17-1-4）。

2. 左心房和主动脉（升段）前后径之比（LAD/AOD） 正常值 0.96±0.12。心肌舒张顺应性减低时，该值增大。

3. 左心室舒张末压（$LVEDP$）

$$LVEDP = 21.6 \times (QC/A2E) + 1.1 \text{mmHg}$$

式中，QC 为心电图 QRS 起点至二尖瓣波群的 C 点间距；$A2E$ 为心音图主动脉瓣关闭音至心动图二尖瓣波群上 E 峰之间距。

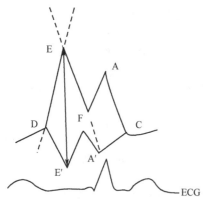

图 17-1-4　二尖瓣波群斜率测量示意图

4. 心腔顺应性公式（△V/△P）　正常范围 10.9±1.3mmHg。

$$\triangle V = SV \quad \triangle P = SBP - LVEDP$$

正常值 11±2mmHg。

5. 肺毛细血管楔压（PCWP）

$$PCWP = 18.8(QC/A2E) + 1.8mmHg$$

(二)多普勒频谱指标

当心室舒张功能损害时，会导致血流流入心室受阻而使血流加速时间延长，流速降低，在血流频谱形态上出现异常。利用此指标主要是分析二尖瓣血流频谱。于心尖二腔或四腔心切面，置脉冲多普勒取样容积于二尖瓣口，获得其血流频谱后，测量下列指标(图 17-1-5)：

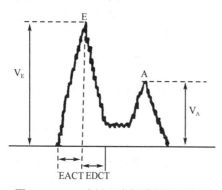

图 17-1-5　二尖瓣血流频谱测量示意图

1. E 峰加速时间（EACT）　血流频谱始点至 E 峰出现时之间距。正常范围 89±20ms。

2. E 峰减速时间（EDCT）　E 峰至其下降至零点时所需时间。正常范围 106±18ms。

3. 1/2E 峰加速时间（1/2EACT）　即从始点至 1/2E 峰所需的时间。正常值 62ms。

4. 1/2E 峰减速时间（1/2EDCT）　从 E 峰顶点

降至其 1/2 高度时所需时间。正常值 73ms。

5. E 峰峰值流速（V_E）　正常范围 0.6～0.68m/s。

6. A 峰峰值流速（V_A）　正常范围 0.38～0.48m/s。

7. E/A 值　即 V_E/V_A 正常范围 1.7±0.40～2.5±0.9。

8. A/E 值　即 V_A/V_E 正常范围 0.44±0.2～0.66±0.2。

9. E 峰加速度（ACV_E）　即 $V_E/EACT$。

10. E 峰减速度（DCV_E）　即 $V_E/EDCT$。

11. 快速充盈分数（即 E 峰充盈分数）　是 E 峰速度积分和整个二尖瓣频谱的速度总积分之比值。正常值约 63%,该值减低，表示心肌舒张功能降低。

12. 1/3 时间充盈分数　将二尖瓣流速频谱按时间分成三等份，测第 1 个 1/3 时间内的速度积分与总的频谱速度积分之比值而求出。正常值约 58%。心肌舒张功能下降则该值减低。

第二节　右心功能测定

由于右心室位于超声探查的近场内，易受物理因素的干扰，并且右心室形态不规则也使容量计算比较困难。故右心室功能检查临床应用至今尚未能普及。而右心室功能情况对临床诊断和治疗有一定的意义，本节对其做简要叙述。

右心功能测定的部分指标，其测量方法上和第一节内的部分内容大致相同，可参照进行，本节不赘述。

一、心肌收缩功能

(一)右心室心肌收缩性

1. M 型超声指标　获得肺动脉瓣波群的M型图像后，同测量左心心肌收缩性中主动脉瓣波群方法一致，得出右心室射血前期（RPEP），正常值90.23±11.2ms；右心室射血期（RVET），正常值为324.7ms，范围为 269～365ms。前者与后者之 RPEP/RVET，正常值为 0.28±0.06。RPEP/RVET 值较单项指标敏感。部分人的M型肺动脉瓣波群难以清晰显示，所以该项指标使用不多。

2. 多普勒频谱指标　获得收缩期肺动脉瓣口血流频谱后，参照左心室心肌收缩性中主动脉瓣口血流频谱的测量方法。也可得出：肺动脉瓣口收缩期血流最大速度，正常值：成人为 0.6～0.9m/s；儿童为 0.7～1.1m/s。

RPEP/RVET 正常值同 M 型指标计算值相似。

当有三尖瓣反流出现时，可计算右室压力上升速率(dp/dt)：

以彩色多普勒显示反流并指示连续波多普勒取样获得三尖瓣反流频谱后，测量反流速度并按简化柏努力方程算出反流压差，再加上估测的右心房压(10mmHg)求出右心室压，最后除以反流的加速时间得此结果。它是可靠的右心室收缩功能指标。

正常值：130(110～160)/ms。

(二)右心室泵功能

M 型超声心动图不能准确地反映形态复杂的右心室容量，所以仅介绍下列方法。

1. 二维图像指标　目前尚无可信赖的方法，可参照左心室的 Simpson 方法进行。

2. 多普勒频谱指标　收缩期在肺动脉瓣口获得最大血流速度频谱，先测量流速积分，再测量肺动脉瓣口最大横截面的直径，使用上节已叙述的计算主动脉横截面积公式，算出肺动脉瓣口面积。最后用血流量计算公式，求肺动脉的血流量。而后计算右心室每搏量、心排血量和心输出指数等。计算公式参照"左心室泵功能"一节的内容，正常值与左心室的相应指标相同。

二、右心室舒张功能

M 型和二维超声心动图均不能用于右心舒张功能的测定。目前应用超声估测右心室舒张功能尚无可靠方法。

利用多普勒指标，同左心舒张功能测定方法一样，测量三尖瓣口流速的 E 峰速度，正常值约 50cm/s；A 峰速度，正常值 35cm/s。A/E 值的正常平均值约 0.72。

快速充盈分数：E 峰流速积分与三尖瓣频谱总流速积分之比值，正常值约为 54%。

（龚渭冰　孟　林）

第十八章 肝脏疾病

第一节 解剖概要

肝脏是人体内最大和最重的实质性脏器，具有良好的声传导特性，且位置固定于右上腹腔，前方没有组织遮挡，所以，超声诊断肝脏疾病准确、方便、无创，是影像学检查的首选方法。

一、肝脏的位置与毗邻

肝脏大部分位于右季肋部，小部分位于上腹部和左季肋部，顶部与膈肌相邻。肝上界约平齐右侧第5肋上缘；右侧下界与右肋缘平行，左侧下界在剑突下约3cm；右界对应右侧7～11肋间；左界相当于左侧距正中线左侧 5cm 的第 5 前肋处。

肝脏上方为膈肌，故肝脏上面称为膈面；肝脏的右下方与结肠肝曲及横结肠、右肾、右肾上腺、胆囊、十二指肠毗邻，左下方与胃、胰腺毗邻，故肝脏下面称为脏面。肝脏右前方为右肋骨遮盖，后方则为右肺，左前方有胸骨、剑突和左侧肋骨，因此超声扫查时需注意避开骨和肺组织，多在肋间、肋下和剑突下进行检查。

二、肝脏的形态与大小

肝脏的立体形态呈近似楔形，右侧较大，厚而圆钝，左侧较小且偏薄。不同体型人的肝外形略有不同，矮胖型的人胸廓较大，其肝较宽，左叶常可超过左锁中线，多呈横位即长型肝；而瘦长的人则多呈垂直即短型肝；一般体型的人，则介于上述两者之间即中间型肝。

肝脏有两个面、四个缘。

膈面：膈面光滑隆凸，与膈穹隆一致。膈面左上部分以中心腱与心底相贴，有心脏压迹。后上方有一部分无腹膜覆盖的三角区，借结缔组织与膈相连即肝裸区。肝裸区腹膜反折和移行为冠状韧带，两侧冠状韧带于肝有缘汇合形成右三角韧带，分别与膈相连。冠状韧带向前伸延为纵向走行的镰状韧带，附着膈与前腹壁。镰状韧带内有脐血管退化形

成的肝圆韧带，自门静脉左干的囊部经正中线右侧止于脐部。

脏面：即下面，与腹腔内诸多的脏器毗邻，形成多凸凹不平的压迹。脏面有两条纵沟和一条横沟，即呈"H"形。右纵沟前部为胆囊隐窝，右后纵沟为下腔静脉隐窝，即第二肝门。左纵沟前下半部为脐静脉窝，内有肝圆韧带，后上半部为静脉导管窝，内有肝静脉韧带。横沟为第一肝门，内有门静脉、胆管、肝动脉和淋巴导管出入。横沟长为3.2～6.0cm(图18-1-1)。左右纵沟及其内容物有助于超声对肝脏分叶分段。

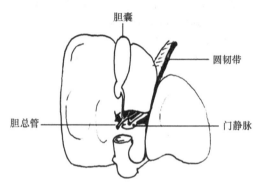

图 18-1-1 肝脏脏面

肝脏四个缘为前缘、后缘、左缘和右缘。前缘又称前下缘或下缘，为肝脏体表投影的下界，锐薄，是肝脏肝门和脏面两个面明显的分界缘，有三个切迹，即胆囊切迹、脐切迹和右下缘切迹，后者为右叶间裂的标志，相当于第8肋间肋缘处。后缘又称后上缘，以脐静脉窝上口为界。左缘较锐薄，右缘较钝圆。

正常成人肝脏左右径为 18～25cm，前后径为 10～12cm，上下径为 15～17cm，男性肝脏重 1500±100g，女性肝脏重 1300±100g，占体重的 1/36，胎儿与新生儿肝脏占体重的比例相对较大，占 1/6～1/20。肝脏外下角 45°～75°，肝右前下角 30°～45°，左前下角是 30°～45°，左后上角 75°～120°，右后上角 120°～140°。

三、肝 包 膜

肝包膜由内层的肝固有纤维膜和外层的脏层

腹膜组成。其脏层腹膜在肝脏的后上方处有一未包被肝脏的三角区，即肝裸区；在第一肝门部增厚并包绕肝门的血管和胆管。

四、肝实质和肝内管道结构

1. 肝实质　内有肝小叶和胆管、血管、神经、淋巴等。肝小叶约有100万个，是肝脏的基本结构和功能单位。

2. 肝脏血管（图18-1-2）

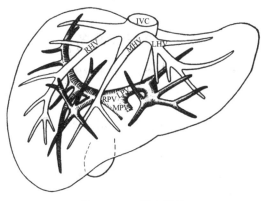

图18-1-2　肝内静脉

IVC 下腔静脉；RHV 右肝静脉；MHV 中肝静脉；LHV 左肝静脉；RPV 门静脉右支；LPV 门静脉左支；MPV 门静脉主干。

（1）门静脉：门静脉系统的特点是两端都与脏器的末梢毛细血管丛连接，构成独立的循环体系，管腔内无瓣膜。门静脉由脾静脉和肠系膜上静脉在胰颈后方汇合而成，向右上方走行，在十二指肠球部后方进入肝十二指肠韧带，继续上行至第一肝门，分成左、右两支进入肝脏。门静脉在肝十二指肠韧带内位于胆总管和肝动脉之后，后面隔网膜孔与下腔静脉相邻。门静脉在肝十二指肠韧带内位于肝外胆管和肝动脉之后，肝动脉位于前内侧，肝外胆管位于前外侧，后面隔网膜孔与下腔静脉相邻。肝外胆管与胆囊管汇合处以上部分称为肝总管，以下部分称为胆总管。在靠近胰腺处有胃左静脉（冠状静脉）和胰十二指肠上静脉汇入门静脉，在肝门处有胆囊静脉汇入门静脉右支。

门静脉在第一肝门分为左、右两支入肝，右支长1～3cm，为门静脉主干略向右的延续，再分出门静脉右前支和右后支，后两者再继续分为段支。左支较长，与主干呈接近90°角分出，分

为横部、角部、矢状部和囊部。横部长2～4cm，横部与矢状部呈约90°～100°。矢状部长1～2cm。囊部为矢状部末端的膨大部分，与肝圆韧带相连。矢状部与囊部位于肝左叶间裂内，靠近左纵沟的脏面。门静脉左支向两侧发出左外上、下段支及左内叶支。

（2）肝静脉：肝窦静脉互相吻合汇合成许多细小的肝静脉，后者继续汇合成为上、下两组主要肝静脉。上组包括粗大的肝左、中、右静脉，注入下腔静脉上段，引流大部分肝脏血液。肝中静脉位于肝正中裂内，肝右静脉位于肝右叶间裂内，肝中静脉和肝右静脉是超声观察肝脏分叶的重要标志。尾叶和肝右后静脉血由下组肝静脉汇集而成。肝静脉走向与门静脉走向呈近似垂直交叉状。

（3）肝动脉：肝总动脉起自腹腔动脉，沿胰的上缘右行，并在胰颈附近分出向下行走的胃十二指肠动脉，本干的延续称为肝固有动脉。肝固有动脉折向右上行走，在肝十二指肠韧带内位于门静脉的前内侧，到达第一肝门后分为肝左、右动脉。后两者在肝内伴随门静脉分支行走。

3. 肝内胆管　肝内胆管由贸西胆管依次汇合成小叶间胆管、亚肝段胆管、肝段或肝叶胆管及左、右肝管，左、右肝管在肝门横沟内汇合成肝总管。多数情况下左、右肝管大部分位于肝实质外，但临床上将左、右肝管归入肝内胆管系统。左、右肝管汇合部以下成为肝外胆管。成年人右肝管较左肝管短且稍粗，与肝总管的成角较大。右肝管长约0.88cm，直径0.35cm，与肝总管成129°角；左肝管长约1.49cm，直径约0.3cm，与肝总管成约100°角。

五、肝脏的分叶与分段

肝脏的超声分区以肝内血管的1～3级分支为基础，多采用Couinaud分类法，将肝脏分为5叶8段（即Ⅰ～Ⅷ段）（图18-1-3～图18-1-5）。这种分类法主要根据肝脏的功能解剖单位，即肝内门静脉、肝动脉、胆管和肝静脉在肝内分布特点。在肝脏的这些功能解剖单位之间，主要是以肝裂和肝裂间隙中一些明显的边界结构相隔的。超声可以方便地显示一些边界结构，进而对肝脏进行外科解剖学分区，对于肝门病变的定位诊断以及临床肝部分切除手术具有重要的意义。

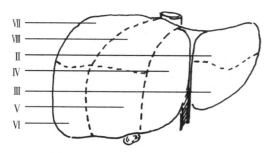

图 18-1-3　膈面所见肝脏分叶分段

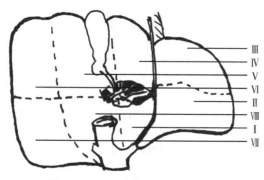

图 18-1-4　脏面所见肝脏分叶分段

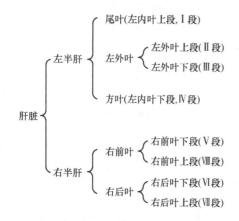

图 18-1-5　肝脏分叶分段的标记

(1)肝中裂有肝中静脉走行,或胆囊纵断面的中线与第二肝门处下腔静脉左缘的连线,将肝脏分为左、右半肝。

(2)右叶间裂有肝右静脉走行,将右半肝脏分为右前、后叶。

(3)右前叶段间裂肝门横沟右侧至肝右缘中点的连线,将肝右前叶分为上、下两段(V、Ⅷ段)。

(4)右后叶段间裂有肝右静脉第一分支(上后支)走行,右前叶段间裂肝门横沟右侧至肝右缘中点的连线为界,将肝右后叶分为上、下两段(Ⅵ、Ⅶ段)。

(5)左叶间裂肝圆韧带、门静脉左支矢状部及肝静脉韧带,将左半肝分为内、外两叶。

(6)自门脉左支矢状部中点向左、平行于门脉左外叶上下段支的沿线,或左肝静脉远端(肝左外叶内部分)的纵断面,将肝左外叶分为上、下两段(Ⅱ、Ⅲ段)。

(7)尾叶(Ⅰ段)分段标志为肝静脉韧带、左支横部、下腔静脉范围内。尾叶与方叶(Ⅳ段,左内叶上段)的分界标志为门静脉左支横部。

第二节　探查方法及正常图像

一、检查前准备

检查前空腹 8h,婴幼儿检查前禁食 3~5h。急重症患者可不做严格要求。

二、检查体位

1. 仰卧位　是常规检查体位。两手平放于头的两侧,使肋间隙增宽,充分显露乳腺至下腹部,平静呼吸。

2. 右前斜位或左侧卧位　也是常用体位。右前斜位或左侧卧位时肝脏因重力而下移,胃肠左移,有利于检查肝右后叶,且可有助于显示仰卧位时隐藏在肋骨后的小病灶;如肝脏下移至肋缘下,则有利于经肋缘下探查位于肝脏靠近膈顶部的病变。超声引导下进行介入操作时也常采用右前斜位或左侧卧位。

3. 坐位或站立位　适用于肝脏位置偏高且卧位查示不满意时。

4. 右侧卧位　胃肠右移,有利于探查左半肝。

5. 俯卧位　用于探查右半肝及肝肾关系。

三、仪　　器

常用凸阵探头,探头频率成人一般用 3.5MHz,小儿、体瘦者以及需要了解肝脏轮廓和浅表部位结构时可用 5MHz,肥胖者 2~2.5MHz。宽频带且可变频探头将探头的中心频率调节至上述合适的频率。适当调节仪器的总增益和 TGC,使肝脏的深浅部位回声均匀一致。彩色多普勒超声可显示肝脏血管的血流,彩色量程一般调节速度范围在±10~20cm/sec,使彩色充满血管而不溢出。频谱检测时调节基线和脉冲重复频率,以清楚显示完整的频谱形态,避免出现频谱倒错伪象。

四、扫 查 方 法

在待检查部位体表涂以耦合剂，再将探头放置于体表，避开肋骨、剑突和肺气等干扰，按以下扫查方法顺序检查。

(1)右肋间斜切面探头垂直体表面，从右锁骨中线首先第 4~5 肋间附近开始，先探测肝脏上缘的位置，沿肋间逐一向右下扫查至肝脏下缘，且每一肋间均做扇形扫查。主要观察肝右叶及部分左内叶实质、肝内管道结构，以及肝与胆囊、下腔静脉、门静脉主干、肝外胆管、右肾和右肾上腺等毗邻结构的解剖关系(图18-2-1)。

(2)右侧腋前线-腋中线冠状切面扫查方向接近冠状面，略向后。主要观察肝右叶及与右肾、右肾上腺、升结肠与结肠肝曲的解剖关系。

(3)右肋缘下斜切面嘱被检查者深吸气，使肝脏位置下移。探头声束朝向右侧膈顶部附近，沿肋缘下从右向左移动探头并做扇形扫查。显示右肝全貌、右肾、胆囊、第一肝门、第二肝门、尾叶等。

(4)剑突下横切面探头移动至剑突下呈横向与体表面垂直，侧动探头向上做扇形扫查。显示肝左叶及门静脉左支，以及下腔静脉、腹主动脉、腹段食管与胃贲门部横断面等。

(5)剑突下纵切面转动探头，于剑突下纵向垂直体表面，左右侧动探头做扇形扫查。显示结构与剑突下横切面基本相同，但显示门脉左支矢状面、下腔静脉、腹主动脉、腹段食管与胃贲门部横断面的长轴切面。

(6)如果发现肝脏内病灶时，应多切面对病灶进行全方位的扫查及测量。

五、正常声像图及正常值

(一)正常肝脏

1. 肝脏的形态轮廓 肝脏切面形态无论横切面、纵切面或斜切面均呈近似三角形，右叶的下缘角较圆钝，正常在 75°以内，左叶下缘角较锐利，小于 45°。肝脏包膜整齐光滑，呈细线状高回声。膈面呈弧形高回声，脏面内凹或较平坦，边缘较锐利，常可显示肝门部血管及韧带结构。因患者体型的不同，肝脏各个切面的声像图均可能有差异。

2. 肝实质 正常肝实质显示为细小均匀的中等强度回声，回声强度一般比肾实质回声稍强，但比胰腺实质回声稍弱，即介于两者回声强度之间。肝内管道结构走向平滑柔和，纹理清楚。靠近心脏和腹主动脉的肝脏轮廓和肝内管道随心动周期略有伸缩，提示肝质地柔软。

3. 肝脏门静脉和肝静脉 可显示一、二、三级，一级肝动脉也可能显示，呈自然解剖学走向。

(1)门静脉主干从第一肝门向肝内分支走行，分出左、右两个分支(一级分支)，进入肝实质后再反复分支，且分支越来越小。右支及分支呈自然树枝状分布，左支及分支呈"工"字形结构(图18-2-2)。门静脉主干及主要分支管壁较厚，所以管壁回声较强，容易与肝静脉区分。

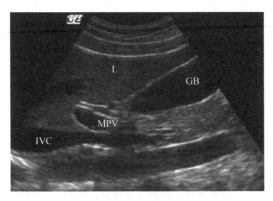

图 18-2-1 肝脏于右第 6 肋间斜切面

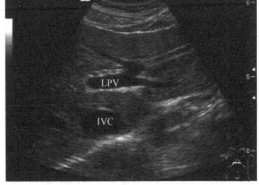

图 18-2-2 肝脏于剑突下横切面

L 肝脏, GB 胆囊, MPV 门脉主干, IVC 下腔静脉。LPV 门脉左支, 显示"工"字结构。

(2)肝静脉主要有肝左静脉、肝中静脉和肝右静脉三大支，壁较薄，壁回声弱或不显示。三大支肝静脉呈扇形汇入下腔静脉(该处称为第二肝门)，肝右静脉单独汇入下腔静脉，肝中和肝左静脉汇入下腔静脉前通常先合成一短干，也可分别汇入下腔静脉。肝静脉在肝内呈垂柳状分布，从肝边缘至第二肝门逐渐汇合，管腔内径也逐渐增大，靠近下腔静脉处可有明显搏动。肝静脉与门静脉在肝内呈叉指状垂直交叉分布，即肝静脉呈纵断面时，门静脉显示为横断面；反之肝静脉呈横断面时，门静脉则显示为纵断面。

(3)肝动脉：肝总动脉由腹腔干向右分出。肝固有动脉在肝十二指肠韧带内与门静脉和胆总管伴行，位于门静脉之前方，在第一肝门分为左、右两支。肝右动脉在门静脉与肝总管之间穿过，门静脉长轴切面上呈圆形横断面，有搏动，后与门静脉右支伴行。肝左动脉在门静脉左支横部与左肝管间呈细小管状结构。肝内小动脉较细，多不能显示。

4. 肝内胆管 肝内胆管多与门静脉及其分支伴行。门静脉的前方可显示左右肝管、肝总管和胆总管。肝总管和胆总管统称为肝外胆管，正常内径为 4～6mm，左右肝管内径为 2～3mm。较细小的肝内胆管较难显示完整结构。

(二)彩色多普勒超声检查

1. 门静脉 右肋间探测，门静脉主干、右支、右前支及其分支血流显示为连续的流向探头的血流信号，多显示为红色，右前支的分支呈"Y"字形。门静脉右后支由右支向右后分出。剑下向后上斜切扫查时，可显示门脉左支"工"字形结构，为流向探头的血流信号。

门静脉血流的频谱特征为朝肝流向的连续性低速波浪状的带状频谱，随呼吸运动轻微起伏，呼气时血流速度增快，波幅稍高，吸气时血流速度减慢，波幅较低。另外，也可随心动周期有所变化(彩图99)。

2. 肝静脉 右肋缘下或剑突下斜向上扫查，三支肝静脉均显示背向探头的离肝血流，多显示为蓝色，汇入下腔静脉。脉冲多普勒采样于距下腔静脉 1.5～2cm 处。频谱呈位于基线以下负向为主的频谱，一般为三相型，少数呈四相型。三相型分别为 S、D 和 a 波。S 波始于心电图 R 波之后，止于 T 波末，为心脏收缩期心房充盈，腔静脉血流回流右心房，肝静脉血流离肝加速，形成第一个负向波峰。D 波始于 T 波末，止于 P 波之前，为心室舒张早期，右心房血流快速流入右心室，肝静脉血流再次快速流向下腔静脉而产生的第二个负向波，一般波幅略小于 S 波。a 波始于 P 波之后，为右心房收缩使右心房部分血流返回下腔静脉，波及肝静脉，使血流方向逆转，产生一正向的小波(彩图100)。四相波则是在 S 波与 D 波之间的正向小波，称为 V 波，位于心电图 T 波末出现，即心室收缩末、舒张前。

3. 肝动脉 肝固有动脉为位于门脉主干的前方偏左，血流颜色与门静脉相同，随心动周期有明显的色彩变化，收缩期血流色彩明亮，舒张期色彩暗淡。频谱显示为朝肝流向的、呈收缩期单峰的高速血流，正常为层流，收缩期上升较快而陡直，舒张期下降缓慢。肝门小动脉血流显示与测量比较困难，仅于肝门区显示左右肝动脉血流。

(三)声学造影方法与正常图像

应用于肝脏的超声造影剂主要为增强血管(血液)的回声信号，即为血池示踪剂。超声造影剂多为微泡造影剂，微泡颗粒小于红细胞，外面包裹材料多为血清白蛋白、表面活性物质、糖类或磷脂类化合物、多聚物等，内包裹的气体为惰性气体。目前国内肝脏造影使用较多的造影剂为声诺维®(SonoVue®)。

1. 造影剂配制及使用方法

(1)利用造影剂配套或非配套的静脉穿刺针建立静脉通道，连接三通管。

(2)将配套的辅助装置按照说明书装配在造影剂药瓶上。

(3)往药瓶内注入 5ml 生理盐水。

(4)用中等力度摇晃药瓶 20s 后可见药瓶内溶液为乳白色混悬液。

(5)根据不同部位及不同造影需要用 5ml 注射器抽取适量的造影剂，肝脏声学造影多注射 2.4ml 造影剂，但不同超声诊断仪根据不同的造影目的，所使用造影剂的量也不完全相同。

(6)经外周静脉(多选择肘部较粗的血管，如肘浅静脉)团注超声造影剂并同时计时。静脉推注造影剂后应尾随注射 5～10ml 生理盐水以冲管，注射针头直径不小于20G，以减少注射时对造影剂微泡的机械破坏。配制造影剂时应注意不要注射空气进入药瓶内，造影剂配制后不能放置过长时间，需密封保存，在 6h 内使用完，放置后再次使用需稍加摇晃。

2. 注射造影剂的禁忌证

(1)患者对造影剂成分过敏，有药物及食物过敏史；患者有过敏体质。

(2)特殊人群：孕妇或哺乳期妇女，18 岁以下少年，患有活动性结核病。

(3)患者患有严重疾病：①IV 级心力衰竭、肝肾衰竭；②严重慢性阻塞性肺疾病和呼吸障碍；

③急性心肌梗死和不稳定型心绞痛；④未控制的高血压和严重心律失常；⑤严重的心瓣膜疾病；⑥发绀型先天性心脏病；⑦重度肺动脉高压；⑧败血症或严重的全身感染；⑨全身高凝状态或已有血栓形成；⑩严重的精神或神经系统疾病。

3. 低机械指数谐波成像技术 对肝脏局限性病变的诊断与鉴别诊断帮助较大，已广泛应用临床。

（1）低机械指数（MI）谐波成像将机械指数设置在 0.2 以下，造影剂微泡在声场中因共振产生连续的谐波信号，可以进行连续实时观察造影增强的全过程。低机械指数技术的超声强度对造影剂微泡的破坏极少，同时又减少了组织谐波的干扰，可以获得纯净的造影剂二次谐波的实时图像，从而实现对微小血管和病灶造影增强的各时相的实时动态观察。操作过程如下。

1）超声图像显示待观察的肝脏目标（病变、血管等），设置低机械指数条件，此时仅可显示一些大的血管结构和膈肌等，而组织细微结构不显示或微弱显示。

2）经外周静脉（如肘浅静脉）团注超声造影剂并同时计时。

3）实时观察血管和病灶造影增强的各时相并存储连续的图像。如造影的目的是鉴别病变的性质，连续观察病变造影增强的超声图像；如造影的目的是探测（寻找）病变，则在各时相中对肝脏进行全面扫查，对肝脏的各切面扫查也应在 4~6min 内完成。

4）回放分析存储的图像。

正常情况下，肝脏造影增强的各时相为：①动脉相一般指注入造影剂后至门静脉显影之前（约前30s）；②门脉相门脉显影至120s；③延迟相注入造影剂120s后，可持续数分钟至10余min。

（2）高机械指数谐波成像：由于高的机械指数使造影剂微泡破裂，高机械指数谐波成像主要应用于探测（寻找）肝内病变，如为鉴别病变的性质则在三个时相做短暂的间断扫查。具体步骤过程与低机械指数谐波成像相似。

1）造影前仪器的设置为高机械指数。注射造影剂时先停止扫查（可冻结图像）。

2）经外周静脉注射超声造影剂并尾随注入生理盐水。

3）高机械指数谐波成像目的为探测（寻找）肝内病变时，于延迟相（一般于注射造影剂后2~5min）开始超声扫查，扫查肝脏各切面并存储连续的图像。如造影的目的为鉴别病变的性质，则在三个时相做短暂的间断扫查。

4）回放分析图像。肝脏各类病变在声学造影表现有一定的规律可循，特别是对病变的良恶性的鉴别有较大的帮助。良性病变的特点是"慢进慢出"，即动脉相增强较慢，门脉相和延续相持续增强，各种良性病变在动脉相又可表现为不同的增强类型。恶性病变的特点是"快进快出"，即动脉相快速增强，门脉相和延迟相迅速消退。也有些病变可不甚典型的，如小的肝细胞癌可有动脉相快速增强而门脉相和延迟相消退缓慢，应结合病变的病理特点（血管分布特点）进行分析。

（四）超声弹性成像技术

1. 定义 利用外部装置或体内运动，对组织施加一个压力，超声探头采集组织压缩前后的信号，利用计算机对信号进行分析，然后在显示器上显示组织内与弹性系数有关的参数分布的技术称为超声弹性成像（ultrasound elastography，UE）。超声弹性成像技术可以在体外定量或半定量的测量体内脏器组织硬度，弥补了传统超声无法获取体内组织弹性信息的不足。

2. 技术简介 1991 年由 Ophir 等提出弹性成像（elastography，elasticity imaging）的概念后，弹性成像技术的发展非常迅速，经过几十年的发展，逐步发展为一种实时的成像技术，并在超声领域广泛应用于肝脏、浅表小器官（如乳腺、甲状腺）等方面。与肝脏有关的超声弹性成像的技术主要有以下几种：

（1）瞬时弹性成像（transient elastography，TE）：瞬时弹性成像的超声探头有一个振动器和一个频率为 5MHz 的超声换能器。振动器产生的振动（频率为 50Hz，振幅为 2mm）穿过皮下组织及肝脏组织，在声压的作用下使组织位移产生剪切波，利用相关分析的方法可估算感兴趣区域的位移速度。剪切波的速度与组织硬度直接相关，利用杨氏模量计算出感兴趣区域的弹性模量值。

瞬时弹性成像技术主要用来评估各种病因引起的肝纤维化，以及其他肝脏病变如非酒精性脂肪性肝炎（NASH）、原发性胆汁性肝硬化、移植肝等。

（2）声辐射力脉冲量化（acoustic radiation force impulsequantification，ARFIquantification）：声辐射力脉冲量化技术的原理是通过探头向体内发射约2.6MHz 短暂的声脉冲。垂直发射到组织的声脉冲使组织发生形变并产生剪切波，然后使用电子系统采集组织内反馈的信号，进而估计组织弹性模量。声辐射力脉冲量化技术可以在二维超声引导下选择性的对感兴趣区域的某一点进行测量。所以该技术又称为点剪切波弹性成像技术（point shear-wave elastography，pSWE)（彩图 100)。

声辐射力脉冲量化技术不但可以应用于肝脏弥漫性病变，还可应用于肝脏局灶性病变，如肝脏肿瘤良恶性的鉴别诊断。

(3)2D-剪切波弹性成像(two dimensional shear wave elastography，2D-SWE)：2D-剪切波弹性成像的超声探头可发出多束不同角度的声束，声束在体内聚焦形成了剪切波源，此剪切波源快速垂直向深部移动，利用"马赫锥"(Mach Cone)原理，产生的剪切波在体内组织横向传播，然后利用极速超声成像技术采集剪切波速度并计算出组织的弹性模量。该系统具有大小及位置可调的感兴趣区，当冻结图像后，可显示感兴趣区内任意位置的弹性模量的各项数据。目前，该技术主要用于慢性肝病引起的肝纤维化。

(4)压迫性弹性成像(strain elastography，SE)：体内组织受到来自体外（探头施压）或体内（心动周期中心脏或大动脉的搏动）的压力产生一定程度的变形，组织的变形程度与其硬度有关，通过处理激励引起的各种组织变形或应变程度可编码形成彩色图像，一般以红色代表较软的组织，蓝色代表较硬的组织。压迫性弹性成像技术不是一个定量的测量，而是一个定性或者半定量的测量。由于该技术能够实时显示组织硬度的变化，所以又有学者称之为实时弹性成像。

压迫性弹性成像技术主要使用线阵探头评价浅表器官（如乳腺、甲状腺等）的病变特征，现也开始研究用于评估慢性肝病等。

(五)正常值

1. 肝右叶最大斜径 于右肋缘下肝右叶最下缘处扫查，显示肝右静脉汇入腔静脉处或显示门静脉右前支的横断面，测量肝脏前后缘之间的最大距离（图 18-2-3)。正常不超过 12～14cm。

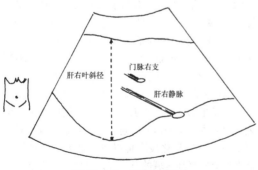

图 18-2-3 肝右叶测量

2. 肝右叶前后径在肋间斜断面 测量肝脏前后缘间的最大垂直距离，正常测值为 8～10 cm。

3. 肝左叶的前后径和上下径通过腹主动脉的垂直纵切面 测量肝左叶前后径和上下径（图 18-2-4)。肝左叶前后径不超过 5～6cm，上下径不超过9cm。

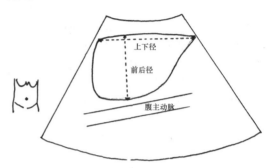

图 18-2-4 肝左叶测量

4. 门静脉主干 正常内径为 0.5～1.3cm，平均血流速度为 14～20 cm/sec，血流量为 600～1200ml/min（平均约 850ml/min)。左、右支内径最大为 1.0cm，段支内径为 3～5mm。门静脉内径可随呼吸略有变化，吸气时变小，呼气时增大。进食、运动、饮水后，门静脉速度和血流量均可增加。正常肝脏的血液供应 75%来自门静脉，25%来自肝动脉。

5. 肝固有动脉 正常内径 0.3～0.6cm，受血管壁舒缩的影响，管径呈周期性变化。正常收缩期最大血流速度(Vmax)或收缩期峰值血流速度(PS)40～60cm/sec。中等阻力，阻力指数 0.50～0.70。

6. 肝静脉 正常肝右静脉或肝中静脉内径为0.70～1.1 cm，肝左静脉较细小约 0.5cm。

第三节 肝 脓 肿

一、病 理 概 要

肝脓肿分为细菌性和阿米巴性两大类。细菌性肝脓肿是由化脓性细菌如大肠埃希菌、葡萄球菌或链球菌侵入肝脏所致，其入肝的途径主要为经门静脉、胆道系统、肝动脉以及由邻近的组织直接侵入，少数由于开放性肝损伤合并感染。细菌侵入肝脏后引起炎症反应，形成较多的小脓肿，如经及时有效的治疗可以机化吸收；密集的小脓肿可融合成较大的脓腔。脓肿的中心为浓稠的脓液和坏死组织，外周可有纤维组织包绕的壁,厚薄不一,内缘不平整。

阿米巴肝脓肿是肠道溶组织内阿米巴滋养体通过门静脉或胆道到达肝脏,也可以从肠壁直接侵入肝脏,在肝内引起肝组织溶解坏死。早期为数个小的脓肿,以后逐渐融合成大脓肿。以右叶多见。典型脓肿内含有咖啡色或巧克力色的棕红色果酱样脓汁及尚未完全液化坏死的肝组织、血管和胆管等结构。

慢性肝脓肿在脓肿周围有肉芽组织增生、纤维化形成的较厚的壁。来自胆道的脓肿常有胆道感染的表现,脓肿多发,且可与胆道相通。

临床表现为发热、肝区疼痛、肝大伴压痛等。肝脓肿多位于肝右叶,可为单发或多发。细菌性肝脓肿常起病急,有寒战、高热,肝区疼痛及肝大明显,甚至出现黄疸、消瘦、贫血等并发症。阿米巴性肝脓肿则多起病缓慢,症状也较轻。

二、二维超声表现

两种类型的肝脓肿的超声表现表现相似,不易鉴别。肝脏肿大,肝内出现占位病变,可伴发右侧胸腔积液。根据病理演变,脓肿有不同的表现。

1. 脓肿初期 由于脓肿尚未液化,病变在肝脏局部显示为低至中等回声区,形态呈类圆形或不规则形,边界不清楚、不规则(图18-3-1),内可有粗大的光点或不规则稍强光团。后方回声可轻度增强。

2. 脓肿形成期

(1)脓肿液化不全时,内呈蜂窝状,不规则无回声区内夹杂光点和高回声光团。有脓肿壁存在,但不平整,边缘也不平滑,后壁和后方回声轻度增强(图18-3-2)。

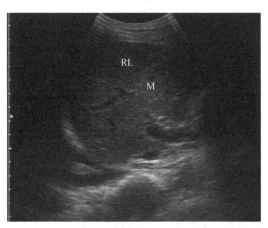

图 18-3-1 早期肝脓肿

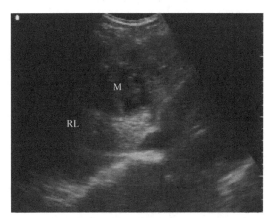

图 18-3-2 液化不全肝脓肿

M 肝脓肿,RL 肝右叶

(2)脓肿完全液化时,一般无回声较均匀,仅有少许光点回声。暗区周边轮廓清晰,有的外周可见回声增强带即脓肿壁,厚 3~5mm,壁的内缘不平整,呈"虫蚀状"(图18-3-3),壁外周可有弱回声环绕(声晕)。后壁和后方回声增强,有内收的侧边声影。有的可出现自上而下的由细到粗的分层,转动体位时分层消失,内可见弥漫的光点漂浮,静卧后漂浮光点逐渐沉降并恢复分层现象。如脓液脓稠并含有较多坏死组织时,脓肿呈较均匀的低回声,易误为实质性病变。产气杆菌感染者无回声区前部可见气体强回声,后方有彗星尾征。

(3)慢性肝脓肿壁较厚,可达 1~2cm,不光滑,回声较强。脓肿内的坏死物多,呈不规则的光团与光点。

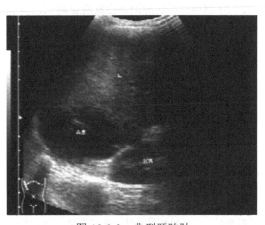

图 18-3-3 典型肝脓肿

AB 肝脓。肿;L 肝脏;RK 右肾

(4)肝脓肿吸收期表现为脓肿暗区逐渐缩小,内可有残存的光团回声,最后无回声区消失,或仅残留小的高回声斑块(图18-3-4),以后也逐渐消失或形成钙化斑。

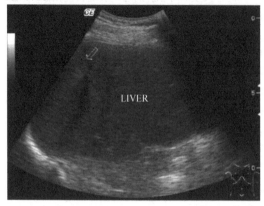

图 18-3-4　肝脓肿吸收期

箭头所指为肝脓肿脓液吸收后残留的高回声斑块,LIVER 肝脏

三、彩色多普勒和频谱多普勒表现

脓肿初期,因病变区有明显的充血水肿,病灶内及边缘可见斑点状或条状的彩色血流,频谱显示为搏动型小动脉血流,阻力指数为低阻力型。脓肿液化后,在脓肿的周边可检出较丰富的血流信号(彩图102、彩图103),有的在脓肿壁上也可见血流显示,频谱显示主要为阻力指数降低的动脉型血流,也可有连续的静脉型血流显示,但无畸形的或高速的(有动-静脉瘘)血流显示。由于细菌性肝脓肿的炎症反应比阿米巴性肝脓肿来的更急剧,也更容易检测到血流信号,阿米巴性肝脓肿检测到的血流信号较少,有些可无血流信号显示。

四、声学造影表现

依肝脓肿内液化情况有不同的表现。肝脓肿内部完全液化后的典型造影增强表现为:动脉相病灶周边环状增强,与周边炎症充血有关,中央无增强;门脉相周边为高回声环状增强或等回声增强,中央无增强;延迟相增强的部分无明显消退。液化不全的肝脓肿,于各时相见病灶内部呈分隔增强或呈网状增强,小脓腔互相融合时可呈"花瓣征",大片的液化坏死区各时相为无增强。肝脓肿所在的肝段可因炎症反应增强高于其他肝段。肉芽组织增生较

多的肝脓肿声学造影表现可不典型,需与胆管细胞癌相鉴别。

五、鉴别诊断及注意事项

细菌性肝脓肿患者病情常较重,临床表现为寒战、高热、肝区疼痛、肝大与明显压痛,血常规检查白细胞和中性粒细胞常明显升高。阿米巴肝脓肿临床表现为发热、肝区疼痛及肝大伴压痛等。典型的肝脓肿临床容易诊断,少数症状轻微者不易确诊。

第四节　肝　硬　化

一、病 理 概 要

肝硬化是常见的慢性肝脏疾病,由于肝细胞弥漫性变性、坏死、纤维组织增生和肝细胞结节状再生,这三种病理改变反复交错进行,使肝小叶结构和血循环的破坏和重建,形成假小叶,导致肝脏变形、变硬,形成肝硬化。

肝硬化的分类方法有很多,我国常采用的是结合病因、病变特点和临床表现的综合分类方法,分为门静脉性、胆汁性、坏死后性、淤血性、寄生虫性和色素性肝硬化等。其中以门静脉性肝硬化最为常见,多数是由于肝炎后引起,其次为胆汁性、坏死后性和淤血性。1974 年国际肝胆疾病会议对肝硬化按病理改变进行分类:①小结节性肝硬化:结节较小,均匀,直径在 3mm 以下,相当于门静脉性肝硬化。②大结节性肝硬化:结节大小不均,最大的直径达 3cm,相当于坏死后肝硬化。③混合性肝硬化:即小结节与大结节混合存在。④不完全分隔性或多小叶性肝硬化:有明显纤维分隔,并伸入小叶内,但肝小叶分隔不完全,纤维组织可包围多个小叶,形成较大的多小叶性结节。

肝硬化后期因门静脉血流回流受阻,导致门静脉高压,表现为脾大、腹水、胃肠淤血和侧支循环形成,侧支循环表现主要有食管和胃底静脉曲张、脐周静脉和腹壁静脉曲张、直肠下段周围静脉曲张(痔疮)、门脉系统与腹膜后小静脉交通开放、脾肾静脉开放等。正常肝脏的血液供应75%来自门静脉,25%来自肝动脉。肝硬化时门静脉血供受阻,主要由肝动脉代偿性,肝动脉粗大并有分支与门静脉的小分支吻合,进一步加重

了门静脉高压。另外，长期门静脉高压，沿门静脉周围形成大量代偿的侧支静脉，后者越过门静脉血流阻滞部位与肝内静脉分支沟通，即门静脉海绵样变。

二、二维超声表现

1. 肝脏大小和切面形态 肝脏切面形态失常，肝包膜不均匀增厚，肝表面凹凸不平，呈细波浪状（结节大小为 3～5mm 时）、锯齿状（结节大小为 0.5～1cm 时）、波浪形（结节大小为 1～2cm 时）及驼峰状（结节大于 2cm 时）等，一般门静脉性肝硬化以前两种多见，坏死后性肝硬化则以后两种多见，膈下有腹水时更易于观察。肝脏各叶比例失调，门静脉性肝硬化首先是肝右叶缩小，早期左叶可代偿性肥大，后期也萎缩，尾叶代偿肥大。坏死后性肝硬化肝各叶大小比例失调。肝缘角变钝或不规则。

2. 肝实质 肝内回声弥漫增粗，分布不均匀。

肝内出现弥漫分布的数毫米大小的斑点状、条索状、线状的高回声。有时肝内有网状高回声，网格较细，分隔并围绕不规则的肝实质（图18-4-1）。血吸虫性肝硬化则见较粗大的网格。再生结节较大时可观察到近圆形的低回声团，边界清楚（图18-4-2）。肝脏透声性差，远端回声降低。

3. 肝内外血管 肝硬化后期，肝内血管粗细不均匀，纹理紊乱。

（1）门静脉：由于肝内正常结构逐渐消失，增生的假小叶增多，肝内血管的异常改变，可导致门静脉压力增高，使门静脉主干增粗，门静脉分支扭曲、变细、管壁回声增强。门静脉左右支粗大，段支以下分支细小、减少。脾静脉和肠系膜上静脉增粗。肝硬化门静脉高压时，门静脉血流速度十分缓慢，可出现门静脉血栓，表现为门静脉内出现片状和团状光团回声，完全或部分填塞管腔。门静脉血栓常见于门静脉高压断流术脾切除后，由于脾亢症状解除后血小板破坏减少，呈高凝状态，门静脉血栓易形成。

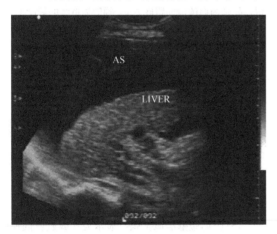

图 18-4-1 门脉性肝硬化

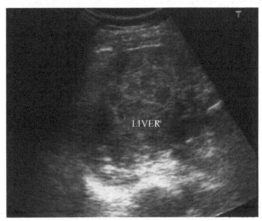

图 18-4-2 血吸虫性肝硬化

LIVER 肝脏，AS 腹水

（2）肝静脉肝静脉变细或粗细不均匀，走向迂曲、僵硬、末梢支显示减少。

（3）肝动脉肝硬化门静脉高压时，门静脉血流回流受阻，肝动脉代偿性增粗，内径可达 0.4～1.0cm，管壁明亮，有搏动性。肝固有动脉和左右肝动脉较粗大而较易于显示。

4. 门静脉高压

（1）门静脉主干内径增大，脾静脉内径增宽、迂曲，肠系膜上静脉增粗，肝静脉变细。门静脉、脾静脉和肠系膜上静脉内径不随呼吸而发生改变。

（2）脾大，厚径和长径均增大，包膜回声增强、增粗。

（3）胃左静脉（冠状静脉）增粗。正常胃左静脉平均内径约 2mm，门静脉高压时其内径＞0.5cm，走向迂曲，较易于显示。胃底和食管曲张时在胃底和食管下端附近有时可见迂曲、扩张管状结构。

（4）脐静脉开放：肝圆韧带内出现一管状无回声，自门静脉左支囊部沿肝圆韧带内上行至脐部（图18-4-3）。

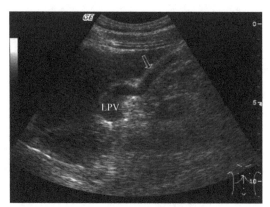

图 18-4-3　肝硬化脐静脉开放

箭头所指为重新开放的脐静脉 LPV 门静脉左支矢状部

（5）脐周静脉曲张：脐周腹壁内见成丛状、团状的、串珠样的管状结构。

（6）脾门附近和腹膜后侧支循环形成：显示为粗细不均的迂曲管状回声，脾门附近侧支向右前上方延伸，止于胃体部。脾静脉-左肾静脉交通时于脾门部或肾门部可见迂曲的管状无回声连接脾静脉与左肾静脉。

（7）门静脉海绵样变：在第一肝门附近出现网状交错的管状或圆形无回声，呈蜂窝状，似"海绵样"，可沿门静脉左、右支延续至肝内，有的可管状结构较粗大，类似正常的门静脉。肝内门静脉可因纤维化闭锁，呈条索状强光带结构。

（8）小网膜增厚：由于小网膜内迂曲扩张的胃左静脉、淋巴管扩张以及小网膜水肿所致。

（9）胆囊壁水肿增厚，呈"双边影"，与门静脉高压后胆囊静脉血液回流受阻和血浆白蛋白降低有关。

（10）腹水：少量腹水时，多出现于肝肾间隙、肝周与盆腔；腹水量大时，腹水包绕肝脏，腹腔内见大片无回声区，肠管及系膜浮游于腹水无回声区内，呈"蘑菇云形"。

三、彩色多普勒与频谱多普勒超声表现

1. 门静脉肝硬化早期　门静脉血流可无明显改变，或血流稍增快。肝硬化引起门静脉高压时，门静脉血流增宽，流速减慢，血流速度低于正常，血流量可增加。当门静脉高压较严重时，门静脉血流速度极慢或难以检测出血流，或出现离肝血流（血流束呈蓝色），门静脉频谱波动随呼吸的变化消失。门静脉血栓时门脉血流变细、充盈缺损或无血流显示。门静脉系海绵样变时，门静脉外周管状、圆形的无回声内为显示为静脉血流。

2. 肝静脉　彩色多普勒显示肝静脉呈细窄迂曲或宽细不均的蓝色血流或无血流信号显示。频谱多普勒检测，肝静脉血流的三相型波消失，呈二相或单相频谱，即呈平坦无波动型，类似门静脉血流频谱，称假性门静脉型。

3. 肝动脉　肝动脉血流色彩明亮而易于显示，肝内可显示的肝动脉血流增多。频谱检测，肝动脉血流速度加快。由于肝内动脉与门静脉分支之间存在广泛交通，可出现肝内肝动脉-门静脉短路，彩色多普勒显示肝内局部出现明亮的花色血流，脉冲多普勒检出门静脉内的血流呈现搏动性频谱，甚至出现门静脉逆流现象。脾动脉可增粗，血流速度快而色彩明亮。

4. 门静脉高压侧支循环

（1）脐静脉重新开放：在圆韧带内管状无回声内见持续的离肝血流信号，色彩较暗淡，由于其速度缓慢，检测时须注意调节仪器的设置条件。频谱显示为一持续的、离肝血流向的低速静脉型血流频谱（彩图 104）。

（2）胃左静脉（胃冠状静脉）扩张彩色多普勒显示胃左静脉内血流流向胃底方向，频谱为持续的静脉型。

（3）胃底-食管静脉曲张：胃底和食管曲张时在胃底和食管下端附近的管状无回声区内可显示红蓝血流信号，呈静脉型频谱。有时在贲门附近的黏膜面可以显示点状血流信号。

（4）脾门部周围血管扩张：由于胃短静脉丛扩张、迂曲，脾、肾静脉间和胃、肾静脉间侧支循环，脾门部出现的蜂窝状或蚯蚓状的无回声区显示深蓝色、暗红色的血流信号，频谱显示为连续的静脉血流频谱，其间因脾动脉也扩张而显示明亮的搏动性动脉血流。脾静脉-左肾静脉交通时，交通支显示流向肾静脉血流。

（5）脐周腹壁静脉扩张：显示为红或蓝色低速静脉型血流，一端与扩张的脐静脉相通至肝内。有的可见动静脉瘘出现花色的高速血流频谱。

四、声学造影表现

肝硬化时，因门脉血流回流受阻，肝实质造影增强的主要表现为门静脉相延迟，门静脉相持续时间延长，肝实质增强的强度也较正常弱。

肝硬化再生结节的典型造影增强模式有两种，一种为各时相均表现为等增强，即表现为与正常肝实质一致的增强；一种为动脉相无或低增强，门脉相与延迟相为等增强。少数增强不典型的再生结节主要表现为动脉相增强呈低、等或高增强，延迟相则为等增强或低增强。

五、超声弹性成像

1. 瞬时弹性成像（TE） 瞬时弹性成像技术可用于评估慢性病毒性肝炎患者的肝纤维化程度，但难以精确的分辨出各级肝纤维化，可鉴别无/轻度纤维化、明显纤维化和肝硬化。当明显肝纤维化（F≥2）时，肝硬度测值大于 6.9kPa，敏感度为 69.6%，特异性为 89.6%；当严重肝纤维化（F≥3）时，肝硬度测值大于 8.0kPa，敏感度为 89.2%，特异性为 88.8%；而肝硬化（F=4）的测值则大于 11.6kPa，敏感度为 91.7%，特异性为 96.8%。这对肝纤维化治疗方案的制订有着重要的作用。ALT 值是影响瞬时弹性成像技术对肝硬度测量的独立因素，体质指数（BMI）> 30 kg/m^2、大于 52 岁、2 型糖尿病的患者瞬时弹性成像技术检测成功率偏低，但非酒精性脂肪肝对肝纤维化的测量值并无太大影响。

2. 声辐射力脉冲量化技术（ARFI quantification or pSWE）和 **2D-剪切波弹性成像技术**（2D-SWE） 声辐射力脉冲量化技术评估肝纤维化程度：当明显肝纤维化（F≥2）时，肝硬度测值大于 1.34m/s，敏感度为 79%，特异性为 85%；当严重肝纤维化（F≥3）时，肝硬度测值大于 1.55m/s，敏感度为 86%，特异性为 86%；而肝硬化（F=4）的测值则大于 1.8m/s，敏感度为 92%，特异性为 86%。2D-剪切波弹性成像技术评估肝纤维化程度：当明显肝纤维化（F≥2）时，肝硬度测值大于 7.1kPa，敏感度为 90%，特异性为 87.5%；当严重肝纤维化（F≥3）时，肝硬度测值大于 8.7kPa，敏感度为 97.3%，特异性为 95.1%；而肝硬化（F=4）的测值则大于10.4kPa，敏感度为 87.5%，特异性为 96.8%。

六、鉴别诊断及注意事项

1. 弥漫性肝癌 弥漫性肝癌多在肝硬化基础上发生，结节直径多为 1.0～2.0cm，弥漫性分布，结节回声均匀且边界不清晰，与肝硬化鉴别十分困难。弥漫性肝癌多有肝脏明显肿大，肝内回声减低，仔细观察肝内有弥漫的结节，肝内血管结构显示不清晰，局部门静脉分支可增粗、管壁不规则、内多可观察到低或等回声的癌栓，彩色多普勒检查肝内血流信号丰富，且血管形态不规则，频谱多普勒检测多呈动脉性频谱，阻力指数高。若定期复查，弥漫性肝癌患者肝脏迅速增大，肝内可出现融合的团块状肿块，病情迅速恶化。其他检查，弥漫性肝癌有血 AFP 明显升高，CT、MRI 等影像检查有助于鉴别诊断。

2. 早期肝细胞癌 单发性较大的肝增生结节需与早期肝细胞癌的鉴别。彩色多普勒血流特点及声学造影表现对鉴别诊断具有重要价值。

3. 脂肪肝、肝血吸虫病、肝吸虫病等弥漫性肝病 超声鉴别应结合临床表现、病史资料。

第五节 脂 肪 肝

一、病 理 概 要

肝内脂肪含量超过肝重量的 5%，或在组织学上有 50%肝细胞脂肪变时，称为脂肪肝。按肝内脂肪贮积量的多少，脂肪肝分为轻、中、重三度：轻度是指脂肪量超过肝重量的 5%～10%，中度为 10%～25%，重度为 25%～50%或以上。根据脂肪在肝内的分布情况，脂肪肝分为弥漫均匀性和非均匀性脂肪肝两大类，以前者较多见。后者又分为弥漫非均匀型、叶段型和局灶型，弥漫非均匀型脂肪弥漫性浸润肝脏仅残留少部分的正常肝组织或脂变轻微的肝组织（后者简称低脂灶），叶段型为增多的脂肪按肝脏解剖叶段分布，局灶型为脂肪堆积区域在肝脏组织内呈团块状分布。

脂肪肝是一种常见的肝脏病理改变，而不是一个独立的疾病。引起脂肪肝的原因主要有肥胖、慢性感染、酒精性肝病、酗酒、糖尿病、慢性肝病、中毒等。早期脂肪肝是可逆性的，长期脂肪肝可发展为肝硬化。

二、二维超声表现

（一）弥漫均匀性脂肪肝

（1）肝脏常有轻度或中度肿大，表面平滑，下缘角变钝，右叶下缘角＞75°，左叶下缘角＞45°。

（2）肝内回声前部弥漫增强、细密，明显高于正常肝实质和肾皮质回声，因此又称为"明亮肝"。由于脂肪颗粒可产生明显的声衰减，肝实质回声由浅至深回声逐渐减弱，后部回声微弱、稀少，甚至不能显示。整个肝脏透声性差，可呈"云雾状"（图 18-5-1）。

（3）肝内血管稀少，段支以下分支难以显示，门静脉管壁的强回声不显示，肝静脉细小，重者肝内血管不能显示。

（二）非均匀性脂肪肝

1. 弥漫非均匀性脂肪肝 肝脏大部分显示细

密的高回声,局部夹杂有正常肝组织的相对低回声区域。常见的为肝脏大部分呈典型的弥漫脂肪肝表现,仅于肝左内叶或右前叶靠近胆囊窝附近显示为局限的低回声,呈不规则片状或近圆形,边界可清楚或模糊,无包膜,邻近的胆囊囊壁无受压凹陷现象(图18-5-2)。

2. 叶段型脂肪肝 肝内细密的高回声按肝脏解剖叶段分布,以肝内静脉为界边界清楚,内回声可均匀分布或强度不均匀(图18-5-3)。

3. 局灶型脂肪肝 多位于肝右叶,脂肪浸润区呈较致密的高回声,单个或多个,形态不规则,边界清晰,但无包膜回声(图18-5-4)。

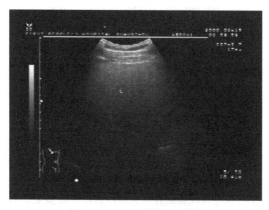

图18-5-1 弥漫均匀性脂肪肝

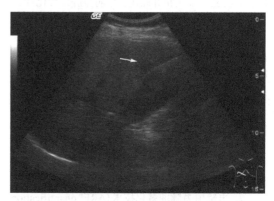

图18-5-2 弥漫非均匀性脂肪肝

L肝脏箭头所指为正常或脂肪变轻微的肝组织

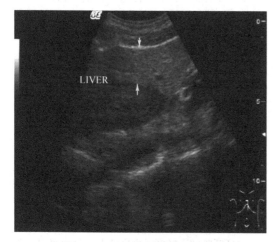

图18-5-3 叶段型脂肪肝 Liver 肝脏

箭头之间为脂肪变肝段,各箭头所指为脂肪变肝组织

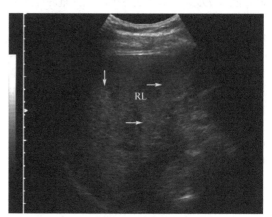

图18-5-4 局灶型脂肪肝

RL 肝右叶其下方低回声区为脂肪变轻微的肝段

三、彩色多普勒和频谱多普勒表现

弥漫均匀性脂肪肝和弥漫非均匀性脂肪肝肝内血流显示稀少,且变细,脂肪肝严重者肝内血流不显示。叶段型和局灶型脂肪肝肝内血管按正常走行分布,分支可穿过片状的异常回声区(彩图105)。血流频谱可无明显异常,脂肪肝变严重时肝内静脉血流速度降低,呈连续性频谱。

四、声学造影表现

脂肪肝的声学造影增强模式与正常肝实质一致,这对于局灶性的肝组织脂肪变和"低脂灶"的诊断与鉴别诊断有较大的帮助。

五、鉴别诊断及注意事项

1. 正常肝 正常肝实质回声强度与肾皮质、脾脏回声强度相近,脂肪肝回声强度则明显增高。

2. 肥胖者腹壁脂肪回声影响 肥胖者所产生的衰减对肝、肾和脾均有影响,选用低的探头频率则可清晰显示肝脏的管道纹理结构。

3. 肝内局限性占位性病变 局灶型脂肪肝和弥漫非均匀性脂肪肝在肝内显示为局灶性改变,易误诊为肝脏局限性占位性病变。局灶型脂肪肝与肝脏局限性占位性病变不同的是多数可见中心部有静脉分支穿行,无受压弯曲。弥漫非均匀性脂肪肝残留的正常肝组织或低脂灶常位于肝左内叶或右前叶靠近胆囊窝附近,呈不规则片状或近圆形,无包膜,邻近的胆囊囊壁无受压凹陷现象,运用声学造影能有效鉴别诊断大部分局灶型脂肪肝与肝脏局灶性占位性病变。对于少数鉴别诊断困难者可通过短期内随访复查、超声引导下穿刺活检、血液生化检查以及对比其他影像学检查(如 CT、MRI、PET 等)进行鉴别。

第六节 肝囊性病变

肝囊性病变常见的有单纯性非寄生虫性肝囊肿、先天性多囊肝、潴留性囊肿、淋巴管囊肿、外伤后肝血肿、肝脓肿、皮样囊肿、囊腺瘤等。超声探测肝囊性病变具有很高的敏感性和特异性,已成为首选的检查方法。

一、肝囊肿

肝囊肿多数无临床症状,由检查时发现,少数较大的囊肿可引起右上腹部不适。

1. 病理概要 肝囊肿分为潴留性和先天性两类,发病率为 1.4%～5.3%,发病率随年龄增加而增高。先天性肝囊肿一般认为是由于肝内胆管和淋巴管在胚胎时发育障碍所致。潴留性囊肿由于体液潴留而形成。胆汁潴留性囊肿起源于肝内小胆管的阻塞,因炎症、水肿、结石或瘢痕收缩所致;黏液性囊肿来源于胆管的黏液腺;淋巴性囊肿为淋巴管的阻塞扩张,多位于肝表面;血液性囊肿由肝穿刺或外伤后出血形成,内也可有胆汁成分。由于两类囊肿的鉴别常较困难,一般通称为单纯性肝囊肿。

肝囊肿可为单个,也可多发,大小的差别较大,大的直径可超过 20cm,囊肿生长极其缓慢,预后良好。小的囊肿对肝组织无明显影响,较大的囊肿可使局部肝组织受压而萎缩,但一般不影响肝脏的功能。本病的检出率与年龄增长有密切关系。

2. 二维超声表现

(1)肝脏形态大小基本正常,肝内出现一个或数个孤立存在的圆形或椭圆形无回声区,大小不等,多为数毫米至数厘米。无快速生长趋势,直径 2cm 囊肿增大 1 倍时间常超过 1 年,有的长期无明显变化。

(2)典型囊肿声像图特征(图 18-6-1):①囊壁菲薄,边缘整齐光滑,与周围肝实质界限清楚;②内部为无回声,较小的囊肿可因部分容积效应而出现弱回声;③后壁和后方回声增强,侧壁可引折射而出现"回声失落",两侧边后方可出现细条状内收的声影。小的囊肿后方回声增强呈典型的"蝌蚪尾征"。

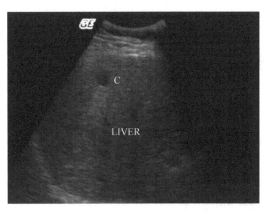

图 18-6-1 肝囊肿 LIVER 肝脏,C 囊肿

(3)位置表浅的小肝囊肿因受多重反射伪象的影响可能显示不清,但后方增强效应提示病灶的存在,需仔细调节仪器条件并从多方向探测;位置表浅的较大的肝囊肿,当用探头加压时可显示可压缩性。

(4)多房囊肿内可见分隔光带,壁仍较薄。

(5)肝囊肿合并出血或继发感染时,无回声暗区内出现漂浮的光点,囊壁可增厚,边缘模糊、不平整齐。

3. 彩色多普勒和频谱多普勒表现 肝内血流检测一般无特异所见,较大的囊肿可挤压邻近的肝脏血管移位。囊肿内和囊壁上一般无血流信号显示,少数较大的囊肿囊壁上可显示微弱的点状或短棒状血流,多为静脉型低速血流。

4. 声学造影表现 肝囊肿当合并出血、感染、受伪像干扰时需行声学造影检查以与囊实性肿瘤相鉴别。肝囊肿的造影增强模式表现为各时相均无增强,囊内分隔可呈等增强。肝囊肿合并出血时囊内实性回声造影表现也为各时相无增强。

5. 鉴别诊断及注意事项

(1)肝内管道结构:门静脉、肝静脉、扩张的肝内胆管横断面呈圆形的无回声,与小囊肿相近似,鉴别要点是转动探头后管道结构变为长的管状暗区,且断面的无回声暗区后方回声增强较弱。

(2)多囊肝:肝囊肿多发且数目较多时需与多囊肝鉴别,前者囊肿周围肝组织正常;后者囊肿密布全肝,囊肿间没有正常肝实质显示。

(3)其他肝囊性病变:其他需鉴别的肝囊性病变主要有肝脓肿、肝包虫病、肝癌液化、囊状肝血管瘤、具有分泌功能的肝转移腺癌等。

二、多 囊 肝

1. 病理概要 为先天性疾病,部分病例伴有肾脏、脾脏和胰腺多囊状改变,其中约50%伴有多囊肾。常有遗传性及家族史。肝脏明显肿大,肝表面可见囊肿隆起,囊肿布满整个肝脏,少数仅累及某一肝叶。囊肿大小不一,直径数毫米至数厘米不等,有的可大至几十厘米。囊壁菲薄,囊内含有澄清液体,如有合并感染或出血,则囊液可混浊或呈淡红色。囊肿间只有极少肝组织。

2. 二维超声表现

(1)肝脏明显增大,形态失常,轮廓不光滑,肝被膜凹凸不平。

(2)肝内布满紧密相连的、互不连通的圆形液性暗区,暗区大小不一,直径数毫米至数厘米。囊壁薄而光滑,多数囊与囊之间仅以薄的壁间隔(图18-6-2)。后方回声增强可不明显。

(3)大的囊肿间呈无数短棒样的等号状强回声,为小囊肿侧壁回声失落时的表现。病变轻者囊肿间有少量正常肝实质显示。

(4)右肾和胆囊被推挤移位。

(5)常合并多囊肾。

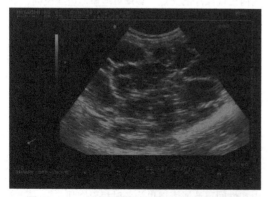

图18-6-2 多囊肝各暗区为大小不等的囊肿

3. 彩色多普勒表现 囊内无血流和频谱信号。肝内小血管可因囊肿挤压、破坏而明显减少,血管被推挤移位或在紧邻的囊肿之间,血流变细、迂曲变形。

4. 鉴别诊断及注意事项

(1)多发性肝囊肿:囊肿数目相对较少,囊与囊之间有正常肝组织间隔,后壁与后方回声增强明显,无其他脏器的多囊状改变。

(2)先天性肝内胆管囊状扩张:囊肿沿肝内胆管走向分布,且与肝管相通。有的合并肝外胆管囊状扩张。

第七节 肝包虫病

包虫病是由于人体感染棘球绦虫的幼虫(棘球蚴)所致的寄生虫病,是一种人畜共患的疾病。流行病学分布有一定的区域性,以畜牧区常见,但随着人口流动性增加以及各地畜产品交易增多,城镇发病率也有增加。包虫病主要有两种,即囊性包虫病与泡状包虫病。人体感染主要是经口食入棘球蚴虫卵,棘球蚴主要侵犯肝脏,其次为肺,其他部位也可侵犯。肝包虫病早期可无症状,囊肿增大时可出现压迫症状,患儿可引起营养不良,严重可影响发育。

一、病 理 概 要

肝囊性包虫病在肝脏形成囊肿,即肝包虫囊肿,一般较大,多为单个。囊壁分内外两层,内囊为虫体本身,有两层细胞,内层为生发层,具有繁殖能力,可以生长出另外的育囊,即母子囊(囊中囊),子囊可再生出孙囊,外层为角质层,起保护作用;外囊肝组织反应产生的纤维包膜。肝包虫可长期生存,也可因损伤、感染而退化死亡,此时外囊逐渐增厚,并可发生钙化。成年患者90%以上的肝包虫囊内含子囊,附于母囊壁上,囊内可见大量头节聚集成的囊砂。儿童90%以上患者囊内无子囊。

肝泡型包虫比较少见,由无数个小囊泡集合而成,在肝内形成结节状或连成大块状,生产方式以群集的小囊泡向周围组织浸润扩散,可侵入血管或淋巴管播散到其他部位。囊泡体积小,一般不超过3mm。较大的病灶中可发生变性、坏死,形成液化腔,外形不规则,没有明显的囊壁。

二、二维超声表现

根据肝包虫病的病理变化特点,声像图表现主要有以下几种:

1. 单房囊肿型 此型最多见。肝内见单个或多个圆形或椭圆形液性暗区，边界清晰。有较厚壁，呈双层，内层欠整齐，外层光滑、回声较强。囊内可有细小光点(囊沙)沉积于囊底，改变体位光点在囊内漂浮形成"落雪征"，而新发生的肝包虫囊腔外形饱满，内为均匀的无回声区。当内囊脱落后，囊壁内出现飘动的不定形膜状回声带。

2. 多房囊肿型 囊肿多较大，囊腔内可有许多小囊，形成有特征性的"囊中囊"征象。子囊内或子囊间可也有囊砂形成的粒状强回声，改变体位可移动。如子囊在母囊内脱落，也可随体位改变而移动。

3. 囊壁钙化型 囊壁厚而粗糙，呈弧形或圆形强回声光带，伴声影。

4. 实块型 多为肝泡状包虫病。表现为实质性团块，形态不规则，界限不清楚，内回声不均匀，可见散在的点状小暗区和砂粒样、斑点状强回声。较大的病灶中央可出现液化暗区，暗区内常有少许沉积状的强光点。邻近的管道结构可有受挤压、浸润现象。

三、彩色多普勒表现

通常在囊肿或实质团块内及边缘均无滋养血管血流显示，病灶旁的肝内静脉受挤压时可见其绕行。

四、鉴别诊断及注意事项

肝包囊虫病的诊断和鉴别诊断需根据流行病学资料，超声检查有典型的肝包虫病声像图特征，结合Casoni试验或血清补体结合试验阳性，可明确诊断。部分声像图不典型的肝包虫病应注意与肝囊肿、多囊肝、肝脓肿、肝癌液化、肝血管瘤等病变相鉴别。如怀疑有肝包虫病囊肿时，切勿做穿刺抽液检查，以免导致囊液外溢而发生其他部位的种植。

第八节 血吸虫及华支睾吸虫肝病

一、肝血吸虫病

(一)病理概要

血吸虫病是由于血吸虫寄生于人体引起细胞与体液免疫均参与的疾病，主要病变是由虫卵引起肝脏与肠的肉芽肿形成，而以肝脏损害最为严重，严重者可引起肝硬化。我国血吸虫的病原体为日本血吸虫。血吸虫病在我国多发生在水资源较丰富的区域。

血吸虫虫卵随同患者和病畜的粪便排入水中，卵内的毛蚴孵化成熟，破壳而出，浮游于水面，遇到中间宿主钉螺即钻入其体内，经过母胞蚴和子胞蚴阶段后发育成尾蚴，然后离开钉螺再次入水。当人畜接触疫水时，尾蚴钻入皮肤或黏膜病发育成童虫，童虫进入小静脉或淋巴管，随血流经右心到达肺脏，以后由肺毛细血管进入体循环向全身播散，只有进入肠系膜静脉和门静脉的童虫才能发育成为成虫成虫在人体内的寿命一般为3～4年。由于成虫寄居于门静脉系统，大量的虫卵顺流到达肝脏。

成虫对人体的损害较小，其代谢产物可使机体发生嗜酸粒细胞增多、贫血、脾大、静脉炎等。虫卵沉着引起的损害较大，虫卵随门脉血流顺流至肝脏门静脉小分支内停留，在汇管区形成特征性的虫卵结节(即血吸虫肉芽肿)，后者分为急性虫卵结节和慢性虫卵结节。急性虫卵结节是由成熟虫卵引起的急性坏死、渗出性病灶，肉眼观为灰黄色、粟粒至绿豆大小的结节。镜下见结节中央为有1～2个成熟虫卵，周围为一片无结构的颗粒状坏死物质和大量嗜酸粒细胞聚集，状似小脓肿，所以也称为嗜酸性脓肿。肝细胞混浊肿胀，肝窦扩张充血，肝体积增大。随后虫卵周围肉芽组织由外向中央生长，逐渐趋向增殖性炎症，嗜酸粒细胞显著减少，构成晚期急性虫卵结节。慢性虫卵结节卵内毛蚴死亡，虫卵崩解、破裂，周围为淋巴细胞和增生的肉芽组织，形态与结核样肉芽肿相似，故称为假结核结节，此即为慢性虫卵结节。最后，慢性虫卵结节纤维化玻璃样变，中央可出现钙化。轻度感染的病例仅在汇管区有少量慢性虫卵结节，临床可无症状。长期重度感染汇管区周围有大量结缔组织增生，肝脏纤维化而变硬、缩小导致血吸虫性肝硬化，引起门静脉高压等一系列症状和体征。慢性血吸虫病纤维组织增生主要沿门管区及小叶间纤维呈树枝状交错分布，是声像图上呈网络状光带结构形态学依据。

(二)二维超声表现

1. 急性期 肝脏轻度肿大，形态轮廓基本正常，肝表面尚光滑。肝内呈回声增强的、密集的细小光点，分布不均匀，可有散在、边界模糊的低回声区。脾脏可轻度肿大。

2. 慢性期

(1)肝脏右叶缩小，左叶增大，左叶边缘角变钝。

(2)肝被膜不平整，锯齿状或凹凸不平。

(3)肝实质回声增强、增粗和分布不均，有斑片状强回声在其内分布。有的肝内出现弥漫分布的回声稍强的纤细的光带，将肝脏实质回声分割呈小鳞片状，大小为 3～5mm，境界不清楚。特征性表现为肝内出现形态不规则、厚薄不一、纵横交织的条索状高回声带，肝实质被分隔成较大的"网络"状，网格内肝实质大小多在 3cm 以下，呈"地图"样或"马赛克"样改变（图 18-8-1）。肝门区及肝内门静脉由于管壁炎症增厚和管壁外周纤维组织增生并包绕管壁，显示为管壁回声增强、增厚，由肝门区延续至肝包膜。肝静脉变细或结构不清，显示的分支也少。

（4）晚期出现血吸虫性肝硬化时，出现门静脉高压，表现为门静脉主干和脾静脉明显扩张、脾脏显著肿大、腹水、侧支循环建立等表现。

（三）彩色多普勒和频谱多普勒表现

肝内门静脉、肝静脉血流变细、变窄，走向异常。血吸虫性肝硬化时有相应的门静脉高压血流改变。

（四）鉴别诊断及注意事项

急性期肝血吸虫病超声检查无特异性，应结合临床资料和其他实验室检查。慢性肝血吸虫病一般具有典型的粗大的"网络"状或"马赛克"状声像图特征，超声检查具有较高的敏感性和特异性。需鉴别的疾病主要有原发性肝癌、其他原因引起的肝硬化等。

1. 原发性肝癌结节型 癌结节有一定的球体感，边缘多伴有"声晕"征或"光轮"征，大的癌结节内部多呈高回声或不均匀，可有中央液化形成的不规则暗区。弥漫性肝癌肝内也可显示有弥漫分布的、大小不等的结节，肝体积多有明显增大，回声强度不一，常有门静脉内瘤栓。彩色多普勒检查时原发性肝癌的瘤结节多有丰富的血流信号，且血管形态不规则，主要为动脉型血流频谱。慢性血吸虫病很少伴发原发性肝癌，但同时合并乙肝或肝炎性肝硬化时也可同时伴发肝癌。慢性血吸虫病出现有下列情况者，应考虑伴发肝癌：①短期出现肝大，特别是右叶肿大明显者，伴肝区疼痛，上腹部不适，食欲明显减退，消瘦，腹胀者；②肝实质回声的"网络"结构部分消失，而呈低回声或高回声，或原"网状"状结构普遍为杂乱回声所替代；③门静脉内出现栓子，有栓子处的门静脉管壁不规则，且栓子内或周围检测到动脉血流信号；④血清 AFP 明显升高；⑤多普勒检测出肿块内有动脉血流频谱。

2. 其他类型的肝硬化 肝实质内一般不会出现粗"网络"状声像图特征，结合病史和其他实验室检查可以帮助鉴别。

二、华支睾吸虫肝病

华支睾吸虫肝病是华支睾吸虫成虫寄生在肝内胆管引起的寄生虫病，又称为肝吸虫病。我国主要流行于华南地区，以喜食生鱼或半生鱼者的感染率较高。华支睾吸虫产卵后，虫卵随胆汁进入肠道，并随粪便排出体外。第一中间宿主淡水螺吞食虫卵后，虫卵的毛蚴在其消化道内破壳而出，并逐渐发育为尾蚴，排出螺体入水，侵入第二中间宿主淡水鱼或淡水虾体内（尤其是肌肉内），发育成囊蚴。人食入未经煮熟的含活囊蚴的鱼虾后，囊蚴在人体消化道内发育成童虫，童虫经胆总管至肝内各级胆管寄生并发育为成虫。成虫长 10～25mm，宽 3～5mm，数量一般数十条至上百条，感染严重时可达数千条至上万条，此时胆囊、胆总管、胰管内也可有成虫寄生。成虫寿命为 15～20 年，以组织液、黏液中的蛋白质和葡萄糖为食，而不吞食胆汁和细胞。

轻度感染者无症状。中度感染有消化不良症状，血中嗜酸粒细胞升高。重度感染者胃肠道症状明显、黄疸、肝大、肝区疼痛等，甚至有肝硬化表现。粪便及十二指肠引流液中可查见虫卵，免疫学实验对诊断也有一定的帮助。

（一）病理概要

华支睾吸虫虫体、虫卵的机械刺激和代谢产物的刺激引起管壁内皮细胞脱落、纤维组织增生而增厚，胆管的机械阻塞和局部狭窄导致的肝内胆管扩张是其最突出的表现，以左叶更为显著。胆管上皮细胞和黏膜下腺体呈不同程度增生，严重者呈乳头状、腺瘤样或不典型增生，少数可发生癌变。胆管阻塞可引起阻塞性黄疸，且易于继发细菌感染发生化脓性胆管炎，甚至出现胆管源性肝脓肿形成。死亡的虫体、虫卵和脱落的胆管上皮细胞还可以成为胆石的核心，促成胆石的形成。肝脏轻度肿大，重者肝脂肪变，肝细胞萎缩坏死，最后形成肝硬化。

（二）二维超声表现

（1）肝脏轻度肿大，左叶增大明显。

（2）肝包膜尚平整，重者包膜增厚、凹凸不平。

（3）肝实质回声增强、粗糙，分布不均匀，可有斑点状、小片状、条索状高回声，以左叶明显。

（4）肝内胆管呈不同程度的扩张，可为局限性扩张，管壁增厚、回声增强（图 18-8-2）。肝内显示的分支小胆管明显增多，呈间断的、等号状高回声，似繁星密布，长为 1～2cm。

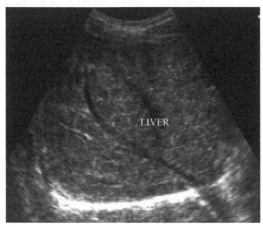

图 18-8-1　慢性血吸虫病肝脏

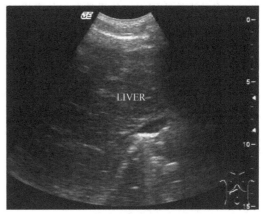

图 18-8-2　慢性期肝吸虫病

肝组织被交织的条索状高回声带分隔成网络状。肝内见条索状高回声带及等号状扩张的胆管。(LIVER 肝脏)

(5)可有胆囊肿大，壁增厚，胆囊内出现点状沉积物或胆囊结石。

(6)晚期出现胆汁性肝硬化，有脾大、腹水、侧支循环建立等一系列表现。

(三)彩色多普勒和频谱多普勒表现

轻者肝脏血流无明显改变，肝硬化时则出现相应的血流改变。

(四)鉴别诊断及注意事项

华支睾吸虫急性和轻度感染者肝脏超声表现无特征性，需与急性肝炎、急性期肝血吸虫病等鉴别，应结合病史、流行病学以及实验室检查资料分析。慢性感染者需与胆管结石、肿瘤等所致的肝内胆管扩张鉴别，后者胆管均匀、弥漫扩张，管壁无明显增厚或回声增强，也无呈间断的、等号状的弥漫于全肝的高回声。

第九节　肝血管瘤

肝血管瘤是肝脏较常见的良性肿瘤，约占肝良性肿瘤的 14.6%，可见于任何年龄，尸检发现率为 4%～7%。肝血管瘤一般生长缓慢，大多数较小且不引起临床症状，常由影像学检查发现。超声对肝血管瘤的检出率极高，接近 100%，是首选的检查方法。

一、病　理　概　要

肝血管瘤分为毛细血管瘤和海绵状血管瘤，大多数为海绵状血管瘤。肝血管瘤多为单发，可发生于肝脏任何部位。肿瘤大小不一，可为数毫米至数十厘米。肉眼观，表面呈紫红色或蓝色，质地柔软而富有弹性，边界清楚。

肝海绵状血管瘤可生长至很大，甚至占据大半腹腔。切面为无数个大小不等的、呈蜂窝状(海绵状)的血窦腔，内充满暗红色的静脉血。边缘呈分叶状或较平整，有纤维性包膜。镜下，血窦壁为单层内皮细胞覆盖，由薄的纤维组织间隔，体积大的肿瘤纤维隔内有滋养血管走行。血窦腔内可有新鲜的或机化血栓形成，血栓及间隔也可发生钙化。

肝毛细血管瘤一般比较小，直径为 1～3cm，单发多见，多发的可合并有身体其他部位(如皮肤)血管瘤。瘤内血腔狭小，间隔较密的纤维组织。

肝血管瘤一般生长缓慢，或数年大小无变化。肿瘤较小时无任何症状，临床常由影像学检查发现。肿瘤较大时可引起腹胀，右上腹隐痛，巨大的肝血管瘤压迫邻近脏器(如胃肠道)引起相应症状，可在上腹部扪及表面光滑、质软而有弹性的包块，无压痛。如果肿瘤破裂出血，可引起急腹症或出血症状。如肝血管瘤较大或增大迅速、症状明显、怀疑恶变。

二、二维超声表现

(1)肝血管瘤较小时，肝脏轮廓、大小和形态均无改变。较大的肝海绵状血管瘤可使肝脏增大，肝脏形态饱满，偶见巨大的占据大部分腹腔。

(2)肝实质内出现边界清晰的占位病变，实时观察病变缺乏球体感。较小的血管瘤以圆形多见,多数为较强回声,外周常有细的声增强带,内部呈细网络状或较均匀;较大的血管瘤形态欠规则,但边缘仍较光滑,可见包膜回声,内部多为混合回声,由网络状分隔光带间隔大小不等的低至无回声区,且无回声区可靠近包膜,此与肝癌的中央液化坏死无回声区有明显不同。肝毛细血管较小,一般直径为 1～3cm 内部回声较强;肝海绵状血管瘤则可生长至体积较大。瘤内有纤维化、钙化时,表现有强回声光斑,后方伴声影。

肝血管瘤具有特征性的声像图征象为"浮雕样改变"和"边缘裂开征","浮雕样改变"为肿瘤周边见 2～4mm 的环状高回声带,呈花瓣样环绕,中间无间断;"边缘裂开征"为肿瘤边缘有小管道(血管)进入、穿通瘤体的肿瘤边缘稍向内凹陷(图18-9-1)。出现这些特征性改变对肝血管瘤的诊断有较大帮助。

(3)多数血管瘤可有后方回声轻度增强,较强回声的血管瘤则后方回声无变化。

(4)较小的肝血管瘤很少挤压邻近的管道结构,即使有也很轻微,不造成管腔狭窄。较大的肝血管瘤可推挤邻近的血管弯曲绕行、轻度狭窄。

(5)较大的肝血管海绵状瘤具有可压缩性,即加压探头可见肿瘤外形改变,向深部被压扁或凹陷,放松后恢复原状。

(6)肝血管瘤多无肝硬化。

(7)动态观察肝血管瘤生长缓慢,或长期大小无变化。

(8)声像图分型:按血管瘤内部回声分型:

1)高回声型最多见。多出现于小的肝血管瘤,呈圆形或椭圆形,内为高回声,较致密均匀,中间有小点状或细小管状的低至无回声,呈细筛网状。边界清晰、锐利。大多数毛细血管瘤属此型,小海绵状血管瘤也多为此型(图18-9-2)。

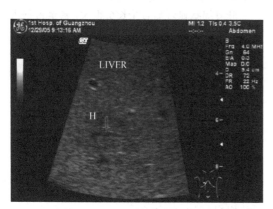

图 18-9-1　肝血管瘤边缘裂开征

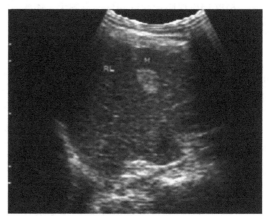

图 18-9-2　肝血管瘤(高回声型)

箭头所指血管由低回声血管瘤边缘进入并穿过 M 肝血管瘤,RL 肝右叶瘤体,H 肝血管瘤,LIVER 肝脏

2)低回声型较少见。肿瘤多较小,圆形或椭圆形,内为低回声,有细网络状分隔,间隔回声较高回声的低。边界清楚,外周有薄的高回声带包绕(图18-9-3)。

3)混合回声型见于较大的海绵状血管瘤。形态呈近似圆形或不规则形,内呈粗网络状或蜂窝状,间隔内为不规则低至无回声。边界清楚。大肿瘤的无回声区可靠近肿瘤边缘。

4)无回声型:极少见。瘤体内无网络状结构,

酷似肝囊肿,但其壁较囊肿厚、较模糊,内部透声性也较肝囊肿差。有时可发现血管与无回声区相通或血管绕行(图18-9-4)。

(9)按血管瘤大小和分布特点分类:

1)巨块型:指肿瘤直径>5cm。

2)结节型:肿瘤直径≤5cm。其中,小结节型为直径<3cm,大结节型直径为 3～5cm。

3)弥漫结节型:肿瘤多发,结节状,大小不一,在肝内弥漫性分布。

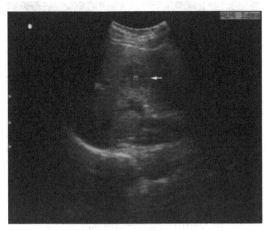

图 18-9-3　肝血管瘤(低回声型)

箭头所指为血管瘤，RL 右肝 H 血管瘤，LIVER 肝脏

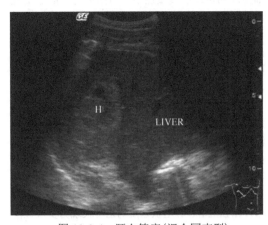

图 18-9-4　肝血管瘤(混合回声型)

三、彩色多普勒表现

虽然肝血管瘤内血流丰富，但血流速度缓慢，因此，彩色多普勒和频谱多普勒超声在大多数血管瘤内不能探测到血流信号(彩图 106)。较大的或生长较快的血管瘤内可有彩色血流，但一般血流速度较慢而色彩较暗淡，呈斑点状或短线状。彩色多普勒能量图对肝血管瘤的血流显示率高于速度图。较大的肝海绵状血管瘤可见邻近的血管轻度受压、移位现象。

四、频谱多普勒表现

肝血管瘤内血流主要为平稳的门静脉型血流，在病灶周围也可检出肝静脉型血流频谱。少数血管瘤内可检出动脉型血流，但一般血流速度和阻力指数均较低，阻力指数小于 0.6(0.47+0.02)。在大的肝海绵状血管瘤内，有时也可测得高速、高阻力的动脉型血流。

五、声学造影表现

当肝血管瘤表现不典型或者合并弥漫性肝病时，通过声学造影观察肝血管瘤内灌注情况多能准确与其他肝占位性病变鉴别。肝血管瘤的声学造影典型表现模式为"慢进慢出"。动脉相，病灶边缘部或整体呈结节状增强或呈环状增强；门静脉相，从病灶的部分或整个外周向中央呈向心性填充，呈团絮状增强；延迟相病灶整体增强无明显消退，表现为等回声或部均匀的高回声(图 18-9-5，彩图 107～109)。

小结节型肝血管瘤声学造影可表现为快进慢出或快进等出，即动脉相快速增强，门脉相和延迟相呈等回声或高回声。肝血管瘤其他不典型表现有动

脉相病灶呈结节状增强或呈环状增强，后期提前消退；动脉期仅瘤体边缘增强，瘤内三相均呈无回声。

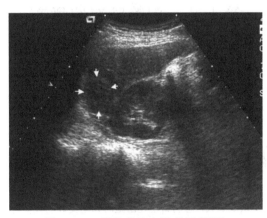

图 18-9-5　肝海绵状血管瘤(造影前)

箭头所指范围内为混合回声的肝海绵状血管瘤肿瘤(箭头所指范围)边缘部呈环状增强

六、鉴别诊断及注意事项

超声检查对肝血管瘤的检出率极高，可达100%。肝血管瘤的超声表现大多数很典型，容易诊断。少数表现不典型的病例，尤其是低回声型的小血管瘤，应注意鉴别，需鉴别的病变主要有主要肝癌、其他类型的肝良性肿瘤、局灶性结节性增生、肝囊肿、肝包虫病、肝血管肉瘤等。对于不典型的肝血管瘤(尤其是低回声型)有时与其他病变鉴别困难，可在超声引导下做穿刺活检。

1. 肝癌　原发性肝癌(特别是小肝癌)由于预后不同，应特别注意鉴别。肝癌内回声变化规律与肝血管瘤相反，小肝癌多为低回声，较大的肝癌内

部为高回声或以实质性不均匀回声为主的液实性混合回声。低回声的小肝癌外周常有声晕包绕，其内部或边缘常可检测到血流信号，且多为高速高阻型，多合并有肝硬化，实验室检查有血 AFP 升高等，可以鉴别。较大的肝癌与大血管瘤的超声表现一般各具特征，较容易鉴别。

2. 其他类型的肝良性肿瘤和良性病变 肝腺瘤内多为低回声，内常有斑片状的高回声和不规则液性暗区；肝局灶性结节性增生（FNH）病灶多为中高回声，在较低回声的中央可见星状或放射状的高回声，多普勒超声检查可见中央动脉血流；囊型肝血管瘤可酷似肝囊肿，但肝囊肿壁纤细光滑，后方回声增强显著；肝泡状包虫病也可表现为实质性团块，但形态不规则，界限不清楚，内回声不均匀，可见散在的砂粒样、斑点状强回声，应结合流行病学和实验室检查资料帮助鉴别诊断。

第十节 门静脉海绵样变

一、病 理 概 要

门静脉海绵样变是各种原因导致门静脉主干和（或）分支完全或部分性阻塞后，在其周围形成大量侧支静脉或阻塞后再通，是一种保护性代偿机制。门静脉阻塞的原因可为门静脉先天性发育异常或后天性阻塞。先天性门静脉海绵样变罕见，为门静脉主干几分支先天性发育异常，管腔显著狭窄、闭锁或缺失，患病新生儿出生后如无良好的代偿存在常导致肝功能衰竭引起死亡。后天性最常见的为瘤栓，其次为血栓形成、门静脉炎症、肝硬化门脉高压等，门静脉受外部肿瘤等压迫也可出现海绵样变，但很少见。侧支静脉伴行于阻塞的门静脉，呈蜂窝状交错扭曲，可呈瘤样扩张，引流其远端的血流越过阻塞部位与肝内静脉分支交通。另外，血栓阻塞可因机化，血管再通等改变，以保证肝脏血流灌注。阻塞严重时，侧支静脉与再通静脉代偿不足，常导致门静脉高压。

二、二维超声表现

（1）闭塞部位的门静脉主干和（或）分支的正常结构消失，或近隐约可见（图 18-10-1）。后天性者于管腔内常可见非均质的、形态不规则的中等或稍强回声团块充填（瘤栓、血栓等）（图 18-10-2）。如为瘤栓，常可见管壁不规则。

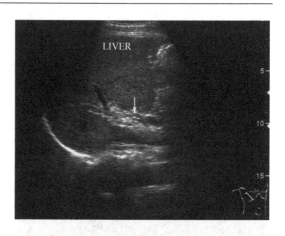

图 18-10-1 先天性门静脉海绵样变
箭头所指处正常门静脉主干结构消失，出现迂曲、交错的代偿侧支静脉

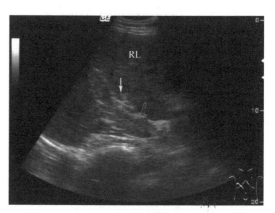

图 18-10-2 后天性门静脉海绵样变（瘤栓所致）
空心箭头所指为门脉为瘤栓充满，白箭头所指为代偿性侧支静脉，RL 肝右叶

（2）在肝门附近出现迂曲的、呈网状交错的管状无回声结构，粗细不均，其圆形断面也交织其中，呈蜂窝状改变，并沿门静脉左、右支向肝内延伸，至较深部位。有的代偿性侧支静脉较粗大且很长，可达 1.0cm 左右，与正常门静脉主干管径相当，容易混淆，但前者走行迂曲、多条呈缠绕伴行，可以帮助鉴别。

（3）常有门静脉高压的一系列表现，如脾大、腹水侧支循环形成等。

三、彩色多普勒表现

完全阻塞时门静脉内血流消失，在阻塞的门静脉旁蜂窝状结构内见深蓝色或暗红色血流信号（彩图 110），侧支静脉扭曲扩张明显时血流较多而呈多色血流交错状。当门脉不完全阻塞时，其内亦可见点状或线条状彩色血流。门脉主干和左、右支旁肝动脉较粗大且血流速度较快而容易显示。

四、频谱多普勒表现

阻塞的门静脉内检测不到血流频谱。其旁的侧支静脉内血流频谱显示均为低速的连续平坦的静脉型,方向可正向亦可反向,血流速度在5～10cm/s以内。瘤性阻塞则在阻塞的光团内及周围测得动脉型血流。有动-静脉瘘时可见色彩明亮的高速血流。

五、鉴别诊断及注意事项

先天性胆管囊状扩张和胆总管长期阻塞所致的肝内外胆管扩张也可在门静脉周围显示为迂曲扩张的管状结构,需加以鉴别。彩色多普勒和频普多普勒探测门静脉内血流基本正常,而伴行的管道内无血流信号则容易鉴别。需注意有时门静脉海绵样变时,侧支静脉血流极其缓慢,需调节彩色量程至很低方能显示出血流信号。

第十一节 肝 癌

肝癌分为原发性肝癌和转移性肝癌两大类。

一、原发性肝癌

原发性肝癌是原发于肝细胞或肝内胆管上皮细胞发生的恶性肿瘤,是我国常见的三大癌症之一。原发性肝癌死亡率很高,是一种严重的恶性肿瘤,有"癌之冠"之称。原发性肝癌可在任何年龄发病,以30～50岁多见,男性多于女性。我国以华东和华南地区如广东、江苏、广西、江西等省份为多见。

原发性肝癌的发病原因与病毒性肝炎(特别是乙型和丙型肝炎)、肝硬化、真菌及其毒素(主要为黄曲霉毒素)、高浓度的亚硝酸胺类化合物有密切联系。病毒性肝炎以乙型肝炎关系最密切,其次为丙型肝炎,多数(81.8%)肝癌患者有乙型肝炎感染。约80.4%的肝癌患者合并有肝硬化,据统计,肝硬化一般经7年左右可发展为肝癌,其中以坏死后性肝硬化最为常见。动物实验研究表明,黄曲霉毒素、亚硝酸胺类化合物、二甲基黄等均可以引起肝癌。华支睾吸虫病、慢性胆管炎与胆管结石与胆管细

癌发病有关。

原发性肝癌早期多无明显症状,出现症状时已属中晚期。主要表现为肝区疼痛、消化功能障碍、乏力和消瘦、低热且使用抗生素无效、进行性肝肿大和黄疸等,晚期出现腹水、恶异质、出血等。血清甲胎蛋白(AFP)升高是诊断肝癌的一个重要实验室指标。

(一)病理概要

原发性肝癌根据其组织来源的不同分为肝细胞癌、胆管细胞癌、混合性肝癌以及少见类型,其中,以肝细胞癌最常见,占76%～91%。1954年 Edmondson 根据细胞分化程度将肝细胞癌分为四级:Ⅰ级癌细胞排列呈条索状,分化最好;Ⅱ级癌细胞类似正常细胞,但胞核较大、浓染,胞浆丰富,呈嗜酸性,排列成腺状或腺泡状;Ⅲ级癌细胞核增大,浓染程度均较Ⅱ级更为显著,癌巨细胞多见;Ⅳ级核强浓染,占据细胞大部分,胞浆常缺乏,生长似髓样,少梁状,细胞间缺乏连接,分化最差。分化好的肿瘤仅含有Ⅰ级和Ⅲ级成分;中等分化肿瘤主要由Ⅱ级构成,有部分Ⅲ级成分(小于50%);分化差的主要为Ⅲ级和Ⅳ级成分。肝细胞癌恶性程度高,80%以上伴有肝硬化。胆管细胞癌较少见,女性多发,常伴有广泛的纤维化。混合型肝癌具有肝细胞癌和胆管细胞癌两种成分,很少见。

90%以上的原发性肝癌为富血管型,且其血管形态怪异,走向不规则,多有动-静脉瘘。滋养血管主要来自于肝动脉,可有门静脉参与供血。较大的病灶可完全由肝动脉供血;小肝癌和早期肝癌也可以门静脉供血为主,也可为肝动脉和门静脉双重供血。也有少数病灶为乏血供的。

肝细胞癌的大体形态学分类法较多,我国沿用较多的主要有以下两种。

(1)1979年我国肝癌病理协作组在 Eggel 等分类基础上,结合我国实际情况和经验,将肝细胞性癌大体形态分为四大型和六个亚型。

1)弥漫型癌结节较小,无包膜与边界,弥漫分布于全肝,多见于重症肝硬化后期。

2)块状型癌块直径在5cm以上,超过10cm者为巨块型,肿块边界清楚或不规则,常有完整或不完整的包膜,可见卫星结节。此型有三个亚型:单块状型、融合块状型、多块状型。

3)结节型癌结节最大直径不超过5cm,多具有包膜,边界清楚。此型有三个亚型单结节型、融合结节型、多结节型。

4)小癌型单个癌结节最大径不超过3cm，或多个癌结节不超过2个，相邻两个癌结节直径之和在3cm以下，患者无临床症状。

(2)1987年，日本Kojiro和Nakashima根据肝癌的生长方式并特别注意肿瘤包膜情况进行分类。

1)浸润型多不伴有肝硬化。肿瘤边界模糊不清楚，大小不一的病灶相互融合为大肿块。

2)膨胀型常伴有肝硬化。肿瘤有纤维包膜，边界清楚。有2个亚型：①单结节型，结节边界清楚，伴有肝硬化者结节有明显的纤维包膜，不伴有肝硬化者则包膜多不明显。大的结节旁可有小的卫星结节，可侵犯门静脉；②多结节型，指有2个以上的膨胀型结节，且直径超过2cm。

3)混合型即上述两种类型同时存在。有单结节和多结节2个亚型。

4)弥漫型常伴有肝硬化。全肝弥漫分布无数个小结节，直径为0.5～1.0cm，互不融合。此型主要是通过门静脉在肝内播散。

5)特殊型包括以肝内门静脉瘤栓为突出表现而肝内无明确原发灶的肝癌和带蒂的外生性肝癌。

肝纤维板层癌是一种特殊组织类型的肝细胞肝癌。多见于青壮年人，多不合并病毒性肝炎或肝硬化，血清AFP可正常。肿瘤多为单个、巨大，有包膜，组织学特征为瘤内有大量的、呈层状分布的纤维组织平行排列成板层状，并分割瘤组织，有的中央有星形瘢痕并向外呈放射状延伸。这种类型的肝细胞肝癌预后比普通型肝细胞癌好，手术切除率较高。

原发性肝癌的扩散首先在肝内直接蔓延，或侵犯肝内门静脉分支并在肝内转移，可在肝内出现多处转移结节。肝外转移通过淋巴道转移至肝门淋巴结、腹腔及腹膜后淋巴结。晚期通过肝静脉向全身转移。

(二)二维超声表现

1. 肝脏形态和大小 由于原发性肝癌常合并有肝硬化，肝表面呈波浪状凹凸不平或不规则状。癌肿较小时，对肝脏形态和大小影响不大。癌肿较大时，肝脏癌肿所在肝叶肿大，位置表浅或巨大的癌肿使肝表面隆起，使肝下缘的锐角变钝，相邻的两个肿块隆起则呈"驼峰征"。弥漫型肝癌常使全肝明显肿大。

2. 癌肿的回声特征

(1)部位癌肿可出现在任一肝叶内，单个或多个，也可为弥漫于全肝的小结节(图18-11-1)。

(2)形态可为圆形、椭圆形、分叶状或不规则形，多数呈膨胀性生长而呈结节状，实时立体观察球体感强。

(3)大小病灶可大小不等。结节型肝癌直径<5cm，多为单发，也可多发。块状型直径较大，直径超过10cm称为巨块型(图18-11-2)。超声对小<1cm的病灶也可检出，但明确诊断则较困难。

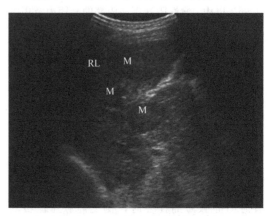

图18-11-1 原发性肝癌(弥漫型)

M 原发性肝癌，RL 肝右叶

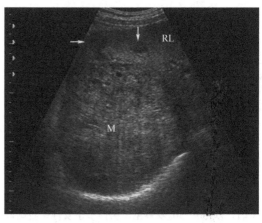

图18-11-2 原发性肝癌(巨块型)

M 原发性肝癌，RL 肝右叶，箭头所指为卫星灶

(4)内部回声可为低回声(图18-11-3)、等回声、高回声(图18-11-4)或混合回声(图18-11-5)。通常病灶直径<3cm多为低回声，3cm左右为等回声或高回声，大于3cm则回声不均匀，病灶内可因出现坏死、液化而在中央有不规则无回声。低回声提示肿瘤细胞生长活跃，高回声提示肿瘤细胞有变性、坏死而尚未液化，如有液化区则表现为无回声区。较大的肿瘤中央部位多为高回声(也可有液化)，周边则回声较低。肝癌经介入治疗后，如周边尚有小的低回声区，常提示残留有存活的瘤组

织，如治疗后新出现周边低回声区则提示有存活的　　瘤组织生长。

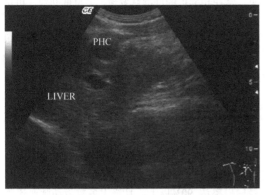

图 18-11-3　原发性肝癌（低回声型）

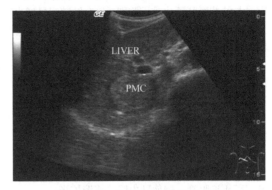

图 18-11-4　原发性肝癌（高回声型）

PHC 原发性肝癌，LIVER 肝脏

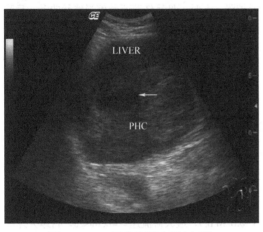

图 18-11-5　原发性肝癌（混合型）

箭头所指为癌肿内液化区，PHC 原发性肝癌，箭头所指环状
弱回声为声晕征，箭头下方垂直的 LIVER 肝

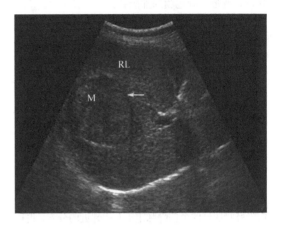

图 18-11-6　原发性肝癌声晕征

弱回声带为侧声影，M 原发性肝癌，RL 肝右叶

（5）边界可清晰或不清晰。多数癌结节周围完整或不完整的包膜，使边界清楚可辨。"声晕征"是病灶外周的环形几毫米宽的低至无回声细带（图 18-11-6），在部分癌肿可见，小肝癌尤其常见。有的肿瘤部分边界不清楚，甚至呈"蟹足样"或毛刺样向外浸润，在较大的肿瘤外周出现小的子结节。

（6）后部与后方回声小的低回声瘤结节后方回声可轻度增强，大的癌肿后部和后方回声常有衰减。侧声影为肿瘤两侧壁的后方出现的带状声影，为纤维包膜所致。

肝癌根据内部回声和在肝内的分布情况可分为低回声型、等回声型、高回声型、混合回声型和弥漫型五种类型：①低回声型：多见于小肝癌。癌肿内部回声低于周围肝组织，分布不均匀，形态呈近圆形，与周围肝组织分界较清晰，边缘较整齐，多数外周有声晕征环绕或可见薄的圆形高回声带。有时可见后方回声轻度增强，边缘侧声影向外散。②等回声型：较少见，多见于小肝癌或单个结节型肝癌。癌肿内回声与周围肝组织相近，边缘常有声晕征或高回声带，易于识别，否则容易漏诊。③高回声型：最为多见，此型癌肿多较大，多见于结节型或块状型肝癌。癌肿回声高于周围肝组织，分布不均匀，呈结节状或分叶状，有的外周可有声晕征或高回声光带。有的中央部回声强而近外周部分回声稍低。有的显示为多个高回声光团相互融合，光团之间有低或稍强回声带间隔，呈"镶嵌型"或"瘤中瘤"。大的癌肿向外周浸润性生长，形成许多小的子灶。④混合型：此型癌肿常较大。可为多个回声高低不一的结节融合而成，或高回声内有形态不规则的单个或多个无回声区。⑤弥漫型：肝内弥漫分布细小结节，大小为数毫米至数厘米，回声强弱不等，分布杂乱，可呈斑块状，边界不清晰。此型有时与结节型肝硬化难于鉴别，但有肝脏明显增大且形态失常，肝内管道结构紊乱或显示不清，常有门静脉瘤栓。

3. 癌肿周围组织的继发征象

（1）癌肿周围血管受压：癌肿邻近的压迫肝静脉、门静脉、下腔静脉，使管壁有半弧形压迹、移位或绕行、管腔变窄，甚至闭塞中断，有的表现为抵达瘤灶边缘的小血管管状回声突然中断。

（2）胆管受压病灶旁的胆管被挤压：狭窄或闭塞，而近端胆管（即受压部以上的胆管）扩张，如在肝门部压迫胆管，则使肝内胆管普遍扩张。

（3）肝内韧带或肝包膜受挤压：可使肝内韧带移位、变形，肝包膜局部隆起。

（4）肝外邻近的组织脏器受压：膈肌受压局限抬高；下腔静脉和胆囊受压变形、移位，右肾受压移位等。

（5）肝内转移：大的主瘤旁见小的结节为卫星灶，也可在较远的肝组织内出现转移灶，可多个，结节较小，呈圆形，可为低回声或中高回声。

（6）静脉内瘤栓（图18-11-7）：门静脉内癌栓较常见，超声对三级以内的门脉瘤栓检出率较高，可达70%。癌栓常出现于癌肿邻近的门静脉分支内，表现为管腔内为低至中高回声的实质性团块充填，内径明显增宽，管壁不平整，连续性中断或消失。癌栓可沿门静脉管腔延伸至门静脉主干及相邻近的分支，也可由于门静脉血液的逆流进入其他肝叶的门静脉支。门静脉主干或左右支阻塞时，可在其周围出现呈蜂窝状的管状无回声，即门静脉海绵样变。

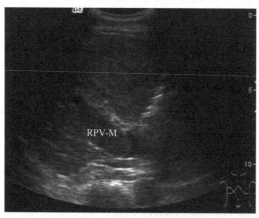

图18-11-7 门静脉癌栓

RPV-M 门静脉右支癌栓箭头所指为绕行状肿瘤血管，T 肿瘤，LIVER 肝脏

肝静脉和下腔静脉内癌栓较门静脉内癌栓少见，常在相邻近的肝静脉发现，多呈低回声，可进入下腔静脉和右心房。

（7）肝外转移征象：肝癌晚期可向肝外转移，最常见的是肝门、上腹部和腹膜后淋巴结转移，表现为圆形或类圆形的低回声结节，可相互融合成团块状。

（三）彩色多普勒和频谱多普勒超声表现

1. 原发性肝癌外周的滋养血管、内部及边缘血管血流特征 彩色多普勒对原发性肝癌的血流信号检出率达90%以上，且绝大多数为动脉血流信号，明显高于肝脏其他良性病变。癌灶内血流呈线条状、分支状、簇状或网篮状（彩图111），可迂曲或扩张，有时可见呈红蓝两种色彩伴行的动、静脉血流。边缘的肿瘤血管可沿肿瘤外周绕行或呈环状。肝细胞癌外周的滋养血管可表现为从病灶外周的稍粗大的干支血管分出许多细小血管，呈"鸡爪"状分布抵达病灶（彩图112）；或干支血管直接到达病灶，有的可进入病灶并发出分支血管，或在病灶旁绕行。仅少数病灶血流信号不丰富，仅显示为散在的斑点状血流信号。

频谱多普勒显示绝大多数为动脉型血流频谱，有的可见伴行、呈的连续的静脉型血流，频谱表现为两者的重叠出现。动脉血流常显示为高速高阻型（彩图113），阻力指数（RI）和搏动指数（PI）分别大于0.6和0.9，最大血流速>40cm/sec，当最大速度超过60cm/sec时常提示动脉-静脉瘘的存在。

彩色多普勒能量图显示的血流比彩色多普勒速度图更长、分支更多，血管树相对完整。

2. 门静脉内瘤栓的血流特征

（1）门静脉内有瘤栓时，彩色多普勒超声可显示瘤栓门静脉是否完全阻塞，不完全阻塞时，表现为未阻塞处（位于瘤栓与管壁之间）有细条状血流通过。

（2）有时在瘤栓内可检出动脉型血流信号，或在有瘤栓的门静脉旁见增粗的小动脉分支，有的可分支进入瘤栓内。瘤栓内检测出动脉型血流信号与血栓鉴别的有力证据。

（3）门静脉主干或左右支完全阻塞导致门静脉海绵样变时，其外周蜂窝状的无回声区呈多色血流交错状。

3. 肝动脉与门静脉的血流变化 肝固有动脉和肝左、右动脉的内径明显增粗，因血流速度增快在彩色多普勒超声未显示色彩明亮或多色血流，频谱检测也较容易。门静脉内径增宽，血流量增加，而血流速度减慢。

(四)声学造影表现(图 18-11-8)

肝细胞癌超声造影成像模式：绝大多数表现为典型的"快进快出"现象。实时观察动脉相，病灶首先呈均匀或不均匀增强(液化坏死区不增强)，且增强的强度高于周围的肝实质，有的尚可见造影剂微泡由周围的滋养血管流入病灶内并随后增强的过程，此即"快进"现象；门静脉相，病灶周围的肝实质逐渐增强，而病灶的增强却快速消退，肝实质强度逐渐高于病灶使之表现为低增强，即"快出"现象；延迟相，病灶因内增强消退而增强强度更低，边界清晰可辨。

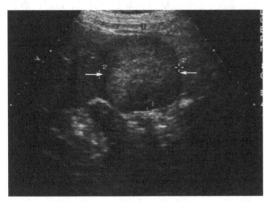

图 18-11-8 原发性肝癌(造影前)
箭头所指为原发性肝癌箭头所指为原发性肝癌

肝脏声学造影的另一个优点是在延迟相进行全肝扫查时可发现常规超声未能显示的卫星病灶或肝内其他部位的小癌灶，后两者在延迟相也表现为低弱的增强，如实时观察造影全过程则与原发灶表现一致。门静脉内癌栓也可表现为"快进快出"现象，瘤栓的造影增强表现对于与血栓的鉴别意义较大。

原发性肝癌的不典型声学造影表现多由于肿瘤内细胞与间质分布构成不同。由于早期肝癌和小肝癌可以是以门静脉供血为主或由肝动脉和门静脉双重供血而表现不典型，在动脉相增强不明显，而在门静脉相显著增强，回声高于周围肝实质，延迟相则快速消退呈弱增强。乏血管型肝癌在注入造影剂后全过程均低于周围肝实质。病灶内坏死液化区较大时，动脉相仅少部分区域(癌细胞存活区)表现为典型的增强表现。

胆管细胞癌因肿瘤血管不如肝细胞癌丰富，其声学造影可与肝细胞癌有所不同，典型表现主要为：①与肝细胞癌表现相似，快进快出，瘤体动脉相呈均匀或不均匀的高增强，门静脉相逐渐消退呈低增强；②动脉相时病灶呈环状高增强，瘤体内部可在动脉相后期开始向内填充或三相均为无增强，因瘤体外周主要由肿瘤细胞构成，内部主要为纤维组织和液化坏死，门静脉相瘤体高增强区域快速减退为低增强。胆管细胞癌的减退速度相对肝细胞癌的减退速度较慢，延迟相一般表现为低增强(彩图 114、彩图 115)。

(五)超声弹性成像

目前已有研究将超声弹性成像技术(包括压迫性弹性成像技术、2D-剪切波弹性成像技术、声辐射力脉冲量化技术)运用在鉴别肝脏局灶性病变的良恶性上。压迫性弹性成像技术判断良恶性肿物的界值为 1.28，敏感度为 78%，特异度为 65%；声辐射力脉冲量化技术判断良恶性肿物的界值为 1.5～2.7m/s，敏感度为 86%，特异度为 89%。

(六)鉴别诊断及注意事项

大多数原发性肝癌表现出较典型的超声特征，根据其内部回声特征、声晕征、合并肝硬化、周围组织继发征象以及彩色多普勒超声表现可以做出诊断。声学造影有助于对病灶良恶性进行鉴别。需鉴别的疾病主要有肝血管瘤、肝硬化再生结节、肝脓肿、转移性肝癌、局灶性结节性增生、非均匀性脂肪肝等。

1. 肝血管瘤 肝血管瘤内部回声多呈网络状，外周有"花瓣样"高回声带围绕。较大的肝血管瘤内呈较大的网状，网格内的无回声区可靠近包膜。大的肝血管海绵状瘤具有可压缩性。肝血管瘤无声晕征，多数不合并肝硬化，对周围管道无明显挤压征象。彩色多普勒超声检查，肝血管瘤内即边缘多血流显示，少数较大的大血管瘤可检测到静脉型血流或低速低阻的动脉型血流频谱，阻力指数小于 0.6。肝血管瘤随着体积增大，内部回声变化规律与肝癌相反，即小的血管瘤多为高回声，较大的血管瘤内呈网格状的无回声区。少数少见的低回声型小血管瘤与小肝癌鉴别诊断困难，需结合检测血清甲胎蛋白(AFP)以及其他影像学检查。声学造影如表现为典型的"慢进慢出"现象有助于鉴别诊断，必要时可在超声引导下穿刺活检。

2. 肝硬化 较大的肝硬化再生结节与小肝癌较难鉴别，较多的肝硬化结节也需要与弥漫型肝癌鉴别。肝硬化再生结节内回声较均匀，一般数目较多，无声晕征，彩色多普勒超声在结节不能探测到血流信号，超声造影的典型表现为三期等增强。短期动态观察，肝癌结节常进行性增大。弥漫型肝癌与肝硬化时肝脏体积缩小相反，肝脏体积明显增大，肝内管道结构更加紊乱或不能显示，多在门静脉内或肝静脉内形成瘤栓。怀疑再生结节有恶变或不能除外小肝癌时，可在超声引导下做穿刺活检。

3. 肝脓肿 早期肝脓肿或液化不全且脓液黏稠时超声表现为低回声病变，与肝癌表现很相似。肝脓肿不合并肝硬化，病灶的后壁和后方回声轻度增强，彩色多普勒检查在病灶内无血流信号显示，有的虽可在边缘的动脉型血流，其阻力指数在 0.5 左右，另外，肝脓肿患者临床表现有畏寒、高热、明显的肝区疼痛，以及短期治疗病灶缩小等。

4. 转移性肝癌 转移性肝癌多不合并肝硬化，病灶常为多发，可出现"群集征"，高回声病灶可表现出特征性的"牛眼征"等，患者如有其他部位的原发癌肿也有助于诊断。

5. 局灶性结节性增生 (FNH) 局灶性结节性增生中央可见星状回声或向外周呈放射状高回声，无中央液化暗区，外周无卫星病灶，无静脉内癌栓形成，无子结节，彩色多普勒超声检查有时在高回声内可探测到动脉型血流，向外周流向，阻力指数小于 0.6。鉴别诊断困难者可在超声引导下做穿刺活检，局灶性结节性增生为正常肝细胞、胆管细胞及炎细胞。

二、转移性肝癌

转移性肝癌是指肝外的恶性肿瘤转移到肝脏而继发的肝脏肿瘤。肝脏是人体最大的实质脏器，受到门静脉系统和和肝动脉系统的双重血流供应，血流丰富，且具有滤过门静脉血液的功能，使肝脏成为人体其他部位癌肿的常见转移部位；同时，肝组织内富含的血窦腔内拥有充足的营养成分，也使得外来的肿瘤细胞容易扎根生长。在所有癌肿中，约 1/3 累及肝脏，其中，以来自腹部和盆腔的癌肿最常见，占 35%～50%，来自肺、鼻咽部、乳腺及黑色素瘤也较多。

转移性肝癌的临床表现与原发性肝癌相似，但比原发性症状也相对较轻，肿瘤发展缓慢，往往以原发器官癌肿为主要表现。少数病例原发癌症状较轻或隐匿，而首先出现转移性肝癌症状。

(一) 病理概要

转移性肝癌可为单个孤立结节，也可为散在的或弥漫于全肝的多发结节，以多发性结节多见。肿瘤可大小不一，分散于肝某一叶或几个叶，也可相互间融合成大的肿块。肉眼观，大多数呈灰白色结节状，通常靠近肝表面，结节大小不等，质地较硬，界限清楚，中央可有出血、坏死和液化。转移性肝癌很少伴有肝硬化，也较少侵犯门静脉、肝静脉形成瘤栓。另外，转移性肝癌来自肝动脉的血供比肝细胞性肝癌少，且血管主要位于肿瘤的周边，尤其是来自胃肠道的肿瘤。

转移途径有经门静脉、经肝动脉、经淋巴道以及由邻近肝脏的癌肿直接蔓延至肝脏，以经门静脉转移为最主要途径，且以来源于胃肠道的原发癌最为多见。

(二) 二维超声表现

(1) 当病灶孤立较小时，肝脏形态可无明显改变。弥漫型或较大的肝转移癌使肝脏肿大，肝形态失常，或呈不规则形。

(2) 转移性肝癌的回声特征转移性肝癌形态各多样，可为单个结节，也可为多个形态相似的独立结节，或弥漫分布。内部回声可表现为无回声型、低回声型、高回声或"靶型"征、有钙化的强回声型等，边界清晰。依据其回声特征分为以下类型。

1) 低回声型癌肿：多较小，内部为低回声，分布稍不均匀，呈近圆形或稍不规则，边界清晰（图18-11-9），可有声晕征。见于乳腺、胰腺、胃肠道等癌的转移。

2) 高回声型癌肿：内回声明显高于周围肝实质，可致密均匀或不均匀。形态可呈圆形或不规则，边缘不规整，边界清楚，外周声晕环绕。特征性超声表现为"牛眼征"或"靶型征"，即癌肿呈圆形高回声，外周有 0.5～1cm 的无回声晕环绕，声晕的内外缘均清晰可辨，似牛眼状，有的在高回声的中央有小的无回声区。此型见于胃肠道、肺、卵巢癌的转移。

3) 无回声型癌肿：内主要为无回声，壁较厚、毛糙，有的内壁可有乳头状突起，边界清晰。此型多见于分泌功能的转移癌，如卵巢囊腺癌，以及来自乳腺、胰腺、胃和结肠等部位的转移癌。

4) 强回声型癌肿因钙化呈各种形状的强回声，后方伴声影（图 18-11-10）。常见于胃肠道和卵巢肿瘤的肝转移。

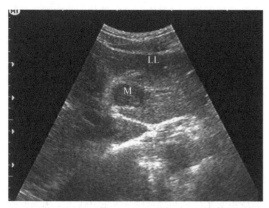

图 18-11-9 转移性肝癌(低回声型,鼻咽癌肝转移)

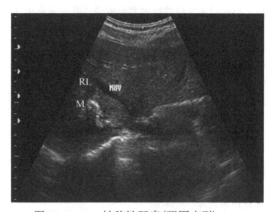

图 18-11-10 转移性肝癌(强回声型)

M 转移癌,LL 肝左叶 M 转移癌,RL 肝右叶,MHV 肝中静脉

5)混合型:常见于较大的癌肿,外周为高回声、中央为不规则的无回声区,也可为回声强弱不均、有条状分隔,边界较清晰。此型转移癌多来自卵巢、胃肠道等部位。

6)弥漫型:肝内弥漫分布转移灶,结节多较小,生长至较大的结节可出现多结节相互融合,"葡萄串征"或"群集征"(图 18-11-11);有的为弥漫分布的、十分细小的结节,甚至很难确定结节形状,整个肝脏内回声粗乱,肝体积明显肿大。

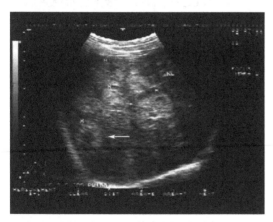

图 18-11-11 转移性肝癌(弥漫型)

M 转移癌,RL 肝右叶,箭头所指为牛眼征

7)转移性肝癌周围组织的继发性征象与原发性肝癌相同,但较少侵入较大的门静脉、肝静脉和下腔静脉而形成瘤栓。

8)一般不合并肝硬化。

(三)彩色多普勒和频谱多普勒表现

由于转移性肝癌的组织来源较多,彩色多普勒超声表现表现各异,一般来说,其动脉型血流检出率为 70%～80%,低于原发性肝癌,且主要位于肿瘤的外周,呈绕行状,仅少数(约 17%)转移癌具有瘤内动脉型血流。20%～30%可同时测得静脉型的连续性低速血流信号。

转移性肝癌与肝细胞癌的供血动脉的血流频谱特征很相似,阻力指数和搏动指数均很高,阻力指数>0.6,血流速度也较快,多数>40cm/sec,高速的血流频谱常提示有动-静脉瘘的存在。虽然仅以转移性肝癌和肝细胞癌的动脉血流频谱特征很难对两者进行鉴别,但有助于对肝脏良恶性肿块的鉴别诊断。

(四)声学造影表现

转移性肝癌因其来源多样,声学造影表现也表现为多样性。典型的造影增强表现为:动脉相病灶无增强或周边呈环状增强,门静脉相快速消退,至延迟相呈弱回声。

少数富血管的肝转移癌表现与肝细胞癌完全相同,此类转移癌常源于类癌、乳腺癌、甲状腺癌等。

(五)鉴别诊断及注意事项

有肝外组织器官癌肿病史的患者,如肝内发现占位病变,特别是新出现的占位病变,应考虑有肝脏转移。需鉴别的疾病主要有原发性肝癌、肝血管瘤、肝硬化结节、非均匀性脂肪肝、血吸虫病肝、肝囊肿、肝脓肿等。

1. 原发性肝癌 多单发,常合并有不同程度的肝硬化,在瘤内或周边较容易探测到动脉血流信号。对于不合并肝硬化的原发性肝癌,特别是多发性者,超声表现不易与转移性肝癌鉴别。

2. 肝血管瘤 多不合并肝硬化,且多为高回声，与高回声转移性肝癌容易混淆。肝血管瘤内部多呈细网络状，外周有细的环状高回声带，即"浮雕样改变"，或有"边缘裂开征"，无声晕征，后方回声无衰减或轻度增强。较大的肝血管瘤内呈网格状，外周有高回声包膜，网格内无回声可靠近包膜。彩色多普勒超声检查，肝血管瘤多难以检测到动脉型血流信号，较大的肝血管瘤虽可有动脉型血流，血流速度和阻力指数较低，阻力指数一般<0.6。

3. 非均匀性脂肪肝 特别是在肝内弥漫的多团块状型脂肪肝尤其需要与转移肝癌鉴别。非均匀性脂肪肝无占位效应，也不会出现肝内管道结构被推挤移位等继发性改变。

4. 肝囊肿 需与无回声型转移性肝癌鉴别。肝囊肿的壁纤细菲薄，内外缘均光滑而规整内无回声区透声性好，后方回声增强明显。

第十二节　肝少见肿瘤

一、肝　腺　瘤

(一)病理概要

肝腺瘤较少见，为肝脏的良性肿瘤，分为肝细胞腺瘤和来自胆管细胞的腺瘤等。通常所称肝腺瘤指的是肝细胞腺瘤。

肝细胞腺瘤呈圆形或椭圆形，多数为单发，以肝右叶多见，大小不等，直径1~20cm。大体标本肿瘤质地较硬，因中央常有出血、坏死而呈淡黄褐色，偶呈淡黄色，有完整包膜，与周围组织分解清晰。镜下观察，肿瘤有完整包膜，瘤细胞与正常肝细胞很相似或有轻度异型，瘤细胞形成小梁或小管，呈条索状排列，但无细胆管或门管区结构，缺乏肝小叶结构，也没有中央静脉。少数肝腺瘤可恶变。绝大多数不合并肝硬化。临床上，肝细胞腺瘤以女性多见，尤以育龄妇女、孕妇更为多见，可能与口服避孕药等使血中雌激素增高有关。肿瘤较小时一般明显症状。较大的肿瘤可出现腹部压迫症状，触诊在右上腹可扪及表面光滑、质地较硬的肿块。肿瘤内发生出血时，表现为急性腹痛，常伴有寒战、发热、血白细胞升高等，且可反复发作。肿瘤破裂可引起腹腔内出血，表现为剧烈腹痛、腹膜刺激征和休克症状。

肝良性囊腺瘤为来自胆管细胞的肿瘤，很少见。多为单发，表面光滑，大小为2.5~25cm，多数体积较大，直径大于10cm。切面为多囊性，囊腔大小不等，内壁平滑，内壁衬以黏液分泌细胞。

囊液清或混浊，呈黏液样或胶冻状。此瘤被认为是癌前病变，可恶性变为囊腺癌。临床上多见于中年女性，表现为右上腹隐痛和上腹部包块。

(二)二维超声表现

1. 肝细胞腺瘤

(1)肝腺瘤较小时，肝脏形态和大小均无改变，大的肝腺瘤可使肝脏局部增大，挤压周围的肝内管道结构，可向肝表面隆起。

(2)肿瘤多呈圆形或卵圆形，边界清晰，光滑平整，外周常可见完整的高回声包膜包绕。小的肝腺瘤内多为较均匀的低回声，也可略高于周围肝实质回声。较大的肝腺瘤内回声不均匀，低回声内有多处斑片状的高回声和不规则液性暗区，提示瘤内有出血、坏死纤维化和液化。后方回声多无变化或稍增强。肿瘤破裂可引起腹腔内出血时，腹腔内可探及液性暗区。

2. 肝良性囊腺瘤 肝脏常增大，肝内出现体积较大的囊性肿块，囊壁厚，边界清楚，其内无回声区可有厚薄不均的分隔。内壁不整齐，有乳头状高回声向无回声区隆起。有后壁和后方回声增强效应。有时可见包块与邻近扩张的肝内胆管相通。

(三)彩色多普勒与频谱多普勒超声表现

大多数肝腺瘤(尤其是小的腺瘤)内无血流信号显示。部分肝腺瘤内可测得斑点状彩色血流信号，频谱显示为低速性连续性静脉血流信号。与局灶性结节性增生不同的是，肝腺瘤内无中央动脉血流显示。瘤周测得的血流信号既可为动脉型，也可为静脉型，动脉型血流的流速、阻力指数(RI)和搏动指数(PI)均较低，阻力指数为0.45~0.68(平均0.57)。

(四)声学造影表现

肝腺瘤的声学造影典型表现为：动脉相病灶整体增强呈高增强，门脉相和延迟相表现为持续的等增强，病灶无明显边界，少数病灶延迟期消退呈低增强。如肝腺瘤内有出血坏死灶，则在各时相表现为内部有持续的无增强区。肝腺瘤的声学造影表现特征性不强，与其他良性病变如局灶性结节性增生(FNH)不易鉴别。

(五)鉴别诊断及注意事项

超声检查对肝细胞腺瘤的检出率很高，但缺乏特异性表现，其他影像诊断技术尤其是血管造影和放射性核素扫描对诊断有一定帮助。肝细胞腺瘤主要与肝局灶性结节性增生、肝细胞癌、肝血管瘤、肝炎性假瘤、肝脓肿、肝转移癌等相鉴别。

1. 肝局灶性结节性增生（FNH）　病灶多为中高回声，分布基本均匀，有的在较低回声的中央可见星状或放射状的高回声，很少出现液化坏死的液性暗区。多普勒超声检查，有的可见中央动脉血流。

2. 肝细胞癌　小的肝细胞癌外周多有声晕，侧声影。较大的肿瘤边缘不规整，外周可有子结节，对周围组织结构产生挤压、破坏，静脉内可见癌栓。多普勒超声在肿瘤内及外周检出动脉型血流，阻力指数（RI）>0.6，且流速快。

3. 肝血管瘤　小的肝血管瘤内为较强回声，呈细网络状，边缘有细线状的回声增强带，可有后方回声增强。较大的肝血管瘤呈网络状，网络内为大小不等的无回声区，可靠近包膜，外周包膜光带更清晰，网络的间隔厚薄较一致，靠近肝前表面者具可压缩性。

肝脏良性与恶性囊腺肿瘤超声检查和其他影像学检查表现很相似，鉴别困难，常需手术或穿刺活检。需鉴别的疾病还有肝包虫病、单纯性肝囊肿、肝脓肿、错构瘤、囊性的转移癌等。

二、肝母细胞瘤

（一）病理概要

肝母细胞瘤较少见，是由肝脏胚胎组织发生的恶性肿瘤，多见于3岁以下婴幼儿，是儿童期最常见的肝恶性肿瘤，成人极为罕见。肝母细胞瘤以肝右叶较多见，绝大多数为单发，少数为多发，瘤结节遍布全肝。肿瘤常较大，直径为5～25cm。一般界限清晰，有不完整的纤维性包膜，包膜表面可有明显的血管。剖面呈棕黄色，常有出血、坏死和液化区，可含有间叶组织成分，如骨样组织、软骨、纤维组织等。不合并肝硬化。肝母细胞瘤依组织成分不同分为上皮性和混合性，前者有胎儿型和胚胎型，后者为同时含有上皮性和间叶组织成分。

临床上常因腹膨隆或扪及上腹部肿块而就诊，并可有消瘦、厌食、腹痛等表现。血AFP阳性。部分患者以性早熟为始发症状，这是由于部分肿瘤细胞可合成和分泌绒毛促性腺激素。

（二）二维超声表现

（1）肝脏常明显肿大，形态失常，轮廓不规则，肝表面向外隆起。

（2）肝内出现较大实质性或以实质性为主的混合性肿块，多为单个，形状呈类圆形、卵圆形或分叶状。与周围组织分界清楚，可有完整的包膜光带回声。内部回声强弱不均，常有不规则的稍强回声和无回声区，分布杂乱。有钙化时可见强光斑，伴声影。

（3）肝内门静脉、肝静脉可有瘤栓，回声较强，并使静脉扩张。肝外转移常首先至腹腔和腹膜后淋巴结，最常见部位为肝门区淋巴结，转移灶呈低回声的圆形结节。

（三）彩色多普勒与频谱多普勒表现

在癌肿的实质部或周边可测得彩色血流信号，频谱为动脉型，速度很快。

（四）鉴别诊断及注意事项

肝母细胞瘤生长迅速，早期发现可以手术治愈。肝母细胞瘤主要与右肾母细胞瘤、右肾上腺神经母细胞瘤和肝内其他占位病变如肝细胞性肝癌、肝肉瘤、肝血管瘤等相鉴别。

三、肝脏肉瘤

（一）病理概要

肝脏肉瘤是原发于肝脏的恶性间叶细胞肿瘤，很少见，其种类较多，主要有上皮样血管内皮细胞肉瘤、血管肉瘤、纤维肉瘤、横纹肌肉瘤、平滑肌肉瘤、恶性纤维组织细胞肉瘤和肝恶性间叶瘤（未分化肉瘤）等，其中以肝血管肉瘤最多见。肝血管肉瘤为多发性，在肝内弥散分布，呈大小不等的、界限模糊的出血性结节，或大小不等的灰白结节，较大的可呈海绵状，可有充满不凝固的血液的大腔。肝纤维肉瘤、肝平滑肌肉瘤和肝恶性间叶瘤多为单发，常较大，边界清，呈球形，较大的中央有出血、坏死和液化灶，外周可有纤维包膜。肝恶性间叶瘤又称为肝未分化肉瘤或胚胎性肉瘤，为含有多种间叶成分的肉瘤组织构成。

（二）二维超声表现

肝脏常肿大，肝内肿块较大或呈多结节状，其中肝血管肉瘤为多发的、在肝内弥散分布的、大小不一的肿块，纤维肉瘤、平滑肌肉瘤和未分化肉瘤多为单个较大的肿块。癌肿一般呈类圆形，边界清晰，边缘较规则。内部回声各组织类型的肉瘤表现可有所不同，肝血管肉瘤内可见分隔状的不规则无回声区，间隔厚薄不规则，可呈团块状；纤维肉瘤与平滑肌肉瘤则为相对均匀的稍强回声，中央可有坏死液化形成的不规则液性暗区；未分化肉瘤表现为以实质性为主的液实性肿块，高回声内有许多散在的液化暗区，也可大部分液化呈囊性为主。肝恶性间叶瘤内回声可均匀或不均匀。肝脏肉瘤一般生长迅速，也易于侵犯肝内静脉形成瘤栓。

(三)彩色多普勒与频谱多普勒表现

血管肉瘤可为富血管的，实质区或包膜内可测得动脉型血流频谱。纤维肉瘤和间叶肉瘤多为少血管型。

(四)鉴别诊断及注意事项

肝脏肉瘤需与肝癌、来自腹膜后的肉瘤等鉴别。肝血管肉瘤需与较大的肝海绵状血管瘤、原发性肝癌和肝转移癌伴有囊性变、肝脓肿液化期、囊腺瘤、包虫病等，肝血管肉瘤呈海绵状结构时尤其需与较大的肝海绵状血管瘤鉴别，后者的间隔光带基本规则、平滑，厚薄较均匀，少有实性团块。

第十三节　肝　破　裂

一、病 理 概 要

肝破裂是肝脏受外力作用出现破裂或在某些病理情况下发生自发性破裂。肝外伤破裂可为开放性或闭合性。根据肝外伤性病变的病理表现，一般分为三种类型：

1. 肝包膜下血肿　肝包膜下浅层的肝实质破裂，而肝包膜完整，未受损伤，血液积聚于肝包膜下，使局部肝包膜与肝实质分离。

2. 中央型肝破裂　是肝中央部位的实质发生破裂，常同时伴有肝内门静脉、肝静脉、肝动脉或胆管支的损伤，肝包膜完整或破裂口很小，肝内出血及漏出的胆汁不能外溢，在肝内形成血肿。如血肿腔与肝内较大动脉相通，则可形成肝内假性动脉瘤，瘤壁由血肿周围的纤维组织构成；如血肿与破裂的胆管相通，血液可经胆道进入肠管内。

3. 真性肝破裂　为肝包膜和肝实质同时破裂，血液和胆汁经破裂口流入腹腔，按其破裂的程度又可分为肝实质挫裂伤、肝实质断裂伤和肝实质毁损伤。

二、二维超声表现

1. 肝包膜下血肿　局部肝包膜向外隆起，隆起

的肝包膜与肝实质回声之间可见境界较清晰的不规则形或梭形无回声区(图 18-13-1)，有血块时无回声区内可见细小光点和稍强回声条索或团块，无回声区后方可见声增强效应。无回声区向内可压迫肝实质产生内陷征象。位于肝下缘的血肿可使下缘角变钝。

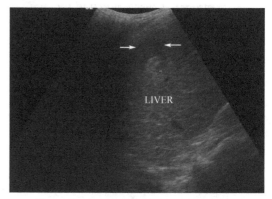

图 18-13-1　肝包膜下血肿(两箭头之间)
LIVER 肝脏

2. 中央型肝破裂　肝中央的小裂伤未形成血肿时，在肝实质仅表现为边缘不清晰的血凝块低回声区(图18-13-2)。较大的裂伤形成血肿，肝内见界限较清楚的不规则无回声区，或无回声与低回声区混杂，中间可见条索状分隔光带和较多的点状回声，也可有稍强回声的血块，无回声区后方有声增强效应。如血肿继发感染时，声像图表现与肝脓肿相似。如血肿与动脉相通，则形成假性动脉瘤，有时内可见光点翻腾。随着时间的延长，血肿可机化而呈不规则的回声增强区，需注意与肝内其他占位病变鉴别。

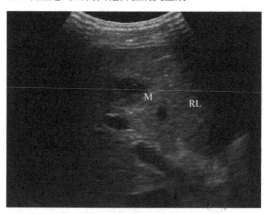

图 18-13-2　中央型肝破裂(肝实质血肿)
M 肝实质血肿，RL 肝右叶

3. 真性肝破裂　肝包膜回声不平整，连续性中断，肝周多可见不规则无回声区或低回声区

（图18-13-3），肝实质内可见无回声区连接断裂口，并由断裂口与肝外的无回声相通，无回声区内可见血凝块的高回声。由肝肿瘤自发性破裂所致的真性肝破裂伤，在肝浅表部位可见肿瘤回声，其表面的肝被膜不完整。腹腔内出现游离积液，在肝脏周围、肝肾间隙、盆腔等部位可探及无回声区。

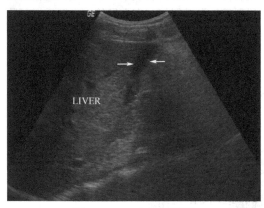

图 18-13-3　真性肝破裂

两箭头之间为肝周积血，LIVER 肝脏

三、彩色多普勒和频谱多普勒表现

　　肝内出现的血肿无回声或低回声区内一般无血流信号显示。有假性动脉瘤形成时则在无可探测到搏动的动脉血流进入瘤内，无回声区内显示多色血流。肝破裂时间较长时，由于破裂病变周围常出现炎症充血反应，可见增多的血流显示。

　　肝外伤部位附近可测得正常肝动脉血流频谱。假性动脉瘤形成时，进入动脉频谱与正动脉频谱无异，瘤内为杂乱的低速频谱。

四、声学造影表现

　　肝脏外伤后，声学造影表现为动脉相、门脉相和延迟相均无增强，呈负性显影，可清楚显示损伤区(血肿)与周围正常肝实质之间的界限，使损伤区的部位、形态和范围(造影后显示的损伤区往往比常规超声显示的范围要大)得以清晰的显示，更准确的反映损伤的程度。如肝实质内有活动性出血，造影后表现为损伤区内有不规则条状的异常增强区。真性肝破裂有向肝外活动性出血时，腹腔积液内可显示造影剂回声，有时可见造影剂由肝破裂处向肝外溢出。

五、鉴别诊断及注意事项

　　肝外伤破裂常引起失血性休克，病情危重，及时正确诊断十分重要，根据外伤史、临床表现和典型超声所见一般诊断不难。需要鉴别的疾病主要有肾和脾等脏器外伤破裂、肝脓肿等。

　　肾和脾外伤破裂腹腔也可出现游离液体，但脾外伤部位在左季肋部，在脾周围有明显液体聚集，脾被膜可有连续性中断，脾实质出现类似肝破裂血肿表现；肾破裂时肾局限性肿大，肾周有明显液体聚集，肾被膜连续性中断，肾实质出现不规则无回声或低回声区，常合并血尿。

　　肝脓肿临床常表现有明显的感染中毒症状而无外伤史，一般鉴别并不难。超声显示肝包膜完整，肝实质内无回声区外周常可见纤维组织形成的壁包绕，伴后壁和后方回声增强。

（柳建华　胡志文）

第十九章 胆系疾病

第一节 解剖概要

胆道系统是指将肝脏排泌的胆汁输入到十二指肠所经过的管道结构（图 19-1-1），由毛细胆管开始，在肝内依次汇合成区域性胆管、肝段胆管、肝叶胆管、左右肝管，出肝后汇入肝总管、与胆囊、胆囊管汇合成胆总管，最终进入十二指肠。

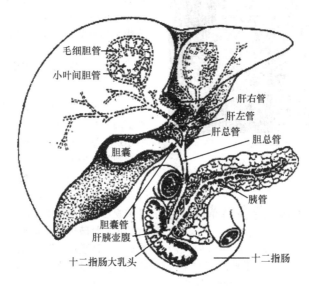

图 19-1-1　胆道系统结构示意图

一、胆　囊

胆囊是一中空呈梨形的器官，位于肝右叶脏面的胆囊床内，即肝方叶或肝Ⅳ段与Ⅴ段之间，由疏松结缔组织和囊壁上的腹膜返折连接固定于肝脏面的胆囊床，体表投影位置相当于右上腹腹直肌外缘和右肋弓交界处。胆囊大小因人、因不同状态而异，正常值参考值：长 5～10cm，宽 2.5～3.5cm，壁厚约 2mm。

胆囊分为底、体、颈三部分。胆囊底是胆囊的起始部，呈钝圆形，被腹膜覆盖，是胆囊较膨大的游离的部分。胆囊体为胆囊的中间部分，其部分嵌入肝脏面形成胆囊床，与胆囊床相连接的胆囊壁没有腹膜或胆囊浆膜覆盖。胆囊颈部是胆囊体与胆囊管的结合部，由粗变细，多呈"S"形弯曲，胆囊管近端自胆囊颈部的黏膜皱襞形成螺旋瓣，称为海斯特（Heister）瓣，瓣膜的层数平均约 5.5 个，而邻近胆总管的一段则内壁黏膜光滑；螺旋瓣可以调节胆汁的进出流量，使胆囊内保持一定的压力，有利于胆汁的储存与浓缩，但此瓣膜并没有真正的瓣膜作用。胆囊颈部近端有一最膨大的部位呈袋状结构，此部位称哈德曼囊（Hartmann' pouch）。如果胆囊颈管因结石嵌顿或炎症肿大时，可压迫胆总管或肝总管，导致近端胆管扩张或黄疸发生，临床称为 Mirizzi 综合征。胆囊三角由胆囊管、肝总管和肝的脏面之间形成的三角形区域称为胆囊三角或肝胆囊三角（hepatocystic triangle）（图 19-1-2）。

二、胆　管

胆道系统除肝内毛细胆管外，均由外膜层、肌层和黏膜层组成。外膜为浆膜，肌层含有松散的肌纤维，黏膜层内有浆液腺。

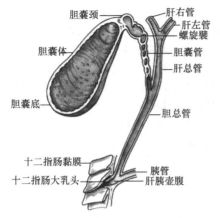

图 19-1-2　胆囊和肝外胆管示意图

1. 肝内胆管　肝内胆管包括在肝实质内的胆管系统,即从毛细胆管、小叶间胆管至肝管分支(1～3 级)。肝内胆管的走行与门静脉、肝动脉的分支基本一致,三者共同被包绕在一结缔组织鞘(Glisson 鞘)内。肝内胆管可按肝脏的分叶与分段来命名,即左、右胆管(半肝、1 级分支),左内叶、左外叶、右前叶及右后叶胆管(2 级分支)和各段胆管(3 级分支,内径 1～2mm,正常情况下,该段为目前超声能观察到的肝内胆管最细部分)等,尾状叶也有左、右肝段胆管(图 19-1-3)。

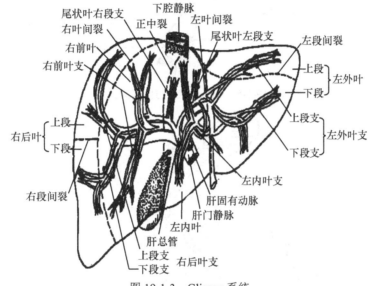

图 19-1-3　Glisson 系统

2. 肝外胆管　肝外胆管从传统解剖学上包括左右肝管、肝总管、胆囊、胆囊管和胆总管,然而在临床实际工作中,近些年通常把深入肝门部或肝实质内的左右肝管与传统的肝外胆管区分开,称为肝门部胆管。由此,肝外胆管习惯于指左右肝管汇合部以下,至胆总管末端,包括肝总管、胆囊、胆囊管和胆总管(图 19-1-4)。

肝总管由左右肝管在肝门处汇合而成,长为 3～4cm,内径 2～3mm,位于肝固有动脉的右侧和门静脉的右前方,下行与胆囊管汇合成胆总管。胆囊管由胆囊颈向下延伸形成,长为 2～3cm,内径 2～3mm,以锐角汇入胆总管,但其汇入的水平个体差异较大。

胆总管长为 7～8cm,直径 0.4～0.6cm,壁厚约 0.2cm,按行程和毗邻关系,可分为四段:①十二指肠上段胆囊管与胆总管汇合处至十二指肠上

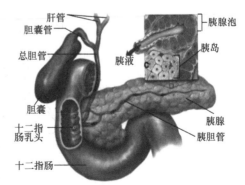

图 19-1-4　肝外胆管示意图
(门静脉、肝动脉和肝内胆管)在肝脏内的分布

缘。其后方为门静脉,左侧或左前方有肝固有动脉经过(图 19-1-5)。胆总管检查通常在此段进行;②十二指肠后段紧贴于十二指肠第一段之后,下腔

静脉之前，门静脉和十二指肠动脉的右方；③胰腺段位于胰腺实质和胰头背侧沟内，长约3cm，由于该段内腔较窄，结石易嵌顿于此段，同时胰头部的病变也常使该段发生梗阻；④十二指肠壁内段，长1.5～2cm，单独或与主胰管汇合一起斜穿十二指肠降部后内侧壁，开口于十二指肠乳头（图19-1-6）。

胆总管在开口前，内腔轻度膨大，称为Vater壶腹，其周围有Oddi括约肌（图19-1-7）。其中十二指肠后段、壁内段及胰腺段易被肠道气体所遮挡。十二指肠乳头部是胆总管管腔最窄的部分，当胆道压力增高时不易扩张，若胆道结石或来自肠道的蛔虫嵌顿于此，常引起胆道和胰管梗阻。

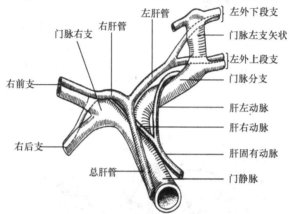

图19-1-5　肝门部胆管与血管的关系

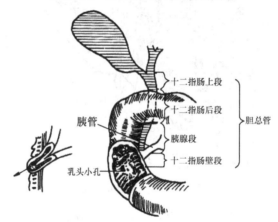

图19-1-6　胆总管分段示意图

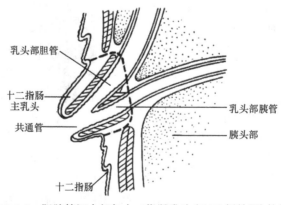

图19-1-7　胆胰管汇合部与十二指肠乳头（Oddi括约肌）的关系

（钟　红　汤　庆）

第二节　探测方法与正常图像

一、检查前准备

1. 患者的准备　检查前应空腹或禁食 8h 以上，以保证胆囊、胆管内充盈胆汁，并减少胃肠内容物和气体干扰。此外，还宜于检查前 24h 禁食脂肪食物，停用影响胆囊收缩功能的药物。对于做 X 线胃肠造影检查的患者，超声检查应在 3 日后进行，以减少钡剂对超声检查的干扰；胆系造影应 2 日后检查。如果需要观察胆囊的收缩功能，则备好脂餐。

急腹症患者无法按要求做好检查前准备，则要求检诊医生注意，检查时应尽量排除胃肠气体等干扰，仔细观察，正确区别病征与伪像。

2. 仪器和探头频率　常规采用凸阵探头。探头频率一般用 3.0～5.0MHz，肥胖者选用 2.0～2.5MHz，瘦人和儿童用 5.0MHz。在可探测的深度内，较高频率(5.0MHz)探头可较清晰的显示胆系小结石或其他微小病变。彩色多普勒超声诊断仪对于鉴别门静脉与胆道系统畸形很有帮助，如较广泛范围的门静脉海绵样变性与胆道畸形在二维图像上较难鉴别，而用彩色多普勒超声诊断仪则可迅速地做出诊断。

二、体位和基本切面

1. 体位　常规仰卧位和左前斜位进行探测，有时因胆囊异位或病变部位不同，也可采用半卧位、胸膝位和立位，以能清楚显示观察目标为宜。

2. 基本切面

(1)右肋缘下斜切面探头置于右肋缘下，声束偏向后上方。此断面可显示门静脉的左、右支，矢状部，进而显示伴行的左、右肝管；调整探头角度可显示胆囊的大部分(图 19-2-1)。

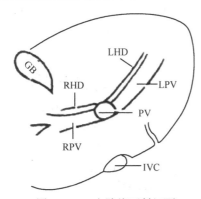

图 19-2-1　右肋缘下斜切面
GB 胆囊，RHD 右肝管，LHD 左肝管，PV 门静脉，LPV 门静脉左支，IVC 下腔静脉，RPV 门静脉右支

(2)剑突下横切面探头置于剑突下，左侧略高，声束指向后方。此断面可显示门静脉左支及左内叶支、左外叶上段支和左外叶下段支。它们构成典型的"工"字形结构，借此可观察伴行的左内叶、左外叶上段和下段肝内胆管(图 19-2-2、图 19-2-3)。

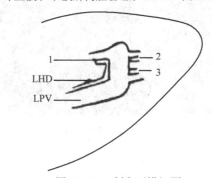

图 19-2-2　剑突下横切面
1. 左内叶胆管；2. 左外叶下段胆管；3. 左外叶上段胆管；LPV 门静脉左支；LHD 左肝管

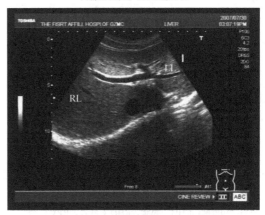

图 19-2-3　剑突下横切面声像图
RL 肝右叶，LL 肝左叶

(3)上腹部横切面沿胰腺纵轴切面，显示胰头背侧胆总管横断面、胰头、胰体，可观察主胰管有无异常(图 19-2-4、图 19-2-5)。

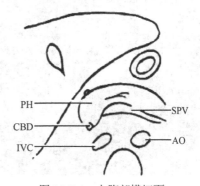

图 19-2-4　上腹部横切面
PH 胰头，CBD 胆总管，SPV 脾静脉，AO 腹主动脉，IVC 下腔静脉

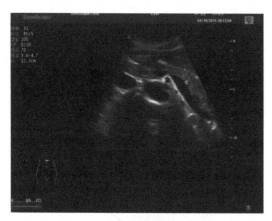

图 19-2-5　上腹部横切面声像图

(4) 右肋间斜切面探头置于第 7 肋间，声束指向肝门部扫查，可以获得右前叶和右后叶肝内胆管及肝总管的纵断面，同时可以清楚地显示胆囊结构（图 19-2-6、图 19-2-7）。

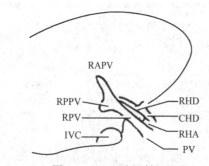

图 19-2-6　右肋间斜切面

PHV 肝右静脉，RHA 肝右动脉，RAPV 右前叶门静脉，RPPV 右后叶门静脉，CHD 肝总管，RHD 右肝管，RPV 门静脉右支，IVC 下腔静脉

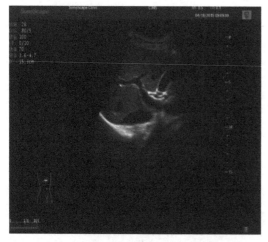

图 19-2-7　右肋间斜切面声像图

(5) 右肋缘下斜切面探头在上一断面的位置向肋缘下移动，可追踪显示胆总管的中下段纵切面（图 19-2-8、图 19-2-9）。

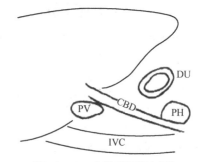

图 19-2-8　右肋缘下纵切面

DU 十二指肠，PH 胰头，CBD 胆总管，PV 门静脉，IVC 下腔静脉

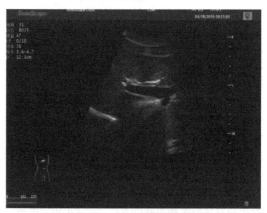

图 19-2-9　右肋缘下纵切面声像图

(6) 右上腹直肌外缘纵切面探头置于右肋缘下、右上腹直肌外缘，探头上端稍向外侧倾斜，在患者深吸气时左右侧动探头，并适当调节角度，显示胆囊纵切面。以此断面为基准，做胆囊的纵断面和横断面，能够显示胆囊内部结构，特别是胆囊颈及周围组织的关系（图 19-2-10、图 19-2-11）。

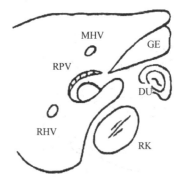

图 19-2-10　右上腹腹直肌外缘纵切面

GB 胆囊，DU 十二指肠，RPV 门静脉右支，RK 右肾，MHV 肝中静脉，RHV 肝右静脉

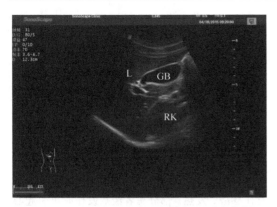

图 19-2-11 右上腹腹直肌外缘纵切面声像图

（7）肝外胆管下段病变特定扫查法——加压扫查法及胆管纵、横旋转扫查法（图 19-2-12）。①纵旋转扫查：沿肝门胆管追踪至胰头，显示其背侧胆管长轴，将探头足侧端做顺时针旋转，显示末段胆管及乳头部。②横旋转扫查：利用胰头作为超声窗行横切面扫查，显示胰腺段胆管，将探头右侧端做逆时针旋转，显示胰头段胆管横段，并追踪显示胆管进入十二指肠乳头部（彩图 116）。

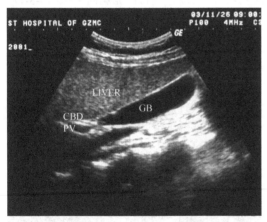

图 19-2-12 胆囊长轴切面
GB 胆囊，Liver 肝，CBD 胆总管，PV 门静脉

由于体形、肝脏大小、形态及位置不同，对部分患者进行上述基本切面的扫查要根据断面进行调整，以获得更为满意的胆道系统断面图像。

三、胆囊、胆道功能检测

1. 胆囊收缩功能测定 超声检查开始前先使被检者空腹 8～12h。将探头的频率调至 3.5MHz，使被检者取仰卧位，并于被检者右侧肋部对胆囊进行常规超声扫查，检查的内容包括胆囊的形态、大小（长径、厚径、容积等）、胆囊壁光滑程度、胆囊内的异常回声以及肝内外胆管扩张情况。待常规扫查后让被检者进食脂餐（进食 2 枚油炸鸡蛋）或口服 20%甘露醇 125 ml，并于服用完后 30min、60min等不同时间段分别对胆囊大小及容积再次进行超声测量。并通过超声检查结果计算胆囊容积以及胆囊收缩功能，具体方法如下：胆囊容积计算（圆锥体公式）：$V＝\pi/3\times(D/2)2\times L$，其中 L 为胆囊最大长径，D 为胆囊底横径。胆囊容积收缩幅度 ＝［脂餐前胆囊容积（V1）－脂餐后胆囊容积（V2）］/脂餐前胆囊容积（V1）×100%。根据脂餐前后胆囊容积收缩幅度判断其胆囊收缩功能。良好：进食脂餐后胆囊容积较进餐前显著收缩，收缩幅度不小于进餐前 70%；一般：进食脂餐后胆囊容积较进餐前有所收缩，收缩幅度在 30%～70%；不良：进食脂餐后胆囊容积较进餐前有所收缩，收缩幅度为进餐前 30%及以下，或进食脂餐后胆囊容积较进餐前未收缩甚至增加。目前临床上胆囊收缩功能测定主要目的是在腹腔镜下胆囊取石、息肉摘除术前，根据胆囊收缩功能良好或不良确定是否实施保留胆囊，以及保胆术后随访胆囊收缩功能情况。

2. 利胆排泄试验 考虑到肝外胆管正常值测量存在一定的个体差异；并且部分老年人和胆道术后的患者肝外胆道测值可以超过正常值，而并非梗阻；少数胆管结石所致的胆道不全梗阻，在发病初期或缓解期，肝外胆管可无明显扩张。脂餐利胆试验或肌内注射利胆剂后目的是通过增加胆汁的产生和排泄来进一步证实是否有胆道梗阻存在，提高诊断的正确率。

适应证：①超声显示肝外胆管轻度扩张，但未发现梗阻部位；②超声显示胆管内径在正常范围，临床仍怀疑存在不全梗阻者。

方法：患者进食 2 枚油炸鸡蛋后 40min 钟检查，或肌内注射利胆剂（ceounin）20μg 后 5～50min 检查，对比观察试验前后胆囊及胆管内径扩张程度变化。

正常反应：利胆后管径较餐前缩小或肝外胆管上段管径＜6.0mm。

异常反应：脂餐后管径＞6.0mm，表明扩张胆管远端存在不全梗阻，或轻度梗阻，多见于炎性狭窄、结石或小肿瘤。肌内注射利胆剂后胆管径增宽≥1mm 者，可提示胆管存在梗阻或病变。

四、正常声像图与正常参考值

1. 胆囊 正常充盈的胆囊超声纵切面表现为一

近似椭圆形的无回声团，后方回声增强，胆囊轮廓清晰，囊壁亮线自然、光滑整齐。胆囊颈部向内突出的黏膜皱襞(螺旋瓣 Heister)常形成高回声团，不要将之误诊为结石或息肉。正常胆囊超声测量参考值：长径<9.0cm，短径(横径)<3.5cm，胆囊壁厚<3mm(图19-2-12)。彩色多普勒血流显像(CDFI)：正常人胆囊动脉血流信号显示率为 65%～80%，Vmax12.91±4.29～18.4±6.3，RI0.69±0.09～0.75±0.05。

2. 胆管

(1)肝内胆管利用门静脉在声像图上的"工"字形和"Y"字形结构，超声很容易确定位于门静脉左右支前上方的左右肝管，内径为 2～3mm。超声一般能显示肝叶间二级胆管。目前，高分辨的超声仪器配高频探头还可观察到段间胆管(三级胆管)。

(2)肝外胆管肝外胆管在声像图上大致分为上、下两段；上段相当于肝总管和胆总管的十二指肠上段，自肝门发出后与门静脉伴行，内径为门静脉的1/3～1/2。此段超声检查时易于显示，通常作为观察和测量肝外胆管内径的部位。肝外胆管下段因有肠气干扰，通常不能清楚显示，采用改变体位、饮水、探头加压等措施可提高显示率。胰腺段胆总管在胰头横断面表现为钩突和下腔静脉间的圆形无回声区。肠内段在没有扩张的状态下需用腔内探头方可显示。

(李　婷　汤　庆)

第三节　胆系结石

一、胆囊结石

胆囊结石(gallbladder stones)是最常见的胆囊疾病。胆囊结石形成的原因复杂；一般认为与胆系感染、胆汁的理化性质改变、胆汁滞留及寄生虫病等有密切关系。胆囊结石往往合并胆囊炎且互为因果，最终胆囊缩小，囊壁增厚，腔内可充满结石。

(一)病理概要

胆囊结石按所含主要化学成分不同可分为三类：

1. 胆固醇结石　其主要成分为胆固醇，结石多为单发，呈球形或类球形，直径较大，呈白色或黄色，因含钙较少，X线平片可不显影；又因其比重较小，可漂浮在胆汁中。

2. 胆色素结石　主要成分为胆色素，呈松软的棕色或橘红色泥沙状。一般数目较多，X线平片常不显影，为阴性结石。

3. 混合性结石　主要由胆固醇、胆色素和钙盐

组成。颗粒较小，表面光滑呈多面体，常为多发，因含钙较多，一般不透过 X 线，可显影。

(二)临床表现

当结石还是泥沙样或很软时，一般没有明显症状，或仅有轻微的右上腹不适、嗳气；只有结石长到一定大小，比较硬，某种原因如进食引起胆道收缩，才会出现右上腹疼痛，有时呈持续性右上腹疼痛，可向右肩部或背部放射。发生梗阻时可出现右上腹绞痛，患者可有黄疸；合并感染时伴寒战、发热。部分患者绞痛发作时可引起心电图改变，称为"胆-心综合征"。查体 Murphy征阳性，胆区叩痛。

(三)超声表现

1. 典型的胆囊结石具有三大特征

(1)胆囊腔内高/强回声团：胆石与周围液性胆汁声阻差较大，使得胆石的边界可清楚的显现。由于结石本身的形状、结构和成分不同，其回声形态可有较大差别。结构较致密且表面较光滑的结石，表现为"新月"形强回声(图 19-3-1)；结构较松散的结石，由于透声性好，结石的全貌均可被显示，呈"满月"形强回声(图 19-3-2)；数个堆积在一起的小结石可产生带状强回声(图19-3-3)。

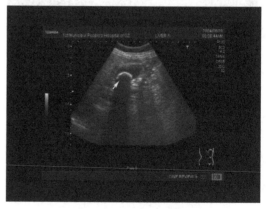

图 19-3-1　胆囊结石
(新月形，箭头所指)

(2)光团伴有声影：结石强回声后方，与声束入射方向一致的无回声暗带，即声影。它是结石对声能的吸收以及对声束反射的综合效应。典型的声影对确定胆结石比强回声更具有特异性。直径 0.3cm 以下的结石，由于声束的绕射使声影不明显。

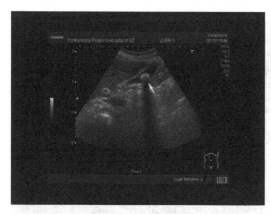

图 19-3-2 胆囊结石
（满月形，箭头所指）

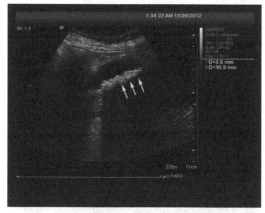

图 19-3-3 胆囊结石

（带状型、沙状）并慢性胆囊炎（箭头所指）

（3）光团随体位改变而移动：由于结石的比重与胆汁不同，在体位变动时胆石会迅速移动，这点对诊断胆结石的准确性接近 100%，也用于与胆囊新生物鉴别。部分患者的结石与胆囊壁有轻度粘连，此时可轻叩腹壁，通过振动使其分离。

2. 非典型胆囊结石的声像图表现

（1）充满型结石：位于胆囊窝的正常胆囊液性透声腔消失，胆囊轮廓的前壁呈弧形或半月形光带，胆囊腔被不规则的强回声及后方的宽大声影取代，至胆囊的后壁完全不显示。这种现象简称为"囊壁结石声影三合征"即"WES"征（图19-3-4）。注意不要与肠气回声相混淆造成漏误诊。

（2）胆囊颈结石：当结石嵌顿于胆囊颈部时，由于囊壁与结石紧密接触，其间无胆汁衬托，强回声减弱，声影混淆，检查者若不留意，容易漏诊，需多切面扫查，通过胆囊肿大和颈部的声影进行诊断（图 19-3-5）；若颈部结石尚未嵌顿，周围有胆汁衬托，在横断面上出现"靶环征"，则较易诊断。

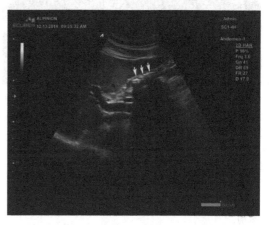

图 19-3-4 胆囊结石（充满型，箭头所指）

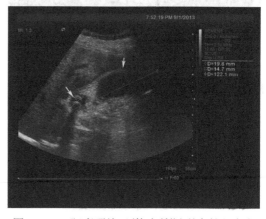

图 19-3-5 胆囊颈结石（箭头所指）并急性胆囊炎

（3）胆囊泥沙样结石：泥沙样结石沉积在胆囊最低位置，呈层状分布的强回声带，后方有弱声影，如颗粒较粗或沉积较厚时，不难诊断。如结石细小、沉积层较薄时，可能无明显声影，仅表现为胆囊后壁较粗糙，回声稍增强，极易与胆囊后壁的增强效应相混淆。需借移动体位，实时观察结石的移动，对诊断泥沙样结石有较大的帮助（图 19-3-6）。

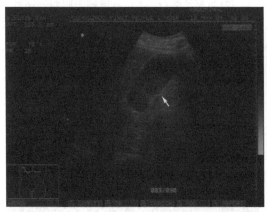 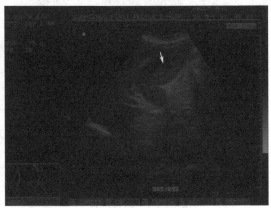

图 19-3-6 胆囊泥沙样结石

(两图为同一个患者,左图为平卧位,右图为左侧卧位,胆囊内泥沙石向重力方向移位并铺平,箭头所指)

(4)胆囊壁间结石:在胆囊壁上附着一个或多个强回声光点,其后方伴有"彗星尾"征,改变体位时不移动(图19-3-7)。但难与胆固醇性息肉鉴别。

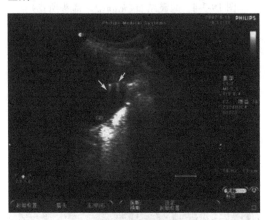

图 19-3-7 胆囊壁间结石

后方伴彗星尾征,箭头所指

(5)胆囊切除术后胆囊颈管扩张伴结石胆囊切除后,残存的胆囊管膨大,结石再生。超声图像表现:确认胆囊切除术后,在胆囊窝内发现类圆形无回声,一般腔很小,腔内见强回声,伴声影(图19-3-8)。

3. 鉴别诊断 依据声像图显示胆囊内的强回声并伴有声影,以及随体位改变而移动的特点,可以对绝大多数胆囊结石做出正确诊断,其准确性在95%以上。对不典型结石应注意排除假阳性和假阴性的干扰。

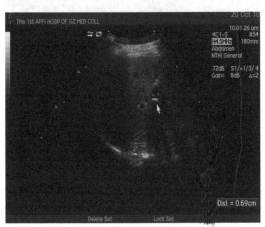

图 19-3-8 胆囊切除术后胆囊管扩张伴结石

箭头所指

二、胆管结石

胆管结石(stones in the bile duct)依发生部位不同可分为肝外胆管结石和肝内胆管结石。

(一)肝外胆管结石

肝外胆管结石是指位于肝总管和胆总管的结石,占胆系结石的 50%左右。临床表现是在发病之初,以上腹部阵发性绞痛为主,有胆道感染者出现寒战、发热,24h 后出现黄疸,重症可致中毒性休克而危及生命。少数患者特别是老年人在结石静止时,无明显症状或仅有轻度的上腹不适。

1. 病理概要 肝外胆管结石分为原发性与

继发性两种，前者为在肝外胆管内形成的结石，后者为源自于肝内胆管或胆囊内的结石。发生结石时，肝外胆管呈不同程度的扩张，胆管壁由于充血、水肿、增生和纤维化而增厚。胆石在胆管内可移动，亦可发生嵌顿而导致完全性梗阻，引起黄疸、化脓性胆管炎、胆总管十二指肠瘘等。

2. 超声表现

（1）肝外胆管扩张，与门静脉主干形成"双筒枪征"。扩张的胆管壁可增厚，回声增强，内壁欠光滑。结石部位在胆囊管以上者胆囊不大，结石在胆囊管内或以下胆管者可引起胆囊增大，结石在胆总管则可以引起整个胆道系统的扩张。

（2）管腔内出现形态稳定的高/强回声光团，与胆管壁间分界清楚（图19-3-9）。

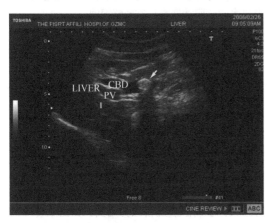

图19-3-9　胆总管结石（箭头所指）

（3）光团后方可见声影。

（4）部分胆管扩张明显的患者，在改变体位时强回声团可移动。

3. 鉴别诊断　超声显像对肝外胆管结石诊断的准确率为80%～90%。胆总管下段结石需与十二指肠气体、蛔虫残骸和回声较强的胆管肿瘤相鉴别，其方法可通过多切面扫查，十二指肠气体形成的强回声形态不固定，周围无连续性管壁回声；蛔虫残体有节段性的"等号"样回声；肿瘤后方无声影，胆管壁连续性被破坏。CDFI以及超声造影对于肿瘤具有较高的鉴别诊断价值。

（二）肝内胆管结石

临床上此病多数无自觉症状，结石较多且位置较低的可出现肝区和胸背部深在的持续性隐痛。当发生化脓性胆管炎时，出现寒战、发热、肝区触痛，黄疸较轻或不出现黄疸。

1. 病理概要　肝内胆管结石全部为以胆色素为主的混合性结石，常多发，严重者可致胆管炎性脓肿，胆管狭窄、肝实质萎缩、纤维化。

2. 超声表现

（1）肝内沿胆管分支走向出现圆形、斑点状、条索状等高/强回声光团。

（2）光团后方伴有声影。

（3）当有淤滞的胆汁充盈在肝内胆管时，可见光团出现在扩张的胆管内，结石周围有宽窄不等的无回声暗区，胆管前后壁的亮线清晰（图19-3-10）；若胆管内无淤滞的胆汁，则胆管壁界线显示不清，此时注意伴行的门静脉分支，有助于判断。

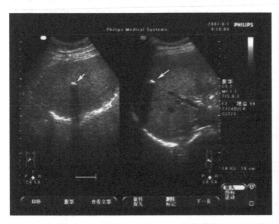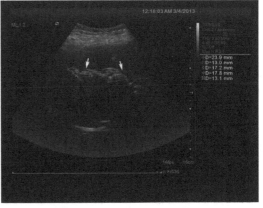

图19-3-10　肝内胆管结石（左图为单发，右图呈多发性，箭头所指）

（4）光团远端小胆管轻-中度扩张，形成"平行管"征（图19-3-11）。

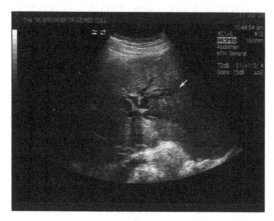

图19-3-11　肝内胆管轻-中度扩张呈"平行管征"（箭头所指）

CBD胆总管，PV门静脉，LIVER肝

超声对肝外胆管结石的诊断准确率为80%～90%，对肝内胆管结石的检出率达95%以上，目前已成为胆管结石的首选诊断方法。

3. 鉴别诊断　肝内胆管结石有时需与肝内胆管积气相鉴别，后者多有手术史，强回声形态不稳定，有时可随体位改变而移动，后方有"彗星尾"征。

4. 注意事项　在临床工作中，胆道结石，超声检测会有假阴性和假阳性，造成的原因有：

（1）假阴性：①结石小，检查者没有将整个胆道系统查遍；②结石占据半个胆囊，尤其是有胆囊皱折，使结石不滚动；③充满型结石、萎缩性胆囊炎合并结石；④结石在胆囊颈部、胆囊管、胆总管中下段，受胃肠气体干扰而无法显示。

（2）假阳性：①胃肠道气体的部分容积效应给胆道系统制造的伪像；②胆道内凝血块、寄生虫的局部残体、黏稠的脓团、胆囊积气、肿瘤等。

（钟红　汤庆）

第四节　胆系感染

一、急性胆囊炎

急性胆囊炎（acute cholecystitis）是胆囊的急性化脓性炎症，也是常见的急腹症之一。急性胆囊炎的临床症状依炎症程度不同而差异较大，轻者仅有低热、乏力，右上腹胀满及右上腹轻压痛。重者起病急骤、高热寒战、右上腹持续性绞痛，阵发性加剧，部分病例出现轻度黄疸，可触及肿大的胆囊，墨菲（Murphy）征阳性。

（一）病理概要

最常见的病因是胆囊管梗阻，约占90%。由于胆囊管突然受阻，胆囊内胆汁浓稠，高浓度的胆盐刺激胆囊黏膜，发生黏膜损伤，引起急性化脓性炎症。另外，细菌感染及胰液反流等化学刺激也是引起急性胆囊炎的主要原因。

急性胆囊炎视炎症的程度不同可分为三种类型：

单纯性胆囊炎：胆囊稍肿大，囊壁轻度增厚，充血水肿，胆汁透声正常或略混浊。

化脓性胆囊炎：胆囊肿大，囊内压增高，囊壁明显增厚，充血水肿，胆汁呈脓性。

坏疽性胆囊炎：胆囊极度肿大，胆囊内压力显著增高，导致循环障碍，发生坏死，甚至穿孔。

（二）超声表现

1. 急性单纯性胆囊炎　胆囊肿大或形态饱满，胆囊的长径＞9cm，横径＞3.5cm时为胆囊肿大（图19-4-1）；特别是横径增大较长径增大更有意义，表明胆囊腔内张力增高。如因胆囊管结石嵌顿所致则可见相应的结石声像。胆囊壁弥漫性增厚，多呈"双边"征，即内、外层呈高回声，中间层呈无回声，代表胆囊壁层的水肿。胆囊收缩功能差或丧失。胆囊腔内透声不佳，可有云雾状光点漂浮或沉积。超声"墨菲"征阳性：即当探头在胆囊区扫查时，嘱患者深吸气，在吸气过程中触痛突然加剧而被迫屏气，该特征对诊断急性胆囊炎具有较高的特异性。

2. 化脓性胆囊炎　增厚的囊壁"双边"征更加明显；胆囊腔内透声变差，可见多量粗细不等的回声斑点，无声影，呈悬浮状（图19-4-2）。超声可作为观察急性胆囊炎疗效的重要手段。随着病情好转，可观察到胆囊壁变薄、壁中弱回声带消失、胆囊张力减低，腔内强回声斑点逐渐稀疏、减少等炎症逐渐缓解的征象。

3. 急性坏疽性胆囊炎　除具有典型急性化脓性胆囊炎的声像图特点，胆囊底部和胆囊颈部常可见局灶性坏死，囊壁不甚清楚或有间断，胆囊的肝面区域感染最严重，此处组织脆弱，极易穿孔（图19-4-3）。

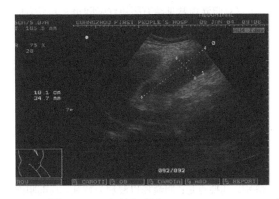

图 19-4-1 急性胆囊炎

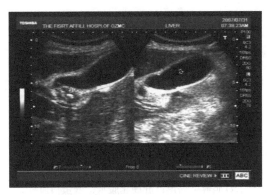

图 19-4-2 急性化脓性胆囊炎合并胆囊颈结石

左图箭头所指为胆囊颈结石，右图箭头所指为胆囊内斑点状回声

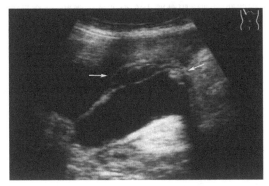

图 19-4-3 胆囊炎胆囊结石并胆囊前壁坏疽

（箭头所指）RL 肝右叶，GB 胆囊，ST 结石

4. 胆囊穿孔 多发生于胆囊颈部或底部；表现为穿孔后胆囊内液腔缩小或消失，张力减低，原有胆囊结石的患者可见结石回声并伴声影，胆囊壁模糊、连续性中断，并于局部出现包裹性液性暗区。此时由于穿孔处与周围组织广泛的粘连，声像图较复杂。胆囊底部局限性包裹性积液，尤其是暗区内部有气体强回声及"彗星尾"征为坏疽性胆囊炎并胆囊底穿孔的特征性表现（图 19-4-4）。当有产气杆菌感染时，胆囊内或周边包裹性积脓内可见积气。穿孔位于肝脏面者，由于胆汁对肝的侵蚀，形成肝脓肿；早期需与肝占位病变鉴别。胆囊穿孔破向腹腔，由于网膜的包裹亦可形成腹腔脓肿，亦可与周围组织器官粘连形成内瘘，与腹壁粘连则可形成腹壁脓肿。

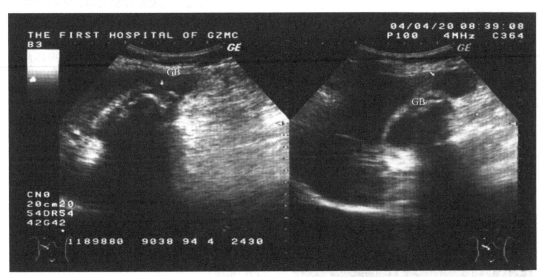

图 19-4-4 胆囊多发结石胆囊炎并胆囊底部壁穿孔

（左图白色箭头所指），周围包裹性液性暗区（右图白色箭头所指）

（三）鉴别诊断

根据病史及胆囊增大、囊壁增厚、胆汁透声改变和超声"墨菲征"阳性，基本可以诊断为急性胆囊炎；注意探查胆囊颈有无结石嵌顿以及胆囊穿孔的可能。

急性胆囊炎时胆囊的声像图特征有时需与其他疾病或状态相鉴别。

（1）胆囊增大：可见于胆总管结石、胆囊收缩功能失调、长期饥饿状态等。此时，超声"墨菲征"呈阴性，胆囊壁薄而光滑。

（2）胆囊壁增厚：肝硬化腹水、低蛋白血症、心功能衰竭等均可出现胆囊壁增厚，可通过扫查相关的脏器进行鉴别。

（3）胆汁透声异常：胆道梗阻、长期禁食、肝炎均可致胆汁透声异常，通过病史可以鉴别。

二、慢性胆囊炎

慢性胆囊炎（chronic cholecystitic）可由急性炎症反复发作迁延而来，也可以是原发的慢性炎症改变所致，多数合并胆囊结石。临床可无明显症状，亦可表现为上腹胀满，脂餐后上腹痛，并发结石者可有反复发作的胆绞痛。

（一）病理概要

病理基础改变为胆囊壁的慢性炎性改变和纤维组织增生，程度相差较大。轻者仅表现为囊壁轻度增厚；重者胆囊萎缩，囊壁显著增厚。

（二）超声表现

（1）轻型慢性胆囊炎：除胆囊壁稍增厚外，无明显的声像图特征。

（2）胆囊增大或缩小，囊壁增厚＞3mm，当胆囊与周围组织粘连萎缩时，轮廓及内腔均变得模糊不清且固定（图19-4-5）。

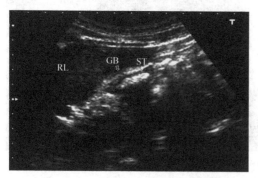

图 19-4-5　慢性胆囊炎胆囊萎缩并结石
（箭头所指）RL 肝右叶，GB 胆囊，ST 结石

（3）胆囊内常见结石团块状强回声及其后方的声影，也可见中等或稍弱的沉积性回声团，其后无声影，随体位改变而缓慢飘动和变形。

（4）少数病例胆囊萎缩而显示不清，仅见胆囊区呈一弧形光带。若合并结石时，后方可见声影，构成"WES"三联征。

（5）胆囊收缩功能差甚至丧失。

（三）鉴别诊断

慢性胆囊炎应注意与胆囊癌及胆囊腺肌病相鉴别。其要点是：胆囊癌以浸润为特征，局部胆囊壁浸润较深，但其他部位胆囊壁正常，且多数向腔内生长；晚期胆囊壁全层破坏，连续性中断。而胆囊腺肌病则以胆囊壁内有含液的小囊腔，病变呈节段性改变为特征。

三、化脓性胆管炎

急性化脓性胆管炎（acute supparant cholangitis）主要为胆管梗阻和胆管化脓菌感染所致，病菌以大肠埃希菌为多见；最常见的诱因是肝内胆管结石和胆道寄生虫（蛔虫、肝吸虫等）。

（一）病理概要

它主要的病理改变是胆道梗阻和化脓性炎症。由于胆道梗阻使胆管内压力增高，同时胆管内结石对管壁的机械刺激，可使胆管黏膜损伤，表现为胆管壁充血、水肿、增厚、黏膜破坏、溃疡形成。当有继发感染时，则胆管进一步扩张，腔内充满脓性胆汁。如为产气菌感染，胆管内可有气体积存，此时局部肝脏充血，肝细胞肿胀，肝窦扩张；晚期可有肝细胞坏死，肝脓肿形成。

（二）临床表现

阵发性右上腹痛、发热，胆道蛔虫引起者则有剧烈绞痛，重者可出现中毒性休克和昏迷。腹部检查时，右上腹有明显压痛，肝脏肿大，肝区叩击痛。病程长者可出现黄疸、白细胞和中性粒细胞明显增高。

（三）超声表现

（1）肝脏肿大，回声增强，并发肝脓肿时可见相应声像。

（2）肝内小胆管壁增厚、回声增强，呈"等号"样改变。

(3)胆管腔内可见斑点状回声或絮状沉积物。

(4)肝外胆管扩张,壁增厚,边缘模糊,壁内出现低回声带,甚至呈"双边"征;部分病例胆管壁外见无回声暗区(图19-4-6);一般胆管内腔不扩张,部分合并胆管结石或胆道蛔虫的患者可显示梗阻部位有结石或蛔虫的特征性回声。

(5)急性胆道炎合并肝内外胆管积气,则表现为点状或带状强回声呈"串珠状"沿胆道系统走向排列,后伴"彗星尾"征(图19-4-7)。此情况往往发生在曾行胆道手术的患者,尤其是做了经胃镜十二指肠乳头切开胆总管下段取石术、胆总管改道、胆管空肠吻合术后,肠道细菌逆行入胆管造成感染。

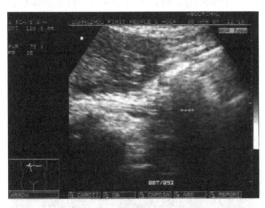

图 19-4-6 急性化脓性胆管炎

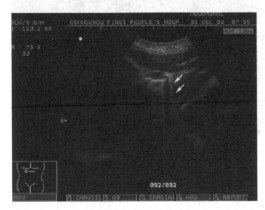

图 19-4-7 急性胆道炎并肝内胆管积气(箭头所指)

（四）鉴别诊断

根据上述临床特点及声像图表现,即可提示诊断;需鉴别的是胆道术后患者的胆道积气和硬化性胆管炎,可根据病史及有无急性感染加以区别。

四、硬化性胆管炎

硬化性胆管炎(sclerotic cholangitis),也称纤维性胆管炎或狭窄性胆管炎,是一种原因未明的胆管疾病。可能的病因为细菌性、病毒性、化学性及自身免疫反应等。

（一）病理概要

主要病理变化是胆管壁弥漫性增厚,管腔狭窄,严重者可出现完全闭塞。早期肝脏形态及功能正常,晚期可出现胆汁性肝硬化、门静脉高压,最终导致肝功能衰竭。

（二）临床表现

进行性加重的梗阻性黄疸,多伴有中等程度的发热,右上腹不适或胀痛,上腹部压痛,后期可出现胆汁性肝硬化和门静脉高压。病程有渐进性和间歇性的特点。

（三）超声表现

病变胆管管壁明显增厚,通常厚于 2mm,重者可达 10mm 以上,管壁增厚的胆管在声像图上呈现僵硬的强回声带,后方可伴声影。病变累及肝内小胆管,表现为"等号"样高回声。病变管腔内径狭窄,管壁凹凸不平,管腔呈串珠样改变,严重者可出现管腔完全闭塞。肝门区可见肿大的淋巴结。肝、脾大。

（四）鉴别诊断

根据进行性黄疸加重及典型的声像图特征,可提示硬化性胆管炎的诊断。但需与下列疾病进行鉴别:

1. 原发性胆管癌 浸润性原发性胆管癌好发于肝外胆管,管壁增厚的范围相对局限,局部突然被截断,病灶以上整个胆管系统明显扩张;而硬化性胆管炎则病变范围较广,病变以上胆管扩张较轻或不扩张。

2. 化脓性胆管炎 起病急骤,胆管壁略增厚,管道增宽、胆汁透声差,多数可见结石或蛔虫虫体。而硬化性胆管炎起病缓慢,症状逐渐加重,胆管壁增厚明显,管腔狭窄。

（钟 红 汤 庆）

第五节 胆道蛔虫

胆道蛔虫(asariasis of the billiard tract)是常见的急腹症,是肠道蛔虫病的常见和严重的并发症。多发于儿童和青壮年。

一、病理概要

蛔虫经十二指肠乳头开口进入胆道后,绝大多数停留在肝外胆管,少数进入肝内胆管和胆囊。由于虫体本身引起胆道不全梗阻和继发感染,而可出现化脓性胆管炎、胆道出血、败血症等。

二、临床表现

阵发性右上腹"钻顶样"剧烈绞痛,向右肩放射,疼痛可突然缓解,常伴有恶心呕吐,吐出物可为胃内容物、胆汁,亦可吐出蛔虫。并发感染后也可有寒战、发热等胆道感染症状;虫体可引起胆道机械性阻塞而致黄疸。查体时剑突下稍偏右有深压痛,无腹肌紧张及反跳痛。绞痛剧烈而体征轻微,

两者不相称是本病的特点。

三、超声表现

(1)肝外胆管呈不同程度的扩张。

(2)在扩张的胆管内可见数毫米宽的双线状平行的高回声带,从肝外胆管向肝内胆管延伸,少数进入胆囊;与胆管壁分界清楚,其前端钝圆光滑,其中心贯穿的无回声带为蛔虫假体腔(图19-5-1)。蛔虫死亡后,其中心无回声带逐渐变得模糊甚至消失。

(3)胆管内有多条蛔虫则呈现类似胎儿脐带样回声,其后方可出现声影。多条蛔虫也可互相缠绕盘曲成麻花样、稻草堆样。

(4)蛔虫存活时,实时超声探测可见虫体在胆系内蠕动,在虫体蠕动的同时,患者剧烈绞痛。该特征对胆道蛔虫病有确诊意义。

(5)胆囊蛔虫则在胆囊内见双线状稍高回声平行带,多呈弧形或卷曲状,虫体碎裂、钙化后与多发性胆囊结石相似。

(6)蛔虫死亡后虫体萎缩、渐裂解成段,不易判别;最后将演变成胆泥、胆石,与胆管结石相似(图19-5-2)。

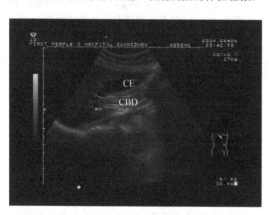

图 19-5-1 胆道蛔虫

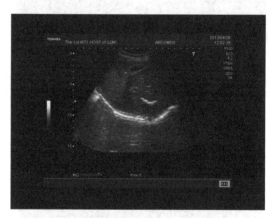

图 19-5-2 胆道蛔虫死亡机化后,呈高回声光带

GB 胆囊,CDD 蛔虫死体,PV 门静脉

(7)CDFI:无论胆道蛔虫存活与否,胆囊腔和胆道异常回声内均无彩色血流信号显示(虫体活动所产生的彩色信号闪烁伪像除外)。

四、鉴别诊断

根据上腹间歇性绞痛和声像图特征,超声诊断胆道蛔虫病准确率在95%以上。鉴别诊断的重点是排除假阳性因素,如肝动脉有时穿行于胆管和门静脉之间,酷似扩张的胆管内双线状回声,常误诊为

蛔虫体,但仔细观察"蛔虫"是否有搏动性,不难识别。如用彩色超声多普勒诊断仪(CDEI)更易鉴别。

(钟 红 汤 庆)

第六节 胆 道 出 血

胆道出血(hemorrhage of the Bile Duct)是由于

各种原因引起的肝内或肝外血管与胆道之间病理性沟通，血液经胆道流入十二指肠而发生的上消化道出血，常因胆道损伤引起。

一、病理概要

引起胆道出血的原因有肝脓肿破溃、肝内多发性小胆管炎、胆道蛔虫、结石和外伤等。其中最多为外伤，包括医源性损伤，如PTC、肝穿刺活检、手术等。

二、临床表现

取决于出血的量和速度，小量胆道出血仅表现为血便或大便潜血试验阳性，胆道大出血有典型的消化道出血、胆绞痛和黄疸三联征，即消化道出血（呕血及便血）；剧烈右上腹绞痛；梗阻性黄疸，可伴肿大的胆囊。除胆道出血的症状外，患者还有原发病的临床表现和外伤史、手术史。

三、超声表现

（一）胆囊出血

在不同时期声像图表现不同：①早期胆囊透声性差，回声较肝回声略低，内有细小点状回声。②约48h后，胆囊内出现条索状、絮状的中高回声可飘动，似死蛔虫。③约1周后复查，飘动的条索消失，胆囊内可见小光斑及小片状中高回声，无声影，可流动，似胆囊内沉沙样结石。此时患者临床症状基本消失。残存的血块可持续几周，如不手术，大部分可自行排出。

（二）胆道出血

在不同时期声像图表现不同：①出血开始24h内，胆总管腔内出现密集光点回声与肝组织回声类似，并易掩盖在肝实质背景下较难辨认，仅显示出管壁的回声。②出血24h至1周，管内出血类似软组织的回声（图19-6-1），边界尚清晰，其远端胆管可扩张。③出血1周后，胆管内软组织块缩小，甚至破碎，为小片状中等回声光斑（图19-6-2）；扩张的胆管较前缩小或恢复正常；此时患者的黄疸减轻直至消失。

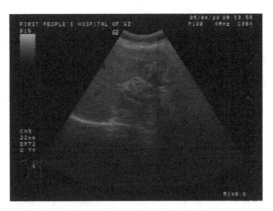

图19-6-1 胆道出血（1周内）

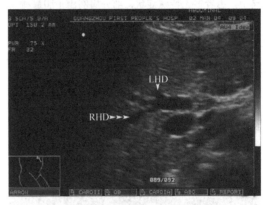

图19-6-2 胆道出血（1周后）RHD右肝管，LHD左肝管

CDFI：如非与胆囊肿瘤或胆道肿瘤并存，胆囊和胆道出血的任何时期，胆囊腔和胆道异常回声内均无彩色血流信号显示。

（钟 红 汤 庆）

第七节　胆囊息肉样病变

胆囊息肉样病变并非一种疾病的诊断名称，只是从影像学角度反映胆囊病变形态的一种统称。它实际上包括胆囊息肉、腺肌瘤（腺肌症）、腺瘤和一些少见的良性肿瘤，如脂肪瘤、肌瘤、纤维瘤等。本节仅叙述胆囊息肉和腺肌症两种病变，腺瘤在胆道肿瘤一节叙述，脂肪瘤等属于少见病变，暂不叙述。

一、胆囊息肉

1. 病理概要　胆囊息肉在病理上属乳头状腺

瘤，又可分为胆固醇性息肉和炎症性息肉两种类型。前者是由于胆囊压力过高或胆固醇代谢异常，导致胆固醇颗粒沉淀于黏膜上皮细胞的基底层，组织细胞过度膨胀造成；也有学者认为是由于黏膜上的巨噬细胞吞噬胆固醇结晶后聚积而成；后者则由于炎症刺激，造成组织间质的腺性上皮增生，并由大量的淋巴细胞和单核细胞为主的炎性细胞浸润形成。

胆固醇沉着症分为弥漫型和局限型。弥漫型胆囊胆固醇沉着症又称草莓样胆囊，局限型呈息肉样又称胆固醇息肉。

2. 临床表现 胆囊息肉样病变临床表现多不典型，患者多无特殊症状，部分病例由于胆囊排空不畅而表现为上腹不适或隐痛等与胃炎、慢性胆囊炎相似的症状。

3. 超声表现

(1)胆囊的形态大小正常。

(2)病灶呈中等回声，自胆囊黏膜面向腔内隆起，呈乳头状或桑葚状(图 19-7-1)，一般为多发性，可见于胆囊的任何部位，以胆囊体部和颈部多见，体积较小，直径一般不超过 10mm，以高回声或中等回声为主。

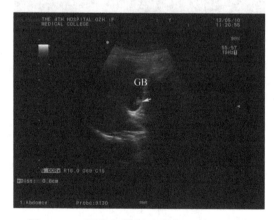

图 19-7-1　胆囊息肉(箭头所指，GB：胆囊)

(3)后方不伴声影。

(4)病变不随体位的改变而移动。

(5)基底部较窄，有的尚可见到有蒂将病变与胆囊内壁相连接；如果蒂很细长，则病变可在一定的范围内移动。

(6)CDFI 和超声造影：在病灶内彩色血流信号检出率低，病灶内血流分布以点状或短线状为主，动脉血流为"低速低阻"型。但大多数病灶 CDFI 无法检出血流信号，而超声造影则可显示病灶内的血供：在增强早期息肉可表现为等/稍高增强(与胆

囊壁相比)，增强晚期可呈等/稍低增强(图 19-7-2、彩图 117、彩图 118)。

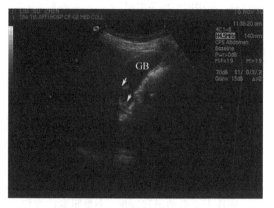

图 19-7-2　胆囊体颈部多发息肉

二维，部分息肉带蒂

胆囊炎性息肉声像图特征与胆固醇息肉基本相同，只是内部回声稍低，且常与慢性胆囊炎征象并存。

4. 鉴别诊断 胆固醇性息肉是胆囊小隆起病变中常见的疾病，由于其附着于胆囊壁，在胆汁的衬托下可以十分清晰的显示，根据其体积小、多发、沿壁排列、后方无声影、不随体位移动的特点，诊断较容易。

胆囊炎性息肉发病率相对较低，可根据内部回声与胆固醇息肉相鉴别。

早期胆囊癌及腺瘤与较大的胆固醇息肉常较难鉴别，CDFI 或超声造影等有所帮助，或需动态连续观察加以鉴别。

(二)胆囊腺肌病

胆囊腺肌病(adenomyomatosis)属于胆囊的增生性病变之一，是以胆囊腺体和肌层增生为主的良性疾病。

(1)病理概要：胆囊腺肌病的基本病理改变是由于胆囊黏膜增生肥厚，胆囊壁内罗-阿窦(rokitansky ashoff sinus)增殖并侵入肌层，导致胆囊壁肌层局限性、节段性或弥漫性增厚，一般可达正常的 3～5 倍，胆囊腔缩小；囊壁内的罗-阿窦数目增多并扩大成囊状，穿至肌层深部，窦与胆囊腔之间有管道相通，形成假性憩室。根据病变范围分为：广泛型、节段型和局限型，其中以局限型多见。本病多见于女性，男女比例为 1：2。临床症状与胆结石和慢性胆囊炎相似。

2. 临床表现 为右上腹不适、食欲减退、特别是餐后症状明显。

3. 超声表现

（1）胆囊壁呈弥漫性、节段性或局限性增厚、

隆起（图 19-7-3）。

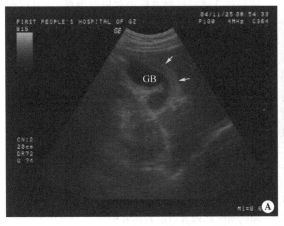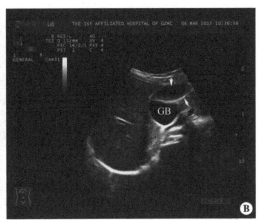

图 19-7-3 胆囊腺肌症

A. 病变呈弥漫分布；B. 病变呈节段，位于体底部，箭头所指；GB：胆囊

（2）增厚的胆囊壁内有多个微小的圆形液性囊腔，可合并囊内小结石，表现强回声斑点及后方"彗星尾"征，此为本病的重要特征。

（3）由于部分或广泛的胆囊壁增厚，顺应性减退，使得胆囊腔部分狭窄、变形。

（4）脂餐试验显示胆囊收缩功能亢进。

（5）CDFI：病灶内一般无血流信号显示。

（6）超声造影　能更清晰直观地显示胆囊腺肌瘤病的形态、边界、罗-阿窦以及血供情况：在增强早期病变区域与胆囊壁相比，呈均匀等/稍高增强，与胆囊壁分界清楚，晚期可呈等/稍低增强（图19-7-4、彩图119）。

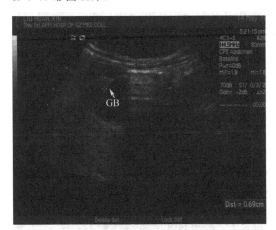

图 19-7-4 胆囊腺肌症

病变位于前壁呈瘤样

4. 鉴别诊断　根据胆囊壁不均匀性增厚，壁

内特征性的囊状低回声和壁内强回声斑点及"彗星尾"征，诊断本病并不困难。但某些急性化脓性胆囊炎患者，胆囊壁水肿增厚，在胆囊周围（特别是肝胆之间）可见微小的化脓灶，个别因含有微小气泡而产生声尾，酷似胆囊腺肌症的罗-阿窦及"彗星尾"征。两者鉴别的要点是：后者无急性化脓性炎症的体征及脂餐试验反应不同。

超声造影有助于胆囊腺肌增生症的诊断与鉴别诊断。

（钟　红　汤　庆）

第八节　胆系肿瘤

一、胆囊腺瘤

胆囊腺瘤（adenoma of the gallbladder）可发生于胆囊及胆道的任何部位，是最多见的胆囊良性肿瘤，占胆囊内小隆起病变的 10%～15%。

（一）病理概要

胆囊腺瘤可分为单纯性腺瘤和乳头状腺瘤。腺瘤大小相对较小，常为单发，瘤体直径 0.5～4.0cm 不等，形状低而扁，质韧，边界清。单纯性腺瘤多为圆形，突出于黏膜下层；乳头状腺瘤呈分枝状或乳头状，可有短蒂。部分腺瘤为乳头状及管状腺瘤

结构混合存在。其中乳头状腺瘤有癌变倾向，是公认的一种癌前病变。

(二)临床表现

一般无明显症状，多在体检做超声检查时发现。

(三)超声表现

(1)腺瘤自胆囊壁向腔内隆起，呈圆形或乳头状，呈等-高回声结节，好发于颈部和体部；可单发也可多发；体积一般大于息肉，但通常在 15mm 以下，大于 10mm 者需警惕恶变可能性。

(2)不伴声影。

(3)多数基底较宽，少数有蒂。

(4)不随体位改变而移动。

(5)CDFI：腺瘤基底部或病灶内可检出彩色血流信号，其检出率与瘤体大小及设备敏感性有关，当直径＞2cm 时，彩色血流信号基本可以检出，血流频谱为"低速低阻"型(彩图 120)。

(6)超声造影：与胆囊壁相比，增强早期呈快速高增强，晚期呈等增强，多呈均匀增强(彩图 121)。

(四)鉴别诊断

腺瘤应与息肉(胆固醇性和炎性)以及早期胆囊癌相鉴别，较小的腺瘤与胆囊息肉在声像图上很难鉴别；较大的腺瘤较难与早期息肉状胆囊癌鉴别，一般而言胆囊癌基底部更宽，CDFI 血流信号更丰富、RI 也更高，超声造影作为一项微循环灌注显影新技术有助于两者的鉴别。超声显像的临床应用价值在于：对胆囊隆起性病变的检出灵敏、便捷而较为准确，广泛地提高了诸多胆囊隆起性病变检出率，以及良、恶性肿瘤的诊断与鉴别诊断，尤其是对于早期发现胆囊癌提高了及时的帮助。

二、胆 囊 癌

胆囊癌(carcinoma of the gallbladder)是恶性程度较高的肿瘤，多发生于老年女性患者，男女比例约为 1：2。病因与发病机制尚不完全明了，目前认为与下列疾病有密切的关系：胆囊结石、胆囊慢性炎症、胆囊腺肌病等。

(一)病理概要

原发性胆囊癌形态不一，多为腺癌，其他组织学类型的癌(如鳞癌)少见。腺癌中，硬化型癌最为常见，乳头状癌次之。硬癌早期表现为胆囊壁局限性硬结或胆囊壁的局限性增厚，多呈浸润性生长；晚期则整个胆囊壁增厚、胆囊腔闭塞成一硬块，可向周围组织浸润。乳头状癌表现为腺体分化较好，腺腔排列较规则，约 1/5 的腺腔内有乳头形成，此型肿瘤质软，可长至较大体积，由于肿瘤生长较快，常发生坏死及出血等病理改变。

(二)临床表现

早期轻微的右上腹不适往往被忽视，中晚期可出现明显症状，诸如右上腹持续性疼痛、纳差、黄疸、胆囊区压痛及右上腹包块；多伴有慢性胆囊炎和约 70%病例并有胆石症病史。

(三)超声表现

胆囊癌声像图可分为以下五型。

1. 息肉型 多属早期的胆囊癌，超声表现与腺瘤或良性息肉等胆囊隆起性病变相似并易混淆，表现为病灶自胆囊壁向囊腔突起，呈乳头状，瘤体表面不平滑、内部为中等回声，基底较宽(彩图 122～彩图 124)。

2. 蕈伞型 瘤体的基部宽，肿块呈蕈伞状自胆囊壁突向囊腔，可单发，也可多发，常互相融合，瘤体呈中等或偏低回声，后方有声衰减，局部胆囊壁回声略强，与肿瘤基部分界不清(图 19-8-1、图 19-8-2)，其余胆囊壁大致正常，有不同程度的胆汁排泄障碍，常有胆泥形成。

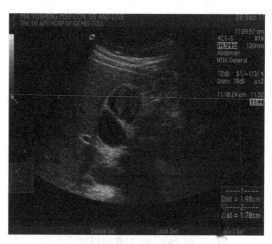

图 19-8-1　胆囊癌(蕈伞型)

二维

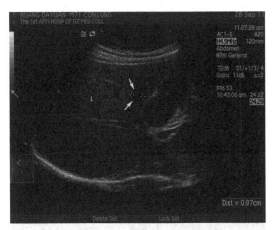

图 19-8-2　胆囊癌(覃伞型)合并肝内转移灶(箭头所指)

3. 厚壁型　胆囊壁呈现不均匀性增厚,可以是局限性,也可以是弥漫性(图 19-8-3)。增厚的胆囊壁僵硬变形,多在颈、体部明显,早期仅轻度增厚时不易与慢性胆囊炎鉴别,需近期内动态观察。

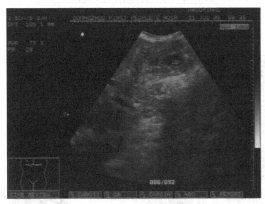

图 19-8-3　胆囊癌(厚壁型)
胆囊,轮廓不清,囊壁明显增厚,囊腔缩小

4. 混合型　同时具有隆起和厚壁型声像图特征,即有胆囊壁不均匀增厚并乳头状或覃伞状突起。此型多见。

5. 实块型　胆囊腔内无回声区消失,代之为不均质的实性或混合性肿块,(彩图 125、彩图 126);此时病变的胆囊与肝脏正常界面可中断、消失,故有时易漏诊或误为肝脏肿瘤;因胆囊癌常并有结石,如上述实性肿块内见结石强光团伴声影的征象,则有助于胆囊癌的诊断。此型属于胆囊癌晚期表现,常有肝门淋巴结肿大。

上述 1~5 型表现大体上代表胆囊癌从早期至晚期的浸润生长变化过程。

CDFI:相对于胆囊良性肿瘤,胆囊癌灶内彩色血流信号丰富,癌灶内血流分布以分枝状或杂乱型为主,动脉血流多表现为"高速高阻"型。

超声造影:对于胆囊癌具有较高的诊断价值。息肉状或覃伞胆囊癌增强早期可较胆囊壁或周围肝组织早增强,呈高或等增强,均匀或不均匀,增强晚期表现为低增强。厚壁型或实块型表现为增厚的病变区域于增强早期表现为等/高增强,多呈不均匀性,并与正常胆囊壁分界不甚清楚,增强晚期表现为低增强。并且当病灶侵犯肝脏时,该处肝组织随胆囊癌病灶于动脉期呈高增强,门静脉和延迟期呈低增强回声,而利于显示肝组织受侵犯范围。

(四)鉴别诊断

胆囊良性病变形成的胆囊壁增厚或隆起性病变,如慢性胆囊炎、胆囊腺肌症、腺瘤、息肉等,当病灶较大时,常需与胆囊癌相鉴别。

1. 慢性胆囊炎,胆囊壁增厚较均匀,内壁较规则,CDFI 胆囊壁彩色血流显示率低。

2. 胆囊腺肌症,为均匀增厚胆囊壁,其内可显示密集小囊并见伴彗星尾征的强光点。而早期胆囊癌的壁增厚为不均匀性,CDFI 多可显示血流信号并较丰富。

3. 胆囊息肉、胆囊腺瘤,一般直径较小,常小于 10mm,CDFI 血流显示率无或低。超声造影可提供鉴别诊断帮助,在血流灌注显像模式下胆囊癌超声造影图像瘤体内多呈分支状血流分布,而良性病灶供血呈点状分布。

4. 胆囊腔回声异常的疾病,如胆囊腔内沉积物、胆囊积脓、胆囊充满型结石、黏附于胆囊壁的泥团、胆囊泥沙样结石、胆囊内凝血块等,除了可通过改变体位观察团块移动等方法加以区别以外,尚可通过 CDFI 表现鉴别之,如彩色多普勒超声在异常回声内测及彩色血流信号,则提示为占位病变,反之,则为胆囊腔内沉积物等。此时,超声造影帮助极大,病灶内有增强则考虑占位,无增强则考虑为上述情况。

三、胆　管　癌

胆管癌(carcinoma of the bile duct)通常是指源于主要肝管和肝外胆管的恶性肿瘤。胆管癌较胆囊癌发病率少,男性多于女性,好发于肝门部、左右肝管汇合处、胆囊管与肝总管汇合处以及壶腹部。胆管癌临床表现以阻塞性黄疸为突出,起病隐袭,早期即为无痛性黄疸,进行性加重,常伴有上腹痛、发热和消化不良等症状。

（一）病理概要

肝实质内源于肝内的小胆管癌通常称为胆管细胞性肝癌，而胆管癌则指源于肝外胆管和肝门部Ⅰ、Ⅱ级分支的主要肝胆管壁细胞癌。壶腹乳头癌通常指发生于胆管末段壶腹部和十二指肠乳头部的肿瘤，以壶腹部癌最常见；胆管癌以腺癌最多见，常环绕胆管浸润生长也可呈乳头状或结节状突入管腔使胆管变窄或闭塞。

（二）临床表现

以阻塞性黄疸为突出，起病隐袭，早期即为无痛性黄疸，进行性加重，常伴有上腹痛、发热和消化不良等症状。约50%的患者有胆囊肿大。晚期可出现陶土样便、肝大、门静脉高压、腹水等。胆管癌常在早期发生转移。常见的浸润部位为肝、局部淋巴结、胆囊和胰腺。

（三）超声表现

（1）病灶以上胆系扩张，早期梗阻轻度时呈"平行管征"，中晚期扩张明显则相应的门静脉受压并显示不清，胆管重度扩张时呈树权状或呈放射状（图

19-8-4）；如肿瘤位于胆囊管以上，则胆囊不增大、胆总管不扩张；如肿瘤位于胆囊管以下，则胆囊也增大。

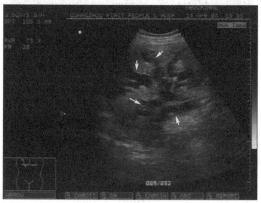

图19-8-4 胆管癌肝内胆管重度扩张（呈树权状）

（2）扩张的胆管下游端见稍低或中等回声的乳头或团块状实性软组织；或是扩张的胆管下游端突然截断或缩窄闭塞，而局部难以探及明确边界的肿物。由此可分为乳头型、团块型和截断型；前两型病灶与正常胆管壁多分界不清，位置固定，后方无声影（图19-8-5、彩图127、彩图128）。

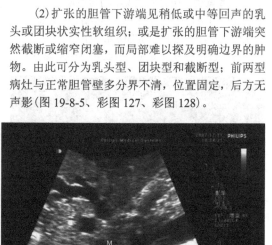

图19-8-5 肝门部胆管癌，呈乳头状
箭头所指，B图为局部放大

（3）病变部位胆管壁不规则增厚、回声增强，如为截断型则扩张胆管突然被截断，或逐渐变细，呈"鼠尾"状（图19-8-6）。

（4）CDFI及超声造影：病灶内如检出血流信号，特别是测得动脉性血流频谱有助诊断及鉴别诊断，但CDFI彩色血流信号检出率低（彩图129、彩图130）。

超声造影可较好地显示病灶内血供情况，一般与周围胆管壁相比，胆管癌病灶在动脉期多数呈等增强，少数可呈低或高增强，与周围胆管壁分界不清；而在门静脉期及延迟期呈低增强，此时可利于

判断病灶及侵犯周围组织范围。

（四）鉴别诊断

胆管癌或轻或重均会出现阻塞性黄疸，故应着重与胆管结石、胰头癌以及肝癌等疾病相鉴别。

（1）与胆管结石鉴别：胆管癌的肿块多为中等回声，后方无声影，CDFI可检出血流信号；而结石多为强回声，后方伴声影。

（2）与胰头癌鉴别：胰头癌在胰头部有低回声肿块，有主胰管扩张，胰后段胆总管不扩张；而低

位胆管癌者胰头形态正常，主胰管轻度扩张或无明显扩张，胰段胆管癌则肿瘤较胰腺癌小，轮廓更清晰，胰后段胆总管扩张。

（3）与肝肿瘤鉴别：近肝门部的肝肿瘤，特别是肝门部的肝转移瘤，由于瘤体小、周边有声晕，当其压迫肝外胆管导致胆道明显扩张时，极易将胆管外的肿瘤误认为胆管内的肿瘤，需多切面扫查。

（4）硬化性胆管炎鉴别见第四节硬化性胆管炎的鉴别诊断。

（5）胆管内沉积物鉴别当肝外胆道梗阻时，扩张的胆道内可出现块状或絮状的胆泥，特别是当胆道内有积脓时，较稠的脓栓常附于胆管壁，产生类似软组织沉积的声像图，如做超声造影则呈无增强，可与胆管癌有增强显影区别开（彩图131）。

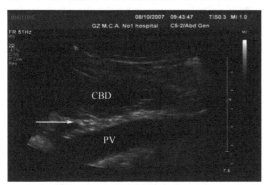

图 19-8-6 胆总管癌，呈"鼠尾"征
CBD 胆总管，PV 门静脉

（何炼图 汤 庆）

第九节 先天性胆系疾病

先天性胆系疾病（congenital disease of the billiard tract）包括先天性胆囊异常、先天性胆管囊状扩张、先天性胆道狭窄和先天性胆道闭锁。

一、先天性胆囊异常

1. 病理概要 先天性胆囊异常大致可分为：

（1）数目变异先天性胆囊缺如、双胆囊、三胆囊。

（2）形态变异皱折胆囊，分隔胆囊（也称双房胆囊），胆囊憩室。

（3）位置变异肝内胆囊（胆囊全部或部分位于肝内）、胆囊位于肝左叶的下方、胆囊位于肝右叶的后下方、胆囊横位、游离胆囊等。

2. 临床表现 先天性胆囊异常一般无明显临床症状，仅在合并胆囊炎症和胆囊结石时出现相应的症状。

3. 超声表现

（1）皱褶胆囊的体底部之间，被一强回声一分为二，仔细观察两腔是相通的，胆囊底常有结石。

（2）双胆囊超声可见两个相互独立的完整的胆囊结构，有各自的胆囊管，分别汇入胆总管，两个胆囊的大小可相似，也可一大一小。

（3）胆囊憩室胆囊壁局部向外凸出，形成一圆形囊腔，此囊与胆囊腔有较宽的通道（图 19-9-1、彩图 132），憩室内可有小结石。

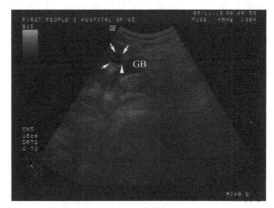

图 19-9-1 胆囊憩室
箭头所指为胆囊憩室，△示憩室与胆囊腔的通道 GB：胆囊

（4）异位胆囊正常的胆囊解剖位置未显示胆囊图像，于异位的地方探及胆囊回声；此时应注意勿将肝及其旁的几条血管混淆，CDFI 能与肝及其旁的几条血管鉴别，如下腔静脉、门静脉、脾静脉等。

4. 鉴别诊断 根据各自的声像图特征，超声对胆囊先天性异常检出一般无困难；只是检查时要仔细，如皱褶胆囊的底常因充满结石而误认为是肠气漏诊。异位胆囊或胆囊游离常误认为是胆囊缺如。

二、先天性胆管异常

先天性胆管异常主要包括先天性胆管囊状扩张、先天性胆道闭锁和先天性胆道狭窄，其中以先天性胆管囊状扩张为多见。

（一）先天性胆管囊状扩张症

1. 病理概要 先天性胆总管囊状扩张症，也称先天性胆总管囊肿（congenitalcholedochal cyst）是一种伴有胆汁淤积的胆道疾病。先天性胆管囊状扩张症可发生于除胆囊外的肝内、外胆管的任何部位。可能与胆管壁先天性薄弱有关。一般认为是先天性因素所致，但也有认为胆总管囊肿，尤其是成人型，主要是由于胆管完全或不完全性梗阻导致胆汁淤滞和感染，使胆管壁发生纤维化而丧失弹性，当胆管内压力增高时，出现继发性近端胆管扩张，逐渐形成囊肿。还有认为胆总管囊肿是在胆管壁先天性薄弱因素基础上辅以后天胆管梗阻因素而发生。目前尚无对先天性胆总管囊肿统一的分型标准。有多种的分类法。在此，依发生的部位不同分为三种类型：①发生于肝外胆管者为先天性胆总管囊状扩张症，也称先天性胆总管囊肿；②发生于肝内胆管者为先天性肝内胆管囊状扩张症（Caroli 病）；③肝内外胆管均有扩张者称混合型胆管囊状扩张症。

2. 临床表现 本病常于儿童时期即有反复发作。临床上以腹痛、黄疸、腹部包块为三大主要症状。反复感染可使病情恶化。

3. 超声表现

（1）典型的先天性胆总管囊状扩张症为胆总管部位出现局限性囊状无回声区，多呈椭圆形或纺锤形，囊壁清晰光滑、较薄，囊腔呈液性无回声，后方有增强效应。肝内胆管一般正常或轻度扩张（图19-9-2）。

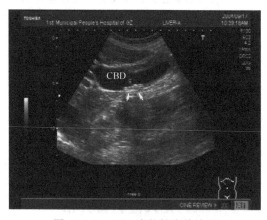

图 19-9-2　CBD 囊状扩张并结石

（2）内胆管囊状扩张主要表现：囊肿在肝内胆管出现，沿左右肝管分布，与肝内胆管走行一致并与左右肝管相通（图19-9-3），呈多个圆形或梭形的无回声区，呈串珠状排列，囊壁回声较强。

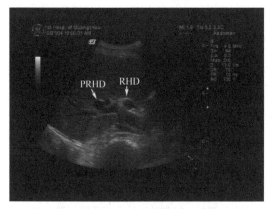

图 19-9-3　肝内胆管囊状扩张

（3）混合型声像图表现：具有上述两种类型的表现。

4. 鉴别诊断 根据声像图特点，结合小儿反复发作的右上腹绞痛、黄疸及腹部包块等临床症状，诊断并不困难。

先天性胆总管囊状扩张症应与右上腹囊性肿块鉴别，如肝囊肿、小网膜囊积液、胰头囊肿等。鉴别要点是：先天性胆总管囊状扩张，在脂餐后可缩小，而其他囊肿则不具备该特点。另外，通过多切面探测，从解剖关系上可以鉴别。

先天性胆总管囊状扩张症还应与门静脉瘤样扩张症鉴别，后者声像图表现为局部无回声区与门静脉内无回声相延续，CDFI 见无回声区内呈漩涡状彩色血流，红蓝相间。

肝内胆管囊状扩张症（Caroli 病）需与多囊肝和肝门部胆管癌（Klatskin 瘤）相鉴别。多囊肝患者症状轻，肝脏内大小不等的囊互不相通，而 Caroli 病各囊间互相沟通；Klatskin 瘤的特点为肝内胆管扩张，管腔较平滑，肝门部可见肿块回声。

（二）先天性胆道闭锁

先天性胆道闭锁（congenital biliary atresia）是新生儿期一种少见的严重梗阻性黄疸疾病，但却是新生儿期即需外科处理的主要问题，如不及时诊断并手术矫正，患儿多在 1 年左右死亡。

1. 病理概要 本病由于胆道阻塞和胆汁淤积，使肝实质受损，致肝肿大，最终发生胆汁性肝硬化、肝功能衰竭。先天性胆道闭锁可发生于胆道的任何部位。通常按闭锁的部位大致分为肝内型和肝外型。以往一般认为肝内型手术难以矫正。肝外型多数可经手术矫正。肝外型又分三个主型和若干亚型。Ⅰ型：胆总管闭锁，又分 2 个亚型，ⅠA 型胆总管下端闭锁，ⅠB 型胆总管高位闭锁；Ⅱ型：肝管闭锁，分为三个亚型（图19-9-4），ⅡA胆囊至十二指肠间的胆管开放，而肝管完全缺损或呈纤维条索状，ⅡB肝外胆管完全闭锁；ⅡC肝管闭锁，胆总管缺如；Ⅲ型：肝门区胆管闭锁，分为6个亚型（图19-9-5），ⅢA肝管扩张型，ⅢB微细肝管型，ⅢC胆湖状肝管型，ⅢD索状肝管型，ⅢE块状结缔组织肝管型，ⅢF肝管缺如型。

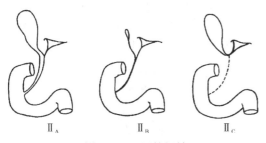

图 19-9-4 肝管闭锁

ⅡA：胆囊至十二指肠间的胆管开放，而肝管完全缺损或呈纤维条索状；ⅡB：肝外胆管完全闭锁；ⅡC：肝管闭锁，胆总管缺如

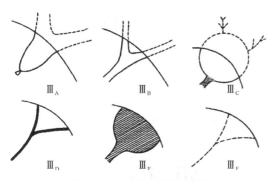

图 19-9-5 肝门区胆管闭锁

ⅢA：肝管扩张型；ⅢB：微细肝管型；ⅢC：胆湖状肝管型
ⅢD：索状肝管型；ⅢE：块状结缔组织肝管型；ⅢF：肝管缺如型

2. 临床表现 为渐进性黄疸；黄疸可出现在出生后不久或1个月内，亦有在生理性黄疸消退1～2周后，黄疸本应逐渐消退但不退，反而呈进行性加重。随着黄疸加重，粪便由正常的黄色变淡以至呈白陶土色。有时由白陶土色又转为淡黄色，这是由于血液胆色素浓度过高胆色素通过肠壁渗入肠腔，使粪便着色。尿色加深，犹如浓茶色。

3. 超声表现

（1）肝内型肝脏肿大，肝内外胆管均显示不清，肝门部出现条索状高回声，位于左、右门静脉分叉部的前方，两端尖细，中间膨大，回声均匀，无管腔，边界清，后方无声影。胆囊不显示或在胆囊区见一无腔隙或很小腔隙的强回声带。晚期可有脾静脉扩张、脾大、腹水等征象。

（2）肝外型肝脏肿大，肝内胆管明显扩张，肝外胆管在闭锁段以上扩张，以下则显示不清。如闭锁部位在胆囊管汇合处以上者，胆囊则显示不清，反之则有胆囊增大、胆汁淤积；仅有胆囊管闭锁者罕见，也无需治疗。肝外型胆道闭锁早期如不行手术矫正，晚期将出现肝硬化、门静脉高压声像图征象。

4. 鉴别诊断 肝内型先天性肝道闭锁需与新生儿肝炎鉴别，后者黄疸相对较轻，黄疸程度有波动，肝脏仅轻度肿大，血清甲胎蛋白增高，声像图可显示肝内胆管及胆囊结构。肝外型先天性胆道闭锁应与先天性胆管囊状扩张症鉴别，后者黄疸多为间歇性，右上腹有包块，胆管扩张，形态失常更加明显，1岁以内极少出现肝硬化、门静脉高压声像图征象；而前者多数在半岁内出现难以恢复的胆汁性肝硬化。

（钟　红）

第十节　阻塞性黄疸的鉴别诊断

黄疸（jaundice）是由于血清内胆红素浓度增高，组织被染成黄色，从而巩膜、皮肤、黏膜、体液和其他组织出现黄染。黄疸虽多见于肝胆疾病，但在其他引起胆红素代谢异常的疾病中也可出现。根据黄疸发生机制可分为：溶血性黄疸、肝细胞性黄疸和阻塞性黄疸。临床主要表现为巩膜、皮肤黄染和各种原发病的症状，如肝炎可有发热、消化不良的症状；溶血性黄疸多有剧烈的腰痛，查体可有脾大；胆总管结石则有上腹绞痛；胰头癌有持续性腰痛。另外，梗阻性黄疸常有皮肤瘙痒、陶土样便、酱油色尿等。阻塞性黄疸与肝细胞性黄疸/溶血性黄疸的鉴别诊断是临床上一项十分重要内容。超声既能清晰的显示肝内外胆管的扩张程度，又可显示肝、脾等器官的形态，因此在黄疸的鉴别诊断中尤其是对于阻塞性黄疸有着很好的实用价值。超声诊断阻塞性黄疸通常遵循以下3项步骤及原则：首先确定有无肝内、外胆管扩张即胆系梗阻，然后是判断胆道梗阻的部位，最终进行梗阻病因的鉴别诊断。阻塞性黄疸的超声表现叙述如下。

一、胆道系统显示扩张

胆道系统显示扩张是超声诊断阻塞性黄疸的依据。

1. 肝内胆管扩张 在正常情况下，目前包括超声在内的各种影像学对于二级以上的肝内胆管尚难以显示清楚。正常左右肝管内径一般小于2mm，或小于伴行的门静脉的1/3，若大于3mm则提示有胆管扩张。如内径在3～4mm可定为轻度扩张，5～6mm为中度扩张，7mm或以上为重度扩张。此时扩张的胆管腔内呈无回声暗区，CDFI显示无血流信号。由于二级以上的正常肝内胆管一般情况下显示不清楚，故二级以上末梢支肝胆管内径显示达2mm即应考虑为轻度扩张而需予以重视；如超过伴行门静脉支的1/3宽度，或达到其宽度呈"平行管"征时，则应可认为肝内胆管有扩张。

重度扩张时，管腔扩张明显超过伴行的门静脉支或压迫使之显示不清呈树杈状或呈放射状、"丛状"向肝门部汇集，扩张的胆管后方回声增强、管壁不规则、管道多叉、一直延伸到肝周边。上述情况多见于恶性肿瘤引起的阻塞，尤其是位于高位肝门处。

2. 肝外胆管扩张 肝外胆管上段内径测值：正常人胆总管内径≤6.0mm，＞7.0mm提示肝外胆管扩张，但有胆囊切除或胆系手术史的患者除外，因其上段测值常可在7.0～10.0mm。肝外胆管内径＞11mm为明显扩张，尤其脂餐后，胆管内径仍＞10mm对于确定肝外胆管存在梗阻性病变较为可靠。扩张的肝外胆管多为均匀性扩张，与伴行的门静脉内径相近时，呈二条平行的管道，称"双筒猎枪"征。

实验研究显示，肝外胆管发生梗阻后，胆管的扩张先于黄疸的出现，其理论基础是胆管梗阻压力升高时先引起管道扩张，后在压力进一步升高导致胆汁逆流时才出现临床黄疸，称为"无黄疸性胆管扩张"，该现象可见于肿瘤早期或结石不全梗阻状态时。

二、胆道梗阻部位的判断

检查时应观察下列指标：①肝内胆管有无扩张；②单侧或双侧的左、右肝胆管扩张；③肝门处胆管有无扩张；④胆囊有无肿大；⑤胰管有无扩张。

根据上述观察，判断梗阻所在部位，其要点如

下(图19-10-1)：

(1)肝门处胆管正常或不显示，而肝内胆管或左、右肝管仅一侧扩张提示肝门部梗阻。

(2)胆总管扩张提示胆道下段梗阻(扩张长度＞3.5cm，如大于9cm提示在壹胰部及乳头部)。

(3)仅有胆囊肿大，而胆管正常，提示胆囊颈管阻塞或胆囊本身有病变。

(4)一般情况下，胆囊肿大提示其胆囊管开口处以下梗阻，不肿大则为开口处以上梗阻。

(5)胆管全程扩张，同时有胰管扩张，则提示十二指肠Vater壶腹部水平阻塞。

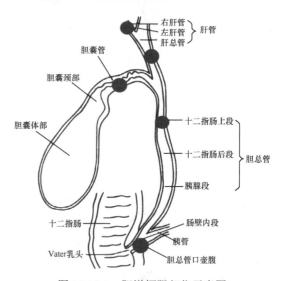

图19-10-1 胆道梗阻部位示意图

三、阻塞性黄疸病因的鉴别诊断

阻塞性黄疸约90%以上是由结石、胆管癌、胰头部肿瘤引起的，由于结石和肿瘤的性质完全不同、治疗方案和预后不同，故鉴别诊断显得尤其重要。此外，还有炎性胆管狭窄、胆管血栓、胆管癌栓等少见梗阻病因，其鉴别要点如下：

(1)胆管结石黄疸发生的时间较短，多有腹部绞痛史，声像图表现为形态较规则的强回声团位于扩张的胆管腔内，后方有声影，与胆管壁之间分界清楚，扩张程度相对较轻；尤其是小结石所致的胆道不全梗阻，在发病初期或缓解期，肝外胆管可无明显扩张。

(2)软组织肿瘤黄疸为渐进性，多无腹部绞痛史，声像图多为中等回声或弱回声团，其形态不规则，后方无声影，不移动，恶性病变者与胆管壁分界不清，或胆管壁连续性中断、残缺，胆管呈进行

性扩张(胆管癌、壶腹癌见本章第八节,胰头癌见本书相应章节),持续性加重,即重度胆管扩张征象,此情况多见于恶性肿瘤引起的阻塞。

(3)胆管癌栓病灶呈等回声,呈条索状,不移动,肝内或近端胆管内有肿瘤病灶。

(4)胆管血栓有胆道出血的临床表现,超声表现与胆管癌栓相似,但病灶更大,回声不均。

另外,扩张胆管的病理征象也有助于鉴别诊断:如扩张胆管形状,均匀扩张者为胆道阻塞,囊状或节段性柱状扩张者多为先天性异常,如先天性胆总管囊肿和Caroli病;胆管壁的异常,炎症时管壁毛糙增厚、范围广,肿瘤时多呈局限性管壁增厚、狭长、堵塞;扩张胆管腔内的异常,胆管结石及胆道蛔虫有特异征象,炎症时可出现累状沉积物回声、肿瘤者呈乳头状实性光团、移动体位不可变形。

需要注意的是,堆积状泥沙样结石、胆泥或陈旧性、炎性胆汁团后方可以呈无声影而类似软组织肿块;而有时胆管癌与胆管结石并存,或少数胆管癌出现较弱的声影,以及胆道积脓也可出现类似结石的回声及声影,从而导致与结石鉴别困难。此时可通过CDFI检测血流信号,以及超声造影观测病灶有无增强,或是经腔内超声探查等方法加以鉴别。

超声诊断阻塞性黄疸的临床价值:为首选方法,超声图像能清楚显示扩张的肝内胆管、肝外胆管、胆囊的肿大以及胰管扩张,对于梗阻部位的判断可达到95%准确率,病因诊断符合率达70%~80%。近年来随着介入性超声的发展和广泛应用,超声引导下经皮肝穿刺胆管造影(PCT)、置管引流(PTBD)以及经皮肝穿刺胆管镜微创取石术(PTCS)等诊断和治疗性技术为临床提供了良好的帮助。

(汤 庆)

第二十章 脾脏疾病

脾具有极丰富的血液循环，是人体内最大的淋巴器官，也是一个重要的免疫器官，全身性疾病如感染性疾病，血液系统疾病，肝脏疾病等均可引起脾脏病变。

第一节 解剖概要

正常脾脏位于人体左上腹，胃的左后方，左肾的前上方，与膈相依，被九、十、十一肋间遮盖。脾脏分为脏面和膈面，膈面隆突，脏面凹陷，脏面中央为脾门，为脾动脉，脾静脉及淋巴出入之处，脾血管，淋巴管和神经即构成脾蒂。它是重要的超声检查标志，超声能清晰显示脾门和脾门处血管。脾脏血管包括脾动脉和脾静脉，脾动脉起自腹腔动脉，为其最大支。再分出胃左动脉后，沿胰腺上缘行至脾门附近分支入脾。脾静脉在脾内与动脉伴行，在脾门汇成脾静脉干，沿脾动脉后方越过肠系膜上动脉向右走行。在行程中再汇纳部分胃短静脉、胃左静脉和胰静脉的若干细支，最后在胰颈后方与肠系膜上静脉汇成门静脉。

第二节 探测方法及正常图像

一、检查前准备

以空腹检查为佳。脾肿大和脾区肿块难以鉴别时，可空腹饮水 500ml 后再查。小儿可在喂乳后检查。

二、检查体位

(1)常规采用右侧卧位或右侧 45°卧位。如肋间隙较窄时，可让患者将左臂伸到头上，将毛巾卷放在右胸廓下，使肋间隙增宽。

(2)仰卧位：检查时脾脏不会因体位变动而显著移位，即使脾脏较小或萎缩者也可显示。但易受肋骨声影干扰而影响观察。

(3)必要时可选择俯卧位。

三、探头频率

首选高分辨力灰阶实时超声诊断仪。以凸阵或线阵探头为好。探头频率多用 3.5～5.0MHz，儿童可用 5MHz。仪器增益条件同肝脏检查。

四、扫查方法

(一)冠状断面扫查

仰卧位，将探头置于左侧腋中线与腋后线之间，使声速朝向脊柱，以显示脾肾图形及其与脊柱关系。并测量最大长径。

(二)左肋间斜断面扫查

右侧卧位，探头置于第 8～10 肋间，适当调整扫查角度，可以获得接近与长轴的脾脏斜断面，是观察其形态和内部结构的最常用断面。由于此断面与脾门血管接近平行，所以也是对脾血管进行超声多普勒检查的理想断面。

(三)左上腹部横断面扫查

仰卧位，将探头置于前腹壁，相当于第 1～2 腰椎平面作横断面扫查，或沿脾脏长轴将探头旋转 90°，显示脾门和脾静脉处横断面。测量脾静脉内径。并可沿胰尾和胰体的后方显示脾静脉的最长部分，测量脾静脉的各级内径。也可作超声多普勒检查，了解脾静脉的血流动力学变化。

五、正常图像及正常值

(一)正常脾脏声像图

正常脾脏轮廓清晰，表面光整、平滑。脾脏被膜呈高回声线。脾实质呈均匀的中等回声，脾实质的回声水平略低于肝脏，比左肾实质略高。脾内小血管大多显示欠清(图 20-2-1)。

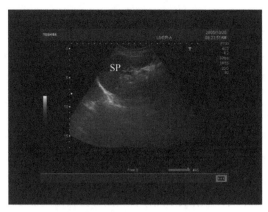

图 20-2-1 正常脾脏声像图(SP 脾脏)

1. 标准断面图

(1)冠状断面图:显示轮廓清晰、边缘光整的脾脏。隔面呈弧形高回声。但是由于肺下缘遮盖,常不能完全显示。脏面稍凹陷,显示脾门切迹,回声较强。

(2)左肋间斜切面图:脾脏半月形,膈面呈弧形,表面光滑平整,脏面中部内凹处是脾门,回声较强,常见脾静脉断面。

2. 多普勒超声检查

(1)彩色多普勒显示脾门处及脾内静脉的分支血流呈蓝色,无闪动感,与之相邻细小呈橘红色信号的管道为脾动脉,可见闪动感(彩图 133)。

(2)将取样容积置于距脾门 0.5～1cm 处的管腔中央。利用脉冲多普勒频,计算脾血管平均血流速度及每分钟平均血流量。正常成人脾静脉内径:0.9～1.0cm,血流速度:15～20cm/s。

(二)正常脾脏的超声测量

1. 脾脏长径 包括传统长径和最大长径。

传统长径:在冠状断面上,测量肺外下缘与脾隔面交界处至脾下端的间径,为传统长径。正常值 5～7cm。

最大长径:在冠状断面上,测量脾上下端间径,称最大长径。正常值 8～12cm。

2. 脾脏厚径 由脾门处脾静脉中心向脾下端作一直线,再从脾静脉中心作该直线的垂直线,与对侧脾膈面相交,此纵线为厚径。正常不超过 4cm。

3. 宽径 在横断面上测量脾两侧缘间径,为宽径。正常值 5～7cm。

(三)检查注意事项

(1)扫查脾脏必须全面,由于脾脏上部常被左肺外下缘遮盖,形成盲区。须采用多种体位,仔细观察脾脏的各个部分,减少漏诊。

(2)超声检测脾脏时,应尽量利用脾静脉作为超声解剖标志,以便标准化。

第三节 弥漫性脾大

脾脏弥漫性肿大,多数是全身性疾病的一部分,因此临床表现,除有不同程度的脾大外,主要是全身性疾病的表现。可引起脾脏弥漫性肿大的病因见表 20-3-1。

表 20-3-1 脾大疾病分类

一、感染性脾大	(一)瘀血性
(一)急性	1. 班替综合征
1. 病毒感染	2. 肝硬化
2. 立克次体感染	3. 慢性右心衰竭
3. 细菌性感染	4. 慢性缩窄性心包炎
4. 螺旋体感染	5. 门静脉血栓形成
5. 寄生虫感染	(二)血液病性
(二)慢性	1. 白血病
1. 慢性病毒性肝炎	2. 红血病与红白血病
2. 慢性血吸虫病	3. 恶性淋巴瘤
3. 慢性疟疾	4. 恶性网状细胞病
4. 黑热病	5. 特发性血小板减少性紫癜
5. 梅毒	6. 真性红细胞增多症
二、非感染性脾大	7. 溶血性贫血

8. 骨髓纤维化	4. 勒雪氏病
(三)结缔组织疾病所致脾肿大	5. 嗜酸性肉芽肿
(四)网状内皮细胞增多症所致脾肿大	(五)脾肿瘤与脾囊肿所致脾大
1. 高雪氏病	1. 脾恶性肿瘤
2. 尼曼-匹克二氏病	2. 脾囊肿
3. 黄脂瘤病	4. 勒雪氏病

一、超声表现

(一)脾脏肿大表现

脾脏肿大表现为超声测值增大，形态饱满(图20-3-1)。

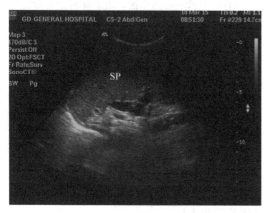

图 20-3-1　脾大(SP 脾脏)

(1)当在左肋缘下探及脾脏，除脾下垂外，应提示为脾大。

(2)脾脏的厚度超过 4cm，或脾脏长度超过12cm，应考虑有脾大。

(二)脾大程度估测

1. 轻度大　脾测值超过正常值，但仰卧位检查，深吸气时，脾下极不超过肋弓下 3cm。

2. 中度大　脾脏明显增大，但下极不超过脐水平线。

3. 重度大　脾脏失去正常形态，上下极圆钝，脾门凹陷消失，下极超过脐水平线以下。脾脏周围器官受压移位。

(三)弥漫性脾大的超声分型

1. 充血性脾大　常见于肝硬化、慢性右心衰竭、门静脉或脾静脉炎症或血栓形成。脾脏由于淤血、纤维化而增大。超声表现：①脾脏常呈中度或重度肿大，下缘甚至达盆腔，内侧缘可超过正中线。②脾实质回声在早期常呈较低、较密，均匀分布；中后期脾实质回声显著增高、增密、增粗，分布较不均匀。③脾实质内可出现增宽的脾静脉属支。④脾门区脾静脉有明显增多、扭曲、扩张，内径常可达 0.5~0.8cm。⑤有时可见脾静脉内有血栓回声，脐静脉有重开迹象。⑥当脾实质内有含铁血黄素沉着、结缔组织增生和机化，伴有钙盐沉积，形成含铁结节时，可呈现散在分布的中到高回声。

2. 感染性脾大　各种急性或慢性全身性感染均可引起脾肿大。急性感染时脾脏因显著充血与炎症细胞弥漫性浸润而增大。声像图上脾脏呈轻度增大，形态多无明显变化，内部回声较低，分布尚均匀。感染得到控制或消除后，声像图上脾脏可恢复正常。慢性感染时脾脏由于长期有炎症细胞浸润，并促使网状纤维增生，声像图上表现为脾脏中度或重度肿大，各径线测值明显增大，并失去正常形态，脾脏内回声增强、增粗，分布欠均匀，脾门区脾静脉及其属支内径均可见不同程度增宽。

3. 血液病性脾大　常见于各种类型白血病和恶性肿瘤。由于白细胞或红细胞及其幼稚细胞异常增生和浸润，或淋巴组织和网状内皮系统呈弥漫性恶性增生而致脾大。声像图特征为：①脾脏明显增大，各径线测值均增加。脾极度肿大多见于慢性粒细胞性白血病，下缘可平脐，甚至下达盆腔。②脾实质回声较低，一般常低于正常脾脏。病程较长或纤维组织明显增多时，脾实质回声可高于正常脾。③脾门区血管内径一般不增宽。④脾内血管常有不同程度增多。

4. 溶血性脾大　为红细胞在脾索内大量被破坏所引起。临床上常有黄疸、贫血和肝大。声像图表现为：①脾脏形态轮廓无明显改变。②脾脏轻一中度增大，各径线测值不同程度增加。③脾实质内部回声增粗，分布欠均匀。

二、鉴别诊断

根据脾脏径线的增大，即可诊断。脾大需与腹膜后巨大肿瘤，左肝巨大肿瘤，左肾和横结肠肿瘤，脾下垂和游走脾等鉴别。上述病除脾下垂和游走脾在脾区扫查不到脾脏外，其他病变均可在脾区发现脾脏。

超声显像很容易确定有无弥漫性脾大，但对病因的鉴别诊断价值有限。

第四节 脾囊性病变

脾脏囊性病变少见，其超声表现呈特征性改变，有较高诊断价值。

一、脾囊肿

(一)病理概要

脾囊肿分原发性和继发性两型。原发性者分为上皮被覆囊肿和寄生虫性囊肿。继发性者则是由外伤引起的假性囊肿。

1. 上皮样囊肿 常为单发，偶见多发，多见于儿童和年轻人。囊壁由结缔组织构成，壁内无附属器，被覆鳞状上皮。囊腔见清亮液体或含有胆固醇及血液的混浊液体。一般无临床症状，囊肿大者有压迫感，极少病例有左上腹痛。

2. 寄生虫性囊肿 由棘球绦虫引起，较少见，畜牧区发病多。

3. 假性囊肿 最常见。多见于男性青年。单房性，体积可很大。多位于脾脏被膜层下，可能为外伤所致，亦可见无外伤史者。囊壁由结缔组织构成，内面粗糙无被覆，囊壁常有铁和钙沉着，囊内容物为混有坏死组织的液体。

(二)超声表现

(1)脾内见无回声区或低回声区，囊壁光滑，边缘锐利，其后壁及后部组织回声增强(图20-4-1)。

(2)脾脏外形可不规则或明显畸变，囊肿周围的正常脾组织被挤压变形。

(3)真性囊肿内部无回声区，一般单发，内透声好。

(4)假性囊肿内部可以出现弥漫性细点状回声。

(5)寄生虫囊肿的包膜增厚，囊内壁可见分隔

样回声(子囊)，与肝包虫病相似。多同时与肝、肾等脏器病变并存。

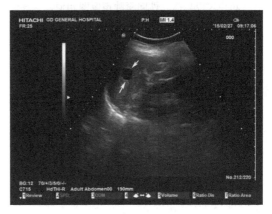

图20-4-1 脾囊肿(箭头所指)

(三)鉴别诊断

根据脾内典型的囊肿声像图改变，诊断并不困难。脾囊肿的鉴别诊断如下：

1. 脾包膜下血肿 本病应与脾假性囊肿鉴别，前者多呈新月形，内部有细点状回声，而且新近有外伤史，脾区疼痛和叩击痛较明显，一般较易鉴别。

2. 脾脓肿 脾脓肿亦可表现为脾内无回声区，但其边缘回声较强、模糊，内部常有云雾样点状及带状回声，并有全身感染及脾区疼痛和叩击痛，可资鉴别。

3. 脾肉瘤 有时表现为边界清晰光整的无回声区，后方回声增强，酷似囊肿声像图表现。但加大增益后，可见其内有稀少的点状回声出现，而且边缘缺少囊肿的明亮囊壁回声及侧壁声影，加压检查病灶也无明显变形，有时可显示脾门处淋巴结及肝脏转移灶，可与脾囊肿鉴别。

4. 多囊脾 本病与脾脏多发性囊肿均可在脾内显示多发性无回声区。前者是一种先天性疾病，脾明显肿大，脾内布满大小不一的囊性无回声区，边缘较光滑、整齐。囊肿之间无正常脾组织回声为其特征。可伴有多囊肝、肾，有助于与后者的鉴别诊断。

5. 胰腺假性囊肿、肾积水及腹膜后囊肿 鉴别要点是这三种疾病均呈无回声性，可与脾囊肿混淆，仔细探查无回声区与脾脏关系可获得诊断依据。

二、多发性脾囊肿

多发性脾囊肿为多发的单纯性囊肿，直径由数

毫米到 5cm，位于被膜下。囊壁薄，内容物为浆液。本病无特殊临床表现。

超声表现与孤立性脾囊肿声像图相似。

三、多囊脾

多囊脾为先天性多囊性疾病在脾脏的表现，但不如多囊肝、多囊肾常见。属真性囊肿，其囊肿内壁衬有分泌细胞。

超声表现：①脾脏明显增大，失去正常形态，肋缘下可探及大部分脾脏。②实质内布满大小不一、紧密相邻的无回声区，边缘光滑整齐。③可伴有肝、肾多囊性图像。

第五节 脾 肿 瘤

脾脏肿瘤包括脾原发性肿瘤和继发性肿瘤，前者又分为良性肿瘤和恶性肿瘤。原发性脾恶性肿瘤少见，其他部位癌瘤转移至脾脏的也很少见。超声能迅速确定肿瘤，是脾肿瘤诊断的首选检查方法。脾脏转移性肿瘤一般是指源于上皮系统的恶性肿瘤，不包括来源于造血系统的恶性肿瘤，如白血病。

原发性脾良性肿瘤一般无临床症状。恶性肿瘤最早的临床症状和体征表现为左上腹不适或持续性钝痛，伴全身乏力、恶心，继而出现脾大、脾内肿块。

转移性脾肿瘤早期多无特殊症状或仅表现为原发病灶引起的症状。在脾明显增大时，可产生类似原发性脾肿瘤的症状。部分患者还伴有脾功能亢进、恶性贫血、胸腔积液、恶病质等。脾功能亢进可能是癌患者贫血原因之一。恶性脾肿瘤偶尔可发生自发性脾破裂。

一、原发性脾肿瘤

(一)脾血管瘤

脾血管瘤是最常见的脾原发良性肿瘤，大多为海绵状，直径大多小于 2cm。一般多无症状，常在腹部手术或超声检查时发现。

超声表现：①脾内显示圆形或类圆形强回声病灶，边界清，边缘锐利。②瘤体内回声强度较一致，其间可有回声较低的不均匀圆点状或细管状结构，呈网络状。③彩色多普勒显示血管瘤周围或其内部有脾动脉或静脉的分支绕行或穿行。

(二)脾恶性淋巴瘤

脾恶性淋巴瘤在恶性原发性肿瘤中最常见。常合并有身体其他部位淋巴结肿大。大体病变类型有：

1. 弥漫增大型 脾增大，切面上看不到结节。

2. 粟粒结节型 脾增大，切面上布满无数直径小于 5mm 灰白色小结节。

3. 结节肿块型 脾明显增大，切面上多数结节大小不等，部分结节互相融合形成肿块，个别体积巨大。

临床表现为左上腹不适或持续性钝痛，可伴全身乏力，恶心，继而出现脾大或触及肿块。

超声表现：①脾脏增大，内部回声分布均匀；②实质内有局限性病灶时，呈单个或多个散在分布的圆形无回声区或低回声区，境界清楚，轮廓光滑整齐，远侧无明显增强效应；③多发性结节状淋巴瘤呈蜂窝状无回声区，间隔多呈较规则的线状回声。大的融合性肿瘤轮廓回声呈分叶状，有的内部类似囊肿无回声区，远侧回声可有增强。

二、转移性脾肿瘤

转移性脾肿瘤较少见，均为癌转移，途径多为血行，少数为淋巴道转移。原发癌除消化道外，可来自鼻咽、肺、乳房及卵巢等部位。临床除有消瘦、乏力、食欲不振等全身性表现及原发癌的表现外，还有就是脾大等体征出现。

超声表现：图像呈多样化。共同表现为不同程度的脾大及脾实质内团块状回声。①脾内见多个无回声和低回声病灶；②脾内见稍强回声病灶，形态多呈不规则状，回声较高，强弱不一，分布不均匀；③牛眼征：肿块周围呈环形无回声带，为较宽的声晕，肿块中间呈较强回声(图 20-5-1)。发现原发病灶，是诊断脾转移瘤的佐证。

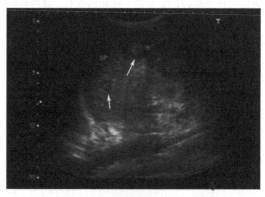

图 20-5-1 转移性脾肿瘤(箭头所指)

诊断与鉴别诊断：根据声像图显示脾实质内占位性改变，诊断脾肿瘤比较容易。但是，对脾脏肿瘤良性与恶性的鉴别比较困难。

脾肿瘤尚需与脾梗死、血肿、假性囊肿、脓肿、包虫囊肿、结核等鉴别。脾梗死和脾血肿在早期表现为低或无回声，以后呈混合性回声。脾血肿多有外伤史，多呈特有的新月形。典型的脾梗死呈楔形。脾假性囊肿有外伤或感染病史，其无回声区有明显的壁，透声性好。脾脓肿有急性感染症状，脾实质内呈不规则无回声区，其内有碎屑样回声。当鉴别困难时，可采用超声导向经皮脾脏细针抽吸细胞学检查，以明确诊断。

第六节　脾脏先天性异常

一、无脾综合征（asplenia syndrome）

(一)病理概要

无脾综合征常伴心脏房、室畸形和内脏转位，先天性脾脏缺如的病因和发病机制尚不清楚。

(二)超声表现

在脾区及其他部位仔细扫查，未显示脾脏声像图、肝脏位置居中。

(三)鉴别诊断

根据超声检查发现脾脏缺如，即可诊断。但应与脾萎缩、游走脾和内脏转位鉴别。脾萎缩多见于老年人，脾区可发现厚径小于2cm的脾脏。游走脾虽然脾在常规位置查不到脾脏，但在腹腔内仍能找到脾脏的声像图。内脏转位则有脾区显示肝脏声像图，而在肝区可找到脾脏的声像图。

二、副脾（accessory spleen）

(一)病理概要

副脾是指除正常位置的脾脏外，还有一个或多个与脾脏结构相似，功能相同的内皮组织存在。副脾发生率5%～10%。副脾大多发生在脾门部及脾周，少数在胰尾部腹膜后、沿胃大弯的大网膜、肠系膜、左睾丸和女性的左侧阔韧带附近。副脾的数量不等，多为单发。大小相差很大，从只有显微镜下才能发现到与正脾大小相当。脾周围副脾的血供多数来自脾动脉。

副脾无特殊临床表现。偶可发生自发性破裂、栓塞和蒂扭转等。在血液病，特别是原发性血小板减少性紫癜和溶血性贫血患者采用切除脾治疗后，如症状再现，就应考虑到副脾存在的可能性。应仔细寻找，如发现副脾须再切除。

(二)超声表现

在相应部位检出，边缘清晰，包膜光整，内部为均匀细点状回声，回声强度与正脾相似，但与正脾的分界清楚。多呈近似圆形或椭圆形的实质肿块(图20-6-1)。大部分的副脾有与正脾脾门处动、静脉相通的血管分支，用彩色多普勒检查可以清楚显示。

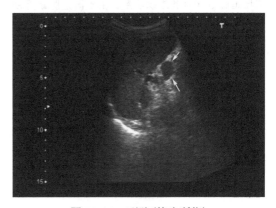

图20-6-1　副脾（箭头所指）

(三)鉴别诊断

对位于脾脏周围较大的副脾，可根据在正脾外，有超声显示均匀性实质团块的声像图特征，进行诊断。需与多脾综合征、脾门淋巴结肿大、肾上腺肿瘤、腹膜后肿瘤或其他异位组织(如子宫内膜异位症)等鉴别。

1. 多脾综合征　是一种罕见的先天性畸形。声像图上可显示两个或两个以上的脾脏回声聚合在一起；常与心血管和胃肠道畸形同时并存，有助于与副脾鉴别。

2. 脾门淋巴结肿大　常有原发病。肿大的淋巴结多数是多发性。声像图上表现为大小不等，边缘光整的低回声团块，没有与脾门相通的血管分支。如用彩色多普勒检查较易区分。当单个淋巴结肿大时，则鉴别困难。若系肿瘤转移所致者，定期复查，转移灶增长较快而副脾无明显改变，有助于鉴别。

3. 其他病变　肾上腺肿瘤，多数伴有肾上腺功能异常的临床表现。腹膜后恶性肿瘤，增大迅速，短期内复查变化较大。这些肿瘤都没有脾门血管进入其内的特征，较易鉴别。

三、游 走 脾

(一)病理概要

脾脏离开其正常解剖位置而异位于腹腔其他部位，称为游走脾，或异位脾。 游走脾少见。半数以上在 20~40 岁发病。其中经产妇较多。脾脏离开脾窝后可达腹腔内任何部位。常在中腹部、左髂窝，或进入盆腔。

游走脾的症状随游走的部位而异，为脾脏牵引或压迫临近器官和组织所致。由于游走脾缺乏韧带，仅靠较长的脾蒂支持，因此偶可在剧烈活动后发生扭转。急性蒂扭转可导致脾缺血坏死，出现剧烈腹痛，甚至休克。慢性扭转可因静脉回流受阻，使脾进行性肿大。严重时引起包膜下血肿或脾实质出血。

(二)超声表现

在脾区扫查不到脾脏的回声，而在其他部位发现，内部回声与脾脏相类似的实体团块，即可诊断。有时脾脏可随体位改变而移动。

(三)鉴别诊断

游走脾主要需与左肾、胰腺和胃肠道的肿块、淋巴结肿瘤鉴别。鉴别的要点是寻找肿块，有无脾门切迹和脾门血管图像，此为脾脏区别于其他腹部脏器与肿瘤的重要特征。

四、先天性脾脏反位

与肝脏反位或其他内脏反位同时存在。在右季肋区显示脾脏声像图。

第七节 脾 萎 缩

一、病理和临床表现

脾萎缩（splenatrophy）即脾的体积缩小和功能下降。本病老年人多见，称老年性脾萎缩。此外见于非热带性口炎性腹泻（nontroopicalsprue），此病好发于 30 岁以上女性。疱疹性皮炎、系统性红斑狼疮、甲状腺功能亢进、蕈样真菌病及慢性肾衰竭偶并发脾萎缩。

无特殊临床表现，主要为原发病症状。化验见周围血象内在痘痕红细胞和 Howell-Jolly 小体。大部分患者免疫功能减退。

二、超 声 表 现

脾明显缩小，厚径小于 2cm，最大长径小于5cm，内部回声常增强、增粗。

第八节 脾 外 伤

(一)病理概要

腹部闭合性损伤中，脾外伤局首位。脾破裂可分以下三种类型：

（1）真性脾破裂，破损累及包膜，引起不同程度出血，即脾周血肿或游离出血，严重破裂时，脾失去正常形态。损伤可横贯全脾达脾门致脾断裂，甚至脾上下级可部分或完全撕脱下来，形成游离脾块。

（2）中央性破裂：即破裂发生在脾实质内，引起实质挫伤，实质内出现多个小血肿或较大血肿。

（3）包膜下破裂：脾包膜连续性好，在包膜下发生血肿。

(二)超声表现

1. 中央性脾破裂 脾挫伤引起脾脏实质内片状或团块状回声增强或强弱不均，代表新鲜出血或血肿。

2. 包膜下脾破裂 ①脾脏包膜下方梭形或不规则形无回声区或低回声区，血肿通常位于脾的膈面或外侧，使脾实质受压移位。②血肿内可有低回声团块或沉淀物，为血凝块或血细胞沉渣。血肿机化时可见条索状分隔样结构。

3. 真性脾破裂 ①脾周积液征象：脾周出现低水平回声或无回声区，适当加压扫描可见积液宽度发生改变。②脾包膜线连续性中断：常可见脾实质出现裂口与裂隙，甚至大部分断裂。严重者脾失去正常形态。③腹腔游离积液征象小量出血时，仅在左上腹脾周出现无回声区，膀胱直肠窝或子宫直肠窝内可见积液征象；出血量多时，无回声区扩大至腹部右侧及盆腔，肠间隙、肝周围及膈下均可见。

第九节　脾脏超声造影

一、检查方法

脾脏超声造影使用的超声造影剂用量较常规剂量少。剂量较大时可造成后方衰减，影响观察。采用的造影剂为声诺维，每次用量为 0.3～1.2ml。

二、超声造影表现

1. 正常脾脏　脾脏内含有较丰富的静脉窦，超声造影剂在脾脏内可积聚较长时间，达 5～6min，在增强早期，注射造影剂声诺维 1.0ml 50s 后，脾脏实质逐渐呈均匀增强。与同侧肾脏比较，早期脾脏增强相对较弱，晚期增强则高于肾脏。

2. 副脾　副脾是位于正常脾以外，与脾脏结构相似，有一定功能的脾组织。普通超声有时可将副脾误认为淋巴结肿大，或胰尾部、肾上腺、胃底等附近脏器来源的肿块。注射超声造影剂后，副脾与正常脾脏增强表现相似，故超声造影能帮助进行鉴别。

3. 脾血管瘤　脾血管瘤是最常见的脾原发良性肿瘤，大多为海绵状血管瘤。超声造影表现与肝血管瘤相似。表现为增强早期较大结节者周边环行强化，造影剂逐渐向病灶中心充填，而较小病灶呈现整体增强，至增强晚期所有病灶均呈高增强，增强程度高于脾脏实质。

4. 脾恶性淋巴瘤　脾恶性淋巴瘤在恶性原发性肿瘤中最常见。造影剂注入后低回声团块内可见造影剂快速进入。病灶呈整体高增强，增强程度高于脾脏实质，增强晚期病灶回声低于脾脏实质，符合"快进快出"肿瘤强化特点。淋巴瘤压迫血管导致该血管供血区区域脾脏梗死时梗死区域边界清楚，未见造影剂进入。

5. 脾损伤　脾脏是腹部脏器中最容易受损伤的器官，占腹部外伤的 30%。脾脏组织脆弱、含血量丰富，损伤后出血量多，且后果严重。脾损伤病理分为真性脾破裂、中央型脾破裂及包膜下脾破裂。部分脾中央型破裂后包膜下破裂可进展至真性脾破裂，即延迟脾破裂，多发生于腹部外伤 48h 后。

不同类型脾破裂超声造影表现如下。

(1)真性破裂：脾包膜线连续性中断，中断处脾实质见不规则无增强区。严重破裂时，脾失去正常形态。损伤可横贯全脾达脾门致脾断裂，甚至脾上下级可部分或完全撕脱下来，形成游离脾块。当伴有活动性出血时，可见超声造影剂外溢。

(2)包膜下破裂：脾包膜线连续性好，包膜下见新月形无增强区，实质内可见与包膜下无增强区相通的裂口。

(3)中央性破裂：脾实质内局限性无增强区，呈片状或不规则形。

（丛淑珍　冯占武）

第二十一章 胰腺疾病

胰腺(pancreas)为腹膜后位器官，位置深在，前方有胃肠道气体的干扰，后方有脊柱的影响，不利于直接观察胰腺和正确诊断胰腺疾病。最初，对胰腺疾病的诊断多有赖于临床和实验室检查，但常不易达到目的。采用 X 线(如腹膜后充气造影、逆行胰腺造影、选择性动脉造影、CT)、放射性核素检查或 MRI 检查虽然帮助较大，但有创伤性或费用昂贵。自 60 年代末，Holm、Kossoff、Weil1、Filly 和贺井敏夫及福田守道等应用超声进行胰腺探查以来，随着超声技术及临床研究的进展，目前超声已广泛应用于胰腺疾病的诊断及鉴别诊断。由于胰腺恶性肿瘤预后差，其早期发现和早期诊断，对治疗和预后具有重要意义，而超声检查具有非侵入性、简便、可重复性、费用低等优点，已成为诊断胰腺疾病的首选影像学方法。高分辨力实时显像的超声仪器，对发现胰腺肿物、了解肿物回声特点、显示胰管扩张、梗阻部位等，起到了重要作用，具有较高的诊断价值，为早期诊断胰腺疾病创造了条件。此外，超声引导下经皮穿刺，对胰腺肿瘤的活检、囊肿或脓肿的引流治疗，或腔内注射抗生素等药物进行治疗，具有重要的临床意义。

尽管随着超声仪器及扫查技术的改进，胰腺显示率有了提高，但胃肠道气体的干扰、肥胖、肝硬化腹水及患者术后的创面绷带、引流管、伤口或瘢痕等，均影响对胰腺的满意观察，仍有约 10%的胰腺检查不满意。因此，熟练的操作技术，熟悉解剖、病理、临床知识，掌握检查中的要领及注意事项，是获得胰腺清晰图像的关键。

第一节 解 剖 概 要

一、胰腺的位置、形态、大小、分部及毗邻

胰腺是一个位于腹膜后的、无包膜的脏器。于第一、二腰椎高度横跨脊柱，一般呈左高右低。胰腺可随呼吸运动和体位的变换而发生一定程度的活动。应用实时超声能观察胰腺随呼吸的上下活动，深呼吸时，受检者若为仰卧位，胰腺活动范围可达 3.5cm，平均 1.8cm；受检者若为俯卧位，胰

腺活动范围平均达 1.9cm；受检者若为侧卧位，胰腺活动范围平均达 2.2cm。它的体表投影是：上缘相当于脐上 10cm，下缘相当于脐上 5cm。

胰腺形态呈长棱柱状，长 12～15cm，宽 3～4cm，厚 1.5～2.5cm，重量为 60～100g。胰腺大小随年龄增加而增大，但 50 岁以后，胰腺逐渐萎缩。胰腺可分为头、颈、体、尾四部分。胰头为胰腺右侧端最宽大部分，胰头下部向左下方凸出呈钩状，称钩突。整个胰头埋在十二指肠曲内(图 21-1-1)。

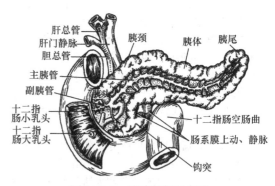

图 21-1-1 胰腺解剖示意图

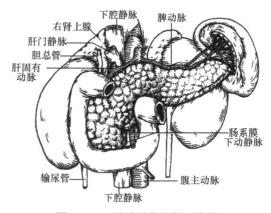

图 21-1-2 胰腺毗邻解剖示意图

胰头的上方是门静脉及肝动脉，前方及右侧方为肝脏，右前方为胆囊，后方为下腔静脉、胃十二指肠动脉及肝动脉第一支，嵌入胰头的上缘，胆总管进入胰头的后下缘。钩突部前方为肠系膜上静脉，后方为下腔静脉。胰颈短而窄，长 2～5cm，为胰头和胰体之间的移行部分。胰颈前方为胃后壁，后方

为肠系膜上静脉与脾静脉的汇合处，并形成门静脉。由颈部行向左，胰体呈棱柱形，可分为前面、后面和下面三个面，以及上缘、前缘和下缘等三个缘。胰体前方有胃，胃与胰体之间隙为小网膜囊。胰体的后方是脾静脉。胰体的定位，常以腹主动脉及肠系膜上动脉的前方来确定。胰体在跨越主动脉和脊柱第一腰椎后，向左后上方延伸，逐渐形成胰尾，其末端直达脾门。胰尾位于脾静脉的前方，再往后为左肾、左肾上腺，其左前方有胃(图21-1-2)。

二、胰　管

胰管包括主胰管和副胰管，是胰液排出的管道。主胰管通行于胰实质的中心偏后。胰管起自胰尾，由尾向头部右行并逐渐增粗。进入胰头后，与胆总管汇合，共同开口于十二指肠大乳头。副胰管短细，引流胰头上前部的导管，其一端与主胰管相通，另一端在十二指肠乳头上方约2cm处开口于十二指肠小乳头(图21-1-1)。

第二节　探测方法及正常声像图

一、探　测　方　法

(一)仪器

应用实时超声显像仪，线阵、凸阵、扇扫探头均可。探头频率多采用3.5MHz。探头频率越低，穿透力越强，但分辨力较差；相反，探头频率越高，分辨力越好，但穿透力不够，难以显示深部的脏器及结构。故肥胖者，可选用2.5MHz，体瘦或少年儿童，可选用5MHz。全数字化超声仪器的应用，有助于胰腺微小病变的显示。

(二)检查前准备

检查前禁食8～12h以上；为了减少胃内食物引起过多气体而干扰超声的传入，检查前一晚应清淡饮食；对腹腔胀气或便秘的患者，睡前服缓泻剂，晨起排便或灌肠后进行超声检查，可提高超声诊断正确率。如通过上述方法，胃内仍有较多的气体，胰腺显示不满意时，可饮水500～800ml，或口服特殊的胃肠造影剂，让胃内充满液体作为透声窗，便于显示胰腺。

(三)检查体位与检查方法

1. 仰卧位检查法　为常规检查体位和方法。检查时充分暴露上腹部，受检者平静呼吸。一般先在第1～2腰椎平面行横切扫查或行右低左高位斜切扫查(图21-2-1)，然后上下移动或侧动扫查方向，以便全面观察胰腺的形态。在声像图上寻找胰腺一般采用由后向前观察方法：首先是脊柱，其前缘呈弧形强回声，后方伴声影；脊柱的右前方是下腔静脉，呈椭圆形管腔；左前方为腹主动脉，呈圆形管腔；往前为肠系膜上动脉(呈圆形管腔)，再往前为脾静脉，呈长弧形管道回声。胰腺的体尾部，就在脾静脉的前方。胰尾的末端位于脾门。

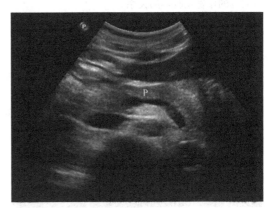

图21-2-1　正常胰腺右低左高斜切扫查所见(P胰腺)

2. 侧卧位检查法　当胃内或横结肠内气体较多，仰卧位检查胰体及胰尾难以看清时，可采用左侧卧位，使气体向胃幽门或十二指肠及肝曲处移动，以利看清胰体及胰尾。同样，当胰头显示不清时，可采用右侧卧位，以利看清胰头。

3. 半卧位或坐位检查法　当胃肠道气体较多，仰卧位检查胰腺无法显示时，取半卧位或坐位可使肝脏下移，推开横结肠，以肝为透声窗，同时胃内气体上升至胃底或贲门部，便于显示胰腺。对于体瘦患者，上腹凹陷呈舟状，用线阵式探头时，因不能平放而探测困难。取坐位时，上腹膨隆，以利于探测；改用扇扫探头，弥补这一缺陷。

4. 俯卧位检查法　当仰卧位时因胃内气体干扰，使胰尾显示不清，而胰尾又偏向左侧延伸至脾门，可采用俯卧位，于脾脏及左肾的右侧可以探测到胰尾。若怀疑胰尾肿瘤时，可采用此体位。

二、胰腺正常声像图及测值

(一)正常声像图

1. 横切扫查　从超声横切面观察,胰腺大致可分为三种形态:①蝌蚪形,胰头粗而体尾逐渐变细,约占44%;②哑铃形,胰腺的头、尾粗而体部细,约占33%;③腊肠形,胰腺的头、体及尾几乎等粗,约占23%。正常胰腺的边界整齐、光滑,但因胰腺无致密包膜,有时和周围组织的界限不甚清楚。胰腺实质呈均匀点状回声,多数比肝脏回声稍强及较为粗大(图21-2-2)。随着年龄增长,胰腺实质回声逐渐增强,边界也渐不规则。此外,还应观察胰腺与周围的血管及脏器的关系。

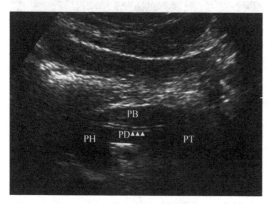

图21-2-2　正常胰腺声像图

PH 胰头,PB 胰体,PT 胰尾,PD 胰管

2. 纵切扫查(矢状扫查)　通过肝脏与下腔静脉纵切扫查,正常胰腺呈椭圆形;通过肝左叶与腹主动脉纵切扫查,正常胰体似三角形;俯卧位,通过左肾及脾脏纵切扫查,在左肾及脾脏的右侧、胃的后方可见胰尾。胰腺的边界及内部回声与横切扫查所见相同。

3. 斜切扫查　由于胰腺的走行呈胰头低而胰尾高,故扫查时成一定的角度,一般在15°～30°,最大可达45°,边界及回声同前。在临床实际工作中最常采用此方法。

(二)正常测值

胰腺的测量方法,以胰腺的厚径测量为准。1977年 Weill 曾采取在胰腺的前后缘,根据胰腺走行的弯曲度划一些切线,并在胰腺的头、体、尾的测量处作垂直线来进行测量,该法称切线测量法,是目前公认的测量方法(图21-2-3)。目前多采取于下腔静脉的前方测量胰头,在主动脉前方测量胰体,在主动脉或脊柱左缘测量胰尾。

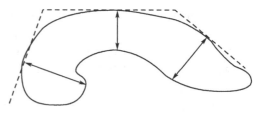

图21-2-3　胰腺头、体、尾部超声测量示意图

目前胰腺正常值尚无统一标准,Goldberg 认为,正常胰腺的测值是胰头小于 2.5cm,胰体、胰尾小于 2.0cm,但也应根据胰腺的三种形态而有所差异。如蝌蚪形胰头最大值为 3.5cm。随年龄的增长,胰腺的最大前后径的测值亦有不同。0～6 岁:胰头 1.9cm,胰体 1.0cm,胰尾 1.6cm;7～12 岁:胰头 2.2cm,胰体 1.0cm,胰尾 1.8cm。McCain1984 年报道了正常胰腺的测值是:胰头(2.08±0.4)cm,胰体(1.16±0.29)cm,胰尾(0.95±0.26)cm。在测量的 253 例中,有 82%的患者胰管可见,平均直径为 1.3mm,超过 2mm 者应考虑胰管增粗。尽管由于胰腺大小、形态的个体差异及所使用的仪器和检查方法不同,使正常胰腺的超声测值有一定的差异,但综合国内外的胰腺文献报道及我们自己的体会,为方便记忆和临床应用,我们认为胰头的正常测值应<2.5cm,胰体尾<2.0cm。若胰头测值>2.5cm 或胰体尾>2.0cm,应考虑胰腺肿大,此时应进一步结合胰腺内部实质回声和形态综合分析。

第三节　急性胰腺炎

急性胰腺炎(acute pancreatitis)是临床常见的急腹症之一,是胰酶消化胰腺自身及其周围组织引起的急性炎症,一般可分为水肿型和出血坏死型两种。水肿型多见,病变较轻,发病数日后即可恢复,也可发展成为出血坏死型胰腺炎。出血坏死型病变严重,可并发休克、胰腺假性囊肿和脓肿,病死率高达 25%～40%。本病常见的诱因有胆道疾病和酗酒,其次是外伤、甲状旁腺功能亢进,流行性腮腺炎及败血症等。急性胰腺炎的主要临床表现为突然发作的、剧烈、持久的上腹疼痛,向腰、背、肩部放射,伴恶心、呕吐、发热、血、尿淀粉酶升高等。出血坏死型早期可出现休克。

一、病 理 概 要

水肿型基本病理改变有:胰腺肿大,间质充血、水肿、炎性细胞浸润,周围组织水肿,腹腔内可有少量渗液。出血坏死型基本病理改变有：胰腺水肿、出血、坏死，重者形成蜂窝织炎，周围组织水肿、脂肪坏死，形成皂化斑块，腹腔内有大量血性渗液，后期可形成胰腺假性囊肿，部分可继发感染形成脓肿。

二、超声表现

(一)二维超声表现

1. 水肿型

(1)胰腺多呈弥漫性肿大，尤以前后径增大明显(图21-3-1A、21-3-1B)。少部分可表现为局限性

肿大(图21-3-2)。后者常为慢性炎症急性发作所致。

(2)胰腺形态饱满，轮廓清楚、光整。

(3)胰腺回声减弱，水肿严重的胰腺可呈无回声表现，后方回声可增强。

(4)胰管一般不扩张。

(5)由于肿大胰腺的压迫和炎性浸润，可影响后方脾静脉和门静脉的显示，也可使肠系膜上静脉、下腔静脉、胆囊或十二指肠受挤压而变形移位。

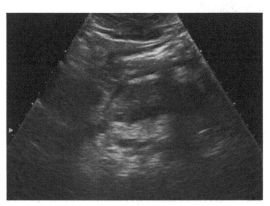

图21-3-1A 急性胰腺炎

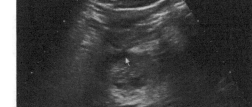

图21-3-1B 急性水肿型胰腺炎

胰腺弥漫性肿大，回声减弱。白色箭头所指为小网膜囊少量积液

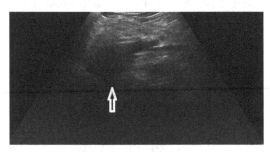

图21-3-2 急性水肿型胰腺炎

胰头部局限性肿大，回声减弱(箭头所指)

2. 出血坏死型

(1)胰腺肿大。

(2)边缘显示不规则，轮廓多不清晰。

(3)胰腺呈弥漫分布、致密不均的粗大强回声斑点或呈强回声、弱回声以及无回声混合型(图21-3-3)。多因胰腺组织水肿、出血、坏死所致。

(4)胰腺表面及其周围组织回声强弱不均，可见渗出的血液和坏死皂化所形成的混杂的斑块状回声。

(5)由于胰腺周围的渗出液或胰腺外周组织水

肿，可于胰腺外周见一弱回声带。

(6)可有局部积液、血肿、假性囊肿，以及腹水、胸腔积液、肠袢扩张积气、积液、胆道系统结石等间接表现(图21-3-4)。

三、鉴别诊断

(一)急性胆囊炎、胃穿孔、肠梗阻

急性胰腺炎在临床上表现为急腹症，应与急性胆囊炎、胃穿孔、肠梗阻等其他急腹症相鉴别。急性胆囊炎可有胆囊肿大、囊壁水肿等征象。急性胃穿孔可在腹部和肝前有明显的气体反射等表现。肠梗阻则有肠道阻塞的表现。但均应结合临床症状、体征、X线透视和血尿淀粉酶检查予以鉴别。

(二)胰腺癌

部分胰腺炎仅表现为局部肿大，应与胰腺癌鉴别。胰腺癌为低回声，轮廓不清，边界不整，内部回声不均，结合病史及淀粉酶检查，有助于鉴别诊断。

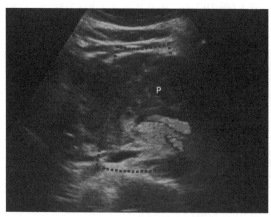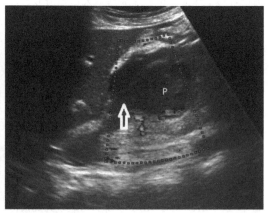

图 21-3-3　急性坏死型胰腺炎

胰腺明显肿大，回声不均，轮廓模糊；胰腺前方见无回声区，考虑局部积液（箭头所指，P 胰腺）

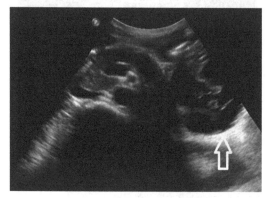

图 21-3-4　急性坏死型胰腺炎

伴假性囊肿：胰尾部混合性占位，为假性囊肿形成（箭头所指）

（三）慢性胰腺炎

慢性炎症导致胰腺回声增强、不均，多伴有胰管呈串珠状扩张，或假性囊肿，或胰管内结石、钙化形成。但反复发作的急性胰腺炎有时与慢性胰腺炎鉴别较困难。

四、临床意义

超声诊断急性胰腺炎主要靠动态观察胰腺的变化，寻找胰腺内、外部积液、假性囊肿等并发症，并观察其动态演变情况，对临床了解病情和预后均有较大的帮助。在动态观察过程中可有以下几种情况：①若病变得到控制和好转，则胰腺肿胀消退，恢复至正常外形和大小，内部回声正常。②若炎症未被控制，仍在发展，胰腺发生坏死，继续肿胀、增大，则图像上回声不均匀，体积增大。③若胰腺区回声增多，局部出现无回声区，体积逐渐增大，则提示急性炎症已趋向慢性并有假性囊肿形成。

超声引导穿刺诊断、治疗胰腺内、外部积液、假性囊肿、脓肿和出血，以及细针活检诊断胰腺局限性肿块（急性炎症期禁忌）等均有一定的临床意义。

第四节　慢性胰腺炎

慢性胰腺炎（chronic pancreatitis）是由不同病因最终导致胰腺细胞破坏、纤维组织广泛增生的一类病变。临床上有两种，一种是急性胰腺炎迁延所致的慢性复发性胰腺炎，另一种为自身免疫所致的慢性硬化性胰腺炎。慢性胰腺炎的临床表现取决于胰腺炎症、腺泡和胰岛破坏的程度，纤维化、胰头压迫等原因所致胆总管阻塞程度，以及原发病的性质等。主要表现为反复发作的上腹疼痛，向背部放射。可伴体重减轻，营养不良，脂肪泻或黄疸等。胰腺组织破坏明显时可有糖尿病临床症状。有胰腺假性囊肿形成时可发现腹部包块。

一、病理概要

慢性胰腺炎病理变化是胰腺小叶周围及腺泡间纤维化，伴有局灶性坏死及钙化。病变可以是弥漫型，也可以是节段型，胰腺外观呈结节状，质地变硬，可增大或缩小。胰管扩张或狭窄，管腔不规则，腔内可见蛋白栓子或胰石，可伴有囊肿形成。

二、超声表现

慢性胰腺炎的声像图表现是多种多样的，主要是胰腺大小、形态和实质回声改变，并有胰管扩张、胰腺结石及形成假性囊肿等异常。

(一)大小和形态

约50%患者胰腺大小正常，其余表现可为胰腺轻度肿大，或局限性肿大，或胰腺缩小。胰腺肿大多见于病程早、中期或急性发作期。胰腺缩小则多见于病程后期或病理上以慢性炎症和纤维化为主的病例。

(二)边界轮廓

胰腺轮廓不清，边界常不规整，与周围组织的界限不清。

(三)内部回声

胰腺内部回声增强，呈粗大光点，不规则形状或斑块状回声，分布不均匀。伴有钙化形成时可出现局灶性强回声，当钙化灶较大时可表现为局灶性强回声后伴声影(图21-4-1，图21-4-2)。当病变区较局限时，可类似胰腺肿瘤，并可引起胰管扩张(图21-4-3，图21-4-4)，需注意鉴别。

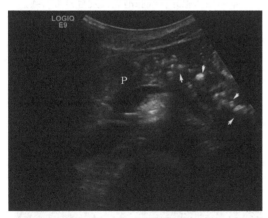

图 21-4-1　慢性胰腺炎
胰腺回声增强，胰体尾部见多发点状、斑块状强回声(箭头所指；P 胰腺)

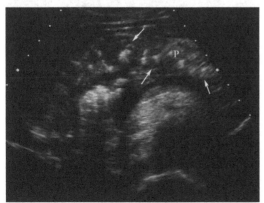

图 21-4-2　慢性胰腺炎
胰腺形态失常，内部回声增高、增粗、分布不均，内见多个钙化灶(箭头所指；P 胰腺)

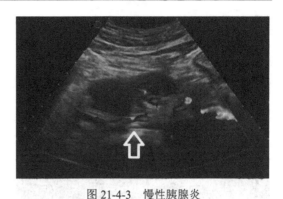

图 21-4-3　慢性胰腺炎
病变局限于胰头部，类似于胰腺肿瘤(箭头所示)，病理确诊为慢性胰腺炎

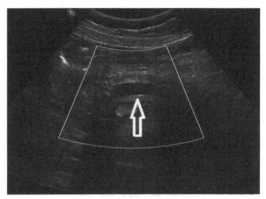

图 21-4-4　慢性胰腺炎
胰头部增大，引起主胰管明显扩张(箭头所指)，类似于胰腺肿瘤，病理确诊为慢性胰腺炎

(四)胰管回声

胰腺主胰管可有不规则、狭窄、扭曲、扩张等变化，内径粗细不等，有时可在扩张的胰管内见到结石强回声(图21-4-5，图21-4-6)，可伴有声影。注射胰岛素后胰管管径无明显变化是诊断慢性胰腺炎的重要佐证。

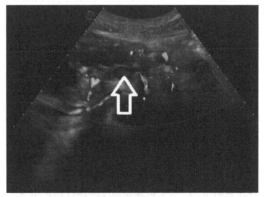

图 21-4-5　慢性胰腺炎
主胰管不规则扩张，内径不一(箭头所指)

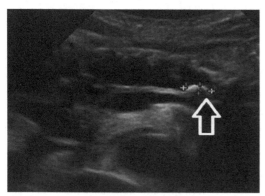

图 21-4-6　慢性胰腺炎
不规则扩张的主胰管内见斑块状强回声，考虑结石形成（箭头所指）

（五）其他表现

约 25% 的患者合并假性囊肿形成，表现为局部出现无回声区，边界清楚。部分患者可见相应胆道系统病变的超声声像图改变。

超声诊断依据：①胰腺缩小或轻度肿大；②形态不规则，边缘不整齐；③内部回声增强且不均匀；④主胰管不规则、狭窄、扩张或有结石，但无中断现象。

三、鉴别诊断

（1）急性胰腺炎：与急性胰腺炎的鉴别见上一节。

（2）胰腺癌：胰腺癌边界不整，有浸润现象，后方回声衰减，胰管被肿瘤截断，呈均匀扩张，胰腺其他部分则正常。慢性胰腺炎肿块边界欠清晰，但较规整。胰管可穿入肿块内，呈串珠状扩张。

（3）如形成假性囊肿，应与肝、肾囊肿，十二指肠积液，腹膜后淋巴肿瘤相鉴别。

（4）与胆系感染相鉴别，两种疾病往往同时存在，或互为因果，鉴别比较困难，胆系造影、MRCP、ERCP 检查，可将两者鉴别。超声可以发现胆系结石、胆管增宽，而胰腺往往无明显改变。

（5）高龄、肥胖和糖尿病患者的胰腺多为强回声型，应注意与慢性胰腺炎鉴别。前者胰腺回声光点细小而均匀，后者则回声光点粗大且不均匀。

四、临床意义

慢性胰腺炎的临床诊断并不困难，超声能直接显示胰腺有慢性胰腺炎的声像图表现，对明确诊断有较大的帮助。对于胰腺局限性肿块行超声引导下细针穿刺活检，可提供病理组织学诊断。研究表明

超声显像对慢性胰腺炎诊断敏感度较高。

第五节　胰腺囊肿

胰腺囊肿（cyst of pancreas）是由于多种原因造成胰腺囊性病变，可分为真性囊肿与假性囊肿两大类。真性囊肿少见，假性囊肿多见。

一、真性囊肿

真性囊肿（truthful cyst of pancreas）可为先天性或后天性，出现在腺体内，囊壁内有上皮覆盖，或与胰腺导管相通。真性囊肿有先天性囊肿、潴留性囊肿、寄生虫性囊肿及增生性囊肿四种类型。真性囊肿较小，一般不引起任何症状。

（一）先天性囊肿

本病系胰腺导管或腺泡先天发育异常所致，多见于小儿，与遗传因素有关。可合并其他脏器的多囊性病变，如多囊肝、多囊肾。其超声特点：囊肿小，多发性，单房或多房，呈大小不等的无回声区，也可向表面突出，常有多囊肾或多囊肝。

（二）潴留性囊肿

常由于胰腺炎症、胰管狭窄或阻塞，引起胰腺分泌液潴留而形成囊肿。其超声特点：多为单发，囊壁光滑整齐，内为无回声区，一般较小（图 21-5-1）。

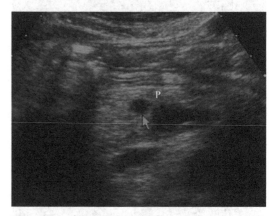

图 21-5-1　胰腺囊肿： 胰腺实质内见小无回声区（箭头所指，P 胰腺）

（三）寄生虫性囊肿

包虫囊肿虽多发于肝脏，但亦偶发于胰腺。其超声特点：囊壁光滑、整齐，回声增强，在无回声

区内可见子囊或头节回声。

(四)增生性囊肿

本病为胰腺腺管或腺泡上皮细胞增生，引起分泌物潴留而发生的囊肿样病变，其超声图像无特殊性。

二、假性囊肿(pseudocyst of pancreas)

(一)病理概要

本病多继发于急性或慢性胰腺炎及胰腺损伤，由于胰腺局部组织坏死、渗血、渗液，胰液不能吸收而外溢，如与胰管相通，则胰液外溢使囊腔扩大，被周围纤维组织包裹，形成纤维壁，因囊壁没有上皮细胞，故称为假性囊肿。临床症状主要为上腹痛，可影响到左腰背部，并有食欲不佳、饱胀感等，有时可有压迫症状，也可出现黄疸。囊肿破裂，可出现腹水及出血，囊肿穿透膈肌可导致胸腔积液。体征主要为腹内肿块，大多位于上腹偏左处，多呈圆形或椭圆形，表面光滑，不随呼吸活动。

(二)超声表现

(1)胰腺局部可见一无回声区，边界光滑、整齐，多呈圆形，亦可呈分叶状(图21-5-2)。

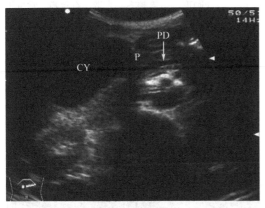

图 21-5-2　胰头部假性囊肿(CY)，合并胰管扩张(PD)

(2)囊肿的后壁回声增强，其侧方可见声影。

(3)囊肿单发多见，亦可呈多发，或内有分隔状。

(4)囊肿巨大时，可挤压周围组织，使其受压

或移位，也可使胰腺失去正常的形态。

(5)胰腺假性囊肿非典型表现

1)位置异常：①无回声区出现于腹主动脉和下腔静脉之间。②位于右肾外侧肝右叶后方的囊肿，穿至肝包膜下，与肝包膜下血肿不易鉴别。③位于左上腹外侧的囊肿。使胃向中线移位。④左肾被推向下内方(图21-5-3)。⑤胰尾部假性囊肿，如果体积较小，常常不易观察，在进行脾脏扫查时，需要仔细留意脾门区及下方有无囊性病灶(图 21-5-4，图 21-5-5)。⑥囊肿巨大时，可下至盆腔，与巨大卵巢囊肿不易鉴别。

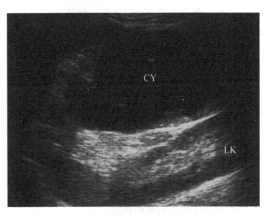

图 21-5-3　脾脏下方、左肾外侧假性囊肿(CY)，左肾被推向下内方(LK 左肾)

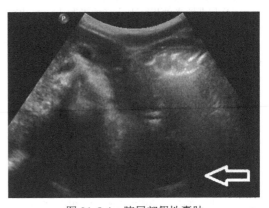

图 21-5-4　胰尾部假性囊肿

斜切扫查，囊肿位置深在(箭头所指)，且受前方胃内气体干扰，显示欠清晰

2)内部回声异常：①内部有分隔状的带状回声。②因含有坏死组织或细胞碎屑的沉积物，出现较多的点状或团块状回声。③体积较大的假性囊肿内，上半部为不均匀性脂肪性液体，下半部为浆液性，形成分界明显的"脂-液平面线"。④伴有钙化。

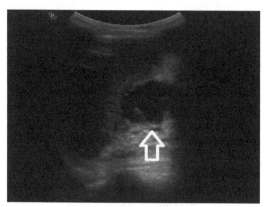

图 21-5-5　胰尾部假性囊肿

与图 21-5-4 为同一例患者，左侧肋间扫查，清晰显示位于脾门区的胰尾部假性囊肿（箭头所指）

三、鉴别诊断

（1）与周围脏器的囊肿相鉴别：胰头部囊肿，应与肝脏及右肾囊肿相鉴别，胰体部囊肿应与胃内积液、网膜囊积液相鉴别，胰尾部囊肿应与脾、左肾囊肿相鉴别。胰腺正常时，可能为胰腺外囊肿。

（2）巨大假性囊肿应与腹膜后淋巴肉瘤相鉴别，女性还须和卵巢囊肿鉴别。

（3）与胰腺囊腺瘤（癌）相鉴别。后者内有乳头状结构，呈囊实性改变，无胰腺炎史。

（4）与真性囊肿相鉴别，真性囊肿小，在胰腺组织内部，其周围一般有正常胰腺组织回声，假性囊肿一般为胰腺某一部分被囊肿所占据，此处常无正常胰腺组织回声。

四、临床意义

胰腺真性囊肿及较小的假性囊肿因无临床症状，过去很少做出诊断。应用超声显像可检出直径 1～2cm 的胰腺囊肿，对急性胰腺炎或胰腺创伤后的随访检查，可观察其预后及转归，对有否假性囊肿形成及其大小、部位，做出早期诊断，为临床治疗方案提供重要依据。目前胰腺的影像学检查中，超声对胰腺囊肿有较高的诊断符合率，应作为首选方法。对于胰腺假性囊肿的治疗，可根据大小、部位进行处理。较小的囊肿，可不予处理。较大的囊肿，可作穿刺引流或手术切除。

第六节　胰岛细胞瘤

胰岛细胞瘤（insulinoma）分为功能性与无功能性两种。胰岛细胞多位于胰腺的体部及尾部，故该肿瘤亦多见于体尾部。功能性胰岛细胞瘤由胰岛内 β 细胞组成，分泌过多的胰岛素，故又称胰岛素瘤。另一种不产生胰岛素，称无功能性胰岛细胞瘤。

一、功能性胰岛细胞瘤

胰岛素瘤是临床最常见的胰岛细胞瘤。多为良性，约 10% 为恶性。肿瘤常为单发，少数为多发。主要临床表现是发作性低血糖及其所引起的神经系统方面症状。常于饥饿或空腹下发作，进食或注射糖后即恢复正常。

（一）病理概要

胰岛细胞瘤多发生于胰腺的体及尾部，发生于胰头者较少，约不到 1% 的肿瘤也可异位于十二指肠及胃壁。由于胰岛素瘤患者临床表现明显，因此，患者就诊时肿瘤一般较小，直径多为 1～2cm。肿瘤呈圆形或卵圆形，偶见不规则形。包膜规整，与周围组织分界清晰。肿瘤供血丰富，呈粉红色，质软。组织病理学检查不能确定其良恶性，恶性胰岛细胞瘤的诊断是根据同时或其后有无出现转移灶来确定的。由于胰岛素瘤多较小，定位往往很困难，有时不仅影像诊断（包括 B 超、CT）难以发现，甚至当手术时，充分暴露胰腺，也不一定能发现肿瘤。

（二）超声表现

（1）肿瘤直接征象：肿瘤较小，超过 1cm 者，常呈圆形或卵圆形，边界整齐、光滑，有包膜，常位于胰体尾部（图 21-6-1，图 21-6-2）。肿瘤内部呈均质低回声区或无回声，透声性好，有时会误诊为囊肿。较大的肿瘤，有时可出现坏死，内部可出现不均匀粗大斑点状回声。液性暗区，或有钙化强回声。

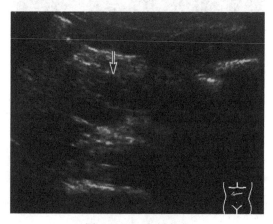

图 21-6-1　胰岛素瘤

胰体部小圆形低回声区（箭头所指）

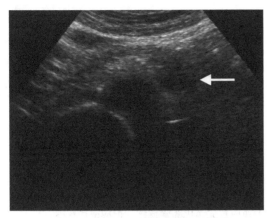

图 21-6-2 胰岛素瘤

胰尾部小圆形低回声区(箭头所指)

(2)肿瘤周围的胰腺组织、胰管及胆管多无异常改变。有时也可压迫胰管,致胰管轻度扩张。

(3)患者临床症状典型时,如超声检查未发现肿瘤,可能瘤体小或异位,不能排除胰岛素瘤,应作进一步检查。

(三)鉴别诊断

(1)胰腺癌:胰腺癌多位于胰头部,呈弱回声,形状不规则,边界不清,可能有侵犯周围器官的表现,无低血糖症状。

(2)无功能胰岛细胞瘤:无功能性胰岛细胞瘤生长慢,肿瘤体积较大,但症状轻微,除巨大肿瘤有压迫症状外,无低血糖表现。

(四)临床意义

根据周期性发作低血糖等症状,临床诊断功能性胰岛细胞瘤并不困难。对临床表现典型的病例应进行仔细的超声检查,以帮助了解肿瘤的位置、大小、数目。需侧动或移动探头,从不同方向、角度观察。对于较小或位置显示不清的肿瘤,内镜超声和术中超声检查有助于检出。

二、无功能性胰岛细胞瘤

(一)病理概要

为非β细胞肿瘤。因不产生大量胰岛素,故不引起低血糖,患者无症状。常因体检或 B 超时偶然被发现。肿瘤往往巨大,多呈球形或分叶状,有包膜,与正常胰腺分界清。间质血管丰富,纤维组织增生明显。肿瘤太大时,中心可出现缺血坏死及囊性变。

(二)超声表现

1. 直接征象 肿瘤位于体尾部,瘤体较大,有时大于 10cm,边界光滑、完整,有包膜,呈圆形或椭圆形或分叶状。肿瘤较小时,肿瘤内部呈较均匀的低回声;肿瘤较大时,肿瘤内部呈不均匀低回声,合并坏死液化时可表现为实性肿瘤内部出现不规则的无回声区。

2. 间接征象 一般不伴有胰管扩张,也无周围血管、脏器浸润征象。但由于肿瘤体积较大,可压迫下腔静脉或其他邻近血管,导致移位或变窄。

3. 彩色多普勒血流显像 胰岛细胞瘤属于多血供型肿瘤,彩色多普勒血流显像可见肿瘤内部丰富血流信号。借此表现有助于与胰腺癌鉴别。

4. 超声造影 初步研究显示:胰岛细胞瘤超声造影表现为动脉相高增强。

(三)鉴别诊断

无功能胰岛细胞瘤虽比较少见,但由于其体积大,与周围邻近脏器常常不易分清。因此,鉴别诊断中,应排除脾、胃、肠、肾、腹膜后肿瘤等。脾静脉常常是鉴别诊断的界标。脾静脉浅层的肿瘤,考虑来自胰尾或胃,再通过饮水进一步区分。来自脾静脉深层的肿瘤,应考虑左肾上腺、左肾及腹膜后肿瘤。脾脏肿瘤很少,一般鉴别并不困难。

(四)临床意义

由于本病属无功能性,发现时肿瘤体积往往已较大,当超声显示胰腺区有较大而境界清楚的肿瘤,有包膜,内部为低回声,且与胰腺不能分开,一般可诊断为本病。但对较小或中等大小肿瘤,超声图像显示包膜不完整者,很难与胰腺癌鉴别,应反复探测,寻找可资鉴别的图像特征。肿瘤巨大者,有时也难与腹膜后肿瘤鉴别,应尽可能显示肿瘤与胰腺的关系,如能显示完好的正常胰腺,可排除本病。

三、恶性胰岛细胞瘤

又称胰岛细胞癌,很少见,病情发展较快,临床对其发作性低血糖症状较难控制。超声表现类似胰腺癌,肿瘤呈不规则形,与周围胰腺组织界限清楚,轮廓不规整,无包膜。内部多呈低回声,亦可见散在的不规则高回声区。肝内有转移灶或胰腺周围见淋巴结转移征象时,则应注意恶性胰岛细胞瘤可能。

由于恶性胰岛细胞瘤少见,超声表现又与胰腺癌相似,因此超声往往会诊断胰腺癌,结合临床有无低血糖发作史,可资鉴别。

第七节 胰腺囊腺瘤

胰腺囊腺瘤(cystademoma of pancreas)是由胰腺导管上皮发生的良性肿瘤，多见于 20～40 岁女性。肿瘤可发生在胰腺各个部分，以体、尾部多见。囊腺瘤生长较慢，早期临床多无症状。小的肿瘤仅在体检时偶尔发现。肿瘤较大时可出现上腹隐痛或钝痛，呈持续性，也可压迫周围脏器引起背痛、胃痛等。查体上腹部可打及肿块，呈圆形或椭圆形，表面光滑，或呈分叶状，但无压痛。

一、病理概要

肿瘤有完整而较厚的纤维包膜。小的囊腺瘤切面呈蜂窝状小囊腔，大的囊腺瘤切面呈多房性，房腔大小不一，内含浅黄色浆液或黏液，或呈胶冻样，纤维间隔厚薄不等，囊内壁光滑，有时可有鱼肉样组织或有囊壁上皮组织形成的乳头状结构突入腔内。部分囊腺瘤有钙化形成。胰腺囊腺瘤可发生恶性变，如乳头状囊腺瘤可为癌前期病变。癌变时间一般较长，可达数年或更长。

二、超声表现

(1)大囊性囊腺瘤：典型表现为多房性的无回声区，边界回声明亮，厚薄不一，无回声区内常有较多的细小回声。间隔回声不规则，或有乳头状强回声向腔内突起。

(2)小囊性囊腺瘤：囊腔较小，切面内呈蜂窝状结构，有多个小的无回声区(图 21-7-1)。由于囊壁的反射、折射，亦可混有较密而不规则分布的较强回声，类似实性肿块，但病变区后方回声增强，放大图像或用高频探头检查，可显示多发的小圆形无回声区。

(3)如发现肿瘤内同时出现强回声并伴有声影时，应考虑有本病的可能。

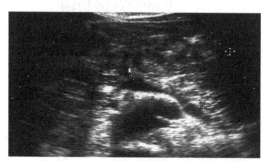

图 21-7-1 胰腺囊腺瘤
囊腔小，呈蜂窝状无回声区(+····+之间)

三、鉴别诊断

1. 多房性胰腺假性囊肿 胰腺囊腺瘤与多房性胰腺假性囊肿的鉴别主要依靠病史。多房性胰腺假性囊肿患者多有外伤或胰腺炎病史，且间隔及囊壁回声多较规则。

2. 胰腺囊腺癌 胰腺囊腺瘤与囊腺癌从超声图像上非常相似，且部分囊腺癌由囊腺瘤恶变而来，因而难以区别，只能通过病理检查加以区别。若病程较长，发展缓慢，胰腺部较小的多房性囊性肿块应首先考虑为囊腺瘤，但应密切观察。

3. 胰腺包虫囊肿 胰腺包虫囊肿患者有疫区生活史，超声检查可发现子囊及虫体回声。

4. 多囊胰腺 多囊胰腺多为全胰腺弥漫性病变，且多伴有肝、肾等多囊性改变。

5. 潴留性囊肿 潴留性囊肿常在声像图上发现产生潴留的病因。

四、临床意义

胰腺囊腺瘤发病率低，临床症状不明显，超声诊断具有重要价值。超声图像上显示胰腺内有局限性蜂窝状或多房性囊肿，可考虑诊断为胰腺囊腺瘤，但需注意与其他胰腺疾病的鉴别诊断。

第八节 胰 腺 癌

胰腺癌(carcinoma of the pancreas)在上消化道恶性肿瘤中比较少见，但有逐年增多趋势，并且是胰腺最常见的、发生于胰腺外分泌腺的恶性肿瘤。临床以 40～60 岁的男性多见。临床症状主要有上腹疼痛或不适、腰背痛、厌食、进行性体重减轻，有时可摸到上腹部肿块，也可有腹水。胰头癌入院时约 85%已有阻塞性黄疸，胰体癌及胰尾癌的主要症状为肿瘤浸润腹膜后内脏神经鞘所引起的持续性腰背部钝痛。

一、病理概要

胰腺癌大多来自胰腺导管上皮，由柱状的肿瘤细胞组成。少数来自腺泡上皮，由圆形细胞或多角形小细胞组成。胰腺癌发生在胰头部的为最多，占 60%～75%，发生于胰体、胰尾部者占 25%～30%，发生在全胰的仅 5%～6%。病理学观察，大体上肿瘤为坚实的结节性肿块,与周围胰腺组织界限不清。如阻塞胰管引起远端管腔扩大,甚至形成囊状。胰头癌常阻塞(压迫或浸润)胆总管下端引起胆总管扩张、胆囊肿大及肝内胆管扩张。其切面呈灰白色或灰黄色,有的呈鱼肉样,少数呈胶冻状。

二、二维超声表现

(一)胰腺大小、形态

多数胰腺癌表现为癌肿块所在部位呈局限性肿大或向外突出(图 21-8-1)。少部分为弥漫性胰腺癌,表现为胰腺弥漫性肿大,形态失常。小胰腺癌(直径≤2cm)则大多数不引起胰腺大小与形态变化,以致超声检查极易漏诊。

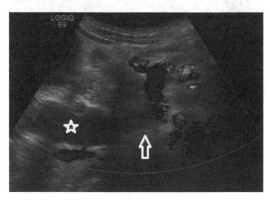

图 21-8-1 胰头癌

胰头部局限性增大(白箭头),胆总管明显扩张(白五角星)

(二)胰腺癌直接声像

1. 肿瘤轮廓、边界 胰腺癌在肿瘤小于 1cm时超声检查往往难以发现。大于 1cm 时声像图表现为胰腺轮廓向外突起,或向周围呈蟹足样或锯齿样浸润。小胰腺癌轮廓光滑,边缘规则、清楚。弥漫性胰腺癌轮廓不规则,边缘凹凸不整。

2. 肿瘤内部回声 胰腺癌内部回声与肿瘤的大小有关。小胰腺癌以低回声型多见,表现为弱、低水平的均匀的点状回声(图 21-8-2)。较大的胰腺癌则有多种回声表现:多数仍为低回声型,部分可因瘤体内出血、坏死、液化或合并胰腺炎/结石等病理改变,其内出现不均匀的斑点状高/强回声(高回声型),或表现为实质性合并含液性的病灶(混合回声型)及边界不规则的较大的无回声区(无回声型)等。体积较小的胰腺癌同样可以出现液性成分(图21-8-3)。少数弥漫性胰腺癌显示不均匀、不规则粗

大斑点状高回声。

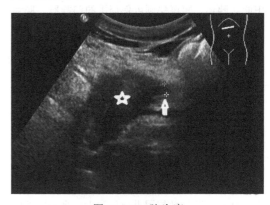

图 21-8-2 胰头癌

胰头部不规则低回声区(白五角星),伴主胰管扩张(白箭头)

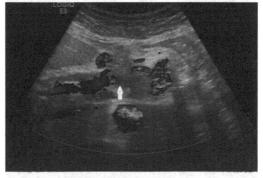

图 21-8-3 胰头癌(混合回声型)

实性低回声病灶区内见小片状无回声区(白箭头所指)

3. 肿瘤后方回声 胰腺癌后方回声常衰减,少数无回声型癌肿,其后方回声也可增强。小胰腺癌后方回声无衰减。

(三)胰腺癌间接声像

包括肿瘤压迫、浸润周围脏器和转移声像。如胰头癌压迫或/和浸润胆总管,引起梗阻以上部位的肝内外胆管扩张和胆囊增大(图 21-8-4)。由于胆道梗阻后的胆管扩张早于临床黄疸的出现,因此,超声检查可于临床出现黄疸前发现胆道扩张,可能有助于胰头癌的早期诊断。部分晚期胰体、胰尾癌因肝内转移或肝门部淋巴结转移压迫肝外胆管,也可引起胆道梗阻。胰腺癌压迫阻塞主胰管,引起主胰管均匀性或串珠状扩张,管壁较光滑,或被癌肿突然截断(图 21-8-5)。80%~91%的胰头癌和 18%的胰体、胰尾癌出现不同程度的胰管扩张。小的胰腺癌不累及胰管时,则无胰管扩张。若肿瘤浸润胰管,可使胰管闭塞而不能显示。如胰头癌挤压下腔静脉可引起下腔静脉

移位、变形、管腔变窄、远端扩张，甚至被阻塞中断。胰体、胰尾癌则可使周围的门静脉、肠系膜上静脉和脾静脉受压、移位及闭塞，有时甚至引起淤血性脾肿大，门静脉系统管腔内也可并发癌栓。胰腺癌压迫周围脏器，可使其变形、移位。如胰头癌的肿块可使十二指肠环扩大、肝左叶受挤压移位；胰尾癌可引起左肾、胃及脾脏受挤压、变形或移位等。胰体癌浸润胃壁时，超声显示胰腺与胃分界不清。胰腺癌晚期可转移至肝脏，表现为肝内出现高回声或低回声的转移灶。胰腺癌也可引起早而广泛的淋巴系统转移，显示胰周围、脾门、肝门及腹腔动脉、肠系膜上动脉、腹主动脉和下腔静脉周围淋巴结肿大，呈多发的圆形或椭圆形低回声结节。部分患者出现腹水。

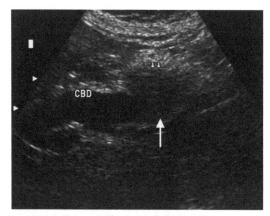

图 21-8-4 胰头癌

胰头部低回声肿块（箭头所指），伴胆总管（CBD）扩张

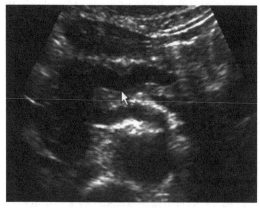

图 21-8-5 胰头癌

胰头部低回声肿块，伴主胰管扩张（箭头所指）

附：早期小胰腺癌

早期小胰腺癌也称可切除癌，一般指肿瘤局限于胰腺内，癌瘤直径小于 2cm，无周围浸润和淋巴结转移，无血管内肿瘤浸润，无远处转移。

早期胰腺癌患者多无明显症状，或仅为上腹不适，剑突下、背部隐痛，食欲不振、恶心、乏力、发热，少见黄疸。

超声表现：胰腺形态、轮廓、主胰管一般无改变。但肿瘤稍大或靠近边缘处时，胰腺常有局限性肿大，轮廓呈局限性不规则或波浪形外突。肿瘤边缘清晰、整齐，无伪足样伸展。肿瘤内部多为低回声，有时呈等回声。主胰管可移位或弯曲。或呈局限性不规则狭窄。一般不出现胆系受压明显扩张，或邻近血管受压征象（图 21-8-6）。

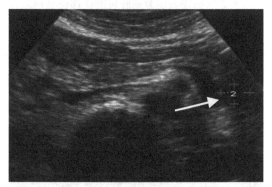

图 21-8-6 胰尾癌（1.1cm×0.9cm）

胰腺形态正常，胰尾处小圆形低回声区，边缘整齐（箭头所指）

三、彩色多普勒血流显像

（一）肿瘤病灶彩色多普勒血流显像表现

胰腺癌多属少血供型肿瘤，内部仅可见散在星点状彩色血流信号，远不如肝、肾等部位肿块血流色彩丰富，缺乏典型恶性肿瘤所常见到"花篮样"彩色血流包绕（彩图 134）。脉冲多普勒可检出收缩期单峰动脉血流频谱和持续性静脉血流频谱（彩图 135）。上述多普勒超声的异常改变有助于胰腺癌与胰腺良性病变的鉴别。

（二）周围血管改变

应用高分辨率的彩色多普勒血流显像仪检查胰腺癌患者，可直观地显示门静脉、肠系膜上动、静脉、脾静脉和腹腔动脉等胰腺周围血管与胰腺的正常解剖关系被破坏（彩图 136），血管走行异常，管腔内血流紊乱，局部狭窄甚至闭塞。胰头癌可使十二指肠环扩大，引起下腔静脉移位、变形或阻塞，门静脉受压、移位、闭塞（彩图 137）；胰体、胰尾癌可使腹腔动脉、肠系膜上动、静脉和脾静脉受压、移位、闭塞。胰腺癌病灶较大时，其周围可见受压的血管血流绕行，并有分支伸入，呈搏动性或持续性彩色血流环绕声像表现，使瘤体边缘更为清楚。

（三）彩色多普勒血流显像对胰腺癌手术可切除性的评价

Tomiyama 等应用彩色多普勒血流显像对 33 例胰腺癌侵犯周围动脉（包括腹腔动脉、肠系膜上动脉、肝总动脉、脾动脉和胃十二指肠动脉）进行术前评价，并与血管造影、手术及组织学结果作对比。结果表明：22 例非手术患者，彩色多普勒血流显像检查与血管造影比较，有血管侵犯和无血管侵犯及总符合率分别为 78%、95% 和 88%。11 例手术患者彩色多普勒血流显像检查与手术及组织学结果比较，诊断动脉受侵的敏感性为 60%，特异性 93%，准确性 87%。彩色多普勒血流显像诊断动脉受侵的准确性显著高于 CT（72%），与血管造影相似（91%）。Ishida 等应用彩色多普勒超声和血管造影对 26 例胰腺癌患者进行了研究，并与手术结果进行对照。结果表明：对肿瘤侵犯血管的检出，彩色多普勒超声较血管造影敏感。因此认为，有必要应用彩色多普勒超声对可疑胰腺癌患者进行术前评价，以便对患者采取合理的治疗方案。

四、鉴 别 诊 断

胰腺癌的鉴别诊断包括与胰腺本身的疾病和与胰腺邻近的脏器肿瘤相鉴别。

（一）慢性胰腺炎

慢性胰腺炎所致的局限性炎性肿块与局限性胰腺癌的癌性肿块，以及表现胰腺弥漫性肿大的慢性胰腺炎与弥漫性胰腺癌的声像图均有一定的相似之处，鉴别较为困难。胰腺癌内部回声多呈低回声，大部分后方回声衰减。慢性胰腺炎的炎性肿块多呈高回声性，一般无后方回声衰减。胰腺癌患者胰管呈均匀性或串珠状扩张，管壁较光滑，或被癌肿突然截断。慢性胰腺炎胰管不规则扩张，扩张程度较胰腺癌轻，无胰管中断现象。胰腺癌常压迫和（或）浸润胆总管，引起梗阻以上部位的肝内外胆管扩张和胆囊增大。慢性胰腺炎的炎性肿块则很少压迫肝外胆管。此外，慢性胰腺炎有反复发作，病程长、淀粉酶升高等临床表现，有助于两者的鉴别诊断。弥漫性胰腺癌与胰腺弥漫性肿大的慢性胰腺炎的鉴别则十分困难，有赖于超声引导穿刺活检，进行病理组织学检查。

（二）胰岛细胞瘤

功能性胰岛细胞瘤有低血糖症状等临床表现。声像学表现：肿瘤常发生于胰体尾部，大多较小，有包膜，边缘清楚、光整，内部呈均匀的弱、低回声，易与胰腺癌鉴别。但非功能性胰岛细胞瘤常表现为高低混杂的回声，或因瘤体内出血和囊性变出现无回声区，需与混合回声型和无回声型胰腺癌鉴别。前者多发生于胰体尾部，边缘规则，一般无胰管或/和胆道扩张；病程长，一般情况良好。而后者较多发生于胰头部，癌肿边缘不规则，常伴有胰管或/和胆道扩张及周围脏器组织的受压、浸润和转移征象；病程短，癌肿生长迅速，症状进行性加重。血管造影显示胰岛细胞瘤富血管的变化，可与表现少血管的胰腺癌作鉴别。超声引导经皮细针穿刺活检可确诊。

（三）胆管癌或壶腹癌

早期因解剖部位不同较易鉴别。但这几种疾病均可阻塞胆道，引起肝外胆道梗阻而出现黄疸。但是，因壶腹癌、胆总管下段癌及胰头癌的位置相近，若癌肿发生于三者之间的邻界部位或晚期病灶增大，互相浸润、融合，以致解剖关系紊乱，鉴别极为困难，必须结合其他影像学检查和临床表现。有时难以从超声或其他影像诊断上加以区分，甚至术中亦难以确诊，只有借助病理检查，才能最后确定其来源。

（四）胰腺囊腺瘤和囊腺癌

胰腺囊腺瘤和囊腺癌大多发生于胰体、胰尾部，声像图表现十分相似，两者无法区别，且囊腺瘤可恶变为囊腺癌。较小的胰腺囊腺瘤或囊腺癌呈多房或蜂窝状无回声囊腔，囊壁回声增强，也可表现为类似实质性肿块的高回声或低回声病灶，但其透声性好，后方回声增强。而较小的胰腺癌多呈均匀的弱、低回声，后方回声无变化。大的胰腺囊腺瘤（或囊腺癌）表现以囊性为主的肿物，内部呈无回声区，可有分隔，并伴有肿瘤实质性部分的团块状高回声。壁不规则增厚，有的呈乳头状突向腔内，后方回声增强，边缘规则或呈分叶状，一般不引起胰管或/和胆道扩张。此种声像学表现容易与少数胰腺癌因出血、坏死和液化所显示的无回声型或混合回声型的超声表现相混淆，应结合胰腺癌的其他超声征象和临床表现进行鉴别，超声引导经皮细针穿刺活检可明确诊断。

(五)胰腺囊肿

胰腺囊肿的超声表现有时与胰腺癌内部的出血、坏死、液化所致的混合型或无回声型超声表现相类似，后者除无回声区外，还伴有部分实质性肿瘤成分的不规则高或强回声，边缘不规则，还可显示胰腺癌所致的其他直接和间接超声征象，可与胰腺囊肿相鉴别。

(六)胰腺蜂窝织炎、脓肿和血肿

胰腺蜂窝织炎、脓肿和血肿均可由急性胰腺炎引起，在胰腺内形成肿块，与胰腺癌的肿块较相似。但胰腺蜂窝织炎、脓肿和血肿的声像图有动态变化，结合临床表现多可与胰腺癌鉴别，超声引导经皮穿刺可以确诊。

(七)胃肿瘤

胃后壁肿瘤常侵及胰腺，可与胰腺癌混淆。饮水或口服胃肠造影剂后显示有自胃壁向胃腔内突起的回声不规则的肿块，同时胃壁也有浸润改变，与胰腺癌的声像图不同。但有时向外生长的胃平滑肌瘤难与胰腺癌区别，应进一步结合病史及胃镜或/和上胃肠道钡餐造影进行鉴别诊断。

(八)胆总管结石

典型的胆总管下端结石表现为胆总管内团块状强回声后伴声影，多不伴有主胰管扩张或仅有轻度扩张，无门静脉、下腔静脉受侵及周围淋巴结转移表现。而胰头癌表现为胰头部的低回声病灶，边界不规则，后方无声影，常伴有胰头肿大，主胰管扩张，也可伴有门静脉、下腔静脉受侵及周围脏器浸润、淋巴结转移征象，两者较易鉴别。

(九)肝尾状叶肿瘤

由于解剖部位的不同，再加上检查时注意观察实时显像下肿块活动度。活动度大的首先考虑为肝尾状叶肿瘤。饮水后检查也有助于两者的鉴别，胰体癌显示在充盈的胃后方。

(十)腹主动脉、腹腔动脉周围肿大的淋巴结

主要根据胰腺有无正常形态及包块与胰腺周围血管的关系鉴别。图 21-8-7 显示的是一例鳞癌腹膜后淋巴结转移，病灶与胰腺癌相似，为术后病理证实。

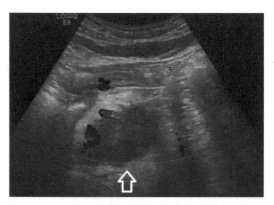

图 21-8-7　胰头区低回声病灶(箭头所指)，术后病理证实为鳞癌腹膜后转移

五、临 床 意 义

常规经腹二维超声对胰腺癌的检出率较前有了明显提高。国内北京协和医科大学张缙熙等报道 156 例胰腺癌超声诊断符合率为 91.02%(142/156)。国外 Tanaka 等报道：因上腹部不适进行超声检查的 9410 人中，51 例为胰腺癌，超声诊断 50 例，1 例假阴性，敏感性 98%，特异性 95.9%。Karlson 等报道，919 人中 102 例原发性胰腺肿瘤，胰腺癌敏感性 90%(79/88)，特异性 98.8%(770/779)。

三维超声是超声技术发展的一个新趋势。Kanemaki 等应用三维腔内超声诊断胰胆系统疾病，结果表明：三维超声更容易显示胆道周围的血管走行，准确评价肿瘤的浸润程度及其与周围脏器的关系。哈斯等通过三维彩超对 31 例胰腺占位性病变的研究表明：三维彩超具有较好的术前定位定性的诊断价值，对胰腺占位性病变的观察较二维超声效果更佳，认为利用三维彩超诊断胰腺占位性病变，可明显提高诊断率，除能获得与二维超声相似的结构断面外，还能显示二维超声无法看到的肿物整体观及其内部的细微结构。

对于 ERCP 检查失败或不适宜作 ERCP 检查的患者，进行超声引导经皮穿刺胰管造影能清楚地直接显示胰管影像，提示胰腺癌的诊断。由于胰管造影不能直接显示胰腺病变，只是根据胰管和胆管的形态变化诊断胰腺癌，若癌肿不侵犯胰管，胰管表现正常，则无法发现病变。然而，超声引导经皮穿刺胰管造影同时还能抽吸胰液，结合胰液细胞学检查和癌胚抗原(CEA)测定，可提高诊断正确性。

胰腺术中超声最初应用于胰岛细胞瘤和其他位于实质深部的小肿瘤(如胃泌素瘤)的术中定位。这些肿瘤一般较小，且质地与胰腺实质相似，因此，手术

中仅靠触诊定位常比较困难。术中超声不但较容易找到肿瘤，还可以在超声引导下完整地剔除肿瘤，减少了胰腺的损伤。有时患者虽无症状，但手术发现胰腺外形凹凸不平，触之有结节感，会被疑为有腺瘤存在，此时若行超声检查，则能很快排除。必要时还可以通过术中超声引导的活检来明确诊断。

术中超声在胰腺癌诊治中的应用包括：①术前或手术探查中均未能发现肿块时；②对于术中所见胰腺肿块的诊断不太明确时，术中超声引导活检可迅速明确诊断；③术中超声可清晰显示胰腺和周围组织结构的关系，有助于判明肿瘤与血管的关系，这对于确定胰腺的手术方案尤为重要。当肿瘤侵犯血管无法行根治性手术时，可避免不必要的探查。

总之，随着超声技术的不断进展，在胰腺癌的诊断方面积累了丰富的经验。超声是一种非侵入性检查方法，简便、易行、可迅速做出诊断，因此，它可作为胰腺癌首选的影像学检查方法。除常规经腹部二维超声检查胰腺外，彩色多普勒血流显像可直观地显示胰腺癌属于多血供或少血供型，同时显示胰腺癌患者的门静脉、肠系膜上动、静脉、脾静脉和腹腔动脉等胰腺周围血管与胰腺的解剖关系，发现血管走行异常，管腔内血流紊乱，局部狭窄甚至闭塞。对于扩张的胆管或胰管，彩色多普勒血流显像检查时因无彩色显示，非常容易与血管区分开来。三维彩超诊断胰腺占位性病变，除能获得与二维超声相似的结构断面外，还能显示二维超声无法看到的肿物整体观及其内部的细微结构。超声引导经皮穿刺胰管造影在 ERCP 失败后仍可进行，可以了解胰管形态、管径、走行等，便于诊断。术中超声引导活检可迅速明确诊断，且由于术中超声可清晰显示胰腺和周围组织结构的关系，有助于判明肿瘤与血管的关系和胰腺癌手术方式的正确选择。当肿瘤侵犯血管无法行根治性手术时，可避免不必要的探查。

但是，超声容易受胃肠道气体的干扰，加上肥胖、瘢痕及操作技术等因素的影响，仍有部分病例胰腺超声检查不够满意，有待今后从仪器分辨率及手法技巧上加以改进与提高。

第九节　壶腹周围癌

壶腹周围癌(carcinoma of ampulla of vater)是指乏特氏壶腹、胆总管下端、胰管开口处、十二指肠乳头及其附近的十二指肠黏膜处的恶性肿瘤。临床多见于中年男性。患者常有进行性黄疸，持续性背部隐痛，并因癌性溃疡常伴发消化道出血，继之发生贫血，有的可出现低血糖或血糖过高。壶腹癌病程进展迅速，自出现症状至死亡平均5～9个月。

一、病 理 概 要

壶腹癌可来自主胰管末端、胆总管末端上皮，或来自十二指肠乳头部。在大体形态上可呈息肉状或结节状，肿块型或溃疡型。病理组织类型以腺癌为最多见。乳头状癌、黏液癌次之。肿瘤呈浸润性生长，易发生溃烂、坏死或脱落。早期容易侵犯胆总管、主胰管、胰头，引起黄疸。

二、超 声 表 现

(一)肿瘤直接征象

在胆总管末端和胰头的外下方相当于壶腹处可见肿瘤呈不规则形态的低～中等回声结节(图21-9-1)，此回声团基底宽，紧贴壶腹部四壁而无法区分其境界。肿瘤游离缘可呈不规则外凸形或呈杯口状凹陷形，并可向胆总管下段延伸浸润。部分患者经利胆治疗或进食后出现黄疸一过性消退，超声检查显示胆管径缩小，为肿瘤坏死脱落所致。动态追踪，可见胆管再次增宽，患者黄疸再次加重。当病变晚期浸润胰头时，则与胰头癌超声图像相同。

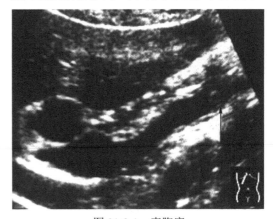

图 21-9-1　壶腹癌

胆总管末端壶腹处见不规则低回声结节(箭头所指)，胆总管扩张

(二)间接征象

1. 肝脏　肝脏形态、轮廓、内部回声多无明显变化，但肝脏可肿大，肝内胆管明显扩张，最宽处内径可达 4～10mm，晚期则可见肝内有转移灶。

2. 胆囊及胆总管　胆囊明显增大，胆总管高度扩张，管壁较平整，内径常在 1.5～2.5cm，扩张的肝外胆管长度较胆管癌、胰头癌所显示的更长。

3. 胰腺 胰腺形态轮廓多无明显变化,主胰管常可增宽,有时近端较狭小,远端扩张、扭曲,高度扩张时,易将扩张胰管误认为脾静脉。彩色多普勒血流显像检查有助于两者的鉴别。

4. 其他 在大量饮水使液体进入十二指肠后作检查,有时可见十二指肠腔有狭窄,其左侧壁处可见向内的弧形压迹。如见十二指肠内较大的中一高回声团块,应考虑有十二指肠乳头状腺癌可能。如为低回声则有平滑肌肉瘤或恶性淋巴瘤可能。

三、鉴别诊断

(1)胰头癌:与胰头癌的鉴别诊断详见本章第八节。

(2)胆总管下端结石:典型的胆总管下端结石表现为胆总管内团块状强回声后伴声影,多不伴有主胰管扩张或仅有轻度扩张,无门静脉、下腔静脉受侵及周围淋巴结转移表现,较易鉴别。但对于胆总管下端堆积的泥沙样结石或黏稠的胆泥,由于常呈低~中等回声,后方无声影,类似软组织肿瘤,两者容易误诊。利用改变体位或脂餐后复查,发现移动或变形,有助于泥沙样结石或胆泥的诊断。

(3)胃肠道肿瘤:壶腹癌引起的胃肠道出血,应与胃肠道肿瘤相鉴别。超声有时不易鉴别,主要靠消化道钡餐、纤维内镜、纤维结肠镜等检查来加以鉴别。

四、临床意义

临床上对壶腹部癌不易早期发现、早期诊断,一般常在黄疸出现后才予以考虑。因此,在常规作肝、胆、胰超声检查时,如发现无黄疸患者有胆总管轻~中度扩张时,应仔细检查观察壶腹部有无结石或实质性病变,并可大量饮水使十二指肠充盈后检查,以便有早期发现、早期诊断的可能。

壶腹癌因易于发生溃疡、坏死、脱落或出血,以及伴有胆道感染、管壁水肿,梗阻程度在病程中可以有多次变化,因此在超声检查时,必须予以考虑,以免误诊。

(罗葆明 吴 欢)

第二十二章 胃肠疾病

第一节 解剖概要

一、胃的正常解剖与正常声像图

(一)解剖概要

胃的形态和大小随体形、位置、充盈程度的变化而不同。通常,胃在中等充盈时,大部分位于左季肋部,小部分位于腹上区。胃分为贲门、胃体、胃窦和幽门四个部分。胃底的右前方是肝,左后方是脾,内侧是左膈角。胃体的垂直部分与肝左叶、脾脏、胰尾和空肠相邻。胃体的水平部弓形向右方与胃窦相接,后方与胰体、左肾、左肾上腺关系密切。胃前壁中间部分位于剑突下方,直接与腹前壁相贴。胃窦部与十二指肠球部相连续。当胃和上述脏器出现肿瘤或增大时,可以互相推压和移位。

(二)正常声像图

空腹胃的声像图表现类似"牛眼征"或"假肾征"。胃内气体、黏液及内容物形成中心的强回声,外周低回声带代表正常胃壁回声(图22-1-1)。

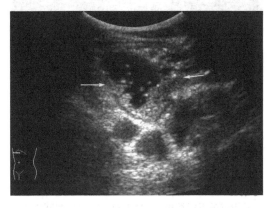

图 22-1-2 部分胃液潴留时,声像图类似半囊实性肿块(↑),胃腔内可见散在点状强回声

胃部分充盈液体或食物潴留时,声像图可以表现为类似不均质半囊实性肿块(图22-1-2),胃壁的低回声带边界变得较模糊。胃蠕动时胃切面形态改变。动态观察,胃内容物表现为活动的点状强回声,这一现象可称为"布郎氏运动征象"(sign of Brownian movement),可据此与半囊实性肿块鉴别。

饮水胃腔充盈后,胃表现为"假囊肿"样声像图(图22-1-3),内部可见小气泡形成的漂浮光点,"囊壁"为正常胃壁。

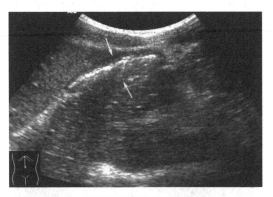

图 22-1-1 正常空腹胃类似"假肾征"(↑)

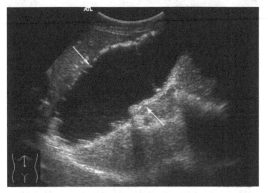

图 22-1-3 正常胃充盈液体后,"假囊肿"样声像图(↑)

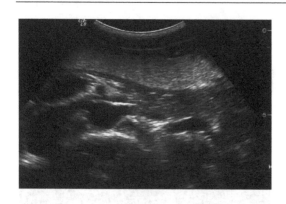

图 22-1-4　口服胃窗超声造影剂充盈后，胃腔呈均匀中等回声，胃壁呈低回声

口服胃窗超声造影剂充盈后，胃腔呈均匀中等回声，胃壁呈低回声（图 22-1-4）。

胃壁组织学上分为黏膜层、黏膜肌层、黏膜下层、肌层和浆膜层。高分辨超声仪特别是内镜超声可显示正常胃壁的五层结构（图 22-1-5），即三层强回声带夹两层低回声带。关于胃壁的超声层次与组织学的对应关系尚有争议，一般认为，从黏膜层算起第一层呈线状强回声，为胃腔内液体与黏膜层之间的界面回声；第二层呈稍低回声带，代表黏膜层及黏膜肌层回声；第三层呈强回声带，代表黏膜下层及其与肌层的界面回声；第四层呈低回声带，为肌层回声；第五层即最外层强回声带，为浆膜层与周围组织的界面回声。

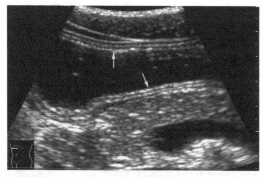

图 22-1-5　正常胃壁。声像图显示 5 层结构（↑），由内至外依次为强－弱－强－弱－强回声带

食管下段、胃底黏膜下的静脉丛连接门静脉系的胃左静脉和上腔静脉系的奇静脉和半奇静脉。正常情况下，该交通支细小，血流量少，超声往往不能显示。肝硬化、肝肿瘤、肝门处淋巴结肿大或胰头肿瘤压迫门静脉引起门静脉回流受阻，该交通支血流量增多，管径粗大，走行迂曲，超声可以清楚地显示这些扩张的静脉，并且与门静脉相连。

胃的淋巴结分为 16 组，在正常情况下超声不易显示。

二、十二指肠和小肠的正常解剖与正常声像图

（一）解剖概要

小肠是消化管中最长的一段，成人全长 5～7m，上端从幽门起始，下端在右髂窝与盲肠相接，可分为十二指肠、空肠和回肠三部分，是食物消化、吸收的主要部位。小肠呈多层卷曲状，由腹皱襞即肠系膜将小肠悬吊于后腹壁，四周则由大肠围绕。根据胃肠道 X 线钡餐检查将小肠分为以下 6 组：第 1 组为十二指肠；第 2 组为空肠上段，主要位于左上腹；第 3 组为空肠下段，主要位于左中腹，横向走行，常达左髂窝；第 4 组为回肠上段，主要位于右中腹，呈纵行排列；第 5 组为回肠中段，主要位于右中腹部，亦呈纵行排列；第 6 组为回肠下段，主要位于盆腔内，向后上行至回盲瓣。十二指肠起自幽门止于十二指肠空肠区，全长 25～30 cm，整体呈 "C" 字形包绕胰头。十二指肠上部位于腹腔，大部分属于腹膜内位，降部位于腹膜后、肾旁间隙内，位置较固定。降部和球部位于胆囊内侧，右肾和右肾上腺居降部之后，结肠肝区和系膜位于降部之前。横部前方有肠系膜上动、静脉通过，肠系膜下垂时该动、静脉压迫横部可导致梗阻。

（二）正常声像图

十二指肠壁在超声上显示不如胃壁完整、清晰（图 22-1-6）。十二指肠降段紧邻胆囊，肠管内肠气易误认为胆囊结石（图 22-1-7）；十二指肠空肠曲与胰腺体部紧邻，当其内充满液体或内容物，呈低回声或不均质回声时，可表现为类似 "假肿块样" 声像图（图 22-1-8），易误诊为胰腺体部的肿块或肿大的淋巴结，可利用体位改变或饮水后动态观察十二指肠蠕动及肠腔内回声变化进行鉴别。

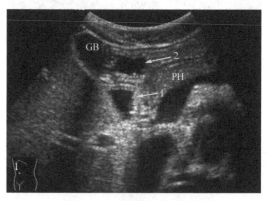

图 22-1-6　正常十二指肠球部

1. 十二指肠球部；2. 胃窦部；GB 胆囊；PH 胰头

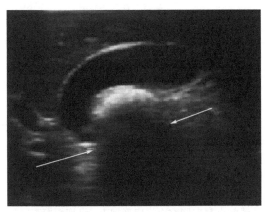

图 22-1-7 正常十二指肠降部充满

气体呈现强回声团，后方伴声影(↑)，容易误诊为胆囊结石

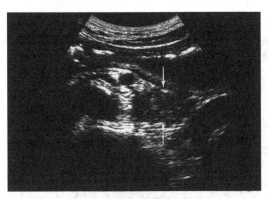

图 22-1-8 正常十二指肠空肠曲

呈不均匀低回声(↑)，类似肿大淋巴结

小肠在未充盈状态下，由于气体干扰等因素影响，肠道显示不理想。如采用 7.5MHz 高频探头并逐渐加压探查，小肠横断面可表现为薄壁的"靶环征"(图 22-1-9)。

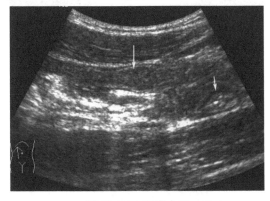

图 22-1-9 正常小肠

横断面呈"靶环征"(▲)，长轴切面可显示小肠内纤细的黏膜皱襞回声(↑)

三、结肠和直肠正常解剖与正常声像图

(一)解剖概要

结肠介于盲肠与直肠之间，整体呈"M"形，位于空回肠周围。分为升结肠、横结肠、降结肠和乙状结肠 4 部分，具有结肠带、结肠袋和肠脂垂 3 种特征性结构。升结肠和降结肠位于腹腔两侧，由肾旁间隙内的脂肪包绕。升结肠和降结肠与横结肠相互移行处分别称为结肠肝区和脾区。结肠旋转不良时，结肠可位于肝和右膈之间(间位结肠)或位于肝肾隐窝内，此时可误认为肿块。乙状结肠过长或其系膜松弛时，乙状结肠可以发生扭转形成软组织肿块并导致肠梗阻。直肠位于盆腔内，沿骶尾骨前面下行，位置较固定，穿过盆膈移行于肛管。

正常声像图 一般情况下结肠肠壁声像图不易显示，肠内气体及粪块可表现为强回声。结肠袋是结肠的特征性解剖结构，声像图上有助于与小肠鉴别。结肠带仅在适当的切面上才能显示，表现为一条沿肠管长轴走形的带状强回声。肠脂垂一般在腹腔积液的状态下才能显示，表现为沿盲肠、结肠长轴规律分布的、向肠腔外突起的高回声结节，注意与腹腔种植的肿瘤结节鉴别。膀胱适度充盈后，经腹部超声可显示直肠，其横断面表现为"靶环征"。如采用经直肠超声，则不仅可以显示直肠壁和腔内的病变，还可以观察临近的前列腺、子宫、附件等器官。

第二节 探测方法及正常声像图

由于肠道内气体干扰，致使常规超声能观察到的病变较少，远远不能达到早期诊断的目的，但是通过充分的肠道准备、服用胃窗超声造影剂、保留灌肠等手段来排除肠内容物干扰，加上静脉超声造影、肠道腔内超声检查等技术的开展，可获得较为清晰的超声影像，使超声检查成为胃肠镜及钡剂检查的有力补充方法。超声检查前应了解病史及相关检查结果，并作常规腹部触诊，如了解有无肿块及肿块位置、大小、质地、活动度等。

一、检查方法

(一)仪器

实时超声诊断仪，探头可选用凸阵、线阵及扇形探头，还可选用经食管、经直肠探头及超声内镜探头。探头频率一般为 3.5～5.0MHz，如作小儿检查或探查表浅结构，应选用 7.5MHz 高频探头，有利于显示胃肠道壁的层次结构及病变情况。

(二)检查前准备

检查前 2～3 天禁食易胀气食物，如牛奶、豆制品等。检查胃及十二指肠者，前一日晚餐进食清淡少渣食物，晚餐后禁食，检查前 8h 内禁饮水，次日上午空腹检查。检查肠道者前一日晚餐进流质，睡前服轻泻剂，检查当日排净大便，再行清洁灌肠。检查乙状结肠及直肠者，应嘱患者饮水，使膀胱充盈。

(三)检查方法

取仰卧位、坐位、半坐卧位、侧卧位或左右前斜位。先作腹部空腹常规探查，再充盈显像剂后或静脉超声造影、双重对比超声造影探查。

1. 检查原则　多方位、多切面连续扫查，辅以加压法探查，尤其注意动态观察。适当加压不仅可减少位于病灶前的肠气干扰，使探查距离变短，图像变清晰，确定压痛点等，还可了解肠管壁是否具有可压缩性及其柔软性；动态观察可了解胃肠道的排空、蠕动及其蠕动方向，对于诊断肿瘤及炎症性病变有帮助。

2. 常用切面　颈部食管探查采用横、纵断面(图 22-2-1)。横切面扫查将探头横置左颈部，从环状软骨到胸锁关节上缘作连续的水平切面扫查，并从锁骨上窝向胸腔内作扇形扫查。纵切面探查时把探头置于左颈部平行于气管，探头下端向左外偏移，与颈中线成 15° 角，声束方向内倾斜。

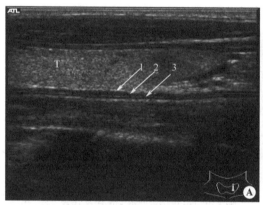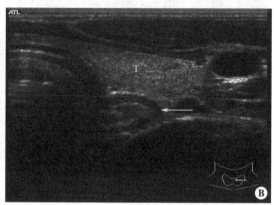

图 22-2-1　正常颈段食管
A. 长轴切面 1、2、3 显示食管由外至内的 3 层结构(↑)，T 甲状腺；B. 短轴切面(↑)，T 甲状腺

腹段食管及贲门探查采用剑突下 ——左肋弓缘斜切面扫查，并以肝左叶为声窗。

胃体的长轴切面可显示胃体的前后壁，胃窦的长轴切面可显示胃窦部的前后壁及幽门。胃体、胃窦短轴切面呈扁圆形，除显示前后壁外，图像的左右侧分别显示胃大弯及胃小弯。胃底一般情况下显示较困难，常需服充盈剂后检查。观察胃角部可用胃角部断面，即探头位于上腹部相当于胃窦部横切，声像图呈"∞"结构，前后壁连接处为胃角，左侧为胃体，右侧为胃窦(图 22-2-2)。观察胃小弯及胃体、胃窦整体形态时可用胃冠状斜断面，即探头置于左侧腹部，根据胃体及胃窦的解剖走行进行纵切或斜切，按声束经过顺序，声像图可依次显示胃大弯、小弯、胃角、胰腺、胃窦及十二指肠球部。

肠道检查应根据胃肠道的解剖部位、分布及走行，以横、纵、斜多切面连续探查。结肠肝曲及脾曲位置较高，可通过肝、脾或肾作声窗探查，直肠可利用充盈的膀胱作声窗。肠道分布范围较广，扫查时可先按一定顺序作全腹部探查，发现异常回声后可在局部作重点探查。

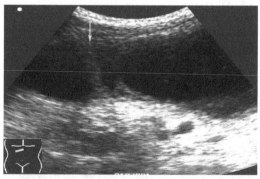

图 22-2-2　正常胃角部切面，类似"∞"字形，箭头示胃角切迹

3. 常用显像方法

(1)常规经腹超声检查：常规经腹超声检查因易受胃肠道气体干扰，应用价值受到一定限制，不如腹部实质性器官那么显著，但仍能够发挥一定作

用。例如，二维灰阶超声可测量胃肠道管径、管壁厚度等，彩色多普勒超声评价克隆氏病炎症活动，表现为彩色血流信号明显增加，胃肠道肿瘤内部血流信号也较正常人增加，缺血坏死性病变如肠系膜血管栓塞等则血流信号减少。

(2)充盈显像法：常用的显像剂有饮用水、汽水、海螵蛸混悬液、口服胃窗超声造影剂等。检查胃、十二指肠可饮温水600～1000 ml；检查小肠可口服20%甘露醇250ml，约30min后肠道充盈即可检查。结肠检查采用灌肠法，经肛门缓慢灌入温开水或生理盐水1000～1500ml，并同时进行检查。直肠检查可在膀胱充盈状态下经腹部探查，或采用腔内探头经直肠探查。观察肛管可用高频探头，在肛门处探查。充盈显像法不但减少胃肠气体的干扰，而且使扩张胃肠腔形成一个良好的透声窗，加大了病灶与周围组织的声阻抗差，使图像能更加清晰，有利于病灶的检出(图22-2-3)。

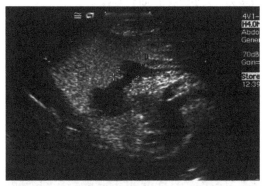

图 22-2-3 口服胃窗超声造影剂后，胃癌低回声病灶及其范围清晰显示

(3)超声内镜检查：超声内镜是将内镜和超声相结合的消化道检查技术，它不仅能通过内镜直接观察消化道黏膜病变，而且可利用内镜下超声进行实时扫描，获得胃肠道壁及周围邻近脏器结构的超声图像，从而提高了超声对胃肠道疾病的诊断水平。超声内镜可对胃肠道黏膜下病变的起源及性质进行鉴别诊断，并可对消化道肿瘤进行术前分期，判断其侵袭深度和范围，鉴别溃疡的良恶性，并可诊断胰胆系统肿瘤。

(4)双重对比超声造影检查：经静脉注射超声造影剂诊断肝脏肿瘤、评价肝肿瘤局部消融治疗后效果的价值已得到公认，在胃肠道的应用也逐步展开。双重对比超声造影(double-contrast enhanced ultrasound'D—CEUS)是一项较新的超声无创性检查方法，是在口服纯净水或胃窗造影剂的基础上，进一步运用静脉超声造影技术对胃肠道进行扫描，在超声造影模式下静脉造影剂显影而作为"阳性对比剂"，用以观察病变组织的血流灌注；纯净水或胃窗造影剂不显影而作为"阴性对比剂"，用以排空胃肠道气体、扩张胃肠腔，以达到提高图像质量、利于发现和诊断病变的目的。这种方法不仅可观察胃肠道肿瘤本身血流灌注情况，及其侵犯消化道壁的深度或与周围组织的关系，同时还可在门静脉相及延迟相扫查全肝，探查有无转移瘤病灶，有利于肿瘤的良恶性鉴别诊断，并可协助判断恶性肿瘤分期、组织学行为、治疗方案的制定和疗效评价等，特别是对壶腹周围病变，如诊断十二指肠乳头病变有优势(彩图138)。此外，在周围器官或肠内容物有干扰，与肠道不易区别时，应用超声造影也能清楚显示和测量肠壁的厚度，来协助诊断肠道炎症及缺血性病变，有助于鉴别肠道缺血性病变与非缺血性病变。

(5)弹性成像：超声弹性成像基本原理是对组织施加一个内部(包括自身的)或外部的动态/静态/准静态激励，使其产生形变，在弹性力学、生物力学等物理规律作用下，组织将产生一个响应，例如位移、应变、速度的分布产生一定改变。利用超声成像方法，结合数字信号处理或数字图像处理技术，间接或直接反映组织内部的弹性模量等力学属性的差异，最终反映组织的相对或绝对硬度，有助于判断病灶或组织的性质，鉴别病灶的良恶性。目前其主要应用于乳腺、甲状腺、肝脏等器官，尤其在乳腺疾病方面研究较为深入和成熟，在无创性评价肝纤维化的方面也取得了认可。此外，弹性成像逐步推广应用至其他领域，如尝试应用于胃肠道疾病方面，评价克隆氏病患者的肠壁纤维化程度；评价胃癌组织的软硬度，以判断患者预后等。

(四)检查注意事项

(1)使用胃充盈剂时，一般饮用 500～600ml即可，最多不超过1000ml，以免过度充盈，影响胃壁的测量及胃壁层次的观察。饮用充盈剂后应静卧3～5min后检查。如欲减慢胃排空，可于检查前半小时肌内注射阿托品0.5mg或654-2注射液10mg。对疑有消化道穿孔者及出血者禁用充盈法。对疑有溃疡者，慎用碳酸氢钠、过氧化氢(双氧水)等能产生大量气体或对黏膜有较强刺激作用的显像剂。

(2)肠道检查时灌肠用的液体温度应控制在37°左右，禁用肥皂水，以免刺激肠道产生便意。灌肠时采用头低臀高位。肛管插入深度达乙状结肠为宜。灌肠速度应控制在60ml/min 以下。

(3)超声检查需安排在 X 线钡餐、钡灌肠及纤维镜检查之前。如患者已做上述检查，则应隔1～2日后再作超声检查。

二、超声测量方法及正常值

(一)胃、肠壁厚度

测量浆膜层与黏膜层回声之间的距离。要求声束垂直于胃肠壁。正常食管壁的厚度小于3.7mm，颈段食管壁发声或吞咽时可稍增厚。探头置于剑突下与长轴断面垂直扫查，显示食管下段短轴呈一扁圆形结构，声像图表现类似"靶环"征(target sign)或"牛眼"征(bull's-eye sign)。正常贲门管外径一般不大于15mm。正常胃壁的厚度受胃充盈量的影响，充盈500～600ml时厚度一般不大于3mm，未充盈时厚度一般不大于5mm。

(二)十二指肠球部面积

以十二指肠球部最大充盈面为标准切面，按作近似三角形计算。把球部近幽门端的最大短轴径定为底边，底边与球部顶端的垂直距离定为高度，按(底×高)/2的公式计算球部面积。正常十二指肠球内径小于3cm，球部面积在充盈时为3～5cm^2。十二指肠降部较难完整显示。空腹时上腹部横切面显示十二指肠水平部呈带状结构，位于腹主动脉与肠系膜血管之间。

(三)肠腔内径

在未加压的肠腔横断面声像图上，测量肠壁黏膜面至对侧黏膜面之间的短径。正常小肠肠腔内径小于2cm，大肠肠腔内径一般小于4cm。正常肠壁未充盈时厚度不大于5mm，充盈时厚度不大于3mm。如肠壁厚度大于5mm，特别是不对称性增厚，或在持续观察60s的时间内肠腔形态无变化时，应怀疑有肠壁病变。

第三节　胃平滑肌瘤

一、临床病理概要

胃平滑肌瘤是最常见的胃良性肿瘤，多见于中年以上患者。绝大多数为单发，好发部位依次为胃体、胃窦、胃底部。肿瘤较小时(如小于2cm)可无临床表现，肿瘤较大或伴溃疡时，可有上消化道出血、疼痛不适等症状。少数患者可在上腹部摸到肿块。

肿瘤多位于黏膜下层及肌层，根据肿瘤的生长方式，分为三种类型：①腔内型。肿瘤起自黏膜下，呈圆形或蘑菇状向胃腔内突出，边界清楚，可有出血、坏死、钙化等改变，直径一般为2～4cm，此型最常见，诊断也较容易。②壁间型。

肿瘤位于肌层内，可同时向腔内、腔外突出。③腔外型。肿块位于浆膜下，主要向腔外生长，也可同时向腔内及腔外突出，呈哑铃状。腔外型平滑肌瘤可以生长的很大，位于胃与周围脏器之间，有蒂与胃壁相连，此时诊断往往较为困难，应根据肿瘤的形态、胃壁的受压情况及肿瘤与胃壁及周围脏器的关系等综合判断。

二、声像学表现

(一)二维超声表现

胃壁内低回声肿块，形态呈圆形或椭圆形，少数肿瘤可呈分叶状、哑铃状或不规则形。可向胃腔内突出或向胃壁外突出。内部回声均匀，边界清晰，有时内部可见钙化的强回声(图22-3-1)。肿瘤以单发多见，大小一般在5cm以内。

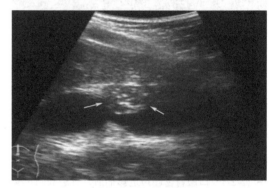

图 22-3-1　胃平滑肌瘤

胃体小弯侧胃壁内类圆形低回声团(↑)，部分向胃腔内突出，境界清晰，内部可见钙化形成的强回声点

(二)超声造影表现

平滑肌瘤多为富血供肿瘤，静脉注射超声造影剂后肿瘤在动脉期强化明显，静脉期无明显消退。

三、鉴别诊断

胃体或胃窦部圆形或椭圆形低回声肿块，边界清楚，回声均匀者应首先考虑胃平滑肌瘤的可能。本病应与胃平滑肌肉瘤鉴别，后者一般直径大于5cm，形态呈分叶状或不规则形，表面有溃疡凹陷，内部回声不均匀(图22-3-2)。部分合并有肝脏等邻近脏器的转移表现。

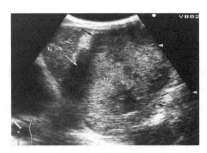

图 22-3-2 胃平滑肌肉瘤

胃体不均质实性肿块(↑),直径约 13cm,边缘不平滑,内部
回声不均匀

第四节 胃 癌

一、临床病理概要

胃癌是我国最常见的恶性肿瘤之一。多发生于
40~60 岁,男性多于女性。胃癌早期无明显临床表
现或仅有类似溃疡病、慢性胃炎或消化不良等症
状。随着病情发展,胃部症状日趋明显,可出现上
腹痛、消瘦、上消化道出血、幽门不完全梗阻等。
晚期出现上腹部肿块及肿瘤转移引起的症状。

胃癌的好发部位为胃窦部、胃小弯及贲门部。根
据病理大体形态,早期胃癌(指局限于黏膜或黏膜下层
的胃癌,不论是否有淋巴结转移)可分为隆起型、浅表
型、凹陷型及混合型。进展期胃癌又可分为三型:肿
块型、溃疡型及弥漫型。胃癌的组织学来源绝大多数
为腺癌,转移途径主要有淋巴结转移及直接蔓延等。

二、声像学表现

(一)灰阶超声表现

1. 早期胃癌 可表现为局部胃壁增厚,回声减
弱(照片 22-4-1)。经腹壁探查有时难以显示,需充盈
胃后,仔细扫查。超声内镜检查可显示较小的病变,
并可判断胃癌的侵犯深度及周围淋巴结的转移情况。

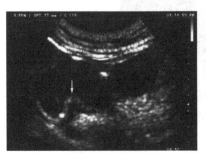

图 22-4-1 早期胃窦癌

胃窦壁局限性增厚隆起(↓)

2. 进展期胃癌

(1)直接征象:胃壁不规则增厚、隆起,厚度一般
大于 15mm。表面不平整,胃壁层次消失,局部蠕动消
失,管腔不规则狭窄(图 22-4-2)。根据声像图特征不同
可分为:肿块型,胃壁局限性低回声肿块,呈菜花状
或覆伞状向胃腔内突出,表面不平整,内部回声不均
匀;溃疡型,胃壁部增厚、隆起,其中央部可见凹陷,
凹陷底部不平滑,凹陷周边不规则隆起;弥漫型,胃
壁大部分或全部呈弥漫性增厚、隆起,黏膜面不规整
(图 22-4-3),肿块横断面可表现为"靶环征"或"假肾
征"(图 22-4-4)。局部胃蠕动消失,胃腔狭窄。

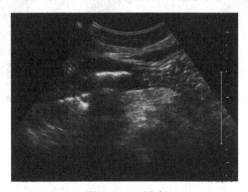

图 22-4-2 胃癌

胃壁不规则增厚,层次结构消失,表面不平整,胃腔不规则狭窄

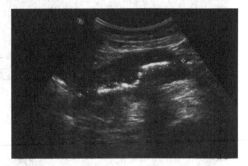

图 22-4-3 胃癌

胃壁弥漫性增厚,回声降低,层次结构消失,黏膜面不规整

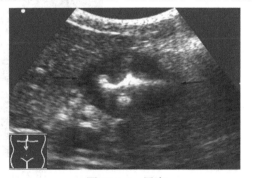

图 22-4-4 胃癌

肿块呈"假肾征"(↑)

（2）胃癌转移征象：胃及腹主动脉周围淋巴结转移可表现为单个圆形、椭圆形，或由多个淋巴结融合而成的分叶状或不规则形低回声团块（图22-4-5）。边界清晰，内部回声均匀。部分患者可发生盆腔、腹腔的种植性转移，晚期胃癌患者肝内有转移性病灶。

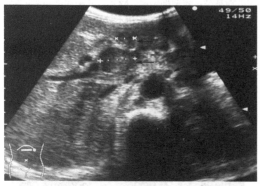

图 22-4-5　胃癌并腹膜后淋巴结转移

腹膜后及胃窦区多个大小不一的类圆形低回声团（↑）

（二）彩色多普勒超声表现

肿块内可见丰富的血流信号，分布不规则（彩图 139）。

（三）超声造影表现

静脉注射超声造影剂，胃癌在动脉期呈不均匀高增强，静脉期迅速消退呈低增强。超声造影不仅可以实时动态观察肿瘤的血流灌注情况，还可以探察肝内有无转移病灶，及肿瘤的侵犯范围、与周围的组织关系等（图22-4-6～图22-4-8）。

三、诊断与鉴别诊断

早期胃癌超声诊断较困难，但典型的进展期胃癌超声诊断较易。溃疡型胃癌需与胃良性溃疡鉴别。肿块型胃癌需与胃平滑肌瘤或肉瘤（见前述）、胃息肉等病变鉴别。此外胃癌尚需与胃恶性淋巴瘤鉴别，两者临床表现相似，但后者伴有发热，声像图亦表现有胃壁增厚、僵硬，蠕动减弱，但胃腔无缩小，胃蠕动无完全消失。

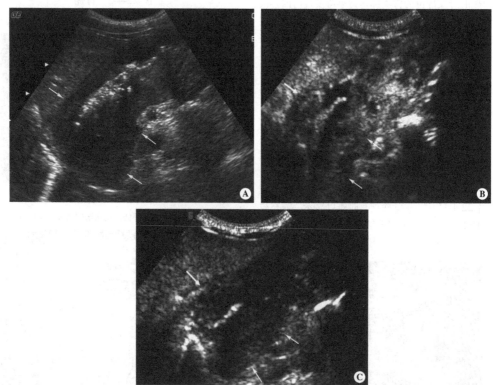

图 22-4-6　胃体胃窦癌

A. 基波超声显示胃体胃窦壁明显增厚，边缘不规则（↑）；B. 超声造影动脉期显示肿瘤呈不均匀高增强；C. 静脉期造影剂迅速消退呈低增强（↑）

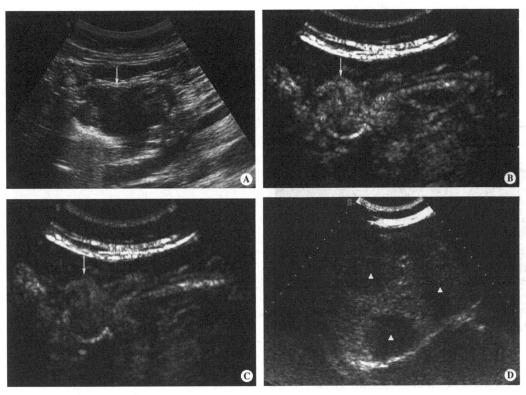

图 22-4-7 胃癌(肿块型)

A.基波超声显示胃窦壁不规则增厚(↑); B.超声造影动脉期显示增厚的胃壁呈高增强,胃壁层次不清,提示肿瘤侵犯达浆膜层(↑); C.静脉期造影剂迅速消退呈低增强; D.门静脉期及延迟期显示肝内多发转移灶(△)

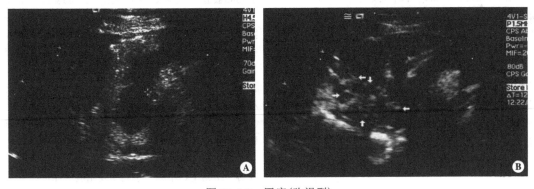

图 22-4-8 胃癌(弥漫型)

A.口服胃窗超声造影剂后,胃壁弥漫性增厚,呈低回声; B.双重对比超声造影显示动脉早期病灶呈现不均匀增强

第五节 胃 潴 留

一、临床病理概要

胃潴留或称胃排空延迟(delayed gastric emptying)是指胃内容物储积不能及时排空。凡呕吐出 4～6h 前摄入的食物,或空腹 8h 以上胃内容物残留量超过 200ml 者,均表示有胃潴留存在。临床表现主要为呕吐,呕吐物常为宿食,不含胆汁。急性患者可出现水、电解质代谢紊乱,慢性患者则有营养不良和体重减轻等表现。

本病分器质性与功能性两种,前者指胃窦部及其邻近器官原发或继发性肿瘤压迫、阻塞,或消化性溃疡等疾病所致的幽门梗阻,后者多由于胃张力缺乏所致,如胃动力障碍、某些中枢神经系统疾病或药物等可引起功能性胃潴留。

二、声像学表现

(1)空腹探查见胃腔内大量液体潴留,内可见散在分布的食物残渣和气体形成的强回声斑,胃体积增大,胃壁变薄(图22-5-1)。

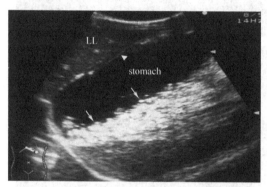

图 22-5-1 胃窦癌并胃潴留

空腹扫查,胃底胃腔(stomach)内大片液性暗区,暗区下方为食物残渣及气体强回声(↑),胃壁变薄(▲)

(2)胃壁蠕动异常:不完全性幽门梗阻时,胃蠕动可亢进,有时可见逆蠕动。胃张力缺乏或完全性幽门梗阻时,胃蠕动可消失或缺乏。

三、诊断与鉴别诊断

根据临床表现并结合上述声像图表现,可做出胃潴留的诊断。本病应与胰腺假性囊肿、网膜囊肿、膈下脓肿等囊性病变鉴别。前两者囊壁薄,看不到胃壁结构,囊液为无回声暗区。后者壁厚不光滑,但缺乏胃壁层次,脓肿内为弥漫分布的弱回声斑及不定形的中等或强回声斑。

第六节 胃 内 异 物

一、临床病理概要

胃内异物根据其来源可分为内源性与外源性两类。内源性异物为空腹吞食大量柿子或黑枣形成的柿石,或由毛发、植物纤维及矿物质或肉块组成的胃石。外源性异物多为误食或外伤所致。有的异物可自然排出,有的长期存留于胃腔内可导致溃疡、穿孔、出血、梗阻等病理改变及一系列相应的临床症状。

二、声像学表现

胃腔内可见大小、形态不一的强回声团或弧形强回声带,后方伴声影。饮水后见强回声团或回声带漂浮于液性暗区中,可随体位改变或加压推移而移动。

三、诊断与鉴别诊断

胃内异物或胃石声像图有一定的特征性,结合病史不难诊断。胃内团块状回声主要应与胃肿瘤鉴别,后者呈低或中等回声团,位置固定,后方无声影,并伴有胃壁不规则增厚、僵直、胃蠕动减弱或消失等改变。

第七节 肠 套 叠

一、临床病理概要

肠套叠是指一段肠管套入与其相连的肠腔内,可分为原发性与继发性两类,前者远较后者多见。小儿肠套叠多为原发性肠套叠,成人肠套叠多继发性,可继发于肠息肉、肠肿瘤、Meckel憩室内翻等器质性病变。肠套叠是小儿肠梗阻的常见病因,80%发生在2岁以下儿童。最常见的类型为回肠末端套入结肠。临床典型症状是腹痛、血便及腹部包块。腹痛为突然发生,呈剧烈的阵发性腹痛,有伴呕吐及果酱样黑便。体检时腹部可扪到压痛性的活动性包块。慢性复发性肠套叠多见于成年人,常与肠道息肉、肿瘤有关。

肠套叠按照发生部位可分为回—结肠型、回肠盲肠—结肠型、小肠—小肠型及结肠—结肠型。套叠处可形成三层肠壁:外壁称鞘部,套入部的肠壁由反折壁与最内壁组成。鞘部的开口处为颈部,套入部前端为顶部。套入的肠管可发生充血、水肿、肠壁增厚,甚至坏死。

二、声像学表现

(一)灰阶超声表现

(1)长轴切面肠套叠部位表现为多层状结构,横断面表现为"靶环征"或"同心圆征"(donut

sign)（图 22-7-1）。其中，水肿增厚的肠壁、肠腔内液体表现为低回声，黏膜及浆膜界面、肠腔内气体等表现为高回声。同心圆的外层低回声环代表鞘部肠壁、水肿增厚的套入部反折壁及其与鞘部之间的肠内液体回声；中心高回声或高低相间的混合回声代表受压的套入部肠祥及其肠系膜回声（图 22-7-2）。当套叠时间较长，肠壁严重水肿，或存在肠道肿瘤及息肉时，肠套叠的声像图可类似"假肾征"。

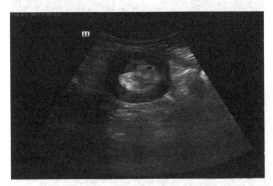

图 22-7-1　肠套叠

套叠肠管横断面类似"同心圆"结构

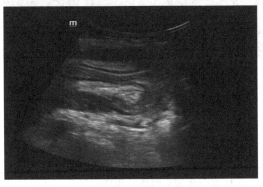

图 22-7-2　肠套叠

套叠肠管长轴切面可见肠管及其系膜结构套入

（2）肠梗阻声像：套叠部位以上肠管扩张、积液，肠蠕动可亢进或减弱。

（二）彩色多普勒超声表现

彩色多普勒超声容易显示套入肠腔的肠系膜血管，这一征象对诊断肠套叠具有重要参考价值（彩图 140、彩图 141）；如显示套入的肠管部分无血流信号，可能提示为肠壁缺血坏死，但当血流速度缓慢、仪器的敏感性不够时，也可不显示血流信号，从而出现假阳性结果。

（三）超声造影表现

超声造影技术避免了彩色多普勒的内在不足，可以明确显示套入的肠管部分是否有血流灌注，进而准确判断有无肠壁缺血坏死。

三、诊断与鉴别诊断

（一）肠套叠的超声诊断及诊断价值

临床表现为腹痛、血便及腹部包块的小儿，声像图显示包块呈"靶环征"或"同心圆征"，即可诊断肠套叠。

超声诊断肠套叠具有较高的敏感性和准确性。文献报道敏感性可达 98.5%～100%，特异性达 88%～100%。对于发病早期或症状不典型的患者，或 X 线灌肠检查不易进行的患儿，超声检查可提供较大的帮助。此外实时超声监视下进行肠套叠复位术，为肠套叠的有效治疗开辟了新的途径。

（二）鉴别诊断

（1）胃肠道肿瘤：亦可出现"靶环征"或"假肾征"，但形态多不规则，肠壁厚薄不一，中心部位可见较强的活动气体反射，改变体位时气体反射变化明显。而肠套叠的中心强回声区多较固定，范围相对较大，且外圆轮廓较光滑、完整。

（2）有时排空的胃窦部也可表现为"靶环征"或"同心圆征"，但形态不固定，随着胃蠕动的不断出现，"同心圆"也不断变化，或时有时无。

第八节　肠　扭　转

一、临床病理概要

肠扭转是指肠祥沿其肠系膜纵轴顺时针或逆时针方向扭转超过 180°，使扭转肠祥的两端及肠系膜血管均受压，肠管发生完全或部分闭塞和血运障碍，从而形成闭祥性绞窄性肠梗阻，容易发生肠穿孔和腹膜炎。肠扭转大多发生在小肠，临床表现为急性机械性肠梗阻症状：突然发作剧烈腹部绞痛，多在脐周围，常为持续性疼痛阵发性加重；呕吐频繁，早期腹胀不明显，压痛较轻，无明显腹肌紧张和反跳痛；随着病程进展腹胀、腹部压痛逐渐加剧，肌紧张和强迫体位，可发生休克。肠扭转是各类肠梗阻中较严重的一种，病死率可高达15%~20%以上。

二、声像学表现

(一)二维超声表现

扭转肠袢声像图表现为不均匀回声团块，边界欠清，回声强弱相间，呈旋涡状(图22-8-1)，与邻近肠壁回声不连续有突然中断现象；扭转近端胃肠腔扩张积液(图22-8-2)，严重者肠袢间可显示少量液性暗区。

图 22-8-1　肠扭转

扭转肠袢表现为不均匀回声团块，回声强弱相间，呈旋涡状

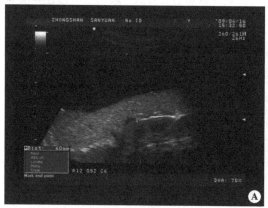

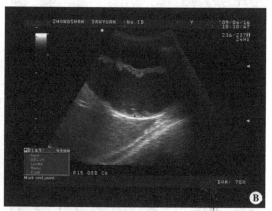

图 22-8-2　肠扭转

A. 扭转近端胃扩张积液；B. 扭转远近十二指肠扩张积液

(二)彩色多普勒超声表现

扭转处肠系膜动静脉位置发生旋转，走行、分布异常，血流呈旋涡状(彩图142)。

三、诊断与鉴别诊断

根据临床表现并结合上述声像图表现，可作出肠扭转诊断。

第九节　大　肠　癌

一、临床病理概要

大肠癌包括结肠癌和直肠癌(carcinoma of colon and rectum)，是我国常见的恶性肿瘤之一。多见于中老年人。可发生于大肠的任何部位。大肠癌早期临床表现多不明显，中晚期患者常见的症状有：①排便习惯及粪便性状的改变。排便次数增加或减少，有时腹泻与便秘交替出现。粪便常不成形，混有黏液、脓血，直肠癌患者出血可较明显。②腹痛及消化道激惹症状。多数患者有不同程度的腹痛、腹胀、腹泻等症状。③腹部肿块。形态多不规则，质地硬，表面呈结节状。④其他贫血、消瘦、乏力等。晚期可出现肠梗阻、转移及全身衰竭症状。大肠癌根据病理大体形态可分为三种类型：①肿块型。癌体向肠腔内生长，较少累及周围肠壁，肠腔狭窄较少见。癌体表面易发生溃疡、出血及感染。可发生于大肠的任何部位，但以右半结肠(特别是盲肠)及直肠多见。此型恶性程度较低。②浸润型。因含结缔组织较多质较硬，又称硬癌。多发生于左半结肠，沿肠壁周径浸润生长，易引起肠腔狭窄及肠梗阻。恶性程度较高，较早出现淋巴转移。③溃疡型。约50%以上的结肠癌属于此型。多为周围隆起，中央凹陷的溃疡，早期侵犯肌层，易发生穿孔。此

型多见于直肠，恶性度较高，较早发生转移。结肠及直肠癌绝大部分为腺癌。转移途径有直接播散，淋巴、血行转移及腹腔种植。

二、声像学表现

(一)二维超声表现

1. 直接征象

(1)肿瘤回声：采用显像剂灌注检查时，可见突入肠腔的肿块回声，呈中等回声，形态可呈结节状、乳头状、扁平隆起或菜花状，表面凹凸不平（图22-9-1）。

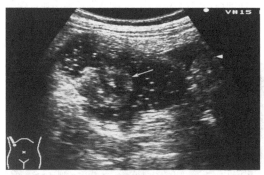

图 22-9-1 结肠癌

显像剂灌肠检查，肿块呈菜花状向结肠腔内突出（↑），内部回声不均匀

(2)局部肠壁不规则增厚、僵硬，层次不清。多数厚度超过15mm，声像图可表现为"假肾征"或"靶环征"（图22-9-2）。

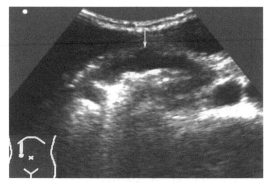

图 22-9-2 结肠癌

肿块表现为"假肾征"（↑）

2. 间接征象

(1)肠腔狭窄、肠管变形：肠腔不规则性变窄，可呈线条状或带状改变（图22-9-3）。

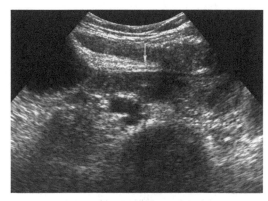

图 22-9-3 结肠癌

肠腔不规则变窄，呈"线条状"改变（↑），近端肠管扩张积液

(2)肠梗阻征象：依肿瘤大小及肠腔狭窄程度不同，可出现不完全性或完全性肠梗阻。

(3)肿瘤与周围组织粘连或浸润周围组织：如侵犯腹膜（图22-9-4），肠管位置固定，肠袢扩大、积液等。

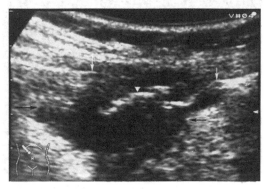

图 22-9-4 结肠癌侵犯腹膜

结肠肿块（黑箭头）呈"假肾征"，边缘不规整，管腔变窄（白色三角箭头），肿块侵犯腹膜，使腹膜的线状强回声中断（白色箭头）

(4)周围淋巴结及远处器官转移征象（图22-9-5，图22-9-6）。

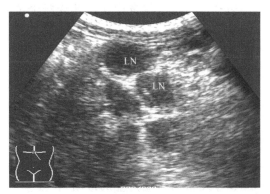

图 22-9-5 结肠癌并肠系膜淋巴（LN）转移

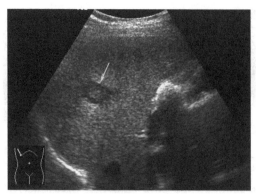

图 22-9-6　结肠癌并肝内转移

肝内类圆形低回声团(↑)，周边可见声晕，内部回声不均匀

(二)腔内超声表现

使用高频探头经直肠腔内探查，或腔内三维扫

查，可判断肿瘤侵犯的深度，准确性可达 84.9%～93.7%。同时可判断有无周围淋巴结转移，最小可检出 4mm 大小的转移性淋巴结。

(三)彩色多普勒超声

彩色多普勒及能量图检查，可在较大的肿块(如直径大于 5cm)内部显示较丰富的血流信号。

(四)超声造影表现

静脉注射超声造影剂后，大肠癌与其他胃肠道恶性肿瘤增强形式相似，在动脉期增强明显，静脉期迅速消退。超声造影有利于了解肿瘤的侵犯范围，及有无肝转移(图 22-9-7)。

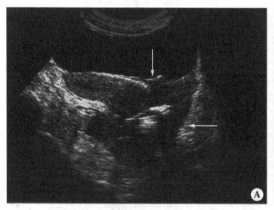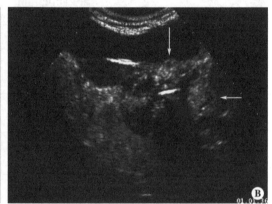

图 22-9-7　直肠癌侵犯宫颈及膀胱

A. 灰阶超声显示直肠壁不规则增厚，呈低回声(↓)，与宫颈分界不清，邻近的膀胱壁亦不规则增厚；B. 超声造影动脉期显示增厚的直肠壁及宫颈、膀胱壁不均匀增强，分界不清(↓)

三、诊断与鉴别诊

(一)大肠癌的超声诊断及其诊断价值

声像图显示肠壁局限性增厚，呈"假肾征"或"靶环征"，或显像剂灌肠检查显示肠腔内肿块回声，再结合临床表现，可对大肠癌做出诊断。

超声检查不受条件限制，不增加患者痛苦，可显示肿瘤的直接征象及肿瘤的继发性改变，对大肠癌的诊断及早期发现有实用价值，可作为一种重要的辅助检查手段。经直肠腔内超声检查还可较准确地判断肿瘤浸润深度及周围淋巴结转移情况，有助于临床分期诊断。

(二)大肠癌的超声鉴别诊断

(1)结肠息肉：息肉起自黏膜层，体积相对较小，多呈乳头状，有蒂。内部回声均匀。

(2)结肠恶性淋巴瘤：以回盲部最多见。表现为肠壁增厚或形成较大的肿块，回声低，中心部可见溃疡形成的线状强回声及气体的多重反射回声。肠管腔无狭窄常甚至增大。

(3)结肠平滑肌肉瘤：肿瘤较大，直径的大于 5cm，形态可规则或不规则。瘤体内可见液化坏死形成的无回声区。溃疡深大且不规则，可在肿瘤内形成假腔。

(4)其他的鉴别诊断还应考虑到肠结核、血吸虫病形成的肉芽肿、阑尾周围脓肿、克隆氏病、溃疡性结肠炎等非肿瘤性病变。

(苏中振　郑荣琴)

第二十三章 肾上腺疾病

肾上腺疾病的临床诊断方法主要有两大类：一类为针对内分泌异常出现的症状、体征，结合生化测定进行分析，但对无内分泌功能的肾上腺疾病不适合；另一类为影像诊断法。影像诊断法主要有超声成像、CT、MR、放射性核素。既往超声检查肾上腺显示率较低，随着超声仪器的不断改进及检查者的经验积累，肾上腺显示率及超声对肾上腺疾病的检出率明显提高。目前，超声可以检出直径 1.0cm 以上的肾上腺肿瘤，可显示肿瘤大小、形态、与周围脏器的关系及其物理性质，且不受有无内分泌功能的影响，无放射线损伤，检查方便、价格低廉，已成为肾上腺疾病首选的影像学检查方法。

超声检查肾上腺的适应证主要为：皮质醇增多症(柯兴氏综合征)、醛固酮症(原发性醛固酮增多症)、儿茶酚胺症(嗜铬细胞瘤)、无分泌功能的肾上腺肿瘤(肾上腺皮质腺瘤和腺癌)、肾上腺转移癌、肾上腺囊肿及肾上腺性征异常症等。

第一节 解剖概要

肾上腺是左右成对的扁平器官，位于腹膜后脊柱两旁，相当于第 11 胸椎平面，包埋在肾周围筋膜之中。右侧肾上腺呈三角形，位于右肾上极的内上方、略偏前面。左侧肾上腺呈半月牙形，在左肾上极的内侧前方，胰腺的后上方和腹主动脉的外侧(彩图 143)。

正常肾上腺每侧重 3～5g，长 40～60mm，宽 20～30mm，厚仅 2～8mm。肾上腺边缘薄，中部呈山嵴样隆起处较厚，其切面呈三角形、V 字形、Y 字形或月牙形。肾上腺分为两层，外层为黄色的皮质，内层为褐红色的髓质。皮质较坚实，约占全腺重量的 90%；髓质松软，仅占全腺重量的 10%。

肾上腺皮质在组织学上分为三层。最外层是球状带，最内层为网状带，两层之间为束状带。束状带最宽，富含脂肪。球状带分泌调节电解质和水代谢的皮质激素；束状带分泌调节糖和蛋白质代谢的皮质激素；网状带可能分泌性激素。

肾上腺髓质有两种细胞，即交感神经节细胞和嗜铬细胞。嗜铬细胞又分为两类。一类分泌肾上腺素，另一类分泌去甲肾上腺素。

第二节 探测方法及正常声像图

一、检查前准备

肾上腺扫查应在空腹时进行。腹部胀气患者，应用轻泻剂或消胀以获得较好的效果。

二、仪 器

应用实时超声显像仪，线阵、凸阵、扇扫探头均可，以凸阵探头最常用。探头频率成人多采用 3.5MHz，肥胖者可选用 2.5MHz，体瘦或少年儿童，可选用 5.0～7.0MHz。

三、体位及检查途径

(一)仰卧位经侧腰途径探测

此途径有三种检查方法：

1. 沿肋间切面 扫查线以腋前线为中点，沿第 7、8、9 肋间作斜行扫查，超声束通过肝或脾作为声窗指向内侧后方。先找到肾上极，嘱受检者缓慢呼吸或暂停呼吸，在肾上极的上方可以见到一条明亮的扁薄光带，略呈三角形，正常肾上腺就在此光带中见到，呈带状或三角形低回声区(图 23-2-1)。

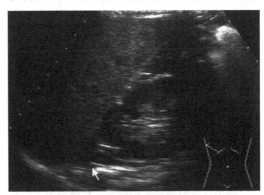

图 23-2-1　仰卧位经侧腰途径沿肋间切面
肾上腺呈三角形低回声(箭头所指)

2. 纵向切面 经肋间途径纵向切面适用于扇形扫查。在右侧第9、10肋间腋前线和腋中线，以肝作为声窗做纵向扫查，和在左侧第9、10肋间腋后线或腋后线后方2cm处，以脾、左肾作声窗作纵向扫查，这个切面实际上就是经侧腰部冠状切面或与此接近的切面。扇形扫查不受肋骨影响，是其优点。

3. 横向切面 经肋间途径横向切面也适用于扇形扫查，在第9、10肋间右侧取腋前线和腋中线，左侧取腋后线或其后方2cm处作横向扫查，在下腔静脉后外方和腹主动脉外侧寻找肾上腺病灶。

(二)侧卧位经侧腰部途径

先探到肾脏图像，然后把声束的投射方向从后方慢慢转向前方作连续切面观察。在右侧，肾上腺位于下腔静脉之后，当探及下腔静脉时，声束的投射方向应该在下腔静脉稍稍向后，在右肾上极的上方内侧寻找右侧肾上腺。在左侧，肾上腺位于腹主动脉与左肾上极之间，当探及腹主动脉时，就在脾、肾、腹主动脉三者汇合处和肾与腹主动脉之间寻找左侧肾上腺。

(三)俯卧位经背部途径

显示肾脏图像后，超声束渐渐指向内侧。在右侧，探及下腔静脉时，在下腔静脉后方，右肾上极的前方寻找右肾上腺。在左侧，探及腹主动脉时，声束的指向应稍稍向外侧偏移，在左肾上极的前方寻找左肾上腺。

(四)仰卧位经腹途径

这个途径有三种检查方法：

1. 右肋缘下斜向切面 扫查线与右肋弓平行。嘱患者深吸气，利用肝作为声窗，在肾上极和下腔静脉之间的区域寻找肾上腺。

2. 右肋缘下纵切面 适用于扇形扫查或部分肾下垂患者。患者深吸气时，在右肋线下锁骨中线作纵向扫查，在右肾的上方内侧寻找右肾上腺。

3. 上腹部横切面 在上腹部作横向扫查，在胰腺的后方寻找肾上腺，其范围上起肝左叶的下缘，下至肾门上方。必要时应采取坐位或立位，空腹饮水后，以胃作为声窗探测。如果需要探测腹主动脉旁的嗜铬细胞瘤，这组切面可延伸到下腹部，在腹主动脉两侧、髂血管两侧和膀胱内寻找。

由于肾上腺为腹膜后脏器，其位置深在，体积小而分布范围却较大和外形多变等特点，造成肾上腺在超声图像上形态并不固定一致。同时，由于肿瘤可发生在肾上腺皮质和髓质的任何部位，容易造成识别上的困难。如肿瘤发生在肾上腺边缘时更易造成漏诊或误诊。因此，应采用多体位、多切面、多种角度仔细探测，以提高其显示率及诊断准确率。

四、正常图像及正常值

肾上腺紧密附着于肾上极，与肾脏同时随呼吸而上下移动。正常肾上腺切面呈三角形或新月形或V字形或Y字形，边界回声清晰、完整，内部回声较肾皮质稍强，较周围脂肪回声稍低，不能区分肾上腺皮质或髓质(图23-2-2，图23-2-3)。正常肾上腺的直径变化很大，但很少超过3cm。一般成人正常肾上腺长度约3.0cm，宽度约2.0cm，厚度约1.0cm。新生儿肾上腺约为肾脏的1/3大小。

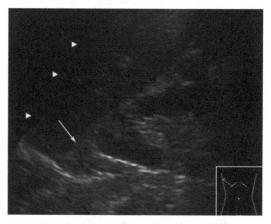

图23-2-2 正常肾上腺呈三角形，内部回声较肾皮质稍强(箭头所指)

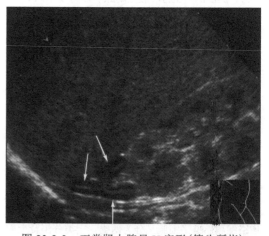

图23-2-3 正常肾上腺呈Y字形(箭头所指)

超声检查应重点观察双侧肾上腺体积是否增大，有无占位性病变，占位性病变的大小、形态、内部结构、物理性质及与周围毗邻脏器的关系。

第三节　嗜铬细胞瘤

嗜铬细胞瘤(pheochromocytoma)为发生在肾上腺髓质嗜铬细胞的肿瘤。该肿瘤多数有分泌肾上腺素及去甲肾上腺素的功能，大多数为良性。主要临床表现为儿茶酚胺分泌增多所致，如阵发性高血压或持续性高血压伴阵发性加剧(血压可骤升至 26.6/20.0kPa 以上)，表现为突发性心悸、气短、头痛、出汗，有时伴有恶心、呕吐、视物模糊等症状，严重者面色苍白，四肢发凉。压迫按摩肿瘤或其他刺激因素可以诱发出现上述症状，所以检查时应注意。

一、病 理 概 要

肾上腺髓质来源于胚胎神经脊组织的交感神经胚细胞，并具有嗜铬酸盐的特征。交感神经胚细胞分化为交感神经母细胞和嗜铬母细胞，成熟后前者变为交感神经节细胞，后者变为嗜铬细胞。嗜铬细胞瘤约90%发生在肾上腺髓质，其余10%发生在肾上腺外的交感神经系统的其他部分，如颈动脉体、主动脉旁的交感神经节、嗜铬体等组织内。亦偶见于膀胱壁、脾、卵巢、睾丸等处。绝大多数为单侧性，双侧病变约占10%。儿童患者约10%肿瘤为多个性。肿瘤多属良性，棕黄色，有包膜，内部常有囊性变，偶有出血。肿瘤细胞较大，为不规则多角形，可被铬盐染色。肿瘤大小不一，瘤体直径常在 3～5cm，多为圆形或椭圆形，可为单个，亦可为多个。约 2%的嗜铬细胞瘤为恶性，可转移到肝、淋巴结、骨、肺等器官。

二、超 声 表 现

(1)肾上腺内见圆形或椭圆形、边界清晰的肿瘤回声，直径多在 3～5cm。

(2)肿瘤内部回声呈均质的弱回声或中等回声(图 23-3-1)，如有囊性变时，肿瘤内部可见圆形或椭圆形液性无回声区(图 23-3-2)，囊的大小和个数不一，多数为单个小囊，直径 1～2cm，有时囊性部分甚大，实质反而受压偏在一边。少数病例有多个囊性区。嗜铬细胞瘤内部出血者，在肿瘤回声内部出现不规则无回声区。有时暗区中有光带作不规则

分隔，似为多个囊性区，但形态不规则。

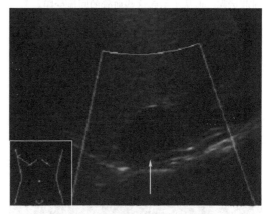

图 23-3-1　右侧肾上腺嗜铬细胞瘤
病灶呈类圆形低回声(箭头所指)

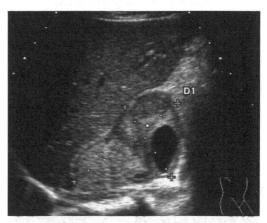

图 23-3-2　右侧肾上腺嗜铬细胞瘤囊性变，病灶内
部见椭圆形无回声区

彩色血流图有时会在肿瘤内显示星点状血流(彩图 144)。

(3)右侧肾上腺嗜铬细胞瘤可向前或向内侧挤压下腔静脉，向上挤压肝右后叶，应注意多切面进行鉴别。

(4)肾上腺外嗜铬细胞瘤

1)肾上腺外嗜铬细胞瘤最常出现的部位是肾门附近。位于肾门前面的肿瘤，经腹壁检查时常受到肠气干扰，且医生在检查过程中由于担心诱发症状不敢用力挤压腹部，以致肠气无法排除。因而多采用经背部途径检查。位于肾门下方的肿瘤，往往推挤肾下极，使其向外侧移位。位于肾门上方的肿瘤，推挤肾上极，使肾的纵轴向反方向倾斜。肾门附近的嗜铬细胞瘤虽使肾的声像图受压移位，但与肾有明亮的分界。

2)腹主动脉与下腔静脉之间也是肾上腺外嗜铬细胞瘤好发的部位。肿瘤往往推挤下腔静脉。使

其向外向前偏位(图 23-3-3),或推挤肠系膜上静脉向前抬起,但从不引起这些血管的回流受阻。

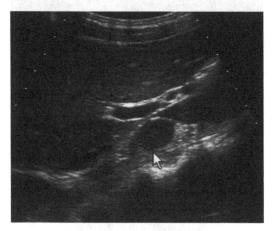

图 23-3-3　肾上腺外嗜铬细胞瘤
发生于腹主动脉与下腔静脉之间(箭头所指)

恶性嗜铬细胞瘤转移到肝脏时,在肝内可发现边界清楚的圆形或椭圆形低回声区,内部回声均匀细小(图 23-3-4),常为多发性。

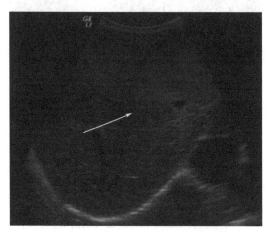

图 23-3-4　恶性嗜铬细胞瘤肝转移肝内见边界清楚的椭圆形低回声区(箭头所指)

三、鉴别诊断

(1)肝右后叶肿瘤:右侧肾上腺内嗜铬细胞瘤位于肾上极的内上方偏向前面、下腔静脉的外后方,其上部挤压肝右后叶,在肋缘下沿肋弓切扫查的声像图中,肿瘤似乎位于肝内,需要与肝肿瘤作鉴别。鉴别要点包括:①嗜铬细胞瘤具有明亮的边界回声,和肾轮廓线的一部分共同构成海鸥样图形;②嗜铬细胞瘤受腹主动脉和下腔静脉搏动的影响,与肝脏不相连;③在深呼吸时,肿瘤的移动常

落后于肝脏的移动,说明其并非来自肝脏。而肝右后叶肿瘤与肝脏上下同步运动。

(2)肾上极肿瘤:肾上极肿瘤声像图最突出的表现为肿块位于肾实质内,肾上极形态失常,肾被膜回声不规则,肿瘤可向集合系统浸润生长,因而患者常有无痛性血尿,尿中查出肿瘤细胞即可诊断,必要时可行超声引导下肾肿瘤穿刺活检确诊。

四、临床意义

超声对本病的术前诊断、定位均有较高的准确性,并能明确显示肿瘤内部有无囊性变或出血。对异位嗜铬细胞瘤检出率也较高,因此,超声检查可作为诊断该病的首选影像学方法。

第四节　肾上腺囊肿

肾上腺囊肿(cyst of adrenal gland)较少见,多为内皮性,起源于淋巴管瘤或是血管内皮。肾上腺囊肿直径一般在 3~5cm。多无明显症状或仅有患侧腰部酸胀,常因肝肾、脾肾检查时被超声或其他影像诊断方法所发现。

一、超声表现

根据囊壁和囊内回声可分为三个类型。①单纯囊肿型:肾上腺部位出现圆形或椭圆形无回声区,囊壁薄而光滑,伴有后壁回声增强及后方回声增强效应(图 23-4-1)。②囊内散在光点型:肾上腺部位出现类圆形无回声区,其内部见较多细小点状回声,可随体位改变而漂动。囊肿壁薄,伴有后壁回声增强及后方回声增强效应。③囊壁钙化型:肾上腺部位出现类圆形无回声区,壁厚,回声增强,后方可伴有声衰减。

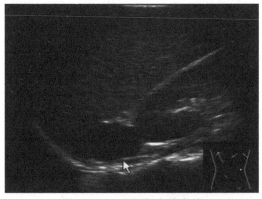

图 23-4-1　右侧肾上腺囊肿
肾上腺内见圆形无回声区(箭头所指),囊壁薄、光滑

二、鉴别诊断

主要与周围毗邻脏器的囊肿进行鉴别，如肝囊肿、右肾上极囊肿、左肾上极囊肿、脾囊肿和胰尾部囊肿等。检查时多角度、多切面观察囊肿与脏器的关系不难鉴别。

三、临床意义

超声检查对于肾上腺囊肿的敏感性、特异性和准确性均很高，其他影像检查难以区别囊实性肿物时，也可以准确予以鉴别和诊断。

第五节　肾上腺皮质疾病

肾上腺皮质疾病包括皮质醇增多症、原发性醛固酮增多症、肾上腺性征异常症、无内分泌功能的皮质腺瘤和腺癌、皮质醇功能不全等。

一、皮质醇增多症

皮质醇增多症(hypercortisolism)又称柯兴综合征(Cushing's syndrome)，多见于15～40岁女性。临床以向心性肥胖为特征，表现为满月脸、水牛背、腹部呈球形膨隆、皮肤紫纹、多毛、骨质疏松等，多伴有高血压及性功能改变。

(一)病理概要

发病的原因主要是肾上腺皮质增生，占70%左右，其次是肾上腺皮质腺瘤，腺癌又次之。皮质增生是双侧病变，腺体增大而肥厚，但肾上腺形态一般改变不大。肾上腺皮质腺瘤多为单个，一侧发生腺瘤，另一侧肾上腺皮质萎缩。腺瘤直径一般为3.0cm左右，有完整被膜。肾上腺皮质腺癌较少见，但体积大。

(二)超声表现

肾上腺皮质增多症共同的声像图表现为：皮下脂肪层回声，肾周围脂肪层回声和肾上腺周围脂肪的回声均明显增厚。皮下脂肪层回声呈低回声暗带；肾周脂肪层呈网状中等回声；肾上腺周围脂肪层是增强的回声(图23-5-1)。根据病因的不同，相应的超声表现也有所不同。

1. 肾上腺皮质增生　超声检查难以显示增厚的肾上腺，有时可见一侧或两侧肾上腺增大。

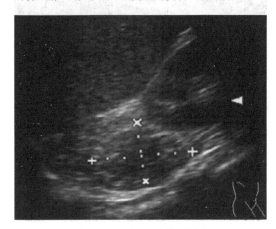

图 23-5-1　肾上腺皮质增生
肾上腺周围脂肪回声增强、增厚

2. 皮质腺瘤　在肾上腺部位探及圆形或椭圆形实质性低回声团，边界清晰，规则，有球体感，内部回声均匀，肿瘤直径在3cm左右(图23-5-2)。

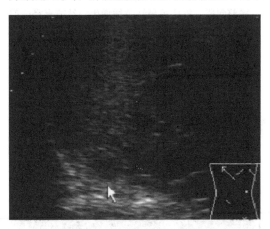

图 23-5-2　右侧肾上腺皮质腺瘤
肾上腺部位探及圆形低回声团(箭头所指)，边界清晰，规则

3. 肾上腺皮质腺癌　体积常较大，直径可达6～8cm，形态呈椭圆形或分叶状，内部回声不均匀(图23-5-3)。

二、原发性醛固酮增多症

原发性醛固酮增多症(primary aldosteronism)临床主要表现为高血压，肌无力或麻痹、多尿三大症状。高血压用降压药治疗效果差，麻痹常呈周期性发作，实验室检查表现为血钾低，尿钾高。安体舒通试验治疗，高血压和低血钾可减轻。患者一般较消瘦。

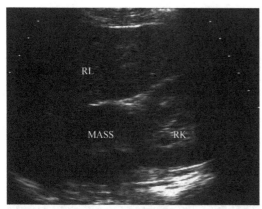

图 23-5-3　右侧肾上腺皮质腺癌

肾上腺部位探及类椭圆形不均匀回声团，边界不规则

(一)病理概要

主要病因为肾上腺皮质腺瘤，占 84.5%，皮质增生占 11.2%，皮质腺癌少见。皮质腺瘤(也称醛固酮瘤)多为单发，直径较小，一般在 1.0cm 左右，有完整包膜。皮质可呈结节样增生，结节直径一般小于 1.0cm。

(二)超声表现

皮质腺瘤呈圆形或椭圆形，边界清晰，包膜完整，内部回声均匀，有球体感，腺瘤直径多在 1.0cm 左右(图 23-5-4)。患者一般较瘦，皮下脂肪和肾周脂肪层回声均薄。

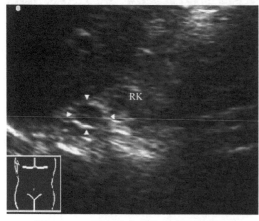

图 23-5-4　肾上腺皮质腺瘤(箭头所指)

肿瘤直径 0.9cm，呈圆形，边界清晰，包膜完整，内部回声均匀

无内分泌功能的皮质腺瘤因临床上无症状，不易发现。常在普查中或其他疾病的检查中偶然发现。其声像图表现，除了肿瘤直径较大外，其他声像表现相同。

(三)鉴别诊断

1. 与肝脏肿瘤鉴别　检查时让患者做深呼吸，若为肾上腺肿瘤可观察到肿瘤与肝脏的移动不完全同步，肝脏下移先于肿瘤或幅度大于肿瘤。

2. 与副脾相鉴别　多种切面扫描可显示副脾与脾脏紧相连，与正常肾上腺不连接，用彩色多普勒检查可见来自脾门的血管进入低回声的副脾内，且副脾回声与脾脏相同，动态观察有利于确诊。

三、肾上腺皮质恶性肿瘤

肾上腺皮质恶性肿瘤分为原发性和转移性两类。原发性肾上腺皮质腺癌也有功能性和无功能性之分。功能性皮质腺癌占大多数，主要表现为肾上腺皮质醇增多症和肾上腺性征的异常。癌肿易早期转移，常发生于肝、肺、脑的转移。无功能性腺癌常在肿瘤较大时才被发现。转移性肾上腺皮质癌多来自肺癌、肾癌、淋巴瘤和黑色素瘤等。

(一)病理概要

原发性肾上腺皮质恶性肿瘤大多为腺癌，单侧、孤立性肿瘤，体积大小不等，多为圆形、椭圆形或呈分叶状，部分有包膜。转移性肾上腺皮质癌可单侧发病也可双侧，可单发也可多发。

(二)超声表现

1. 原发性肾上腺皮质癌　肾上腺内见圆形或椭圆形或分叶状低回声区，体积大小不一。直径在 3.0cm 以内的肿瘤声像图与皮质腺瘤相似。肿瘤内部回声可不均匀。直径大于 5.0cm 的腺癌常对周围脏器有挤压现象，形成压迹，肿瘤本身形态不规则，边界欠清晰，内部回声不均匀，可因出血坏死形成不规则无回声区。

2. 转移性肾上腺皮质癌　可单侧，也可出现于双侧，形态不规则，内部呈低回声，常为多发性，临床有原发癌表现及转移征象。

(三)鉴别诊断

位于肾上腺区域探及直径大于 3.0cm 的实质性低回声肿块，结合临床有明显的皮质醇增多症或肾上腺性征异常表现，应注意肾上腺皮质恶性肿瘤的可能。如肿瘤大于 5.0cm，即使无皮质醇增多症的临床表现也不能除外恶性肿瘤。

肾上腺皮质恶性肿瘤与嗜铬细胞瘤、肝右后叶肿瘤、胰尾部肿瘤及肾上极肿瘤的鉴别要点：①各疾病自身声像图特点不同；②临床表现不同；③结合其他影像学检查和血液生化检查等方面综合分析。对于临床症状典型，但超声未能发现肾上腺肿瘤者，要做进一步检查及动态观察。

第六节　神经母细胞瘤

神经母细胞瘤(neuroblastoma)是由未成熟的神经母细胞构成的恶性肿瘤，30%发生在1岁以内，80%发生在5岁以内，原发部位常在肾上腺或其他附近的交感神经系统。临床主要表现为上腹部肿块迅速增大，肾脏受挤压向下移位，眼眶部转移是其特征。晚期伴有全身症状，如疲乏、贫血、低热、体重减轻等。

一、病　理　概　要

约50%神经母细胞瘤发生于肾上腺髓质，另50%发生在交感神经系统，腹膜后和纵隔等处。肿瘤来源于未分化的交感神经节细胞，呈黄色或淡红色，质坚硬结节状，常有出血及钙化。肿瘤恶性程度高，发展迅速，转移早。但也有长期完全不发展或转化为良性的神经节细胞瘤。

二、超　声　表　现

(一)直接征象

在肝肾及脾肾之间探及巨大实质性肿块，直径可在10cm左右或更大。边界清晰，形态欠规则，多呈分叶状或类似圆形。肿瘤内部回声不均匀，在低回声区间有散在强回声斑。有出血坏死时则见到不规则无回声区(图23-6-1)。

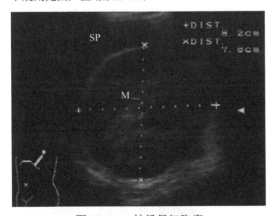

图23-6-1　神经母细胞瘤
脾(SP)肾之间探及类似圆形实质性肿块(M)，边界清晰，肿瘤内部回声不均匀

(二)间接征象

肿瘤周围脏器常受挤压而移位，例如，肝脏、脾脏受肿瘤挤压向上移位、肾脏可被推入盆腔，应注意寻找扫查到盆腔。腹主动脉、下腔静脉受压变窄和移位。

(三)转移征象

有腹腔脏器转移时，可探及转移肿瘤的声像图，部分患儿伴有腹水。

三、鉴　别　诊　断

(一)肾母细胞瘤

肾母细胞瘤(Wilms' tumor)虽也常发生于小儿，但发生部位在肾内，超声图像上见肾脏增大，形态失常，肾脏大部分被肿瘤破坏，回声残缺或正常肾内结构消失，残留的肾脏部分常伴有肾盂积水。而神经母细胞瘤生长在肾外，可显示被挤压而向下移位的肾脏。多切面扫查神经母细胞瘤应与肾脏有分界，而肾脏本身无异常声像图。

(二)无功能性肾上腺恶性肿瘤

无功能性肾上腺恶性肿瘤体积相对小于神经母细胞瘤，内部回声以不均质的实性低回声为主，常伴有出血、坏死、液化图像，而神经母细胞瘤内有分布不均的强回声斑。

第七节　肾上腺转移癌

肾上腺转移癌在临床上并非少见，一般多来自肺、肾和乳腺癌的转移，可以是单侧，也可以是双侧。

一、超　声　表　现

肾上腺转移癌多呈圆形、椭圆形或分叶状，大小、形态相差较大，肿瘤边界清晰，内部多呈实质性弱回声，如有出血坏死，可出现不规则液性暗区(彩图145)。彩色多普勒血流显像检查，病灶内可见较丰富彩色血流信号(彩图146)。

二、鉴　别　诊　断

肾上腺的肿瘤在超声各切面图像上显示的位置基本固定，一般容易做出诊断。但当肿瘤较大，使正常解剖关系受到破坏而无法显示时，需要与周围毗邻脏器的肿瘤相鉴别。如淋巴瘤、腹膜后纤维肉瘤、胰尾部肿瘤、肝右叶或肾上极肿瘤。鉴别诊断要点包括：①确切判断肿瘤的解剖部位；②上述肿瘤有各自声像图特征；③结合原发癌病史。

三、临 床 意 义

目前，超声检查尚不能区分是肾上腺皮质区还是髓质区肿瘤，且超声检查仍属于形态学检查，也不能区分是柯兴氏皮质腺瘤还是醛固酮瘤。对于肾上腺内肿瘤及肾上腺肿瘤与肝肾肿瘤的超声鉴别诊断要点，我国超声界老前辈周永昌教授对此进行了总结（表23-7-1~表23-7-3），但由于各种肿瘤的声像图并无特异性，因此，对肾上腺疾病的超声诊断必须根据超声图像的特点，并结合临床和有关化验检查结果，全面分析，以做出较为准确的诊断及鉴别诊断。

表23-7-1　肾上腺肿瘤（块）的鉴别诊断

	特点	肿瘤（块）类别
肿块直径	1cm 左右	醛固酮瘤
	2~3cm	柯兴皮质腺瘤
	4~5cm	嗜铬细胞瘤
	6~8cm	皮质腺癌
肿块内部回声	无回声	囊肿
	低回声	柯兴皮质腺瘤、醛固酮瘤
	中等回声	嗜铬细胞瘤
	不均匀回声	皮质腺癌
	强回声无声影	髓样脂肪瘤
	强回声伴声影	结核钙化
	细小漂动光点	囊肿
	网状回声	髓样脂肪瘤
	实质肿瘤内有囊性区	嗜铬细胞瘤
	实质肿瘤内有不规则液性区	嗜铬细胞瘤、肉瘤
肿块形态	圆球形、椭圆球形	肿瘤、囊肿
	三角形、V字形、Y字形	增生
	不规则	结核
	分叶状	皮质腺癌、转移癌
	可变形	髓样脂肪瘤
皮脂	厚	柯兴皮质腺瘤、柯兴皮质腺癌
下肪	极少	醛固酮瘤、嗜铬细胞瘤

续表

	特点	肿瘤（块）类别
肿部块位	肾上腺内	所有肾上腺疾病均可能
	肾上腺外	嗜铬细胞瘤、神经母细胞瘤、节细胞神经瘤
年龄	婴幼儿	嗜铬细胞瘤、神经母细胞瘤
	成人	除神经母细胞瘤外的其他肾上腺肿瘤

对于超声检查在肾上腺疾病诊断中价值，相对于CT而言，超声显示病灶的作用与CT基本相同，但超声切面可灵活多样，便于实时观察病灶周围情况及有关血管和实质性脏器有无转移，无放射损伤且价廉。然而，对于肥胖者、脂肪肝、肝脾过小、过高及气体干扰较明显者，超声显示肾上腺困难，对骨骼、肺部转移灶超声难以发现。CT图像清晰，对肥胖及胀气患者均能清楚显示切面中的病灶，可用以检查身体各处有无转移灶。但对过于消瘦缺乏脂肪衬托者则CT难以显示。因此，对于肾上腺疾病的影像学检查，应根据患者的具体情况选择合适的方法，扬长避短，才能取得较好的诊断效果。此外，CT和超声均无检测细胞功能的作用。因此，对功能性肿瘤的诊断应有生化、临床或核素的证实。

表23-7-2　肾上腺肿瘤与肝肿瘤的鉴别

	特点	肿瘤来源脏器
肿瘤边界	高回声，明亮光带	肾上腺肿瘤
	中等或中等略高回声	肝肿瘤
肿瘤与肝脏的动态学关系	肿瘤与肝脏活动不同步	肾上腺肿瘤
	肿瘤与肝脏活动完全同步	肝肿瘤
肿瘤的位置	各种切面均符合肾上腺位置	肾上腺肿瘤
	各种切面不全部符合肾上腺位置	肝肿瘤

表23-7-3　肾上腺肿瘤与肾肿瘤的鉴别

	特点	肿瘤来源脏器
肿瘤的位置	各种切面均符合肾上腺位置	肾上腺肿瘤
	各种切面不全部符合肾上腺位置	肾肿瘤
肿瘤边界	高回声明亮光带，且肿瘤与肾之间至少有一部分呈高回声（海鸥征）	肾上腺肿瘤
	肿瘤与肾之间分界不清	肾肿瘤

（罗葆明　吴　欢）

第二十四章 肾输尿管膀胱疾病

第一节 解 剖 概 要

一、肾

(一)肾的形态、位置

肾脏是左、右各一的实质性器官，位于脊柱两旁的肾窝中。长 10～12cm，宽 5～6cm，厚 3～4cm，重 120～150g。肾的高度为：右肾的肾门位于第 2 腰椎横突水平，左肾较右肾略高，通常高 1～2cm。其纵轴与脊柱各形成一个 15° 左右的角度。上极相当于第 11 或 12 胸椎，下极相当于第 2 或第 3 腰椎平面，上极靠近脊柱，下极稍稍远离脊柱。呼吸时，肾脏位置略有变动，一般不超过一个椎体范围。肾的上面有肾上腺，与肾固定在肾周筋膜内，肾周筋膜所形成的囊下端不闭合(图 24-1-1)。

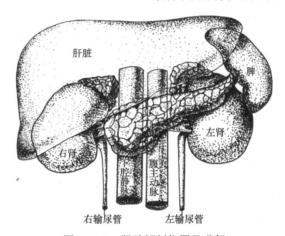

图 24-1-1 肾脏解剖位置及毗邻

肾脏分为上下两端，内外两缘和前后两面，上端宽而薄，下端窄而厚，前面较突，朝向前外侧，后面较平，紧贴后腹壁，外缘隆起，内缘中间凹陷处是肾血管、淋巴管、神经和输尿管出入的部位，称为肾门。这些出入肾门的结构总称肾蒂(图 24-1-2)。肾蒂主要结构的排列关系由前向后依次为肾静脉、肾动脉、输尿管，但也有肾动脉和肾静脉分支位于输尿管后方。

(二)肾的构造

肾的表面自内向外有三层被膜包绕。①纤维膜：为肾实质表面的一层致密结缔组织膜，易剥离。②脂肪囊：位于纤维膜的外面，为肾周围的脂肪层。③肾筋膜：位于脂肪囊的外面，分前后两层，包绕肾和肾上腺。

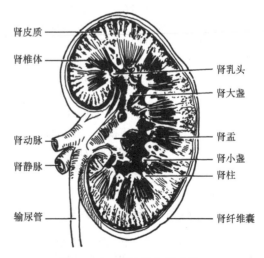

图 24-1-2 肾内结构示意图

肾分肾实质和肾窦两部分,实质厚1.5~2.5cm,肾实质分为皮质和髓质两部。肾皮质位于浅层,占1/3,富于血管。肾髓质位于深部,占2/3,主要由肾小管结构组成。皮质有部分伸到髓质锥体之间,形成肾柱。髓质由15~20个锥体组成,肾锥体的基底朝向皮质,尖端钝圆,指向肾门。肾锥体、肾窦周围呈放射状排列。肾窦为肾盏、肾盂、肾动脉、肾静脉和脂肪等占据,脂肪充填于肾盂、肾盏和肾血管的间隙中。肾锥体的尖端称之为肾乳头。肾乳头与肾小盏相连,输尿管上端扩大部分组成肾盂,并自肾门进入肾窦。肾盂在肾窦内向肾实质展开,形成2~3个大盏和8~12个小盏,每个大盏收集1~2个小盏。每个小盏收集1~2个肾乳头所排出的尿液。

正常肾盏的数目和排列颇多变异,肾盂的形态因大盏的多少和肾盂在肾窦内或肾窦外而异。肾盂的大部分位于肾窦外者称为肾外肾盂,肾盂位于肾窦内者称为肾内肾盂。肾盂平时处于排空状态。当尿路梗阻或肾盂造影加压注药时,肾盂才被充盈。膀胱过度充盈,使输尿管输送尿液困难,也使肾盂充盈,这点在超声检查时应注意和肾盂积水区别。

(三) 肾脏的血液供给

右肾动脉起自腹主动脉右前侧,在胰头部水平,经下腔静脉后方进入右肾门。左肾动脉起自腹主动脉的左侧,沿左肾静脉后方直接进入左肾门。

肾动脉入肾在肾门处分成五支,分别是上极支、前上支、前下支、后支和下极支等,分别供应肾脏上极、前上段、前下段、后段和下极的血流。

上述各分支动脉再分出大叶间动脉进入肾柱,沿锥体周围向肾表面伸展,待达到锥体底部的髓质和皮质交界处时,大叶间动脉呈弓状转弯称弓状动脉。自弓状动脉起,小叶间动脉呈直角形向皮质分出,再从小叶间动脉分出入球小动脉进入肾小球内(彩图147)。

肾静脉分支在肾门附近汇合成肾静脉。右肾静脉短,沿右肾动脉前方,直接汇入下腔静脉。左肾静脉离开左肾后,沿左肾动脉前方向内侧,绕过腹主动脉前方,穿过肠系膜上动脉与腹主动脉之间向右汇入下腔静脉(图24-1-2)。

(四) 肾脏与邻近器官的关系

肾脏后面与腰方肌、腰大肌外缘及膈肌贴近,右肾前方与肝、十二指肠和结肠肝曲相邻;左肾前方与胃、脾、胰尾和结肠脾曲相邻。在左右肾脏的后方除上极可能有一部分为胸膜返折部和肺遮盖外,

其余大部分仅有筋膜或肌肉覆盖,没有内脏遮挡,故该处是理想的施行穿刺或其他经皮治疗的途径。

二、输 尿 管

双侧输尿管均起自肾盂,终止于膀胱三角,长20~34cm,其管径粗细不一,管径为0.5~0.6cm,全长可分为上、中、下三段。每侧输尿管均可有三个狭窄,其内径均在0.2cm左右。第一狭窄位于肾盂和输尿管移行处;第二狭窄多见于越过髂总动脉或髂外动脉处;第三狭窄为膀胱壁内段。输尿管狭窄部是常见结石卡住的地方,一般中段结石及下段结石需膀胱充盈,方可探查到。

三、膀 胱

膀胱是一个伸缩性较大的肌性储尿囊。成人膀胱充盈时储量可达300~500ml,其形态、大小、位置和壁的厚度可依尿量、年龄、性别而变。

(一) 膀胱的位置、形态

膀胱为腹膜外器官位于盆腔内,耻骨联合后方。成人膀胱空虚时其顶部不超过耻骨联合上缘,充盈时超过耻骨联合上缘。老年人因肌收缩力减退,其位置低于成人。幼儿因骨盆尚未发育完全,位置很高,几乎全在腹腔内。成人膀胱空虚时呈锥形,顶部细小朝向前上,是为膀胱顶;底部膨大朝向后下,称为膀胱底。顶和底之间为膀胱体,但各部之间并无明显界线。成人膀胱充满时呈卵圆形,女性膀胱略扁,幼儿膀胱呈梭形。

(二) 膀胱的构造

膀胱内衬黏膜并形成许多皱襞,但膀胱底部有无皱襞的三角区且无黏膜下层,其肌层最厚紧贴黏膜,这就是膀胱三角,为结核和肿瘤的好发部位。膀胱三角的尖朝前下,有膀胱下口与尿道内口相接,其周围平滑肌增厚,是为膀胱括约肌又称尿道内括约肌。三角的底向上,两侧有裂隙状输尿管开口。

第二节 探测方法及正常图像

一、肾 脏

肾脏的探查一般选用超声频率成人为3.5MHz,小儿为5.0MHz。对体瘦的成人,探测小

目标(如小结石)时常用 5.0MHz。

(一)检查前准备

肾脏检查一般不做特殊准备。但在探查输尿管扩张、肾盂分离时，应嘱患者饮水，充盈膀胱，以便检查梗阻的原因。

(二)体位及探测途径

我们常用的切面有：①经侧腰部作冠状切面。②患者俯卧位，腰部横、纵及冠状切面(此切面为常规切面)。③水平位斜切，有时嘱患者鼓起肚子，这样便于分清双侧肾上腺影及整个肾影，达到检查目的。④右肋缘下经肝纵切，也可得到良好的声影图，能显示右肾全貌。⑤右肋缘下斜切，可清晰的显示肾门处，显示肾动、静脉。⑥左腹部纵、横切，能清楚的显示左肾动、静脉。

(三)肾脏的正常图像及正常值

1. 二维超声　由肾周筋膜及其内外脂肪构成的明亮光带组成肾轮廓线。它包围的肾实质呈低回声。经肾门肾切面图上，实质回声形状呈"C"样，肾门处有缺口。不经肾门的纵、横切面中，实质回声呈"O"形，包绕于肾窦回声周围，无缺口。肾髓质回声又称肾锥体回声，呈卵圆形或圆锥形，放射状整齐地排列在肾窦周围，回声强度低于肾皮质回声。皮质包围在髓质回声的外层，并有一部分肾柱伸入锥体回声之间。肾窦回声是肾窦内各种结构回声的综合，包括肾盏、肾盂、血管和脂肪等组织回声，所以又称作肾中央复合回声或集合系统回声，它呈椭圆形的高回声区，边界毛糙不整齐，位于肾的中央，正常回声分离<1cm，不超过 1.5cm(图 24-2-1)。

2. 多普勒超声　遵循红迎蓝离法，肾门及入肾的各支血管用彩色多普勒探查，可获得正常肾脏的彩色血流图，色彩饱满丰富。如用能量多普勒则更加明显。用脉冲多普勒可获得各段血管的血流频谱。正常肾动脉血流频谱呈迅速上升的收缩期单峰，随之为缓慢下降的舒张期平坦延长段而肾静脉血流频谱则呈负向连续波纹状(彩图 148～彩图 151)。

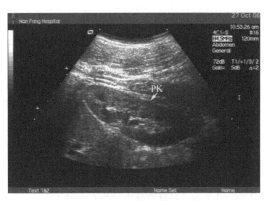

图 24-2-1　正常肾脏声像图

二维超声所显示的右肾(RK)略呈长椭圆形，轮廓线规整光滑，皮、髓质分界清晰

3. 三维超声　肾脏的三维超声成像可帮助我们更直观地观察肾脏内病变的情况，对诊断有较大的意义。特别是对肾积水和肾囊肿及肾肿瘤的诊断，三维超声的表现较好，立体感强，更能了解病灶的内部结构及其空间方位，对临床的指导更大。

(1)扫查方法：首先清晰地获得肾脏的二维图像，确定需要三维成像的兴趣画面，然后进行二维图像的采样。进行采样时，嘱患者屏住呼吸，使三维成像仪均匀地转动一定的角度。图像采集完毕，即实施肾脏的三维图像重建。三维重建中，为了增加图像的立体效果及增强病灶的清晰度，应尽量将仪器的透明度调节增益加大，使肾脏集合系统和肾脏实质的对比度增大。

(2)正常肾脏的三维图像：正常肾脏的三维图像呈透明的"芒果样"。外层通透性高的是肾脏的实质部分，中间密度高的是肾窦部分，状似芒果核。进行 360°旋转观察时，立体感逼真。

4. 正常超声测值(表 24-2-1～表 24-2-3)

表24-2-1　正常肾脏超声测值X±SD(单位：cm)

	长径	宽径	厚径
男	10.6±0.6	5.6±0.5	4.2±0.4
女	10.4±0.6	5.4±0.4	4.0±0.5

表24-2-2　正常肾动脉树血流参数测值(X±SD)

	管径(cm)	V_{max}(cm/s)	RI	PI
肾动脉	0.51±0.01	73.1±9.91	0.65±0.05	1.19±0.28
段间动脉	0.38±0.02	55.7±7.00	0.64±0.04	1.12±0.15
叶间动脉	0.27±0.03	41.9±7.20	0.62±0.04	1.07±0.14
弓形动脉	0.14±0.01	29.2±6.50	0.60±0.05	1.00±0.17

表24-2-3　正常肾动脉血流参数测值

	平均数	标准差	标准误
收缩期峰值流速(cm/s)	78.68	16.20	1.48
舒张末期流速(cm/s)	22.77	6.01	0.55

实际超声诊断中，并不因为肾脏的大小略有出入而影响其诊断结果，只有当肾脏过分巨大或过分缩小时才有诊断学意义。

正常肾动脉内径为 0.5～0.6cm；左肾静脉内径为 1.0～1.2cm，右肾静脉内径为 0.8～1.1cm。

二、输　尿　管

(一)检查前准备

检查前应做肠道准备，减少肠气和粪便干扰。

(二)体位

常取俯卧、仰卧或侧卧体位。

(三)探头频率

同肾脏。

(四)扫查方法

检查时，采取分段探测法。

1. 俯卧位背部肾区纵向扫查　经肾脏找到积水的肾盂后往下追踪，寻找积水输尿管，作纵、横扫查，显示上段输尿管，直到髂嵴。

2. 仰卧位下腹部经膀胱探测　横向扫查切面，在膀胱后方两侧能显示积水的输尿管，呈圆形。在此改纵向扫查后，能显示膀胱后方输尿管和输尿管膀胱段，直至出口。

输尿管上段探测，也可取侧卧位。使肠腔移至对侧，容易从腹部探测到输尿管。

输尿管病变的超声检查难度较大，做滑动移行检查时，不应操之过急，否则易使追踪显示的上段扩张输尿管中断，或漏诊较小的病变。

(五)正常图像及正常值

正常输尿管内径窄小，超声不易显示。膀胱充盈后检查，以膀胱为透声窗，可显示输尿管膀胱壁段。图像上见回声较强、纤细的管状结构，内径一般不超过 5mm，管壁内光滑。

三、膀　胱

(一)检查前准备

1. 经腹壁检查　检查前 1～2h 饮水 300～500ml 以使膀胱充盈，必要时可服利尿剂。

2. 经尿道检查　按膀胱镜检查常规准备。

3. 经直肠检查　检查前排净大便，必要时做清洁灌肠。

(二)检查方法

1. 经腹壁检查　患者取仰卧位，充分暴露下腹部至耻骨联合上，局部涂耦合剂，以 3.0～5.0MHz 凸形探头对膀胱做左右、上下及侧向扫查。扫查时一定要全面，不遗漏任一部位，并应观察膀胱形态上下左右是否对称、膀胱壁及黏膜是否光滑规整、有否凹凸不平、膀胱内有无异常回声，其位置、大小、强度及与膀胱壁的关系等，并作测量和记录。

2. 经尿道检查　患者取位膀胱截石位，可先做膀胱镜检查，然后换上与膀胱镜接口相匹配的 5.0～10.0MHz 的超声探头依次由外向里徐徐送入，并做 360° 观察，内容同经腹壁检查。

3. 经直肠检查　患者取左侧卧位、胸膝位或截石位。施术者将 5.0～10.0MHz 的专用直肠超声探头套上避孕套并充水排气，然后将水抽尽并于其表面涂上润滑油或耦合剂，缓缓经肛门插入直肠内，做纵、横及斜向扫查，重点观察膀胱三角区。

4. 膀胱容量与残余尿量测定

(1) $V = 0.5 \times D_1 \times D_2 \times D_3$，这是较通用的椭圆体公式，式中 V 为膀胱容量或残余尿量。D_1、D_2、D_3：分别为膀胱的上下、左右和前后三个直径。

(2) 经验公式 $V = 0.7 \times D_1 \times D_2 \times D_3$，这个公式用于残余尿量测定，准确度有所提高。但上述超声测定法，其准确度都不如导尿法。然而超声测定法的优点是没有痛苦和不引起尿路感染，作为一种疗效监测方法有一定临床价值的。

(三)正常图像及正常值

当膀胱充盈时，膀胱壁回声清晰明亮呈弧线，厚为 1～3mm，内壁光滑(图 24-2-2)。

膀胱内呈无回声区，透声好。膀胱形态随充盈状况而变化。在膀胱三角区输尿管膀胱入口处可见输尿管口呈喷泉状喷尿，CDFI 显红色。

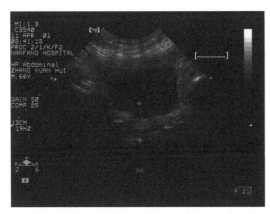

图 24-2-2　正常膀胱声像图

膀胱(图中无回声区)中度充盈，轮廓线清晰。箭头所指区域为前列腺

第三节　先天性肾脏及输尿管异常

一、肾脏异常

(一)肾下垂及游走肾

1. 定义　正常人于吸气时肾脏可下降 2～5cm，如果在吸气时能扪到整个肾脏的一半或更多，称之为肾下垂，瘦长体型多见，女多于男。游走肾：肾蒂松弛，整个肾能在腹腔内自由活动，且能过中线到达对侧腹者。

2. 超声声像图　临床上对于肾下垂，往往采用扪诊并结合 X 线、肾盂造影做出诊断。超声诊断肾下垂，一般采用经腹部纵切法或卧位时采经背纵切法，立位时采用经腹部纵切法，以髂作为测量的标志，计算其度，超过髂线，即诊断为肾下垂。游走肾的活动度较大，可移动到对侧腹部，经常在肾窝以外的地方，有时也可还纳回肾窝。CDFI 检查，肾下垂及游走肾的血流频谱及血流图与正常无差异。肾下垂各游走肾需与异位肾鉴别，后者肾脏现在盆腔处活动度小，不能还纳到肾窝，容易鉴别，游走肾应与肠道肿瘤造成的假肾鉴别，后者也不能还纳到肾窝，而肾窝有正常肾脏存在。

(二)孤立肾

一侧或双侧生后肾脏组织或输尿管芽未发育或生长紊乱均可造成肾脏缺如。孤立肾(solitary kidney)即为单侧肾缺如仅剩一个健侧肾。该症约占

肾畸形的 2‰。

无特殊临床表现。

1. 超声表现　在患侧肾区未探及肾影，健侧肾除代偿性增大外，超声表现无其他异常。

2. 鉴别诊断　孤立肾需与异位肾鉴别，后者肾脏位于盆腔、膈上或对侧等处。故做出该诊断前务必仔细探测异位肾可能出现的部位，确实不存在异位肾时才能下诊断。

(三)重复肾

重复肾(double kidney)多数融合为一体，表面有一浅沟，但肾盂、输尿管的上端及血管明显分开。一般上极肾体积小，功能较差，引流不畅，较易并发感染、积水及结石。重复肾的输尿管变化多，有部分重复和完全重复之分。前者输尿管呈"Y"形分叉，输尿管出口在正常位置。后者为两条输尿管，往往并发一条输尿管，异位开口，且多见于上方重复肾的输尿管。输尿管异位开口的位置因性别不同而异。女性易致尿失禁。另外异位的输尿管开口多有狭窄，所以几乎都先有输尿管积水，终至肾盂积水。

无尿失禁的患者，早期无明显临床症状，或继发反复泌尿系感染。

1. 超声表现

(1)肾外形与轮廓：多数重复肾大致正常。肾长径大于正常肾。上方重复肾超声测值小，下方重复肾多为正常。

(2)肾窦：纵切面显示分两组。每组都较正常肾的肾窦回声小，尤以上方重复肾更明显，形态欠规则，并见轻度分离扩张，如有积水，状似肾囊肿。肾盂积水者，必有输尿管积水。下方重复肾窦相对较大，类似正常肾窦结构。

(3)肾门部异常：见上方重复肾与下方重复肾的管状结构分别出入肾门，尤其在合并积水扩张时更为清楚。

2. 鉴别诊断

(1)肾囊肿：为孤立的无回声区，呈圆形或椭圆形，且囊壁光滑。而重复肾合并肾积水时，无回声区边缘不光滑，形态欠规则，与输尿管相连通，呈漏斗状。

(2)双肾盂畸形：和重复肾一样有两个肾盂，但无重复输尿管，无输尿管和肾盂积水征象。

(四)马蹄肾

胚胎期，两肾脏在中线附近融合，并且两肾下极或上极融合者，形成马蹄肾(horseshoe kidney)。

常合并其他畸形，如多囊肾、肾上腺缺如或异位、隐睾症等。

临床表现为腹腰部或脐部疼痛，可伴有腹胀、便秘等消化道症状，泌尿系可并肾盂积水、肾盂肾炎、结石和中下腹部触及肿块等。

1. 超声表现 肾脏位置较低，长径缩小明显，其中一极靠向脊柱，另一极稍离脊柱。在腹主动脉与下腔静脉前方见融合的肾实质回声。

肾窦回声与肾的轴向一致，向内靠拢。另外尚可见其他合并症的超声表现。

2. 鉴别诊断

(1)胃肠道肿瘤：与马蹄肾位置相当的胃肠道肿瘤，图像表现为"假肾征"。但仔细观察见胃壁或肠壁呈不规则增厚，并见其腔内有气体或内容物，随胃肠道蠕动而闪烁和移动。

(2)腹膜后畸胎瘤或非均质性肿瘤：如检查两侧正常肾回声存在即可鉴别。

(五)异位肾

胚胎时期，肾血管发育障碍，如肾脏血管遗留在原位，阻碍肾脏上升，或被反常血管牵引在不正常的位置，或系输尿管等位置异常，而形成异位肾(ectopic kidney)。多位于腰骶部、骶髂部或盆腔内，少数见于对侧。穿过横膈进入胸腔者，为极少数。异位肾常发育不良，外形较小，伴有一定程度的向前旋转。

临床无明显症状，但易并发感染、结石和肾积水。

超声表现为肾区检查无肾脏回声。腹盆部检查，可在髂腰部、盆腔、对侧肾的下方，横膈周围或其他部位发现肾脏回声。异位肾体积较小，形态正常或呈椭圆形，包膜不光滑，有分叶现象。皮质回声强，肾窦回声比例相对缩小，合并积水，常失去典型肾脏声像图特征。如异位肾发育不良或肾功能有损害时，对侧肾会代偿性增大。

二、输尿管异常

由于胚胎期输尿管芽发育异常而导致先天性输尿管异常。

因为部分疾病的超声表现无特征性，兼之输尿管本身的超声探查比较困难。超声诊断时应结合其他影像学结果，如静脉肾盂造影等。

(一)输尿管缺失

多为单侧缺失，与孤立肾合并存在。

(二)双输尿管

常与双肾盂合并存在，一般上段分离而下段合二为一，呈"Y"形进入膀胱。

(三)先天性输尿管梗阻

该病变部位好发于肾盂和输尿管连接部，以及输尿管下段。输尿管的病理改变是狭窄段的平滑肌层肥厚和纤维组织增生。

临床该病主要见于小儿，有腰、腹疼痛症状，继发感染时，出现发热和膀胱刺激症状。

1. 超声表现

(1)肾脏增大，肾盂、肾盏扩张，内为无回声区。

(2)狭窄发生在肾盂输尿管连接部，则见肾盂无回声区到输尿管处逐渐变窄或突然中断。狭窄发生在输尿管下段，见输尿管中、上段扩张积水，再向下探查接近膀胱壁处则见扩张的管腔变细或突然中断。

2. 鉴别诊断 应和输尿管结石、肿瘤或输尿管囊肿等疾病鉴别。结合临床病史及泌尿系造影可帮助鉴别。

(四)巨输尿管

巨输尿管是由于输尿管神经和肌肉先天性发育不良，造成输尿管蠕动减弱及尿液引流障碍所导致的输尿管严重扩张。

本病多为单侧发病，临床较罕见，表现无特殊，可继发结石和尿路感染，或者患者常以腹部包块就诊。

本病的超声表现具有特征性，因为它是功能性梗阻，无下尿路梗阻性病变存在。所以仔细沿输尿管走行途径探查，易区分其他引起肾和输尿管扩张积水的疾病。诊断的关键是操作者需对该病有一定的认识。

(1)输尿管显著扩张，以中下段更为明显，内径甚至达10cm。管壁光滑，内为无回声区。如合并结石则内见强回声团，后伴声影；出现感染或有出血时，无回声区内显示点状和絮状回声。

(2)患侧肾脏增大，肾盂肾盏扩张积水，但其扩张程度与显著扩张的输尿管不成比例。这点与输尿管梗阻所致之肾盂肾盏积水不同。

(五)输尿管囊肿

输尿管囊肿(uretero-cele)为输尿管先天性发育异常，输尿管下端出口处狭窄，黏膜在膀胱内膨出呈球形。患者常无症状，多为体检时发现。并发感染时出现尿频、尿急、尿痛等膀胱刺激征。

1. 病理概要　输尿管囊肿的外层为膀胱黏膜，内层为输尿管黏膜，中间为很薄的输尿管肌层。囊肿可发生在单侧或双侧输尿管口，呈球形或近圆形，囊肿增大还可引起肾及输尿管积水。

2. 超声表现　膀胱三角区液性暗区内可见一近似圆形或长圆形囊肿回声，壁薄光滑。囊腔后方无回声增强效应，可发生单侧或双侧。囊肿大小差异较大，但当囊腔小于1.0cm时，仅在膀胱液性暗区内见到弧形光带呈半圆形光环回声。合并结石者，在囊内可见到结石强回声团伴声影。动态观察，可见囊肿在输尿管喷尿时，囊腔变小；喷尿结束后，囊腔又逐渐增大。二维超声有时可观察到从囊腔喷出的尿流束及囊腔开口。显示欠清时，彩色多普勒显像可更为敏感地显示尿流束，有助于寻找囊腔开口。

3. 鉴别诊断

(1) 卵巢囊肿：位于膀胱之外，轮廓清晰、包膜完整，后方常有增强效应，排完小便后囊腔无改变，囊肿大小亦不随输尿管喷尿而呈周期性改变。

(2) 膀胱憩室：膀胱壁呈囊袋状向膀胱外凸出，多切面扫查可发现憩室的交通口。膀胱充盈时，憩室腔增大；排完小便后，憩室腔相应地缩小或消失。而输尿管囊肿则在输尿管喷尿时，囊腔缩小；喷尿结束后，囊腔又逐渐增大；不随膀胱的充盈状况而改变。

第四节　肾　积　水

由于尿路梗阻，尿液自肾脏排出受阻，使肾盂内压力增高和肾盂肾盏扩张而出现肾积水现象，最终导致肾实质萎缩及肾功能损害。

轻度肾积水一般无临床症状。严重肾积水，主要临床表现是肾区胀痛，可触及囊性肿块，尤其小儿更常以腹部肿块就诊。另外还会有相应的，导致尿路梗阻的原发病症状出现。

一、病　理　概　要

肾积水(hydronephrosis)分原发性和继发性两大类。原发性肾积水又称先天性肾积水，多见于小儿患者，主要病因有神经肌肉发育不全、输尿管瓣膜或皱襞、肾盂高位出口和异位血管压迫等。继发性肾积水可发生在尿路任何部位，即可是尿路内部疾病造成的梗阻，也可是尿路外疾病所造成的梗阻。

肾外肾盂积水，因肾盂向外扩张，对实质损害较轻或较慢；肾内肾盂积水，由于肾盂无扩展空间，使肾内扩张，对实质损害较早，而且较重。

重度肾积水，导致肾小管、肾小球系统相继出现退化现象，随之纤维组织增生，最终使肾皮质萎缩，肾功能完全丧失。

二、超　声　表　现

(一)分轻、中、重三度

1. 轻度(Ⅰ°)　肾外形和实质一般无变化。肾窦回声内出现带状或扁卵圆形无回声区，前后径2～3cm(图24-4-1)。

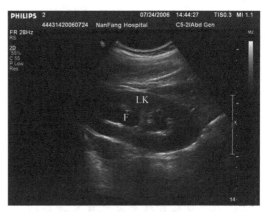

图24-4-1　肾盂积水
肾窦分离成暗区(F)，LK左肾

2. 中度(Ⅱ°)　肾体积轻度增大，肾盂、肾盏扩大呈花瓣样或烟斗状无回声区，前后径3～4cm。三维图像见积水的肾盏和肾盂之间，从不同角度观察，类似手指与手掌关系，较二维图像更为直观反映了肾内情况。

3. 重度(Ⅲ°)　肾体积明显增大，形态失常，肾区被巨大囊状无回声区替代，内有带状回声分隔，前后径大于4cm。肾实质明显受压变薄，甚至不显示。有人形容其无回声区状似"调色碟"样。三维图像见积水区域呈立体的"蜂房状"外观，多角度观察见其分隔带不完全，各无回声区之间贯通。

(二)多普勒表现

轻度肾积水时，肾动脉血流的彩色多普勒及脉冲多普勒检测各项指标均无明显异常。而中、重度肾积水时，脉冲多普勒检测的肾动脉最大血流速度、平均血流速度、每搏血流量、每分血流量和阻力指数等指标均异常，表现为血流速度减慢，血流量下降和阻力指数增高等。

（三）介入性超声

肾积水经超声导向下肾盂穿刺，可作尿液引流，估测患侧肾脏功能情况。当难以断定尿路梗阻部位，而静脉尿路造影肾显影不满意时，经超声引导下肾穿尿路造影，可弥补常规影像学检查的不足。

三、鉴别诊断

肾积水的诊断要点为肾窦回声分离，其内呈液性暗区。

（一）与正常肾盂鉴别

正常肾在大量饮水、膀胱充盈、妊娠期及一些药物作用等因素影响下，肾窦会出现轻度分离。这不能认为是肾积水。因此常用肾窦回声分离的前后测值，通过嘱患者排尿前后复查，来判定是否有病理性分离。一般来说，肾窦回声分离小于 6 mm 者，多认为是生理性的；达到或大于 20mm 以上者，可确定为肾积水。介于两值之间的分离，待排除可能导致生理性分离的因素后再作诊断。

（二）与多囊肾或多发性肾囊肿鉴别

肾积水的液性暗区，和多发性肾囊肿不同，前者是相互连通的，而后者则是孤立的。一般囊肿多发于实质部。多囊肾的液性暗区形态多不规则，而重度肾积水时，各肾盏的大小形态基本一致，排列有序，并见和扩张的输尿管相通。

第五节　肾囊性病变

肾囊肿的种类多，分为孤立性肾囊肿、多发性肾囊肿和多囊肾三类。

一、肾囊肿（renal cyst）

单纯性浆液性囊肿，可能与老年肾脏退行性变有关。临床较多见，一般无临床症状，50 岁以上的患者多见。

（一）病理概要

囊内充满澄清液体，囊肿常见于肾脏两极，多发生于肾实质或近表面处，可向表面突出，不与肾盏或肾盂相通。未受累肾组织仍正常。囊肿常为多发性，仅见一个囊肿者，称孤立性肾囊肿。如无出血或感染，又称单纯性肾囊肿。多数囊肿限于一侧肾，也可见双肾均受累者。

（二）超声表现

肾实质内单个圆形或椭圆形无回声区，囊壁薄而光滑，后壁有回声增强效应。突出于肾表面者，可见局部隆起（图 24-5-1）。

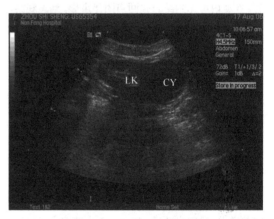

图 24-5-1　孤立性肾囊肿

左肾（LK）下极见一约 4.0cm×4.0cm 圆形暗区（CY），包膜完整光滑并突出于肾表面，有后壁回声增强

（三）介入性治疗

巨大肾囊肿，超声引导下经皮肾穿刺抽液后，注入硬化剂，临床治疗效果满意。常用硬化剂为无水乙醇，另外鱼肝油酸钠也使用较多。卓氏等人在肾囊肿治疗中发现，当囊肿位置在脏器的较深处时，两种硬化剂可任意选用；当囊肿位置靠近脏器表面时，为防止硬化剂外溢，尽量选用鱼肝油酸钠。

二、多发性肾囊肿

肾脏内若见两个以上囊肿，称多发性肾囊肿（multiple cysts of kidney）。可聚集在一侧肾或两侧同时受累。

（一）超声表现

散在分布的囊肿，其位置、形态及内部回声同孤立性肾囊肿。有时囊肿相互有挤压、重叠，则囊肿变形，颇像多囊肾声像图。但是残存肾实质部分，回声与正常肾相同。当囊肿向内压迫集合系统使其移位和变形时，须注意囊肿和肾盂肾盏是不相通的。囊肿也可向外发展，使局部肾被膜隆起(图24-5-2)。

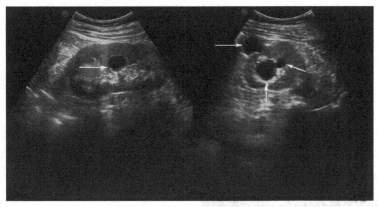

图 24-5-2　肾囊肿

左为单发右为多发(箭头所指)

(二)鉴别诊断

主要与多囊肾鉴别。多发性肾囊肿图像特点：①体积呈局限性增大；②无合并多囊肝现象；③有残存的正常肾实质回声。

三、多　囊　肾

多囊肾(polycystic kidney)是一种先天性发育异常疾病。成人多囊肾主要表现是腰痛、血尿、腹部包块、高血压和肾功能不全。婴儿多囊肾少见，在出生后或婴儿期即死亡。

(一)病理概要

多囊肾可分成年型和婴儿型两种。成年型多囊肾为常染色体显性遗传。早期保留大部分正常肾组织，随囊肿增多、增大，继发感染逐渐加重，多在 50 岁左右出现肾衰竭。婴儿型多囊肾，为常染色体隐性遗传的致死性肾囊肿。多囊肾多为双侧性。常合并其他实质性脏器的多囊性病变，如肝、脾、胰、甲状腺等。

(二)超声表现

(1)双侧肾轮廓增大，甚至可为正常肾脏体积的 7～8 倍或更大。

(2)肾脏轮廓异常，包膜不光滑。

(3)肾实质内显示无数个大小不一的囊状无回声区，有后壁增强效应，较轻者尚存少许肾实质，实质回声较正常人肾实质增强。

(4)肾窦形态不规则，回声弥散，重者甚至显示不清。

(5)可合并多囊肝、多囊脾、多囊胰等其他脏器的病变。

超声显像可作为多囊肾诊断与鉴别诊断，以及病程进展监测的首选检查方法。

第六节　肾脏肿瘤

肾脏原发性肿瘤可分为良性和恶性两种，以恶性肿瘤占多数。良性肿瘤常见的是血管平滑肌脂肪瘤，又称错构瘤。恶性肿瘤分肾实质肿瘤和肾盂肿瘤两类。

一、肾细胞癌

肾细胞癌(renal cell carcinoma)又称肾腺癌，乃肾脏最常见恶性肿瘤，男性多于女性，多发生于 50～70 岁的男性。单侧多发。血尿是该病主要临床症状。病情进入晚期，出现所谓的"肾癌三联症"：血尿、腹部肿块和疼痛。

(一)病理概要

镜检分透明细胞癌、颗粒细胞癌和未分化型细胞癌。肿瘤与正常肾组织有较明显分界，有假包膜，侵及肾静脉时，可在血管内形成癌栓。肿瘤向内侵犯肾盂肾盏，向外使肾被膜破坏累及肾周围组织。常经血行转移至肺和骨骼。

(二)超声表现

(1)较大的肾肿瘤，表面呈局限性隆起，肾外形失去常态，如晚期向周围广泛浸润时，肾与周围组织分界不清。

（2）肾实质中见圆形或椭圆形占位病灶，境界清晰，小的占位病灶表现为高回声团块；中等大的病灶呈低回声；巨大病灶多为不规则的无回声区，是由于肿瘤内部有出血、坏死和液化等因素所致。

（3）肾窦局部受压迫呈凹状变形、移位和中断，甚至显示不清。少数有肾盂、肾盏扩张积水现象。

（4）晚期癌组织侵及肾静脉和下腔静脉时，罹患血管的内径增宽，内有不规则的低、中等强度的团块状回声。出现远处转移时，可在相应脏器中见肿瘤的声图表现（图 24-6-1、彩图 152）。

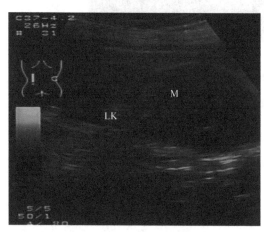

图 24-6-1　左肾（LK）癌（M）并部分坏死液化

（5）超声分期

Ⅰ期：癌肿团块局限于肾实质内，未侵及肾被膜，无转移征象。

Ⅱ期：肿块侵及肾周围脂肪结缔组织，但范围局限于肾周筋膜回声以内。

Ⅲ期：肿块浸润肾周筋膜，局部淋巴结肿大，肾静脉或下腔静脉增宽，内有不规则的团块回声。

Ⅳ期：癌肿突出于肾外组织，与周围器官分界不清，并见其他脏器的转移性团块回声。

（三）鉴别诊断

1. 正常肾脏解剖形态变异　①肾表面保留胎儿期的分叶或残迹，由于分叶大而叶间沟较深，易误认为肿瘤结节。图像上见其回声与正常肾实质相同，并且是双侧性的，无肿瘤构形。②肾柱肥大，在肾纵断面上，酷似肿瘤。但它的回声和正常皮质相同，相互之间无明确分界，不伴有肾盂肾盏畸形或肾积水等继发征象。

2. 肾脓肿　临床有明显化脓性感染病史。当声像图鉴别有困难时，经超声导向下经皮肾穿刺抽液或活检，进行细胞学或组织学检查即可鉴别。

3. 肾囊肿　囊肿边缘光滑、锐利，后方有回声增强效应等特征易于鉴别。通过超声导向下穿刺可明确诊断。

4. 肾上腺肿瘤　肾上腺肿物位于肾包膜之外，两者分界清晰，并且无肾盂肾盏受压和移位等征象。

二、肾母细胞瘤

肾母细胞瘤（nephroblastoma）又称肾胚胎瘤或 Wilm's 瘤。是来自胚胎性肾组织的混合性肾恶性肿瘤。最常见于幼儿。多发生于一侧肾，发生于双侧少见。最早出现的临床症状为腹部肿块。肿瘤很少侵犯肾盂，多无血尿。

（一）病理概要

肿瘤有假包膜，内部呈灰白色，镜下除瘤组织外，尚有横纹肌、平滑肌、骨、软骨、脂肪组织、纤维组织和神经组织等。易发生转移，常转移的脏器是肺和肝，少数转移到骨、淋巴结、眼眶和神经等组织。

（二）超声表现

肿瘤状似圆形或椭圆形，体积大，直径在 5cm 以上。肾脏失去正常轮廓，残存肾组织被挤压到一边，不易发现。肿瘤内部回声不均匀。并且在肾门处见低回声的肿大淋巴结，甚至可在其他器官中显示转移瘤的团块状回声。

三、肾错构瘤

（一）病理概要

肾错构瘤（renal hamartoma）又称肾血管平滑肌脂肪瘤。在肾脏良性肿瘤中最常见。本病女性多于男性，临床分为两型。一型为单侧病变，多无临床症状，多见。另一型为双侧病变，多伴有结节硬化病，两颊有红褐色结节硬化，少见。由成熟的血管、平滑肌和脂肪组织交织而成，肿瘤无包膜，常位于髓质或皮质内。肿瘤易发生内部出血。

（二）超声表现

有两种类型：肿瘤较小者，在肾表面或接近肾表面处，见边界清晰的强回声团，无声影。肾上极常见，肾脏外形多无改变。另一种是大的肿瘤，声像图上呈洋葱样图形，即由一层层高回声间隔一层层低回声组成。低回声区为肿瘤内出血所致（图

24-6-2)。

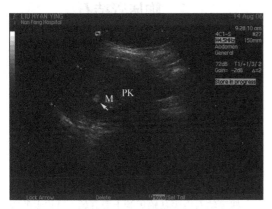

图 24-6-2 错构瘤

右肾上极见一约 0.7cm×0.8cm 的圆形高回声团(M)

四、肾淋巴瘤和淋巴肉瘤

肾淋巴瘤和淋巴肉瘤(lymphosarcoma of kidney)罕见。文献报道其声像图呈低回声团,易与囊肿混淆,但其后壁增强效应不明显。

五、肾盂肿瘤

对肾盂肿瘤(tumor of renal pelvis)的诊断,超声显像优于肾动脉造影和核素肾扫描,与 CT 的诊断符合率相近,是肾盂肿瘤的首选诊断方法。

肾盂肿瘤发病率远较肾实质癌为低,多发生于41~60 岁年龄组。男性多于女性。间歇性无痛性血尿和肾区疼痛,是本病最常见和最早出现的症状。因肿瘤使肾盏漏斗部或肾盂输尿管连接部发生梗阻,引起肾积水。

(一)病理概要

镜下所见以移行上皮细胞癌为多,鳞状上皮细胞癌其次,腺癌少见。移行上皮细胞癌绝大多数为乳头状结构,分两种类型:一类有短蒂,其转移途径以肿瘤细胞脱落,种植到输尿管和膀胱为主。另一类为浸润型,其转移途径以淋巴为主,首先向肾门淋巴结转移。

(二)超声表现

小于 1 cm 的肾盂肿瘤常不易识别。大于 1 cm或肿瘤梗阻引起肾积水时,较易于检出。典型的图像表现是:肾窦回声分离,出现低回声区,中间有边缘不规则的低回声团块。肿瘤种植到输尿管和膀胱者,声像图见输尿管积水或膀胱内的肿瘤。晚期病例常有肾周淋巴结肿大。

(三)鉴别诊断

1. 肾盂积水 肾盂积水是肾盂的解剖形态分离扩张。而肾盂肿瘤表现为肾盂内低回声团块,具有充实感和球体感。

2. 肾盂内血凝块 首先应结合病史,如有肉眼血尿,不能排除血块可能。合并肾积水时,可通过翻动体位观察肾盂内回声的移动与否做出鉴别。

第七节 肾及输尿管结石

一、肾 结 石

虽然超声诊断肾结石(kidneystone)起不到主要作用。但对泌尿系不透光的结石,泌尿系造影难以区别时,而超声有助于鉴别。腰痛和血尿是肾结石的主要症状。腰痛主要是钝痛和绞痛。肾绞痛以结石下降落入输尿管时尤为多见。如并发尿路感染,会有尿路刺激及全身症状。

(一)病理概要

肾结石是泌尿外科常见疾病。结石成分主要是草酸钙、磷酸钙,其次是磷酸镁铵和尿酸,胱氨酸较少见。草酸钙结石质硬,表面光滑,外形呈桑葚状。磷酸盐结石表面粗糙,常呈鹿角样。上述两类结石的 X 线显影较佳。尿酸结石及其他结石表面光滑、质软,X 线显影不良。肾结石可单发或多发,体积大小也悬殊,大者可充满整个肾盂肾盏;小的如粟粒或泥沙样。当结石嵌顿造成梗阻时,会引起肾积水。肾结石与梗阻、感染互为因果,常同时存在。最终导致肾功能损害。肾钙质沉淀症是指肾实质内有广泛的小钙质沉着,主要在髓质内,多发生高血钙症。海绵肾是肾髓质囊肿内钙质沉淀形成的小结石,位于锥体扩张的集合管内,在肾锥体的乳头部,呈放射状排列。

(二)超声表现

典型肾结石图像表现为肾内点状或团块状强回声,后伴声影(图 24-7-1)。一般说来,如草酸钙、磷酸钙等为主混合而成的坚硬、光滑结石,强回声团呈新月形或弧形带状,后方声影明显,诊断较为明确。而尿酸、胱氨酸等结石由于透声性好,呈点状或团块状,后方声影较弱或无声影,易和肾窦之高回声混淆，尤其是体积较小的结石。如结石在肾盂输尿管连接部造成梗阻时，表现为肾盂乃至肾盏扩张积水（图 24-7-2）。肾钙质沉淀症表现为各锥体均显示强回声，但后方声影不明显。

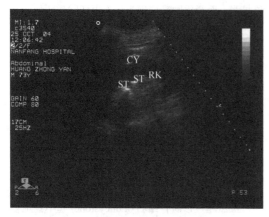

图 24-7-1　肾结石(ST)及小囊肿(cy)

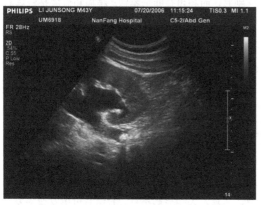

图 24-7-2　肾盂积水
肾盂与输尿管上端呈鸡冠花状

海绵肾的结石小，无声影，呈放射状排列在肾窦回声的边缘，最好用分辨力高的探头检查。

肾结石伴有肾积水时，利用三维成像仪检查，见三维图像中的结石立体感强，各方位均可观察到相应成分构成的结石形态，以及多发结石之间的空间位置、数目。

（三）鉴别诊断

肾盂肾盏内小结石在超声诊断中较为困难，容易受仪器增益的大小、肾内小钙化灶等因素影响。因此诊断上注意以下几点：①形态呈圆形或椭圆形；②位置在肾窦回声内或肾窦回声边缘；③尤其是出现在肾下盏、肾后部的强回声，诊断更明确。

二、输尿管结石

输尿管结石(ureterolith)是常见的疾病。原发于输尿管结石者少见，均由肾结石下移进入输尿管所形成。

结石下降过程中因嵌顿引起输尿管痉挛，出现肾绞痛现象。

输尿管结石常在积水时容易找到，结石回声见于积水输尿管的远端。特征是增强的弧形光带，后伴声影。具体来说，光滑致密结石常呈细狭样；疏松结石呈粗厚的光带。输尿管结石多见嵌顿于三个生理狭窄部（图 24-7-3，图 24-7-4）。

搜寻结石应先从输尿管上段开始，沿积水的输尿管逐渐向下追寻。下段结石，可使膀胱充盈后，仔细扫查膀胱，而后检查输尿管。另外利用盆腔两侧放置皮球、枕头等，加压压迫输尿管，使上段输尿管结石显露。中下段结石，可在解压后立即检查，效果较好。再者可注射利尿剂，使输尿管充分充盈，更好地显示输尿管结石。

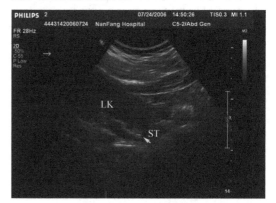

图 24-7-3　输尿上段结石
（箭头所指）并积水，LK 左肾

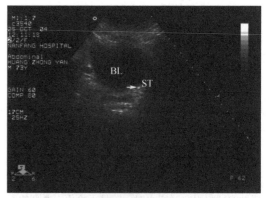

图 24-7-4　输尿下段结石(箭头所指)
BL 膀胱，ST 结石

第八节　肾　破　裂

肾破裂(rupture of kidney)为外伤作用及肾病理性破裂所致。最终由于肾包膜破裂引起肾周积血、积尿。血液和尿液还可渗入腹膜后间隙形成血肿或尿液肿物。外伤所致之肾破裂，临床上往往合并肝、脾、肺、肾和胰腺等的损伤。临床主要表现为伤侧腰腹部肿胀，疼痛或强直。并有肉眼血尿或镜下血尿出现。严重者出现休克乃至迅速死亡。

超声表现：较轻者在肾包膜下出现梭形无回声区或弱回声区，肾轮廓线局部隆起。肾周积血或积尿时，见肾包膜线不光滑，有局部回声中断现象，该处尚可见隆起的梭形或新月形弱回声区。陈旧性血肿，由于血液机化，回声增强，形似实质物。肾盏撕裂，见肾盂积血而分离，低回声区中见点状回声或低回声团块浮动，肾盏和肾盂扩张。广泛性肾破裂，肾正常轮廓丧失，肾结构回声断裂成数块而模糊不清，并且合并上述积血和积尿的图像改变。

检查肾破裂同时，应注意探查其他一些器官的情况，防止漏诊。注意腹部有无游离的液体(血液)回声。

检查者尽量使患者平卧少移动，不要拘泥于检查体位的要求。检查过程要做到手法轻，探查快捷，诊断准确。

第九节　肾　衰　竭

肾衰竭(renal failure)分为急、慢性两类。

急性肾衰竭是指各种原因使肾小球滤过率在短时间内急骤下降，出现少尿或无尿，使水盐代谢紊乱而产生氮质血症。分肾前性、肾性和肾后性三类。

慢性肾衰竭是各种病因造成肾脏慢性损害，逐渐导致肾功能丧失，出现氮质血症和一系列临床症状。造成慢性肾衰竭最多见病因是各型肾小球肾炎，其次是慢性肾盂肾炎。

肾衰竭在临床上除了引起肾衰竭原有疾病的症状和体征外，共同表现主要是尿量减少、恶心、呕吐、高血压、水肿和贫血等。

一、急性肾衰竭

肾前性急性肾衰竭，双侧肾呈正常回声，仅见有腹水、腹腔内积血等间接征象。

肾性急性肾衰竭，双肾体积呈不同程度地增大，肾实质增厚，回声增强，锥体肿大，回声减低，与肾皮质和肾窦分界清晰，并有少量腹水。

肾后性急性肾衰竭，见双侧肾积水，或者一侧见肾积水，另一侧肾发育不全。

二、慢性肾衰竭

超声表现多样。肾功能代偿期，声像图呈肾实质回声增强。病变晚期，见双肾体积缩小，包膜不光滑，实质回声明显增强(可与肝、脾等脏器回声比较)。严重者更见肾皮质与肾锥体、肾窦分界不清，肾内结构不能分辨，肾脏内部呈中等回声团块。慢性肾衰竭的严重程度，与肾脏的超声表现异常不完全平行，这点在检查中应注意。

三、多普勒表现

慢性肾衰竭时，彩色血流图呈肾内血流信号分布稀疏，皮质部更少。肾门部肾动脉内径变细，彩色多普勒信号着色较浅。脉冲多普勒频谱呈低速高阻血流，即收缩期和舒张期血流低平，以舒张期更为显著。并且从脉冲多普勒计算出的肾动脉血流速度、血流量都降低。而肾动脉的阻力指数升高。由此可判断肾功能损害程度。

第十节　移　植　肾

近年来，肾移植术在我国普遍得到开展且发展很快。超声作为一种无创伤检查手段，被引入肾移植术的监测中，临床对其要求日益增多增强。作为一种新型诊断技术，超声在不断完善和发展中，它在移植肾的监测中发挥着越来越重要的作用。

一、检　查　方　法

患者仰卧，于其右(或)左髂窝涂以耦合剂。通常以3.0～5.0MHz探头对患者的移植肾进行纵、横切扫查，显示肾脏声像图后，观察其轮廓、形态、大小内部回声分布。注意有无锥体水肿、有无异常回声、皮髓质分界是否清楚，特别注意吻合口有无狭窄。还应注意肾周回声变化，以便发现肾周血肿、感染及尿外渗等情况。测肾脏长、宽、厚径记录之。完成上述观察后，应侧动探头，必要时调整体位，以显示肾门。在肾门处见到搏动性的管状结构即为主肾动脉，顺序内进应为肾段动脉、叶间动脉，于皮髓分界处可见弓形动脉。然后将多普勒取样容积置于上述血管内分别录得其血流频谱。如仪器有彩色多普勒装置，应开启彩色多普勒显示肾脏血流，并注意观察血流的方向(颜色)、速度(亮度)及其形态(血流的分布)。

二、正常声像图

(一)二维图像

由于位置表浅且几乎不受呼吸影响，与原位肾比，移植肾更易显示。其轮廓清晰，呈椭圆形，边界规整光滑。肾内皮质呈清亮的低回声，中心集合系统与髓质呈强回声。皮、髓质对比分明，分界清楚。皮、髓质厚度比例正常。整个肾脏与周邻组织界线分明，无增大及缩小表现。

(二)多普勒频谱

正常移植肾的血流多普勒频谱与正常原位肾一样呈低阻力型，自主肾动脉至段间动脉、叶间动脉、弓形动脉，最大收缩期流速(max vel)与最小舒张期流速(min vel)呈渐降趋势，而其阻力指数(RI)则基本维持在同一低水平。血流速度在收缩期急剧上升，至中晚期达高峰，然后缓慢下降并延续至整个舒张期。有时也可出现一个相当于收缩高峰一半的初始舒张波峰。阻力指数可按 $RI = (max\ vel-min\ vel)/max\ vel$ 计算得出，正常值：$max\ vel(109\pm78)cm/S$，$RI=0.63\pm0.10$。

(三)彩色多普勒血流图像

当探头朝向肾门时，移植肾的血流向着探头显示鲜红色(反之则为蓝色)，并见其自肾门起呈树枝状，因而有人将其称为"流线型"血流(彩图153～彩图156)。

三、病理声像图

(一)肾移植排斥

肾移植排斥是肾移植术后最常见，而且是最严重的合并症。据文献报道，它占死亡总数的73.5%～94.5%，我们的资料为92.5%。肾移植排斥其临床过程可分为超急期、加速期、急性期和慢性期。因前二期几乎不可能做超声检查，超声能够为临床提供重要诊断信息的便只有后二期了。

1. 急性排斥 肾移植急性排斥有两种组织学类型——组织型和血管型。组织型排斥由细胞免疫反应引起，表现为组织间隙水肿，皮质内有单核细胞浸润。血管型排斥可由体液或/和细胞免疫引起，表现为小、中动脉的内皮细胞肿胀与内皮下间隙的浸润相结合，导致血管内膜炎，存在类纤维蛋白坏死灶。血小板和纤维素黏附在血管壁的受损处，随后可能发生血栓或受损血管闭塞。血管型排斥多见。然而不管哪一型排斥，均导致血管阻抗增加。

急性排斥时，在二维超声图像上肾脏体积显著增大，形态失常，轮廓线模糊。一般以前后径增大为著，若前后径等于横径则可认为移植肾肿大。据文献报道，84%～88%急性排斥可见肾脏异常增大。在肾内则见肾锥体肿大，它的高度通常超过其表面皮质的厚度。由于急性排斥时水肿致纤维组织增生、脂肪萎缩甚至消失而被纤维组织所取代，导致肾脏中心部肾窦回声衰减与其周围的肾实质回声不能区别，皮、髓质对比减弱，分界不清。有时还可见肾周积液。

因为间质水肿、血管内膜炎或血管栓塞导致血管阻力增加，血流受阻，尤其输舒张期血流受阻甚至血流消失而阻力指数升高。有人分别将多普勒取样容积置于主肾动脉、段间动脉、叶间动脉和弓形动脉，测得其血流速度并由此计算出阻力指数值，统计学表明它们之间无显著差异。Rifin 以 $RI\geq0.8$ 诊断移植肾急性排斥，敏感度和特异度均为69%。我们以 $RI\geq0.85$ 诊断移植肾急性排斥，敏感度为93.3%，特异度为90.9%。值得注意的是，我们的19例急性排斥中有13例舒张期血流消失，多普勒频谱呈单一的收缩期血流波峰，$RI=1$。

由于急性排斥时血管阻力增加，血管栓塞甚至局部出现坏死。肾内收缩期有血流而舒张期少血流或无血流。彩色多普勒血流图显示血流信号于收缩期呈"斑块"样或"血管截面"样出现，而舒张期血流信号暗弱或消失。故有人将其称为"斑块型"(彩图157～彩图160)。

2. 慢性排斥 移植肾慢性排斥在二维图像上可见其增大也可不增大，轮廓线模糊，边界不规整。肾皮质内有点状增强回声分布且与中心集合系统及肾窦回声融合在一起，使得皮髓质分界不清。

慢性排斥时病理上最明显最重要的改变是血管内膜及平滑肌细胞增生，血管阻抗增加。血流速度减慢，舒张期更甚。多普勒呈高阻力频谱，阻力指数明显升高。Steven Don 以 $RI\geq0.70$ 诊断移植肾慢性排斥，特异度为93%，敏感度为27%。我们以

RI≥0.78 诊断，特异度为 80%，敏感度为 85.7%。

移植肾慢性排斥时，由于阻力增大，舒张期血压较正常时低，因而流速更慢，流量更少。在彩色多普勒血流图像上，血流信号呈"星点"状散在分布，且着色暗淡，时隐时现。因此有人将此型的彩色多普勒血流图像形态称为"星点型"。

(二)急性肾小管坏死

急性肾小管坏死，肾脏体积可以增大，也可以在正常范围之内。由于肾间质水肿，也可见肾锥体肿大与突出。声像图表现极似急性排斥的肾脏。急性肾小管坏死因少累及血管，其彩色多普勒血流图像多无异常；频谱多普勒及阻力指数亦多正常，这是它与急性排斥的重要区别点。若做超声造影，造影剂灌注会差些（彩图 161～彩图 162）。

(三)孢素肾中毒

移植早期环孢素肾中毒主要是肾小管异常。此时临床上出现少尿、无尿及血肌苷升高等征象。由于血管无明显改变，声像图上除可能有肾脏增大外，其他并无异常。后期病情进展虽累及血管，病变散布在整个肾脏，不导致周围阻力明显改变，声像图正常。彩色多普勒血流分布正常。多普勒频谱形态及阻力指数均正常。

(四)肾周血肿

肾周血肿多数出现于术后一周以内，超声极易探及，声像图表现为肾周见无定形、轮廓清晰、边界线光滑的低回声团。早期为新鲜血液，透声良好。血肿如不过大且不压迫输尿管和肾小管则不对肾脏造成影响，因而肾脏的声像图、彩色多普勒血流分布、频谱多普勒形态和阻力指数均无异常。血肿本身无需特殊处理（图 24-10-1）。

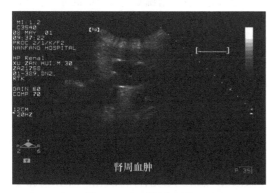

图 24-10-1　肾周血肿
右髂窝移植肾(RENAL)之外见一低回声区(M)

(四)吻合口狭窄

吻合口狭窄一是指输尿管——膀胱吻合口狭窄，另一是指主肾动脉与受体髂内动脉或髂外动脉之间的吻合口狭窄。它可由吻合术本身造成，更多由水肿、炎症、血块和一些分泌物堵塞造成。如系输尿管——膀胱吻合口狭窄，尽管可使血管阻力指数增高，更引起肾盂积水及梗阻上段输尿管扩张，超声较易发现，可资鉴别。如系动脉吻合口狭窄，则肾血流量减少，整个肾有缺血症，狭窄处血流加快，这些亦易为超声所检出（彩图 163、彩图 164、图 24-10-2、图 24-10-3）。

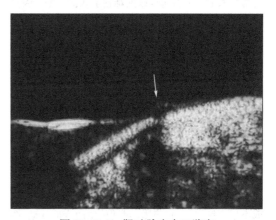

图 24-10-2　肾动脉吻合口狭窄
超声造影显示狭窄部位(箭头所指)

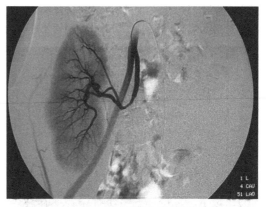

图 24-10-3　肾动脉吻合口狭窄
DSA 显示狭窄部位(箭头所指)

上述是肾移植术后最常见、最重要的几个合并症，还有移植肾结石、肾结核、肾周感染、肾静脉血栓形成、尿外渗、巧克力样囊肿等合并症。超声检查者的责任在于，运用自己的基础知识，发挥本技术的特长，细心检查，并密切结合临床表现及核素显像、DSA、CT、MRI、肾活检等特殊检查结果，及时地检出这些合并症，并指导临床做出适时正确的处理，保护人、肾安全。

第十一节 膀 胱 结 石

膀胱结石(evesical calculus)是泌尿系统常见疾病。多见于男性，常继发于下尿路梗阻，老年前列腺增生患者因尿路不畅也易发生膀胱结石。也可由肾、输尿管结石下落膀胱所致，膀胱憩室也是膀胱结石形成的常见原因。当结石刺激膀胱壁或伴感染时，可出现尿痛、尿急、尿频及血尿等症状。结石堵塞后尿道口可引起排尿困难甚至尿流中断。因其简便无创、患者无痛苦、检出率高、准，超声是诊断膀胱结石的首选方法。

一、病 理 概 要

结石主要由草酸钙、磷酸盐、尿酸盐等混合而成。有的结石是以异物为核心钙盐沉积形成。

二、超 声 表 现

膀胱暗区内见一个或多个强回声团，呈卵圆形或不规则形，后方伴声影，可随体位改变而移动(图24-11-1)。结石密度较高时，因声波不能穿透，在其表面产生强反射，仅能显示表其"壳状"强回声，后方伴声影。较为疏松的结石，声波能穿透，能显示其完整轮廓，回声强，后方声影可有可不明显。

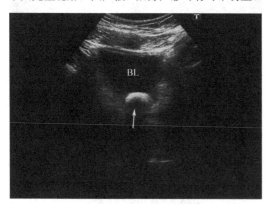

图 24-11-1　膀胱结石
膀胱(BL)内见一强回声团，略呈卵圆形，后方伴声影

三、鉴 别 诊 断

(一)膀胱肿瘤

呈实性低回声与结石强回声迥异，但当肿瘤表面坏死伴钙质沉积时，也表现为强回声团伴声影，声影掩盖了钙化灶下方的肿瘤组织，易误诊为膀胱结石。然而其表面粗糙不平、不随体位改变而移动。经直肠扫查，可清楚显示肿瘤组织和钙化灶，肿瘤组织与膀胱壁相连，其内可见彩色血流信号，可资鉴别。

(二)膀胱异物

异物回声可呈各种形态，如条状、点状、或不规则形等，与结石易于区别。但以异物为核心形成的较大膀胱结石，可不显示异物形态，只能在手术取石后剖开结石，才能发现异物。

(三)膀胱内血凝块

呈片状或不定形的低至中等强度回声团，后方无声影，变换体位其形态可改变，可与结石鉴别。

第十二节 膀 胱 憩 室

膀胱憩室(bladder diverticula)乃膀胱壁局部向外凸出形成的囊袋状结构，有先天性和后天性之分。先天性少见。后天以 50 岁以上男性多见，多以膀胱刺激征就诊而被发现。超声是首选检查方法。

一、病 理 概 要

先天性膀胱憩室是膀胱壁局部发育薄弱所致，多为单个憩室。后天继发性膀胱憩室则多由前列腺增生、尿道狭窄等下尿路梗阻病变引起，可单个、也可多个。憩室腔的大小差异很大，大者可如膀胱、甚至更大，小者仅 1～2cm。憩室壁缺乏完整肌层。继发性憩室多位于膀胱侧壁及后壁也可位于其他部位，但不发生于三角区。憩室腔内可并发结石、肿瘤等，也可破裂穿孔，尿液漏入腹腔。

二、超 声 表 现

膀胱壁侧方、后方或上方见囊袋状液暗区，边界整齐，紧挨膀胱，仔细观察膀胱与憩室之间可见交通口(图 24-12-1)。膀胱充盈时，憩室可有不同程度增大；膀胱排空后，憩室明显缩小或消失。若并发感染，憩室内可见有点状高回声漂浮、沉积。憩室内有结石时，结石呈强回声团伴声影，可随体位变动而移动。合并肿瘤时，腔内有实性回声团块，与膀胱壁相连，CDFI 可见红色血流信号。

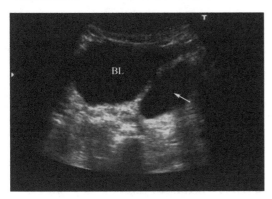

图 24-12-1　膀胱憩室

膀胱(BL)左侧壁见一囊袋状液暗区，边界清，紧挨膀胱，膀胱与液暗区之间有交通口(箭头所指)

三、鉴别诊断

(一)卵巢囊肿

为圆形或椭圆形液暗区，囊壁光滑清晰。多切面扫查，囊肿与膀胱壁分界清楚，不与膀胱相通，膀胱充盈或排尿后囊肿大小无变化。

(二)重复膀胱、中隔膀胱及多房膀胱

此类病变少见，常合并其他泌尿生殖器畸形，通过询问病史、临床其他检查结果及多切面超声探测，不难鉴别。

第十三节　膀胱肿瘤

膀胱肿瘤(bladder tumor)是泌尿系统中最多见的肿瘤，多发于 40 岁以上的成人，常以无痛性肉眼血尿就诊而被检出。超声是膀胱肿瘤的首选诊断方法，其简便、准确，并可对肿瘤浸润程度进行分期。

一、病理概要

绝大多数膀胱肿瘤都是恶性的，只有极少数是良性的。95%以上膀胱肿瘤来源于膀胱黏膜上皮，只有不到 5%来源于间叶组织。来源于黏膜上皮的肿瘤主要有移行细胞癌、鳞状细胞癌和腺癌，其中以移行细胞癌最多见(约占 90%)，鳞状细胞癌次之(约 7%)，少数(1%~2%)为腺癌。来源于间叶组织的肿瘤多为良性，有膀胱血管瘤、纤维瘤和平滑肌

瘤等；恶性者罕见，多为肉瘤，好发于婴幼儿。膀胱肿瘤好发于膀胱三角区、侧壁和后壁，顶部少见。可单发也可多发，可同时伴有肾盂、输尿管肿瘤。

膀胱肿瘤形态多样，可呈有蒂乳头状、绒毛状及分叶状，也可呈无蒂的结节浸润状。肿瘤可向深部浸润，直至膀胱外组织。淋巴转移是常见的转移途径，浸润浅肌层者约 50%淋巴管内有癌细胞；浸润深肌层者几乎全部淋巴管内都有癌细胞；浸润至膀胱周围组织时，多数已有远处淋巴结转移，转移至髂动脉旁和主动脉旁淋巴结。晚期多血行转移，可转移至肺、肝、肾和皮肤等处。

膀胱肿瘤依其膀胱壁浸润的深度(T)、盆腔或腹腔淋巴结浸润程度(N)及其他器官转移情况(M)进行分期，即 TNM 分期：0 期(原位癌，限于黏膜的乳头状癌)；T1 期：黏膜下层受浸润；T2 期：浅肌层受浸润；T3a 期：深肌层受浸润；T3b 期：膀胱周围脂肪层受浸润；T4 期：膀胱外盆腔淋巴结受累及远处淋巴结转移。

二、超声表现

(1)早期膀胱壁增厚，呈局灶性低、中回声突向膀胱内，后方无声影，不随体位改变而移动。

(2)膀胱内出现结节状、菜花状、乳头状等低中强度回声团块，其大小、个数不同。瘤体基底部可宽、可窄。可有蒂也可无蒂。

(3)膀胱肿瘤表面有钙化时，表现为强回声团伴声影，易与结石混淆，但其不随体位变化而移动。经直肠扫查时，可显示钙化灶后方的瘤组织，为不均质等回声或弱回声团，与膀胱壁相连。

(4)CDFI 显示团块内有彩色血流信号，PW 可录及动、静脉血流频谱(彩图 165)。

(5)膀胱肿瘤的病理分期与超声表现有一定对应关系，大致是：

1)T1 期，肿瘤浸及黏膜及黏膜下层，有蒂，基底小，局部膀胱壁光滑，回声连续。

2)T2 期，肿瘤浸及浅肌层，膀胱壁界线不清，基底略大。

3)T3 期，肿瘤浸及深肌层，基底宽阔，膀胱变形，壁增厚，回声模糊。

4)T4 期，肿瘤浸及膀胱壁外和盆腔淋巴结，壁增厚，回声中断，膀胱变形，盆腔内显异常回声。

三、鉴别诊断

1. 膀胱结石　膀胱肿瘤伴有坏死钙化时，后方

可有声影，易误诊为结石，但膀胱结石可随体位改变而移动。膀胱肿瘤伴有坏死钙化时，经直肠途径扫查可清楚显示瘤体及膀胱壁受浸润破坏，易于诊断。

2. 膀胱内凝血块 体积大，呈扁平状，与膀胱壁分界清，改变体位可朝重力方向飘移。

3. 前列腺增生 易与膀胱颈部肿瘤混淆。前列腺增大、形态失常并突入膀胱腔，但其表面较光滑，膀胱壁回声连续完整。若合并膀胱炎或其他情况，膀胱充盈有困难，经腹扫查不易区分时，可采用经直肠超声探测，不难鉴别。

第十四节 膀胱异物

膀胱异物(bladder foreign body)大多由患者本人经尿道逆行放入，少数由膀胱外伤或手术遗留所致。异物种类繁多，诸如发夹、廻形针、塑料管、石蜡等等。由于异物对膀胱黏膜的刺激，患者常出现尿痛、尿急，血尿等症状。超声能清楚显示各类异物的形态、大小，是首选检查方法。

一、病理概要

因异物对膀胱黏膜的刺激可引起感染、出血。

由凝血块包裹异物致钙质沉着可形成结石。

二、超声表现

(1)膀胱异物依其原物不同而呈膀胱腔内条状、点状、团块状、圈环状或不规则的异物回声。变换体位多切面扫查可较真实显示异物形态。

(2)异物回声与其质地有关，金属异物常呈强回声伴声影或慧尾征，非金属异物呈高、强回声不伴声影如导尿管及其他胶导管常呈高回声不伴声影。

(3)异物与膀胱壁一般界线清晰且可随体位改变而移动，检查时应予注意。

三、鉴别诊断

当超声检查发现异常回声并疑为异物时，仔细询问病史至关重要。注意与我们上几节所介绍的膀胱结石、膀胱肿瘤、膀胱内凝血块、膀胱憩室等进行鉴别，不难作出正确诊断。

(吕仕军 罗泽锋 龚渭冰)

第二十五章 前列腺阴囊及睾丸疾病

第一节 解 剖 概 要

男性生殖系统分为内生殖器和外生殖器。男性内生殖器包括主要前列腺、睾丸及附睾、精囊等，男性外生殖器包括阴囊和阴茎(图25-1-1)。

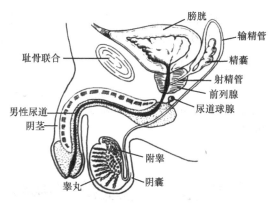

图 25-1-1 前列腺阴囊及睾丸解剖结构图

一、前 列 腺

前列腺(prostate)是由腺体和纤维肌肉组织组

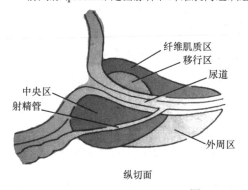

纵切面

成的腺肌性器官，质地硬，外有包膜，位于膀胱颈部后方，包绕后尿道。前列腺外形如栗状，尖向下而底向上，前面隆起，后面平坦，后正中有一条纵沟，为前列腺沟，经直肠指检时，可触及此沟。前列腺大小随年龄而变化，多随年龄增长而增大。

1930 年，Lowsley 将前列腺分为 5 叶，即左右侧叶、后叶、中叶和前叶(图25-1-2)。

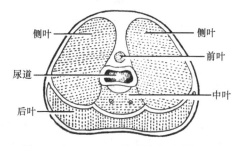

图 25-1-2 Lowsley 前列腺分叶(横切面)

1954 年，Franks 根据从组织学及前列腺疾病的发生部位等角度，将其分为内腺和外腺两个部分，内腺是前列腺增生的好发部位，外腺对雄激素敏感，是前列腺癌的好发部位。1986 年，MeNeal 提出前列腺的区带分法，将前列腺分为 4区：纤维肌质区、外周区、移行区和中央区(图25-1-3)。

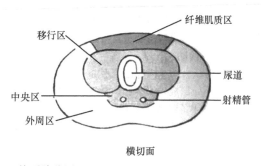

横切面

图 25-1-3 McNeal 前列腺分区

老年人因激素平衡失调或某些生长因子的作用等原因引起的前列腺增生，主要是尿道周围移行区的腺组织、结缔组织和平滑肌的增生而引起前列腺肥大。外周区是前列腺癌的好发部位。

二、阴囊及睾丸

阴囊(scrotum)为一囊袋状结构，中间有一纵向隔膜，将阴囊分为左右两个囊腔，同侧之睾丸、附睾及下段精索位于其中(图25-1-4)。

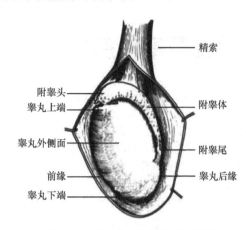

图25-1-4 阴囊、睾丸解剖结构图

阴囊壁由外向内依次为皮肤、内膜、精索外筋膜、提睾肌、精索内筋膜及鞘膜。胚胎时期，腹膜随着睾丸下降呈囊状称鞘状突，出生前该囊腔于内环至睾丸之间闭锁，睾丸部仍呈囊状称鞘膜，将睾丸包裹，内层称脏层，外层称壁层，期间有少许浆液。若鞘状突未封闭，则形成交通性鞘膜积液或先天性腹股沟斜疝。

睾丸(testis)呈卵圆形结构，左右各一，大小约4cm×3cm×2cm，重10~15g。表面光滑，后侧与附睾相连，由精索将其悬吊于阴囊内。睾丸表面除了与附睾相连的部分外，均由鞘膜脏层覆盖，其下为坚韧结实的白膜。睾丸后上方，即睾丸门所在处的白膜增厚，形成睾丸纵隔，由此分支许多纤维组织，伸向睾丸实质，呈扇形展开，将睾丸分成400个左右睾丸小叶，每小叶内有2条以上曲细精管。曲细精管合并成直精小管，在睾丸纵隔内构成睾丸网，由此分出15~20条睾丸输出小管，最后合并为一条附睾管，穿过白膜进入附睾头部，蟠曲成为附睾。睾丸血液供应主要来自精索内动脉、精索外动脉及输精管动脉，三支血管在睾丸门处进入睾丸，呈放射状分布。静脉回流形成蔓状丛，经腹股沟管于内环处形成精索静脉，由此于肾静脉下方斜行入下腔静脉，左侧呈直角入肾静脉。

附睾(epididymis)为半月形小体，分头、体、尾三部，附着于睾丸的外后侧面，头部位于睾丸的上极，尾部位于睾丸的下极，体部位于两者之间。

输精管(ductus deferens)是附睾尾部附睾管的延续，向上与精索同行，通过腹股沟管进入盆腔，末端膨大扩展形成输精管壶腹，最后与精囊管汇合，形成射精管。

(黄 君)

第二节 探测方法及正常图像

一、前 列 腺

(一)检查前准备

经腹壁扫查时，膀胱适当充盈或少量尿液即可。经直肠扫查时，膀胱排空或有少量尿液均可。经会阴部途径扫查时无需特殊准备。

(二)体位

经腹壁扫查时取仰卧位，经直肠扫查时取左侧卧位，经会阴扫查时取仰卧位。

(三)探头频率

经腹和经会阴扫查时，探头频率较低，为3.0~5.0MHz。经直肠扫查时，探头频率较高，为5.0~10.0MHz。

(四)扫查方法

1. 经腹扫查 最常用，以膀胱为透声窗，纵、横或多方位扫查前列腺。

2. 经直肠扫查 通常取左侧卧位，探头外套一胶套，表面涂耦合剂或液状石蜡经肛门插入直肠。此法可清晰显示前列腺形态、大小及各叶结构，测量各径线，被认为是显示前列腺的最佳方法。

3. 经会阴部扫查 取仰卧位，两腿分开，探头涂耦合剂后在会阴部或肛门前缘加压探查，可观察前列腺矢状及冠状切面图像。

(五)正常图像及正常值

无论何种途径的前列腺横切图像呈栗子状包膜完整，呈带状高回声，内部组织呈弱回声，分布均匀(图25-2-1)。

纵切面呈椭圆形。正中矢状切面可见稍凹入的尿道内口，尿道多显示不清或呈带状稍高回声，与尿道内口相连。在前列腺后方两侧可见对称的长条状低回声为精囊，有包膜，边界清，内为均匀低回声。

二、阴囊及睾丸

(1)检查前准备 无须特殊准备。

(2)体位：仰卧位或站立位。

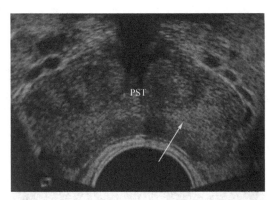

图25-2-1　正常前列腺(PST)声像图(经直肠超声)

(3)探头频率：采用高频线阵探头，频率为5.0～10.0MHz。

(4)扫查方法：患者取仰卧位或站立位，裤子褪至大腿根部以下，充分暴露外阴，固定阴囊及睾丸，涂耦合剂后探头直接与皮肤接触进行扫查。阴囊、睾丸扫查常取仰卧位，位置易于固定。隐睾、精索静脉曲张及斜疝扫查多取站立位，使隐睾和疝下降、精索静脉充盈，易于查找及显示病变。

(5)正常声像图及正常值正常睾丸呈椭圆形，包膜光滑完整，实质呈等回声，分布均匀(图25-2-2)。

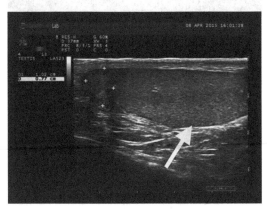

图25-2-2　正常睾丸附睾声像图
睾丸呈椭圆形，包膜光滑完整，实质呈均匀等回声(箭头所指)
附睾(+…+标记区)呈新月形紧贴睾丸上端，回声均匀

睾丸大小约 4cm×3cm×2cm。彩色多普勒显示睾丸内动脉血管自睾丸门进入睾丸实质，呈扇形分布，其最大血流速度应＞1.0m/s，阻力指数为0.48～0.75，平均 0.62。睾丸静脉与动脉伴行时可被显示。

附睾头呈半圆形或新月形，紧贴睾丸上端和后缘。上端膨大部分为附睾头，中间为附睾体，下端细长部为附睾尾。正常情况下，附睾体、尾较小，

超声不易显示。附睾头长轴切面呈三角形或新月形，短轴切面呈圆形或椭圆形，内部回声分布均匀，回声强度与睾丸相近或略强，与睾丸分界清楚。其长径 9～16mm，厚径 6～12mm，宽径 9～16mm。

(黄　君)

第三节　前　列　腺　炎

一、急性前列腺炎

急性前列腺炎(acute prostatitis)主要由尿道上行性感染引起，也可由血行性感染引起。临床表现起病急、有寒战、高热、会阴部疼痛，尿道有炎性分泌物排出，有时可出现排尿痛、排尿困难或急性尿潴留等症状。

1. 病理概要　前列腺组织水肿，白细胞弥漫性浸润，有时精囊亦受累，经治疗后大部分病例炎症可以消退，少数严重者转变为前列腺脓肿。

2. 超声表现　前列腺大小正常或轻度增大，两侧形态基本对称，边界回声清晰，包膜完整。腺组织呈弱回声，回声均匀或大致均匀。少数情况下，腺体内可见单个或多个不规则低回声区。前列腺脓肿形成时，腺体肿大，内可见有不规则液暗区，壁欠光滑，因组织不全液化，液暗区内有少量组织回声或有细小点状漂动。脓肿较大时前列腺形态失常，被膜局部隆起。对前列腺组织的观察，采用经直肠途径扫查获得的图像较经腹扫查及经会阴扫查清晰。

3. 鉴别诊断　急性前列腺炎根据病史、临床症状及直肠指诊即可确诊，超声图像无特征性，超声扫查仅起辅助诊断作用，可观察有无脓肿形成或排除其他疾病。

二、慢性前列腺炎

慢性前列腺炎(chronic prostatitis)患者可有会阴部不适或隐约胀痛、尿道口流白色液体、排尿刺激征、性功能障碍、神经官能症等症状。

1. 病理概要　病因分细菌性和非细菌性两类，以非细菌性多见，可能与盆腔充血、微生物感染、自体免疫性因素等有关。病理改变可有前列腺增大、纤维化或瘢痕形成。

2. 超声表现　慢性前列腺炎的声像图表现变化较大。前列腺可稍增大、正常或小于正常，包膜完整、内部回声不均，呈不规则的点状、斑片

状回声，形态大小不一，与前列腺癌不易区分。有时也可表现为正常图像。慢性前列腺炎常伴有前列腺钙化，腺组织内可见单个或多个强回声斑块，后方伴或不伴声影。腺体对邻近组织器官无继发性压迫或侵犯征象，精囊、膀胱等结构亦无异常形态。

3. 鉴别诊断 慢性前列腺炎依据临床症状和前列腺液化验即可诊断，声像图表现无明显特征性，但对鉴别诊断有一定意义。

(1)前列腺增生症：前列腺增大，外形饱满，增大的腺体突向膀胱腔，呈"憎帽状"。腺体内回声不均匀。经直肠扫查可清楚显示内腺增生。

(2)前列腺癌：前列腺内见有不均质低回声区，多位于边缘，包膜回声中断破坏现象。有时不易与慢性前列腺炎区别时，需经直肠超声引导下对可疑病变区进行穿刺活检，送病理确诊。

（黄　君）

第四节　前列腺增生(附结石)

前列腺增生(hyperplasia of prostate)因增生的腺组织压迫尿道，使尿道变细，排尿受阻，患者常有尿频、尿流缓慢、排尿费力等症状。前列腺增生容易诊断，直肠指诊及超声等方法都能显示增大的腺体。

一、病 理 概 要

前列腺增生症是老年男性的常见病，病因不清。可能与性激素平衡失调有关。病理表现为腺组织增生，形成结节。增生部位主要在尿道周围腺体，形成单个或多个腺瘤结节。腺瘤结节从两侧压迫尿道，使尿道变细、膀胱颈部两侧向上隆起。内腺膨胀性生长压迫外腺，导致外腺萎缩。萎缩外腺有时薄如橘皮，包绕增生的内腺，临床上称为"外科包膜"。增生腺体压迫尿道，造成下尿道梗阻，尿流排出不畅，膀胱逼尿肌代偿性肥大，膀胱壁增厚和假性憩室。

二、超 声 表 现

Viller 等许多学者对前列腺解剖形态、组织结构和病理改变在超声图像中的表现做了细致的观察分析，说明了超声检查的直观和准确。

前列腺肥大，形态饱满，前后径增大常比横径

增大更明显。增大的腺体可呈圆形或椭圆形，边界清晰，包膜完整(图 25-4-1)。

增大腺体引起膀胱颈部变形抬高，严重者突入膀胱腔内(图 25-4-2)。

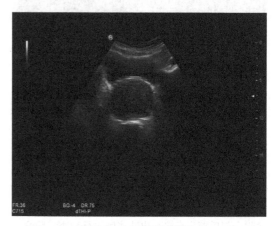

图 25-4-1　前列腺增生

经腹扫查见前列腺增大，形态饱满，包膜完整，实质回声不均，内腺增生明显

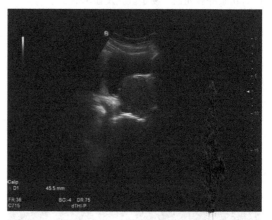

图 25-4-2　前列腺增生

经腹扫查前列腺明显增大，增大的前列腺突出膀胱腔，膀胱壁光滑、连续、完整。腺组织回声不均，膀胱腔内还可见导尿管水囊

经腹部扫查，因探头频率低，腺体位置深，显示增生腺体内部呈均匀或不均匀的实性回声，不易区分增生的结节。经直肠腔内扫查，探头频率高，距腺体近，可清楚显示增生的结节及增生的内腺和萎缩的外腺，两者分界清楚(图 25-4-3)。

增生结节多呈圆形等回声或略高回声团，极少呈弱回声，边界清，有时可见有声晕，整个内腺呈非均质性改变。少数患者，腺体呈弥漫性增生，回声不均，但无明显结节。前列腺增生常合并有前列腺结石(图 25-4-4)。

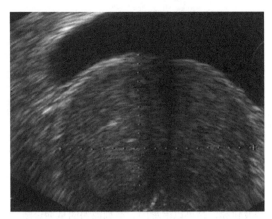

图 25-4-3　前列腺增生

经直肠扫查前列腺明显增大，形态饱满，包膜光滑完整，实质回声不均，内腺明显增生，外腺受压变薄（箭头所指）

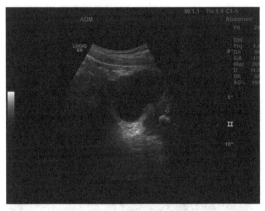

图 25-4-4　前列腺增生伴结石

前列腺明显增大，形态饱满，内见一强回声团（箭头所指），声影不明显

结石分布于内外腺交界处，呈斑片状强回声团，多数无声影，少数有声影。前列腺增生的间接征象：膀胱残余尿增多，壁代偿性增厚和假性憩室形成，双侧肾盂、输尿管积水等。

三、鉴　别　诊　断

1. 慢性前列腺炎　前列腺大小正常或稍大，内部回声不均，包膜可增厚。结合临床症状、直肠指诊及前列腺液检查可以鉴别。

2. 前列腺癌　主要表现为腺体增大，形态失常，包膜连续性差或中断破坏，内部不均，病变多发生在周围区。对可疑患者及早期较小肿瘤，最可靠的鉴别方法仍是经直肠超声检查，并在超声的引导下进行穿刺活检。

（黄　君）

第五节　前　列　腺　癌

前列腺癌（prostate cancer）：是好发于老年男性的常见疾病，欧美国家发病率高，我国发病率低，但近来有上升趋势。前列腺癌发展至中晚期时，超声易于诊断，经直肠超声检查能更清楚地了解邻近组织受侵情况。以往认为超声对前列腺癌的早期诊断较为困难，随着超声分子影像学及剪切波超声弹性成像技术的发展及临床研究应用，证明其对前列腺癌早期的诊断具有重要的价值。

在此基础上可再结合直肠指诊、前列腺特异性抗原（PSA）等检查进行诊断，对还不能确诊的病例，行超声引导下前列腺穿刺活检。

一、病　理　概　要

病因尚不清楚，病理为前列腺腺泡或导管上皮恶性增生，肿瘤常先在包膜下形成结节，质硬，数目不等。癌细胞可较早侵入组织间隙，发生骨转移，血中酸性磷酸酶常增高。

前列腺癌的发生部位，在不同的分类方法有不同的描述：按 Loesley 分法，前列腺癌好发于后叶。按 Franks 分法，前列腺癌好发于外腺。按 MeNeal 区带解剖分法，大多数前列腺癌发生于周围区及中央区，20%左右发生于移行区。

前列腺癌的临床分期（美国泌尿协会 AUA，Whitmore 分期法）如下。

A 期：早期病变，直肠指诊难以发现。A1 期：局灶性小结节病变，细胞分化程度良好，可以多年呈隐匿性生长。A2 期：病变稍大，呈多灶性或弥漫性生长，直肠指诊阴性，但病理显示细胞分化程度不良，生长迅速。

B 期：肿瘤局限于前列腺包膜内，指诊可触及，仍属于早期癌，可采取手术方法根治。B1 期：结节样病灶相对局限。B2 期：病变常向前列腺中央浸润扩散。部分肿瘤呈弥漫性生长，可有盆腔淋巴结转移。

C 期：肿瘤生长突破包膜，常有淋巴结转移，指诊可触及，但无远处器官转移。采取手术根治结合放射治疗，有可能治愈。

D 期：以远处转移为特征，以骨转移为多见。但前列腺的局部癌组织癌变可呈 A、B 或 C 期。

二、超声表现

早期前列腺癌主要表现为腺体内低回声结节（图 25-5-1）。

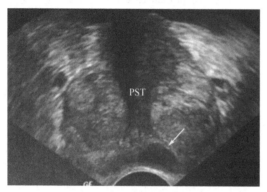

图 25-5-1　早期前列腺癌

经直肠扫查见前列腺周围区有一实性低回声结节，边界尚清（箭头所指）

少数也表现为高回声、混合回声或等回声结节，边界欠清，多发生在周围区，较大的结节可有被膜隆起。前列腺增大不明显，形态基本对称或轻度不对称，包膜尚未被破坏、仍完整。

中晚期前列腺癌主要表现为前列腺增大，两侧不对称，形态失常，包膜回声中断，可见有不规则隆起（图 25-5-2）。

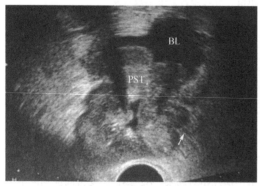

图 25-5-2　中晚期前列腺癌

经直肠扫查前列腺实质回声不均匀，形态失常，边界欠清，前列腺被膜破坏中断，瘤组织侵入周围组织（箭头所指），BL 膀胱，PST 前列腺

前列腺内部回声不均，病变部位可呈等回声、高回声或混合回声团，形态不规则，边界欠清。肿块可侵犯精囊、前列腺周围、膀胱和直肠壁等处，相应组织结构有破坏的表现。

Lee 根据前列腺癌经直肠途径扫查声像图表现分为 A、B、C 三期。UA 期：肿块局限于腺体内，直径小于 1.0cm。UB1 期：肿块直径 1.0～1.5cm。UB2 期：肿块直径＞1.5cm，受累组织＞50%。UC 期：肿瘤超出腺体或有精囊受累。UC1 期：受累腺组织＜50%。UC2 期，受累组织＞50%。这种分期方法与手术切下的标本相符程度很高。

前列腺癌早期发现对治疗及预后有重要意义，尸检及外科资料表明，直径＜1.5cm 的肿块通常并未侵及包膜，是可以治愈的。前列腺癌的早期诊断，以往认为直肠指诊是最敏感的方法，近来国内外大量研究证明前列腺癌结节的超声造影（contrast-enhanced Ultrasound, CEUS）表现与正常组织及其他病变有较大差异，前列腺癌的诊断准确率明显提高。

推注超声造影剂后，癌结节表现为早期灌注、消退较周围内腺实质快，时间-强度曲线分析显示恶性病灶造影峰值强度显著＞良性结节（图 25-5-3、彩图 166）。

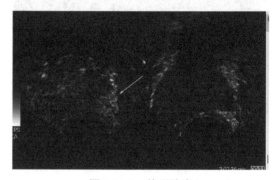

图 25-5-3　前列腺癌

超声造影显示左侧外腺前列腺癌结节（箭头所指）呈高增强显影

1998 年 Krouskop 报道前列腺肿瘤组织与正常组织的硬度存在差异，2003 年，Sperando 等使用经直肠探头手动施压进行前列腺弹性成像，通过组织形变的差异来鉴别前列腺肿瘤的良、恶性。Miyanage 等研究得出对前列腺的经直肠常规超声检查结合弹性成像对前列腺恶性肿瘤的检出率为93%（彩图 167）。

超声弹性成像技术对前列腺癌的诊断虽然具有重要的临床意义，但目前还是存在一定的局限，因为前列腺癌的弹性成像需人为手动施压，对压力大小目前无统一的标准，不同的操作者对同一患者可能得出不同的检查结果，还有当前列腺体积过大时，压力传导不够或传导不均匀，可能造成假阳性或假阴性的诊断结果。

早期前列腺癌的声像图表现可能无特异性，不易与其他病变区别，需要去组织活检确诊。若经直肠超声检查发现下例异常之一就应该进行活检：①周围区低回声病变；②周围区回声不对称；③前列腺局部隆起；④包膜或包膜周围不规则表现。超声引导下经直肠穿刺前列腺内低回声病灶，发现前列腺癌的阳性预测值为21%～41%；若同时指诊也异常，则阳性预测值上升至52%；若PSA也异常，则阳性预测值升至71%。如果指诊正常，则阳性预测值仅为24%；如果仅PSA正常，则阳性预测值为12%；如果指诊和PSA两项都正常，则阳性预测值降为5%。

三、鉴别诊断

1. 前列腺增生症　前列腺增大，形态饱满，包膜回声完整，内部回声均匀或不均匀，声像图上有时不易与早期前列腺癌区别，还需要在超声引导下对病变部位进行穿刺活检确诊。

2. 慢性前列腺炎　前列腺增大，内部回声可强可弱，分布不均，包膜增厚粗糙，结合临床症状及前列腺液化验检查可诊断，必要时行穿刺活检确诊。

3. 膀胱肿瘤　膀胱癌可浸润前列腺，使之增大变形，前列腺癌也可侵犯膀胱壁向膀胱突入生长，通过CDFI观察肿瘤组织血流方向有助于鉴别诊断，血流信号自膀胱壁朝向前列腺组织应考虑膀胱癌浸润前列腺，反向则考虑前列腺癌浸润膀胱壁。膀胱镜或前列腺穿刺活检可确诊。

（黄　君）

第六节　鞘膜积液

睾丸鞘膜积液（hydrocele）就是围绕睾丸的鞘膜腔内液体积聚超过正常量。临床表现为阴囊肿大，阴囊内肿物表面光滑，有弹性囊样感，透光试验阳性。

一、病理概要

按发生原因分为原发性和继发性两种。原发性无明显诱因，病程缓慢；继发性则有原发病，如睾丸、附睾或精索炎症、创伤，以及心力衰竭、腹水等全身性疾病。病理检查鞘膜常有增厚、钙化、纤维斑块形成及慢性炎症反应。慢性鞘膜积液可引起睾丸萎缩。

鞘膜积液根据积液所在部位分四型（图25-6-1）。

1. 睾丸精索鞘膜积液　又称婴儿型鞘膜积液，精索鞘状突部分未闭与睾丸鞘膜腔形成一体，不与腹腔相通。

2. 睾丸鞘膜积液　最常见，积液位于睾丸鞘膜囊内，包绕睾丸。

3. 交通（先天）性鞘膜积液　精索鞘状突完全未闭，与腹腔及睾丸鞘膜相通，阴囊积液实为腹腔积液。

4. 精索鞘膜积液　鞘状突部分局限性扩张，两端闭锁，不与腹腔相通及睾丸鞘膜囊相通。

若开口很大，可同时伴有疝，称为疝性鞘膜积液。

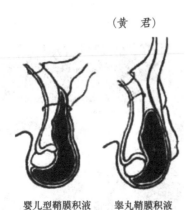
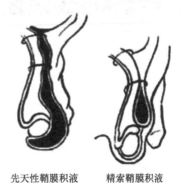

婴儿型鞘膜积液　　睾丸鞘膜积液　　　先天性鞘膜积液　　精索鞘膜积液

图25-6-1　鞘膜积液分型模式图

二、超声表现

1. 睾丸鞘膜积液　其阴囊内无回声液性暗区三面包绕睾丸，呈囊肿样，睾丸附着于鞘膜囊的一侧（图25-6-2）。

液性暗区内可见有散在点状漂浮回声，变动体位显示更明显。

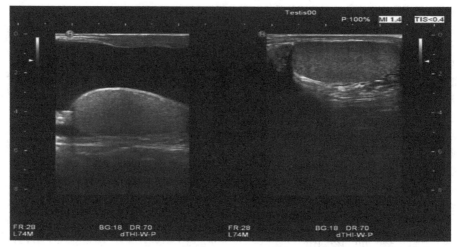

图 25-6-2　睾丸鞘膜积液(图右侧)与正常睾丸对比图像(图左侧)

图左侧阴囊内见无回声暗区包绕睾丸,睾丸包膜光滑完整,实质回声均匀,附着于鞘膜囊的一侧

2. 精索鞘膜积液　液体积聚在精索部位,呈圆形或椭圆形无回声区,位于阴囊上方或腹股沟管内(图 25-6-3)。

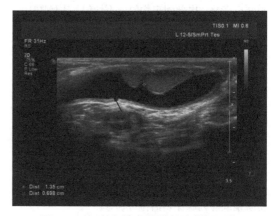

图 25-6-4　睾丸精索鞘膜积液(婴儿型)

液性暗区向上延伸至精索(箭头所指)

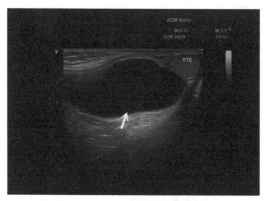

图 25-6-3　精索鞘膜积液图像

液体积聚在精索部位(箭头所指),呈椭圆形无回声区,内透声好,位于腹股沟管内

3. 睾丸精索鞘膜积液(婴儿型)　液体除包绕睾丸外还延伸至精索(图 25-6-4)。

4. 交通(先天)性鞘膜积液　因精索鞘状突未闭,与腹腔及睾丸鞘膜腔相通,鞘膜积液量可随体位改变而变化(图 25-6-5)。

若交通管细小,积液量变化缓慢,超声也难以发现,不易与睾丸精索鞘膜积液区分,需结合病史及体征或用手挤压阴囊做前后比较进行鉴别。

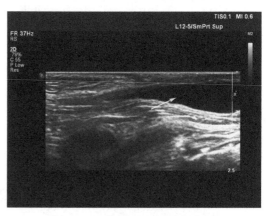

图 25-6-5　交通(先天)性鞘膜积液

腹腔与睾丸鞘膜鞘之间可见一交通管道(箭头所指)

三、鉴别诊断

一般来说临床诊断鞘膜积液不困难，阴囊内肿物呈梨形，光滑，有弹性囊样感，透光试验阳性，即可诊断。当鞘膜增厚或内容浑浊时，需要超声鉴别，超声易于区分鞘膜积液和睾丸实性肿块。精液囊肿位于附睾头部，呈圆形、体积小。阴囊血肿，其液性暗区内可有少量点状、带状或凝血块回声，有明确外伤史，结合病史可以鉴别。

（黄　君）

第七节　隐　睾

隐睾（cryptorchidism）是指睾丸未完全下降，而停留在其正常下降途中的任何部位。成熟胎儿出生时约有 3%的新生儿睾丸未下降到阴囊内，出生后一年内大多数继续下降进入阴囊，一岁以后再降入阴囊的可能性不大。

一、病理概要

隐睾最多见于腹股沟管内，约占 53.6%；位于腹股沟管外口约占 5.7%；位于腹腔内或腹股沟管内口者约占 40.5%。由此隐睾较左侧多见，但两侧隐睾比较少见。未下降的睾丸发育不全，形小而软。

二、超声表现

隐睾探查常取站立位，使睾丸位置下降，膀胱适当充盈，以减少肠腔气体干扰。采用线阵或凸阵探头，探头沿阴囊外上方向腹股沟管区连续纵、横扫查，探头适当加压，当扫及睾丸时，有实性团块从探头下滑过的感觉，并可显示睾丸回声。未下降的睾丸由于发育不全而明显小于健侧，常呈类圆形实性低回声团，边界基本清楚，外有一层致密纤维包膜包绕，内部呈实性低回声，分布均匀（图 25-7-1）。

隐睾多数可在腹股沟管及内外环附近找到。肥胖儿临床检查有时不易摸到，超声亦可探及。若腹股沟区未探及睾丸，应向上往腹腔内寻找或充盈膀胱，在膀胱周围探查。睾丸可位于前腹壁，呈球样隆起，后方边界光滑，突向腹腔，不随肠管蠕动而变形，由此可与肠管回声区别。腹膜后隐睾有时可在同侧肾脏下极附近，呈椭圆形低回声，边界清，包膜光滑完整。

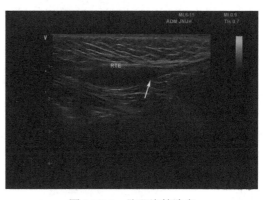

图 25-7-1　腹股沟管隐睾
右侧腹股沟管内见一椭圆形低回声团，边界清楚，包膜完整，内部回声均匀（箭头所指）

三、鉴别诊断

超声探查是隐睾重要辅助诊断方法，可显示隐睾的位置、大小、内部结构及并发症等。隐睾位于腹股沟管及其内环附近，超声容易探查，睾丸发育不良及腹膜后隐睾超声常不易探查到。睾丸缺如较为罕见，超声探查不到或因睾丸在腹腔内或因睾丸发育极差，需经手术探查证实，不要轻易下此诊断。隐睾合并腹股沟管斜疝，因受肠气干扰，超声常难以发现隐睾的存在。隐睾可随疝内容物还纳入腹腔，这也是最常见的原因。鉴别方法，让患者站立，加腹压，或让患者活动一会儿，使隐睾进入疝囊或贴近内环口，疝囊内液体增加，避免肠气干扰，可提高隐睾的显示率。探查隐睾还应想到异位睾丸的存在，睾丸异位较少见，睾丸可位于腹股沟管外侧皮下、股部、阴茎部、会阴部或对侧阴囊内，注意探查。

（黄　君）

第八节　睾丸及附睾炎

睾丸及附睾炎（epididymo-orchitis）主要由下尿路感染如膀胱炎、尿道炎、前列腺炎沿管道、淋巴管或直接扩展而致。血行扩散引起的比较少见，但流行性腮腺炎在腮腺病变消退之后或之前可引起睾丸炎。临床表现睾丸及附睾肿大、疼痛，有触痛。

一、病理概要

急性睾丸炎睾丸充血水肿，弥漫性或局限性炎症细胞浸润，亦可有脓肿形成。急性睾丸炎可迁延为慢性睾丸炎，睾丸内精小管萎缩，纤维组织增生，生精能力丧失。急性附睾炎附睾充血、水肿、炎症细胞浸润及脓肿细胞形成，阴囊也可红肿。

二、超声表现

声像图显示睾丸肿大呈椭圆形，白膜光滑完整。内部回声细小密集，中等强度，分布均匀。也可有斑片状不规则低回声区。彩色多普勒显示，睾丸血供丰富，血管扩张，但阻力指数无特征性。

附睾炎声像图显示附睾肿大，呈中等回声。有脓肿形成者，出现低或无回声区(图 25-8-1)。

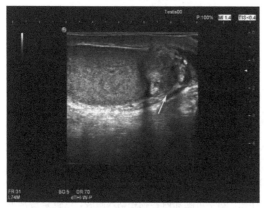

图 25-8-1　附睾炎并脓肿形成

附睾尾部明显肿大(箭头所指)，内部回声不均匀，其内部及周围可见少量液性暗区

睾丸炎或附睾炎因炎性渗出，均可有鞘膜腔积液形成，内可有细小点状回声。

三、鉴别诊断

1. 睾丸肿瘤　急性或慢性睾丸炎睾丸肿大，睾丸内低回声区，声像图与睾丸精原细胞肿瘤不易区别；彩色血流显示均呈多血管改变，血供丰富，但结合病史及体征可与睾丸肿瘤鉴别。

2. 睾丸扭转　睾丸及附睾炎与睾丸扭转两者可出现相似的临床症状和体征，但处理方法及预后有很大区别，依靠病史及体征对两者鉴别诊断正确率仅占 50%，早期诊断对其预后至关重要，睾丸扭转超过 12h 睾丸抢救成功率为 0～20%。在 CDFI 应用之前，反射性锝-99m 扫描一直作为诊断睾丸扭转的金指标，但 CDFI 对两者的鉴别诊断准确率与同位素扫描相似，其敏感性为 86%～100%，特异性为 100%，并可早于临床发现睾丸形态学和血流

灌流量改变。睾丸及附睾炎时睾丸彩色血流丰富，血管内径增大，血管数量增多，这可能与局部充血有关。而睾丸急性扭转时睾丸内无彩色血流或彩色血流明显少于健侧。值得注意的是当睾丸发生不完全扭转或扭转解除时可发生局部充血性改变，从而导致炎症的错误诊断；如果多普勒信号仅位于阴囊内或睾丸周边并不能说明睾丸供血正常。

(黄　君)

第九节　精索静脉曲张

精索的蔓状静脉丛扩张、伸长、弯曲称为精索静脉曲张症(vericocel)。轻度精索静脉曲张，患者常无临床症状。严重者，会阴部有酸胀感。

一、病理概要

精索静脉曲张多见于青壮年，在 18～30 岁，80%～98% 发生在左侧，双侧较少见，其主要原因是左侧精索静脉垂直进入左肾静脉，静脉回流阻力较大，而右侧精索内静脉斜行直接汇入下腔静脉。精索静脉瓣膜功能不全、周围结缔组织薄弱、肠系膜上动脉和腹主动脉搏动时压迫也是影响因素。腹腔内及腹膜后肿瘤压迫，静脉回流障碍，也可引起精索静脉曲张。精索静脉曲张与男性不育症有关，手术之后部分患者可恢复生育功能。

精索静脉曲张程度根据临床体征分为三级。

Ⅰ度：站立位时看不到曲张的静脉，仅有精索周围曲张静脉可扪及，Valsava 试验时静脉曲张程度加重，平卧时曲张静脉随即消失。

Ⅱ度：站立时可看到精索周围及附睾旁有曲张静脉，可扪及曲张的血管。平卧时曲张的静脉逐渐消失。

Ⅲ度：精索周围、附睾及阴囊均有明显曲张的静脉。平卧后曲张的静脉消失较慢，有时需加压方可大部分或全部消失。

二、超声表现

患者取站立位，用手固定阴囊，探头置于阴囊皮肤上。精索蔓状静脉丛走行迂曲、紊乱，管径增大(图 25-9-1)。

内径≥3.0mm；严重者，内径＞4.5mm；交通支扩张，明显曲张者可形成静脉湖，其内有细小点状回声飘动。彩色多普勒显示迂曲扩张的管腔内出

现红色、蓝色及混杂色的血流（彩图168）。

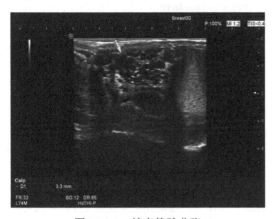

图 25-9-1　精索静脉曲张
腹股沟管内见精索静脉增多、增宽，呈蔓状，走行迂曲、紊乱（箭头所指）

精索内静脉亦扩张，其内可见反向血流频谱。轻度静脉曲张，平静呼吸时，可无彩色反流血流，深吸气末或做 Valsava 试验时，胸腹压增大，可出现反流血流。

有作者根据有无反流及反流的时期和时限，将曲张程度分为四期：0 期，任何时期均无反流；Ⅰ 期，平静呼吸及深吸气末均无返流现象，Valsava 试验有反流血流；Ⅱ 期，平静呼吸时无自发反流，深吸气末有反流，Valsava 试验反流增强；Ⅲ 期，平静呼吸时出现自发反流，深吸气及 Valsava 试验反流均增强。

亚临床精索静脉曲张症，是指精索静脉中有血流反流而手法检查不能发现的曲张静脉丛。超声检测到三支以上曲张静脉血管，其中一支内径≥3mm 或增加腹压时≥3mm 伴有自发性或Valsava 反流可诊断该病。

（黄　君）

第十节　附睾囊肿

附睾囊肿及精液囊肿均为附睾良性肿物，患者常无临床症状，多数为偶然检查时发现。

一、病 理 概 要

附睾囊肿（epididymal cyst）有先天性和后天性两种，先天性位于附睾头时系由附睾上旁导管发展而成，位于附睾尾时系由附睾下旁导管发展而成。后天性囊肿系由输精管或附睾导管的阻塞所引起，阻塞的远侧部附睾管扩大，常形成多个小囊肿，有不同程度

的慢性炎症反应或纤维组织增生，囊内常含有精子。

二、超 声 表 现

在附睾的头或尾部探及单个或多个圆形或椭圆形液性暗区，囊壁光滑，内透声好，后壁可见回声增强效应（图 25-10-1）。

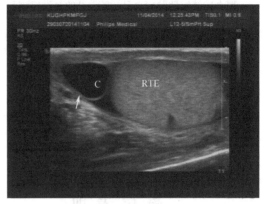

图 25-10-1　附睾囊肿
附睾头部见一圆形液性暗区（箭头所指），囊壁光滑，内透声好，有后壁回声增强效应

直径一般小于 2.0cm。睾丸的形态、大小及回声均正常。

精液囊肿（seminal cyst）位于附睾头部，呈圆形，与周围组织无粘连，透光试验阳性，穿刺抽囊内液，呈乳白色，内含精子。

三、鉴 别 诊 断

超声检查附睾内有单个或多个圆形液性暗区，即可诊断附睾囊肿，结合囊液化验可区分先天性囊肿及精液囊肿，与睾丸鞘膜积液及精索鞘膜积液易于鉴别。

（黄　君）

第十一节　睾 丸 肿 瘤

睾丸肿瘤（tumor of testicle）好发于青壮年，多为恶性，良性肿瘤仅占 5%，其发生率约占所有男性癌肿的 2.1%。

一、病 理 概 要

睾丸肿瘤分为原发性和继发性两类。原发性睾

丸肿瘤多属恶性，分为生殖细胞肿瘤和非生殖细胞肿瘤两类。生殖细胞肿瘤占绝大多数，其中精原细胞瘤最常见，占 40%～50%，其他还有胚胎瘤(癌)、绒毛膜上皮癌、内胚窦瘤、畸胎瘤(癌)。

非生殖细胞占原发性睾丸肿瘤的 5%～10%，来源于纤维组织、平滑肌、横纹肌、血管和淋巴组织等睾丸间质细胞。

睾丸的继发性肿瘤少见，最常见的是淋巴瘤和白血病。

两侧睾丸肿瘤发生率相似，以右侧略多，很少同时发生。隐睾肿瘤发生率较睾丸位置正常者高 10～50 倍。睾丸肿瘤的转移主要是淋巴转移，首先侵犯肾门淋巴结；血行转移次之，主要侵犯肺、脑、肝、骨等器官；但绒毛膜上皮细胞癌是首先发生血行转移。睾丸的转移瘤比较少见，转移性淋巴瘤及白血病可侵及睾丸，腹腔肿瘤偶可通过未闭的鞘膜突种植到睾丸。

二、超声表现

睾丸增大，形态正常或呈分叶状。睾丸内实性肿块呈低回声、等回声或不均匀回声(彩图 169)。

肿块可呈圆形或卵圆形，与正常睾丸组织有明显界限，亦可为多灶性分布。睾丸畸胎瘤(癌)，肿块呈分叶状，内部回声极不均匀，常有多个不规则液性暗区，或有钙化强回声及声影。睾丸转移性淋巴瘤往往累及双侧睾丸，肿块呈低回声。睾丸白血病双侧睾丸肿大，内部呈不均匀细小点状回声。彩色多普勒观察，瘤体彩色血流分布紊乱(彩图 170)。

根据彩色血流表现，可将肿瘤分为多血管型和少血管型，其与肿块大小有关。Horstman 等报道睾丸瘤体大于 1.6cm 者多为多血管型，而小于 1.6cm 者多为少血管型；肿瘤内血管分布多少与组织学所见无明显关系。睾丸白血病不管瘤体大小均呈多血管改变。

睾丸肿瘤的超声造影目前尚处于初步应用阶段，需积累更多的病例，一般睾丸恶性肿瘤表现为注入造影剂后普遍呈血流信号增强，呈短条状、带状或树枝状，血管走行不规则。

近来国内外学者研究证明应用超声弹性成像技术对鉴别睾丸肿瘤的良、恶性病变具有重要的价值，恶性肿瘤一般质地较硬，病灶在弹性图像呈蓝色(彩图 171)。

睾丸肿瘤的分期，方法很多，基本源于 Boden 和 Gibb(1951)分期。

第一期：肿瘤局限于睾丸。

第二期：淋巴结转移未超出腹膜后淋巴结范围。

第三期：淋巴结转移超出腹膜后淋巴结范围或有其他远处器官转移。

三、鉴别诊断

1. 阴囊肿大的鉴别 睾丸鞘膜积液、睾丸炎、睾丸血肿、附睾炎、附睾结核及斜疝等都可引起阴囊肿大。超声检查易于将积液、血肿与实性肿块鉴别；结合病史和体征有助于区别睾丸积液与睾丸血肿。鞘膜积液为肿大的阴囊内充满液性暗区，其内可见正常睾丸回声；阴囊血肿表现为阴囊内有实性不均质低回声，有外伤史，在阴囊内探及正常睾丸。附睾肿瘤多数为良性。睾丸炎症与睾丸肿瘤多数为良性。睾丸炎症与睾丸肿瘤有时不易区分，声像图无特异性，彩超显示均可呈多血管改变，阻力指数与睾丸肿瘤、正常睾丸间有较大的重叠，但结合临床资料可做出较为正确的诊断。也有报道睾丸炎症时，整个睾丸血供增多，血管扩张，特别是低回声区更明显，而睾丸肿瘤则无此现象。

2. 睾丸良、恶性肿块的鉴别 超声检查虽能显示睾丸有无肿块，彩色多普勒血流检测，恶性肿瘤血流较丰富。但良、恶性肿瘤之间图形缺乏特异性。

(黄 君)

第十二节 睾 丸 损 伤

睾丸损伤(injures of testis)多因外伤引起，包括外来暴力及医源性损伤。损伤根据有无伤口分为闭合性和开放性两类，前者有挫伤、血肿等；后者包括裂伤、撕脱伤、穿透伤和枪伤等。医源性损伤常在阴囊手术后发生。

睾丸位于阴囊内，呈球形、富于活动，表面又有坚韧的白膜保护，发生损伤的机会很少。据一组 251 例泌尿生殖系统损伤统计，睾丸损伤仅 23 例，发生率为 9.3%。睾丸损伤后临床症状较为严重，局部疼痛剧烈，可放射至下腹部、腰骶部甚至上腹部，伴有恶心、呕吐，严重者甚至发生昏厥、休克等；阴囊部出现淤血、肿胀；检查时阴囊触痛，内可扪及肿块，睾丸轮廓欠清，透光试验呈阴性；以往诊断主要依靠病史和临床表现，术前不易确定损伤程度，随着现代医学影像技术的发展，超声、CT、放射性核素扫描等在临床上广泛应用，术前已可以确定睾丸损伤的程度，对指导手术具有重要意义。超声检查方法简便，对睾丸损伤的诊断符合率可达 100%。

一、病理概要

睾丸损伤一般为钝性损伤所致，很少发生破裂。据 Wesson 认为致睾丸破裂至少需要有 50kg 的外力作用；或将睾丸挤压到耻骨或股部。睾丸裂伤后，睾丸、鞘膜腔和阴囊壁的出血，形成患侧阴囊血肿，严重可波及整个阴囊，同时局部淋巴、血液循环障碍又加重局部组织水肿。轻度损伤仅有睾丸间质毛细血管出血，曲细精管破裂等改变；重度损伤导致睾丸破裂、严重挫裂伤或者睾丸脱位。

二、超声表现

睾丸增大，内部回声不均，被膜断裂，睾丸周围有液性暗区。

有学者根据损伤的程度将睾丸损伤分为五种类型。

1. 挫伤型 表现为睾丸增大，内部回声不均、强弱不等，包膜完整，睾丸周围可见少量液性暗区（图 25-12-1）。

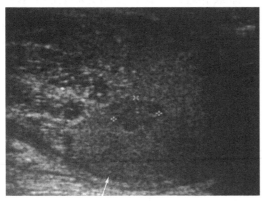

图 25-12-1　睾丸损伤(挫伤型)

睾丸内见多个低回声区，形态欠规则，边界清，内部回声欠均匀(箭头所指)

2. 血肿型 睾丸明显增大，内部可见单个或多个不规则液性暗区，包膜完整，但形态失常，欠规则，其周围可见少量液性暗区（图 25-12-2）。

3. 部分挫裂伤 睾丸增大，内部回声不均，可见液性暗区，包膜不完整，裂口处包膜回声中断，形态失常，裂口周围或下方可见不规则高回声区。

4. 严重挫裂伤 睾丸增大，内部回声不均，包膜不完整，裂口处包膜回声中断，裂口可达 2cm 以上，沿裂口周围有大片液性暗区或不规则高回声区。

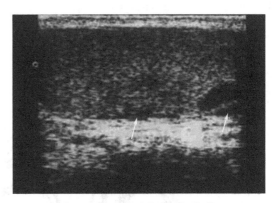

图 25-12-2　睾丸损伤(血肿型)

睾丸下极包膜下液性暗区(箭头所指)

5. 破裂伤 睾丸增大，形态失常，被膜多处断裂，睾丸周围有大量液性暗区。

三、鉴别诊断

睾丸损伤史明确，结合症状、体征即可确定诊断。而超声检查可进一步确定睾丸损伤的程度。

睾丸轻度损伤时，睾丸肿大，被膜尚未断裂，应注意与睾丸扭转相鉴别：睾丸扭转时，彩色多普勒显示睾丸内无彩色血流信号或彩色血流信号明显少于对侧，可以鉴别。

睾丸外伤后，阴囊内未探及睾丸时，提示睾丸脱位，即睾丸在外部暴力作用下，脱离阴囊而至附近皮下，可脱位至腹股沟区、耻骨前、阴茎根部、大腿内侧、会阴部及腹股沟管等部位。单侧脱位多见，约占 2/3。睾丸脱位所在部位可触及包块并有触痛，超声扫查可证实为睾丸。

（黄　君）

第十三节　睾　丸　扭　转

睾丸扭转(torison of testis)也称精索扭转，是泌尿科阴囊急症的常见病因之一，从新生儿到老年人均可发生，但主要以儿童及青少年发病率高。临床表现主要为突然一侧阴囊内睾丸疼痛，常在睡眠时或剧烈运动后发生，初为隐痛，很快转为剧痛，呈持续性放射至腹股沟及下腹，可伴恶心、呕吐。睾丸扭转治疗的黄金时间应在发病 6h 以内，超过 6h 睾丸不易救活。99mTC 睾丸扫描或彩色多普勒超声检查再结合病史可确诊。

(一)病理概要

正常睾丸附睾的后侧方无鞘膜包绕，裸露区附着于阴囊后壁，当睾丸附睾完全被鞘膜包绕时就容易发生扭转。

睾丸扭转分为鞘膜内型（即睾丸扭转）和鞘膜外型（即精索扭转）。大部分扭转发生在鞘膜内，其发生主要由于鞘膜腹壁层在精索的止点过高、睾丸系膜过长所致，好发于青少年；鞘膜外型好发于睾丸未降的新生儿，多见于腹股沟外环，由于睾丸未固定，鞘膜及其内容物全部扭转（图 25-13-1）。还有少数睾丸发育正常的患者伴有外伤等诱发因素。

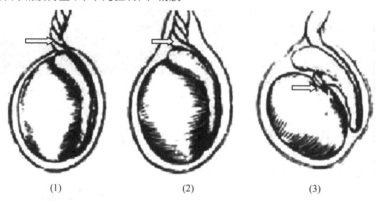

图 25-13-1 睾丸（精索）扭转分型图

(1)精索扭转发生于睾丸固有鞘膜之外（箭头所指）；(2)精索扭转发生于睾丸固有鞘膜之内（箭头所指）；
(3)睾丸扭转位于睾丸与附睾之间（箭头所指）

扭转造成睾丸损伤的机制是循环障碍、静脉闭塞导致睾丸充血、肿胀，如果拖延下去，静脉血栓形成，最后动脉栓塞而组织坏死。睾丸受损害的程度与两个因素有关，即扭转的程度和持续的时间。1961 年，Sonde 和 Lapides 动物试验证明，精索完全旋转 4 周，2h 即可产生睾丸组织的不可逆改变，临床病例证据证实，在扭转持续 4h 后可以看到后期的睾丸萎缩。如果扭转后 12h 没有救治，睾丸坏死几乎不能幸免。

(二)超声表现

因扭转发生的时间长短和松懈情况的不同，睾丸扭转的超声表现多种多样。

1. 急性期（6h 内） 灰阶图像可表现正常，或出现不同程度的阴囊壁增厚，或睾丸轻度肿大，实质回声弥漫性减低；彩色多普勒表现为睾丸附睾血流减少或消失，如被松解，睾丸内血流信号较正常侧增多，短时间内丰富的睾丸血流很快恢复到正常是扭转被松解的超声特点，而此时灰阶图像显示睾丸仍较正常侧增大。

2. 亚急性期（1~10 日） 灰阶图像显示睾丸实质内出现局限性或弥漫性低回声区或无回声区，部分回声显著降低同时伴有明显的非均质改变如细网状或小蜂窝状，提示组织坏死可能性大；彩色多普勒显示睾丸附睾内彩色血流信号消失（图25-13-2）。

后期可有少许血流信号进入睾丸实质，但睾丸周围血流增多，代表缺血坏死区周围的组织反应。

3. 慢性期（发病 10 日以后） 灰阶图像显示睾丸体积缩小，内部回声不均匀，可有强回声的钙化灶，并伴有附睾肿大；彩色多普勒显示睾丸内无血流信号显示，睾丸周围可见血流信号。

超声造影在诊断睾丸扭转早期和不完全扭转及判断扭转复位后睾丸的存活状态上具有重要的价值。

睾丸扭转的早期或不完全扭转灰阶超声及彩色多普勒超声可未见明显异常表现，这可能由于 CDFI 对微循环的显示不够敏感，而超声造影可以对微循环结构有着比较理想的显影。睾丸扭转早期及不完全扭转超声造影表现为与正常对侧睾丸相比，睾丸实质及周边呈低灌注，均匀性增强。睾丸实质及周边显影时间、达峰时间均较对侧正常睾丸延长，峰值强度较对侧低，且造影剂消退较慢。

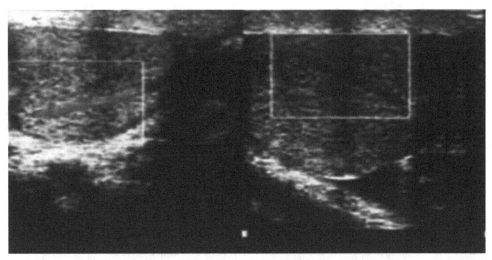

图 25-13-2　正常睾丸血流与睾丸扭转血流对比图

图左侧为正常睾丸的血流图，右侧为睾丸扭转血流完全消失图

在睾丸扭转复位后判断睾丸存活的状态上，通常是根据彩色多普勒观察睾丸实质内的血流充盈情况来评估睾丸的恢复情况，但也存在着一定的局限性，因为睾丸实质内的点条状血流信号无法反映整个睾丸的血流供应情况，且超声对小体积睾丸及低速血流的检查不敏感，观察微循环的能力有限，不能准确地判断睾丸是否存活。因为超声造影对微循环有着比较理想的显影，所以对睾丸扭转复位后判断睾丸存活状态上的价值就优于 CDFI。睾丸扭转复位后的超声造影主要表现有：①睾丸周边呈环状增强，内部未见明显造影剂充填，表明睾丸实质内部呈不可逆坏死改变，睾丸坏死的可能性很大；②睾丸周边呈环形增强，造影剂可较均匀地进入睾丸实质，表明睾丸血液供应良好，睾丸基本上都能存活（图 25-13-3）；③睾丸周边及实质虽可见点状造影剂充填，但造影剂显像明显较健侧少，发生远期睾丸萎缩的可能性就很大。

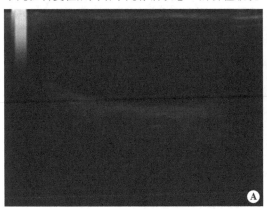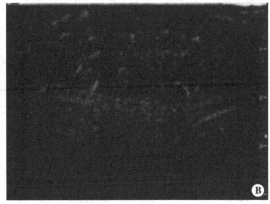

图 25-13-3　睾丸扭转复位后睾丸血供恢复良好超声造影图

A. 睾丸扭转复位后的二维超声图；B. 睾丸扭转复位后超声造影图，可见睾丸周边及实质造影剂均匀充填

（三）鉴别诊断

1. 急性附睾炎　睾丸扭转与急性附睾炎通过彩色多普勒可较容易鉴别，但是睾丸扭转复位后与急性附睾炎彩色多普勒都表现为彩色血流信号丰富，这种情况下就容易误诊，结合病史及实验室检查可以鉴别，急性附睾炎患者往往发热，尿检可见脓性细胞。

2. 阴囊血肿　这类患者有明确的外伤史。

3. 鞘膜积液　这是一种慢性发展的疾病，一般情况下不会很痛，可透光。

（黄　君）

第二十六章　腹膜腔及腹膜后器官疾病

第一节　解剖概要

一、腹膜腔

腹膜腔是壁层腹膜与脏层腹膜共同围成的潜在性的浆膜腔隙。壁层腹膜衬于腹、盆壁的内面，脏层腹膜衬于腹、盆腔器官的表面。正常情况下，腹膜腔内仅有少量浆液，以便于器官之间滑动，减少摩擦。男性腹膜腔完全封闭，女性腹膜腔可通过输卵管腹腔口与外界相通。腹膜上起自膈肌顶部，下至盆腔底部，前方有腹直肌及部分腹横肌、腹内外斜肌，两侧面有腹横肌、腹内外斜肌，后面有脊柱、腰大肌和腰方肌。

腹膜腔被腹膜衍生的韧带、网膜、系膜等划分为不同的区、间隙、沟或窦等。大体分区以横结肠系膜和横结肠为界，将腹膜腔分为结肠上、下两区。

1. 结肠上区　为膈与横结肠及其系膜之间的腹膜腔，总称膈下间隙，分为6个间隙：肝右上前间隙、肝右上后间隙、肝左上间隙、肝右下间隙、肝左下前间隙和肝左下后间隙（即网膜囊的一部分）。

2. 结肠下区　位于横结肠系膜与小骨盆上口之间的腹膜腔，有右结肠旁外侧沟、左结肠旁外侧沟、右结肠下间隙和左结肠下间隙。

网膜囊亦即肝左下后间隙，又称小腹膜腔。上自肝尾叶及膈肌下方的腹膜；下界为大网膜前后层的愈着处；前界自上而下为小网膜、胃后壁腹膜及胃结肠韧带；后界为腹后壁、胰腺前壁、左肾上部及左肾上腺前面的腹膜壁层；左界自上而下为胃膈韧带、胃脾韧带（内有脾静脉、脾动脉和胰尾）、脾肾韧带及脾脏；右界为下腔静脉反折至肝的腹膜，右侧前缘为胃十二指肠韧带，内有门静脉主干、胆总管及肝动脉，胃十二指肠韧带后方为网膜孔，小网膜囊以此孔与大网膜囊腔相通。肝尾叶裸露部分为网膜囊包裹，门静脉的属支冠状静脉在小网膜两层间通过。胃左淋巴结也位于小网膜内。

腹、盆腔器官位于腹膜腔外，依腹膜覆盖程度分为三类。

1. 腹膜内位器官　表面几乎完全被腹膜包被，有脾、卵巢和输卵管、胃、十二指肠球部、空肠、回肠、盲肠、阑尾、横结肠、乙状结肠等。

2. 腹膜间位器官　三面或一半以上的表面为腹膜覆盖，有肝脏、胆囊、升结肠、降结肠、子宫、膀胱和直肠上段等。

3. 腹膜外位器官　仅一面被腹膜覆盖，器官位于腹膜后面，有肾、肾上腺、输尿管、胰腺、十二指肠降部、水平部和升部、直肠下段等。

为了描述和确定腹腔各器官与病变的位置，临床上将腹部分为九个区，即九分法。具体以两条水平线和两条垂直线来划分区域：上水平线为经过两侧肋弓最低点的连线，下水平线为经过两侧髂前上棘或髂骨结节的连线，两条垂直线分别通过腹股沟中点或腹直肌外侧缘。九个区分别是：上方的腹上区和左、右季肋区，中部的脐区和左、右腰区，下方的腹下区和左、右腹股沟区（图 26-1-1）。

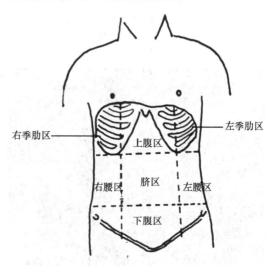

图 26-1-1　腹部分区九分法示意图

腹腔主要器官在腹前壁的体表投影见表 26-1-1。

二、腹膜后间隙

腹膜后间隙位于腹后壁前方，介于腹膜壁层与腹内筋膜之间，上起自膈肌，下至骶骨岬，两侧以腰方肌外缘和腹横肌的腱部为界。此间隙向上经腰肋三角与后纵隔相通,向下与盆腔腹膜外间隙延续。前面是后壁层腹膜及腹内器官的附着处,主要有肝右叶后面的裸区、十二指肠的降部和横部,以及升结肠和结肠、直肠一部分等。后面为腰大肌、腰方肌等。腹膜后间隙一部分在髂窝,其后壁为腰大肌的连续部分,外侧为髂肌。

表26-1-1　主要器官在腹前壁的体表投影

右季肋区	腹上区	左季肋区
1. 右半肝大部	1. 右半肝小部分和左半肝大部分	1. 左半肝小部分
2. 部分胆囊	2. 胆囊	2. 胰尾
3. 结肠右曲	3. 胆总管、门静脉、肝动脉	3. 脾脏
4. 部分右肾(上部)	4. 胰腺大部分	4. 左肾
	5. 双肾一部分及肾上腺	5. 胃贲门、胃底及部分胃体部分
	6. 腹主动脉及下腔静脉	6. 结肠左曲
	7. 部分胃体及胃幽门部	
	8. 十二指肠大部分	
右腰区	脐区	左腰区
1. 部分右肾	1. 左右输尿管	1. 部分左肾
2. 右输尿管	2. 腹主动脉、下腔静脉	2. 左输尿管
3. 升结肠	3. 胃大弯(胃充盈时)	3. 降结肠
4. 小部分回肠	4. 横结肠	4. 部分空肠
	5. 十二指肠小部分	
	6. 空、回肠各一部分	
右腹股沟区	腹下区	左腹股沟区
1. 盲肠	1. 膀胱(充盈时)	1. 大部分乙状结肠
2. 阑尾	2. 子宫(妊娠后期)	2. 回肠襻
3. 回肠末端	3. 左、右输尿管	
	4. 部分乙状结肠	
	5. 回肠襻	

腹膜后间隙内主要组织器官有胰腺、肾、肾上腺、输尿管、大部分十二指肠、腹主动脉、下腔静脉、腹腔动脉、肠系膜上下动静脉、髂总及髂内外动静脉、脾动静脉、肾动静脉、腹腔神经丛及交感神经干、淋巴组织、疏松结缔组织等。

腹膜后间隙由前向后可分为三个间隙。

1. 肾前间隙　位于后壁层腹膜与肾前筋膜之间及升结肠和降结肠的后方,内有胰腺、十二指肠降部、横部和升部、升降结肠、肠系膜血管、淋巴结和肝、脾、胰血管。此间隙向上延伸至肝脏的裸区,向下经髂窝与盆腔腹膜后间隙相通。

2. 肾周间隙　由肾前筋膜和肾后筋膜围成,两层筋膜间充满脂肪组织并包裹肾脏,故又称肾脂肪囊。肾后筋膜向内附着于腰椎体,肾前筋膜则越过腹主动脉和下腔静脉的前方与对侧肾前筋膜相延续,左右肾周围间隙在肾前筋膜下方相通。此间隙内有肾、肾上腺、输尿管、肾血管和肾周脂肪等。

3. 肾后间隙　位于肾后筋膜与覆盖腰大肌和腰方肌前面的髂腰筋膜之间,内有腰交感干、血管、乳糜池、淋巴结和脂肪等。

第二节　探查方法及正常图像

一、检查方法

(一)检查前准备

空腹8~12h,肠道气体较多时可口服缓泻剂或清洁灌肠。检查盆腔或下腹部时需排清大便并充盈膀胱。检查前2日禁止做钡餐和钡灌肠。

(二)探头频率

凸型探头显像效果好,频率一般取3.0~5.0MHz。

(三)体位

检查时患者一般采用仰卧位,根据情况可采用侧卧。

（四）扫查方法

（1）对可触及的肿块者，在肿块区进行纵断、横断及斜断面观察，注意肿物与临近组织器官的关系。

（2）对未触及肿块者，应从肋缘至腹股沟自上而下、从左到右做系列连续扫查观察。

（3）腹部后间隙的超声解剖定位主要是通过观察腹膜后器官、腹膜后大血管、脊柱、腹膜后壁肌肉进行的。还可通过显示肾脏和肾脂肪囊外面的肾前后筋膜将腹膜后间隙区分为肾前间隙、肾周间隙和肾后间隙。

（4）如上腹部包块显示不清，可嘱患者大量饮水，使胃和十二指肠充盈，然后通过声窗观察包块。

（5）检查腹膜后间隙常需加压检查，但对疑为嗜铬细胞瘤的患者加压可能诱发高血压危象，故操作宜轻柔，并注意患者的反应。

超声检查腹腔及腹膜后观察内容：主要观察有无腹水、肿块等。对于肿块观察应注意肿块的位置、大小、数量、形态、有无包膜、回声特征及与周围器官的关系，应用彩色多普勒超声观察腹膜后肿块内部及周边的血流是否丰富，了解肿块与周围大血管的关系。

二、正常腹膜后间隙声像图

（一）腹腔

由于正常腹膜腔为一潜在的腔隙，超声不能显示。脏层腹膜为覆盖在腹腔器官表面的细线样高回声；前和侧壁层腹膜紧贴腹壁内面，为一连续光滑的高回声细线，随腹壁运动（图26-2-1）。

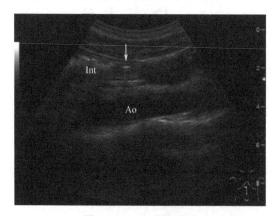

图 26-2-1　正常腹膜腔
Int 肠管，Ao 腹主动脉，箭头所指为脏层腹膜

（二）腹膜后间隙

腹膜后间隙常用以下四个腹部超声扫查断面观察。

（1）沿腹主动脉长轴及旁开的纵切面沿腹主动脉长轴及旁开扫查，显示腹主动脉及其主要分支动脉、下腔静脉及其属支等，十二指肠横部、胰体和肠系膜上动脉位于肾前间隙。

（2）沿胰腺长轴及上下的横切面显示胰腺、十二指肠降部、胆总管下段、门静脉和脾静脉及肠系膜上动脉，相当于腹膜后肾前间隙；腹主动脉和下腔静脉在肾周间隙。

（3）经肾横断面显示肾门部肾动静脉、肾周间隙。肾和肾血管所处空间是肾周围间隙，肠系膜上动静脉在肾前间隙内走行。

（4）经髂腰肌和髂血管的下腹横切面显示脊柱前缘呈强回声带，脊柱两侧腰大肌和腰方肌呈宽带状弱回声。髂外动静脉、输尿管均位于后腹膜和髂腰筋膜间的间隙。

第三节　腹膜后肿瘤

一、病理概要

腹膜后肿瘤分为间叶性肿瘤、尿生殖源性肿瘤、神经源性肿瘤、生殖细胞源性肿瘤、淋巴源性肿瘤，以间叶性肿瘤最为常见，约占全部腹膜后肿瘤的2/3，且多数为恶性肿瘤（表26-3-1）。

二、超声表现

1. 腹膜后肿瘤的主要特征

（1）肿物位置：较深在、活动度小。原发性腹膜后肿瘤表现为腹膜后固定的占位性异常回声，具有位置深在和移动性小的特点。肿块与前腹腔内器官无关，贴近后腹壁的脊柱、腹主动脉、下腔静脉、腰大肌和腰方肌，向前压迫腹腔内器官。

（2）肿物形态大小：形态多形性，可呈圆形、椭圆形、分叶状或不规则形，一般境界清晰。体积通常较大。

（3）肿物内部回声：原发性腹膜后肿瘤种类繁多，由于组织来源、病理类型、生长速度、有无坏死等因素，肿瘤内部回声呈多样。可表现为囊性、实性或混合性回声。实性肿块内可呈低回声、中等回声或强回声，光点分布可均匀或不均。瘤体可因出血坏死出现囊性变，或因钙化而出现声影。

表26-3-1　常见腹膜后原发性肿瘤分类

组织来源	良性肿瘤	恶性肿瘤	注
一、间叶组织			约占腹膜后肿瘤的2/3
1. 脂肪组织	脂肪瘤	脂肪肉瘤	
2. 纤维组织	纤维瘤	纤维肉瘤	
3. 平滑肌	平滑肌瘤	平滑肌肉瘤	
4. 横纹肌	横纹肌瘤	横纹肌肉瘤	
5. 血管	血管瘤、血管外皮瘤	血管内皮肉瘤、血管外皮肉瘤	
6. 淋巴管	淋巴管瘤	淋巴管肉瘤	
7. 多成分间叶组织	间叶瘤	间叶肉瘤	
8. 淋巴网状组织	假性淋巴瘤	淋巴细胞肉瘤、网状细胞肉瘤、霍奇金病	
二、神经组织			
1. 神经鞘及神经束衣	神经鞘瘤、神经纤维瘤	恶性神经鞘瘤、恶性神经纤维瘤	生长较慢，可长至很大，呈分叶状，有囊性变和钙化
2. 交感神经	神经节细胞瘤	神经母细胞瘤	好发于婴幼儿
3. 异位肾上腺皮质和嗜铬细胞瘤	嗜铬细胞瘤、非嗜铬性副神经节瘤	恶性嗜铬细胞瘤、恶性非嗜铬性副神经节瘤	嗜铬细胞瘤可发生在肾上腺以外腹膜后间隙
三、胚胎残留组织			
	囊肿		女性较多见
	畸胎瘤	恶性畸胎瘤、精原细胞瘤、滋养叶细胞癌、胚胎性癌	
	脊索瘤	恶性脊索瘤	易侵犯骶骨
四、来源不明或不能分类			
		未分化癌、未分化肉瘤、恶性肿瘤	一般病程短、转移早

（4）肿物周邻关系：肿块与腹膜后间隙内器官及血管紧邻，器官可被推挤，腹膜后血管有移位，绕行或被肿物包绕等征象。器官与大血管之间的腹膜后肿瘤可使其间距增宽。肿块前方或两侧有活跃的肠腔气体强回声，肿块的后方则无此气体强回声。

（5）其他征象：肿块不随呼吸、肠蠕动、手推动或体位变化而移动。深呼吸运动或改变体位时可见肿物与腹腔内器官之间的相对位置变化。

（6）彩色多普勒超声检查：可观察腹膜后肿块内部及周边的血流是否丰富；了解肿块与周围大血管的关系：如周围主要供应血管是否受压、推移、血管壁浸润、血管是否被包绕于肿瘤组织内等。

（7）声学造影：因为肿瘤来源不一，所以肿瘤组织构成各不相同，导致造影表现多样。声学造影能显示肿瘤内部的血液灌注情况，对肿瘤的鉴别诊断有一定的帮助。

2. 腹膜后肿瘤良恶性鉴别诊断　腹膜后肿瘤主要为软组织肿瘤，由于其形态、内部结构的变化（如出血、坏死、囊性变、钙化等）虽可通过超声进行显示，但又为各种肿瘤所常见，超声图像上各种肿瘤表现常常相类似，较难鉴别。某些良性肿瘤与瘤样增生性病变的组织形态似恶性肿瘤；某些起源于组织相同的良恶性肿瘤，在临床、大体病理和组织形态上缺乏明确的鉴别点，而起源与组织不同的恶性肿瘤有相似的组织形态，因此腹膜后肿瘤良恶性鉴别较难。但超声动态观察可监察肿瘤的转归，如肿瘤增大或缩小、浸润和转移的有无，有助于不能手术切除的肿瘤的疗效评价。

三、原发性腹膜后实质性肿瘤

（一）病理概要

原发性腹膜后实质性肿瘤是指除了肾、胰腺和十二指肠等器官来源的腹膜后间隙的肿瘤。腹膜后原发性肿瘤的组织来源复杂，以间叶性肿瘤最为常见，常见肿瘤有：脂肪肉瘤（脂肪瘤）、平滑肌肉瘤（平滑肌瘤）、纤维肉瘤（纤维瘤，纤维瘤病）、恶性间皮瘤、血管肉瘤(血管瘤)、淋巴血管肉瘤(淋巴瘤)、恶性神经鞘瘤(神经鞘瘤)、恶性神经节瘤(神经节瘤)、恶性畸胎瘤(良性畸胎瘤)等。发病率虽不高,但大多数(约70%)为恶性肿瘤。

临床表现初起一般无症状,多数患者在肿瘤生长至相当大后才引起发现。较大的肿瘤临床表现为腹部包块、腹痛和胃肠压迫症状等。挤压肝外胆道可导致黄疸;压迫下腔静脉、髂静脉或淋巴管则有阴囊和下肢水肿;侵犯腰丛和髂丛神经根引起腰背痛和下肢痛,往往提示恶性肿瘤。硬而固定的肿块多为恶性或错构瘤;柔软而有弹性者常为脂肪瘤或脂肪肉瘤。

(二)超声表现

1. 原发性腹膜后实质性肿瘤超声表现的一般规律

(1)肿瘤位置较深、活动度小,除巨大肿瘤外,其前壁距腹壁一般较远,在肿瘤与腹壁之间常可见有大网膜及肠系膜的中等回声和含气肠腔的强回声及其蠕动。肿瘤的后缘很深,常紧贴脊柱前缘、腰大肌、腰方肌、脊柱前方的大血管,向前推移腹膜腔器官(如肝脏、胃、小肠等),大者可抵达前腹壁,压迫腹膜后大血管或有时将其顶起。腹膜后肿瘤随呼吸移动度小。

(2)肿瘤的形态常为多形性,境界较清晰。由于肿瘤发生在腹膜后狭窄的间隙内,使肿瘤的生长受到一定限制。与腹腔内肿瘤不同,其切面形态在声像图上呈多形性;较小的肿瘤往往上下径左右径较长,前后径明显为小,呈扁平的长圆形;肿瘤较大时,其后壁的轮廓常受脊柱、骶骨及髂骨的限制而紧贴其上,前缘则受前方器官的限制而产生压迹,因而使肿瘤的形态常呈多形性,如在肿瘤的前后缘出现弧形凹陷,或整个肿瘤形态一端较大、一端较小,有的尚可形成哑铃状。

(3)脂肪肉瘤、平滑肌肉瘤、纤维肉瘤、恶性间皮瘤、恶性畸胎瘤等实质性肿块边界不规则,可无包膜或有较强的类似包膜回声。内部回声不均匀、强弱不等,但以低回声多见。瘤体内可因中心坏死、出血、囊性变等,出现肿块内部不规则无回声或低回声区,有钙化时可见强回声光斑或光团。

(4)频谱及彩色多普勒检测:恶性肿瘤瘤体内及瘤体周边可见动静脉血流信号丰富,频谱多普勒检测为低阻型血流。良性肿瘤仅周边有少许血流,内部大多无血流。

2. 腹膜后肿瘤定位方法

(1)腹膜后肿瘤位置深、相对位置固定,随呼吸和体位变换的活动幅度比腹腔器官小,此特点在上腹部尤为明显。验证方法:腹部纵向扫查,将肿瘤显示于图像中央部位,嘱患者做腹式深吸气,腹壁向前隆起,可见腹腔器官(肝脏、脾脏、胃肠)向足侧移动,位于肿瘤旁的腹腔器官可以移到肿瘤腹侧(肿瘤和腹壁间),犹如在山腰的登山者攀上或越过山峰,故称为"越峰征"。

(2)肿瘤"悬吊"征,用于中等大小的腹部肿瘤定位。患者取膝-肘俯卧位,探头在腹部探查,腹腔肿瘤因重力作用压向腹壁,胃肠等被压扁,或被挤压到肿瘤周围。腹膜后肿瘤因受后腹膜限制则不能向腹壁移动,后壁与后腹壁相连,此为肿瘤"悬吊"征阳性。

(3)挤压腹膜后器官(如肾脏、胰腺、腹主动脉、下腔静脉)移位、形态、位置改变,或使升、降结肠向前、前内侧移位的肿瘤为腹膜后肿瘤。

(4)腹膜后肿瘤可以压迫肾盂、输尿管或十二指肠,引起泌尿系统或十二指肠梗阻。

(5)腹膜后大血管后方或其周围的肿瘤可确认为腹膜后肿瘤。腹主动脉、下腔静脉、肾脏等尚可部分或全部被肿物包绕,也提示肿瘤来源于腹膜后。

3. 原发性腹膜后实质性肿瘤鉴别诊断

(1)纤维肉瘤:肿物巨大多呈圆形或椭圆形,境界较清楚,可出现类似包膜回声。内部为不均匀的混合回声,低于周围组织(图26-3-1)。瘤体内可有不规则的坏死液化区,常见小的钙化。

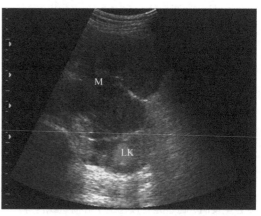

图 26-3-1　腹膜后纤维肉瘤
LK:左肾,M:肿瘤

(2)良性神经源性肿瘤:多发生于脊柱两侧。肿瘤呈类球状或分叶状,边界清楚,有包膜回声。瘤体内部常伴有程度不同的弥散小出血灶,使内部回声趋向不均匀,较大坏死液化灶可呈无回声。肿瘤常单发为主。

(3)恶性神经源性肿瘤：多为不规则体，瘤体一般较大，边界较清楚，内部回声不均。内部常有弥漫出血灶，或伴有较大不规则坏死液化区。

(4)脂肪瘤：肿瘤边界清晰，内部以较均匀的高回声为主。有时瘤体后方伴有声衰减。

(5)脂肪肉瘤：瘤体内回声由低至较强回声不等(图 26-3-2)。生长速度快，边界不整或欠清晰，常呈分叶状。内部回声不均、变性或坏死可见回声降低和液化。单发为主，也可有二三个肿瘤同时出现。

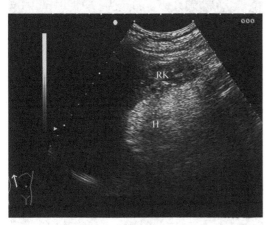

图 26-3-2　腹膜脂肪肉瘤
RK：右肾，M：肿瘤

(6)平滑肌肉瘤：较大的原发和继发性平滑肌肉瘤在形态结构上不容易区别。较小肿瘤多为分叶状，边界清晰。大者可达 20cm 以上。边界欠清晰。肿瘤内部回声为不均匀的低回声，有时瘤内伴有液化。肿瘤周围经常伴有淋巴结转移，容易在肝脏出现转移灶。较大肿瘤内部容易出现坏死液化。液化区可在实质的任何部位，形态各异，单个或数个并存。有钙化灶形成时可出现局灶性强回声，并伴有声影。

(7)脊索瘤：易发生在骶骨或腰椎部位，和脊柱紧贴。肿物无明显包膜。边界欠清晰，实质回声点细小均匀，以低回声为主，在实质内或其边缘处可见散在小点状、条状强回声，并伴有声影，实质和囊性部分之间的分界清晰平整。

(8)间皮肉瘤：边界欠清晰，常有不规则钙化。软组织回声点较粗，不均匀，液化区一般不大。

(9)恶性淋巴瘤：病变多见于腹腔大血管周围，呈大小不等的圆形或椭圆形低或弱回声区，有时因内部回声较低而易误诊为囊肿。边界清楚，轮廓光整，可呈结节状，当邻近数个淋巴瘤粘连融合时可呈分叶状或大块状。病变推挤腹膜后大血管移位，可

出现肠系膜上动脉和腹主动脉间距增宽，腹主动脉与下腔静脉距离增大等，腹腔动脉旁的病变可使肝动脉和脾动脉抬高或异位。彩色多普勒血流显像可显示淋巴瘤内的血流(彩图 173)，并可判断淋巴瘤与腹膜后大血管及其分支的位置关系。

四、继发性腹膜后肿瘤

(一)病理概要

腹膜后继发性肿瘤以原发于腹腔消化系统、盆腔器官和睾丸的恶性肿瘤转移到腹膜后淋巴结较多见，这种腹膜后淋巴结转移癌较腹膜后原发性肿瘤更为多见。人体其他部位的恶性肿瘤侵犯腹膜后间隙主要是通过两种途径：①直接扩散，腹膜后器官(如肾脏、肾上腺、胰腺和十二指肠等)的恶性肿瘤或是附着于后腹膜的器官(如直肠和结肠等)的肿瘤直接向腹膜后浸润生长；②通过淋巴道转移，其他部位的原发肿瘤通过不同淋巴转移途径转移至腹膜后，位于腹腔动脉旁的腹腔淋巴结群是腹腔器官、盆腔器官、下肢、男性生殖器等部位淋巴结的淋巴汇合处，发生转移较常见，如胃癌常先转移至胃左动脉旁或脾门部淋巴结，再转移到腹腔淋巴结群；结肠癌转移至肠系膜血管周围及腹腔淋巴结；子宫和卵巢癌则转移至骶前、髂血管旁淋巴结转移再向腹腔淋巴结转移。

临床表现，恶性肿瘤合并腹膜后转移时，患者多有显著的原发肿瘤表现，或者手术后复发转移，常有消瘦、恶病质、腹水等表现。

(二)超声表现

1. 二维超声表现　腹膜后淋巴结转移绝大多数多分布于腹膜后大血管(腹主动脉、下腔静脉、髂动脉等)和脊柱周围。肿大的淋巴结多数为较低或弱回声，分布均匀，无明显声衰减(图 26-3-3)。形状圆形或卵圆形的团块，边界清楚，多个肿大淋巴结可聚集成团呈蜂窝状，甚至融合连成一片，切面呈分叶状或不规则形。较大的肿块内部也可能发生坏死、纤维化等改变，显示为高回声区与弱、无回声区混杂成不均质图像。肿大淋巴结也可引起腹膜后血管移位、绕行，侵犯输尿管引起肾积水。

2. 彩色多普勒及频谱多普勒表现　肿大的淋巴结内动静脉血流信号丰富，并可判断肿大淋巴结与腹膜后大血管及其分支的位置关系。频谱多普勒检测血流为低阻力型。

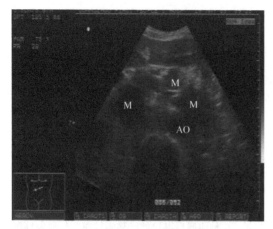

图 26-3-3　胃癌腹膜后淋巴结转移
M：转移瘤，AO 腹主动脉

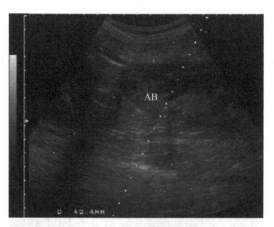

图 26-3-4　腹膜后脓肿
AB：脓肿，虚线为穿刺引导线

五、腹膜后囊液性肿块

(一)病理概要

腹膜后液性肿块主要有囊性肿瘤、脓肿、血肿、假性胰腺囊肿或胰液积聚和寄生虫囊肿等。囊性肿瘤常见者为淋巴管囊肿、脐尿管囊肿、皮样囊肿等。腹膜间间隙脓肿多来源于腹膜后阑尾炎、出血性坏死性胰腺炎、肾盂肾炎等。

腹膜后脓肿临床症状一般较明显，常有手术史，或下腹部及髂窝疼痛史。腹膜后血肿多为外伤后或脊柱、腹部手术后(如胰腺、肾脏手术)并发症、凝血障碍性疾病(如血友病、白血病等)、主动脉假性动脉瘤或肿瘤破裂。

(二)超声表现

1. 腹膜后脓肿　往往在肾周、髂窝等部位出现境界较清楚、形状及轮廓稍不规则的无回声区，有的在深部可见较多的细小光点、光斑回声(图26-3-4)，变动体位后，深部回声可呈漂浮现象，并重新分布至整个病变区。壁回声厚而不规则。常局限于一个腹膜后间隙，也可由于瘘道而形成多个不规则积液区，如肾后间隙的脓肿可向上、向下聚集，向上可延伸至肾脏的后方，推挤肾脏向前移位。向下脓肿可聚集于髂窝，形成髂窝脓肿。

2. 腹膜后血肿　腹膜后间隙出现无回声或低回声肿块(图26-3-5)，肿块前后径＜上下径，血肿壁可较厚而不规则，如有血块形成则产生较大回声，随访观察可见血肿逐渐吸收演变过程，附近器官可因血肿挤压而移位。

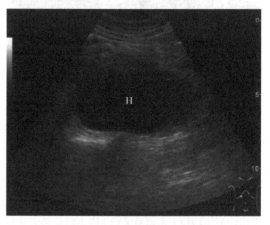

图 26-3-5　腹膜后血肿
H：血肿

3. 囊性肿瘤

(1)淋巴管囊肿多呈圆球或椭圆形，囊壁薄而平滑，可有细小分隔，单房或多房。液体呈均匀的无回声。当淋巴管囊肿继发感染，其内液体变浑浊，表现为液体低回声内有颗粒性回声点游动现象，借此可以和实性肿瘤相鉴别。

(2)囊性畸胎瘤

1)圆形或类圆形肿瘤，常有完整包膜。

2)囊液结构复杂多变：稀薄液体为液性低回声，容易观察到小颗粒物的移动，稠厚液体则呈低到较高回声，颗粒性物质在其中的移动现象常不明显。有时可见强回声伴声影，则提示骨骼或牙齿等结构的存在。

3)脂类物质和毛发混合时常为一较强回声团块结构，后方多伴有声影，若周围有液体伴随，探头加压时强回声结构有漂浮现象。

4)脂-液结构：当稀薄的脂类漂浮于一般液体上时，超声呈现高回声在上，液体的无或低回声在下的图像，脂-液交界处为一个和水平面一致的线段，称为脂-液面。

囊性肿瘤鉴别诊断：

(1)输尿管囊肿：多位于输尿管末端并凸向膀胱内，如位于肾脏至膀胱之间的呈长筒状囊肿，常伴有同侧肾脏形态或结构改变。

(2)假性胰腺囊肿：多位于胰腺周围，也可以出现在髂窝、脾脏周围和盆腔。囊肿的形态大小各异，多为单发，也可呈多发或内有分隔，有的囊液中可见小而容易移动的点状回声。

(3)包虫囊肿：多为继发性(90%)。典型的包虫囊肿超声表现与肝内包虫囊肿相似，若同时发现肝脏或其他器官、部位有包虫囊肿样图像时则可确诊。

(4)肾上腺囊肿：位于肾上腺区，壁不厚，多呈单囊状。

(5)卵巢囊肿：位于附件区，呈单囊或多分隔状。大的可占据大部分腹腔。

(6)阑尾黏液囊肿：位于回盲区，囊肿多不规则，囊液回声不均匀，囊壁不厚。

(7)阑尾囊性黏液腺癌位于回盲区，囊肿多不规则，囊液回声不均匀，囊壁厚薄不一而容易破裂。破裂后的囊肿消失或不完整，腹腔内有大量积液，液体稠厚，有絮状回声移动。

(8)游离性腹水：位于双侧腹膜腔、膈下、小网膜囊、各器官间隙和隐窝部位。平卧位时少量液体常积聚于肝肾间或脾肾间，盆腔也是少量腹水时最容易到达的部位。区域性腹水常提示局部的器官有病变。

第四节　腹膜后大血管疾病

一、解剖概要

(一)腹主动脉

腹主动脉位于脊柱左前方，上方于第十二胸椎前方经膈肌主动脉裂孔与降主动脉相续连，向下至第四腰椎下缘水平分为左、右髂总动脉。腹主动脉全长为14～15cm，直径为2～3cm(上段2～3cm，中段1.6～2.2cm，下段1.3～1.7cm)，向下逐渐变细，在腹主动脉分叉处上方直径仅为1.5～2cm。主要分支如下。

(1)腹腔动脉为一短干，在平第一腰椎水平发自腹主动脉前壁，平均长约2cm。腹腔动脉向左右分别分出脾动脉和肝总动脉，向前上方分出胃左动脉。

(2)肠系膜上动脉起于腹腔动脉下方1～2cm处的腹主动脉前壁，与腹主动脉成约30°角向下走行。肠系膜上动脉与腹主动脉之间有左肾静脉和十

二指肠第三段通过。

(3)肾动脉多在第2腰椎水平、肠系膜上动脉起点稍下方起自腹主动脉两侧，右肾动脉起点略低于左肾动脉。左肾动脉较右肾动脉短，两者平均长分别为2.6cm、3.5cm。右肾动脉经过脊柱前方再向右绕过下腔静脉及右肾静脉后方进入右肾门。

(4)肠系膜下动脉在第3腰椎水平发自腹主动脉前壁。

(5)髂总动脉为腹主动脉的延续分支，在第4腰椎下缘水平分出。

(二)下腔静脉

下腔静脉由左、右髂总静脉在第4、5腰椎水平汇合而成。下腔静脉位于脊柱的右前方，沿腹主动脉右侧上行，经肝脏后方的腔静脉窝，穿过膈肌的腔静脉孔开口于右心房。正常成人下腔静脉内径为1.7～2.4cm。下腔静脉的主要属支如下。

(1)肝静脉：主要有左、中、右三大支，于第二肝门处注入下腔静脉。

(2)肾静脉：左右各一支，大部分行程与同名动脉伴行，中左肾静脉较长，经过肠系膜上动脉与腹主动脉之间。

(3)髂总静脉：在骶髂关节前由髂内、髂外静脉汇合而成，右侧较左侧稍短。左髂总静脉的末端经右髂总动脉后穿过，有时受压迫。

(三)门静脉

门静脉系统是消化系最重要的功能血管，由门静脉、肝内的门静脉分支和肝外的器官属支组成。门静脉系统两端都与器官的末梢毛细血管丛连接，管腔内无瓣膜，所以在门静脉压力增高后容易发生压力的传导，使侧支循环开放。

1. 门静脉　由肠系膜上静脉和脾静脉在胰颈后方汇合而成，在十二指肠球部后方进入肝十二指肠韧带，继续上行至第一肝门，分成左、右两支进入肝脏。门静脉在肝十二指肠韧带内位于胆总管和肝动脉之后，后面隔网膜孔与下腔静脉相邻。门静脉内径0.5～1.3cm。

2. 肠系膜上静脉　与同名动脉伴行。在小肠系膜根部沿后腹壁上行，于胰颈后方汇入门静脉。

3. 脾静脉　起自脾门向右走行，于胰颈后方与肠系膜上静脉汇合成门静脉。

4. 肠系膜下静脉　与同名动脉伴行，为直肠上静脉出小骨盆后的延续，改称肠系膜下静脉。

5. 胃左静脉　经肝总动脉或肝固有动脉的后方汇入门静脉。

二、正常超声图像

（一）腹主动脉

1. 腹主动脉

（1）纵切面呈一长管状无回声区，管壁为回声较强的平行光带（图 26-4-1），随心脏节律搏动。

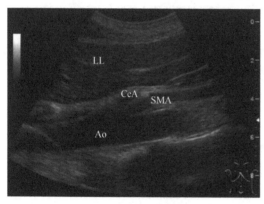

图 26-4-1　腹主动脉及分支

Ao 腹主动脉，CeA 腹腔动脉，SMA 肠系膜上动脉，LL 肝左叶

（2）纵切面，彩色多普勒显示腹主动脉血流呈红色（彩图 174），可有多色混叠；脉冲多普勒频谱为收缩期正向单峰，上升支及下降支均陡直，舒张早期为小幅负向波，舒张中晚期转为正向低速血流，正常峰值流速 90～130cm/s。

（二）腹腔动脉及分支

（1）纵向扫查显示腹腔动脉于胰腺上缘后方起自腹主动脉前壁，呈一条短而粗的管状无回声区。横切面显示腹腔动脉与其主要分支肝动脉及脾动脉呈"Y"形。肝总动脉分出后与腹主动脉呈约90°角向右走行，起始段内径为 0.3～0.5cm。脾动脉分出后沿胰腺上缘向左外方行走至脾门，起始段内径为 0.4～0.5cm。

（2）彩色多普勒显示腹腔动脉管腔内为红色血流，脉冲多普勒显示血流频谱呈正向双峰型，上升支陡直，下降支缓慢而呈斜坡形，正常峰值流速范围为 60～120cm/s。

（三）肠系膜上动脉

（1）纵向扫查时肠系膜上动脉于腹腔动脉下方约1cm 处的腹主动脉前壁发出，与腹主动脉呈30°向下走行。横切面肠系膜上动脉呈一圆形搏动无回声区，上端介于脾静脉与左肾静脉之间。肠系膜上动脉起始部管腔内径 0.4～0.6cm。

（2）彩色多普勒见管腔内红色血流，脉冲多普勒频谱与腹腔动脉频谱相似。

（四）肾动脉

在第 1、2 腰椎水平自腹主动脉发出，起始部管腔内径 0.4～0.6cm。脉冲多普勒显示血流频谱呈正向单峰型，有的下降支有切迹，上升支陡直，下降支缓慢，正常峰值流速 60～90cm/s。

（五）下腔静脉

（1）位于脊柱之右前侧，吸气时内径增宽，呼气内径变窄。

（2）彩色多普勒示收缩早期至舒张早期为蓝色血流，舒张晚期为红色血流；脉冲多普勒在收缩期和舒张早期显示两个较高速度的负向血流频谱"S"波和"D"波，在吸气时流速均增快。多数在心房收缩期存在一个速度慢、时限短的正向频谱"a"波，使频谱呈三峰型。少数在收缩末与舒张早期之间，又出现一正向波，称为"V"波。

（六）肾静脉

右肾静脉较细短，自肾门左行直接汇入下腔静脉右侧壁。左肾静脉自肾门向右经肠系膜上动脉与腹主动脉之间注入下腔静脉左前壁。

（七）门静脉

门静脉起自胰颈后方，向右上方走行至第一肝门，内径 0.8～1.4cm（图 26-4-2、彩图 175）。脉冲多普勒示朝肝流向的连续性低速血流，平均流速 14～20cm/s。

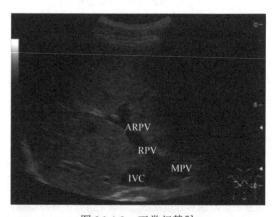

图 26-4-2　正常门静脉

IVC 下腔静脉，MPV 门静脉主干，RPV 门脉右支，ARPV 门脉右前支

(八)脾静脉

横向扫查显示脾静脉位于胰腺后方(图26-4-3),其后方为肠系膜上动脉、腹主动脉和脊柱横断面。彩色多普勒显示为离脾流向,脉冲多普勒频谱与门静脉相似。

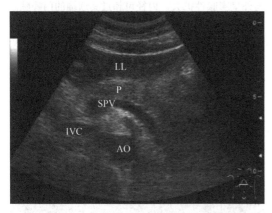

图26-4-3　正常脾静脉(胰腺长轴切面观)
SPV 脾静脉, P 胰腺, AO 腹主动脉, IVC 下腔静脉,
LL 肝左叶

(九)肠系膜上静脉

在胰颈后方与脾静脉汇合成门静脉,脉冲多普勒频谱与门静脉相似。

三、腹膜后大血管病变

(一)腹主动脉瘤

1. 病理概要　腹主动脉瘤是指腹主动脉的局限性扩张。腹主动脉管壁粥样硬化是引起腹主动脉瘤的最常见病因,约占95%,其他病因引起有外伤、感染、梅毒、Marfan综合征、先天性异常等。

腹主动脉瘤的基本病理改变是动脉壁中层弹力纤维变性、断裂,形成瘢痕组织,管壁失去弹性,受管内动脉压力和血流的冲击而逐渐扩张,形成动脉瘤。

根据动脉瘤的结构,可分为三类。

(1)真性动脉瘤:动脉瘤的壁与主动脉壁延续。此类动脉瘤最常见,约96%发生于肾动脉水平以下。

(2)假性动脉瘤:由于外伤、感染、动脉穿刺及插管等原因引起,使动脉壁局部受损破裂,血液从受损的动脉壁外流,在动脉周围的肌肉、筋膜间隙形成血肿,血肿腔与血管相通。一段时间之后血肿外周的血凝块纤维化、内表面被内皮覆盖,此时瘤壁由纤维组织、血块机化物、动脉壁等共同构成。

(3)夹层动脉瘤(也称为壁间动脉瘤):由于动脉壁中膜变性、坏死,血液从内膜的撕裂口进入管壁,使内膜和部分中膜与外膜分离脱向管腔,外膜向外隆起,形成两个管腔,一个是动脉壁分离后形成的假腔,另一个是动脉原有的真腔。假腔的另一端也可能再破入血管腔内,使假腔形成血液通道。

2. 超声表现

(1)真性动脉瘤

1)二维超声表现(图26-4-4):①腹主动脉局部扩张,内径>3cm,常在4cm以上。当动脉某段的一侧管壁受损时,常导致该侧呈局限性囊状扩张;而断面四周管壁均受损时,局部血管常呈梭形或球形扩张。②动脉瘤的前后壁与其上下的腹主动脉前后壁相连续,其无回声区与腹主动脉的无回声区相连续。③病变区管壁境界清楚,内缘粗糙不平,其周围找不到正常腹主动脉图像。④病变段腹主动脉可见与心律同步的搏动。⑤较大的瘤体内常有血栓形成,表现为膨起的管壁内侧有偏心性或同心圆状的实质性低至中等回声,管腔内液性暗区位于一侧或中央。血栓有钙化时则表现为强回声伴声影。⑥较大的瘤体无回声内血流缓慢,可显示血流形成的云雾状回声。

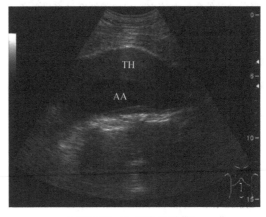

图26-4-4　腹主动脉瘤
AA 腹主动脉瘤腔, TH 血栓

2)彩色多普勒表现(彩图176)腹主动脉瘤内呈现与腹主动脉相连续的彩色血流,血流形态因管腔的大小和有无血栓而异,小的腹主动脉瘤为单色彩色血流,大的腹主动脉瘤多呈五彩镶嵌或为旋流表现。如瘤腔大,瘤内血流缓慢呈暗红或暗蓝色,仅入口处为高速血流。若血栓较大使管腔狭窄时,则显示为明亮的高速细流束,并呈五彩镶嵌。当腹主动脉瘤累及分支时,显示在分支血管的出口处血流束变细,甚至看不到血流束。

3)频谱多普勒表现:瘤体内呈双向低速填充型

紊乱血流频谱，其分支开口处也可呈高速湍流频谱。

(2)假性动脉瘤

1)二维超声表现：腹主动脉旁显示厚壁无回声区，壁回声不均匀。若腹主动脉间的开口较大，则可显示与病灶的交通口(图26-4-5)。

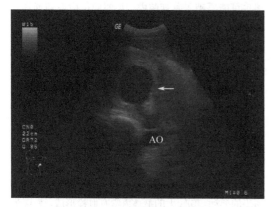

图26-4-5　假性腹主动脉瘤

AO腹主动脉，白箭头所指为假性动脉瘤

2)彩色多普勒表现：病灶无回声区内显示紊乱的彩色血流信号。在与腹主动脉的开口处可见来自腹主动脉的彩色血流束，起始部细窄，多呈单色，进入瘤腔后增宽，呈多色分散，血流起始部即为破口处(彩图177)。

3)频谱多普勒表现：在腹主动脉破口处可测得高速湍流频谱，瘤腔内则为低速湍流频谱。

(3)夹层动脉瘤

1)二维超声表现：腹主动脉增宽，呈双层管壁，管腔被分成两个腔，即真腔和假腔，一般假腔内径大于真腔。若动脉中层环形剥离，横断面呈双环状，内环为细而弱的内膜回声，随血管搏动颤动。外环为外膜高回声。内外环之间为剥离形成的腔。有时可见中断处，为破口所在。

2)彩色多普勒表现真腔内显示彩色血流，血流可因剥离腔的影响而变窄，流速较快呈明亮或五彩血流。若有破口或再破口，可能显示破口处收缩期有血流进入假腔。假腔内血流缓慢呈无规则血流或无血流信号。

3)频谱多普勒表现：变窄的真腔内显示为高速湍流频谱。假腔内可有收缩期正向、舒张期方向的低速湍流频谱。

(二)门静脉癌栓

1. 病理概要　多数门静脉瘤栓来自肝癌，后者常首先直接侵入门静脉分支形成瘤栓，再沿门静脉分支进入较大的分支，直至肝外的门脉主干，也可

沿着逆流的血流至门静脉主干形成瘤栓。瘤栓也可来自消化道、胆系、胰等癌肿的转移。

2. 二维超声表现　门静脉瘤栓显示为门静脉内有低至高回声的团块，多充填整个管腔或占据大部分，门静脉显著扩张(图26-4-6)。由于瘤栓常侵犯局部血管壁，使管壁不规整、不平滑，局部管腔向外呈膨胀性扩大，内径可超过其远端的门静脉。瘤栓内回声与附近的肝脏肿瘤回声相似。较大的门脉分支或门脉主干内阻塞时，则发生门脉海绵样变性，表现为阻塞的门静脉外周有弯曲的管状无回声，呈蜂窝状改变。

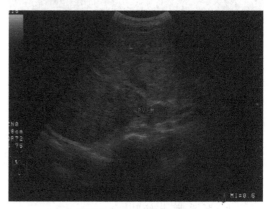

图26-4-6　门静脉癌栓

PV-M门静脉癌栓，L肝脏

3. 彩色多普勒和频谱多普勒表现　门静脉完全阻塞时，内血流信号消失。不完全阻塞时，在变窄的管腔内可显示血流信号，速度较阻塞两端的管腔内血流快，狭窄段以后的血流紊乱。多数瘤栓内可显示动脉型血流，瘤栓旁可见增粗的滋养动脉。如瘤栓内测得高速血流信号，或远端门静脉血流出现反流，则提示有动静脉瘘存在。门脉海绵样变性时，阻塞旁蜂窝状无回声内可见多色血流。

(三)下腔静脉阻塞综合征

1. 病理概要　下腔静脉阻塞综合征又称为布-加氏综合征(Budd-Chiari's syndrome)，是指肝静脉和(或)肝段下腔静脉的完全性或不完全性阻塞所引起的临床综合征，主要表现为肝和脾肿大、门静脉高压和腹水。阻塞的原因可为先天性或后天性，先天性的为肝段下腔静脉内隔膜形成，重者可见管壁增厚，管腔狭窄；后天性的有血管内血栓形成和瘤栓栓塞、血管外病变(肿瘤、脓肿等)的压迫、下腔静脉炎和特发性闭塞等。由于肝脏静脉血液回流部分或完全受阻，导致肝脏淤血性肿大，尤以尾叶为甚，肝组织可出现变性、坏死及纤维结缔组织增

生,严重者导致肝硬化;肝脏侧支循环开放,部分阻塞时各肝静脉之间形成侧支循环,有门脉高压症时,门脉系统侧支循环开放。

2. 二维超声表现

(1)肝脏弥漫性肿大,或右叶肿大、左叶缩小。尾叶肿大明显,回声降低。

(2)下腔静脉病变超声可显示梗阻的部位、类型、范围等,梗阻远端的下腔静脉及肝静脉扩张,管壁随呼吸和心动周期的搏动减弱或消失,加压探头下腔静脉管径无变化。

1)膜型狭窄与阻塞肝段下腔静脉管腔内可见薄膜状高回声光带,厚约数毫米。不完全阻塞时,膜中央有孔或网状通道;肌性管状狭窄时,可见管壁增厚,回声增强,管腔呈锥形变窄。

2)下腔静脉内血栓形成、瘤栓等阻塞下腔静脉内有实性团块状回声(图 26-4-7)。

3)下腔静脉受压:受压处可见压迫物的团块状回声,管壁变窄或闭塞。

4)下腔静脉炎性狭窄:下腔静脉管壁增厚、毛糙、管腔狭窄,重者管腔可闭塞。

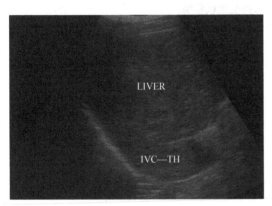

图 26-4-7　下腔静脉癌栓所致下腔静脉阻塞综合征
IVC—TH 下腔静脉癌栓,LIVER 肝脏

(3)肝静脉改变

1)肝静脉无病变时,血流回流受阻的肝静脉明显扩张,走向弯曲呈“蛇行”状。

2)肝静脉有病变时,肝静脉近端狭窄、变细、弯曲或闭塞,有时可显示管腔隔膜或团块状栓塞物,或由于肝内占位病变压迫肝静脉而狭窄或闭塞。

3)肝静脉之间可出现相互交通,主要见于肝右和(或)肝中静脉与肝右下静脉之间的交通支,肝右下静脉较粗大。

(4)门脉高压症约 20%布-加综合征由于门静脉血液回流受阻,引起门脉压力增高,超声表现为门静脉和脾静脉扩张、侧支循环开放、脾大、腹水等。

3. 彩色多普勒和频谱多普勒表现　不完全梗阻时,狭窄处血流变细,频谱为湍流。回流阻塞的肝静脉内血流速度减慢,且不受呼吸和心动周期的影响,频谱波形为连续单向、较平直。

完全性梗阻时,梗阻部位远端下腔静脉、肝静脉扩张,内不能显示血流或呈反向血流。梗阻位于某支肝静脉时,可见肝静脉之间交通静脉开放,肝静脉血流不受呼吸,心动周期的影响,血流由梗阻肝静脉流向其他肝静脉。肝尾叶内的肝小静脉和右后肝静脉的扩张。

有门脉高压时,门静脉扩张,血流速度减慢。门脉侧支循环开放,并可测得低速血流。

肿瘤栓塞引起的布-加氏综合征,在癌栓光团内可测得彩色血流,频谱为动脉型。

4. 鉴别诊断及注意事项　急性布-加综合征临床表现多有腹痛、肝肿大和腹水三联征,慢性者有肝大、门脉侧支循环和腹水三联征,结合二维超声和多普勒超声检查,大多数可以明确诊断。但有时需与肝硬化等疾病相鉴别,血管造影观察下腔静脉情况可以鉴别。

第五节　腹腔积液

一、病理概要

腹腔积液是由于各种原因引起的腹膜腔内有液体积聚,可多可少,可为游离性亦可为局限性,可为水性(渗出液、漏出液)、血性、脓性或混合性。

引起腹腔积液的原因众多,常见病因为①肝脏疾病:各种类型肝硬化在失代偿期均伴有不同程度的腹腔积液。肝癌主要由于门静脉受压、瘤栓、腹膜转移引起腹腔积液,其特点是生长迅速,性质为漏出液或渗出液,血性者常见。重症病毒性肝炎引起的腹腔积液形成与血浆白蛋白减少使血浆胶体渗透压降低、肾功能减退及肝坏死后纤维组织增生和肝内血栓性静脉炎所致的门脉压增高等有关,腹水的多少与病情呈正比,积液为漏出液。②心血管疾病:慢性充血性右心衰竭、心包炎、原发性限制性心肌病、肝静脉阻塞综合征(Budd-Chiari 综合征)、门静脉血栓形成等,积液为漏出液。③腹膜疾病:结核性腹膜炎系腹膜受结核杆菌感染所致,可为弥漫渗出型也可为局限包裹型,腹膜增厚,积液为渗出液;腹膜原发或转移肿瘤积液生长迅速,多为血性,积液内乳酸脱氢酶活性(LDH)常较血清乳酸脱氢酶活性为高。④肾脏疾病：慢性肾炎肾病型及肾病综合征可有明显的腹水，积液为漏出液；各种原因导致的肾衰竭均可出现腹腔积液。⑤腹腔器官外伤或病理性破裂、腹部手术：肝脏和脾脏外伤破裂、肿瘤破裂、宫外孕破裂导致腹腔积血。

二、二维超声表现

除肠腔间隙的小脓肿及血肿外，绝大多数的腹腔积液超声易于显示，并准确定位和引导进行诊断性及治疗性穿刺，但渗出液与漏出液均显示为无回声区难以鉴别。

(1)弥漫性或游离的腹腔积液弥漫性腹腔积液可见大量无回声区充满腹内器官之间的空间。无回声区形态多变，随器官边缘而定。探头加压无回声区形态可被压缩。患者更改体位无回声区大小、形态可发生变化。少量积液时往往在平卧位肝肾间隙可见无腹水回声区，Donglas 腔也是积液首先积聚部位之一(图 26-5-1)。肝脏和脾脏外伤积血及手术后积液常在器官旁有积液。

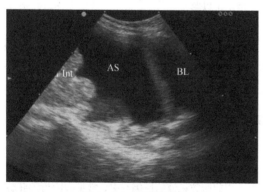

图 26-5-1　腹腔积液

AS 腹水，Int 肠管，BL 膀胱

(2)局限性包裹性腹腔积液：积液局限于腹腔某个部位，无回声区形态圆形或膨隆。探头加压时形态无改变。体位改变时无回声区无移动。形态不取决于器官边缘形态。如出现弥漫性的光点、光斑，常提示有出血或感染。

三、鉴别诊断及注意事项

各种原因引起的腹腔积液鉴别诊断如下。

(1)渗出液见于各种腹部炎症。

(2)漏出液最多见于肝硬化失代偿期，有肝硬化超声表现，超声较易诊断；其次亦见于心源性及肾源性腹水。

(3)腹水急性增多见于狭窄性肠梗阻、急性门静脉栓塞，结合临床情况，通过对梗阻部位以上扩张的肠管，其内充满呈双向流动的液体和气体，可以明确判断。门静脉栓塞可以在门静脉显示有栓子。

(4)各种内脏损伤破溃、肿瘤破裂、宫外孕破裂、恶性间皮瘤等导致腹腔积血，可通过病史及器官病变加以鉴别。

(5)腹腔积脓及腹腔脓肿形成见于化脓性腹膜炎。

(6)小网膜囊积液可见于急性胰腺炎，当胰腺炎导致网膜孔梗阻或闭锁时，胰腺炎性腹水便在网膜囊中积聚；大量腹腔积液时小网膜囊内也可有积液。小网膜囊积液的暗区位于胰腺的前及上方、肝左叶后方，积液暗区包绕尾叶可呈"悬浮尾"征象。积液位置较为固定，无游走性。

(柳建华　胡志文)

第二十七章 妇科疾病

第一节 解剖概要

一、盆腔及其内的结构

骨盆是由骶骨、尾骨及左右两髋骨所组成的环状骨性结构。每块髋骨由髂骨、坐骨及耻骨融合而成。骨盆的前方由耻骨及其间的纤维软骨形成耻骨联合。骨盆以耻骨联合上缘、髂耻缘及骶岬上缘连线为界，分为大(假)骨盆和小(真)骨盆。大骨盆的两侧为升结肠和降结肠，后方附着髂腰肌，中部为小肠。

盆腔内的血管主要为髂内、外动静脉及其分支。小骨盆内的肌肉有闭孔内肌、提肛肌及深部的梨状肌与尾骨肌。

小骨盆根据其解剖结构(彩图178)，分为前、中、后三部分，前部主要为膀胱和尿道；中部为子宫、宫颈、阴道及两侧的卵巢、输卵管；后部为陶氏腔和直肠、乙状结肠，陶氏腔又称子宫直肠陷窝，此处为腹腔最低部位，内有小肠和肠系膜。

盆腔内有三个潜在的腔隙，或称陷窝，是腹膜在盆腔中的反折而形成的，即前腹膜与膀胱之间的前腹膜陷窝，膀胱子宫陷凹和子宫直肠陷窝。

二、女性内生殖器官及其血液供应

(一)女性内生殖器官

女性内生殖器官主要有阴道、子宫、输卵管及卵巢，后两者合称为子宫附件(彩图179)。

1. 阴道　位于小骨盆下部中央，呈上宽下窄的管道，上端包绕子宫颈，下端开口于阴道前庭后部，前壁长7~9cm，与膀胱和尿道相邻；后壁长10~12cm，与直肠贴近。环绕子宫颈周围的部分称阴道穹隆。分前、后、左、右四部分，其中后穹隆最深，与陶氏腔贴近。

正常情况下阴道前后壁密切相贴，其壁由黏膜、肌层和纤维层构成。

2. 子宫　位于小骨盆中央，直肠与膀胱之间，呈前后略扁的倒置梨形，为厚壁空腔性器官，成年人的子宫长7~8cm，宽4~5cm，厚2~3cm，重50g。

子宫上部较宽，称子宫体，其上端隆起部分称子宫底。子宫底两侧为子宫角，与输卵管相通。子宫下部较窄，呈圆柱状，称子宫颈。其下端连接阴道顶端，故子宫颈以阴道附着部为界，分为阴道上部与阴道部。体与颈之间狭窄，称为峡部。子宫体与子宫颈的比例，在婴儿期是1:2，生育期为2:1，绝经期为1:1。

子宫体壁由三层组织构成，外层为浆膜层(即腹膜)，中间层为肌层，非孕时肌层厚0.8cm。内层为黏膜层，即内膜。

子宫内腔分两部分，在子宫体内呈上宽下窄的三角形腔称子宫体腔，容量5ml。其两侧角与输卵管相通，下端与子宫颈管相通。子宫颈内腔呈梭形，称子宫颈管，颈管上端通子宫腔，称子宫颈内口，下端通阴道，称宫颈外口。成年人子宫颈长2.5~3cm。

子宫借助于圆韧带、阔韧带、子宫骶骨韧带及盆底肌肉与筋膜维持其相对恒定的位置。常呈前倾位，贴近膀胱，子宫体与子宫颈之间形成一个钝角。部分呈平位或后倾位。

子宫是腹膜间位器官。覆盖子宫的腹膜，在前面反折至膀胱形成膀胱子宫陷凹；在后面向后翻转至直肠前面，构成直肠子宫陷凹，又称道格拉斯陷凹，因其位置低，腹膜腔的少量液体多积存在此处。

3. 输卵管　是始于子宫角的一对细长而弯曲的肌性管道结构，全长8~14cm，内侧与子宫角相通连，外端游离于卵巢附近。根据输卵管的形态由内向外分为四部分。

(1)间质部(或称壁内部)走行于子宫肌层内，狭窄而短，长1cm。

(2)峡部：为间质部外侧的一段，是输卵管最狭窄部分，长2~3cm。

(3)壶腹部：在峡部外侧，是输卵管最宽部分，长5~8cm。卵细胞在此处受精。

(4)漏斗部(或伞部)为输卵管的末端，开口于腹腔，游离端呈漏斗状，有许多细长的指状突起，长度不等，为1.0~1.5cm。

4. 卵巢　为一对扁椭圆形的性腺，位于两侧输卵管的后下方，骨盆侧壁卵巢窝内。其外侧以骨盆漏斗韧带(又称卵巢悬韧带)连于骨盆壁,内侧以卵巢固有韧带与子宫相连,和输卵管之间由输卵管系膜相连。借卵巢系膜与子宫阔韧带后层相连,此处有血管和神经出入卵巢,又称卵巢门。卵巢大小随月经周期略有改变,成年人的卵巢大小约 4cm×3cm×1cm,重 5～6g,绝经后变小,变硬。卵巢(彩图180)表面由单层立方上皮覆盖(又称生发上皮),上皮的深面有一层致密纤维组织称为卵巢白膜,再往内为卵巢皮质和髓质(即卵巢实质),皮质内有数以万计的始基卵泡及致密结缔组织,成熟卵泡直径可达 2.0cm;髓质在中央,无卵泡,内有疏松组织及丰富的血管、神经、淋巴管及其少量平滑肌　纤维。

(二)女性内生殖器官的血液供应

盆腔内器官的血液供应除两侧卵巢动脉起自腹主动脉外,主要来自髂内动脉的分支。子宫动脉为髂内动脉前干分支,在腹膜后沿骨盆侧壁向内下方走行,达阔韧带基底部时转向内,走行于阔韧带基底部前、后叶之间,在子宫颈外侧约 2cm 处(相当于子宫颈内口水平)向前跨越输尿管,达子宫颈侧缘后分为两支:下支较细,称宫颈－阴道支,下行分布于子宫颈及阴道上段及部分膀胱壁。上支较粗,为子宫动脉干的延续,称为子宫体支,在阔韧带之间沿子宫侧缘迂曲上行,至子宫底分为宫底支(分布于宫底部)、卵巢支(与卵巢动脉末梢相吻合)及输卵管支(分布于输卵管)。子宫动脉在上行过程中,向子宫肌层的深部发出弓状动脉,再由弓状动脉发出走向肌壁中 1/3 并与宫腔面垂直的放射动脉,在深入子宫内膜之前,每支放射动脉又分为两支:营养基底层的直动脉和营养功能层的螺旋动脉(为子宫动脉的终末支)。

卵巢具有双重血液供应,即从腹主动脉发出的卵巢动脉和子宫动脉上升支分出的卵巢支。由腹主动脉发出的卵巢动脉始于腹主动脉的前壁,肾动脉的稍下方,在腹膜后沿腰大肌前面斜向外下,在第4 腰椎下缘水平与输尿管交叉后继续下行,越过髂总动脉下段,于真骨盆上缘侧面进入骨盆漏斗韧带内,下降并迂曲内行,在阔韧带两层腹膜之间分支,经卵巢系膜入卵巢门。卵巢动脉在输卵管系膜内进入卵巢门前分出若干支供应输卵管。其末梢在宫角附近与子宫动脉上行的卵巢支相吻合(彩图181)。

输卵管血供来自于子宫动脉和卵巢动脉的网状集合血管。

盆腔周围有丰富的静脉丛,故盆腔感染容易蔓延。卵巢静脉出卵巢门后形成静脉丛,与同名的动脉伴行,右侧汇入下腔静脉,左侧汇入左肾静脉,

故左侧盆腔静脉曲张较多见。

第二节　探测方法及正常图像

一、探测方法

(一)经腹部超声检查(transabdominal scanning,TAS)

1. 检查前准备　女性盆腔器官深藏在盆腔底部,表面被肠袢覆盖。为了防止肠腔气体及内容物干扰,检查前需待膀胱中度充盈,提供一个良好的透声窗,将其周边的肠袢推开,使子宫及其附件区域显示清晰。膀胱充盈以能显示子宫底为度。

2. 体位　常规采用仰卧位,必要时侧动体位。

3. 探头频率　多用 3～5MHz 线阵或扇扫探头,高档设备探头频率可达 6MHz,图像分辨率明显提高。

4. 扫查方法　探头做纵向、横向和多角度扫查。

(1)纵向扫查:探头置于下腹正中,声束平面与人体矢状面平行,自腹正中线分别向左右两侧移动探头对子宫进行纵向扫查,如果子宫位置不在中线纵轴平面,需调整探头位置以显示子宫的矢状切面图像。

(2)横向扫查:探头在上述扫查平面上旋转90°,对子宫进行横切面扫查,以观察子宫、卵巢及盆腔间的相互关系。

(二)经阴道超声检查(transvaginal scanning,TVS)

1. 检查前准备　TVS 检查前应排空膀胱,必要时检查前排空大便。已婚及有性生活史的妇女,无严重阴道出血者均可进行 TVS 检查。

2. 体位　取膀胱截石位,必要时垫高臀部以利操作。

3. 探头频率　阴道探头的频率多为 5～7.5HMz,高档设备阴道探头频率可达 7～10HMz。

4. 扫查方法　在消毒的胶套或避孕套内放入适量的耦合剂,将阴道探头套入,并排除头端气泡。在胶套的外表面涂以消毒的润滑剂,然后缓缓将阴道探头放入阴道内直至子宫颈或阴道穹隆处,转动探头柄进行纵向、横向及多角度扫查,并采用倾斜、推拉、旋转等手法,调整探头的角度、位置和方向,以全面观察子宫、卵巢等盆腔器官情况。有少量阴

道出血者应在胶套外涂以消毒液及消毒外阴后再进行检查。

(三)经会阴部超声检查(transperineal scanning，TPS)

1. 检查前准备 受检者无需特殊准备。

2. 体位 常规采用膀胱截石位。

3. 探头频率 同 TAS。

4. 扫查方法 TPS 主要适用于子宫下段、子宫颈和阴道的检查。将探头用胶套或手套包裹并涂上消毒的耦合剂后，置于大阴唇之间，可对子宫下段、子宫内口情况及其与胎盘的关系、子宫颈及阴道进行纵向与横向扫查。

(四)经直肠超声检查(transrectal scanning，TRS)

1. 检查前准备 检查前需排空大便，排空膀胱或膀胱内少量尿液充盈。

2. 体位 普通检查床时取左侧卧位，左下肢伸直，右下肢弯曲，右膝部轻松放于检查床上，妇科检查床时取截石位。

3. 探头频率 同 TVS。

4. 扫查方法 用 7~10MHz 高频阴道或直肠探头，探头包裹同 TVS，在探头放入直肠之前，检查者先用手轻轻按压肛门，嘱患者放松并哈气，检查者先将左手示指缓缓插入肛门，在示指的引导下再将探头缓缓插入肛门，声束平面向前上方扫查，可获得子宫及附件的各种切面。

适用于青少年、未婚妇女、老年阴道狭窄或闭锁者，以及需了解子宫后方与直肠之间的病变情况。

(五)子宫、输卵管超声造影检查

当盆腔肿块与子宫或附件的关系显示不清或需要了解输卵管通畅情况时，可采用 1.5%过氧化氢或其他造影剂做子宫、输卵管造影术。

受检者需无急性或亚急性生殖道炎症等禁忌证，在月经干净后 3~5 日内，检查前一日清洁肠道后方可进行。

二、正常超声图像及正常值

(一)子宫、输卵管和卵巢的超声表现

1. 子宫体与子宫颈 纵切面扫查前位或平位的子宫一般呈倒置的梨形(图 27-2-1)。子宫浆膜层回声强，光滑清晰。子宫体实质为均匀的低回声，子宫腔呈线状强回声，其周围有内膜层围绕，内膜回声随月经周期的变化而不同。子宫颈回声较子宫体回声稍强且致密，宫颈管内黏膜常表现为一强回声。横切面扫查时，子宫近宫底角部呈三角形，体部呈椭圆形。其中心部位可见子宫内膜线回声。宫颈管横切时呈扁椭圆形，其内部可见宫颈管黏膜呈横置的强回声。

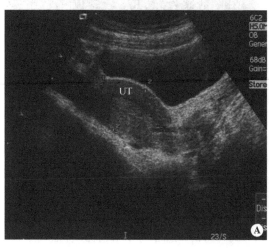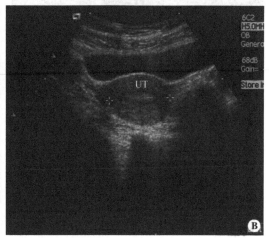

图 27-2-1 正常子宫声像图
A. 经腹部超声，子宫纵切面图；B. 经腹部超声，子宫横切面图

2. 子宫内膜 分两层，贴近子宫肌层的内膜为基底层，超声表现为菲薄的低回声，近子宫腔的内膜为功能层，受性激素的影响，内膜的厚薄及回声发生周期性的变化，两侧子宫内膜功能层之间的线状高回声是子宫腔实际空间的显示。

子宫内膜在月经不同时期的超声表现如下。

（1）月经的后期：呈薄的单线状，回声高，可稍不规则。此时子宫动脉血流阻力指数高（图27-2-2）。

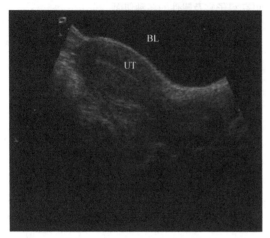

图 27-2-2　月经后期的子宫内膜呈一线状回声
UT 子宫，BL 膀胱

（2）增生早期（卵泡早期）：子宫内膜厚度小于5mm，呈线状高回声，内膜和肌层的分界不清。此时子宫动脉血流阻力指数高（图27-2-3）。

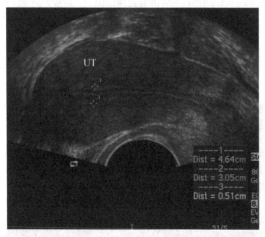

图 27-2-3　增生早期（卵泡早期）的子宫内膜
呈线状高回声，内膜和肌层的分界不清

（3）增生期（卵泡后期，排卵前期）：接近排卵期，子宫内膜三重线是排卵前的特征。子宫内膜厚10mm，内膜和肌层的分界最清晰，螺旋动脉的阻力指数降低（图27-2-4）。

（4）分泌期（排卵后期）：子宫内膜呈均匀性高回声（高于子宫肌层），其三重线及周围无回声区消失。内膜和肌层的分界清晰。排卵期子宫动脉血流特点为舒张末期血流速度增加和阻力指数降低。黄体中期，螺旋动脉的阻力指数呈最小值（图27-2-5）。

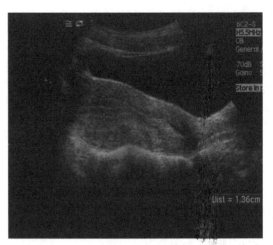

图 27-2-4　增生期（卵泡后期，排卵前期）
子宫内膜呈三重线状，内膜和肌层的分界清晰

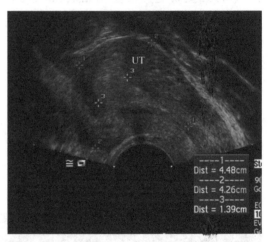

图 27-2-5　分泌期（排卵后期）的子宫内膜，呈均匀性强回声

3. 卵巢、输卵管　正常情况下输卵管不易显示，经阴道超声检查有时可见输卵管间质部，呈条状低回声，有盆腔积液时，输卵管漂浮其间，可见输卵管自宫底部蜿蜒伸展，呈高回声边缘的管状结构，伞端呈细指状。

卵巢一般位于子宫体两侧外上方，子宫后倾位时，卵巢位于子宫底上方。正常卵巢切面声像图呈杏仁形（图27-2-6），内部回声强度略高于子宫。常有大小不等的卵泡回声，排卵前优势卵泡一般可达2.0cm 以上，排卵后，卵巢内可见血体回声。成年人的卵巢大小 4cm×3cm×1cm。

卵巢测量方法：显示卵巢最大短轴切面和长轴切面，分别测量其最大长、宽、厚三径线。有卵泡时应测量卵泡的大小。

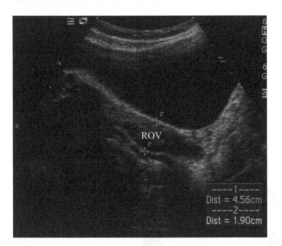

图 27-2-6 正常卵巢声像图

ROV 右侧卵巢

4. 正常内生殖器官彩色多普勒超声表现

（1）子宫动脉：彩色多普勒在子宫颈旁做横行、纵行扫查，可以辨认出子宫动脉，显示为子宫颈两侧的彩色血流，在子宫体肌壁外 1/3 可见弓形动脉血流，呈细条状；子宫肌层可见辐射状的放射动脉分支血流，呈细小条或点状，指向内膜。频谱曲线表现为快速向上陡直的收缩期高峰和舒张期低速血流频谱。有时可形成舒张早期"切迹"。

经阴道扫查时，生育年龄妇女可显示放射状动脉，绝经后则常常无法显示，螺旋动脉则在妊娠早期容易显示，非妊娠期时，偶在排卵后可显示内膜下动脉血流信号。

子宫动脉主干的多普勒频谱波形，在非妊娠期表现为高阻力型，舒张期成分较少，呈驼峰形状，常伴有切迹。阻力指数（RI）为 0.8 左右（彩图 182）。随着子宫动脉在肌层内分支逐渐变细，频谱的最大血流速度下降，舒张期血流成分增加，RI 值下降，内膜下动脉血流 RI 值在 0.5 左右。

子宫血供受雌激素及孕酮的循环水平影响，随年龄、生殖状态和月经周期而变化。在绝经前的妇女，随产次的增加，彩色多普勒检测可见的血管数量增加，显示较丰富的血流信号。绝经期的妇女血管数量减少。绝经后，子宫血管进一步减少。

（2）卵巢动脉：卵巢血流的显示率受彩色多普勒仪器灵敏度和扫查手法的影响，尤其是扫查方法，经阴道扫查对卵巢血流的检出率明显高于经腹部扫查。经阴道彩色多普勒可以显示进入卵巢的血管及在卵巢内呈星状或放射状分布的血流。

（二）子宫径线的测量

正常子宫的大小，常因发育阶段不同而有生理性的差异。经产妇的子宫大于未产妇的子宫。体形肥胖者大于瘦弱者。

1. 子宫体纵径 纵切子宫显示出子宫的最大平面后测量，宫底部至宫颈内口的距离为宫体长度，宫颈内口至宫颈外口的距离为宫颈长度。子宫前位或后位时，宫体纵径有时可出现一弧形弯曲，此时须分两部分测量再相加才能得到较准确的数据（图 27-2-8A）。

2. 子宫体前后径 纵向扫查时测量与宫体纵轴相垂直的最大前后距离（图 27-2-7A）。

3. 子宫体横径 横切宫底呈三角形后，将探头平行下移，显示宫角下缘的子宫横断面呈椭圆形时，测量最大宽径（图 27-2-7B）。

4. 子宫颈测量方法 纵切面上测量子宫颈内口和外口之间的距离为长径，前后距离为厚度，子宫颈横切面上测量左右外缘间的距离为横径。

临床超声探测成年妇女正常子宫的参考值为：纵径 5.5~7.5cm，前后径 3.0~4.0cm，横径 4.5~5.5cm，子宫颈长 2.5~3.5cm，厚度小于 3.0cm。

子宫体与子宫颈的比例为：青春期前 1:2，青春期 1:1，生育期 2:1，老年期 1:1。

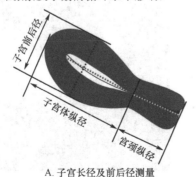

A. 子宫长径及前后径测量

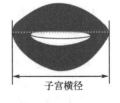

B. 子宫宽径测量

图 27-2-7 子宫径线测量图

第三节 子宫和阴道发育异常

女性生殖器官在胚胎发育形成过程中，若受到某些内在或外来因素的干扰，可导致发育异常，其中最常见的是米勒管发育异常。患者在青春期因原发闭经，腹痛或婚后因性生活困难、流产、不孕或早产时被发现有生殖器官发育异常。生殖器官发育异常往往合并有泌尿系统畸形。根据美国生育协会（American Fertility Society，AFS）的标准（1988），米勒管发育异常分为Ⅰ～Ⅶ级，包括阴道、宫颈、宫体、输卵管等各个部位发育异常，二维经腹及经阴道超声检查能够较清晰显示子宫外形轮廓、宫颈管形态、宫腔内膜形态。经阴道三维超声可以对子宫宫腔、宫颈进行立体成像，显示宫腔形态，本节结合三种超声图像说明几种常见的子宫发育异常的类型（图27-3-1）。

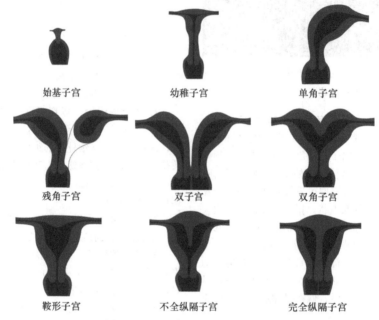

始基子宫　　　幼稚子宫　　　单角子宫

残角子宫　　　双子宫　　　双角子宫

鞍形子宫　　　不全纵隔子宫　　　完全纵隔子宫

图 27-3-1 子宫先天畸形常见类型

一、Ⅰ 级

Ⅰ级为节段性萎缩或发育不良，包括阴道、宫颈、宫体、输卵管等部位节段性或全部发育异常及混合性发育异常，下面介绍几种临床上常见的类型：

1. 先天性无阴道、无子宫（congenital absence of vagina and congenital absence of uterus）

（1）病理：先天性无阴道是由于米勒管会合后，未向尾端延伸形成阴道所致。阴道口处可见一凹陷而无阴道。先天性无子宫是双侧米勒管未能向中线横行会合就停止发育，故未能形成子宫。可有卵巢及输卵管，外阴和第二性征发育正常。

（2）临床表现：先天性无阴道而有正常子宫者，临床表现为青春期后发生的经血潴留及有周期性、进行性加重的下腹痛。先天性无子宫者则无月经，婚后不孕，先天性无阴道、无子宫常同时并存。

（3）超声表现：盆腔内各切面扫查均不能显示子宫、阴道声像（图27-3-2）。若有子宫者则表现子

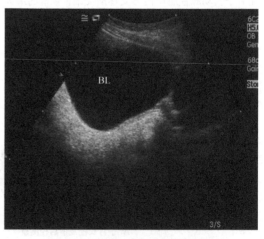

图 27-3-2 先天性无子宫无阴道
BL 膀胱

宫腔积血。盆腔两侧可探及卵巢，当卵巢发育不良时，可探测不到卵巢或卵巢小，无明显卵泡声像。用经直肠超声检查时，应让患者膀胱稍充盈，在膀胱及尿道的后方仔细寻找有无子宫、阴道。

2. 始基子宫（primordial uterus）

（1）病理：双侧米勒管向中线横行会合后不久就停止发育，成为始基子宫，又称痕迹子宫。

（2）临床表现：因为始基子宫的宫体很小，仅1～3cm，无宫腔，故无月经来潮，婚后不孕。常合并阴道发育不良或先天性无阴道。

（3）超声表现：盆腔内可探及很小的子宫（图27-3-3），而宫颈与宫体很难区分，大多无宫腔回声。在膀胱稍充盈状态下，经直肠超声检查图像更清晰。

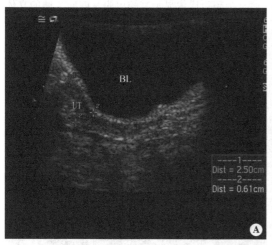
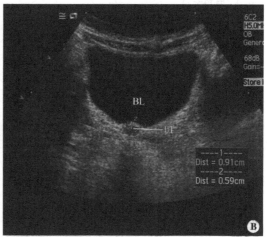

图 27-3-3　始基子宫　21 岁少女无月经来潮

盆腔纵切面(A)及横切面(B)；显示盆腔内可探及很小的子宫，无宫腔回声；BL 膀胱，UT 子宫

3. 幼稚子宫（infantile uterus）

（1）病理：子宫在胎儿期或青春期前停止发育或发育不良，保持在幼稚阶段，又称子宫发育不良（hypoplasia of uterus）。

（2）临床表现：可无月经或经量少，痛经及不孕。

（3）超声表现：子宫各径线测量值明显小于正常子宫，前后径小于 2.0cm，宫颈呈圆锥形，宫颈与宫体的比例为 1：1 或 2：1。卵巢可显示正常（图27-3-4）。

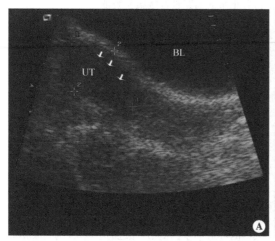
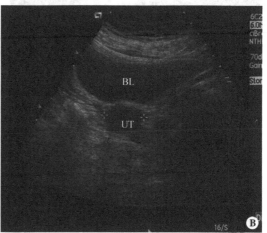

图 27-3-4　幼稚子宫（20 岁少女，经量少）

子宫纵切面(A)及横切面(B)；显示子宫各径线测量值明显小于正常子宫；前后径小于 2.0cm，宫颈呈圆锥形，宫颈与宫体的比例为 1：1；BL 膀胱，UT 子宫，箭头所指为宫腔

二、Ⅱ　级

Ⅱ级单角子宫(uterus unicornis)是由一侧米勒管发育正常,另一侧米勒管发育异常形成的,另一侧停止发育,形成单角子宫,另一侧发育不全形成残角子宫。

1. 单角子宫

(1)病理:单角子宫为一侧米勒管发育正常,另一侧停止发育,形成单角子宫。未发育侧的卵巢、

输卵管、肾亦往往同时缺如。

(2)临床表现:单角子宫可以妊娠,但流产、早产较多见。

(3)超声表现:单角子宫常偏向一侧,外形呈梭形,横径较小。子宫底部横切面仅一侧突起,宫腔形态呈半月形(图27-3-5)。在发育完全的一侧,可探及正常卵巢,另一侧有时探测不到卵巢。经阴道三维超声成像显示宫腔内膜是朝向一侧的立体羊角状内膜,内膜形态多呈柳叶、香蕉、烛心形,宫颈增宽(图27-3-6)。宫颈呈单宫颈管回声。

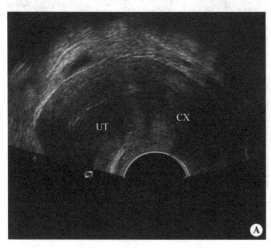
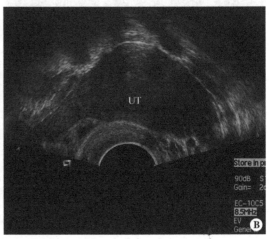

图 27-3-5　单角子宫

子宫纵切面(A)显示子宫形态正常;横切面(B);子宫角部偏向一侧,外形呈梭形,横径较小

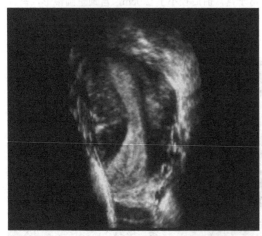

图 27-3-6　单角子宫经阴道三维声像图

宫腔内膜是朝向一侧的立体羊角状内膜,内膜形态呈柳叶形,宫颈增宽

2. 残角子宫(rudimentary horn of uterus)

(1)病理:一侧米勒管发育正常,另一侧发育不全形成残角子宫。可伴有该侧泌尿系统发育畸

形。多数残角子宫与对侧正常宫腔不相通,仅有纤维带相连,偶尔两者间有狭窄管道相通者。残角子宫有正常的输卵管、卵巢及韧带。

残角子宫分为三型。Ⅰ型:残角子宫有宫腔,与单角子宫宫腔相通;Ⅱ型:残角子宫有宫腔,与单角子宫宫腔不相通;Ⅲ型:残角子宫无宫腔(图27-3-7A)。

(2)临床表现:若残角子宫内膜无功能,一般无症状;当内膜有功能且与正常宫腔不相通时,常因宫腔积血而出现痛经,甚至并发子宫内膜异位症,需切除残角子宫。残角子宫内妊娠时,往往到妊娠 16~20 周时发生破裂,而出现典型的输卵管妊娠破裂的症状。若不及时切除破裂的残角子宫,患者可因短时间大量出血而致死。

(3)超声表现:盆腔内可见发育正常的子宫,在其一侧可见一与子宫回声相近的小包块,易与浆膜下子宫肌瘤或实性卵巢肿瘤相混淆。当残角子宫内有积血时,表现为宫腔内呈无回声或弱回声。因残角子宫包块与单角子宫常有一定距离,部分相距较远,取三维容积难以将其包纳,较难获得三维容积成像,仅能

显示发育正常侧子宫呈单角子宫声像（图27-3-7B）。

双侧米勒管完全没有会合，而各自发育形成两个子宫，宫颈和阴道的发育可以有多种类型，宫颈可以发育成双宫颈、双宫颈一侧宫颈发育不良、单宫颈；阴道可以双阴道、双阴道一侧阴道发育不良、单阴道等。左右侧子宫各有有单一的输卵管和卵巢。

三、Ⅲ　　级

1. 病理　Ⅲ级为双子宫（uterus didelphys），为

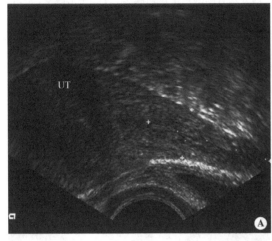
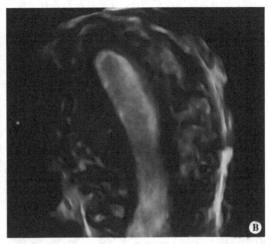

图 27-3-7　残角子宫经阴道声像图

A 为残角子宫经阴道二维声像图，横切面显示子宫（UT）的左侧可见一与子宫回声相近的包块（"＋＋"之间），内无宫腔及内膜声像；B 为残角子宫经阴道三维声像图，显示宫腔内膜是朝向一侧的单角子宫声像，由于左侧残角距离右侧单角子宫有一定距离，无法获取残角的三维容积图

2. 临床表现　患者无任何自觉症状，一般是在人工流产，产前检查甚至分娩时偶然发现。早期妊娠人流时可能漏刮妊娠宫腔。妊娠晚期易发生胎位异常，偶尔可有两侧宫腔同时妊娠。

3. 超声表现　纵切面扫查可见两侧宫体狭长，左右对称（图27-3-8）。两个子宫内分别可见宫腔内

膜回声。横切面扫查可显示宫体呈两个横椭圆形，回声相似，其内分别可见内膜回声，宫体大小可相近或一大一小；探头横切下移至宫颈水平可见宫颈比正常宫颈的横断面明显增宽，其内可见两条并列的强回声带，提示双宫颈，使用高频腔内探头经阴道或经直肠检查时可显示阴道纵隔。

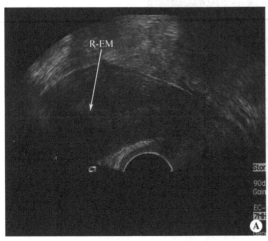
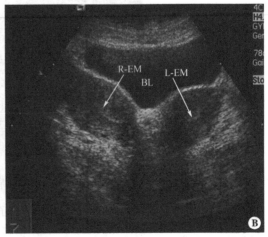

图 27-3-8　双子宫

A 为右侧子宫矢状切面显示子宫形态正常；B 为横切面扫查显示两个横椭圆形宫体，回声相似，大小相近，其内分别可见内膜回声。R-EM 右侧子宫腔，L-EM 左侧子宫腔，BL 膀胱

四、Ⅳ　级

1. 病理　Ⅳ级为双角子宫(uterus bicornis)，是双侧米勒管尾端会合，中隔收缩，形成单宫颈，单阴道，但在宫底部没有会合，使子宫左右各有一角，形成双角子宫；宫底部有下陷呈鞍状者为鞍状子宫。

2. 临床症状　一般无症状，妊娠时易发生胎位异常，以臀位多见。双角子宫易发生反复流产，可行子宫整形术。

3. 超声表现　纵切面子宫基本正常，横切面近宫底部增宽，宫底部平坦或向内凹陷，子宫分为两部分，内部分别有内膜存在，宫底部内膜回声呈"蝶翅"样(图 27-3-9A、B)。子宫横切面从宫底逐渐向宫颈方向扫查，表现为高回声的子宫内膜逐渐靠近，而内膜之间的低回声隔逐渐变薄，最后在宫颈上方的某处或在宫颈内口处子宫内膜回声融合。经阴道三维超声成像显示宫底部横径增宽，子宫底部外缘向内凹陷，凹陷深度较大，两侧宫角呈羊角状，内分别有高回声子宫内膜呈"Y"字形改变，凹陷的子宫底部浆膜层位于两侧宫角内膜连线处(图 28-3-9C)或其下方，或位于连线上方 0.5cm 以内。宫颈以下无增宽，为一个宫颈及一个阴道。横切面子宫图像应注意和子宫肌瘤及附件肿物相鉴别。子宫肌瘤用彩色多普勒可扫及与子宫相连的血管回声，且无宫内膜；肌瘤回声不均，而双角子宫宫腔、肌间界线清，肌壁间回声均匀。在一侧宫角妊娠时，一侧增大；另一侧内膜明显增厚，蜕膜化。

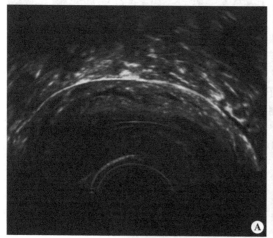
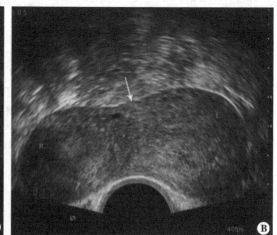
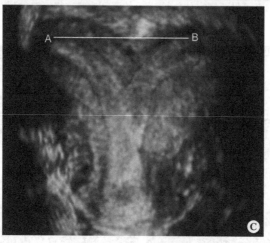

图 27-3-9　双角子宫经阴道声像图

A、B 为双角子宫经阴道二维声像图，子宫纵切面(A)显示子宫形态正常；横切面(B)显示宫底增宽，中部有凹陷，左(L)、右(R)各有一角状突起，呈"马鞍状"(箭头所指)，内膜形态呈"蝶翅"样；C 为双角子宫经阴道三维声像图，显示宫底部横径增宽，两侧宫角呈羊角状，两角内分别有宫腔线回声，子宫及子宫内膜形态呈"Y"字形，凹陷的子宫底部浆膜层位于两侧宫角内膜连线处(AB)

五、Ⅴ 级

Ⅴ级为纵隔子宫(uterus septus)。

1. 病理 两侧米勒管融合后，中隔吸收受阻，形成不同程度的纵隔，从宫底到宫颈内口或外口将宫腔完全隔为两部分为完全纵隔，纵隔止于宫颈以上任何部位为不全纵隔。

2. 临床表现 纵隔子宫易发生不孕、流产、早产和胎位异常；若胎盘粘连在纵隔上，可出现产后胎盘滞留。对不孕和反复流产的纵隔子宫患者，可行手术切除纵隔。

3. 超声表现 二维声像图：子宫外形正常，横切面扫查见子宫底明显增宽，但宫底中部无凹陷，子宫内中部有回声较低的纵隔，纵隔两侧分别可见子宫内膜回声，纵隔可止于宫腔内任何部位(图27-3-10)。经阴道三维超声成像显示子宫底明显增宽，宫底中部无凹陷，子宫中部可见低回声纵隔将内膜分为左右两部分，两侧内膜夹角呈锐角，小于90°，子宫内膜腔呈"Ⅴ"形，肌层分隔自宫底达宫颈内口或以下水平，呈双宫腔为完全纵隔子宫，在任何横切面均可见两团内膜回声(图27-3-11)；子宫内膜腔呈"Y"形，肌层分隔在子宫内口以上部位，仅达宫腔中部或下部为不完全纵隔子宫，子宫底部浆膜层位于两侧宫角内膜连线上方0.5cm以上，且两侧宫角内膜连线中点与内膜汇合处距离大于1.5cm(图27-3-12)。纵隔子宫妊娠时，一侧宫腔内可见妊娠囊，另一侧宫腔内可见增厚的子宫内膜。

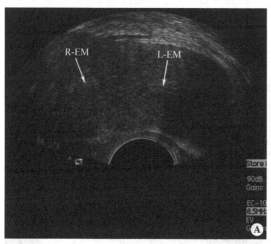

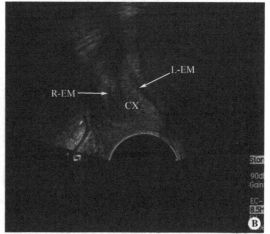

图 27-3-10 完全纵隔子宫

子宫底部横切面(A)及子宫颈部冠状切面(B)显示子宫底明显增宽，宫底中部无凹陷，宫内中部有回声较低的纵隔，纵隔两侧分别可见子宫内膜回声，纵隔达宫颈外口水平。L-EM 左侧宫腔，R-EM 右侧宫，CX 宫颈

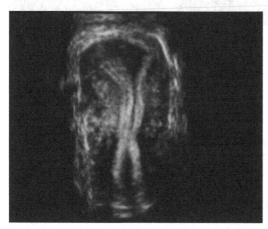

图 27-3-11 完全纵隔子宫经阴道三维声像图

子宫内膜呈"Ⅴ"形，肌层分隔自宫底达宫颈内口，呈双宫腔为完全纵隔子宫，在任何横切面均可见两团内膜回声

六、Ⅵ 级

Ⅵ级为鞍形子宫(arcuate uterus)。

1. 病理 两侧米勒管接近完全汇合，子宫底部基本完全融合，但宫底向内凹陷，使子宫底部中央区肌层局限性增厚，向宫腔轻微突出。此类畸形程度轻，又称弓形子宫。

2. 临床症状 一般无症状，可有流产。

3. 超声表现 纵切面子宫基本正常，横切面近宫底部增宽，宫底外缘平坦或中部略有凹陷，呈"马鞍状"，近宫底部子宫分为两部分，内部分别有内膜存在(图27-3-13A)，在子宫上段汇合。经阴道三维超声成像显示宫底外缘平坦或稍下陷呈弧形，宫底中央区肌层局限性增厚，并向宫腔内轻微突出，使近宫底部内膜回声被分成左右两部分，在子宫上段汇合。两侧内膜间距较宽，左右夹角呈钝角，大于 90°，两侧宫角内膜连线中点与内膜汇合处距离小于 1.5 cm（图 27-3-13B）。

经阴道二维超声比较难鉴别双角子宫、不全纵隔子宫与鞍形子宫，但经阴道三维超声可以清楚鉴别，主要鉴别点为两侧宫角内膜连线与宫底浆膜层的距离、连线中点与内膜汇合处的距离，以及两侧内膜的夹角，具体如表 27-3-1 及图 27-3-14。

七、Ⅶ 级

Ⅶ级为 DES 相关异常（DES-related anomalies）。胎儿期在宫内受母体乙烯雌酚（diethystilbestrol DES）的影响可引起子宫肌层形成收缩，米勒管下端发育障碍，宫腔呈 T 形改变，或宫腔上段缩窄，下 2/3 增宽，可伴有阴道形成不全，阴道中隔或一侧阴道闭锁，青春期后发生较严重的子宫内膜异位症。此类异常国内较少见，罕见有报道，经腹或经阴道二

维超声较难显示子宫收缩带和 T 形宫腔。

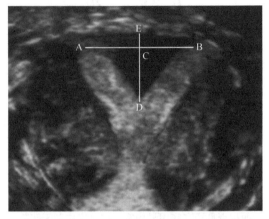

图 27-3-12　不完全纵隔子宫经阴道三维声像图

子宫内膜呈"Y"形，肌层分隔在子宫内口以上部位，仅达宫腔中部，两侧内膜夹角呈锐角，小于 90°，子宫底部浆膜层位于两侧宫角内膜连线（AB）上方 0.5cm 以上（CE>0.5cm），且两侧宫角内膜连线中点（C）与内膜汇合处（D）距离大于 1.5cm

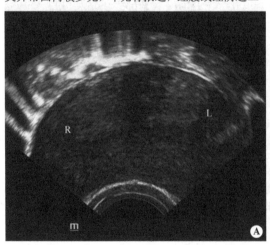

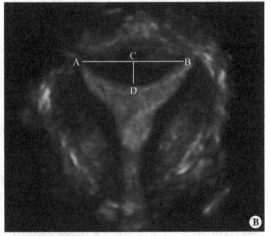

图 27-3-13　鞍形子宫经阴道声像图

A 为鞍形子宫经阴道二维声像图，子宫横切面显示宫底部增宽，宫底外缘平坦，子宫分为两部分，内部分别有内膜存在；B 为鞍形子宫经阴道三维声像图，显示宫底外缘平坦，宫底中央区肌层局限性增厚，并向宫腔内轻微突出，使近宫底部内膜回声被分成左右两部分，在子宫上段汇合，左右内膜间距较宽，左右夹角大于 90°，两侧宫角内膜连线（AB）中点（C）与内膜汇合处（D）距离小于 1.5cm

表27-3-1　双角子宫、不全纵隔子宫、鞍形子宫的鉴别点

	双角子宫	不全纵隔子宫	鞍形子宫
宫底外缘	向内凹陷	平坦或向内凹陷	平坦或稍下陷呈弧形
宫底浆膜层与两侧宫角内膜连线的距离	位于连线下方，或连线上，或连线上方 0.5 cm 以内	位于连线上方 0.5 cm 以上	位于连线上方 0.5 cm 以上
两侧宫角内膜连线中点与内膜汇合处的距离	大于 1.5 cm	大于 1.5 cm	小于 1.5 cm
两侧内膜的夹角	呈锐角，小于 90°	呈锐角，小于 90°	呈钝角，大于 90°

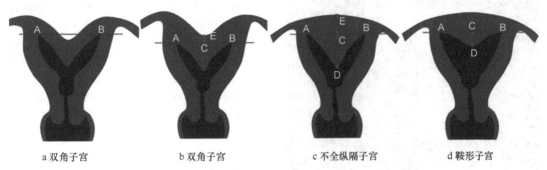

a 双角子宫　　　　　b 双角子宫　　　　　c 不全纵隔子宫　　　　　d 鞍形子宫

图 27-3-14　双角子宫、不全纵隔子宫、鞍形子宫示意图

双角子宫：子宫底部浆膜层位于两侧宫角内膜连线（AB）处或其下方(a)，或位于连线上方(CE)0.5cm 以内(b)；不全纵隔子宫：子宫底部浆膜层位于两侧宫角内膜连线上方(CE)0.5cm 以上，且两侧宫角内膜连线中点与内膜汇合处距离(CD)大于 1.5cm，两侧内膜夹角呈锐角，小于 90°(c)；鞍形子宫：两侧宫角内膜连线中点与内膜汇合处距离(CD)小于 1.5cm，两侧内膜间距较宽，左右夹角呈钝角，大于 90°(d)

第四节　子宫肌瘤

(一)病理

子宫肌瘤（myoma of uterus）主要是由子宫平滑肌细胞增生而成，又称子宫平滑肌瘤，是女性生殖器官中最常见的一种良性肿瘤，发病率在全部妇女中为 5%～15%，约占妇女全身肿瘤的 20%。常见年龄为 30～50 岁。可单发，亦可多发。可见于子宫任何部位，但绝大多数(95%)发生在子宫体部。根据肌瘤所在的位置分为黏膜下肌瘤（submucous myoma）、肌壁间肌瘤（intramural myoma）、浆膜下肌瘤（subserous myoma），若浆膜下肌瘤位于子宫体侧壁向宫旁生长，突入阔韧带两叶之间称为阔韧带内肌瘤。子宫肌瘤常发生一种或多种变性，如玻璃样变性、脂肪变性、囊性变及钙化等。

(二)临床表现

子宫肌瘤的临床表现与肌瘤所在的部位有关。其主要症状为子宫出血。肌壁间肌瘤表现为月经量多，经期延长，周期缩短。黏膜下肌瘤表现为阴道持续或不规则出血。浆膜下肌瘤常不影响月经。肿瘤一般生长速度较慢，长到一定大小后，如果压迫膀胱可引起尿频、排尿困难及尿潴留，压迫直肠可引起排便困难。同时，在下腹部可触及肿块。宫颈肌瘤可压迫尿道或直肠，引起排尿困难或便秘。如果月经量过多可继发贫血。肌瘤压迫输卵管在宫角的开口可造成子宫腔形态改变，从而导致不孕或流产。也有不少子宫肌瘤患者没有任何临床症状。

(三)超声检查

1. 二维超声表现

(1)子宫增大：增大的程度与肌瘤的大小和数目成正比。

(2)子宫形态异常：子宫肌瘤可使子宫轮廓线不规则，子宫呈球形或不规则形局限性突出。黏膜下肌瘤的子宫外形轮廓改变较小。

(3)瘤体回声：单发子宫肌瘤声像图，表现为结节状弱回声(图 27-4-1、彩图 183)。多发肌瘤常表现为宫体形态失常，宫壁表面凹凸不平(图 27-4-2)，宫体可见多个圆形或椭圆形的结节状或漩涡状回声的实性团块，伴后壁回声衰减，边界清晰，

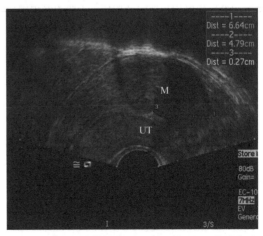

图 27-4-1　单发子宫肌瘤

经阴道超声检查，子宫矢状切面显示底部前壁可见一低回声包块

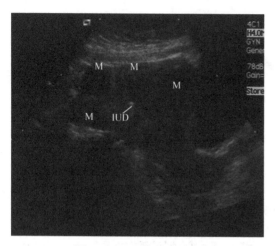

图 27-4-2　子宫多发肌瘤

经阴道超声，子宫矢状切面显示前、后壁及底部肌壁间可见多个大小不等的低回声包块，宫体形态失常，宫壁表面凹凸不平

M. 子宫肌瘤；IUD. 节育环

有时可见假包膜回声，即肌瘤周围的低回声圈。子宫肌瘤内部的回声取决于肌瘤平滑肌细胞和结缔组织的比例及肌瘤内部变性的程度。结缔纤维成分较多时，瘤结节内由于平滑肌细胞和结缔组织细胞呈漩涡状排列。因此其声像表现为多层同心圆中低相间的回声。

(4) 子宫内膜变形或移位：当肌瘤挤压宫腔时，子宫内膜线可发生变形或移位。位于宫腔内的黏膜下肌瘤，在超声图像上可呈现"宫腔分离征"，其间可见中等或弱回声团块。如果黏膜下肌瘤脱入颈管或阴道，可见宫颈管径增大，其间有肿瘤团块，回声强弱不等，宫腔线多扭曲不规则，详见第六节子宫内膜良性疾病及宫腔疾病。

(5) 肌瘤对周边器官的压迫：小肌瘤对周围器官不产生影响，大肌瘤、多发肌瘤及浆膜下肌瘤均可压迫膀胱，使之变形、偏移。

(6) 子宫肌瘤变性的声像图表现

1) 玻璃样变：最常见，是肌瘤内缺乏血液供应的结果。肌瘤变性区的漩涡状及纹状结构消失，多为质地较软的组织。超声图上出现相应的弱回声区域，后壁回声略增强。

2) 液化或囊性变：由玻璃样变进一步发展而来。瘤体内形成空腔，内有液体。超声图像显示为肌瘤内出现边界不规则的无回声区（图 27-4-3、彩图 184），后壁回声增强。

3) 钙化：常见于绝经后，亦可发生在玻璃样变或囊性变之后。钙化处超声图表现为肌瘤内或周边有强回声团或弧形强回声带伴后方声影（彩图 27-4-4）。

2. 彩色多普勒与频谱多普勒表现

(1) 彩色多普勒表现：子宫肌瘤的假包膜内有丰富的血流供应瘤体，故肌瘤周边有丰富状或半环状血流信号，并呈分支状进入瘤体内部，瘤体内血流信号较子宫肌壁丰富，当肌瘤太大或位于远场时，由于回声衰减，较难显示肌瘤内部血流信号。肌壁间肌瘤内部彩色血流信号可呈星状、条状或网状，黏膜下肌瘤血流信号可以极为丰富，充填整个瘤体似彩球状，也可以仅在肌瘤的蒂部显示一条状血管。

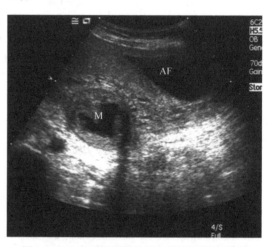

图 27-4-3　20 周妊娠子宫合并子宫肌瘤液化

子宫后壁肌壁间可见一低回声包块(M)，该包块内见不规则的无回声区。AF 羊水

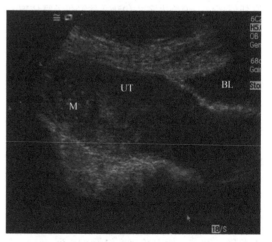

图 27-4-4　65 岁妇女子宫肌瘤钙化

子宫纵切面显示子宫底部低回声包块(M)，其内部见多个强回声点。UT 子宫，BL 膀胱

(2) 频谱多普勒表现：子宫动脉主干的频谱形态显示舒张期成分稍丰富，阻力指数可略低于正常子宫动脉，其降低程度与瘤体大小、位置及瘤体内

血管数目多少有关。瘤体周边和内部均可记录到动脉性和静脉性频谱。阻力指数在诊断与鉴别诊断子宫肌瘤方面尚无定论。

(3)继发变性时彩色多普勒与频谱表现：变性的瘤体内彩色血流信号表现较复杂。玻璃样变与囊性变的瘤体内部可出现网状的彩色血流信号，动脉性频谱的多普勒形态与子宫动脉相似，呈高阻力性；肌瘤钙化时，瘤体周边及内部多无血流信号；肉瘤变时，瘤内血流异常丰富，最大流速增加，阻力下降。

(四)鉴别诊断

1. 卵巢肿瘤 浆膜下子宫肌瘤应与实性卵巢肿瘤相鉴别。检查时要细致观察肿瘤内部回声水平及其分布状态，以及瘤体与子宫之间的位置关系和活动关系，瘤体与子宫之间"蒂"的检出，对鉴别肿块的来源很有帮助。

2. 子宫腺肌瘤 声像图上表现为宫体回声强弱不均匀，子宫多呈均匀性球形增大，形态规则，腺肌瘤的边界大都欠清晰，无假包膜形成的弱声晕，月经期检查可检出出血小囊。

3. 子宫内膜增生或内膜息肉 超声图像上常呈梭形高回声团块，有时被认为是黏膜下肌瘤，子宫内膜增生的高回声沿宫腔形态分布，无宫腔分离和局部隆起表现，增厚的内膜内可见有多个内膜小囊回声。直径小于1cm的黏膜下肌瘤不易与内膜息肉区别。

4. 子宫畸形 双子宫、残角子宫或双角子宫有时易误诊为子宫肌瘤。超声检查时要注意宫腔线的回声及宫体形态，肌瘤内无内膜回声，双子宫时可见左右两侧各有一个对称狭长的宫体。横切面扫查时，两侧宫内膜回声互相分离。双角子宫的横切面扫查显示为"蝶翅"样。月经中后期复查，有助于鉴别以上疾病。

5. 子宫肥大症 该病常见于多产妇及有子宫复旧不良或曾有宫体炎的患者。超声图像表现为子宫均匀性增大，宫体回声略强，分布均匀，无不平结节，子宫内膜居中，宫腔无变形。

(五)临床价值

超声检查可较准确地观察到子宫的大小、形态及是否存在有子宫肌瘤。但超声诊断多发性子宫肌瘤时，肌瘤的具体数目和大小测量与术中所见会有一定的差异。

第五节 子宫内膜异位症

子宫内膜组织出现在正常内膜位置以外的部位时，称为子宫内膜异位症，该病是目前常见的妇科疾病之一。一般仅见于生育年龄的妇女，以25～45岁妇女多见。内膜异位在子宫肌层时，称为子宫腺肌病或内在性子宫内膜异位症。当内膜异位在子宫以外，如卵巢、子宫直肠窝、手术瘢痕、阴道壁等处，称为外在性子宫内膜异位症，以卵巢最常见。

一、内在性子宫内膜异位症

(一)子宫腺肌病(adenomyosis)和腺肌瘤(adenomyoma)

1. 病理概要 子宫内膜侵入子宫肌层，并随卵巢激素的变化而周期性出血，子宫不同程度增大。弥漫型子宫腺肌病的病灶呈弥漫性分布，多发生在后壁，肌壁厚而软，内见微小囊腔与增粗的肌纤维带。当异位的子宫内膜局限于肌层内的一部分，使局部增厚形成肌瘤样结节，称为子宫腺肌瘤，结节内可见陈旧性出血和小囊腔。

2. 临床表现 约30%患者无临床症状，多次刮宫可能是主要原因之一。常见的临床症状有下腹痛和进行性痛经，15%～30%患者有经量增多，经期延长和经前点滴出血，有40%患者可致不孕。妇科检查可扪及子宫球形增大、质硬、经期压痛。

3. 超声表现

(1)二维超声表现：子宫弥漫性增大，呈球形，肌层回声普遍增高，呈分布不均粗颗粒状(图27-5-1、彩图185)，有时见散在分布的小的无或低回声区(图27-5-2)，在月经期明显。子宫腺肌瘤在声像图上表现为子宫非对称性增大或局限性隆起，子宫肌层局灶性回声异常，似肌瘤回声，但边缘不规则，其内有小的无回声区，在月经期更为明显，无包膜(图27-5-3、彩图186)。

(2)彩色多普勒超声表现：子宫内血流信号较丰富，在病灶处呈点状、条状散在分布。其动脉性频谱基本同子宫动脉分支的频谱，阻力指数常大于0.5，偶可记录到低阻力性动脉频谱。子宫腺肌瘤的周围血流分布正常，无环状血流信号包绕。

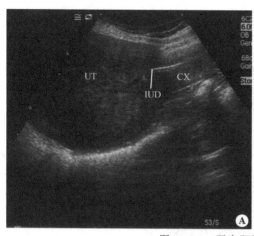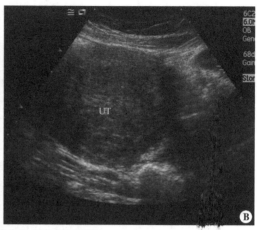

图 27-5-1 子宫肌腺症合并节育环下移

子宫纵切面(A)及横切面(B)显示子宫(UT)弥漫性增大，呈球形，肌层回声普遍增高，呈分布不均粗颗粒状，节育环(IUD)下移到宫颈(CX)管内

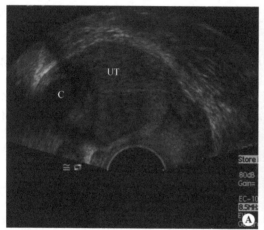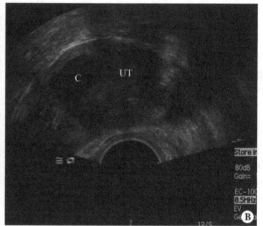

图 27-5-2 子宫肌腺症合并肌壁间巧克力囊肿形成

经阴道超声检查，子宫纵切面(A)及横切面(B)显示子宫(UT)底部偏右侧肌壁间可见一无回包块(C)，其内密集的低回声点

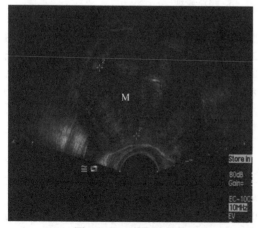

图 27-5-3 子宫腺肌瘤

经阴道超声检查，子宫纵切面显示子宫底部前壁局灶性回声异常(M)，边界不规则，无明显包膜回声

4. 鉴别诊断

(1)子宫肌瘤：子宫腺肌瘤与子宫肌瘤的鉴别要点为：子宫腺肌瘤的周围与正常肌层分界不清，无包膜，彩色多普勒血流显示腺肌瘤周围无环状血流包绕，整个肌层血流丰富，呈散在分布。子宫肌瘤边界清晰，有包膜，周围血流呈环状分布。

(2)子宫肥大症：常见于经产妇，指子宫均匀性增大，肌层厚度>2.5cm，声像图无特异性表现。而较轻的子宫腺肌病肌层也仅表现为肌层增厚、回声不均，此时超声很难鉴别这两种疾病。

二、外在性子宫内膜异位症

当子宫内膜异位于子宫以外，如卵巢、子宫直肠窝、直肠、膀胱、手术瘢痕等处时，称为外在性子宫内膜异位症，以卵巢子宫内膜异位最常见，主要病理变化是异位的子宫内膜随卵巢功能的变化，发生周期性出血并与其周围的组织纤维化而渐渐形成囊肿，因囊肿内陈旧性血液呈巧克力样，故又称为巧克力囊肿，囊肿大小不定，与周围组织粘连紧密。

巧克力囊肿患者约20%无临床症状，常见症状为继发性渐进性痛经、月经失调、经量增多及经期延长、不孕等。妇科检查可发现子宫位置固定，在子宫一侧或双侧附件区可扪及与子宫相连的囊性包块，不活动，有轻压痛。子宫后壁或陶氏腔可触及不规则的硬结节，触痛明显。

超声检查可见子宫后方一圆形或不规则形无回声区(图27-5-4、彩图187)，大小中等，壁厚，内壁欠光滑，经期可增大，其内部透声欠佳，可见不均匀云雾状细点状回声。

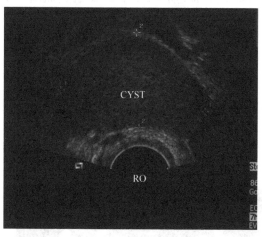

图27-5-4 卵巢巧克力囊肿

经阴道超声，右侧卵巢纵切面显示其内可见一无回声包块(CYST)，壁厚，内壁欠光滑，其内部透声欠佳，见密集的点状回声

第六节 子宫内膜良性疾病及宫腔疾病

一、子宫内膜增殖症(endometrial hyper plasia)

子宫内膜增殖症又称为子宫内膜增生过长，是子宫内膜由于大量雌激素刺激而过度增生形成的，多见于青春期和更年期，引起无排卵型功能性子宫出血。

1. 病理 子宫内膜均匀或不均匀性增厚，厚度3~25mm，可伴有水肿，镜检根据子宫内膜增殖程度分为单纯型、腺瘤型或不典型性三种类型。

2. 临床表现 子宫内膜增殖症最常见的临床症状是不规则阴道出血，一般无痛经，出血严重时可出现不同程度的贫血。

3. 超声表现 二维声像图可以显示子宫内膜的厚度、形态、内部回声及其与子宫肌层的分界情况，结合临床表现可初步诊断该病，但确诊须行诊断性刮宫做病理检查。

(1)二维声像：子宫大小形态可以正常或轻度均匀增大，肌层回声正常。子宫内膜增厚。绝经前妇女子宫内膜厚度超过12mm，绝经期妇女子宫内膜厚度超过5mm，都提示子宫内膜增生过长。子宫内膜回声可表现为均匀性高回声型、囊性回声型及不均匀回声型(图27-6-1)。

大多数患者合并单侧或双侧卵巢增大或卵巢内潴留囊肿。

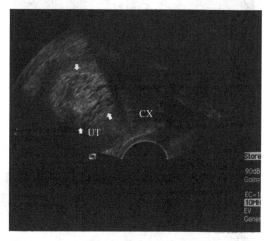

图27-6-1 50岁妇女子宫内膜腺瘤型增生经阴道二维声像图

经阴道二维超声子宫纵切面显示子宫(UT)内膜明显增厚，回声增强(箭头所指)，其内多个不规则无回声区

(2)彩色多普勒及频谱多普勒表现：轻度增生过长的子宫内膜内无彩色血流信号，或仅见线状血流信号，较难测到血流频谱，重度增生的子宫内膜内可见条状血流信号，可测到中等阻力动脉频谱，RI值在0.50左右(彩图188)。

二、子宫内膜息肉(endometrial polyp)

1. 病理 子宫内膜息肉是由于子宫内膜腺体和纤维间质局限性增大隆起而形成的一种带蒂的瘤样病变。其形成与过高的雌激素刺激有关。

2. 临床表现 临床可无症状,部分患者月经量增多,经期延长和不孕。绝经后妇女可出现不规则子宫出血。

3. 超声表现

(1)二维声像:子宫大小形态正常或稍增大。宫腔内膜回声不均匀,形态不对称,可见一个或多个低回声或强回声团(图27-6-2、图26-6-3A),呈水滴状或不规则形,无包膜,边界清晰,内膜基底层与肌层分界清楚。

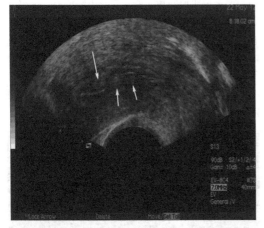

图 27-6-2 子宫内膜息肉经阴道二维声像图
子宫纵切面显示宫腔内膜回声不均匀,内面可见多个团状强回声,无包膜,边界清晰,内膜基底层与肌层分界清楚

(2)经阴道三维声像图:子宫腔冠状切面内膜线完整,基底层三角形边线清晰,内可见高回声团块,呈椭圆形,直径多在 20mm 以下,向宫腔内突出,呈水滴样改变,基底较窄(图 27-6-3B)。

(3)彩色多普勒及频谱多普勒表现:在息肉蒂部可显示条状或点状彩色血流信号,并可测出低流速的静脉型或动脉型血流频谱(彩图 189)。

三、黏膜下子宫肌瘤(submucous myoma)

1. 病理 子宫肌瘤主要是由子宫平滑肌细胞增生而成,又称子宫平滑肌瘤,是女性生殖器官中最常见的一种良性肿瘤。可单发,亦可多发。根据肌瘤所在的位置分为黏膜下肌瘤、肌壁间肌瘤、浆膜下肌瘤。子宫肌瘤常发生一种或多种变性,如玻璃样变性、脂肪变性、囊性变及钙化等,子宫肌壁间肌瘤及浆膜下肌瘤经阴道声像图与经腹部声像图相似,但经阴道超声能更清楚显示子宫肌瘤与周围器官的关系及内部细微特征,对诊断黏膜下子宫肌瘤更有帮助。

2. 临床表现 临床上多表现为阴道持续或不规则出血,也可表现为月经量多,经期延长。

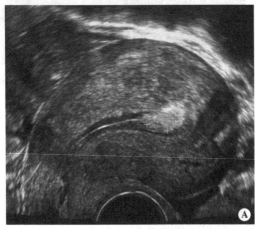
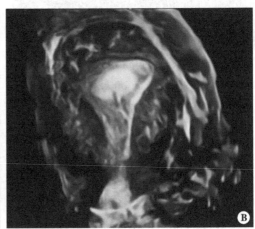

图 27-6-3 子宫内膜息肉经阴道声像图
A. 经阴道二维声像图子宫纵切面显示宫腔内膜内可见团状高回声,呈椭圆形;B. 经阴道三维声像图显示宫腔内膜内可见团块状高回声,呈椭圆形

3. 超声表现

1. 二维声像图 子宫体均匀性增大,宫腔线分离,宫腔内回声不均,其间可见等回声或低回声团块,呈椭圆形,或因受宫腔挤压呈舌形,边界清楚(图27-6-4,彩图190),有时可见假包膜。子宫肌

瘤内部回声取决于肌瘤平滑肌细胞和结缔组织的比例及肌瘤内部变性的程度。结缔纤维成分较多时,平滑肌细胞和结缔组织细胞呈漩涡状排列,声像图表现为等回声及低回声相间的多层同心圆结构。如果黏膜下肌瘤脱入宫颈管或阴道内,宫颈管

增大，其间有肿瘤团块，回声强弱不等，宫腔线多扭曲不规则（图27-6-5，彩图191）。

（2）经阴道三维声像图：经阴道三维超声能清楚显示黏膜下子宫肌瘤与子宫内膜的立体空间关系，对黏膜下肌瘤分型具有更大的优势。肿瘤显示为宫腔内一侧实性低回声，肿瘤蒂偏向一侧，内部回声与肌层相近，边界清楚，与子宫内膜分界清晰，分界面呈平滑的强回声线。肿瘤基底部内膜回声中断，基底宽。根据肌瘤突入宫腔内大小进行分型，黏膜下子宫肌瘤分型标准为：0型，肌瘤全部位于子宫腔内未累及肌层（彩图192）；Ⅰ型，肌瘤大部分突向宫腔，累及肌层的体积小于50%；Ⅱ型，肌瘤小部分突向宫腔，累及肌层的体积大于50%。

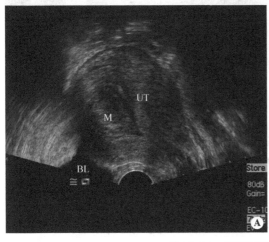 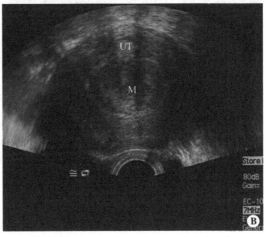

图 27-6-4　黏膜下肌瘤经阴道二维声像图
子宫纵切面（A）及横切面（B）显示子宫（UT）腔增宽，呈"宫腔分离征"，其内可见低回声包块（M）

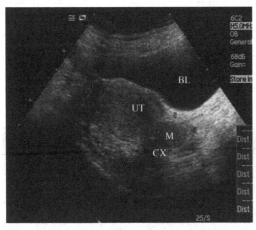

图 27-6-5　黏膜下肌瘤脱入颈管内
经腹部超声检查，子宫纵切面显示宫颈管（CX）内可见一低回声包块（M），呈倒"葫芦状"

（3）彩色多普勒表现：黏膜下肌瘤血流信号可以极为丰富，充填整个瘤体似彩球状，也可以仅在肌瘤的蒂部显示一条状血管。

四、宫腔粘连（intrauterine adhesion）

1. 病理　宫腔粘连常发生于宫腔操作、内膜炎及物理化学等对内膜的刺激后，临床上表现为月经量减少、不孕，部分患者出现继发性痛经，当宫腔完全粘连时，子宫内膜被彻底破坏，则表现为闭经。

2. 临床表现　临床上患者多为月经量减少、严重者闭经、不孕来就诊。

3. 超声表现　宫腔粘连时子宫形态、大小一般无明显改变，主要是内膜、内膜与子宫肌层的关系、宫角及宫腔的变化。

（1）二维声像图：主要表现为子宫内膜线变形，不连续或显示不清，子宫内膜回声不均匀，厚薄不均（图27-6-6A），宫腔积液或无明显异常改变。

（2）经阴道三维声像图：①子宫内膜线不规则，回声不均匀，内膜厚薄不均，最厚处＜0.5cm。②内膜回声显示不清，边缘粗糙，内可见部分扭曲的强回声线，子宫内膜周边或内部可见多处不规则低回声区或低回声带（前后壁肌层粘连），使子宫内膜部分回声连续中断（图 27-6-6B），内膜与肌层分界不清。③宫腔分离积液合并宫颈管分离积液，该类患者为子宫峡部和宫颈外口处内膜分别粘连而使月经血外流受阻，导致宫腔有不同程度积液。根据宫腔镜证实，宫腔分离越明显，则提示粘连程度越轻，而子宫内膜厚度越薄，提示粘连的程度粘连程度越重。

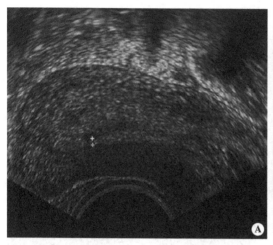
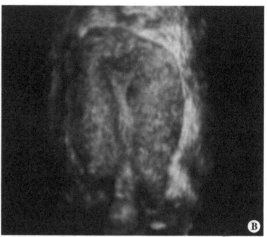

图 27-6-6 宫腔粘连经阴道声像图

A. 经阴道二维声像图，子宫纵切面显示子宫内膜线变形，回声不均匀，厚薄不均，较薄处仅为 1.5mm；B. 经阴道三维声像图，显示子宫内膜线不规则，回声不均匀，内膜厚薄不均，右侧宫角内膜及宫腔下段内膜回声显示不清

宫腔粘连分成三度。①轻度：子宫内膜线部分不连续，内膜厚度 >5mm，不连续区可见不规则低回声区，范围小于宫腔长径 1/4，宫腔可见分离。②中度：子宫内膜线部分不连续，内膜厚度 2～5mm，不连续区可见不规则低回声区或低回声带，累及 1/4～3/4 宫腔，宫腔可见散在分离。③重度：子宫内膜线不连续，内膜厚度 <2mm，与周围肌层分界不清，范围大于宫腔长径 3/4。

宫腔粘连分为三型。①中央型：宫腔粘连带位于子宫前后壁间，将宫腔中央部分粘连。②周围型：宫腔粘连带位于子宫后壁、子宫底及子宫角，将宫腔周围部分粘连。③混合型：中央型与周围型宫腔粘连均存在。

经腹部超声检查对大部分宫腔粘连无法诊断，经阴道二维超声仅能对宫腔粘连程度较重者进行诊断，而经阴道三维超声通过对子宫内膜的立体容积成像能更直观地显示内膜的形态、回声、边界，且能测量子宫内膜容积，对诊断宫腔粘连具有更大的价值。

五、子宫内膜结核、钙化

1. 病理 结核杆菌侵犯子宫内膜引起子宫内膜炎症，自然康复后内膜发生钙化，或多次刮宫后发生钙化。

2. 临床表现 因结核杆菌所致的内膜钙化者，多为不孕症患者。

3. 超声表现 子宫大小形态正常，子宫内膜可见不规则斑点状强回声，伴声影。月经前后无明显

改变（图 27-6-7）。

六、宫 腔 积 液

1. 病因 宫腔积液有子宫积血、积脓，也可有潴留液体。宫腔积血多见于生殖道畸形如处女膜闭锁导致经血潴留而引起，也可因宫腔部的粘连所致；宫腔积脓多见于绝经后子宫体癌或宫颈癌放疗后，因宫颈粘连，宫腔分泌物积聚式积血并感染所致。宫腔内潴留性液体是由慢性输卵管炎引起输卵管积水，稀薄的液体流向宫腔所致。

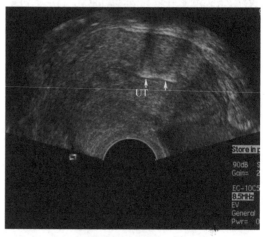

图 27-6-7 子宫内膜结核

经阴道超声，子宫(UT)内膜不规则呈斑点状强回声(箭头所指)，伴声影

2. 临床表现　处女膜闭锁患者表现为逐渐加剧的周期性下腹痛。子宫积脓患者表现为阴道排出臭味的脓样分泌物。宫腔内潴留性积液的阴道有泌物有异味。

3. 超声表现　子宫增大，边界清晰。宫腔内出现无回声区（图 27-6-8，彩图 193），暗区边界清楚，内部可见细小点状回声。

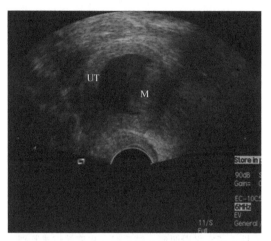

图 27-6-8　65 岁妇女子宫内膜癌合并宫腔积液

经阴道超声，子宫(UT)腔内分离暗区回声并宫腔后壁不规则低回声区(M)

第七节　子宫内膜癌

子宫内膜癌（endometrial carcinoma）又称为子宫体癌，多发生于绝经后妇女，主要症状为阴道不规则出血或溢液。1988 年国际妇产科联盟(FIGO)将子宫内膜癌的手术病理分为Ⅳ期，其中Ⅰ期病灶仅局限于子宫，又分三个亚期：Ⅰa 期，镜下病变局限于子宫内膜（无肌层浸润）；Ⅰb 期，镜下病变＜1/2 肌层（浅肌层浸润）；Ⅰc 期，镜下病变≥1/2 肌层（深肌层浸润）。

一、病　　理

子宫内膜癌以腺癌为主，又称子宫体癌，占宫体恶性肿瘤的 90% 以上。初期病变局限于子宫内膜某处或呈息肉状突出于子宫腔，表面常伴感染或溃疡，子宫内膜增厚，质硬而脆。病变逐渐发展可扩散到全部内膜并向周围浸润，最后侵犯整个子宫。病变的肉眼检查可分为三种类型。

1. 弥漫型　癌瘤播散到整个子宫内膜，使子宫内膜明显增厚，可有不规则乳头状突起，当癌浸及

肌层时，子宫可有轻度增大。

2. 局限型　肿瘤累及部分子宫内膜，一般多见于上段内膜，以子宫两角多见。可浸润肌层，子宫体有轻度增大。

3. 息肉型　子宫腔内有突出的息肉样癌瘤，其浸润范围较小。

二、临　床　表　现

子宫内膜癌多发生于绝经后妇女，临床主要症状为阴道不规则出血。早期出血量少，晚期癌组织坏死、破溃，而阴道排出脓血性分泌物及烂肉样组织。当合并继发感染时，排液有恶臭。宫颈管若被堵塞，可以形成宫腔积液、积脓或积血。癌瘤刺激子宫引起收缩可产生下腹阵发性疼痛，如果侵犯淋巴结缔组织，压迫神经则会出现严重腹痛。

三、超　声　表　现

(一)早期子宫体癌

早期超声无明显特征表现，或仅表现为子宫内膜层的不规则增厚，局部回声不均匀(图 27-7-1、彩图 194)，主要靠诊刮来确诊。

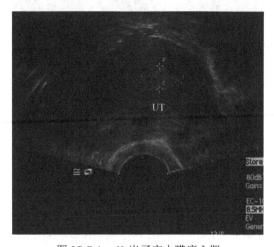

图 27-7-1　60 岁子宫内膜癌Ⅰ期

经阴道超声，子宫(UT)纵切面显示子宫内膜局限性不均匀回声区("++"之间)

(二)中晚期子宫体癌

1. 二维声像图　①子宫体积增大：主要表现为子宫长径及前后径的增加，呈球形，轮廓规则。②子宫内膜厚度：弥漫型子宫内膜癌患者子宫内膜

呈不均匀性增厚,育龄妇女内膜厚度多大于15mm,绝经后妇女(有阴道出血)内膜厚度多大于 5mm。③内膜回声:弥漫型子宫内膜癌呈弥漫性不均质回声,多为中等偏强回声,细胞分化差者呈低回声;局限型子宫内膜癌宫腔内可探及不均匀团块状回声,形态不规则,边缘不光滑;息肉型子宫内膜癌肿块呈息肉状突向宫腔,回声较高,基底较宽。亦可以表现为宫腔内回声杂乱,可有不规则高、中、低回声。④早期癌瘤局限于宫腔时,子宫肌层回声均匀,内膜与肌层的分界线可见。当癌瘤浸润到子宫肌层后,造成肌层回声不均匀,癌瘤区域回声较正常肌层低,子宫内膜与肌层分界不清。随着癌瘤侵犯子宫肌层程度的深入,整个宫体回声变得杂乱,很难区别宫腔内膜与宫体肌层。⑤宫腔内有积液、积血或积脓时可见低回声或无回声区内点状、团块状回声(图27-7-2、彩图195)。

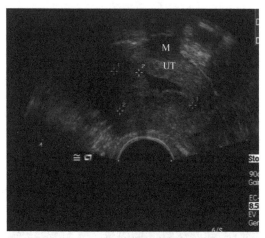

图 27-7-2 65岁子宫内膜癌Ⅱ期
经阴道超声,子宫横切面显示子宫后壁内膜不均匀低回声区("++"之间),与子宫后壁分界不清,宫腔内分离暗区

经阴道超声检查对术前子宫内膜癌肌层浸润深度的判断:超声检查时测量子宫内膜——肌层分界线至肿瘤延伸的最远点之间的距离,并与正常部位的肌层厚度相比,内膜与肌层间低回声分界清楚完整即为无肌层浸润(Ia 期);内膜边界欠清晰,与肌层间的分界中断,或内膜回声呈锯齿状侵入肌层,侵入程度小于正常部位肌层厚度的1/2为浅肌层浸润(Ib 期);侵入肌层厚度超过肌层的1/2则为深肌层浸润(Ic 期)。

2. 经阴道三维声像图 三维超声对子宫内膜冠状面的显示更为清晰,所测量的内膜体积较内膜厚度能更为准确地诊断内膜癌并判断肌层浸润深度。内膜体积与子宫内膜癌肌层浸润深度及淋巴转移密切相关。有文献报道子宫内膜体积≥13ml 诊断子宫内膜癌的敏感性为100%,阳性预测值为92%,并且内膜癌的分级与内膜体积及厚度有关,中低分化癌的体积大于高分化癌,若内膜体积持续增长,还要警惕肌层浸润。但当子宫内膜厚度<5mm 时,三维超声无法准确测量内膜体积。

四、彩色多普勒检测

彩色多普勒评价子宫动脉和增厚内膜的血流对鉴别病变的良、恶性有一定的帮助。子宫内膜癌多普勒超声多见丰富且走行紊乱的血流信号,频谱显示舒张期血流丰富,呈低阻特征(彩图194、彩图195)。肌层浸润越深癌灶及周围肌层血供越丰富,深肌层浸润患者的双侧子宫动脉平均阻力指数和癌灶内动脉阻力指数明显低于浅肌层浸润患者。

早期子宫内膜癌多表现为正常的声像图,很难根据子宫内膜的超声图像进行诊断。中晚期子宫体癌的超声表现也缺乏特异性,其声像图与子宫肌瘤变性、子宫平滑肌瘤、绒毛膜上皮癌等较难鉴别,要结合临床相关资料分析。经阴道超声因图像分辨力高,较腹部超声优越,能更准确地发现子宫内膜病变,提供更为丰富的信息。但子宫内膜癌的确诊最终依赖于子宫内膜诊刮。

第八节 卵巢疾病

一、卵巢非赘生性囊肿

卵巢非赘生性囊肿一般体积不大,多数可以自行消退,临床上不须特殊处理。

1. 卵泡囊肿(follicular cyst) 由于卵泡不破裂或闭锁,卵泡液潴留而形成囊肿,常为单发性,最大直径不超过 5cm。

声像图表现(图 27-8-1):多为突出于卵巢表面的圆形无回声区,边缘光滑清晰,内径多不超过 5cm。定期检查可发现无回声区可自行缩小或消失。多个卵泡囊肿,常见于用药物后诱发的卵泡因未排卵而形成。

2. 黄体囊肿(corpus luteum cyst) 黄体腔内有大量液体而形成的囊肿,囊肿直径一般为4~5cm。妊娠期黄体一般在妊娠 3 个月自行消失。月经期黄体囊肿持续分泌孕激素,常使月经周期延迟。较大的黄体囊肿可能自发破裂,发生急腹症。

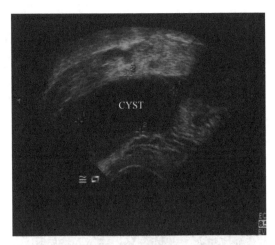

图 27-8-1 卵泡囊肿

经阴道超声，左侧卵巢内圆形无回声区，突出卵巢表面，边界清晰，内透声好

声像图表现（图 27-8-2）：卵巢内可见无回声暗区声像，囊内有细小回声，可有分隔带或片状高回声区。呈椭圆形，囊壁较厚，直径为 4～5cm。

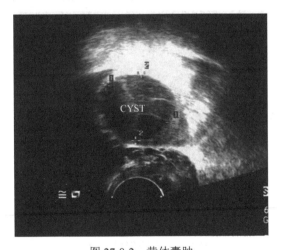

图 27-8-2 黄体囊肿

经阴道超声，卵巢内无回声暗区其内有多条细小分隔带

3. 黄体血肿（corpus luteum hematoma） 正常排卵时，卵泡膜层破裂，血液潴留在黄体内，若出血量多，则形成黄体血肿，又称黄体内出血，正常黄体直径约 1.5cm，黄体血肿直径一般为 4cm，黄体血肿吸收后形成黄体囊肿。较大的血肿破裂可引起急腹症，图像上不易与宫外孕区别。

超声表现多样化，早期出血较多时，表现为卵巢内圆形囊肿，壁厚，内壁粗糙，囊内回声低，不均匀（彩图 196A），或呈细网状、粗网状结构，或呈杂乱不均质低回声；黄体晚期即白体形成期，血

液吸收后囊肿变小，内部回声稍高，呈实性；黄体内血液完全吸收后囊壁变得光滑，囊内呈无回声改变，与卵巢其他囊肿不易鉴别。

黄体和黄体血肿的彩超表现具有特征性，在黄体近卵巢的髓质部可见一条血管，放射状发出分支到囊壁，在黄体周围呈环状或半环状包绕（彩图 196B）。在早期黄体或妊娠期黄体，血流流速较高，可达 20～30cm/s，血流阻力低；根据月经周期和环绕囊肿周围的丰富血流等特征，有助于黄体血肿与其他卵巢肿瘤的鉴别诊断。

4. 黄素囊肿 多呈双侧性，囊壁薄而多房囊，液清。受绒毛膜促性腺激素刺激，卵泡过度黄素化而引起。与滋养层细胞伴发，随滋养层细胞肿瘤的治愈而逐渐消失。

声像图表现：卵巢内可见圆形或椭圆形无回声区，壁薄，边界清晰，亦可呈小叶状，内有多房性间隔回声（图 27-8-3），囊肿大小一般为 3～5cm。

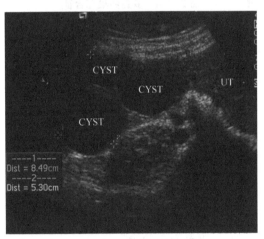

图 27-8-3 绒癌合并黄素囊肿

经腹部超声检查，右侧卵巢内多个大小不等的圆形无回声区（CYST），壁薄，边界清晰，呈小叶状，内有多房性间隔带回声

5. 多囊卵巢综合征（polycystic ovarian syndrome, PCOS） 多囊卵巢综合征又称施李综合征，是因月经调节机制失常所产生的一种综合征，多见于 17 至 30 岁妇女。患者具有月经稀发或闭经，不孕，多毛和肥胖等一组症状。因卵巢持续无排卵使得卵巢呈多囊性改变。

声像图表现：①子宫大小正常或稍小于正常；内膜无明显周期性改变，可表现为增生期囊腺型或腺型增生过长。②双侧卵巢均匀性增大，轮廓清晰，包膜回声增高。③卵巢包膜下可见大小相近的小囊，直径小于 1cm，总数常超过 10 个，呈车轮状排列，卵巢中间髓质成分增多，回声较高（图 27-8-4）。

④彩超检查有特征性改变：在卵巢髓质内常可见到一条贯穿卵巢的纵行血流，与正常卵泡期卵巢血流相比，血流速度常较高，血流阻力中度或偏低。

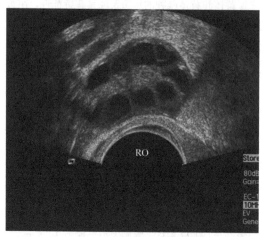

图 27-8-4 多囊卵巢综合征

经阴道超声，右侧卵巢(RO)均匀性增大，包膜回声增强，卵巢包膜下多个大小相近的小囊，直径均小于 1cm，呈车轮状排列，卵巢中间髓质成分增多，回声较高

二、卵巢畸胎瘤

卵巢畸胎瘤是卵巢最常见的囊实性肿瘤，来源于两个或三个胚层的组织。有成熟畸胎瘤和不成熟畸胎瘤两种。

卵巢畸胎瘤一般无临床症状，但当肿瘤较大，压迫周围的器官或发生肿瘤蒂扭转时，会表现出压迫症状或急腹症的临床表现。

(一)成熟性畸胎瘤(mature teratoma)

1. 病理 该肿瘤为良性，是常见的卵巢肿瘤之一，占各类卵巢畸胎瘤的95%以上，因肿瘤成分多以外胚层为主，故又称为皮样囊肿(dermodi cyst)。

肿瘤呈圆形，表面光滑，直径一般为5～10cm常为单房。主要内容物为外胚层组织，包括皮肤、皮脂腺、毛发，部分有牙齿和神经组织，也可见脂肪、软骨等中胚层组织。

2. 声像图特征 ①囊性图像(图 27-8-5)，多为圆形或椭圆形，囊壁较薄，内为密集反光较强的光带，这类图形易与巧克力囊肿相混，后者多有痛经史，囊肿内为云雾状点状回声；②面团征(图 27-8-6)，囊内出现团状强回声，边缘较清晰，附于囊肿壁的一侧，强回声团后方无声影；③发团征(图 27-8-7)，囊内可见一圆形强回声团，表面为强回声或呈弧形强回声，后方衰减，并伴明显声影，肿块后壁及轮廓不清。需

与肠气相鉴别。④脂液分层征(图 27-8-8)，上层为脂质成分，呈均质密集细小光点，下层为液性无回声区。彩色多普勒特征为少血流或无血流信号。

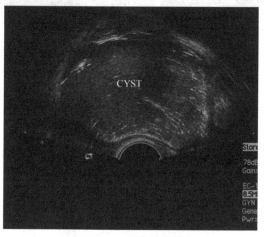

图 27-8-5 类囊型畸胎瘤

经阴道超声检查，右侧卵巢内圆形囊性包块(CYST)，囊壁较薄，内为密集回声较强的光带

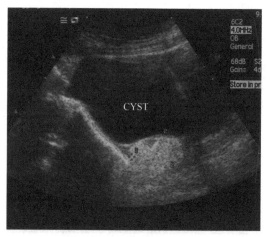

图 27-8-6 面团征型畸胎瘤

经腹部超声检查，左侧卵巢内圆形囊性包块(CYST)，囊内后壁强回声团("++"之间)，边缘清晰，其后方无声影

(二)未成熟畸胎瘤(immature teratoma)

1. 病理 常为实质性，一般体积较小，全部或部分由分化程度不同的未成熟(胚胎性)组织构成，多为原始神经组织，切面似豆腐或脑组织，软而脆，偶含软骨和骨组织。多发生在青少年。

2. 超声表现

(1)二维声像：大多数为囊实性肿块，其囊性区或实性区内可含有高回声团或结节状高回声(彩图 197)，有时伴声影。

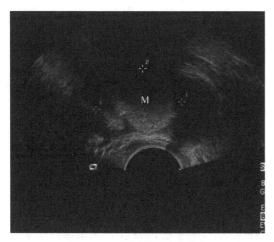

图 27-8-7　发团征型畸胎瘤

经阴道超声检查，右侧卵巢圆形回声团(M)，后方衰减，并
伴明显声影，后壁及轮廓不清

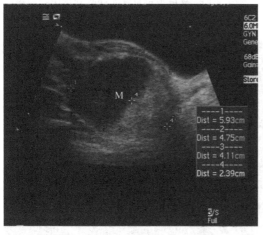

图 27-8-8　脂液分层征型畸胎瘤

经腹部超声，左侧卵巢混合性包块(M)，左侧为脂质成分，
呈均质密细细小光点，回声强，右侧为液性无回声区，强回
声与无回声区分界清晰

(2)彩超表现：瘤内实性区可显示动脉血流信
号，血流阻力低。

三、卵巢囊腺瘤(癌)

卵巢囊腺瘤是最常见的卵巢肿瘤之一，恶变率高。
该类肿瘤发生于体腔上皮，来自覆盖卵巢表面的生发
上皮，具有高度多能性。如向宫颈柱状上皮化生则形
成黏液性肿瘤，向输卵管上皮化生则形成浆液性肿瘤。

(一)浆液性囊腺瘤(serous cystadenoma)

浆液性囊腺瘤约占所有卵巢良性肿瘤的25%，

主要发生于生育年龄的妇女，双侧性占15%，囊肿
表面光滑，囊内液体呈草黄色或棕色稀薄浆液性，
可分单纯性和乳头状两种。

(1)病理：单纯性浆液性囊腺瘤直径一般为5～
10cm，个别可充满整个腹腔，多呈球形，表面光滑。
多为单房，壁薄，囊内为淡黄色透明液体。浆液性
乳头状囊腺瘤多房多见，内壁有单个或多个细小或
粗大的孔头状突起。

(2)超声表现：肿瘤轮廓清晰，呈圆形或椭圆
形无回声区，与子宫的界限能分开；囊壁纤薄，光
滑完整，多房(图 27-8-9)或单房，有乳头者在囊壁
内可见大小不一的乳头状高回声突向囊腔内(图
27-8-10)，囊肿后方及后壁回声增强。

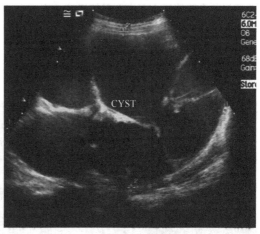

图 27-8-9　单纯性浆液性囊腺瘤

经阴道超声检查，左侧卵巢内圆形囊性包块(CYST)，囊壁纤
薄，光滑完整，囊内有多房性分隔光带，后方及后壁回声增强

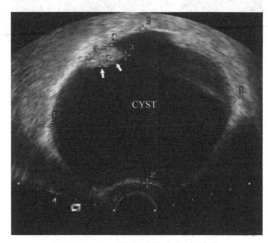

图 27-8-10　浆液性乳头状囊腺瘤

经阴道超声检查，右侧卵巢内圆形囊性包块(CYST)，边界清
晰，包膜完整，囊壁可见乳状突起物(箭头所指)，囊内未见
明显的分隔光带回声

（二）浆液性囊腺癌（serous cystadeno-carcinoma）

1. 病理 是成人最常见的恶性卵巢肿瘤，占卵巢上皮性癌的50%，约30%伴砂样小体，一半为双侧性。此瘤生长速度快，常伴出血坏死，肿瘤大小为10～15cm，多为部分囊性，部分实性，呈乳头状生长。

2. 超声表现 一侧或双侧附件区出现圆形无回声区，囊壁不均匀增厚。有分隔时，隔膜厚且不均，可见乳头状回声团突入囊内或侵犯壁外（彩图198）；肿瘤伴有出血或不规则坏死脱落物时，无回声区内可见点、团状回声并可随体位的改变移动。晚期病例的囊腺癌可向子宫和肠管浸润或腹膜广泛性转移，引起腹水。肠管粘连成团，其间呈现多个不规则无回声区。彩超表现为肿块边缘、间隔上和中央实性区可见到丰富血流信号，可记录到低或极低阻力频谱。

（三）黏液性囊腺瘤（mucinous cysta-denoma）

1. 病理 黏液性囊腺瘤较浆液性少见，占所有卵巢良性肿瘤的20%，好发于30～50岁，预后不佳，5%～10%可恶变。囊肿表面光滑，多为单侧多房性，内含黏液性液体或呈胶冻状、藕糊状液体，黏液性囊腺瘤约10%可见乳头生长于囊壁，一般囊肿体积都较大，直径可达15～30cm。如破裂可引起腹膜种植，产生大量黏液性腹膜黏液瘤。

2. 超声表现 肿瘤呈圆形或椭圆形无回声区，体积较大，内径多在10cm以上（图27-8-11）。多为单侧性；边缘光滑，轮廓清晰，囊壁回声均匀，较厚（>5mm）；无回声区内有细弱散在点及分隔带回声，呈多房结构，房腔大小不一；少数肿瘤有乳头状物生长时，囊壁上可见乳头状强回声团突向囊内或壁外。

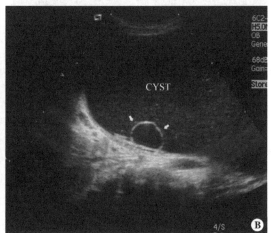

图 27-8-11 黏液性囊腺瘤

经腹部超声，盆腹腔内巨大囊性包块（CYST），包块上缘平脐，内有细弱散在光点，壁上局限性片状低回声区（"++"之间）（A）及圆形囊性结构突起（箭头所指）（B）

（四）黏液性囊腺癌（mucinous cysta-denocarcinoma）

1. 病理 约占卵巢上皮性癌40%，常只限一侧，多由黏液性囊腺瘤演变而来，囊腔多变，间隔增厚。

2. 超声表现 肿瘤呈椭圆形或小叶状无回声区，囊壁回声明显增厚且不规则；囊腔内可见大量不均匀增厚的带状分隔和散在的点状、团块状回声（彩图199），增厚的囊壁可向周围浸润，有向外伸展的局限性光团，轮廓不规整，多伴腹水无回声区。彩超表现为肿块边缘、间隔上和中央实性区可见到丰富血流信号，可记录到低或极低阻力频谱。

四、卵巢囊性肿瘤的鉴别诊断

卵巢囊性肿瘤组织结构的复杂性决定了超声图像的多样性。在结合临床症状、妇科检查及某些声像图特征后仍可做出鉴别诊断。

(一)非赘生性囊肿与小的赘生性囊肿的鉴别

非赘生性囊肿的内径一般不超过5cm,且壁薄、光滑完整。生育年龄的妇女,如果发现单侧卵巢囊性肿块,直径为5~10cm,可于1个月后复查,如果不断增大,或2个月后仍不缩小,应考虑为赘生性囊肿。

(二)浆液性、黏液性卵巢囊肿及卵巢皮样囊肿的鉴别

在卵巢囊性肿瘤中最为多见,三者占卵巢肿瘤中的90%以上,其声像图表现均为无回声区,其鉴别诊断要点如表27-8-1。

1. 巨大卵巢囊肿与腹水及结核性包裹性积液的鉴别 大量的腹水及结核性包裹性积液易与巨大卵巢囊肿混同,须注意鉴别(表27-8-2)。

2. 卵巢囊性肿瘤良、恶性鉴别 卵巢囊性肿瘤良、恶性的超声图像鉴别主要依据囊壁的厚薄、均匀程度、内部回声及腹水的有无进行综合判断。国内外学者提出了一种综合评分的方法。国内徐苓介绍一种四级评分法比较简明实用。四级的标准见表27-8-3。

0级和1级为良性,2级为交界性或可疑恶性,3级为恶性。

表27-8-1　浆液性、黏液性、皮样囊肿鉴别诊断

	浆液性囊肿	黏液性囊肿	皮样囊肿
大小	中等或偏大	大或巨大	中等大
内部回声	光点,单纯无回声区	无回声区内细弱光点	脂液分层征或强弱不均的细小光点,有闪烁感
	光团,附壁、后方无声影	附壁、后方无声影	附壁或悬浮,后方伴声影
单、多房	单(多)房性	多房性间隔	单发性
囊壁回声	薄	厚	厚
单、双侧	多双侧	多单侧	多单侧

表27-8-2　巨大卵巢囊肿与腹水及结核性包裹性积液鉴别

	巨大卵巢囊肿	腹水	结核性包裹性积液
无回声区形态	圆球形	不定形	不规则或多个囊腔
边缘回声	边界整齐、光滑	无固定边界,有浮游的肠祥光团,并有蠕动	边界不整,壁常为肠祥光团组成
无回声区出现部位	自耻骨上延伸到脐部,形态完整或内部间隔光带	多在腹部两侧及盆底无固定形态	全腹部
肝前或膈下无回声区	无	有	无

表27-8-3　卵巢囊性肿块良恶性超声分级标准

超声分级	肿块性质	边界	内部回声	分隔	腹水
0	良性	清楚、光滑	无回声	无	无
1	良性	清楚、光滑	均匀、规则	薄、均匀	无
2	交界性或可疑恶性	清楚、不光滑	稍不均匀、部分不规则	较厚、部分不均匀	无
3	恶性	不清楚、边界模糊	不均匀、完全不规则	厚、不均匀	有

彩色多普勒超声检查,根据周边及间隔内血流丰富程度、血管形态和频谱多普勒血流阻力指数(RI)的测定对良恶性的鉴别亦有一定的参考价值。

但是,由于卵巢肿瘤结构的复杂性,单以物理特性的图像特征做出确切诊断有时是困难的。如囊肿内小片区域恶变易于漏诊,成分复杂的囊性畸胎瘤或粘连严重的炎性包块,又可因其回声复杂、轮廓不清而误诊为恶性。因此,超声诊断囊性卵巢肿瘤良恶性有一定的局限性,要结合临床相关资料进行综合分析,以提高其诊断率。

3. 过度充盈的膀胱 当膀胱极度充盈时,子宫移位、屈曲或倾斜、偏离中线,超声探测膀胱呈圆球形巨大无回声区,易误诊为卵巢囊肿。但膀胱位置表浅、居中、纵切面的形态为上小下宽,仔细探

测可见其后方的子宫图像，较易识别。必要时，可在排尿或导尿后再行探测，若无回声区变小或消失，或在导尿时，显现导尿管双线状光带回声，即可确定为膀胱。

五、卵巢实性肿瘤

卵巢实性肿瘤较卵巢囊性肿瘤少见，但种类繁多，可分良性、恶性、交界性。良性实质性肿瘤有纤维瘤、平滑肌瘤、纤维上皮瘤、卵泡膜细胞瘤等。恶性肿瘤有卵巢腺癌、内胚窦瘤、肉瘤、绒毛膜上皮癌等。交界性肿瘤有腺瘤、腺纤维瘤、颗粒细胞瘤、实性畸胎瘤。

(一) 卵巢纤维瘤 (ovarian fibroma)

卵巢纤维瘤是卵巢良性实性肿瘤中较常见的一种，占卵巢肿瘤的 2%～5%。好发于绝经期前后的妇女，多为单侧，可伴发胸腔积液、腹水，此时称为麦格综合征 (Meig's Syndrome)，肿瘤切除后，胸腔积液、腹水即自行消失。

1. 病理 肿瘤的外观呈白色，质地较硬，呈肾形或多发结节状，少数呈分叶状。直径 5～10cm，主要成分是梭形纤维母细胞和纤维细胞组成，组织排列呈漩涡状。类似平滑肌瘤编织状结构。

2. 临床表现 瘤体小时多无症状，肿瘤增大至中等大小时，可出现下腹不适，腹胀。瘤体较大时，可出现压迫症状。妇检在子宫一侧可打及质地坚硬，呈结节状的肿块，活动度可，小的肿瘤无法打及。

3. 超声表现 在子宫一侧可见实质性肿物，形态呈圆形或分叶状，边界规整，轮廓清晰，包膜完整，内部呈实质性均匀性低或中、高回声，可伴有后方回声衰减，血运不丰富，大多数无血流频谱显示。可伴胸腔积液、腹水。彩超在肿块的近场可见少许血流信号，可记录到中等阻力动脉频谱，肿块后部分因有声衰减，常无血流显示。

4. 鉴别诊断

(1) 浆膜下子宫肌瘤：浆膜下子宫肌瘤表现为子宫外形增大，形态失常，瘤体向外隆起，于子宫分界不明显，血运与子宫相通，带蒂的子宫肌瘤有时可见与子宫相连的蒂。瘤体内部呈竖条状回声衰减。

卵巢纤维瘤与子宫分界明显，无血运相通，内部回声均匀。

(2) 实质性卵巢癌：恶性实质性卵巢癌，生长迅速，病程进展快，其声像表现有以下特点：肿瘤

形态不规则，轮廓模糊，壁厚薄不均，内壁呈弥漫性回声杂乱，实质性回声中常伴不规则无回声暗区。血运丰富，常与周围组织粘连，并伴有转移性腹水。

(3) 卵泡膜细胞瘤：该肿瘤声像表现类似纤维瘤，如瘤体呈圆形，表面光滑、完整，质硬，但内部多呈低回声，均匀，透声好，后方回声轻度增高。

(4) 内胚窦瘤：内胚窦瘤形态欠规整，内部回声杂乱，常伴血性腹水。患者血中可检测到 AFP 增高。

(二) 卵巢癌

实性卵巢癌分原发和继发两种，原发性卵巢癌多见，约占 80%，有卵巢腺癌、无性细胞瘤、未成熟细胞瘤、内胚窦瘤、肉瘤、绒毛膜上皮癌等。继发卵巢癌又称转移性卵巢癌。

体内的任何部位的恶性肿瘤均可转移到卵巢，如来自于子宫、输卵管、胃肠或乳腺的恶性肿瘤。

1. 原发性实质性卵巢癌

(1) 病理：卵巢恶性实质性肿瘤，多来自于生殖细胞的肿瘤，占 15%～20%。主要多发于儿童和生育妇女及未产妇。肿瘤呈实质性，瘤体大者中心部缺血可坏死、液化而形成囊腔。若破裂则可转移到盆腔子宫直肠窝、盆腹膜及周围脏器，呈结节状并粘连，多伴有腹水。

(2) 临床表现：肿瘤生长速度快，病程进展快，短期内下腹出现肿块、腹水、腹胀、食欲不振、消瘦、贫血等恶病质表现。肿物压迫神经或浸润周围组织后，可出现腰痛、腹痛、下肢疼痛及水肿。妇检可发现子宫旁肿块，质硬，表面凸凹不平。如已向周围浸润可固定不活动，后穹隆及盆壁等处可打及结节状肿物，有时与子宫粘连分不开。

(3) 超声表现：一侧卵巢增大，肿瘤形态不规则，多样；边缘回声不规则或中断或凸凹不平；内部回声高、低不均，杂乱不一，呈弥漫性分布的强弱不均的点状、团块状回声，肿物局部可见不规则液性暗区 (彩图 200)。瘤体内血流丰富，可见点、条、树枝状或周围绕行的血管，频谱多普勒呈搏动性，具有高速低阻特征。合并腹水时，盆腔内可见暗区，并伴细小回声点。如有转移，盆腹腔内可见多个大小不等的实性团块。

(4) 鉴别诊断：卵巢恶性肿瘤要与良性肿瘤相鉴别。卵巢良性肿瘤的病程长，进展缓慢，妇检在子宫一侧可打及肿瘤，表面光滑，活动好，无腹水。超声特点为肿瘤呈圆形，形态规整，边缘光滑、整齐，内部回声一致，血流信号不丰富。

2. 转移性卵巢癌(metastatic ovarian tumor) 从其他器官的恶性肿瘤转移到卵巢的都称为转移性卵巢癌或继发性卵巢癌。常见原发部位为胃肠，占70%左右，乳腺癌占20%左右，其他生殖道及泌尿道占10%左右。转移癌常为双侧，由胃肠道或乳腺转移到卵巢者称为库肯勃瘤(Krukenberg tumor)。

(1)病理：多为双侧性，体积大小不一，直径5～15cm，常伴有腹水。一般都保持卵巢原形，呈肾形或长圆形，表面光滑或结节状，切面为实质性，半透明胶质样，其内因印戒细胞分泌黏液而使肿瘤内可见小圆形暗区。

(2)临床表现：卵巢转移癌多见于40～50岁的绝经期妇女，由于体内原发肿瘤与继发肿瘤同时存在，症状可互相重叠、干扰，通常继发卵巢癌的临床表现更明显，如下腹部有肿块，且生长迅速，伴腹痛、腹胀，晚期出现腹水或胸腔积液，某些肿瘤因间质细胞发生黄素化或产生雌激素，可引起月经不调或绝经后阴道流血。

(3)超声表现：双侧卵巢增大，形态规则，呈椭圆形或肾形，边界清晰，内部呈实质不均质强弱不等回声(彩图201)，其内可见边界清晰的小暗区，后方回声轻度衰减。肿瘤内部及周边血运丰富，可显示动静脉血流频谱。肿瘤内部有坏死，液化时，可见不规则暗区。常伴腹水暗区，内部细小回声光点。

第九节 盆腔包块

盆腔炎是指女性生殖器及其周围的结缔组织炎，包括子宫内膜层、子宫肌层、浆膜层及输卵管和卵巢的炎症，女性盆腔炎性包块是妇科常见病，如盆腔脓肿、输卵管积水等。

一、盆腔脓肿

输卵管、卵巢积脓及急性盆腔腹膜炎与急性盆腔结缔组织炎所致的脓肿均属盆腔脓肿。

1. 病理 输卵管炎表现为充血、水肿、增粗、渗出物多，伞端及峡部因炎症而粘连、封闭，管腔内积脓、积液而形成腊肠状包块。卵巢炎多表现为卵巢周围炎，并与输卵管积脓粘连贯通而形成输卵管卵巢脓肿。当输卵管内脓液流出沉积在子宫直肠陷凹处或严重的盆腔腹膜炎和急性盆腔结缔组织炎时，引起盆腔高度充血、组织水肿、纤维渗出，大量脓性渗出物流入盆腔底部，形成盆腔脓肿。

2. 临床表现 急性盆腔炎形成脓肿时，患者高热，寒战，腹痛、阴道脓性分泌物多。妇科检查可扪及盆腔包块，有触痛及波动感。如果脓液流入腹腔可引起严重腹膜炎，甚至败血症。

3. 超声表现

(1)急性子宫内膜炎：超声表现为子宫增大，内膜增厚，回声低。宫腔有积脓时，可出现无回声区伴细密光点。急性宫体炎时，肌壁间形成脓肿，回声不均，甚至形成弱回声小暗区，内部透声差，可见细小点状回声。

(2)急性输卵管炎：输卵管积脓时，在盆腔两侧或一侧可见条索状低回声区，边界模糊，形态欠规则，是输卵管肿胀增粗的表现。输卵管合并卵巢周围积脓时，可见不规则囊实混合性低回声(彩图202)，边界不清，内部回声杂乱。

(3)急性盆腔结缔组织炎或急性盆腔腹膜炎形成脓肿时：多在子宫直肠窝内，可见边界不清，内有点、条状高回声，伴盆腔中大量游离液体，内有密集细小点或片状高回声漂动。

(4)慢性盆腔炎常表现为输卵管积水：多为双侧性，表现为条索状或腊肠状或曲颈瓶样。内部透声不清亮或欠佳。如输卵管合并卵巢慢性炎症时，盆腔内可见多房性无回声暗区与周围组织粘连，边界不清，容易形成包裹性积液(图27-9-1)。

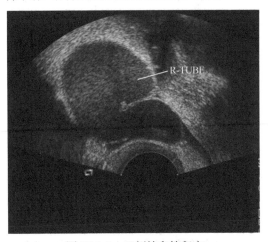

图 27-9-1 双侧输卵管积水

经阴道超声，右侧附件区曲颈瓶样状无回声包块，边界欠清，壁皱褶样突起，内透声差，囊内密集的点状回声。R-TUBE，右侧输卵管

(5)结核性盆腔炎较严重时可形成包裹性积液：呈多个不规则液腔，间隔较厚，有时可见钙化灶呈点、块状强回声。

鉴别诊断

盆腔炎性包块由于急慢性阶段不同，部位不同及严重程度不同，而声像图表现不同。当病史不典型或声像图特点不典型时，较难诊断，须与以下疾病相鉴别。

(1)陈旧性宫外孕：宫外孕患者有以下病史特点：停经史，突发下腹痛，伴阴道流血，验血或尿HCG 阳性，一般无发热。声像图特点为：盆腔某侧见到实性或囊实性包块，边界不清，形态不规则，多伴有盆腔积液，积液内有细小光点漂动，陶氏腔穿刺可抽出不凝固的暗红色血液。

(2)卵巢子宫内膜异位症：患者病史为渐进性痛经，并常伴有不孕症，但无感染及发热病史，超声检查在盆腔一侧或双侧可见单房或多房囊肿，形态欠规则，内部透声欠佳，可见细小点状或斑片状回声，经期增大。

二、输卵管积水(hydrosalpinx)

输卵管积水是由于输卵管伞端炎性粘连闭锁，管腔内渗出液积聚而成。输卵管积脓若脓液吸收，液化呈浆液状，也可演变为输卵管水。

1. 病理 输卵管积水时输卵管管壁变薄，表面光滑，组织学上输卵管内膜皱襞基本平坦，偶可在个别区域见到小的皱襞突起，称为单纯性输卵管积水。有的皱襞粘连形成小间隙，间隙内充满液体，称为滤泡型输卵管积水。因输卵管壶腹部管壁肌层较薄弱，液体多积聚在壶腹部，远端膨大成腊肠状或曲颈瓶状，偶可发生输卵管积水扭转。

2. 临床表现 多为下腹疼痛，腰骶部酸胀不适，月经不调，不孕等。妇科检查在子宫一侧或双侧可扪及条索状物或囊性肿块，触痛阳性。

3. 超声检查 声像图表现为单侧或双侧附件区可见液体暗区呈长椭圆形，形态规整，边界清，壁薄光滑，典型声像图为腊肠型(图 27-9-2)或纺锤形或节段形，大量积水时呈曲颈瓶状。

4. 鉴别诊断 输卵管积水主要和卵巢非赘生性囊肿相鉴别。非赘生性囊肿无炎症病史，超声检查可见囊肿，边界清楚，呈圆形或椭圆形，壁光滑，形态规整，壁内清晰，后壁及后方回声增高，卵泡囊肿在短期内可消失。

黄素囊肿多见于葡萄胎或绒癌患者，常为双侧性，呈多房，表面分叶状，壁薄光滑，大小不等，随葡萄胎或绒癌的治愈而自行消失。

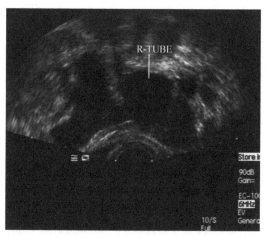

图 27-9-2 双侧输卵管积水

经阴道超声，右附件区腊肠状无回声包块，边界欠清，壁皱褶样突起，内透声差。R-TUBE，右侧输卵管

第十节 月经周期中的卵巢变化

一、卵泡的周期性发育

卵巢的周期性发育受下丘脑—垂体—卵巢性腺轴的调节。卵泡的发育分卵泡期(排卵前期)、排卵期和黄体期。超声可观察卵泡的生理变化过程，监测卵泡发育。

1. 卵泡期 卵泡声像表现为卵巢内圆形无回声暗区，从初级卵泡开始生长发育到成熟卵泡过程中的卵泡均称为生长卵泡，其平均生长速度为 1～2mm/d，生长卵泡的直径一般＞10mm，当卵泡直径达 14mm(图 27-10-1)，称优势卵泡，有成熟的可能。成熟卵泡的特点为：①卵泡最大直径范围 17～24mm，平均超过 20mm(图 27-10-2、彩图 203)；②卵泡外形饱满呈圆形或椭圆形，壁薄且清晰；③卵泡移向卵巢表面，且一侧无卵巢组织覆盖，并向外突出。

2. 排卵期 优势卵泡逐渐发育成熟并靠近卵巢表面，卵泡壁变薄，此时卵泡成熟，直径达20mm(18～25mm)。已排卵的声像表现有：①卵泡消失或缩小，同时伴内壁塌陷；②缩小的卵泡腔内可见细弱的光亮回声，继而腔穴增大，并伴较多的高回声，提示早期黄体形成；③50%以上的妇女可出现陶氏腔少量暗区。文献报到卵泡增长的速度为1～3mm/d，临近排卵时 3～4mm/d，排卵前 5h 可增长 7mm。

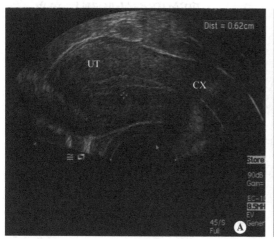
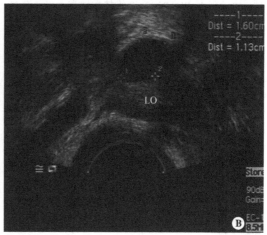

图 27-10-1 优势卵泡

A. 经阴道超声，子宫(UT)内膜("++"之间)呈典型"三线征"的增生期改变；B. 左侧卵巢(LO)内无回声区，大小约 1.60×
1.13cm，形状呈椭圆形，壁薄且清晰

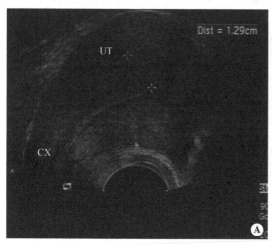
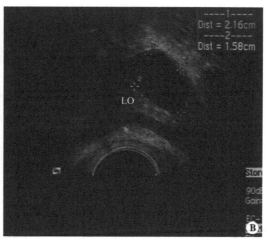

图 27-10-2 成熟卵泡

A. 经阴道超声，子宫(UT)内膜("++"之间)呈典型"三线征"的增生期改变；B. 左侧卵巢(LO)内无回声区，
大小约 2.16×1.58cm，形状呈椭圆形，壁薄且清晰

3. 黄体期 排卵后卵泡壁内陷，超声表现为菊花瓣样低回声区。卵泡壁内出血，颗粒细胞变大，胞质出现黄体颗粒，血体变为黄体，黄体直径 12～15mm，表现为囊壁薄，囊内见细小点状回声。

经阴道彩色多普勒可清楚显示卵巢血流情况：排卵前期卵泡壁内血管增加，血流速度增高；排卵期卵巢血流阻力最低；黄体早期卵巢内血流丰富；黄体中晚期血流呈高振幅低阻型。

二、正常月经周期中卵巢、子宫血流动力学变化

(一)卵巢动脉血流特征

卵巢动脉细小且走行迂曲，与声束夹角较大，故不易检测，文献报道检出率为 66%～70.9%。TVCD 观测到在非功能侧卵巢，卵巢动脉的彩色血

流在整个月经周期中无明显变化，频谱呈高阻力型，血流阻力(PI、RI 值)亦维持在较高水平。而在功能侧卵巢，随着卵泡的发育，卵巢动脉的彩色血流、频谱曲线及动力学参数均呈周期性改变。

1. 卵泡期 卵巢实质内彩色血流不丰富，呈细点状，不易检测到；血流频谱为高阻力型，表现为收缩期低振幅、舒张期极低振幅的连续频谱或仅有收缩期低振幅的单峰型频谱；有学者测得该期卵巢动脉阻力指数为 0.54±0.04。

2. 排卵期 随着优势卵泡不断长大，卵泡被较多血管包绕，卵巢内血管增粗，血流丰富，血流频谱为低阻力型，收缩期高振幅、舒张期较高振幅，呈双峰，前高后低，舒张期血流速度逐渐升高并在排卵前后达到高峰；排卵前 2 日，卵巢动脉 RI 值开始下降。

3. 黄体期 卵巢内可见丰富的血流围绕黄体；血流频谱与排卵期相似；排卵后 4～5 日卵巢动脉 RI 值降至最低(0.44±0.04)。

4. 黄体萎缩期 卵巢动脉舒张期血流逐渐减少，血流频谱呈高阻力型，舒张期低振幅或无舒张期血流；月经来潮前，卵巢动脉 RI 值缓慢回升至 0.50±0.04。

(二)子宫动脉血流特征

子宫动脉检出率为 96.5%～100%。彩色多普勒显示为宫颈两侧形状各异的彩色血流，在子宫体肌壁外 1/3 可见弓形动脉，呈细条状，子宫肌层可见辐射状的放射动脉分支血流，呈细小条或点状，指向内膜。频谱曲线表现为快速向上陡直的收缩期高峰和舒张期低振幅，有时可形成舒张早期"切迹"。

子宫动脉血流是否存在周期性变化，文献报道的观点并不一致。正常月经周期中，子宫动脉彩色血流和频谱曲线的周期性变化并不明显，但通过测定血流动力学参数，多数学者对此持肯定的态度。Kurjak 测得增生期子宫动脉血流阻力较高，RI 值为 0.88±0.04；排卵前一日 RI 开始下降；排卵后与月经周期第 18 日 RI 值降至最低(0.84±0.04)，并维持于这一水平。Kupesic 也发现在自发排卵月经周期中，子宫动脉 PI 值会由排卵前 2 日的 3.16 降至排卵前 1 日的 2.22。

卵巢、子宫动脉血流的这种周期性变化，对卵泡的发育、成熟和胚胎的着床均具有极为重要的意义。一旦出现异常，无疑会影响卵泡的生长、发育和子宫内膜的接受性，从而导致不孕。

三、卵泡发育的监测与意义

在卵巢生理功能的研究中，如何精确地观测卵泡的发育和估计排卵日期，一直是产科临床所关注的重要课题。既往，多依赖于基础体温和血及尿中激素水平的变化来估计排卵日期，但因这些检查不能直接反映卵泡形态学改变，而使临床应用受到限制。目前灰阶实时超声已成为监测卵泡发育的重要手段。可以根据超声图像的特征，判断有无卵泡发育及是否成熟和排卵，连续的超声检查还能发现一些与激素水平变化不一致的特殊情况，如了解异位未破裂卵泡黄素化等情况。根据超声的图像特征可以判断卵泡的成熟度和是否已排卵。

(一)成熟卵泡的特点

(1)卵泡最大直径超过 20mm。根据国内有关文献报道，排卵前正常卵泡最大直径范围为 17～24mm，体积为 2.5～8.5ml，有学者报道卵泡小于 17mm 者为未成熟卵泡，多不能排卵。

(2)卵泡外形饱满呈圆形或椭圆形，内壁薄而清晰。有时可于优势卵泡内壁见到一金字塔形的无回声区，此即由卵母细胞及其周围颗粒细胞所形成的卵丘。

(3)卵泡位置移向卵巢表面，且一侧无卵巢组织覆盖，并向外突出。

(二)已排卵的指征(即进入黄体期)

(1)卵泡外形消失或缩小，可同时伴有内壁塌陷。

(2)在缩小的卵泡腔内有细弱的光点回声，继而厚腔穴增大，并有较多的高回声，提示有早期黄体形成。

(3)陶氏腔内有少量液性无回声区，此种情况占 50%以上。可能系卵泡破裂后卵泡液的积储所致。亦有认为腹膜对排卵的反应。

根据卵泡测值及形态改变，结合尿或血中 LH 测值进行综合分析，有助于提高预测排卵的准确性。

关于卵泡增长速度，一般文献报道为 1～3mm/d，临近排卵时增长快，可达 3～4mm/d，排卵前 5h 可增长 7mm。

值得指出的时卵泡的大小固然与卵泡的成熟有密切关系，然而，过度增大的卵泡常会出现卵子老化或闭锁现象，所以在不孕症的治疗中用药物刺激卵泡发育时，既要掌握成熟卵泡的标准，又要注意防止卵泡过度增大，在适当时候可以应用绒毛膜促性腺激素(HCG)促使卵泡最后成熟，这样有利于获得比较成熟的卵子。

经阴道超声可更方便、准确地监视卵泡的成熟、排卵及黄体形成的周期性变化，对未破裂的黄素化卵泡和小卵泡破裂现象有特殊诊断价值，前者可见到排卵期卵泡壁反而渐增厚。后者可见到卵泡在很小时(<17mm)即发生破裂，上述两种征象是原发性不孕症的常见原因。黄体囊肿在排卵后 1～2 日呈球形，其大小常不超过 4cm，当囊腔内出血时可大于或等于 8cm，在囊性无回声区内有分支状高回声，呈章鱼状此多为凝血块或组织碎屑所致。以上观察研究对不孕症的治疗和人类生殖工程的研究具有重要价值。

四、卵巢血流的监测与意义

卵巢血管供应取决于每侧卵巢的功能状态，通常亦可观察到其随月经周期的变化，无论在哪一侧卵巢均要经历下列变化：滤泡增殖期、排卵期、黄体期和非活动状态。排卵前的卵泡有广泛的毛细血管网，而这些毛细血管网可能是通过前列腺素 E_2 循环水平的增加来调节。这种丰富的血管网可应用经阴道彩色多普勒超声显示。通常位于优势卵泡的周围区。在排卵前 2～4 日更易于显示。频谱多普勒检测时，RI、PI 值逐渐降低。在黄体生成素(LH)达高峰时，RI、PI 值最低，呈明显低阻力状态。

黄体血管的生成和血流阻力与是否妊娠有较大影响。如果妊娠在排卵后的 48～72h，黄体便成为血管化。受孕后的 8～20 日(即末次月经的 22～26 日)围绕黄体的周围显示一很强的血管环，频谱检测该血管环，PI、RI 值很低，呈明显低阻力状态。这种表现持续至整个妊娠早期。如果未妊娠，黄体血管则呈中等至较低阻力特征和较低的收缩期血流。阻力增加直到 RI 和 PI 最高值需至下一月经周期的第一日。

卵巢动脉主支显示高阻力的血流频谱图形表现无功能或不活动状态。卵泡增殖期显示中等阻力，而黄体期则 RI 和 PI 值降低。如果黄体血流阻力增高，或在受孕后不久便血流减少甚或消失，均提示黄体功能失常，这往往是习惯性流产的原因之一，并可导致不孕。

绝经期和绝经后卵巢在彩色多普勒血流图显示非常少的血管和多普勒频谱图形显示为无舒张期的血流信号，呈高阻力状态。进行激素替代治疗的患者偶可检测到极低的舒张期血流频谱。

第十一节　宫内节育器

一、宫内节育器的作用机制

关于宫内节育器(intrauterine contraceptive devises，IUD)的作用机制有以下学说。

(1)对内膜和着床不久的胚胎，产生机械性损伤而导致流产。

(2)产生大量吞噬细胞，而吞噬精子甚至溶解受精卵。

(3)加强输卵管蠕动，使未受精的卵子过早的运行到宫腔和阴道。

(4)使宫腔内炎症细胞明显增加，对着床前的胚胎产生一种胚胎中毒样作用。

二、宫内节育器的种类

目前国内外使用的宫内节育器约 40 余种(图 27-11-1)。国外大部分是塑料制品；国内多用金属制品。临床上常用的有以下几类。金属环：包括不锈钢单环、双环、麻花环；混合环：外绕不锈钢丝的塑料芯混合环；塑料节育器：节育花，内含 33% 硫酸钡，在放射线下可显影；带铜的节育器，也称铜 T，为塑料制品，并在其纵壁上缠铜丝，一般铜丝的总面积为 200mm²，简称 TCU200，也有 300mm² 者，还有 V 型节育器，铜丝总面积亦为 200mm²。

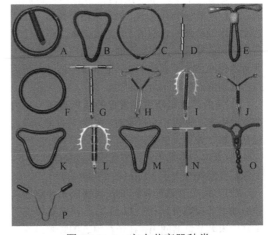

图 27-11-1　宫内节育器种类

A. 金塑 cu；B.宫铜 IUD；C. 环内带铜带药；D. 固定式铜 IUD；E. γ-铜 IUD；F. 高支撑含铜 IUD；G. Tcu220c IUD 三头型；H. Vcu200 IUD；I. Mlcu375 IUD(母体乐)；J. HcuIUD(花式环)；K. 元宫型 IUD；L. FRcuIUD(芙蓉环)；M. 镀铜宫形环；N. Tcu 380A IUD；O. 铜珠 IUD；P. Mcu 功能性 IUD(爱母环)

三、超声检查

宫内节育器避孕法是我国育龄妇女常用的避孕方法。超声可直观地显示节育器在子宫内的位置,故临床常用超声检查以判断宫内节育器是否位置正常。

1. 操作方法 受检者平卧位,膀胱适度充盈,纵切面扫查子宫时要显示出子宫颈内口及子宫底部。横切面扫查时要显示子宫最大横径。

2. 检查内容 主要观察节育器在宫内的位置、形态,是否存留在宫腔或下移、脱落,有无引起并发症,如偏曲、嵌顿、外移等。

3. 超声表现 金属圆环和宫形环在子宫纵切面表现为两个分离的强回声,其后方出现多次反射形成混响回声,又称慧尾征。T形环在子宫纵切面显示为宫腔内串珠状或条状强回声(图 27-11-2)。经子宫冠状切面可显示出节育器的形状。如圆环形、V 形、T 形、宫形等。塑料节育器在不同切面扫查均表现为后方无慧尾征的强回声。

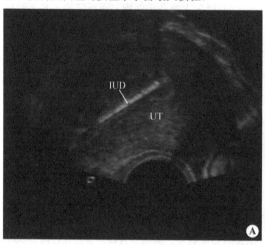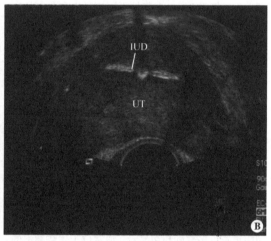

图 27-11-2 T 形环的正常声像改变

A. 阴道超声,子宫(UT)纵切面显示宫腔内条状强回声(IUD),伴慧尾征;B. 经阴道超声,子宫(UT)横切面显示宫腔底部与宫腔横径相平行的条状强回声(IUD),伴慧尾征

一般在子宫纵切面判断宫内节育器在宫腔内的位置,判断标准有很多,但常采用节育器上缘距宫底外缘的距离,正常值不超过 2.0cm。但要注意宫底肌肉的厚度。正常位置的节育器声像图表现为节育器强回声位于宫腔中心,最下缘不超过宫颈内口,其周围内膜显示为低回声。

4. 宫内节育器所致并发症的超声表现 宫内节育器不在子宫腔正常位置时,称为节育器异位,包括下移、外移、嵌顿。

(1)宫内节育器下移:节育器达宫颈内口以下。上缘距宫底外缘大于 2.5cm(图 27-11-3)。

(2)宫内节育器外移:因节育器嵌入并穿透肌壁造成的节育器外移(图 27-11-4)。声像图表现为子宫内未见节育器回声,在子宫附近的腹腔内或陶氏腔、阔韧带等处可见强回声的节育器图像。

(3)节育器脱落:当宫腔内多切面扫查均未发现节育器声像时,要仔细检查盆、腹腔以排除节育器外移,必要时行 X 线检查。若仍未发现节育器,则提示节育器脱落。

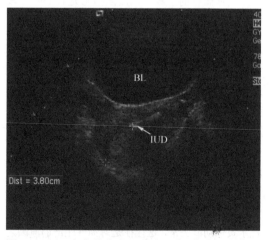

图 27-11-3 宫内节育器下移(IUD),上缘距宫底外缘为 3.8cm

(4)带器妊娠:当节育器下移或节育器与宫腔大小不符时,节育器不能与宫腔广泛接触,致避孕失败,妊娠囊多位于节育器上方或一侧。如果妊娠

囊突入节育器内将会影响胚胎发育，甚至导致流产　（图 27-11-5）。

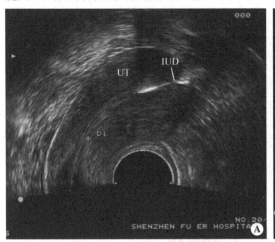 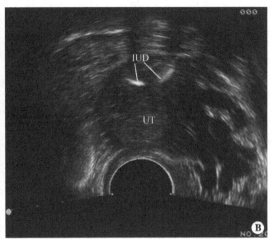

图 27-11-4　节育器嵌顿入宫底肌层内

经阴道超声，子宫纵切面(A)及横切面(B)显示宫内节育环(IUD)嵌顿入宫底肌层内

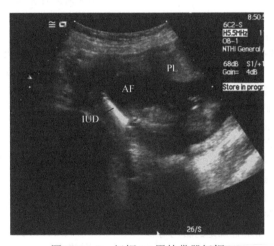

图 27-11-5　妊娠 16 周的带器妊娠

经腹超声，在底部后壁绒毛膜下可显示条状强回声(IUD)伴慧尾征。AF 羊水，PL 胎盘

（袁　鹰　李胜利）

第二十八章 产科超声

第一节 概 论

一、适 应 证

(1)妊娠的诊断。

(2)预测妊娠龄、估计胎儿体重。

(3)胎儿生长发育的判断：宫内生长迟缓、巨大胎儿。

(4)多胎妊娠，以及胎儿生长的系列评估。

(5)子宫畸形合并妊娠。

(6)胚胎停止发育和胎儿死亡。

(7)水泡状胎块。

(8)胎儿先露、胎位的确定。

(9)异位妊娠。

(10)胎盘定位和前置胎盘、胎盘成熟度的判定、胎盘早期剥离和其他胎盘病变。

(11)羊水过多和羊水过少。

(12)宫颈功能不全、宫颈长度测量、宫颈成熟度的判断。

(13)盆腔肿物合并妊娠。

(14)子宫大小与妊娠时间不相符。

(15)胎儿健康状态的生物物理评价。

(16)胎儿先天畸形和异常，已确定的胎儿畸形和异常的随诊观察。

1)实验室检查有阳性发现者，如 AFP 升高或降低，β-HCG 升高，游离雌三醇升高，妊娠相关蛋白阳性等。

2)既往妊娠有结构畸形胎儿出生者，如先天性心脏病。

3)父母亲有遗传性疾病或家族遗传史者。

4)母亲妊娠期有感染史，如风疹、巨细胞病毒感染等。

5)母亲有糖尿病或其他疾病者。

6)有明显的致畸因素者，如服用过可能致畸的药物、接触过放射线、接触过毒物等。

(17)介入性超声：超声引导下羊膜腔穿刺、脐静脉穿刺、绒毛活检、胎儿疾病的介入治疗。

(18)高危妊娠的超声监护。

(19)产科急症。

二、检 查 方 法

1. 仪器条件 需高分辨力实时超声诊断仪。常用线阵或凸阵式探头，频率为 3～5MHz。仪器如果备有扇扫式探头(3.5MHz)和阴道探头(5～7.5MHz)，则更为理想。

2. 检查前准备

(1)检查早期妊娠，包括异常妊娠和合并症时，膀胱需保持适当充盈。

(2)中晚期妊娠(妊娠 12 周以后至分娩前)胎儿检查则无须充盈膀胱。检查宫颈功能不全和前置胎盘者例外。

(3)经阴道超声检查，需在排尿后进行。检查者应动作轻柔，如阴道流血较多时宜改用经直肠扫查。经阴道检查，一定向患者解释清楚，在患者接受的情况下才能开展，如果操作医师为男性，宜有第三人在场。

3. 检查时体位

(1)经腹部检查：一般取仰卧位。遇以下情况，有时需采取侧卧位。

1)为了变换胎儿位置。

2)妊娠子宫过大，孕妇难以仰卧。

(2)经阴道检查取膀胱截石位。

4. 检查方法

(1)经腹壁扫查：充分暴露腹部和耻骨联合上缘。在检查部位涂耦合剂。在子宫范围内做纵切、横切、冠状切等断面，自左至右，由上而上全面扫查。注意寻找子宫腔内有无妊娠改变，如观察早期妊娠的妊娠囊、胎芽、胎心搏动等。中晚期妊娠的羊膜、胎儿、胎盘、羊水等。进行必要的产科生物学测量，以估计孕龄，了解胎儿生长发育状况，扫查时还应注意子宫壁有无肿物并与妊娠伴随的生理性改变如子宫收缩所致局部增厚，扩张的血管鉴别。此外，还应注意观察两侧附件有无肿物回声，是否存盆腔游离积液。

胎儿不同部位有特殊扫查方法，请参考相关专著。

(2)经阴道扫查：将涂有耦合剂的阴道探头套

上安全套，再涂无菌耦合剂，置于阴道穹隆部，向前、后、左、右扫查(注：无阴道探头者，可试用直肠超声检查，但效果不及阴道超声)。

(3)经会阴部扫查：将涂有耦合剂的凸阵探头套以保护薄膜，探头表面再涂耦合剂，置于大阴唇表面，进行矢状切面和横切面超声扫查。会阴途径仅作为辅助手段，主要用于测量宫颈长度，诊断宫颈功能不全、宫颈扩张程度及前置胎盘分型。

三、检查内容

从我国的医疗具体情况出发，中国医师协会超声医师分会 2012 年在中华医学超声杂志(电子版)发表我国产科超声检查指南，产科超声检查可分为四个层次，不同层次检查内容不同(具体内容详见附录)。

第二节 早期妊娠的声像图特征

一、妊娠囊(gestational sac)

妊娠囊是超声最早发现的妊娠标志，表现为中央极小的无回声区(为绒毛液)，小无回声区周边为一完整的、厚度均匀的强回声，这一强回声壁由正在发育的绒毛与邻近的蜕膜组成。随着妊娠囊的增大，囊壁回声强度高于子宫肌层，厚度至少不低于 2mm。正常妊娠囊的位置在子宫中、上部，当受精卵种植到蜕膜化的子宫内膜后，妊娠囊一侧邻近子宫腔回声线，但子宫腔回声线无挤压、移位，有人将此称为"蜕膜内征"，在极早期诊断中较有价值。

随着妊娠囊的增大，它对子宫腔的压迫越来越明显，形成特征性的"双绒毛环征"(double decidual sac sign)或"双环征"(图 28-2-1)。这一征象在妊娠囊平均内径为 10mm 或以上时能恒定显示。

二、卵黄囊(yolk sac，YS)

卵黄囊是妊娠囊内超声能发现的第一个解剖结构。正常妊娠时，卵黄囊呈球形，囊壁薄呈细线状强回声，中央为无回声(图 28-2-2)，透声好，在 5～10 周间，其大小稳步增长，最大不超过 5～6mm，

此时相当于头臀长 30～45mm 的胚胎。

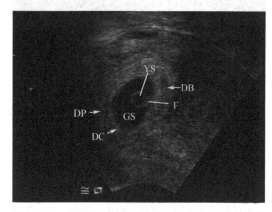

图 28-2-1 经阴道超声显示双环征，(YS)宫腔为潜在的腔隙

DP 壁蜕膜，DC 包蜕膜，F 胚芽，GS 绒毛膜囊。DB 底蜕膜(该处增厚，将来发育成为胎盘)

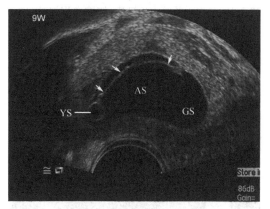

图 28-2-2 停经 9 周经阴道超声显示卵黄囊及卵黄囊蒂(箭头所指)

YS 卵黄囊；AS 羊膜囊，GS 妊娠囊

三、胚芽(fetal pole)及心管搏动(fetal heart beat)

一般来说，胚长为 4～5mm 时，常规能检出心脏的搏动，相应孕周为 6～6.5 周，相应孕囊大小为 13～18mm。经腹部超声检查，在 8 周时，妊娠囊平均内径为 25mm，应能确认胎心搏动。如果胚长不到 5mm，而未见心脏的搏动，应建议复查。

第 7～8 周，上、下肢肢芽长出，超声显示为一棒状结构，伴随手和足的早期发育，8 周时胚胎初具人形(图 28-2-3)。

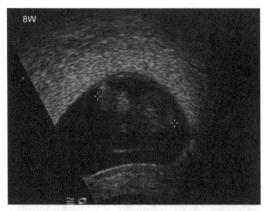

图 28-2-3　停经 56 日，经阴道超声检查
显示胚胎冠状切面，可显示胎头、胎体、肢芽等，
此时已初具人形（"++"之间）

第 9 周，四肢更明显，躯干开始增长和变直，同时可出现明显的生理性中肠疝（midgut herniation）（图 28-2-4）。是由于肠袢生长迅速，腹腔容积相对较小，加上肝脏和中肾的增大，迫使肠袢进入脐带内（脐腔，umbilical coelom），在脐带根部形成一细小包块，通常直径不超过 7mm，超过 7mm 则有可能为真正的脐膨出，应追踪观察。CRL>40mm 时，大多数胎儿不应再有生理性中肠疝。

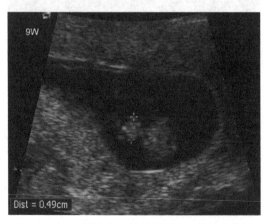

图 28-2-4　9 周胎儿生理性中肠疝，疝的直径约
0.49cm（"++"之间）

第 10 周，胚长 30～35mm，胚胎已具人形，超声能显示并区分手与足，尾已退化不再存在。

第 11～12 周，生理性中肠疝回复到腹腔内。

四、羊膜囊（amniotic sac）

早期羊膜囊菲薄（0.02～0.05mm），超声常不显示，偶可在胚胎的一侧显示为膜状结构围成囊状，

而另一侧为卵黄囊，两者基本相等，因此有学者将此称为"双泡征"（double bleb sign）。由于胚胎及羊膜腔的快速发育，"双泡征"仅为一过性表现，妊娠 7 周后不再出现。妊娠 7 周以后加大增益或用高频阴道探头检查，可以清楚显示薄层羊膜，在绒毛膜腔内形成一球形囊状结构即为羊膜囊，胚胎则位于羊膜囊内（图 28-2-3）。在头臀长达 7mm 或以上时，正常妊娠常可显示弧形羊膜及羊膜囊，在超声束与羊膜垂直的部分更易显示出羊膜回声。一般在孕 12～16 周羊膜与绒毛膜全部融合，绒毛膜腔消失，羊膜不再显示。

第三节　11～13^{+6} 周超声检查

一、11～13^{+6} 周超声检查目的

目前国内外学者非常关注这一时期的胎儿超声检查，主要目的：

（1）评估胎龄、确定胚胎数目，评价多胎妊娠的羊膜囊和绒毛膜囊。

（2）筛查染色体畸形，特别是唐氏综合征的筛查。

（3）早期诊断胎儿某些严重畸形。

（4）评价子宫或附件的肿块。

这里就唐氏综合征的早期超声筛查和胎儿某些严重畸形早期超声诊断做一简单介绍。其余参见相关专著。

二、唐氏综合征的早期超声筛查

（一）胎儿颈部透明层（nuchal translucency，NT）

20 世纪 80 年代，许多研究报道中妊娠期胎儿颈部多分隔水囊瘤与非整倍体染色体异常，尤其与 Turner 综合征（45，XO）有关。与此同时，许多学者发现，早期妊娠颈部水囊瘤可有不同的表现，主要为无分隔水囊瘤。同时观察早期妊娠水囊瘤可逐渐消退或形成颈皱增厚，或完全正常，但仍与非整倍体染色体畸形有关。1985 年 Benacerraff 等首次报道中期妊娠超声检测颈皱增厚（nuchal skin fold thick）≥6mm，患唐氏综合征的危险性增加。1992 年，Nicolaids 等提出使用"颈部透明层"这一名称来描述早期妊娠胎儿颈部皮下的无回声带。目前颈部透明层已逐步为广大学者所接受，并广泛应用于临床。

颈部透明层是指胎儿颈部皮下的无回声带,位于皮肤高回声带与深部软组织高回声带之间。它是在早期妊娠利用超声观察到于胎儿颈后的皮下积水。不论颈后皮下的积水是否有分隔、是否仅局限于颈部,均一律使用"透明层"一词。染色体及其他病变与 NT 的厚度有关而与非形态相关。增厚的 NT 可以逐渐发展成为大的水囊瘤,可伴有或不伴有胎儿水肿,但绝大多数胎儿 NT 增厚,没有明显的胎儿水肿。

1. 导致 NT 增厚的病因

(1)染色体异常:最常见的染色体异常为 21-三体综合征。此外三倍体、13-三体、18-三体、22-三体、12P-四体等亦常出现 NT 增厚。

(2)先天性心脏结构畸形:既可发生在染色体异常的胎儿中,亦可发生在染色体正常的胎儿中。在染色体正常的胎儿中,先天性心脏结构畸形是导致 NT 增厚的非染色体异常最常见的原因。Hyett 等发现 NT 增厚,心脏及大血管结构畸形发生率增高,并建议将早期妊娠 NT 测量作为胎儿先天性心脏病早期筛查指标。

(3)某些综合征:文献中已报道的早期妊娠可出现 NT 增厚的综合征主要有 Cornelia de Lange 综合征、Noonan 综合征、Smith-Lemli-Opitz 综合征、Joubert 综合征、Apert 综合征、Fryns 综合征等。

(4)骨骼系统畸形:主要有软骨发育不全、缺指(趾)——外胚层发育不全畸形、多发性翼状胬肉综合征、Roberts 综合征等。

(5)其他畸形:膈疝、前腹壁缺损、胎儿运动障碍性综合征等亦可出现 NT 增厚。

2. NT 的检查时 一般认为在 $11\sim13^{+6}$ 周测量 NT 较好,此时头臀长相当于 $45\sim84$mm。可用经腹部超声测量,亦可用经阴道超声测量,两者成功率相似。

3. NT 的测量方法(图 28-3-2)

(1)标准测量平面为胎儿正中矢状切面。此切面亦是测量头臀长的标准切面。

(2)显示此切面时,要求尽可能将图像放大,使图像只显示胎儿头部及上胸,令测量光标的轻微移动只会改变测量结果 0.1mm,并在胎儿自然姿势(无过曲或过伸)时测量 NT。

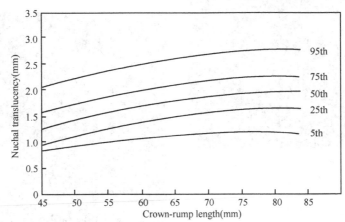

图 28-3-1 胎儿头臀长与胎儿 NT 的第5、第25、第50、第75、第95百分位关系(引自 Nicolaids)

(3)清楚显示并确认胎儿背部皮肤(而非羊膜),测量时应在 NT 的最宽处测量垂直于皮肤光带的距离,测量游标的内缘应置于无回声的 NT 的外缘测量。

(4)注意在扫描时,应测量多次,并记录测量所得的最大数值。

(5)有颈部脑脊膜膨出、颈部脐带时,注意辨认,避免误测。

4. NT 判断标准 胎儿 NT 正常厚度随着头臀长(或孕周)的增加而增加,因此在决定透明层是否过厚时,必须考虑测量时的孕周。图 28-3-1 显示随

着头臀长的增大,NT 在第5、第25、第75和第95百分位数增大。第99百分位 NT 值为 3.5mm。

5. NT 增厚的临床意义 胎儿 NT 增厚,是染色体异常(尤其是 21-三体)(图 28-3-3)、多种胎儿畸形及遗传综合征的常见表现。胎儿病变及不良妊娠结局的流行率随 NT 厚度的增加而呈指数上升。然而,若胎儿 NT 介于第95及第99百分位数之间,出生无严重病变的婴儿的机会超过 90%;若 NT 为 3.5~4.4mm 则约为 70%、NT 为 4.5~5.4mm 约为 50%、NT 为 5.5~6.4mm 为 30%、而 NT 6.5mm 或以上则仅为 15%。

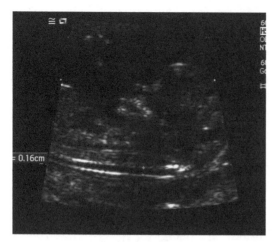

图 28-3-2 12周6日胎儿的 NT 值测量

（"++"之间）

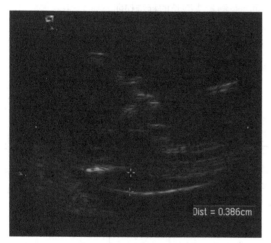

图 28-3-3 12周6日胎儿 NT 值测量为 0.38cm，染色体核型为 21-三体

在约 1%的妊娠中，胎儿 NT 会超过 3.5mm，这些胎儿有严重染色体异常的风险甚高；NT 是 4.0mm 时，风险约 20%，NT 5.0mm 时增加至 33%、NT 6.0mm 时 50%及 NT 6.5mm 或以上时 65%。因此，这些妊娠的不管孕妇年龄多大，实验室检测是否正常，均应进行绒毛取样、羊水或抽脐血进行胎儿染色体核型分析。

（二）胎儿鼻骨缺如（absence of fetal nasal bone）

1866 年，Langdon Down 注意到 21-三体患者的一个共同特征是鼻梁塌陷。人体分析学研究亦发现，有 50%的唐氏综合征患者的鼻根异常短。在流产的 21-三体胎中进行的尸体 X 线检查发现，约 50%病例鼻骨缺乏骨化或发育不全。近年许多研究认为，胎儿鼻骨可在妊娠 11～13⁺⁶ 周以超声观察得到。

1. 鼻骨的测量方法

（1）应在妊娠 11～13⁺⁶ 周或胎儿头臀长在 45～84mm 时进行检查并测量。

（2）测量鼻骨的标准平面：超声声束与鼻骨垂直，获取胎儿正中矢状切面，在此切面上测量鼻骨的长度，和测量 NT 一样，图像应放大至只显示胎儿头部及上胸。

（3）测量鼻骨强回声线两端点之间的距离。

2. 鼻骨的超声图像特征（图 28-3-4） 在胎儿正中矢状切面上，使鼻骨图像尽可能在图像中成水平线状，此时可见三条清晰的回声线，位于上方的线为皮肤回声线，下方较粗且回声较上面皮肤明显增强者为鼻骨回声，第三条线与皮肤几乎相连但略高一点，则为鼻尖形成的短线。经过严格训练的超声医师，在 11～13⁺⁶ 周扫描时，胎儿鼻骨检查的成功率超过 95%。

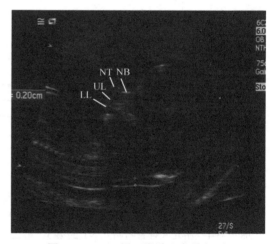

图 28-3-4 13 周正常胎儿鼻骨（NB）

NT 鼻尖，UL 上唇，LL 下唇

3. 鼻骨测量的临床意义 数项研究显示，在 11～13⁺⁶ 周鼻骨缺如（图 28-3-5）与 21-三体以及其他染色体异常有高度相关性。在 21-三体胎中，60%～70%缺乏鼻骨，在 18-三体胎中则有约 50%，13-三体中有 30%缺乏鼻骨。但染色体正常的胎儿中亦有 1.4%缺乏鼻骨。

胎儿鼻骨缺如的发生有明显种族差异，在白种人中，染色体正常的胎儿鼻骨缺如的发生率少于 1%，在非裔加勒比海人中则有约 10%。

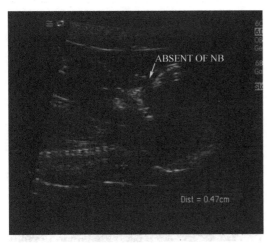

图 28-3-5 13 周 2 日胎儿鼻骨缺失(ABSENT OF NB)

颈后皮肤透明层增厚约 0.47cm, 染色体核型为 21-三体

4. 其他超声特征 80%的 21-三体可检测到静脉导管血流速度异常, 与染色体正常胎儿比较, 其他超声标记如脐膨出(exomphalos)、巨膀胱(megacystis)及单脐动脉的发生率在某些染色体异常胎儿中较高。此外, 头臀长、上颌长度、胎盘体积、胎儿心率等超声标记, 在胎儿染色体畸形的筛查中均有一定的价值。

第四节 中晚期妊娠超声声像图特征

一、胎儿头颅

胎儿头颅的超声检查, 由于胎儿体位的关系, 主要采用横切面检查。冠状切面和矢状切面较少使用, 在此不再叙述。

将探头置于胎头一侧, 声束平面垂直于脑中线, 自颅顶向颅底横向扫查可获得一系列颅脑横切面。在胎儿颅脑检查时, 最重要、最常用的横切面有丘脑水平横切面、侧脑室水平横切面和小脑横切面。

1. 丘脑水平横切面(双顶径与头围测量平面)(图 28-4-1) 标准平面要求清楚显示透明隔腔、两侧丘脑对称及丘脑之间的裂隙样第三脑室, 同时, 颅骨光环呈椭圆形, 左右对称。在此平面内主要可见到脑中线、透明隔腔(CSP)、丘脑、第三脑室、大脑及大脑外侧裂等重要结构。

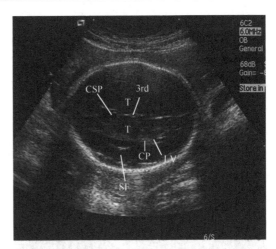

图 28-4-1 丘脑水平横切面

T 丘脑, LV 侧脑室, F 大脑镰, SF 大脑外侧裂, CSP 透明隔, 3rd 第三脑, CP 脉络丛

2. 侧脑室水平横切面(图 28-4-2) 在获得丘脑水平横切面后, 声束平面平行向胎儿头顶方向稍移动或探头由颅顶部向下方平行移动, 即可获此切面, 这一切面是测量侧脑室的标准平面。

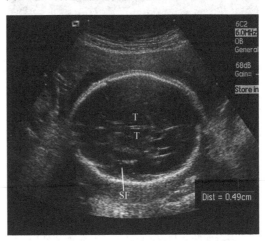

图 28-4-2 侧脑室水平横切面, 显示侧脑室枕角, "+···+"侧脑室枕角宽度 0.49cm

在此切面上, 颅骨光环呈椭圆形, 较丘脑平面略小。侧脑室后角显示清楚, 呈无回声区, 内有强回声的脉络丛, 但未完全充满后角。图像中央尚可显示两侧部分丘脑, 脑中线可见。侧脑室额角内侧壁几乎和大脑镰相平行, 枕角向两侧分开离脑中线较远。测量枕角与额角的内径可判断有无脑室扩张及脑积水, 整个妊娠期间, 胎儿侧脑室枕角内径均

应小于 10mm。中期妊娠，由于侧脑室内脉络丛呈强回声，其远侧的大脑皮质回声低或极低，应注意和侧脑室扩张或脑积水相区别。

3. 小脑横切面（图 28-4-3） 在获得丘脑平面后声束略向尾侧旋转，即可获此切面。此切面的标准平面要求同时显示清晰的小脑半球且左右对称及前方的透明隔腔。小脑半球呈对称的球形结构，最初为低回声，随着妊娠的进展其内部回声逐渐增强，晚期妊娠显示出一条条排列整齐的强回声线为小脑裂，两侧小脑中间有强回声的蚓部相连。蚓部的前方有第四脑室，后方有颅后窝池。

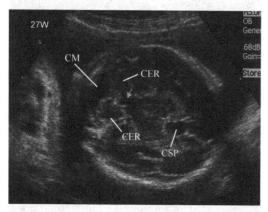

图 28-4-3 小脑横切面
小脑蚓部前方显示 4V 第四脑室，CER 小脑，CSP 透明隔腔，CM 颅后窝池

小脑横径随孕周增长而增长。在妊娠 24 周前，小脑横径（以毫米为单位）约等于妊娠周（如 20mm 即为妊娠 20 周），妊娠 20～38 周平均增长速度为 1～2mm/周，妊娠 38 周后平均增长速度约为 0.7mm/周。

二、胎儿脊柱

脊柱在胎儿超声诊断中是十分重要的结构。对胎儿脊柱的超声检查要尽可能从矢状切面、横断面及冠状面三方面观察，从而可以更为准确全面地发现胎儿脊柱及其表面软组织的病变情况。但是超声不能发现所有的脊柱畸形。胎儿俯卧位时容易显示胎儿脊柱后部，而仰卧位时难以显示。臀位或羊水较少时胎儿骶尾部较难显示。

1. 脊柱矢状切面检查 妊娠 20 周以前，矢状扫查可显示出脊柱的全长及其表面皮肤的覆盖情况。在此切面上脊柱呈两行排列整齐的串珠状平行强回声带，从枕骨延续至骶尾部并略向后翘，最后融合在一起（图 28-4-4）。在腰段膨大，两强回声带增宽，两强回声带之间为椎管，其内有脊髓、马尾等。

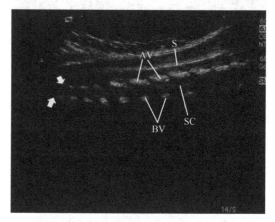

图 28-4-4 27 周胎儿脊柱矢状切面
脊柱强回声带在骶尾部略向后翘（箭头所指），并逐渐靠拢；AV 椎弓，BV 椎，SC 脊髓，S 皮肤

2. 脊柱横切面检查 该切面最能显示脊椎的解剖结构，横切面上脊柱呈三个分离的圆形或短棒状强回声，两个后骨化中心较小且向后逐渐靠拢，呈"∧"字形排列，其中较大者为椎体骨化中心（图 28-4-5）。

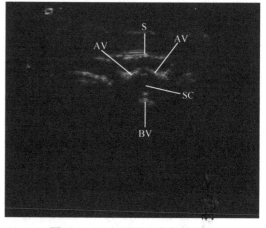

图 28-4-5 27 周胎儿脊柱横切面
显示脊柱呈"品"字排列；两个后骨化中心呈"∧"字形排列；AV 椎弓，BV 椎体，SC 脊髓，S 皮肤

3. 脊柱冠状切面检查 在近腹侧的冠状切面上可见整齐排列的三条平行强回声带，中间一条反射回声来自椎体，两侧的来自椎弓骨化中心（图 28-4-6）。在近背侧的冠状切面上，脊柱仅表现为由两侧椎弓骨化中心组成的两条平行强回声带，中央的椎体骨化中心不显示。对于半锥体的观察很有效。

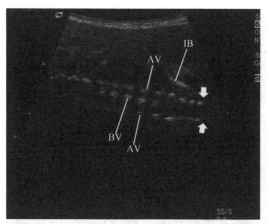

图 28-4-6 27 周胎儿脊柱冠状切面

显示脊柱呈三条平行线，且两侧强回声光带在骶尾部并逐渐靠拢（箭头所指），两侧 AV 为椎弓骨化中心，中央为 BV 椎体骨化中心，IB 髂骨

三、胎儿面部检查

胎儿面部可通过矢状切面、冠状切面及横切面来检查，可清楚地显示出胎儿的双眼（图 28-4-7）、鼻、唇（图 28-4-8）、人中、面颊、下颌等，实时动态扫查时可显示胎儿在宫内的表情（如眨眼）、吸吮等动作。笔者认为冠状切面可作为常规筛查切面，但确诊面部畸形时，还应在矢状或横切面相互印证。

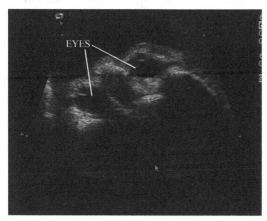

图 28-4-7 27 周胎儿双侧眼球横切面，显示双侧眼球及其内的晶体，EYES 眼

四、胎儿肢体骨骼

胎儿骨骼有高对比度，是超声最早能分辨的结构。

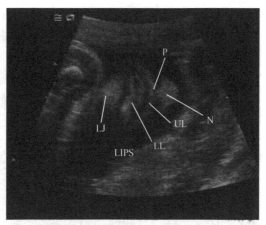

图 28-4-8 27 周胎儿鼻唇冠状切面

显示胎儿 N 鼻、UL 上唇、LL 下唇及 P 人中、LJ 下颌

一般在妊娠 8 周后胎儿骨骼开始出现初级骨化中心，如肱骨、桡骨、尺骨、髂骨、胫骨、腓骨等均能被超声所检出；掌骨、趾骨在妊娠 9 周，指骨在妊娠 8～11 周，坐骨、耻骨在妊娠 16 周出现初级骨化中心，距骨在妊娠 24 周出现初级骨化中心。

超声不但能显示胎儿骨骼的骨化部分，还可显示软骨部分。正常妊娠 32 周后在胎儿的骨骺软骨内陆续出现了次级骨化中心，不同部位的次级骨化中心出现的妊娠周不同，据此可帮助评估胎儿的妊娠周和肺成熟度，如股骨远端骨骺的次级骨化中心出现在妊娠 32～33 周；胫骨远端骨骺的次级骨化中心出现在妊娠 33～35 周；肱骨头内的次级骨化中心出现在妊娠 36～40 周。

在超声图像上初级骨化中心表现为低回声的软骨组织中央的强回声区，伴有后方声影。随着妊娠周的增长而不断增长、增粗。

妊娠中期时羊水适中，胎动较活跃，四肢显像较好，此时期是检查胎儿四肢畸形的最好时期。四肢超声检查应遵循一定的检查顺序，笔者采用连续顺序追踪超声扫查法检查胎儿肢体，取得较好结果。该方法的主要内容如下。

1. 上肢检测（图 28-4-9）首先横切胸腔，显示背部肩胛骨后，声束平面沿肩胛骨肩峰方向追踪显示胎儿肱骨短轴切面，探头旋转 90° 后显示肱骨长轴切面并测量其长度，然后沿着上肢的自然伸展方向追踪显示出前臂尺、桡骨纵切面，在显示前臂后探头再旋转 90° 横切前臂，进一步确认前臂有尺、桡两骨，探头此时继续向前臂末端扫查，显示出手腕、手掌及掌骨、手指及指骨回声，并观察手的姿势及其与前臂的位置关系。

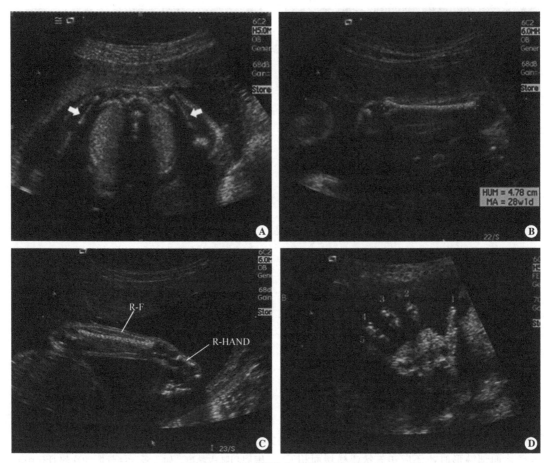

图 28-4-9　28 周胎儿上肢超声检查

A. 胎儿肩胛骨横切面，显示双侧肩胛骨（箭头所指）；B. 胎儿肱骨（HL）长轴切面；C. 胎儿右侧前臂（R-F）和手（R-HAND）的纵切面；D. 右侧手长轴切面，显示手呈张手状

2. 下肢检测（图 28-4-10）　横切面盆腔，显示髂骨，然后髂骨一侧显示胎儿股骨长轴切面并测量其长度，再沿着下肢的自然伸展方向追踪显示小腿胫、腓骨长轴切面，此时探头旋转 90°观察胫、腓两骨的横断面，再将探头转为小腿纵向扫查，并移向足底方向，观察足的形态、趾及其数目、足与小腿的位置关系。

如果系手、足的姿势异常，则应注意探查手或足的周围有无子宫壁和胎盘或胎体的压迫，且应至少观察手、足的运动 2 次以上，如果异常姿势不随胎儿肢体包括手、足的运动而改变，且多次扫查均显示同样声像特征，此时才对胎儿手、足姿势异常做出诊断。

五、胎儿胸部

观察胎儿的胸部最常用的扫查方向是横切面扫查，胸部纵切面为辅助扫查切面。胎儿胸廓的大小与肺的大小有关，观察和测量胸廓的大小可以间接了解胎儿肺的发育情况。

在胎儿胸腔内有两个重要的器官，肺脏和心脏。

中期妊娠超声检查可清楚显示胎肺，在胎儿胸部横切面上（图 28-4-11），肺脏位于心脏两侧，呈中等回声的实性结构，回声均匀，随妊娠进展，肺脏回声渐强，两侧肺脏大小接近（在四腔心切面上右肺略大于左肺），边缘光滑，回声相等，不挤压心脏。

六、胎儿心脏

胎儿心脏的重要切面如下。

（一）四腔心切面

在胎儿横膈之上横切胸腔即可获得胎儿四腔心切面。根据胎儿体位的不同，可为心尖四腔心切面（图 28-4-12），也可为胸骨旁四腔心切面。

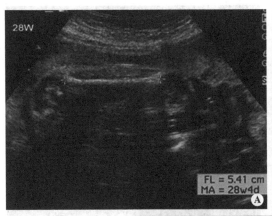
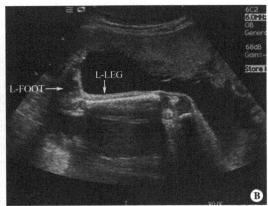
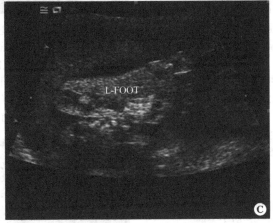

图 28-4-10 28 周胎儿下肢超声检查

A. 胎儿股骨(FL)长轴切面；B. 胎儿左侧小腿(L-LEG)和足(L-FOOT)的矢状切面；C. 胎儿左侧足底(L-FOOT)的长轴切面

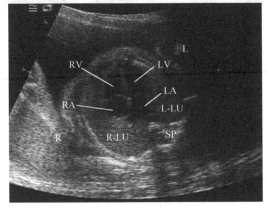

图 28-4-11 23 周胎儿胸腔四腔心水平横切面

心脏位置和肺回声正常 LV 左心室，RV 右心室，LA 左心房，RA 右心房，DAO 降主动脉，ACW 前胸壁，SP 脊柱，L-LU 左肺，R-LU 右肺，L 左侧，R 右侧

正常胎儿四腔心切面图像上，可显示以下重要内容。

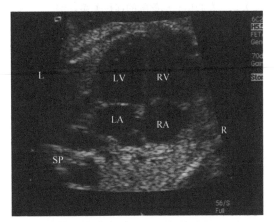

图 28-4-12 胎儿心尖四腔心切面

声束从胎儿腹侧进入，胎儿腹侧靠近探头

(1)心脏主要位于左胸腔内，约占胸腔的 1/3，心尖指向左前方，在此切面上测量心/胸值(心脏面积/胸腔面积比值)，正常值为 0.25～0.33。

（2）心脏轴的测量：即沿房间隔与室间隔长轴方向的连线与胎儿胸腔前后轴线之间的夹角，正常值偏左约45°±20°。

（3）可清楚显示心脏四个腔室。左心房和右心房大小基本相等，左心房靠近脊柱，左心房与脊柱之间可见一圆形搏动性无回声结构即降主动脉的横切面。左、右心房之间为房间隔，房间隔中部可见卵圆孔，超声在该处显示房间隔连续性中断。左心房内可见卵圆孔瓣随心动周期运动。

左、右心室大小亦基本相等，右心室靠前，位于胸骨后方，右心室腔略呈三角形，心内膜面较粗糙，右心室内可见回声稍强的调节束（moderator band），一端附着于室间隔的中下1/3，一端附着于右心室游离壁。左心室腔呈椭圆形，心内膜面较光滑，心尖主要由左心室尖部组成。两心室之间有室间隔，室间隔连续、完整。左、右心室壁及室间隔的厚度基本相同，实时超声下可见心室的收缩与舒张运动。但应注意，妊娠28周以后，正常胎儿右心室较左心室略大。

（4）左房室之间为二尖瓣，右房室之间为三尖瓣，实时超声下两组房室瓣同时开放关闭，开放幅度基本相等。

（5）房、室间隔与二、三尖瓣在心脏中央形成"十"交叉，二、三尖瓣关闭时"十"字更为清晰，但二、三尖瓣在室间隔的附着位置不在同一水平，三尖瓣更近心尖，而二尖瓣更近心底。

（6）四腔心切面上可清楚显示左、右心房室连接关系及左心房与肺静脉的连接关系。

（二）左心室流出道切面

显示心尖四腔心切面后，探头声束平面向胎儿头侧略倾斜，即可显示出左心室流出道切面（心尖五腔切面）。如从胸骨旁四腔心切面开始，则探头声束平面向胎儿左肩部旋转30°略向心室前壁倾斜，可获得胸骨旁左室长轴切面（图28-4-13），此时可观察升主动脉前壁与室间隔相连续，后壁与二尖瓣前叶延续。

（三）右心室流出道切面

显示心尖五腔切面后，探头声束平面再向胎儿头侧稍倾斜，即可获得右心室流出道、肺动脉瓣及肺动脉长轴切面。在探头倾斜的过程中可动态观察到主动脉和肺动脉起始部的交叉以及左、右心室与主、肺动脉的连接关系（图28-4-14）。

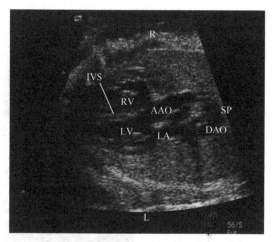

图28-4-13 左心室流出道切面（胸骨旁左长轴切面）

显示左心室流出道清楚显示左心室与主动脉的连接关系，主动脉前壁与室间隔连续，主动脉后壁与二尖瓣前叶连续；AAO升主动脉，RV右心室，LV左心室，LA左心房，DAO降主动脉；IVS空间隔；SP脊柱

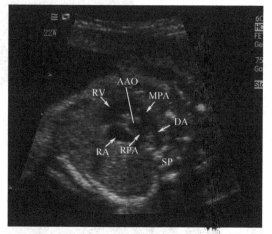

图28-4-14 右心室流出道切面

可清楚显示 RA 右心房、RV 右心室、MPA 肺动脉之间的连接关系及 DA 动脉导管、RPA 右肺动脉和 AAO 升主动脉、SP 脊柱

（四）三血管切面及三血管-气管切面

显示右心室流出道切面后，声束平面再向胎儿头侧稍倾斜，即可获得三血管切面（图28-4-15A）。在该切面上，从左至右依次为主肺动脉、升主动脉、上腔静脉，三者内径大小关系为：肺动脉＞升主动脉＞上腔静脉。在三血管切面基础上，声束平面再

向胎儿头侧稍倾斜，即可获得三血管-气管切面(图28-4-15B)。在该切面上，从左至右依次为主肺动脉和动脉导管的延续、主动脉弓的横切面、气管及上腔静脉的横切面，气管位于主动脉弓与上腔静脉之间的后方，且更靠近主动脉弓。主动脉弓与主肺动

脉和动脉导管的延续排列关系类似"V"形，动态下主动脉弓和主肺动脉通过动脉导管相互延续，彩色多普勒显示两者血流方向一致，均为蓝色(彩图204)或红色。

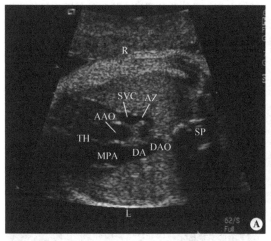

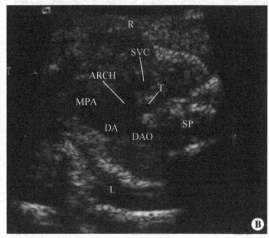

图 28-4-15　三血管气管平面

MPA 主肺动，AAO 升主动，SVC 上腔静脉，AZ 奇静脉，SP 脊柱，DA 动脉导管，ARCH 主动脉弓，T 气管，SP 脊柱

七、胎儿腹部

膈肌是腹腔与胸腔的分界线。胸腹部矢状面和冠状切面均显示膈肌为一个光滑的薄带状低回声结构，随呼吸而运动，胎儿仰卧位时纵向扫查最清晰，若腹围较小且腹腔内未见胃泡，则要警惕是否存在有膈疝或膈肌发育不良。

使用高分辨率的超声诊断仪器，可准确地评价腹壁的完整性、脐带的附着位置、腹壁及腹腔内脏器异常。中期妊娠超声检查需要观察的腹腔内重要器官如下。

1. 肝脏　位于胎儿上腹部偏右侧，在晚期妊娠后几周，回声略低于胎肺回声。

肝脏内实质回声细小均匀，可见肝门静脉、脐静脉、肝静脉，脐静脉正对脊柱，不屈曲，向上向后走行，入肝组织和门静脉窦，在门静脉窦处与静脉导管相连通，静脉导管汇入下腔静脉。

2. 胆囊　在妊娠 24 周后即可显示，与脐静脉在同一切面，呈梨形，宽似脐静脉，内透声好，正常情况下位于中线脐静脉右侧(图28-4-16)，胆囊

底近腹壁但与腹壁不相连，无搏动，囊壁回声较脐静脉的管壁回声强，也较厚。

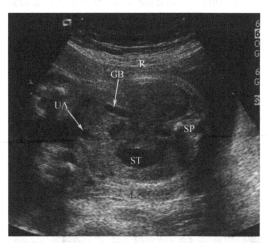

图 28-4-16　27 周胎儿上腹部横切面

显示 GB 胆囊位于脐静脉(UA)的右侧(R)，胃泡(ST)位于左侧(L)

3. 脾脏　位于胃后方的低回声结构，呈半月形(图28-4-17)，随孕龄而增长。

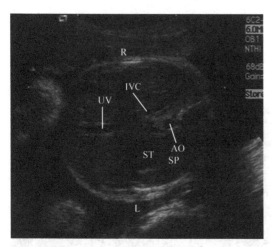

图 28-4-17　30 周胎儿上腹部横切面

显示胃泡(ST)位于脐静脉(UV)的左侧(L),脾脏(SP)位于胃泡的后方,呈半月形。R 右侧;IVC 下腔静,AO 腹主动脉

4. 胃　在妊娠 12 周,95%的孕妇即可显示胎儿胃泡。妊娠 15 周更清晰,位于左上腹,比心脏稍低处,其大小与形状受吞咽的羊水量而改变,正常情况下,显示为无回声椭圆形或牛角形结构,蠕动活跃,妊娠 20 周后均能显示。若胎胃充盈不良或显示不清时,应在 30～45min 后复查。

5. 肠道　中期妊娠时,胎儿腹部横切面显示肠道呈管壁回声略强、内含小无回声区的蜂窝状结构(图 28-4-18),当肠道回声接近或等同或强于脊柱回声,应进一步追踪观察,若同时出现羊水过多或肠管扩张等情况时,病理意义更大。

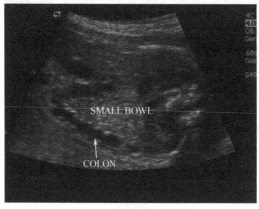

图 28-4-18　26 周胎儿腹部横切面

显示腹腔内片状略强、内含小无回声区的蜂窝状结构为小肠(SMALL BOWL),位于在小肠一侧的长条形低回声区为结肠(COLON)回声

正常情况下,晚期妊娠时结肠内径小于 20mm,小肠内径不超过 7mm,节段长度不超过 15mm,若

超过此径不能排除肠道梗阻可能。

6. 双肾　在妊娠 14 周时高分辨力超声可显示出双肾,在 18 周后可恒定显示。正常时双肾紧靠脊柱两旁(图 28-4-19),低于成人肾的位置,在旁矢状面上呈长圆形蚕豆样,横切时呈圆形,右侧稍低于左侧。最初胎儿肾脏为均匀的低回声结构。随着妊娠的进展,可见到更为详细的内部结构。等回声的肾皮质包绕在低回声的锥形髓质周围,中央强回声区为集合系统,肾外周为肾周脂肪囊。

7. 肾上腺　在妊娠 18 周后,在肾脏内侧的前上方可见一弯眉状或米粒状的低回声区,其内部中央有一线状强回声,即为肾上腺(图 28-4-20)。在横切肾脏后稍向上方(头侧)平移探头即可显示。

8. 膀胱　位于盆腔,呈圆或椭圆形无回声区。妊娠 15 周可清晰显示。膀胱容量不定,但过度充盈时,要在 30～45min 后复查以排除泌尿系异常。

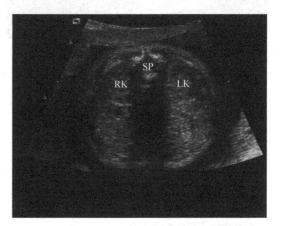

图 28-4-19　28 周胎儿腹部肾门水平横切面

显示双肾紧靠脊柱(SP)两旁。RK 右肾,LK 左肾

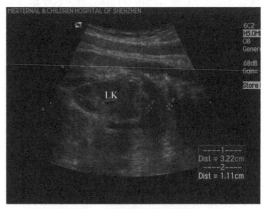

图 28-4-20　38 周胎儿正常肾上腺

胎儿肾脏(LK)矢状切面,"++"间为肾上腺

在膀胱两侧壁外侧可见两条脐动脉伸向腹壁

与脐静脉共同行走于脐带中（彩图205），单脐动脉时，只见膀胱一侧有脐动脉显示。

八、胎儿外生殖器

男胎外生殖器较女胎者易显示。男胎外生殖器可显示阴囊、睾丸、阴茎。女性外生殖器可显示大阴唇及阴蒂。

妊娠18周后，阴囊和阴茎可清晰显示。

妊娠22周后，大阴唇可清晰显示。

九、胎　盘

胎盘是随胎儿生长发育而发育的器官，故其超声声像亦随妊娠周发展而不同。超声所观察的内容包括胎盘所在位置、大小、数目、内部回声、成熟度、下缘与宫颈内口关系、胎盘后结构回声及胎盘内多普勒血流情况等，通常采用经腹部超声检查，即能完成上述内容的观察，在观察胎盘下缘与宫颈内口的关系时，有时需经会阴和经阴道超声检查。

从妊娠9周开始，超声即显示胎盘呈月牙状的强回声带围绕在孕囊周边。妊娠12周后胎盘已基本形成，超声可显示清楚的胎盘轮廓，胎盘实质呈低回声，光点细而均质，胎盘后方由蜕膜、子宫肌层、子宫血管（主要为子宫静脉）形成，呈混合回声。

胎盘分级：临床上通常用胎盘分级来估计胎盘功能和胎儿成熟度，胎盘分级主要根据绒毛膜板、胎盘实质、基膜三个部分的改变进行判断，见表28-4-1。

表28-4-1　胎盘声像分级

级别	绒毛膜板	胎盘实质	基膜
0级	直而清晰，光滑平整	均匀分布，光点细微	分辨不清
Ⅰ级	出现轻微的波状起伏	出现散在的增强光点	似无回声
Ⅱ级	出现切迹并伸入胎盘实质内，未达到基膜	出现逗点状增强光点	出现线状排列的增强小光点，其长轴与胎盘长轴平行
Ⅲ	深达基膜	出现有回声光环和不规则的强光点和光团，可伴声影	光点增大，可融合相连，能伴有声影

十、脐　带

（一）正常脐带结构的观察

超声于妊娠8周显示脐带，呈一直而较厚的低回声结构，二维超声难以显示其内部血管，彩色多普勒超声能显示2条脐动脉和1条脐静脉。整个妊娠期中脐带长度几乎和胎儿身长一致。超声不能确定脐带长度，但是通过观察羊水内脐带回声的多少和应用彩色多普勒血流显像，可以对中孕早期的脐带长度进行粗略的估计。

（二）脐动脉血流动力学评估

在中晚期妊娠，可用脐动脉的多普勒血流速度来评估胎盘循环，发现异常妊娠。脐动脉的搏动指数（PI）、阻力指数（RI）及收缩期最大血流速度S与舒张期血流速度D比值（S/D）均是用来反映"顺流"的胎盘血管阻力，正常情况下PI、S/D、RI是随妊娠周而降低的。通常晚期妊娠S/D值低于2.5。

十一、羊水的超声测量

应用超声评估羊水量是对胎儿评价的一项重要方法。

1. 羊水指数（amniotic fluid index，AFI）　单位：cm。

以母体脐部为中心，划分出左上、左下、右上、右下四个象限，声束平面垂直于水平面，分别测量四个象限内羊水池的最大深度，四个测值之和为羊水指数。

正常范围：8～25cm。

2. 羊水无回声区的最大深度（单位：cm）　寻找宫腔内羊水最大无回声区，内不能有肢体或脐带。声束平面垂直于水平面，测量此无回声区的垂直深度。最大无回声区≤2.0cm为羊水过少；≥8.0cm为羊水过多。

第五节　超声测量评价胎儿生长

一、早期妊娠龄的估计

1. 妊娠囊平均直径　膀胱充盈适度，完整显示妊娠囊，妊娠囊平均内径（cm）=（纵径+横径+前后径）÷3,所测得的妊娠囊平均内径（mm）加上30即为妊娠天数，即妊娠龄（日）=妊娠囊平均内径（mm）+30。

但应注意该方法仅适用于妊娠 7 周内，且各径测值应取妊娠囊内径。

2. 头臀长（crown-rump length，CRL） 妊娠 6～12 周，测量头臀长（CRL）是估计妊娠龄大小的最准确的方法。

取胎体或躯干最长，最直的正中矢状切面图像。测量胚胎的颅顶部到臀部外缘间的距离（图 28-5-1），一般取 3 次测量的平均值，且测量时不能包括胎儿肢体或卵黄囊。

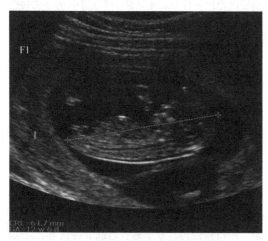

图 28-5-1 12 周胎儿头臀长测量（+···+之间）

孕周=CRL（cm）+6.5

在获得头臀长后，也可通过头臀长与孕龄的关系表查出对应孕周大小。

二、中晚期妊娠胎龄估计

1. 双顶径（biaparietal diameter，BPD）（表 28-5-1） 测量标准切面 胎头横切时的丘脑平面（头颅外形呈卵圆形，颅骨对称，可见透明隔腔，两侧对称的丘脑，两丘脑之间的第三脑室和侧脑室后角）。

（1）有三种测量方法

1）测量近侧颅骨外缘至远侧颅骨内缘间的距离（图 28-5-2）。

2）测量远近两侧颅骨骨板强回声中点之间的距离。

3）测量近侧颅骨内缘至远侧颅骨外缘间的距离。

多采用第一种测量方法，即测量近侧颅骨骨板外缘至远侧颅骨内缘间的距离。如果超声仪器中设置有胎儿生长发育与双顶径的对照换算程序，则要明确该仪器使用的是哪一种测量方法。

（2）注意事项

1）测量时不要将颅骨外的软组织包括在内。

表28-5-1 13～42周胎儿四肢长骨与双顶径正常测值（单位：cm）

孕周（周）	双顶径	肢体长骨				
		股骨	胫骨	腓骨	肱骨	桡骨
13	2.3（0.3）	1.1（0.2）	0.9（0.2）	0.8（0.2）	1.0（0.2）	0.6（0.2）
14	2.7（0.3）	1.3（0.2）	1.0（0.2）	0.9（0.3）	1.2（0.2）	0.8（0.2）
15	3.0（0.1）	1.5（0.2）	1.3（0.2）	1.2（0.2）	1.4（0.2）	1.1（0.1）
16	3.3（0.2）	1.9（0.3）	1.6（0.3）	1.5（0.3）	1.7（0.2）	1.4（0.3）
17	3.7（0.3）	2.2（0.3）	1.8（0.3）	1.7（0.2）	2.0（0.4）	1.5（0.3）
18	4.2（0.5）	2.5（0.3）	2.2（0.3）	2.1（0.3）	2.3（0.3）	1.9（0.2）
19	4.4（0.4）	2.8（0.3）	2.5（0.3）	2.3（0.3）	2.6（0.3）	2.1（0.3）
20	4.7（0.4）	3.1（0.3）	2.7（0.2）	2.6（0.3）	2.9（0.3）	2.4（0.3）
21	5.0（0.5）	3.5（0.4）	3.0（0.4）	2.9（0.3）	3.2（0.3）	2.7（0.4）
22	5.5（0.5）	3.6（0.3）	3.2（0.3）	3.1（0.3）	3.3（0.3）	2.8（0.5）
23	5.8（0.5）	4.0（0.4）	3.6（0.2）	3.4（0.2）	3.7（0.3）	3.1（0.4）
24	6.1（0.5）	4.2（0.4）	3.7（0.3）	3.6（0.3）	3.8（0.4）	3.3（0.3）
25	6.4（0.5）	4.6（0.3）	4.0（0.3）	3.9（0.4）	4.2（0.4）	3.5（0.3）
26	6.8（0.5）	4.8（0.3）	4.2（0.3）	4.0（0.3）	4.3（0.3）	3.6（0.4）
27	7.0（0.3）	4.9（0.3）	4.4（0.3）	4.2（0.3）	4.5（0.2）	3.7（0.3）
28	7.3（0.5）	5.3（0.5）	4.5（0.4）	4.4（0.3）	4.7（0.4）	3.9（0.4）

续表

孕周(周)	双顶径	肢体长骨				
		股骨	胫骨	腓骨	肱骨	桡骨
29	7.6(0.5)	5.3(0.5)	4.6(0.3)	4.5(0.3)	4.8(0.4)	4.0(0.5)
30	7.7(0.6)	5.6(0.3)	4.8(0.5)	4.7(0.3)	5.0(0.5)	4.1(0.6)
31	8.2(0.7)	6.0(0.6)	5.1(0.3)	4.9(0.5)	5.3(0.4)	4.2(0.3)
32	8.5(0.6)	6.1(0.6)	5.2(0.4)	5.1(0.4)	5.4(0.4)	4.4(0.6)
33	8.6(0.4)	6.4(0.5)	5.4(0.5)	5.3(0.3)	5.6(0.5)	4.5(0.5)
34	8.9(0.5)	6.6(0.6)	5.7(0.5)	5.5(0.4)	5.8(0.5)	4.7(0.5)
35	8.9(0.7)	6.7(0.6)	5.8(0.4)	5.6(0.4)	5.9(0.5)	4.8(0.6)
36	9.1(0.7)	7.0(0.7)	6.0(0.6)	5.6(0.4)	6.0(0.5)	4.9(0.5)
37	9.3(0.9)	7.2(0.4)	6.1(0.4)	6.0(0.4)	6.1(0.4)	5.1(0.3)
38	9.5(0.6)	7.4(0.6)	6.2(0.3)	6.0(0.4)	6.4(0.3)	5.1(0.5)
39	9.5(0.6)	7.6(0.8)	6.4(0.7)	6.1(0.6)	6.5(0.5)	5.3(0.5)
40	9.9(0.8)	7.7(0.4)	6.5(0.3)	6.2(0.1)	6.6(0.4)	5.3(0.3)
41	9.7(0.6)	7.7(0.4)	6.6(0.4)	6.3(0.5)	6.6(0.4)	5.6(0.4)
42	10.0(0.5)	7.8(0.7)	6.8(0.5)	6.7(0.7)	6.8(0.7)	5.7(0.5)

注：括号内数值为 2 个标准差值。(数据引自 Merz E，Mi-sook KK，Pehl S. 1987. Ultrasonic mensuration of fetal limb bones in the second and third Trimesters. J Clin Ultrasound 15：175.)

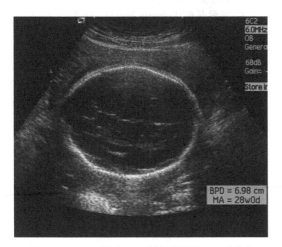

图 28-5-2　28 周胎儿双顶径测量(+···+之间)

光标放置于近端颅骨骨板外缘至远端颅骨内缘间的距离

2)在妊娠 31 周前，BPD 平均每周增长 3mm，妊娠 31～36 周平均每周增长 1.5mm，妊娠 36 周后平均每周增长 1mm。

3)受胎方位或不同头型或胎头入盆等因素的影响，晚期妊娠双顶径测值会出现较大偏差。

4)在妊娠 12～28 周，测量值最接近孕周。

2. 头围(head circumfrence，HC)　测量平面，同双顶径测量平面。

(1)测量方法

1)分别测量颅骨最长轴和最短轴的颅骨外缘到外缘间的距离(图 28-5-3)，或颅壁中点的距离，即枕额径(OFD)和双顶径(BPD)

$$HC＝(BPD＋OFD)×1.6$$

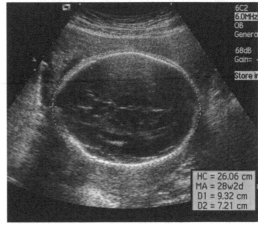

图 28-5-3　28 周胎儿双顶径测量(+···+之间)

光标放置于颅骨最长轴和最短轴的颅骨外缘到外缘间的距离

2)用电子求积仪(椭圆功能键)沿胎儿颅骨声像外缘直接测出头围长度。

（2）注意事项

1）测量值不包括颅骨外的头皮等软组织。

2）不论胎头是圆形或长形，头围测量都可全面显示出胎头的实际大小，故在晚期妊娠，头围测量已基本上取代了双顶径测量。

3. 腹围（abdominal circumference，AC） 标准测量切面 胎儿腹部最大横切面，该切面显示腹部呈圆或椭圆形(受压时)，脊柱为横切面，胎胃及胎儿肝内门静脉 1/3 段同时显示(图 28-5-4)。

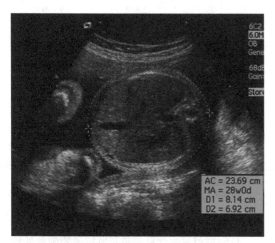

图 28-5-4　28 周胎儿腹围测量
光标放置于腹部一侧皮肤外缘到另一侧皮肤外缘的距离

（1）测量径线：分别测量前后径及横径，测量腹部一侧皮肤外缘到另一侧皮肤外缘的距离。

腹围=(前后径+横径)×1.57。

电子测量仪(椭圆功能键)沿腹壁皮肤外缘直接测量。

（2）注意事项

1）腹围测量切面要尽可能接近圆形。

2）肝内门静脉段显示不能太长。

3）腹围与胎儿的体重关系密切。常用于了解胎儿宫内营养状况，若腹围小于正常值，则要小心胎儿是否有 IUGR。

4）股骨长/腹围×100%，该值<20%可能为巨大儿，>24%，可能有 FGR。

5）妊娠 35 周前，腹围小于头围；妊娠 35 周左右，两者基本相等；妊娠 35 周后，胎儿肝脏增长迅速，皮下脂肪积累，腹围大于头围。

4. 股骨长度（femur length，FL）(表 28-5-1) 股骨是最易识别的长骨，股骨测量适用于中晚期妊娠的孕龄评估，尤其在妊娠晚期，较其他径线测量值更有意义。

（1）标准切面：声束与股骨长径垂直，从股骨外侧扫查，完全显示股骨长轴切面，且两端呈平行的斜面。

（2）测量值：测量点应在股骨两端的端点上。

（3）注意事项

1）妊娠 30 周前股骨增长 2.7mm/周，在 31～36 周增长 2.0mm/周，在 36 周后增长 1.0mm/周。

2）应从股骨外侧扫查，若从股骨内侧扫查，可见股骨有些弯曲，此为正常现象。

3）当胎头测量估测孕周不准时，取股骨测量值。也可参考 FL/BPD 及 FL/AC 值：若 FL/BPD 值<70%，则放弃 FL 测量；若 FL/BPD 值<86%，则放弃 BPD 测量；若 FL/BPD 值在 71%～86%(为正常范围)，可进一步用 FL/AC：若 FL/AC 值<20%，可能为巨大儿；若 FL/AC 值>24%，可能有 FGR，应放弃 AC 测量。

4）必要时测量另一侧股骨作对比。

5）测量时须测量股骨的骨化部分，不要包括骨骺和股骨头。要显示长骨真正的长轴切面，如果长骨两端的软骨部分都能看到，说明该测量平面是通过长轴切面的。

6）胎儿矮小症及胎儿骨骼发育畸形时不适用。

5. 肱骨长度（humerus length，HL）

（1）测量切面：完全显示肱骨，并且声束要与肱骨长径垂直，清晰显示出肱骨的两端。

（2）测量径线：肱骨两端端点的距离。

（3）注意事项

1）妊娠中期，肱骨与股骨等长，甚至可以长于股骨。

2）必要时测量对侧肱骨做对比。

3）要测量肱骨真正的长轴切面。

4）在胎儿短肢畸形时，肱骨不适用于推测孕周。

股骨与肱骨测量值低于平均值的 2 个标准差以上，可认为股骨或肱骨偏短，低于平均值 2 个标准差以上 5mm(表 28-5-2)，则可能有骨骼发育不良。

三、胎儿体重的估计

根据胎儿的一项或多项生物学测量值，经统计学处理，可计算出胎儿的体重。

估测胎儿体重的公式很多，不同的作者有不同的计算公式，但目前基本不需要临床超声工作者去按公式计算胎儿体重，因大多数的超声诊断仪都有产科胎儿发育与体重估计的计算软件，输入各超声测量值后，可迅速得出胎儿孕周及体重，非常方便，或者可采用查表法获得。

表28-5-2 12～40周胎儿四肢长骨第5、第50、第95百分位测值　　　　（单位：mm）

孕周(周)	胫骨			腓骨			股骨			肱骨			尺骨			桡骨		
	5th	50th	95th	5th	50th	95th	5th	50th	95th	5th	50th	95th	5th	50th	95th	5th	50th	95th
12	—	7	—	—	6	—	4	8	13	—	9	—	—	7	—	—	7	—
13	—	10	—	—	9	—	6	11	16	6	11	16	5	10	15	6	10	14
14	7	12	17	6	12	19	9	14	18	9	14	19	8	13	18	8	13	17
15	9	15	20	9	15	21	12	17	21	12	17	22	11	16	21	11	15	20
16	12	17	22	13	18	23	15	20	24	15	20	25	13	18	23	13	18	22
17	15	20	25	13	21	28	18	23	27	18	22	27	16	21	26	14	20	26
18	17	22	27	15	23	31	21	15	30	20	25	30	18	22	27	15	22	29
19	20	25	30	19	26	33	24	28	33	23	28	33	21	26	31	22	27	29
20	22	27	33	21	28	36	26	31	36	25	30	35	24	29	34	22	27	32
21	25	30	35	24	31	37	29	34	38	30	33	38	26	31	36	24	29	33
22	27	32	38	27	33	39	32	36	41	30	35	40	28	33	38	27	31	34
23	30	35	40	28	35	42	35	39	44	33	38	42	31	36	41	28	35	39
24	32	37	42	29	37	44	37	42	48	35	40	45	33	38	43	31	36	41
25	34	40	45	34	40	45	40	44	49	37	42	47	35	40	45	31	36	41
26	37	42	47	36	42	48	42	47	51	39	44	49	37	42	47	32	37	43
27	39	44	49	37	45	50	45	49	54	41	46	51	39	44	49	33	42	45
28	41	46	51	38	45	53	47	52	56	43	48	52	41	46	51	33	42	48
29	43	48	53	41	47	54	50	54	59	45	50	55	43	48	53	36	42	47
30	45	50	55	43	49	56	52	56	61	47	51	55	44	49	54	36	42	47
31	47	52	57	42	51	59	54	59	63	48	53	57	45	51	56	38	44	47
32	48	54	59	42	52	63	56	61	65	50	55	60	48	54	59	37	45	53
33	50	55	60	46	54	62	58	63	67	51	56	61	50	54	59	41	45	51
34	52	57	62	46	55	63	60	65	69	53	58	63	51	56	61	40	47	53
35	53	58	64	51	57	62	62	67	71	54	59	64	52	57	62	41	44	54
36	55	60	65	54	58	63	64	68	73	56	60	65	53	58	63	39	46	57
37	56	61	67	54	59	65	65	70	74	57	62	67	55	60	65	45	49	53
38	58	63	68	56	61	67	67	71	76	59	64	69	57	62	67	45	49	54
39	59	64	69	56	62	67	68	73	77	60	65	70	59	64	69	45	49	54
40	61	66	71	59	63	67	70	74	79	61	66	71	58	63	68	45	50	55

注：5th，第 5 百分位；50th，第 50 百分位；95th，第 95 百分位。

各项胎儿体重预测的超声参数，以胎儿腹围与体重关系最密切。准确的体重估测对指导临床决定分娩时机与方式意义重大，要获得较准确的胎儿体重，须注意以下几点。

（1）标准切面的准确测量。

（2）测量多项生物学指标，尤其当胎儿生长不匀称时。

（3）多次测量获得平均测量值（一般测 3 次），以缩小测量的误差。

要获得准确的超声测量值，最好在实际工作中，积累经验，对计算公式加以校正，若能采用自己采取的资料统计而得的公式或关系图表，误差会减到最小范围。

第六节　胎儿发育迟缓

胎儿发育迟缓（FGR）胎儿的围产期发病率和死亡率的风险增高。正确诊断 FGR 非常关键，因为适当的处理可以带来良好的结局。临床任务是确定处在不良宫内环境的高危胎儿，并给予及时处理。识别小但是健康的胎儿，避免对胎儿和母体进行不必要的、过度治疗和恰当的干预是非常重要的。

一、胎儿发育迟缓和小于胎龄儿定义

1. 小于胎龄儿（SGA）　未能达到体重阈值（通

常定义为第 10 百分位数)的婴儿。根据这个阈值，依照统计学定义 10%的正常人群将被包括在 SGA，包括体型小但是健康的婴儿。

2. 胎儿发育迟缓(FGR) 胎儿体重小于正常值的第 10 百分位数。由于自身健康受到某些因素影响，未能达到生长潜能。这些原因包括遗传疾病、感染疾病、子宫胎盘功能不全等。换言之，FGR 与 SGA 相似但是病态的。FGR 的胎儿通常是 SGA。应该记住的是，胎儿大小与围产期发病率和死亡率增高之间没有必然联系，有必然联系的是生长受限。

二、胎儿发育迟缓的原因

胎儿的正常生长取决于内因(遗传)和外因(胎盘和母体)。任何一项或多项因素存在问题将影响胎儿的生长。分娩前确定 FGR 的特定原因十分重要。因为病因的确定关系到如何进行临床处理、父母咨询及妊娠结局的预测。与 FGR 有关的原因常见的有三大类，即母体、胎盘、胎儿本身因素，详见表 28-6-1。

表28-6-1　与IUGR发生相关的原因

产妇因素	胎盘因素	胎儿因素
高血压	原发性胎盘疾病	染色体异常
肾脏疾病	镶嵌现象	先天畸形
糖尿病	前置胎盘	感染
血栓性疾病	胎盘剥离	多胎妊娠
贫血		
营养不良		
吸毒/致畸物暴露/吸烟/酗酒		

三、胎儿发育迟缓的超声评价

(一)FGR 的二维超声表现主要用于胎儿生长参数判断

1. 准确确定妊娠龄 妊娠早期头臀长是准确估计妊娠龄的可靠参数。当用末次月经推断的妊娠龄与头臀长估计的妊娠龄相差 5 日时，应当根据生物测量纠正妊娠龄。当末次月经不确定或不知且未在早期妊娠(13 周前)做过超声时，20 周前的生物测量有 7~10 日的误差。晚期妊娠确定的妊娠龄是不准确的，切不可据此更改患者的预计妊娠龄。小脑横径，足长等参数依赖妊娠龄但是不受 FGR 影响。

2. 胎儿大小与生长 产前正确评价胎儿生长有一定困难。胎儿大小是物理学参数，可以在任何妊娠龄测量。生长是动态过程只能反复测量才能评价。因此，产前准确区分 FGR 和 SGA 是有挑战性的。

多年来，SGA 的诊断仅在出生后排除病理改变后方才做出。现在，胎儿的大小可以直接用超声确定。最常用于估计胎儿大小的参数有双顶径、头围、腹围和股骨长。超声仪器的集成软件可以根据这些参数准确计算出胎儿的体重。健康胎儿的体重应该在均数的两个标准差内。当胎儿体重低于均数的两个标准差或低于第 10 百分位数，则 SGA 或 FGR 可疑。多次超声评价可见 SGA 婴儿的胎儿稳定生长(图 28-6-1A)，FGR 的生长降低(图 28-6-1B)。

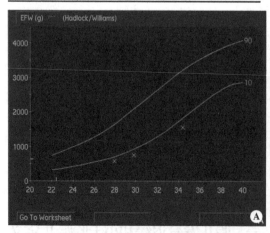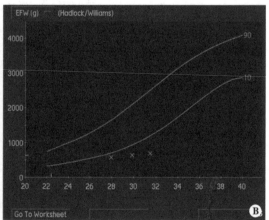

图 28-6-1　胎儿的体重生长指数曲线图

A. SGA 胎儿的体重生长指数曲线呈稳定性增长；B. FGR 胎儿的体重生长指数曲线呈生长降低

3. 匀称型 FGR　HC、AC、FL 低于平均值的 2 倍标准差(M-2SD)，HC/AC 值正常。

4. 非匀称型 FGR　HC、AC、FL 低于平均值的两倍标准差(M-2SD)，HC/AC 值(或 FL/AC 值)异常增加(M+2SD)。

5. 常合并羊水过少　合并羊水增多时，胎儿染色体异常风险会明显增高。

(二)FGR 的多普勒超声表现

1. 子宫动脉　在 34 孕周以前检查母体子宫动脉多普勒较有意义。主要表现为子宫动脉血管阻力增高，舒张早期出现明显切迹(彩图 206)。

2. 脐动脉　脐动脉多普勒频谱主要表现为舒张期成分减少、缺如或逆向(彩图 207)，提示胎盘功能不良，胎盘阻力增高。在预计体重(EFW)小于第 10 百分位数且脐动脉多普勒参数和羊水正常的胎儿死亡率极低。小于胎龄儿且多普勒正常的胎儿更多的是表现为体型上的小，而不是病理上的生长受限。相反，脐动脉舒张末期血流缺如或反向者，围产儿死亡率高，结局极差。

3. 其他器官血流　胎盘循环阻力增高，可引起胎儿缺氧，为保证重要器官(脑、心、肾上腺)的血供，出现代偿性血流动力学改变，包括大脑中动脉舒张期血流增加，搏动指数减小(彩图 208)；肾血流量减少，导致羊水量的减少；胃肠的血流量减少，引起肠系膜和肠壁缺血坏死，出现肠管回声增强。这种血流的重新分布机制，使脑血流增加，也称"脑保护效应"，因此用大脑中动脉的多普勒频谱分析可以很好地评价 FGR。如果缺氧未能得到及时解决，这种"脑保护效应"持续存在，静脉导管也将扩张，可以使更多的血流通过卵圆孔进入左心房，再到左心室，通过主动脉供应头部。最近的数据提示，有异常大脑中动脉多普勒频谱但是脐动脉多普勒频谱正常的胎儿分娩较早，出生体重低，经阴道分娩少，剖宫产率增加，收入新生儿监护的多。因此，有人提出大脑中动脉/脐动脉阻力指数的比值似乎比单独的脐动脉或大脑中动脉阻力指数更精确。

第七节　巨 大 胎 儿

新生儿体重超过 4000g 为巨大胎儿。巨大胎儿出生死亡率和患病率与生长迟缓相似，较正常胎儿为高。通过超声预测体重，如果超过正常值标准 90%上限，可确定为巨大胎儿。巨大胎儿在以下情况相对多见：①遗传因素；②孕妇体重超过 70kg，或妊娠期体重增长超过 20kg；③孕妇身高 170cm 以上；④过期妊娠大于 41 周者；⑤妊娠糖尿病；⑥生产史中有巨大胎儿分娩史。

1. 匀称型巨大胎儿　胎儿头和身体各部按比例生长引起胎儿重量超过正常。超声表现如下。

(1)BPD(HC)、AC、FL、WT 均超过孕龄正常值上限。

(2)HC/AC 值正常。

2. 非匀称型巨大胎儿　胎儿过重是由于软组织生长过度的结果。胎头大小和胎儿长度超过平均值，但一般不超过孕龄正常值范围的上限。

(1)BPD(HC)通常不超过孕龄正常值的上限。

(2)AC、WT 超过孕龄正常值范围的上限。

(3)HC/AC、FL/AC 低于孕周应有正常值范围下限。

第八节　超声判断胎位

在中期妊娠超声检查时明确胎产式与胎方位，以及胎儿前后、左右、上下关系对诊断某些胎儿异常很有帮助，在晚期妊娠明确胎位，对决定分娩方式很重要。以下对判断胎儿方位很有帮助。

(1)在耻骨联合上方扫查如果是胎头，则为头先露；如为胎儿臀部，则为臀先露；如既未发现胎头又无胎臀(在脐的左侧或右侧发现胎头)，则为横位，此时注意有无脐先露(脐带脱垂)、足先露或其他先露征象。进一步根据脊柱方位确定胎产式和胎儿方位。

1)当胎儿为头先露且脊柱在母体右侧时，靠近母体腹壁的一侧为胎儿的左侧，如靠近母体腹壁的上肢为胎儿左上肢。

2)当胎儿为头先露且脊柱在母体左侧时，靠近母体腹壁的一侧为胎儿的右侧，如靠近母体腹壁的上肢为胎儿右上肢。

3)当胎儿为臀先露且脊柱在母体右侧时，靠近母体腹壁的一侧为胎儿右侧；而脊柱位于母体左侧时，靠近母体腹壁一侧为胎儿左侧。

(2)清楚胎儿左右侧对判断胎儿各器官的位置，非常重要。以上内容可以简单描述为：

1)胎儿头先露时：

A. 脊柱右(胎儿脊柱在母体的右侧)，前为左(近母体腹壁的一侧为胎儿左侧)

B. 脊柱左(胎儿脊柱在母体的左侧)，前为右(近母体腹壁的一侧为胎儿右侧)

2)胎儿臀先露时：

A. 脊柱右（胎儿脊柱在母体的右侧），前为右（近母体腹壁的一侧为胎儿右侧）

B. 脊柱左（胎儿脊柱在母体的左侧），前为左（近母体腹壁的一侧为胎儿左侧）

第九节　多胎妊娠

一、双胎类型的确定

（一）早期妊娠双胎类型确定

1. 绒毛膜囊的计数　绒毛膜囊数等于妊娠囊数目。

于第6～10孕周，超声计数妊娠囊数目很准确，此时期通过超声显示妊娠囊数目可预测绒毛膜囊数。第6孕周以前超声可能会少计数妊娠囊数目，这种情况大约出现在15%的病例中。

2. 羊膜囊的计数

（1）双绒毛膜囊双胎妊娠的羊膜计数：由于羊膜分化晚于绒毛膜，双绒毛膜囊一定有双羊膜囊。妊娠囊和胚芽的数目为1：1，因此如果两个妊娠囊各自有单个胚芽或胎心搏动则可诊断为双绒毛膜囊双羊膜囊双胎妊娠（彩图209）。

（2）单绒毛膜囊双胎妊娠的羊膜囊计数：单绒毛膜囊双胎妊娠，可以是双羊膜囊，也可以是单羊膜囊。如果超声显示一个妊娠囊内含有两个胚芽，则可能为单绒毛膜囊双羊膜囊或单绒毛膜囊单羊膜囊双胎妊娠。通过显示清楚羊膜囊数目来确定羊膜囊数目。

（二）中晚期妊娠绒毛膜囊、羊膜囊的确定

1. 胎儿生殖器　双胎性别不同是由于源于两个不同的卵子受精，总是双绒毛膜囊双羊膜囊双胎妊娠，如果胎儿性别相同或外生殖器不能确定，则不能通过这个标准评估绒毛膜囊个数。

2. 胎盘数目　如果超声显示两个独立的胎盘则可确定为双绒毛膜囊双胎妊娠。但当两个胚泡植入地相互靠近，两胎盘边缘融合在一起时，超声则难以凭超声显示胎盘数目来区分单绒毛膜囊双胎和双绒毛膜囊双胎。

3. 双胎之间分隔膜　双绒毛膜囊双胎妊娠，两胎之间的分隔膜通常较厚（图28-9-1A），一般大于1mm，或者显示为3～4层；单羊膜囊双胎妊娠，两者之间的分隔膜较薄（图28-9-1B），或者只能显示两层。但是继发于羊水过少的贴附胎儿则难显示两者之间的分隔膜。

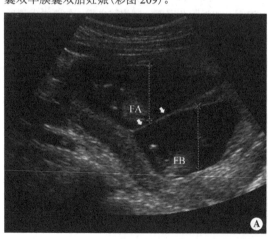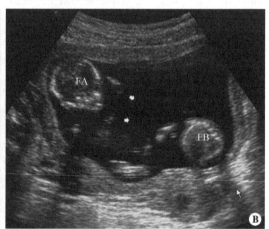

图28-9-1　双胎之间的分隔膜厚度

A. 双绒毛膜囊双羊膜囊双胎之间可见较厚分隔膜回声（箭头所指）；B. 单绒毛膜双羊膜囊双胎之间可见较薄分隔膜回声（箭头所指）（FA 胎儿 A，FB 胎儿 B）

4. 双胎峰（twin peak）　在胎盘绒合的双绒毛膜囊双胎妊娠中，一个呈三角形与胎盘实质回声相等的滋养层组织，从胎盘表面突向间隔膜内。超声横切面呈三角形（图28-9-2），较宽的一面与绒毛膜表面相连接，尖部指向两胎分隔膜之间。这一特征也是中晚期区分双胎类型的一种有效方法。

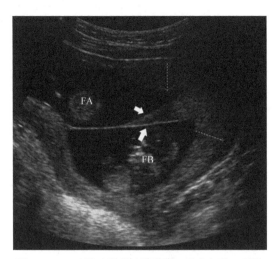

图 28-9-2　双绒毛膜囊双羊膜囊双胎之间的双胎峰（箭头所指），呈三角形，尖端指向两胎分隔膜之间

二、双胎及多胎妊娠的生长发育

(一)双胎及多胎妊娠早期的生长特点

在多胎妊娠早期，头臀长（CRL）的生长和单胎妊娠相似。精确估计孕龄的办法是对所有胚胎的 CRL 进行平均，通过平均 CRL 估计孕龄。早期妊娠胚胎的生长主要受到遗传因素的影响。子宫内的种植位置也起到很重要的作用。正常情况下，在早期妊娠 CRL 之间存在的差异较小，但是如早期妊娠 CRL 存在明显的差别，提示可能异常，如与预计的孕周相差 5 日以上极可能存在生长不协调，Weissman 等发现较小的那个胎儿均存在较大的先天畸形。

(二)双胎及多胎中晚期妊娠的生长特点

迄今认为在妊娠 28～30 周以前双胎的生长率与单胎相似，在以后的妊娠中，双胎增加体重较单胎慢。

(三)双胎体重生长的不协调

双胎之间生长不协调的定义为体重相差 20%以上，据报道可发生在 23%的双胎妊娠。生长不协调的原因很多：①双卵双胎中可能存在潜在的不同遗传因子，但通常不会引起明显严重的生长不协调。②无论是单卵双胎或双卵双胎，结构畸形，非整倍体染色体畸形，可能仅影响双胎之一，导致严重的生长不协调。③胎盘的不平衡，双胎之一由不良胎盘支持，可能会阻碍该胎儿的生长。④在单绒毛膜

囊双胎，两个胎儿共享一个胎盘，两胎儿通过胎盘产生不平衡的血管短路引起严重的生长不协调，结果产生双胎输血综合征。相对体重基本相等的双胎而言，生长不协调双胎的发病率和死亡率明显增高。

第十节　前置胎盘

前置胎盘是妊娠晚期阴道出血的常见原因之一。严重出血不仅危及孕妇生命，而且常常因此必须终止妊娠。实时超声对胎盘进行定位是一种安全、简便、准确和可重复性的检查方法。

超声明确显示宫颈、宫颈内口及其与胎盘下缘的位置关系，是诊断或否定前置胎盘的技术要点。如果胎盘位置较低，附着于子宫下段或覆盖子宫内口时，可按以下标准诊断。

1. 低位胎盘　胎盘最低部分附着于子宫下段，接近而未抵达宫颈内口。

2. 边缘性前置胎盘　胎盘下缘紧靠宫颈内口边缘，但未覆盖宫颈内口。

3. 部分性前置胎盘　宫颈内口为部分胎盘组织所覆盖。胎先露与宫壁间无羊水时，胎先露与膀胱后壁间距离或胎先露与骶骨岬间的距离加大。

4. 中央性前置胎盘（图 28-10-1）　宫颈内口完全被胎盘组织所覆盖。横切面时，宫颈上方全部为胎盘回声，无羊水间隙。胎先露至膀胱后壁或至骶骨岬的距离加大。

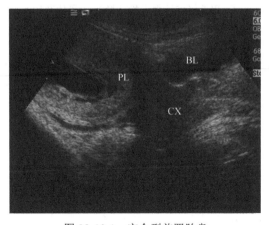

图 28-10-1　完全型前置胎盘

经腹部超声检查，胎盘(PL)完全覆盖宫颈(CX)内口；BL 膀胱

一、注意事项

(1)超声发现中期妊娠"前置胎盘"者高达

20%～45%，与足月妊娠实际发病率（＜1%）相差甚大；中期妊娠"前置胎盘"在足月妊娠时 63%～91% 由于子宫下段延伸和"胎盘迁移"，最终正常分娩。以下经验有助于避免中期妊娠超声诊断的假阳性。

1）中期妊娠发现的边缘性或部分性前置胎盘，通常无临床意义，胎盘上缘已附着于宫底者尤其如此。

2）中期妊娠出血，超声发现边缘性前置胎盘或部分性前置胎盘，需要超声随访检查，根据妊娠 32～34 周复查结果定论。

3）中期妊娠发现中央性前置胎盘，无论孕妇有无出血，应引起高度重视。若不再出血，需在妊娠 32～34 周复查（Hadlock 主张在 36 周复查）。

（2）经腹壁扫查时，在以下情况下可能产生假阳性（有报告假阳性率高达 10%）。

1）过度充盈的膀胱可压迫子宫下段，易将闭合的子宫下段误认为宫颈内口。为此，需在排出部分尿液之后复查 1～2 次，仔细观察胎盘附着部位变化。

2）子宫下段收缩可造成胎盘覆盖宫颈内口的假象，休息 15～30min，待子宫收缩解除后再观察胎盘和子宫内口的关系（注：正常宫壁厚≤1.5cm，超过此值需考虑局部子宫收缩或肌瘤）。

3）若前置胎盘位于子宫后壁，在臀位或横位胎儿一般不难识别。但在头位时，胎盘回声常被胎儿颅骨声影遮住，难以看到前置胎盘的典型声像图。此时可试用以下方法。

A. 用手轻轻地向上推动胎头，使孕妇头部放低，垫高臀部，使羊水流入胎头与胎盘绒毛膜板之间。

B. 在胎头上加压扫查，若有前置胎盘附着，胎头与子宫后壁的间隙无明显减小。反之，则间隙减小或消失。

C. 测量胎先露与母体骶骨岬之间距离，正常小于或等于 1.5cm，同时观察胎盘上缘至宫底的距离。

（3）经会阴扫查（经阴唇扫描 Translabial scan）：是显示宫颈内外口，诊断有无前置胎盘良好新途径，它安全、简便、可靠。可将前置胎盘超声诊断假阳性减少到最低程度。本方法可作为常规筛选诊断手段。

（4）在紧急情况下，由于不能等待膀胱充盈后再做检查，可在无菌操作下用导尿管向膀胱注入灭菌生理盐水，再行超声检查。

（5）经阴道超声检查：经会阴检查不能明确者，可用经阴道超声检查，对于各种类型的前置胎盘，尤其是其他方法难以诊断的前置胎盘，如较薄的膜状胎盘前置、血管前置有很好的诊断价值。注意动作轻柔，探头置于阴道中上部，以能显示子宫内口与胎盘下缘之关系即可，不必将探头伸入到阴道最内端。

第十一节　胎盘早期剥离

在胎儿娩出前，胎盘部分从子宫壁分离，引起局部出血或形成血肿。如果血肿较小，临床尚无明显症状，要求超声检查的概率也少。一般因症状已明显，或有阴道出血才申请超声检查，此时病情已较严重，可危及母婴安全，及时并正确诊断以决定治疗方案十分重要。

一、超声诊断要点

（1）正常胎盘在声像图上紧贴子宫壁。当胎盘与子宫壁间形成血肿时，在胎盘的后方出现较胎盘回声低或强的包块（图 28-11-1）或等回声包块。急性血肿往往表现为强回声，随着时间的推移，回声逐渐变低，甚至呈无回声。

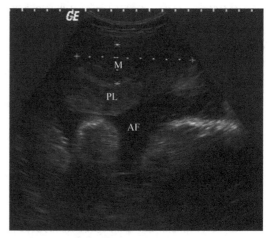

图 28-11-1　胎盘早剥
胎盘（PL）后方与子宫壁间见一低回声包块（M），AF 羊水

（2）当胎盘与血肿的界线不清楚或等回声包块，有血肿处的胎盘比正常者明显厚。

（3）探头下局部压痛明显。

（4）胎盘的胎儿面向羊膜腔内膨出。

（5）胎盘后血肿较大时，可影响到胎儿位置，使之偏向对侧。

（6）羊水中有血液渗出时，羊水中回声增多，尤其在胎动或孕妇变动体位时更明显。

（7）如果胎盘边缘由子宫壁剥离，血液流向宫腔并积聚于局部，而不形成胎盘后血肿，则宫腔内仅有积血回声。在子宫内无局部积血，血液从阴道流出，可见羊膜从胎盘边缘与子宫壁分离，在羊水中有飘动感。羊膜和宫壁间可有无回声间隔（血液）。故在排除前置胎盘的情况下，需结合病史及临床症状提示可能的诊断。

二、注 意 事 项

（1）附着在子宫侧壁的胎盘，易因超声扫查平面与胎盘面不够垂直，产生胎盘斜断图形，而被误认为胎盘增厚。故须尽量使探头与胎盘面垂直进行纵断和横断扫查，将不同断面图像结合起来分析。附着在子宫后壁的胎盘，由于胎儿的影响及位于超声远场区，图像不清晰，影响观察。

（2）要与胎盘附着部位有子宫壁间肌瘤或因局部子宫收缩造成子宫肌层隆起的图像相鉴别。

（3）应当与正常胎盘基底部常出现的低回声区特别是扩张的血窦鉴别，注意避免假阳性。

第十二节 脐 带 绕 颈

脐带绕颈约占分娩人数的 20%。多数绕颈 1～2 周，3 周以上少见。脐带绕颈与脐带过长、胎动频繁、胎位变化有关。缠绕松弛者对胎儿影响不大。缠绕过紧或多圈者可能影响胎儿供血，造成围产期胎儿缺氧、窒息或死亡。个别孕妇在临产时可出现胎盘早剥。

一、超声诊断要点

1. 二维超声特征

（1）在胎儿颈背部长轴切面上，颈部软组织可见"U"形、"W"形压迹。胎儿枕后位者，脐带压迹显示较困难。

（2）在"U"形或"W"形压迹特征（彩图 210）的前方可见脐带的横断面，其内部脐血管呈"品"字形或"双品"形。

2. 彩色多普勒超声特征

（1）在颈部"U"形、"W"形压迹的前面出现有红色或蓝色血流信号的脐带袢。

（2）在颈部横断面，出现弧形彩带、半圆形或圆形彩带。

（3）在颈部腹侧能同时出现脐带彩色血流。在颈周围有时可见两股"彩带交叉"。

（4）缠绕松紧的判断"麻花状"卷曲的脐血管或彩色血流代表宽松缠绕。"平行线状"或"平行

彩带"提示缠绕较紧或过紧。

（5）脐动脉多普勒频谱，足月妊娠 A/B 值＜3。

二、注 意 事 项

（1）超声检查脐带绕颈的时间应选择在临产前和分娩前。越临近分娩，其结果越可靠（准确率97%）。妊娠 30 周前因胎儿活动，缠绕的脐带可解脱或再缠绕（准确率仅 80% 左右）。

（2）脐带绕颈征象伴有胎儿心动过缓或不齐，提示胎儿窘迫，应即时报告并采取紧急措施。

（3）检查时尽可能清楚地显示胎儿颈背部长轴切面，颈部横断扫查范围应尽量包括颈部两侧及腹侧，寻找有无脐带交叉。

（4）扫查时探头不宜重压孕妇腹壁，以免胎儿颈部周围的羊水被挤压而减少，影响诊断。

（5）颈部 U 形压迹要与稍胖胎儿颈肩交界处皮肤皱褶形成的"V"形相鉴别，并注意近场聚集和防止伪象的干扰。

（6）单纯出现颈背"U"形压迹和彩色血流尚不足以确定诊断。应同时在胎儿腹侧出现彩色血流或有"W"形压迹方可肯定。因为脐带可由面颊、眼眶前和肩部绕过，而未形成绕颈。

（7）当孕妇卧位检查因羊水较少不易辨别脐带绕颈时可以改用站立位。羊水因重力关系向羊膜腔下方聚焦，对二维超声显示有帮助。用高敏感度彩色超声无需改变体位。

第十三节 羊水过多和羊水过少

在正常情况下，羊水量从妊娠 16 周时的约200ml 逐渐增加至妊娠 34～35 周时为 980ml，以后逐渐减少，至妊娠 40 周时羊水量为 800ml 左右，到妊娠 42 周时减为 540ml。如果羊水量高于或低于同孕周正常值的 2 倍标准值，称羊水过多或羊水过少。

一、羊 水 过 多

妊娠晚期羊水量超过 2000ml 为羊水过多。分慢性羊水过多和急性羊水过多两种，前者是指羊水量在中晚期妊娠即已超过 2000ml，呈缓慢增多趋势，后者指羊水量在数日内急剧增加而使子宫明显膨胀。

（1）在超声检查过程中，目测羊水无回声区异常增多，胎儿活动频繁且幅度大时，应警惕有无羊水过多，测量羊水深度应垂直于水平面测量羊水池

的最大深度。

1）羊水指数法：该方法是将母体腹部以脐为中心分为四个象限将每个象限的羊水最大无回声区的最大垂直径相加来估测羊水量。当四个象限的垂直深度相加＞25cm时，即应考虑羊水过多。

2）最大羊水池无回声区垂直深度测量法，最大羊水池垂直深度＞8cm为羊水过多，＞10cm为羊水明显过多。

（2）羊水过多时，应仔细认真观察胎儿有无合并畸形存在，较常见的胎儿畸形有神经管缺陷，约占50%。其中又以无脑儿、脊椎裂最多见。其次为消化道畸形，约占25%，主要有食管闭锁、十二指肠闭锁等。

（3）胎盘变薄。

二、羊 水 过 少

羊水过少通常是指妊娠足月时羊水量少于300ml。

（1）超声检查时目测羊水无回声区总体上显得少，图像上很少出现羊水无回声，于胎儿周围和子宫壁间显示不出羊水的无回声间隙，胎儿边界模糊不清，胎儿内脏器官不清晰；膀胱及胎胃不充盈，胎儿肢体明显聚拢，胎动减少时。羊水指数＜5cm为羊水过少，5～8cm为羊水偏少。

（2）羊水过少时，应进行详细系统胎儿畸形检查，尤其是胎儿泌尿系统畸形，如双肾缺如、双侧多囊肾、双侧多囊性肾发育不良、尿道梗阻、人体鱼序列征等。

三、注 意 事 项

（1）测量羊水时，应注意不要将脐带无回声血管误认为羊水，彩色多普勒血流显像可帮助区别，如无彩色多普勒血流显像的条件下，可提高增益，使脐带回声显示更加清楚，这样可避免将脐带误认为羊水而漏诊羊水过少。

（2）因羊水过少，胎儿常受子宫的机械性压迫，可出现Potter综合征。

第十四节　宫颈成熟度的判断和宫颈功能不全

子宫颈长度指宫颈内口至外口的距离。正常为

3～4cm。在排尿后经会阴超声检查，是观察宫颈并准确测量的理想方法。

1. 宫颈成熟度　与临产时间有密切关系。妊娠33周后宫颈逐渐缩短、变软。实时超声可用于观察分娩时宫颈改变，直至宫颈展平、扩张。根据宫颈成熟度评定是否临产和预计引产能否成功，具有指导意义。

2. 宫颈功能不全　妊娠期宫颈过早地缩短、松弛、扩张，胎囊突入宫颈管内，到一定程度则羊膜破裂是造成习惯性流产及早产的一个主要原因。宫颈功能不全的超声诊断标准尚未统一，以下可供参考。

（1）宫颈长度：一般认为：≤2cm则为宫颈功能不全。个别宫颈长2cm尚属正常。

（2）宫颈内口宽度：宫颈横断扫查，其左右径≥1.5cm。由于正常宫颈内口也可稍扩张，故宜结合临床表现评估并随诊观察。

（3）宫颈内口扩张，羊膜突入宫颈管内。

第十五节　胎儿先天性畸形和其他异常

一、无 脑 畸 形

无脑畸形系前神经孔闭合失败所致，是神经管缺陷的最严重类型，其主要特征是颅骨穹隆缺如（眶上嵴以上额骨、顶骨和枕骨的扁平部缺如），伴大脑、小脑及覆盖颅骨的皮肤缺如，仅颅底残留少许脑组织。50%以上病例伴脊柱裂，部分病例伴有其他畸形。

（一）超声诊断要点

（1）无论纵切、横切和斜切扫查，均扫查不到圆形或椭圆形的环状颅骨回声，仅在颅底部见不规则强回声骨性结构。双眼球异常突出，像蛙眼，俗称"蛙状"面容（图 28-15-1）。三维超声显示更为直观。

（2）无大脑半球、小脑及丘脑等颅内结构，仅在颅底见少量不规则的脑组织回声漂浮在羊水内。

（3）羊水内常有大量有形成分翻动，是由于脑组织碎片脱落在羊水内所形成。

（4）常合并高位脊柱裂和其他畸形，有相应的畸形表现。

（5）常合并羊水过多。

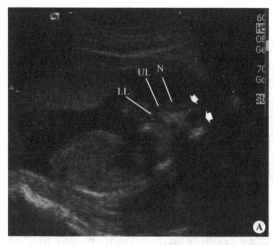
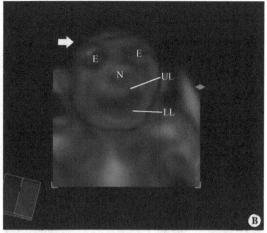

图 28-15-1　17 周无脑儿

A. 胎儿颜面部矢状切面显示，胎儿眼眶以上颅盖骨缺失，其表面未见明显脑组织回声(箭头所指)；B. 胎儿颜面部三维超声显示胎儿眼眶以上颅盖骨缺失，其表面未见明显脑组织回声(箭头所指)，双侧眼球外突。N 鼻，UL 上唇，LL 下唇，E 眼

(二)注意事项

(1)正常胎儿颅骨在 12 周已有明显骨化，超声能很好分辨，但 12 周以前，颅骨骨化较少，在诊断无脑时要慎重。

(2)探测胎头时，须细心做纵切、横切和斜切多方向的扫查，以肯定无头颅骨声像图，以免因扫查手法不当而误诊。

(3)中期妊娠，有时因胎儿屈曲、胎头与胎体不在一个平面上，胎头屈曲在肢体后方，使头颅回声衰减，可能影响诊断。妊娠末期，若胎儿正枕后位，由于超声通过面骨发生衰减，胎儿头枕骨的回声很弱，甚至不显示，也易误诊。因此，当胎儿头显示不清时，须使膀胱适度充盈后再查，以便最后辨别有无胎头回声。

二、露脑畸形

露脑畸形(exencephaly)主要特征为颅骨缺失，脑组织直接暴露、浸泡于羊水中，脑的表面有脑膜覆盖，但无颅骨及皮肤，脑组织结构紊乱、变性、变硬，此类畸形较无脑畸形为少。露脑畸形亦是前神经孔闭合失败所致。

(一)超声诊断要点

(1)胎儿颅骨强回声环消失，脑组织浸泡于羊水中，且脑的表面不规则，脑内结构紊乱(图28-15-2)，脑组织回声增强，不均匀。

(2)伴有其他畸形时有相应表现。

(3)合并羊水过多。

(二)注意事项

同无脑畸形。

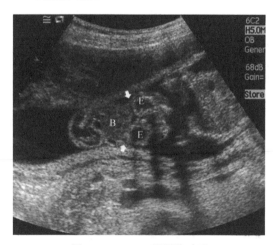

图 28-15 -2　17 周露脑畸形

头部冠状切面显示颅骨缺如(箭头所指)，脑组织(B)直接暴露羊水中；E 眼

三、脑膨出及脑膜膨出

脑膨出(encephalocele)是指颅骨缺损伴有脑膜和脑组织从缺损处膨出，脑膜膨出(meningoceles)则仅有脑膜而没有脑组织从颅骨缺损处膨出。

（一）超声诊断要点

（1）缺损处颅骨强回声环连续性中断。脑组织和（或）脑膜从该处膨出，形成突出于颅骨以外的包块（图 28-15-3），包块大小与缺损大小有关。包块内部回声均匀或不均匀，大量脑组织膨出时，可导致小头畸形。当仅有脑膜膨出时，囊内仅含脑脊液而呈无回声。

（2）仅脑膜膨出呈囊样改变时，囊壁常较薄，一般小于 3mm，内无分隔。

（3）彩色多普勒常显示血管从颅内经过颅骨缺损处延续至包块内部。

（4）位于额部的脑或脑膜膨出，常有眼距过远、面部畸形、胼胝体发育不良等。

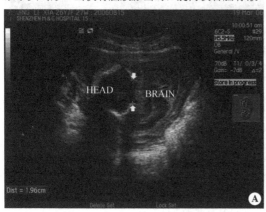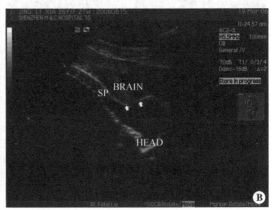

图 28-15-3　27 周儿脑膨出

A. 颅脑横切面显示枕部颅骨强回声环连续性中断（箭头所指），颅内组织（BLAIN）从缺损处向外膨出，颅腔内体积明显变小；

B. 颅脑背侧矢状切面显示脑组织从枕部颅骨缺损处向外膨出

（二）注意事项

（1）羊水较少时，胎体较大，胎头或背部向后与胎盘、宫壁密切贴近时，膨出物被挤压，易漏诊。

（2）当缺损太大或太小时，均容易导致漏诊，因这两种情况下形成的脑膜脑膨出包块均不明显。当缺损很小时，向外膨出的包块很小，不易显示。当缺损很大时，由于脑组织无挤压效应，故突出颅骨缺损表面水平不明显，未形成典型的包块，且脑组织回声改变不明显，类似正常，易漏诊。

（3）当发现脑膨出，应注意是否合并肾脏多囊性病变、多指（趾），从而与 Meckel-Gruber 综合征鉴别。

四、十二指肠闭锁

十二指肠闭锁与狭窄是围产儿最常见的肠梗阻，占小肠闭锁的 37%～49%，其发生率在活产儿中 1/2710～1/10 000。而且十二指肠闭锁与狭窄相对其他胃肠道闭锁而言，超声相对容易诊断。

（一）超声诊断要点

（1）十二指肠闭锁的典型超声表现为胃及十二指肠近段明显扩张（图 28-15-4），胎儿上腹横切时可见典型的"双泡征"，位于左侧者为胃，右侧者为扩张的十二指肠近段，侧动探头时两泡在幽门管处相通。

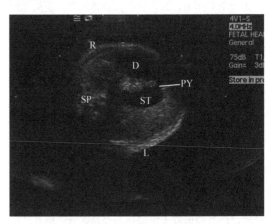

图 28-15-4　十二指肠闭锁合并完全型心内膜垫缺损，染色体核型为 21-三体

38 岁孕妇，35 周胎儿，胎儿上腹部横切，显示典型"双泡征"，双泡在幽门处相通，实时下胃（ST）及十二指肠（D）内可见大量光点随胃的蠕动翻滚，胃蠕动明显增强并可见逆蠕动；
SP，脊柱

(2) 十二指肠闭锁合并有食管闭锁（不伴有气管食管瘘）时，由于近段十二指肠与胃相通，因此其两端均为盲端，胃及十二指肠的分泌物大量积聚而形成极度扩张的胃与近段十二指肠，幽门部亦显著扩张，形成"C"字形，其扩张的程度远较单纯十二指肠闭锁为明显。

(3) 羊水过多。据报道十二指肠闭锁胎儿羊水过多可早在 19 周可出现。羊水过多开始出现时间的早晚及羊水过多的严重程度，取决于十二指肠梗阻的严重程度及是否伴有其他影响羊水吸收的胃肠道畸形。约 50% 的十二指肠闭锁最终都会出现羊水过多。

(4) 伴发其他畸形时，有相应的超声表现，如十二指肠闭锁可以是 VATER 联合征中的一个表现，30% 的十二指肠闭锁胎儿患有 21-三体综合征。

（二）注意事项

(1) 正常情况下，当对胎儿腹部略为斜切时，可在同一切面内显示胃与膀胱图像，类似上述"双泡征"。区别的方法是测动探头追踪显示两者的连续性，如果两无回声区不相通，则不考虑十二指肠闭锁形成的"双泡征"，同时彩色多普勒血流显象可显示膀胱两侧有两条脐动脉。另外，胎儿腹部横切时，尤其在晚期妊娠，结肠内液体较多时，如果其与胃在同一平面显示，也可类似"双泡征"假象，但转动探头，可追踪显示结肠的大部分和显示结肠袋。此外胎儿腹部囊性包块与胃同时显示时亦呈"双泡征"，也应区别。

(2) 胎儿呕吐后检查，双泡征可不明显甚至消失，出现假阴性结果。

(3) 怀疑胎儿十二指肠闭锁时，应建议进行胎儿染色体核型分析。

五、肾不发育

肾不发育（renal agenesis）又称肾缺如。单侧肾缺如在活产儿中发生率约为 1/1000，双侧肾缺如约为 1/4000。肾缺如为散发性，但也可为常染色体隐性、显性及 X 连锁遗传。

超声诊断要点

(1) 一侧或双侧肾脏不能显示。

(2) 肾上腺"平卧征"（adrenal "lying down sign"）。由于肾不发育，肾上腺相对增大，肾上腺缺乏肾脏的支撑而变得长而扁平，呈长条状结构，似"平卧"在腰部肾床区腰大肌的前方（彩图 211A）。超声图像上肾上腺表现为两条平行低回声带，中央被线状高回声分隔（肾上腺髓质）。

(3) 双侧肾脏不发育时，合并有严重羊水过少，膀胱不充盈而难以显示。

(4) 双侧肾脏不发育时，彩色多普勒血流显像不能显示双侧肾动脉（彩图 211B）。在盆腔两条脐动脉之间不能显示充盈的膀胱（彩图 211C）。一侧肾脏不发育时，仅能显示一条肾动脉从腹主动脉发出。

（李胜利　文华轩）

第二十九章　外周大血管疾病

超声检查是外周血管疾病的首选检查方法，既可清晰显示血管二维结构，又能获取血流方向及血流速度等信息。超声检查对于血管狭窄、闭塞、硬化斑块形成、动脉瘤等疾病的诊断具有重要意义。

第一节　解剖概要

一、颈部血管解剖

颈部动脉(图 29-1-1)主要包括颈总动脉、颈内动脉、颈外动脉及椎动脉。取下颌角与乳突尖连线中点，由此点至胸锁关节引一连线，为颈总动脉和颈外动脉的体表投影线，又以甲状软骨上缘为界，下方为颈总动脉，上方为颈外动脉的投影线。

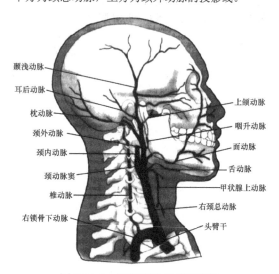

图 29-1-1　颈部动脉解剖示意图

颈总动脉：左侧颈总动脉发自主动脉弓，右侧颈总动脉起自头臂干。颈总动脉在平甲状软骨上缘处，分为颈内动脉和颈外动脉。颈总动脉与颈内静脉、迷走神经一起被包裹在颈动脉鞘内。

颈外动脉：起始后先在颈内动脉前内侧，后经其前方转至外侧，颈外动脉主要供应面部和头皮组织的血液。主要分支包括：甲状腺上动脉，舌动脉，面动脉，颞浅动脉，上颌动脉，枕动脉和耳后动脉，咽升动脉。

颈内动脉：颈内动脉在颈部无分支。由颈总动脉发出后，垂直上升至颅底，经颈动脉管入颅腔，主要供应大脑半球前 3/5 部分的血液。

椎动脉：为锁骨下动脉分支，经枕骨大孔入颅内，左右侧椎动脉汇合成基底动脉。椎基底动脉和颈内动脉入颅后，由大脑底部借前、后交通动脉连接，形成一个多角形的大脑动脉环，又称 Willis 环(图 29-1-2)。椎动脉起始部位是脑血管疾患的好发部位。

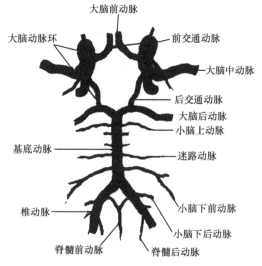

图 29-1-2　Willis 环解剖示意图

颈部静脉主要包括颈外静脉、颈内静脉和椎静脉。其中颈外静脉汇入锁骨下静脉，颈内静脉与锁骨下静脉汇合成头臂静脉，椎静脉汇入头臂静脉。

颈内静脉：在颈静脉孔处续于乙状窦，沿颈内动脉和颈总动脉外侧下行，至胸锁关节后方与锁骨下静脉汇合成头臂静脉。

颈外静脉：是颈部最大的浅静脉，收集颅外和面部的静脉血，其主干在下颌角平面起始于腮腺的下方，沿胸锁乳突肌表面，向后下斜行，在锁骨中点上方约 2cm 处注入锁骨下静脉。

二、上肢血管解剖

上肢动脉(图 29-1-3)主干为锁骨下动脉。左锁骨下动脉直接起于主动脉弓，右锁骨下动脉起于头臂干，起始后经胸廓上口进入颈根部，越过第一肋，续于腋动脉。其主要分支包括椎动脉、甲状颈干、胸廓内动脉。腋动脉为锁骨下动脉的延续，穿行于腋窝，至背阔肌下缘，移行于肱动脉，腋动脉的分支，分布于腋窝周围结构。肱动脉沿臂内侧下行，至肘关节前面，分为桡动脉和尺动脉。桡动脉和尺动脉分别沿前臂的桡侧和尺侧下降。至手掌，两动脉的末端和分支在手掌吻合，形成双层的动脉弓即掌浅弓的掌深弓。

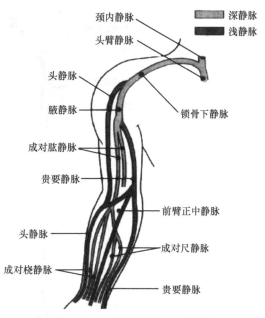

图 29-1-4　上肢静脉解剖示意图

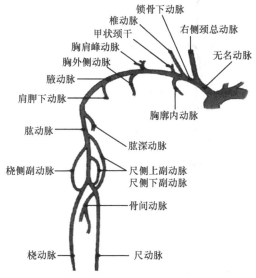

图 29-1-3　上肢动脉解剖示意图

上肢静脉（图 29-1-4）包括浅静脉及深静脉。手背的浅静脉先形成手背静脉网，再由此网合成两条大的浅静脉，即头静脉和贵要静脉。上肢的深静脉和同名动脉伴行，在臂部以下是两条静脉伴行一条动脉，到腋窝汇合成一条腋静脉。腋静脉续锁骨下静脉。

三、下肢血管解剖

股动脉是下肢动脉（图 29-1-5）的主干，由髂外动脉延伸而来，经腹股沟中点深面，通过股三角进入内收肌管。在腹股沟韧带稍下方，股动脉位置表浅，活体上可以触摸到其搏动。股动脉在肢体分出股浅动脉和股深动脉。腘动脉是股动脉在腘窝的直接延续，位置较深。腘动脉通过腘窝后在小腿分出3根主要血管：胫前、胫后和腓动脉。在腘窝下角，

腘动脉通常分成两终末支，胫前动脉和胫后动脉。胫后动脉主干经内踝后方进入足底，起始处发出腓动脉。胫前动脉移行为足背动脉。行于足背内侧拇长伸肌腱和趾长伸肌腱之间，经第 1、2 跖骨间隙至足底。在踝关节前方，内外踝连线中点，拇长伸肌腱的外侧可触及搏动。

下肢静脉（图 29-1-6）内有丰富的向心单向开放的瓣膜，阻止静脉血逆流，保证下肢静脉血由下向上，由浅入深地单向回流。下肢静脉分为浅、深两组：浅静脉主要有大隐静脉和小隐静脉。大隐静脉在足内侧起自足背静脉弓内侧端，经内踝前方沿小腿内侧和大腿前内侧面上行，至耻骨结节外下方入深面，注入股静脉。大隐静脉在内踝前方，位置表浅，易发生静脉曲张。小隐静脉在足的外侧缘起自足背静脉弓外侧端，在外踝后方上行至腘窝，穿深筋膜注入腘静脉。足和小腿的深静脉与同名动脉伴行，均为两条。胫前、胫后静脉汇合成腘静脉。在膝下每条动脉有两条静脉伴行，上行到腘窝合成一条腘静脉。穿收肌腱裂孔移行为股静脉，它伴随股动脉上行，初在其外侧，后转至内侧，达腹股沟韧带深面移行为髂外静脉。股静脉收集下肢所有浅、深部的静脉血，最后流向心脏。下肢静脉回流路径如图 29-1-7 所示。

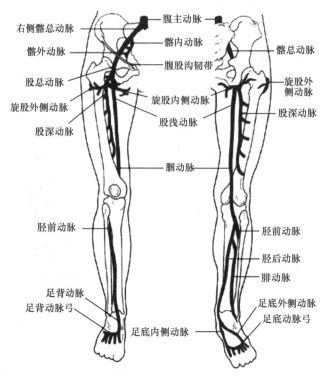

图 29-1-5　下肢动脉解剖示意图

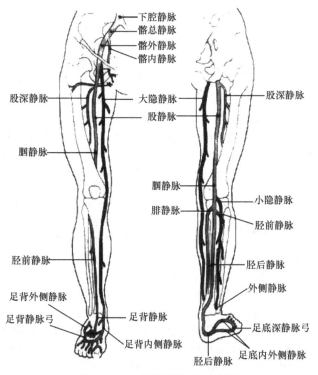

图 29-1-6　下肢静脉解剖示意图

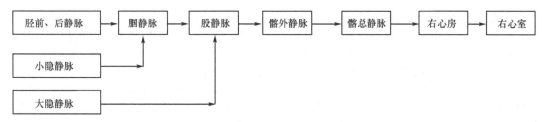

图 29-1-7 下肢静脉回流路径示意图

第二节 检查前准备及设备调节

大多数外周血管位置浅表,因此外周血管超声检查所使用的探头频率及操作技巧也与腹部器官及心脏检查不同。必要的检查准备、适当的操作技巧及合理的设备调节对于外周血管的超声检查十分必要。

一、检查准备

外周血管超声检查前一般无需特殊准备。

二、设备调节

外周血管超声检查常规采用 5~10MHz 线阵探头。部分患者颈动脉分叉位置高、血管位置较深、体型肥胖或颈部短粗,必要时可配合使用 2~5MHz 凸阵探头。检查过程中应根据个体情况,对彩色多普勒超声诊断仪进行调节,如二维增益、彩色取样框角度、彩色血流标尺、频谱速度范围等(彩图 212)。

第三节 颈部血管疾病

一、正常声像图及参考值

正常颈动脉:正常颈动脉声像图表现为与心动周期同步搏动的平行光带,管壁由内膜、中膜和外膜三层组成(图 29-3-1)。内膜回声较低,纤细光滑,连续性好,呈细线状;中层为暗区带;外膜为血管壁最外层,呈明亮光带;管腔内为无回声暗区。自

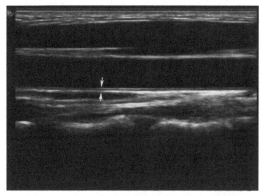

图 29-3-1 正常颈动脉声像图 箭头示管壁

内膜内缘至外膜内缘测量的厚度,称"内膜中层厚度"(Intima Media Thickness,IMT)。颈总动脉处测量,正常 IMT<1mm,颈总动脉分叉处测量,正常 IMT<1.2mm。

正常颈总动脉、颈内动脉及颈外动脉频谱声像图见彩图 213。正常颈部动脉内径和血流速度等指标测值见表 29-3-1。颈内动脉与颈外动脉的超声鉴别见表 29-3-2。

表29-3-1 颈部动脉内径和血流速度等指标的测定结果($\overline{x}\pm s$)

动脉名称	D_{mm}	$PSV_{cm/s}$	$EDV_{cm/s}$	PI	RI
颈总动脉	6.5±0.78	85.4±19.7	26.1±8.2	1.63±0.41	0.71±0.07
颈内动脉	5.5±0.52	63.6±15.3	23.8±7.9	20.89±0.27	20.60±0.06
颈外动脉	4.6±0.49	70.3±18.1	15.0±6.3	1.95±0.53	0.79±0.05

表29-3-2 颈内动脉与颈外动脉的超声鉴别

	颈内动脉	颈外动脉
内径	较粗	较细
解剖特征	无分支	多个分支
检查位置	后外侧	前内侧
频谱形态	低阻力型	高阻力型
颞浅动脉叩击试验	无变化	传导震颤性血流波形

1. 正常颈静脉 在甲状腺峡部水平横断扫查时，于甲状腺外侧可显示颈内静脉和颈总动脉，探头加压颈内静脉管腔结构消失。纵断扫查时，颈内静脉近端一般可见静脉瓣膜，深吸气屏气后颈内静脉内径增宽。彩色多普勒显示颈内静脉彩色血流信号随呼吸变化而变化。频谱多普勒显示颈内静脉呈周期性血流频谱（图彩 214），并受颈动脉搏动影响。

2. 正常椎动脉 纵断扫查为两条平行的细线状回声，管径多不对称，管壁整齐，有轻微搏动，管腔内为无回声暗区，内径约 3mm。因椎动脉穿越横突孔，故仅在横突间隙呈分节段显示，其前方有椎静脉伴行。彩色多普勒显示椎动脉管腔内充满彩色血流呈节段状。椎动脉血流频谱与颈内动脉相似，但流速比颈内动脉低，椎动脉为向心方向双峰血流频谱（彩图 215）。

二、颈动脉疾病

1. 颈动脉硬化性闭塞症

（1）临床病理概要：颈动脉硬化性闭塞症主要病因是动脉内膜类脂质的沉积、斑块形成，导致管腔狭窄、血管内膜破坏、血小板聚集，可继发血栓形成，栓子脱落，引起脑栓塞。内膜斑块内可有出血，溃疡形成，严重者管腔完全阻塞。

（2）超声表现

1）二维超声：颈动脉内膜面粗糙，回声间断或内膜局限性增厚（图 29-3-2 箭头所示）。IMT＞1.0mm。粥样斑块形成，多发在颈动脉分叉部，其次为颈内动脉起始段，常表现为扁平斑、软斑、硬斑或溃疡形成。

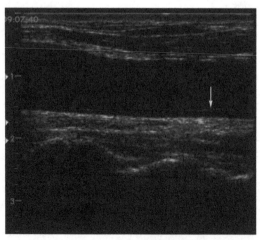

图 29-3-2　颈动脉硬化
颈动脉内-中膜增厚，IMT＞1.0mm；箭头示内-中膜局限性增厚

2）彩色多普勒：斑块处彩色充盈缺损（彩图 216 箭头所示），中、重度狭窄时血管腔内显示彩色血流镶嵌，为明显湍流，轻度狭窄时血流束变窄，完全闭塞时彩色血流中断。

3）频谱多普勒：狭窄程度与血流速度呈正比。

超声主要通过测量颈内动脉峰值流速或计算血管内径减少百分比，进而估算管腔狭窄程度：内径减少百分比（%）=（D1−Ds）/D1×100% 或（D2−Ds）/D2×100%；Ds，狭窄处残腔内径；D1，狭窄近端管腔内径；D2，狭窄处原血管内径。

（3）鉴别诊断：颈动脉硬化性闭塞症可导致颈动脉狭窄，超声可明确狭窄程度。颈动脉狭窄的超声诊断标准见表 29-3-3。

表29-3-3　中国医师协会超声医师分会2014年颈动脉狭窄超声诊断标准

狭窄程度	PSV(cm/s)	EDV(cm/s)	PSV$_{ICA}$/PSV$_{CCA}$
正常或<50%	<125	<40	<2.0
50%~69%	≥125，<230	≥40，<100	≥2.0，<4.0
70%~99%	≥230	≥100	≥4.0
闭塞	无血流信号	无血流信号	无血流信号

注：PSV（peak systolic velocity），收缩期最大血流速度；EDV（enddiastolicvelocity），舒张末期血流速度；PSV$_{ICA}$/PSV$_{CCA}$，颈内动脉（Internal carotid artery，ICA）与颈总动脉（common carotid artery，CCA）的 PSV 比值。

根据表 29-3-3 所列出的颈动脉狭窄病变程度分度有四级。Ⅰ级：正常或<50%（正常或轻度）；Ⅱ级：50%~69%（中度）；Ⅲ级：70%~99%（重度）；Ⅳ级：血管闭塞。

2. 颈动脉扭曲

（1）临床病理概要：颈动脉扭曲患者多无自觉症状，偶见头疼、头晕等。常以颈部搏动性肿物就诊。

（2）超声表现

1）二维超声表现：颈动脉扭曲处多呈"S"形、"C"形或直角弯曲状，少数可盘绕呈一圈或弯曲形成纽结（图 29-3-3）。扭曲处或其他部位的颈动脉可合并动脉粥样硬化。

2）彩色多普勒表现：颈动脉弯曲处由于血流方向发生改变，形成涡流而呈五彩镶嵌血流（彩图 217）。严重的颈动脉扭曲如扭结可合并动脉狭窄，表现为血流紊乱程度加重，流速加快，频谱充填；如合并闭塞，则闭塞段管腔内无血流信号。

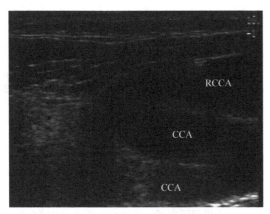

图 29-3-3　颈动脉扭曲声像
右颈总动脉扭曲，呈"S"形

3) 频谱多普勒表现：合并动脉狭窄时，表现为血流紊乱程度加重，流速加快，频谱充填。

（3）鉴别诊断：彩色多普勒超声可明确、快速诊断颈动脉扭曲，但需注意与颈部其他波动性肿块进行鉴别。

A. 颈动脉体瘤：主要表现为颈部下颌角下方无痛性肿块，多数生长缓慢，发生恶变或瘤体内变性者短期可迅速增大，可出现局部压迫症状，其声像图表现为颈动脉分叉水平见回声不均匀的圆形实性肿物，边界清，颈内外动脉夹角增宽，肿物内血流丰富。

B. 颈部真性动脉瘤：声像图表现为病变的颈动脉段呈梭形或囊状扩张，管腔无回声暗区内可有细弱回声光点如云雾状流动，管壁连续性好，压迫动脉瘤近侧动脉时，瘤体可缩小，瘤体的波动也减弱。多普勒表现为瘤体内血流呈漩流，红蓝色血流各半充盈管腔，血流紊乱程度与瘤体扩张程度呈正相关。

3. 颈动脉瘤　颈总动脉、颈内动脉颅外段和颈外动脉及其分支的动脉瘤称为颈动脉瘤，其发病率占周围动脉瘤的 2%。临床表现为颈侧部膨胀性、搏动性肿块，压迫颈根部可缩小，有时可闻及收缩期杂音，瘤腔内血栓形成可引起脑组织供血不足，出现头晕、头痛等症状。颈动脉瘤分类及声像图特点与其他部位动脉瘤相似，详见第五节"其他周围血管疾病"。

4. 锁骨 下动脉盗血综合征

（1）临床病理概要：锁骨下动脉盗血综合征又称头臂综合征，是由于锁骨下动脉近心段狭窄或阻塞，而同侧的椎动脉畅通，使脑部血液经过通畅的椎动脉流入锁骨下动脉阻塞处远端，发生椎动脉内血液倒流，导致椎基底动脉供血不足所产生的综合征。常由动脉粥样硬化或多发性大动脉炎引起。左侧锁骨下动脉盗血综合征较右侧多见，可能与左锁

骨下动脉在主动脉的起始处成角大，易受血流冲激而引起动脉粥样硬化有关。

（2）超声表现

1) 二维超声表现：锁骨下动脉管壁增厚，内膜毛糙，管腔狭窄、闭塞，可见血栓形成。

2) 彩色多普勒表现：锁骨下动脉局部狭窄处五彩镶嵌血流（彩图 218），同侧椎动脉显示收缩期自头侧逆向颈根方向的血流倒流，舒张期又转为进颅方向血流。同侧上臂血压计袖带充气加压束臂试验放气减压时，上肢动脉阻力降低，舒张期也出现倒流。超声束臂试验下椎动脉血流逆转是诊断锁骨下动脉咨血综合征的重要依据（彩图 218）。

3) 频谱多普勒表现：出现收缩期倒流，舒张期正向血流，加压束臂试验后，转为全心动周期倒血。狭窄的锁骨下动脉内检出高速湍流频谱（彩图 218）。

（3）鉴别诊断：锁骨下动脉盗血综合征应注意与锁骨下动脉椎动脉开口后狭窄及胸廓出口综合征累及锁骨下动脉相鉴别。

A. 锁骨下动脉盗血综合征与锁骨下动脉椎动脉开口后狭窄的鉴别：前者为锁骨下动脉椎动脉开口前狭窄或无名动脉狭窄，并引起同侧椎动脉逆流，健侧椎动脉流速代偿性升高，后者锁骨下动脉狭窄部位位于椎动脉开口远端，不管狭窄程度多么严重，都不引起椎动脉逆流。

B. 锁骨下动脉盗血综合征与胸廓出口综合征累及锁骨下动脉的鉴别：后者在上肢过度外展情况下，锁骨下动脉压迫处峰值流速大于或等于自热状态下的 2 倍或管腔内无血流信号；也可同时合并同侧锁骨下静脉内无血流信号，或波型失去随心脏搏动及呼吸而改变的现象。

5. 椎动脉闭塞

（1）临床病理概要：椎动脉闭塞常由动脉粥样硬化和大动脉炎所致，可引起不同程度的脑供血不足症状。椎动脉行程很长，而且变异多，且正常椎动脉流速较低，超声未探及椎动脉血流时，不应轻易诊断椎动脉闭塞。

（2）超声表现

1) 二维图像表现：椎动脉管径狭窄，管径小于 3.0mm。如有斑块形成可为局部管腔狭窄。

2) 彩色多普勒表现：椎动脉彩色血流信号减少，血流束变细（彩图 219）。如椎动脉明显弯曲，可见弯曲部位为多彩血流；完全无彩色血流显示，应考虑为椎动脉完全闭塞的可能。

3) 频谱多普勒表现：患侧椎动脉流速降低，表现为收缩期峰值及舒张期波幅均明显降低或消失（彩图 219），健侧流速正常或代偿性增高。

(3)鉴别诊断：由于正常椎动脉流速较低，仪器要适当调低彩色血流速度范围，即使椎动脉内无血流显示时，也不可轻易诊断椎动脉闭塞。患者肥胖、颈椎横突、锁骨的遮盖及椎动脉走行弯曲可能影响某段椎动脉的显示。椎动脉完全闭塞与缺如，有时两者难以鉴别，可通过血管造影鉴别。另可通过束臂试验与锁骨下动脉盗血综合征相鉴别。

二、颈静脉疾病

1. 颈内静脉血栓形成

(1)临床病理概要：颈静脉血栓多与静脉长期受压、静脉穿刺、静脉插管等因素有关，部分原因不明。

(2)超声表现：颈静脉血栓形成，可分为不完全栓塞和完全栓塞，其超声表现如下。

1)二维超声表现：颈静脉管腔增宽，其内见不均质的低回声，与管腔壁分界不清，探头加压后管腔可变瘪或无变化(彩图220)。

2)彩色多普勒表现：受累颈静脉管腔内血流变细或无血流信号显示(彩图220)。

3)频谱多普勒表现：受累颈静脉频谱波幅消失、平直或无频谱信号显示。

(3)鉴别诊断：颈内静脉血栓形成应注意与颈内静脉扩张症相鉴别，详见颈内静脉扩张症。

2. 颈内静脉扩张症

(1)临床病理概要：颈内静脉扩张症临床少见，表现为颈内静脉的纺锤形扩张。

(2)超声表现

1)二维超声表现：颈静脉呈梭形膨大，膨大部内径较健侧增大，Valsalva试验时增大明显，其内径常为健侧2～3倍，仰卧位或局部加压时梭形膨大可消失(彩图221)。

2)彩色多普勒表现：管腔内可见向心性血流或紊乱血流信号。

3)频谱多普勒表现：见静脉血流频谱。

(3)鉴别诊断：颈内静脉扩张症应注意与颈内静脉血栓形成相鉴别。两者均可导致颈内静脉管腔增宽，但颈内静脉血栓形成时，静脉管腔内可见低回声的栓子，完全栓塞时，探头加压后静脉管腔不变瘪。

第四节　四肢血管疾病

一、四肢动脉正常声像图

1. 二维超声表现　动脉管径左、右对称，由近

至远逐渐变小，管壁为三层结构(内膜、中层、外膜)，表现为"亮—暗—亮"三条平行回声带，内膜光滑，不厚，连续性好，管腔为无回声暗区。

2. 彩色多普勒表现　血流信号充满于整个管腔，为层流，呈搏动性"红—蓝—红"或"蓝—红—蓝"快速血流信号。

3. 频谱多普勒表现　典型的三相波型，呈层流，频带较窄(彩图222)。

二、四肢静脉声像图

1. 二维超声表现　静脉管壁菲薄，内膜光滑，管腔内显示为无回声，管腔能被压瘪，部分受检者可显示静脉瓣回声，静脉瓣回声较弱、纤细，并见其活动良好。

2. 彩色多普勒表现　可见单一方向低速回心血流信号。

3. 频谱多普勒表现　上肢深静脉多普勒超声显示血流呈搏动性，主要随心动和呼吸周期呈现周期性变化(以锁骨下静脉及腋静脉显著，最接近心脏)，在屈指、握拳或远端肢体加压时血流速度加快、色彩变得明亮。下肢深静脉血流频谱为随呼吸运动变化的单相、低速血流，曲线形态随呼吸和动脉搏动呈波浪起伏变化，深吸气或Valsalva试验，大、中静脉内血流停止，远端肢体加压或抬高时，近心段血流加速(彩图223)。

三、四肢动脉疾病

1. 动脉硬化性闭塞症

(1)临床病理概要：动脉硬化闭塞症为动脉内膜粥样硬化，斑块、纤维化、管腔狭窄，继发血栓形成引起的慢性闭塞性疾病，以累及大和中等动脉最常见，好发于动脉分叉处及血管弯曲的凸面。超声可提供动脉内膜情况、粥样斑块情况、病变范围及管腔狭窄程度等信息。

(2)超声表现

1)二维超声表现：动脉管壁正常三层结构消失，内膜不规则增厚，内壁可见大小、形态各异的斑块，呈局限性或弥漫性分布，斑块回声可分为低回声、中等回声和高(强)回声、不均质回声，较大的强光斑后方常伴声影(彩图224)，若合并血栓形成，则管腔内可见低回声或中强回声光点。病变管腔可有不同程度的狭窄或闭塞。

2)彩色多普勒表现：血流于狭窄处可见血流束

变细窄，并呈明亮或五彩镶嵌的血流信号；若为闭塞，则闭塞段无血流信号显示；狭窄或闭塞的动脉周围可见侧支血管。

3）频谱多普勒表现：狭窄处血流速度加快，频带增宽，舒张期反向血流速度降低或消失；闭塞处无频谱显示；病变远端动脉血流频谱呈现低幅连续性单相血流频谱。

(3) 鉴别诊断：超声可提供动脉内膜有无增厚、管壁有无粥样斑块，还能有效估计病变范围和管腔狭窄程度等信息，四肢动脉硬化闭塞症需与多发性大动脉炎鉴别及血栓闭塞性脉管炎相鉴别，详见相关章节。

2. 急性动脉栓塞

(1) 临床病理概要：急性动脉栓塞是栓子停顿在口径相似的动脉内造成血流障碍，临床表现为起病突然，症状明显，进展迅速，预后严重。栓塞的肢体常有特征性的表现：疼痛（pain）、麻木（parasthesia）、苍白（pallor）、无脉（pulseless）和运动障碍（paralysis）——"5P"征。

(2) 超声表现

1）二维超声表现：新鲜血栓常于病变部位动脉管腔内探及，呈实性低回声，甚至无回声（彩图225A）；脱落的陈旧性血栓或动脉粥样硬化斑块可呈不规则状或强回声，后方可伴声影。超早期的急性栓塞，有时可见栓子在管腔内飘动。

2）彩色多普勒表现：在不完全栓塞时，可见彩色血流束变细窄、不规则，色彩明亮，远端动脉色彩暗淡；完全栓塞时，彩色血流于栓塞部位突然中断（彩图225B）。

3）频谱多普勒表现：在不完全栓塞时，栓塞区血流速度可加快，频窗变小或消失，远端血流呈低速低阻型改变，单相连续性酷似静脉血流频谱；完全栓塞时，栓塞处无频谱显示。

(3) 鉴别诊断：超声可判断动脉栓塞的部位及程度，检查时应注意确定有无多发性栓塞存在，有无侧支循环形成，注意在肢体缺血的水平向上追踪直至探查到栓塞的最高部位。四肢动脉栓塞与四肢动脉血栓形成鉴别：后者是在原有病变（如动脉硬化、动脉炎、动脉瘤等）基础上发展而来，故超声除显示动脉血栓外，还可发现动脉的原有病变。

四、四肢静脉疾病

1.浅静脉血栓形成

(1) 临床病理概要：上肢浅静脉血栓常见于静脉输液部位，多因药物或静脉置管刺激所致。下肢浅静脉血栓常见于浅静脉曲张患者的大隐静脉、小隐静脉及其属支，可能与静脉曲张时血液瘀滞，使静脉遭受缺氧及炎症性损害有关。

(2) 超声表现

1）二维超声表现：在静脉走行区皮下不能探及正常浅静脉，而显示一条索状的低或中强回声，边界清晰或模糊，管腔不能被压瘪。

2）彩色多普勒表现：管腔内可见部分充盈的静脉血流信号或无血流信号（彩图226）。

3）频谱多普勒表现：血流频谱呈断续、低速或未探及血流频谱。

(3) 鉴别诊断：四肢浅静脉血栓形成与软组织感染或血肿、静脉曲张等临床表现相似，可通过彩色多普勒超声进行鉴别。

2. 深静脉血栓形成

(1) 临床病理概要：深静脉血栓多发生于下肢深静脉，是深静脉系统最常见、最严重的疾病，常与长期卧床等肢体制动或右心衰竭引起血流缓慢及术后血液呈高凝状态、静脉插管、血液透析等因素有关。超声可对深静脉血栓做出快速、可靠的诊断。

(2) 超声表现

1）二维超声表现：病变静脉管腔内见实性回声，部分或全部占据管腔。探头加压血栓处静脉管腔不能被压瘪。急性期血栓，病变管腔明显增宽，血栓为实质性低回声，甚至为无回声，在管腔内飘动（彩图227A）；慢性期血栓回声较强，位置较固定，静脉管腔变细，管壁增厚。静脉瓣可增厚，活动僵硬及固定。血栓的静脉周围可见侧支血管。

2）彩色多普勒表现：完全栓塞时，病变处静脉无彩色血流显示（彩图227B），远端静脉血流色彩暗淡；部分栓塞时，血栓边缘或血栓中间可见线状、点状彩色血流显示，血流束变细或粗细不均，部分呈轨道征。

3）频谱多普勒表现：完全栓塞时，病变区及近端无血流频谱显示，远端静脉血流频谱异常，呈现不随呼吸变化的连续性频谱。部分栓塞时，在血栓边缘通过的血流呈高速或低速连续性充填血流频谱。

(3) 鉴别诊断：四肢深静脉血栓应注意与外压性静脉狭窄、静脉血流缓慢及四肢淋巴水肿相鉴别。

A. 外压性静脉狭窄：与血栓均可引起静脉回流受阻，其远心段静脉血流频谱改变相似，超声检查时应注意鉴别梗阻处静脉及周围结构。

B. 静脉血流缓慢：当静脉管腔内血流流动缓慢时，血液可表现为与血栓类似的云雾状回声，应采用压迫试验进行鉴别。此外，血栓一般不移动，仅新鲜血栓可随肢体挤压而漂动。

C. 四肢淋巴水肿：淋巴水肿是淋巴液流通受阻或淋巴液反流引起的浅层组织内体液积聚及继而产生的纤维增生、脂肪硬化、筋膜增厚及整个患肢变粗的病例状态。四肢深静脉血栓与四肢淋巴水肿的鉴别要点是静脉血流通畅与否。

3. 深静脉瓣膜功能不全

(1)临床病理概要：静脉瓣的功能是保持静脉血流的正常回流，静脉瓣功能不全时，无法有效防止血液逆流。其病因分为原发性和继发性两类：原发性病因不明，继发性多为下肢静脉血栓形成所产生的后遗症。

(2)超声表现

1)二维超声表现：下肢深静脉管径增宽，管壁光滑。静脉瓣边缘较模糊，且相对短小。

2)彩色多普勒表现：彩色充盈好，边缘整齐。挤压远端肢体放松后或 Valsalva 试验时，彩色血流出现色彩"逆转"，由蓝色转为红色或由红色转为蓝色(图 29-4-7)。

3)频谱多普勒表现：挤压远端肢体放松后或 Valsalva 试验时，频谱多普勒显示频谱方向由负向转为正向或由正向转为负向，持续时间延长。国内外学者将反流持续时间>0.5s 作为诊断静脉瓣功能不全的标准(彩图 228)，并根据反流持续时间来判断反流程度：轻度反流：1～2s；中度反流：2～3s；重度反流：>3s。

(3)鉴别诊断：超声可提供下肢深静脉瓣的解剖及功能信息，可观察深静脉瓣的开放情况、血栓后异常的范围、反流的分布和程度，为临床诊断提供客观依据，对鉴别原发性及继发性大隐静脉曲张有实用价值，是临床首选的方法。主要鉴别诊断如下。

A. 静脉血栓形成：详见本章第二、四节。

B. 四肢淋巴水肿：由于淋巴液流通受阻或淋巴液反流引起的浅层组织内体液积聚，继之产生纤维增生、脂肪硬化、筋膜增厚及整个患肢变粗。超声检查静脉血流通畅，同时淋巴管造影有助于鉴别诊断。

第五节　其他周围血管疾病

一、动　脉　瘤

1. 临床病理概要　动脉管壁局部变薄，并形成持久性的囊状或梭形扩张，称动脉瘤，包括真性动脉瘤、假性动脉瘤及夹层动脉瘤。真性动脉瘤特点为，管壁连续性仍保持完整，瘤壁仍保持动脉壁的各层结构，仅是管壁局部膨大，扩张的动脉段内径大于 2 倍以上的近端或远端正常动脉内径。假性动脉瘤多为创伤所致动脉壁全层破裂出血，血液自破裂口流出而被动脉邻近组织包裹而形成搏动性血肿。夹层动脉瘤主要特点为，动脉壁内膜或中层撕裂后被血流冲击，使中层逐渐分离而形成积血、膨出，呈双腔状。

2. 超声表现

(1)真性动脉瘤

1)二维超声：病变的动脉段呈梭形或囊状扩张，管腔无回声暗区内可有细弱回声光点如云雾状流动，管壁连续性好(彩图 229A)，动脉硬化引起者内壁回声增强，不光滑或毛糙，可见不规则的强回声钙化斑伴声影，较大瘤体中可见附壁血栓回声，血栓可随血流摆动，形成局部管腔狭窄或闭塞。压迫动脉瘤近侧动脉时，瘤体可缩小，瘤体的搏动也减弱。

2)彩色多普勒：瘤体内血流呈漩流，红蓝色血流各半充盈管腔，血流紊乱程度与瘤体扩张程度呈正相关。当瘤体内合并血栓形成时，血栓部位无血流信号显示；但残余管腔狭窄，狭窄处因流速高，发生彩色混叠效应，血流色彩倒错或呈五彩镶嵌色(彩图 229B)；当血栓充满瘤体，则无彩色血流充盈。

3)频谱多普勒表现：因瘤体膨大，血流速度减慢，可在瘤体内同时探及正负向血流频谱，频谱充填，正负向频谱形态基本对称。瘤体部位较其近端与远端部位的流速都低。若有附壁血栓形成，则在血栓部位没有血流频谱显示。

(2)假性动脉瘤

1)二维超声：动脉旁见无回声暗区或混合性肿块，边界清晰，无明确囊壁回声，暗区与动脉间有通道，通道口较狭小，此为其与真性动脉瘤的重要鉴别点。瘤体内可有呈低回声或较强回声的附壁血栓。

2)彩色多普勒表现：瘤口较小时，瘤口处彩色血流不易充盈，瘤体内彩色血流显示不良或仅见稀疏血流信号；瘤口较大时，瘤口处彩色血流易充盈，瘤体内形成红蓝各半的漩流。若能清晰显示瘤颈部或破裂口，则可见收缩期血流从来源动脉进入瘤体内，舒张期瘤体内血液通过瘤颈部返回来源动脉。若瘤体形成血栓，会造成瘤腔变小，血流呈五彩镶嵌色；当血栓充满瘤体，则无彩色血流充盈(彩图

230)。

3)频谱多普勒：瘤体与动脉之间通道内血流呈高速低阻、单相血流频谱，远端动脉流速减慢，呈单相低速频谱。部分病例在破口处呈双向频谱，为收缩期血流灌注肿块，舒张期肿块内压高于动脉，血液反流所致。瘤体内呈涡流或漩流动脉频谱。

(3)夹层动脉瘤

1)二维超声：病变处动脉壁内膜分离，分离的内膜呈线状回声，将管腔分隔成真假两个腔(彩图231A箭头所示)。分离的内膜回声随心动周期不停地摆动，收缩期摆动的方向指向假腔。假腔内可清楚地显示血栓的回声。

2)彩色多普勒：病变较轻时，真腔中血流正常或轻度紊乱，病变较重时，由于假腔内有较多血流通过和较大血栓形成而造成真腔狭窄，甚至完全闭塞而有相应的超声表现。假腔内则呈紊乱血流信号，若假腔中有附壁血栓形成，则仅显示实质性低回声，无血流信号。入口处血流于收缩期由真腔流向假腔，于舒张期由假腔流向真腔(彩图231B)。

3)频谱多普勒：真腔血流速度与正常基本相同，为层流。假腔中血流缓慢，有时记录不到血流信号。入口处可测及收缩期由真腔流向假腔和舒张期由假腔流入真腔的血流频谱。

3. 鉴别诊断　不同类型动脉瘤的鉴别诊断见表29-5-1。

表29-5-1　不同类型动脉瘤的鉴别诊断

	管壁	瘤体	瘤内	多普勒特征	搏动性肿物	疼痛
真性动脉瘤	完整 局部膨出	有	无回声区 周边血栓	湍流	有	无
假性动脉瘤	有破口	有	无回声区 周边血栓	瘤内湍流，破口来～去血流	有	有或无
夹层动脉瘤	内膜撕裂	无	内膜摆动	真腔血流正常，假腔湍流	无	有或无

二、动静脉瘘

1. 临床病理概要　动脉和静脉间的异常通道称为动静脉瘘，后天性动静脉瘘多由外伤、医源性(介入性诊断、治疗时的误伤等)、细菌感染等所引起，常见于四肢，尤其是下肢。

2. 超声表现　后天性动静脉瘘典型声像图特点如下。

(1)二维超声表现：于患肢血管震颤处常可探及动静脉瘘口(彩图232A箭头所示)，但四肢远端管腔较小的动静脉瘘，在二维图像上有时不易直接发现；瘘口近端静脉增宽，可见瘤样扩张；瘘口远端动脉内径相对变细，其原因为大部分血液经瘘口向静脉分流所致。

(2)彩色多普勒表现：于瘘口处可见五彩样动脉血流流向邻近静脉，瘤样扩张的静脉内可见湍流(彩图232B)。

(3)频谱多普勒表现：于瘘口处动脉血流速度加快，呈低阻型，于静脉内可测及动静脉混合频谱——这是诊断动静脉瘘的主要依据。

3. 鉴别诊断　动静脉瘘时，压力较高的动脉血直接进入低压的静脉管腔，造成静脉血流量增加、静脉扩张、远端动脉血流量下降，重者可出现供血不足。超声可清楚显示动静脉瘘口的分流，在静脉内测得动脉样频谱，因而可明确动静脉瘘的诊断。

三、多发性大动脉炎

1. 临床病理概要　多发性动脉炎为主动脉及其主要分支的慢性进行性非特异性炎症，常引起不同部位的狭窄或闭塞。多见于青年女性。

2. 超声表现

(1)二维超声表现：病变处管壁正常结构消失，呈不规则增厚，回声不均匀，管腔不同程度狭窄，管壁呈向心性增厚，轮廓一般较规整。病变时间长者，可表现为血管壁明显增厚，血管内、外径均变细(彩图233A)。

(2)彩色多普勒表现：病变处呈五彩镶嵌色血流，血流束变细或出现中断(彩图233B)。

(3)频谱多普勒表现：狭窄处血流速度明显加快，频带增宽。狭窄区域远端可测及低速、低阻力、加速度明显减慢的单相血流频谱。

3. 鉴别诊断　多发性大动脉炎与动脉硬化性闭塞症的鉴别要点见表29-5-2。

表29-5-2 多发性大动脉炎与动脉硬化性闭塞症的鉴别要点

	多发性大动脉炎	动脉硬化性闭塞症
性别	女性多见	男性多见
发病年龄	青、幼年多见	中、老年多见
实验室检查	常有红细胞沉降率增快	常有血脂增高
相关疾病	结核病、风湿病	原发性高血压、糖尿病、冠心病
临床表现	受累动脉缺血性表现，病变活动期尚有发热、肌肉酸痛等，除累及肾动脉外，一般无高血压	高血压，受累动脉缺血性表现
好发部位	主动脉弓及其分支最多见，其次为胸、腹主动脉及其分支	腹主动脉、下肢动脉、颈动脉分叉处、冠状动脉，锁骨下动脉受累相对较少
声像图	全层管壁弥漫性或局限性增厚，一般无钙化斑，非病变管壁正常	广泛不规则狭窄和节段性闭塞，管壁多处可见钙化斑块

四、血栓闭塞性脉管炎

1. 临床病理概要 血栓闭塞性脉管炎简称脉管炎，由 Buerger 首先提出，故又称 Buerger病，是一种少见的慢性复发性中、小动脉和静脉的节段性炎症性疾病，好发于男性青壮年。早期病变为血管内膜增厚，继而有血栓形成，以至血管完全闭塞，病变呈节段性，病变节段与正常部分界限分明。

2. 超声表现

(1)二维超声表现：下肢近端动脉结构正常。常表现为小腿主干动脉血管内膜呈弥漫性不均匀性增厚(彩图 234)，多呈节段性改变，病变的足背动脉及胫后动脉失去正常动脉的搏动性。

(2)彩色多普勒表现：在动脉不完全闭塞时，表现为彩色血流变细，粗细不等，呈节段性明、暗变化，或彩色血流不呈束，出现点条状微弱的彩色血流显示(彩图 234)。完全性闭塞则在闭塞部位及其远端无血流信号。

(3)频谱多普勒表现：舒张期反向血流消失，呈单相血流频谱。收缩期峰值流速、平均血流速度及加速度均明显减慢，频带增宽，类似静脉血流频谱。

3. 鉴别诊断 超声可直接探查受累动脉，显示病变动脉的形态、血管的直径和血液的流速，明确病变部位、程度，还可以判断疗效，而且无痛苦无损伤，方便易行，可多次重复检查，为临床的诊断及治疗提供极大帮助。四肢动脉硬化闭塞症与血栓闭塞性脉管炎的鉴别要点见表 29-5-3。

表29-5-3 四肢动脉硬化闭塞症与血栓闭塞性脉管炎的鉴别要点

	四肢动脉硬化症	血栓闭塞性脉管炎
发患者群	老年人多见	青壮年多见
血栓性浅静脉炎	无	发病早期或发病过程中常存在
冠心病	常伴有	无
血脂	常升高	多不升高
受累血管	大、中型动脉	中、小型动脉
伴有其他部位动脉硬化	常有	无
钙化斑块	病变后期常有	无
管壁	内、中膜增厚	全层增厚、外膜模糊
管腔	广泛不规则狭窄和阶段性闭塞，硬化动脉常扩张、扭曲	节段性狭窄或闭塞，病变上、下段血管内壁平整

(邱少东　陈　菲)

第三十章 肩、膝、髋关节疾病

随着超声技术的发展,超声在骨肌方面的检查应用已越来越受到临床的重视,并已成为近年来超声医学的热点之一。超声在骨肌方面的检查包括:皮肤及皮下组织、肌肉、肌腱、韧带、滑囊、骨、软骨及周围神经。主要针对上述部位的创伤、炎症病变、肿瘤等进行诊断和鉴别诊断,为临床提供可靠的客观影像诊断依据。

肌肉(骨骼肌)由肌纤维构成,分为肌性部分(肌腹)和纤维部分(腱或腱膜)。正常肌肉超声表现为纵切面在低回声背景下的平行均匀线状、羽状、梭形等稍强回声;横切肌束呈低回声,肌束间可见点状、带状或网状稍强回声。肌腱是连接肌肉和骨之间的索状或膜状的胶原纤维组织。正常肌腱超声表现为多条细线状平行排列的稍强回声;横切呈圆形、椭圆形等。韧带是附着于骨与骨之间,跨越关节的可弯曲、纤维样的致密结缔组织。主要功能是控制关节活动范围,防止关节过伸或过屈,保持关节稳定。正常韧带超声表现与肌腱类似,但形态不如肌腱规则。滑囊是由疏松结缔组织组成的囊状结构,有减少肌肉与骨面间的摩擦作用。正常情况下滑囊为一个潜在腔隙,超声难以显示,只有在病理情况下超声才能显示这类充有液体的囊性结构。超声仅能显示骨组织表面的骨皮质。正常骨超声表现为连续的线状强回声,伴声影。当存在骨皮质撕脱性骨折、骨侵蚀、骨增生等病理情况时,超声可显示。超声对软骨组织具有良好的穿透性。正常关节软骨超声表现为位于骨骺表面、光滑、均匀的低回声,与周围软组织和深方骨骺表面均形成良好界面。周围神经常与血管伴行或走行于骨纤维管内。超声表现纵切时呈多条平行排列的低回声带,并以线状强回声相间隔;横切时呈筛孔状结构,多个小圆形低回声束被强回声线包绕。检查时需与肌腱、肌肉鉴别。超声扫查肌腱、韧带时容易出现各向异性伪像,即声束与表面光滑的目标不垂直时出现的回声部分缺失现象。检查过程中调整探头角度,使声束方向与检查目标垂直,可避免此伪像出现。

第一节 肩 关 节

一、解 剖 概 要

广义的肩关节包括解剖性关节(盂肱关节、肩锁关节、胸锁关节)和生理性关节(肩胛胸廓间关节、肩峰肱骨间关节)。狭义的肩关节盂肱关节,由肩胛骨关节盂和肱骨头构成。

二、常用扫查切面

1. 肱二头肌长头腱 探头横置于结节间沟处,以肱骨大小结节为识别标志,两者之间为肱二头肌长头腱短轴切面,呈椭圆形高回声(图30-1-1)。

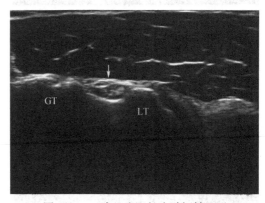

图 30-1-1 肱二头肌长头腱短轴切面
肱二头肌腱(箭头所指)呈圆形强回声结构,位于大结节(GT)和小结节(LT)之间

探头旋转 90°于结节间沟纵切显示肱二头肌长头腱长轴(图 30-1-2)。

2. 肩胛下肌腱 探头置于小结节内侧沿肩胛下肌腱长轴扫查,肌腱呈鸟嘴样强回声止于肱骨小结节(图 30-1-3)。

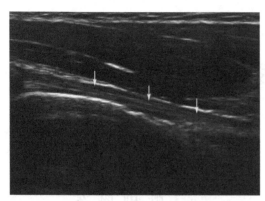

图 30-1-2 肱二头肌长头腱长轴切面
箭头所指为肱二头长头腱丝状结构

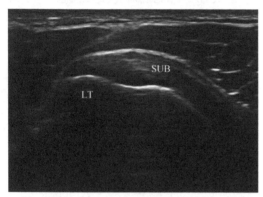

图 30-1-3 肩胛下肌腱长轴切面
LT 肱骨小结节，SUB 肩胛下肌腱

3. 冈上肌腱 显示肱二头肌长头腱长轴的基础上，探头平行向外上方移动，一端置于肱骨大结节表面，显示冈上肌腱长轴切面，肌腱外形呈鸟嘴样，下缘附于大结节上(图 30-1-4)。

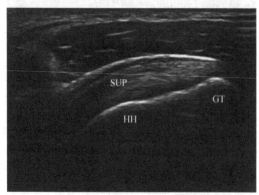

图 30-1-4 冈上肌腱长轴切面
GT 大结节，HH 肱骨头，SUP 冈上肌腱

4. 肩锁关节 由肩峰内侧缘和锁骨的肩峰端组成，关节内有纤维软骨盘，锁骨端稍高于肩峰，肩锁韧带紧密附着于关节两侧骨皮质，关节内关节

盘显示为倒三角形低回声(图 30-1-5)。

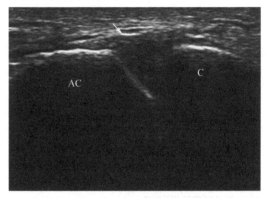

图 30-1-5 肩锁关节冠状切面
C 锁骨，AC 肩峰，箭头：肩锁韧带

5. 冈下肌腱和小圆肌腱 患者手放于对侧肩部，检查者坐于后方或侧方，以肩胛冈作为体表标志，探头置于肩胛冈下方，沿肌纤维走行追踪扫查可显示肌肉和肌腱长轴及肌腱于大结节附着处(图 30-1-6，图 30-1-7)。由于冈下肌腱和小圆肌腱紧邻，此处肱骨大结节表面存在折角，拐角点可区分两者(图 30-1-8)。

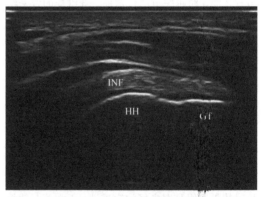

图 30-1-6 冈下肌腱长轴切面
HH 肱骨头，GT 大结节，INF 冈下肌腱

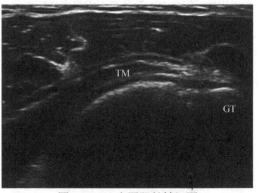

图 30-1-7 小圆肌长轴切面
GT 大结节，TM 小圆肌腱

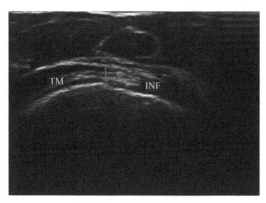

图 30-1-8 拐角点切面
INF 冈下肌腱，TM 小圆肌腱箭头所指拐角点

三、肩关节常见疾病

(一)肩袖撕裂

1. 病理概要 肩袖撕裂分为部分撕裂、完全撕裂，其分水岭是是否导致盂肱关节腔与肩峰下-三角肌下滑囊相通。随病情进展，部分撕裂会演变成完全撕裂。肩袖撕裂多先发生于冈上肌腱前部，进而累及整个冈上肌腱、继而扩展至冈下肌腱。

2. 超声表现

(1)肩袖部分撕裂的超声表现：冈上肌腱见条形或不规则形低回声裂隙。有时可见肱二头肌腱鞘内有少量积液或滑囊内少量积液(图 30-1-9)。

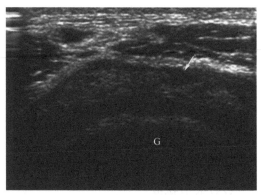

图 30-1-9 冈上肌腱部分撕裂
箭头所指冈上肌腱滑囊面见局灶性低回声区，G 肱骨头下滑囊

(2)肩袖完全撕裂的超声表现

1)原发征象：①肩袖缺失，发生于肩袖严重撕裂患者，常累及整个冈上肌腱，或同时伴有冈下肌腱及小圆肌腱的撕裂。撕裂的肌腱回缩至肩峰下，三角肌直接覆盖在肱骨头上。有时可在肱骨头表面见一薄层软组织，为增厚的滑膜组织，不要误认为是肩袖(图 30-1-10)。②肩袖部分缺失，主要发生于冈上肌腱大结节附着部，局部由于肌腱缺失，引起大结节裸露，滑囊组织可紧贴肱骨头，撕裂处深部的肱骨皮质可不规则，关节腔内和滑囊内常可见到积液。③撕裂部位可压缩性。探头按压处见三角肌及滑囊贴近肱骨头。

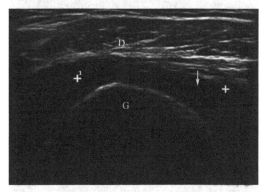

图 30-1-10 肩袖全层撕裂
三角肌(D)可见直接覆盖于肱骨头(G)上，三角肌见积液(箭头所指)

2)继发征象：①肱骨大结节骨皮质不规则；②肩峰下-三角肌下滑囊积液；③"软骨裸露征"；④肱二头肌腱鞘内积液；⑤盂肱关节内积液。

(二)钙化性肌腱炎

1. 病理概要 钙化性肌腱炎多为原发性病变，但也可继发于其他疾病，如肾衰竭、肿瘤、维生素 D 中毒和一些结缔组织病等。其特征为钙盐主要为羟磷灰石在肩袖和肱二头肌腱内沉积，最常受累的肌腱为冈上肌腱。钙化性肌腱炎的临床表现可不同，可表现为急性或反复发作性肩部疼痛。病变通常分为慢性形成期和急性吸收期。形成期沉积的钙盐为干粉状物质，类似结石；吸收期沉积的钙盐为液性，类似牙膏，无明确形状。

2. 超声表现 钙化斑分为三种类型：①强回声斑伴边界清楚的声影(图 30-1-11)；②强回声斑伴弱声影；③强回声斑后方无声影(图 30-1-12)。

3. 鉴别诊断 肱骨大结节的撕脱骨折有时与肩袖内的钙化相混淆。骨碎片边界清晰锐利，回声与其他部位的骨皮质相似。而肌腱内的钙化回声可强弱不均，可引起肌腱的炎症反应，导致肌腱的水肿和损伤。

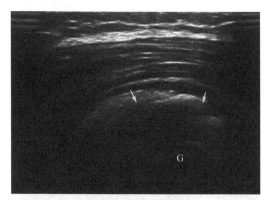

图 30-1-11 钙化性肌腱炎

箭头所指冈上肌腱肿胀，内见宽大的斑块样强回声伴后方声影。G 肱骨头松散，后方无明显声影

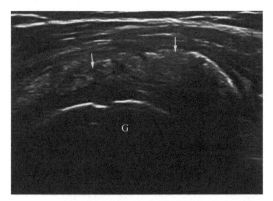

图 30-1-12 钙化性肌腱炎

箭头所指冈上肌腱肿胀，冈上肌腱内钙化 G 肱骨头

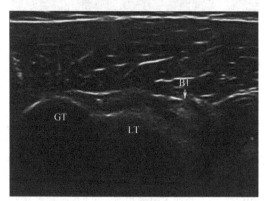

图 30-1-13 肱二头肌腱完全脱位

GT 大结节，LT 小结节，结节间沟内空虚，肱二头肌腱(BI)移位于小结节(LT)内侧

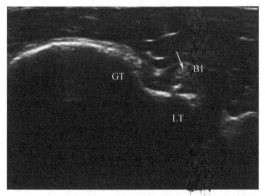

图 30-1-14 肱二头肌腱半脱位

肱二头肌腱(BI)骑跨于结节间沟内侧壁上，GT 大结节，LT 小结节

(三)肱二头肌腱脱位

1. 病理概要 肱二头肌长头腱位于肱骨结节间沟内，其平均深度为 4.3mm，如深度小于 3mm 则认为结节间沟较浅，易导致肌腱不稳。肱二头肌腱脱位可分为完全脱位和半脱位，肌腱一般向内侧移位，完全脱位肌腱完全位于结节间沟外。

2. 超声表现

(1)完全脱位：肱二头肌长头腱移位于肩胛下肌腱的前侧或深侧(图 30-1-13)。

(2)半脱位：肱二头肌长头腱骑跨于结节间沟内侧壁上(图 30-1-14)。

(四)肌腱炎

声像图显示肌腱增粗、回声降低、腱鞘内积液或伴有滑膜增生。由于二头肌腱鞘与盂肱关节相通，任何肩关节的慢性炎症均可引起肌腱腱鞘积液，因此超声不能依据腱鞘内出现液体而做出肌腱炎或腱鞘炎的诊断。

(五)肌腱撕裂

急性撕裂多发生于年轻人，常见于肌肉缺少准备而强力收缩时；慢性撕裂多见于中老年人，因原有不同程度的退行性改变，大、小结节及结节间沟有骨赘存在，或肱二头肌在结节间沟有粘连，一旦发生强烈收缩便会发生断裂。撕裂通常为完全性的，偶见部分性撕裂。完全撕裂时，由于断端回缩，肱二头肌肌腹呈团块状隆起。超声检查显示结节间沟内肌腱缺失。部分性撕裂，于短轴切面显示肌腱内裂隙状低或无回声。

(六)关节积液

关节腔积液较为常见，但并不是特异性征象。盂肱关节积液液体受重力影响主要分布于肱二头肌长头腱鞘、后隐窝和腋下隐窝。由于肱二头肌腱鞘与肩关节腔相通，且坐位时位于最低位，因此，肱二头肌腱鞘内较容易探及到积液。后盂唇与冈下肌之间为盂肱关节后隐窝，正常时此间隙小于 2mm，当间隙大于

2mm，则说明关节腔内有积液。腋下隐窝探查方法较为敏感，正常肩关节外展时该隐窝内无液体，当关节腔有少量积液时，腋下隐窝便可见分离。

（七）类风湿性关节炎

1. 病理概要 类风湿性关节炎时，肩峰下滑囊和肩关节腔同时产生滑膜炎症，增生滑膜内炎性肉芽组织形成血管翳，释放某些水解酶，对肩袖肌腱产生进行性腐蚀，引起肩袖损伤。

2. 超声表现 超声最常见的表现为肩峰下-三角肌下滑囊、盂肱关节内积液、滑膜增生（图30-1-15、彩图235）。当滑膜炎侵蚀肩袖时，可见肌腱肿胀，后期肩袖萎缩变薄甚至消失。关节软骨的侵蚀在早期表现为增厚，厚度大于2.5mm时为异常表现。在病程的晚期，软骨厚度可变薄。另外，超声可较 X 线更敏感地显示肱骨头的早期侵蚀性改变。

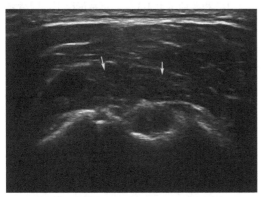

图30-1-15 类风湿性关节炎
箭头所指三角肌下滑囊扩张积液，滑膜明显增厚

（梁 彤 涂 滨 梁峭嵘）

第二节 膝 关 节

一、解 剖 概 要

膝关节是人体中最大、解剖结构最复杂，所受杠杆作用力最强的关节。主动运动包括屈伸、旋转，被动运动有内外翻。膝关节包括由股骨下端和胫骨上端构成的胫股关节，及由髌骨和股骨滑车构成的髌股关节，而腓骨小头与胫骨组成的胫腓关节则不参与膝的活动。

二、常用扫查切面

膝关节超声检查分成前、内、外、后四部分进行检查。一般采用 7～10MHz 的线阵探头。膝关节前部检查，患者以仰卧，屈膝20°～30°，以使伸肌系统处于拉伸状态，以利于清晰显示，减少超声伪像。检查的主要内容：股四头肌腱、髌韧带、髌骨、髌上囊、髌前囊、髌下深囊和浅囊，关节软骨。膝关节内侧检查取仰卧或侧卧位，膝关节伸直进行扫查。检查主要内容：内侧副韧带、内侧半月板、髌内侧支持带、鹅足腱。膝外侧检查取仰卧或侧卧位，膝轻度屈曲并内旋。检查的主要内容有髂胫束、外侧副韧带、股二头肌腱。膝关节后部检查取俯卧位。检查的主要内容：腘动脉、腘静脉、胫神经、腓肠肌内侧和外侧头、半膜肌、半腱肌。正常超声切面见图30-2-1～图30-2-4。

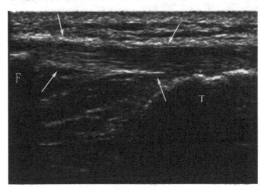

图30-2-1 正常髌韧带
箭头所指正常髌韧带呈丝状结构，F 股骨，T 胫骨

三、膝关节疾病

（一）膝关节积液

1. 病理概要 膝关节积液常见于膝关节外伤

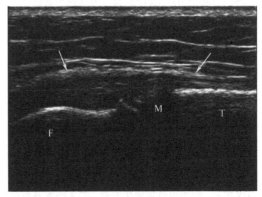

图30-2-2 正常内侧副韧带
箭头所指正常内侧副韧带，F 股骨内侧髁，T 胫骨，M 内侧半月板

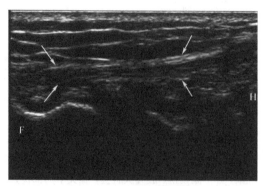

图 30-2-3　正常外侧副韧带

箭头所指正常外侧副韧带，F 股骨外侧髁，H 腓骨

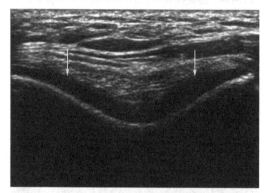

图 30-2-4　正常股骨关节面

箭头所指股骨关节面软骨呈一致低回声带

和滑膜炎。临床表现为膝关节肿胀，浮髌试验阳性。超声常规在髌上囊探查积液。当患者存在关节内骨折或关节囊韧带撕裂时，膝关节腔积液可出现脂-液平面，称为创伤性膝关节积脂血症（TLH），其病理基础一般认为是由于关节囊内骨折后挤压血液和脂肪组织进入关节内而形成。在炎症患者检查中需同时观察滑膜的改变。局部病变或系统性病变可导致滑膜不同程度的增生。血管增多的血管翳与病变活动性相关。但滑膜增生是非特异性表现，不能作为鉴别不同炎症病变的依据。

2. 超声表现　膝关节内见无回声液区，透声好或见少许点状弱回声，主要集中于髌上囊。创伤性膝关节积脂血症（TLH）：膝关节积液呈脂-液分层（图 30-2-5）。外伤早期滑膜未见血供信号。炎症活动期滑膜可探及血供信号。

4. 鉴别诊断　膝关节积液透声差应与滑膜增生（部分或完全充填于关节腔）相鉴别。若可探及血供信号，则考虑滑膜增生改变；若未能探及血供信号，并探头挤压变形较大者，则考虑关节积液透声差可能性大。

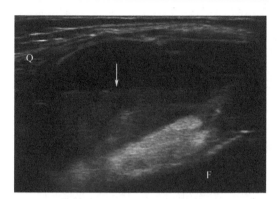

图 30-2-5　膝关节积液外伤积液

箭头所指膝关节腔积液呈脂-液分层，F 股骨，Q 股四头肌

（二）髌前滑囊炎

1. 病理概要　髌前滑囊为皮下滑囊，位于髌骨下 1/2 和髌韧带上 1/3 处。正常情况下，因滑囊内液体极少，超声无法显示。髌前滑囊炎分为急性和慢性。急性髌前滑囊炎可由直接击打、摔倒屈膝着地等。慢性髌前滑囊炎主要以滑囊受反复摩擦损伤、创伤后滑囊炎为主。急性髌前滑囊炎主要表现为急性损伤后髌前区肿胀，疼痛，不能屈膝行走，局部可有波动感及压痛。慢性髌前滑囊炎主要以局部疼痛为主。

2. 超声表现

（1）急性期：膝髌前隆起，髌前皮下滑囊梭形扩张积液，壁稍厚，欠平滑，囊内见少许细丝状分隔，液区内透声尚好，后方回声增强（图 30-2-6）。血供丰富度 0 级。

（2）慢性期：滑膜明显增厚，毛糙，部分毛絮状，呈低回声。当滑囊内积液很少时，囊腔可由增生滑膜完全充填。血供可无或不丰富。

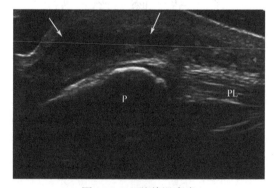

图 30-2-6　髌前滑囊炎

箭头所指髌前滑囊少量积液，P 髌骨，PL 髌腱

（三）内侧副韧带损伤

1. 病理概要 内侧副韧带是运动创伤中最常损伤的韧带，常在膝关节屈曲时，小腿过度外展外旋或大腿过度内收内旋时产生。损伤多累及副韧带浅层近端和深层的股-半月板韧带，偶尔可出现韧带近端附着部的撕脱性骨折。临床常见膝内侧局部软组织肿胀并压痛，外翻试验疼痛加剧。内侧副韧带损伤可分 3 级：1 级单纯韧带拉伤，无关节不稳；2 级韧带部分撕裂伴关节中度不稳；3 级韧带完全撕裂合并关节显著不稳。

2. 超声表现 1 级（挫伤），韧带肿胀，回声降低；2 级（部分撕裂伤），副韧带浅层近端或深层的股-半月板韧带中断，呈低回声，副韧带与股骨内髁或半月板间距增宽；3 级（完全撕裂伤），副韧带浅层近端和深层的股-半月板韧带均中断，肿胀，呈低回声，副韧带与股骨内髁和半月板间距均增宽（图 30-2-7）。

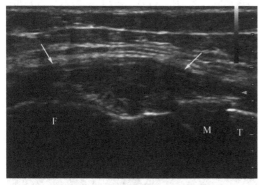

图 30-2-7 内侧副韧带损伤
箭头所指韧带与股骨内侧髁间增宽呈蜂窝状低回声，F 股骨内侧髁，M 内侧半月板，T 胫骨

（四）Baker 囊肿

1. 病理概要 Baker 囊肿是腘窝囊性肿物中最常见的，它是来源于腓肠肌内侧头与半膜肌腱滑囊的囊肿。Baker 囊肿可分为原发性病变或继发于关节病变。前者几乎均见于小儿患者，囊肿与膝关节腔不相通，较少见。临床以继发于关节病变的成人患者常见。继发性囊肿由于与膝关节腔相通，而滑囊颈具有单向瓣膜作用，当膝关节屈曲时，关节腔内压力增加，关节腔积液被挤进滑囊内，液体积聚于滑囊内，致使腓肠肌内侧头与半膜肌腱滑囊逐渐扩张。Baker 囊肿在临床上可无症状，或仅表现为局部稍肿胀。最常见的原因是半月板病变、前交叉韧带和软骨撕裂，其次为炎性或退行性病变。当囊肿较大时，囊液可破入小腿，临床以破入皮下较为多见。

2. 超声表现 腘窝见囊性肿块，纵切呈椭圆形，横切呈弯豆形包绕腓肠肌内侧头，壁内滑膜增厚，毛糙（图 30-2-8）。血供丰富度 0 或Ⅰ级。囊内液区见点状弱回声或无回声，后方回声增强。Baker 囊肿破溃者除上述腘窝见囊性肿块外，小腿上中部内后侧肿胀，腓肠肌间见梭形液性团块。团块上部见液性间隙与腘窝团块相通。团块无壁状，表面毛糙，内液区见点状弱回声，后方回声增强。

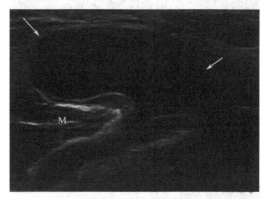

图 30-2-8 Baker 囊肿
箭头所指横切见囊肿呈弯豆形包绕腓肠肌内侧头，M 腓肠肌内侧头

3. 鉴别诊断 Baker 囊肿破溃后，患者小腿后部肿胀、疼痛，应与小腿静脉血栓和小腿肌肉内孤立性血栓相鉴别。

（何秀珍 涂 滨 梁峭嵘）

第三节 髋 关 节

一、解 剖 概 要

髋关节由髋臼和股骨头构成，髋臼的周缘有纤维软骨构成的髋臼唇，增加了髋臼的深度并缩小其口径，从而抱紧股骨头，增加髋关节的稳定性。股骨头关节面约为球形的 2/3，几乎全部纳入髋臼内，与臼内的月状面接触，髋臼窝内充满脂肪组织以缓冲股骨头的冲击。检查时取仰卧位或侧卧位，必要时用屈曲、内收或外展等体位。成人髋关节检查，采用线阵探头和凸阵探头相结合。

二、常用扫查切面

探头置于髋关节前面，与股骨颈平行进行纵向扫查，声像依次显示皮肤、皮下组织、肌肉，可见股骨头、股骨颈、髋臼前缘、关节囊和髂股韧带回声，均呈带状强回声。关节囊回声的下沿至股骨颈回声间的暗带为关节腔前间隙，正常宽度＜6mm，两侧间相差＜1mm，见图30-3-1、图30-3-2。

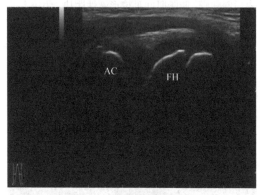

图30-3-1 髋关节纵切面图像
AC 髋臼，FH 股骨头

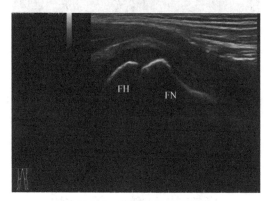

图30-3-2 髋关节纵切面图像
FH 股骨头，FN 股骨颈

三、髋关节疾病

（一）发育性髋关节脱位(developmental dysplasia of hip，DDH)

1. 病理概要 发育性髋关节脱位是婴幼儿比较常见的先天性畸形之一，出生时即已存在，病变累及髋臼、股骨头、关节囊、韧带和附近的肌肉，导致关节松弛、脱位或半脱位，有时可合并其他畸形。

2. 超声表现 在婴幼儿标准髋关节冠状切面，股骨头呈无回声，其轮廓由周围结构显示，外侧为强回声关节囊，内侧为髋臼窝内呈强回声的脂肪组织和纤维组织，上方为强回声骨性髋臼盖。骨性髋臼盖为一斜形强光带回声，后方伴声影。软骨髋臼盖为三角形无回声结构，其内侧为骨性髋臼

盖，外侧为强回声关节囊，外下缘为强回声纤维软骨盂唇。股骨颈为强回声伴声影。关节囊为强回声带，起自骨性髋臼，止于转子间线。大转子由透明软骨构成，为无回声，外侧为肌肉组织。"Y"形软骨，为无回声区，其外上方为骨性髋臼盖，下方为坐骨，呈强回声(图30-3-3)。根据奥地利骨科医生 Graf 的静态检查法，受检婴儿取侧卧位，待测下肢髋关节微屈曲、内旋，检查者固定婴儿髋关节，以股骨大粗隆作为检查切入标志进行髋关节筛查操作。超声检查中，探头平行于躯干纵轴，沿股骨大粗隆进行前后平行移动，动态观察股骨头与髋臼的发育和匹配情况，捕捉并冻结最佳髋关节冠状位图像。根据 Graf 的三点系统观察股骨头、髋臼的结构和空间位置及髋臼盂缘。以平直的髂骨声影作一直线，即基线(A)；以骨缘转折点(即髋臼凸面-凹面交界点)与关节盂中点作连线，即软骨顶线(B)；通过髂骨下缘向外作髋臼骨顶的切线，即骨顶线(C)。A 线与 C 线的夹角为 α 角，反映骨性髋臼覆盖股骨头的程度；A 线与 B 线的夹角为 β 角，为评价软骨性髋臼覆盖股骨头的程度见图30-3-4。

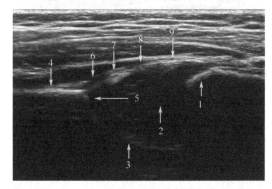

图30-3-3 正常婴儿髋关节标准冠状切面
1 股骨颈骺板(骨-软骨结合处)，2 股骨头，3 髂骨下缘，4 髂骨，5 骨缘转折点，6 软骨性髋臼，7 盂唇，8 关节囊，9 滑膜皱襞

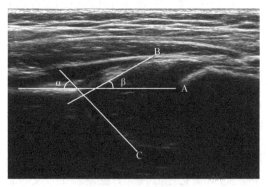

图30-3-4 Graf 测量法
A 基线，B 软骨顶线，C 骨顶线，α=61°，β=42°

除 Graf 方法外，Morin 等测量股骨头覆盖率。沿股骨头最内及最外缘，平行基线画两条切线，两者间距离为 D，内侧切线与基线间距离为 d，d/D 即股骨头覆盖率（HCR），正常＞52%～58%。正常髋关节股骨头与髋臼窝紧密贴合，呈同心圆关系，活动关节时，头在臼内转动（图 30-3-5）。髋关节半脱位时，显示股骨头与髋臼间出现低回声裂隙，头与臼不能紧密贴合，关节囊增厚松弛（图 30-3-6）。完全脱位时，髋臼变浅，骨性髋臼缘多数为平坦或圆形，其关节缘回声变平或不明显，股骨头与髋臼完全脱离，部分或全部移出髋臼凹，在髋臼凹外软组织中出现股骨头声像，常位于髋臼的后、上或侧方。

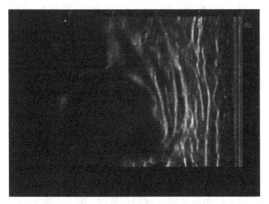

图 30-3-5　正常髋臼与股骨头（Graf 分型 I 型）

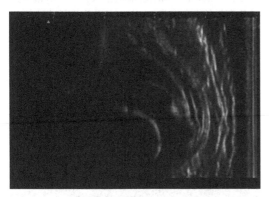

图 30-3-6　髋关节半脱位（Graf 分型 III 型）

Graf 测量及股骨头覆盖率异常，其诊断 DDH 标准为 α＜60°，β＞55°，HCR＜46%～52%。根据 Graf 法，可将 DDH 分为四型（表 30-3-1）。

表30-3-1　Graf法超声分型

	α	β	声像图表现	诊断
I	＞60	＜50	正常髋关节	
II	43～60	55～77	骨性髋臼发育不良	

续表

	α	β	声像图表现	诊断
III	＜43	≥77	股骨头向外上后方脱位	髋关节半脱位
IV	＜43	≥77	股骨头位于软组织内	髋关节全脱位

3. 鉴别诊断　需与其他原因造成下肢步态异常鉴别，如臀肌挛缩、小儿麻痹后遗症、肌萎缩等，这些疾病均不会造成股骨头与髋臼关系异常。

（二）髋关节滑膜炎

1. 病理概要　髋关节滑膜炎的病理改变是关节滑膜充血、水肿、渗出、增生，常见病因有化脓性髋关节炎、髋关节结核、单纯性髋关节滑膜炎等，由于病因的不同，病程有长短。若有积液形成，关节液的理化性状不相同。可在超声引导下行穿刺抽液检查，以进一步确诊。

2. 超声表现　患侧髋关节间隙增宽，积液较多时关节囊扩张外凸，股骨头前方亦出现液性暗区，股骨颈强回声带与关节囊回声间距＞6mm，或大于健侧 1～2mm，探头加压有压痛（图 30-3-7、图 30-3-8）。无关节囊外凸只有关节间隙增宽者，可能以滑膜炎症增厚为主，此时 CDFI 检查，低回声带内如有血流信号显示，可肯定为滑膜增厚而不是积液。股骨头及股骨颈骨皮质和周围软组织均无回声异常。

3. 鉴别诊断　需要与滑囊炎、腱鞘囊肿、外伤性血肿等疾病鉴别。

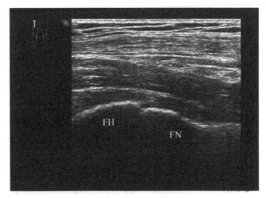

图 30-3-7　正常髋关节
FH 股骨头，FN 股骨颈

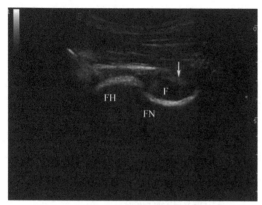

图 30-3-8 髋关节滑膜增厚并积液

FH 股骨头,FN 股骨颈,F 关节囊内积液,箭头所指为增厚滑膜

（王丹郁 涂 滨 梁峭嵘）

（三）臀肌挛缩症

1. 病理概要 由多种原因引起的臀肌及其筋膜纤维变性、挛缩,导致髋关节功能受限所表现的特有症状、体征的临床症候群。目前大多数学者认为主要与臀部肌肉反复多次的药物注射有关,特别是以苯甲醇为溶媒的青霉素针剂注射。且普遍认为年龄越小,注射次数越多,用药剂量越大,注射间隔时间越短,越易发病。其机制可能是药物注入臀肌后,沿着肌束纤维,顺着肌间隔方向扩散,反复药物刺激和针头穿刺损伤可使局部形成硬块,即为肌纤维组织炎表现。患者主要表现为臀部部分肌肉萎缩,在大转子处可触及挛缩带,重者臀部外观局部呈凹陷征。患者髋关节功能障碍,髋关节屈曲、内收、内旋活动受限,伸直位内收障碍。患者可表现为步态异常,行走时呈外展外旋位,典型的"外

八字"步态。坐下时双腿不能并拢,双髋分开蛙式位,一侧大腿难以搁在另一侧大腿上(交腿试验阳性)。不能并膝下蹲,下蹲过程中出现"划圈征",即在下蹲过程中,当髋关节屈曲时内收受限,髋关节外展、外旋后才能屈髋。此时双膝向外划一弧形,然后再靠拢,才能完全蹲下。屈伸髋关节时,大转子表面有索带滑过并产生弹响。重者可表现为"蛙腿征",下蹲时双髋呈外展外旋位,双膝分开,能并拢,如同蛙的姿势。部分患者可出现下肢不等长、骨盆倾斜,走路出现跛行等。

2. 超声表现 受检查者取侧卧位,双下肢自然伸直,探头斜切扫查,与臀大肌前缘纤维束走行方向一致(彩图 236),以股骨大转子为中心,清晰显示髂胫束及其与臀大肌腱膜连接的结合部,观察其纹理与回声;观察常规注射部位及此部位至大转子这一狭长区域软组织及臀部肌肉的声像特征;最后嘱患者取俯卧位,充分暴露臀部,观察整个臀部臀大、中、小肌及其他深部肌肉的声像图表现。以相同方法观察另一侧肢体。臀肌挛缩症的超声表现:轻者仅表现为髂胫束增厚,呈粗条带状不均匀稍强回声,髂胫束与臀大肌连接部(又称结合部)呈结节状不均匀低回声,而臀大肌等臀部肌肉可无异常声像改变(彩图 237)。重者可伴有臀大肌前外侧部及臀中肌肌肉纹理回声模糊、消失,臀大、中肌分界不清,在常规注射部位至大转子区域常可见呈条索状的"挛缩带"结构,部分患者肌肉内可出现结节状改变(图 30-3-9)。严重者超声图像上臀大、中、小肌轮廓不清,肌肉纹理消失,呈不规则团块状混合回声,肌肉间分界不清,部分患者梨状肌等其他深部肌肉亦呈团块状改变(图 30-3-10)。

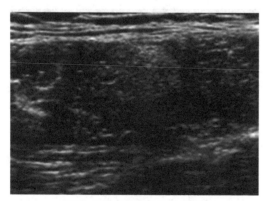

图 30-3-9 重型臀肌挛缩症

箭头所指臀大、中肌肌肉纹理模糊或消失,两者分界不清

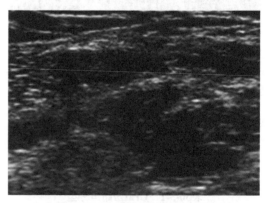

图 30-3-10 极重型臀肌挛缩症

箭头所指臀大、中、小肌间分界不清,轮廓不清,肌肉纹理消失,呈不规则混合回声团

（温建文 涂 滨 梁峭嵘）

主要参考文献

柏宁野，周宏良，张华玲，等.2003. 胆囊切除术后残余胆囊的声像图研究.中国超声医学杂志，19(10)：766-768.

毕静茹，李胜利，刘菊玲，等.2005. 三平面交超声扫查诊断台儿唇腭裂的价值.中国妇幼保健，20(16)：2082-2083.

蔡香然，陈棣华.2002. 消化道平滑肌类肿瘤的 X 钡餐造影与 CT 诊断.临床放射学杂志.21(4)：283-286.

蔡庄伟，杜立峰，张长运，等.2004. 超声对出血坏死型胰腺炎早期诊断及随访的评价.实用放射学杂志，20(10)：935-937.

曹期龄，姜楞.1989. 经食道超声心动图的标准切面及其临床应用.中国医学影像技术，2(5)：8-11.

曹泽毅.1999. 中华妇产科学. 北京：人民卫生出版社.

常才.1999. 经阴道超声诊断学. 北京：科学出版社.

常洪波，刘金凤，王虹霞，等.1999. 胎儿唇腭裂畸形的超声诊断价值.中国超声医学杂志，15(6)：468-471.

陈常佩，陆兆龄.1998. 妇产科彩色多普勒诊断学.北京：人民卫生出版社.

陈常佩、陆兆龄.2002. 围生期超声多普勒诊断学.北京：人民卫生出版社.

陈琼瑛，李胜利，刘菊玲，等.2002. 超声诊断双侧桡骨及拇指缺失并多种畸形 1 例. 中华超声影像学杂志，11(1)：256.

陈琼瑛，李胜利，刘菊玲，等.2003. 胎儿足内翻畸形的产前超声诊断.中华超声影像学杂志，12(1)：36-38.

陈琼瑛，李胜利，欧阳淑媛，等.2004. 胎儿眼畸形的产前超声诊断, 中国超声医学杂志，(6)2：89-91.

陈敏华，霍苓.2004. 体表超声对壶腹周围占位病变的诊断价值.中国实用外科杂志，24(11)：646-648.

陈敏华，孙秀明，杨薇，等.2002. 超声对肺外周及胸膜转移癌的早期诊断.中华超声影像学杂志，11(10)：596-599.

陈敏华，严昆，张晖，等.1999. 超声对肺周边局限性肺炎性病变的诊断价值.中华超声影像学杂志，8(5)：295-298.

陈敏华，严昆，张劲松，等.1994. 超声对肺周围型占位性病变的鉴别诊断价值.中华医学杂志，74(1)：19-22.

陈敏华，严昆，朱强，等.1994. 无气肺内支气管液相对中心型肺肿瘤的诊断价值. 临床医学影像学杂志，5(4)：181-188.

陈舜珏.2004. 彩色超声多普勒对原发性高血压病心脏改变的观察. 实用医技杂志，11(2)：150-151.

陈霞，向明，李宁，等.2005. 超声在肾上腺嗜铬细胞瘤诊断中的应用.中国超声诊断杂志，6(3)：188-189.

陈永超，连娟，罗福成，等.2003. 介入超声在肺边缘部实质性病变诊断中的价值.中国医学影像技术，19(2)：223-224.

陈宇.2010. 彩色多普勒超声观察 2 型糖尿病患者视网膜血流动力学变化.中国糖尿病杂志，18(9)：690-691.

陈智毅，葛舒平.2014. 心血管超声分子影像学.北京：科学出版社.

邓东安，侯传举.1988. 先天性心脏病影像诊断学.沈阳：辽宁科学技术出版社.

方军初，陈明，孙惠芬.2000. 肾上腺肿瘤彩色多普勒表现特点初步分析.苏州医学院学报，20(6)：573-581.

方松华，罗叶旋，孟磊，等.2002. 胃肠道间质瘤的 CT 诊断.临床放射学杂志，21(4)：280-282.

冯麟增.1989. 简明 B 型超声诊断学.北京：北京科学技术出版社.

傅绢，李胜利，陈琼瑛，等.2005. 胎儿颜面部少见畸形的产前超声诊断.中华医学超声杂志(电子版)2(2)：77-79.

傅绢，李胜利，文华轩，等.2005. 胎儿鼻畸形的产前超声诊断.中国妇幼保健，20(12)：1509-1510.

高士濂.2005. 实用解剖图谱.上海：上海科学技术出版社(上肢分册)，89-105.

宫琳，鲁树坤，王单军，2007. 超声生物显微镜在眼科疾病诊断中的应用.临床超声医学杂志，9(9)：554-556.

龚渭冰，徐颖.1997. 超声诊断学.第一版，北京：科学出版社.

哈斯、王淑玲，姚志清.1999. 三维彩超对胰腺占位性病变的诊断及评价.内蒙古医学杂志，31(4)：213-215.

韩梅.2007. 眼外伤前房角改变及其治疗. 北京：科学出版社.

何婉媛，王文干，王枫，等.2003. 彩色多普勒超声对胆囊疾病的诊断价值.中国超声医学杂志，19(8)：610～613.

何银风，徐智章.1996. 正常颈、椎动脉彩色多普勒超声的观察与测量.上海医学影像杂志，5(1)：4-6.

胡军武.2001. 医学数字成像技术.武汉：湖北科学技术出版社.

胡新，庄曾渊.2008. 前巩膜炎的超声生物显微镜表现.中国中医眼科杂志，18(1)：11-12.

黄李芳.2002. 肾上腺转移癌的超声诊断.第一军医大学学报，22(4)：374-375.

江水根.2003. 彩超诊断先天性胆总管囊状扩张合并多发结石 1 例. 中国超声医学杂志，19(7)：556-561.

姜霄晖，闰洪禄，张捷，等.2002. 原发性闭角型青光眼生物结构的超声测量.中国实用眼科杂志，20(8)：284.

姜玉新.2003. 超声医学科诊疗常规.北京：人民卫生出版社.

焦明德, 蔡爱露, 吴长君, 等.2004. 实用三维超声诊断学.北京：军事医学科学出版社.

焦明德, 田家玮, 任卫东, 等.1999. 临床多普勒超声学.北京：中国协和医科大学出版社.

蓝平.2004. 眼科疾病鉴别诊断学.北京：军事医学科学出版社.

李秉, 张世平, 吕彪标.1994.B型超声对胰腺区肿瘤的诊断价值.肿瘤研究与临床, 6(2)：98-99.

李定章, 谢程阳, 王宁利, 等.2000. 原发性闭角型青光眼周边虹膜切除前后房角相关结构的研究.中国实用眼科杂志, 18(1)：14-16.

李惠丽.2005. 超声生物显微镜在葡萄膜炎诊断治疗中的应用.中国实用眼科杂志, 23(12)：1308-1310.

李建忠.2004. 关于类似胆囊声像的命名之我见.中国超声医学杂志, 20(9)：720-720.

李洁, 吴荣秀.2010. 超声彩色多普勒对糖尿病眼部血管血流动力学的研究.天津医科大学学报, 16(6)：316-317.

李立新.2003. 眼部超声诊断图谱.北京：人民卫生出版社.

李锐, 郭燕丽, 何芸, 等.2006. 脉冲反向谐波实时超声造影对肝占位病变良恶性的鉴别诊断.中国医学影像技, 22(2)：186-188.

李胜利, 官勇, 杨晓东, 等.2004. 就"超声诊断胎儿'海豹儿'畸形综合征一例"与作者及编者商榷.中华医学超声杂志(电子版), (5)：235-236.

李胜利, 黄季春.2005. 超声检查在基层医院胎儿畸形筛查中的思考与建议. 中华医学超声杂志电子版, 2(4)：11-12.

李胜利, 刘菊玲, 陈琮瑛, 等.2003. 颜面部畸形胎儿尸体超声研究.中华超声影像学杂志, 12(5)：316-317.

李胜利, 欧阳淑媛, 陈琮瑛, 等. 2005. 四腔心平面头侧偏斜法快速筛查胎儿先天性心脏畸形.中华超声影像学杂志, 14(8)：594-596.

李胜利.2003. 胎儿畸形产前超声诊断图谱(CD-ROM). 广州：广东省语言音像出版社.

李胜利.2004. 胎儿肢体畸形诊断思维方法及各种肢体畸形产前超声诊断. 中国医学超声杂志, 5, 131-135.

李婷, 韩志国.2010. 超声生物显微镜与眼科B超的影像学特征对葡萄膜炎的超声诊断价值.新疆医学, 40(3)：45-47.

李玉林.2004. 病理学.第6版. 北京：人民卫生出版社.

李正, 王慧贞, 吉士俊.2000. 先天畸形学. 北京：人民卫生出版社.

李治安.2003. 临床超声影像学.北京：人民卫生出版社.

李竹, 钱宇平.1984. 出生缺陷监测. 北京：人民卫生出版社.

林谋斌, 骆明德, 陈雨强, 等.2000. 胰腺癌可切除性的术前判断.中华普通外科杂志, 158(8)：489-491.

刘家琪, 李凤鸣.2003. 实用眼科学. 第2版.北京：人民卫生出版社.

刘菊玲, 李胜利, 陈琮瑛, 等.2005. 产前超声诊断胎儿裂手裂足畸形1例.中华超声影像学杂志, 14(3)：228.

刘磊.2002. 眼超声生物显微镜诊断学.北京：北京科学技术出版社.

刘倚河, 张蓉, 郑玉凤, 等.2003. 彩超诊断异位胆囊并胆总管结石1例.中国超声医学杂志, 19(3)：225-226.

卢少贤.1986. 临床超声心动图学. 长沙：湖南科技出版社.

吕明德, 董宝玮.2001. 临床腹部超声诊断与介入超声学.广州：广东科技出版社,

吕明德, 徐辉雄, 刘广健, 等.2005. 应用低机械指数连续超声造影鉴别诊断肝脏局灶性病变.中国超声医学杂志, 21(6)：440-443.

伦知见, 刘少青, 徐德奎, 等.1997.B超诊断肺部肿块80例分析. 临沂医专学报, 19(1)：73-75.

罗福成, 施红.2002. 彩色多普勒超声诊断学.北京：人民军医出版社.

马家莲, 张华, 魏炜.2005. 胰腺囊腺肿瘤的影像诊断.西安交通大学学报(医学版), 26(5)：511-512.

毛文书, 孙信学.1995. 眼科学. 第3版, 北京：人民卫生出版社.

苗森, 乔春艳.2014. 先天性青光眼的手术治疗进展.中华眼科杂志, 50(8)：626-628.

彭国平, 陈常佩, 周波, 等.2003. 后巩膜葡萄肿的超声诊断.中国医学影像技术, 19(12)：1757-1758.

彭裕文.2004. 局部解剖学.第6版, 北京：人民卫生出版社.

齐青, 王文平, 魏瑞雪, 等.2004. 彩色多普勒超声造影在诊断肝肿瘤中的应用.中华超声影像学杂志, 13(7)：508-510.

钱月华, 龚新环.1999. 胰岛细胞瘤超声诊断价值探讨.中国超声医学杂志, 15(8)：600-602.

钱月华, 龚新环.2000. 肾上腺无功能肿瘤的超声定位诊断.中华超声影像学杂志, 9(4)：237-239.

钱蕴秋.1991. 临床超声诊断学.北京：人民军医出版社.

秦伟, 阴正勤, 张长河, 等.2002. 脉络膜黑色素瘤的影像学观察. 中国医学影像技术, 06：567-569.

桑怡芳.2005. 超声心动图检查高血压病对左心室构型和舒张功能的影响. 中国超声诊断杂志, 6(7)487-488.

沈丽萍, 童剑萍, 王小恩, 等.2003. 严重增殖型糖尿病视网膜病变超声声像图特征及诊断准确性.中华超声影像学杂志, 12(1)：39-42.

石惠杰, 吴长君, 刘露阳, 等.2006. 动态实时灰阶超声造影在急诊肝破裂诊断中的应用.中国急救医学, 26(2)：148-149.

石美鑫，熊汝成，李鸿儒，等. 1992. 实用外科学(下册)，北京：人民卫生出版社，1281-1357.

时冀川，郑曰忠. 2009. 后巩膜炎 22 例临床分析. 中国实用眼科杂志，27(5)：539-541.

史景泉，陈意生. 1998. 外科病理学. 北京：人民军医出版社，611-670.

孙丰源，宋国祥. 2010. 眼与眼眶疾病超声诊断. 北京：人民卫生出版社.

孙思予. 2002. 纵轴内镜超声诊断及介入技术. 北京：人民卫生出版社，14-131.

孙文英. 1998. 胎儿水肿研究现状和诊断进展. 国外医学计划生育分册，17(3)：129-133.

唐杰，董宝玮. 1999. 腹部和外周血管彩色多普勒诊断学. 第 2 版. 北京：人民卫生出版社.

唐杰，刘明. 1992. 腹部和外周血管彩色多普勒诊断学. 北京：人民卫生出版社.

田志云，詹姆斯·休塔. 1994. 胎儿超声心动图手册. 上海：同济大学出版社.

汪维，龚振华，戴玉田. 2005. B 型超声检查对肾上腺肿瘤的诊断价值. 现代泌尿外科杂志，10(1)：17-19.

王纯正，徐智章. 1999. 超声诊断学. 第 2 版，北京：人民卫生出版社.

王丹郁，梁峭嵘，何秀珍. 2013. 正常婴儿髋关节的超声测量与特征. 临床超声医学杂志，(12)：859-861.

王嘉健，删慧玉，朱玮蕾. 2002. 脉络膜黑色素瘤的三维与二维超声成像的比较. 中国超声医学杂志，04：282-284.

王建东，孙玉鹃，王志强，等. 2002. 超声内镜诊断肺癌纵隔淋巴结转移. 中华外科杂志，40(8)：577-580.

王金锐，刘吉斌. 2007. 肌肉骨骼系统超声影像学. 北京：科学技术文献出版社，40.

王炼，姚绍球. 1993. 彩色双功能多普勒在颈部大血管的应用. 中华超声影像学杂志，2：124-126.

王牧. 1994. 超声显像诊断纵隔肿瘤. 临床医学影像杂志，5(4)：178-180.

王宁利，刘文. 2002. 活体超声显微镜眼科学. 北京：科学出版社.

王宁利. 2010. 眼科超声. 北京：人民军医出版社.

王绮，李丽娜，马桂英，等. 2001. 胰腺囊性肿瘤的彩色多普勒血流显像与病理对照研究. 中国超声医学杂志，17(11)：860-862.

王绮，马桂英，李丽娜，等. 2001. 肾上腺无功能肿瘤的超声诊断. 中国超声医学杂志，17(5)：373-374.

王润生，吕沛霖. 2009. 非动脉炎性前部缺血性视神经病变. 中国实用眼科杂志，27(4)：313-317.

王文吉. 2013. 视盘水肿都是视盘炎吗. 中国眼耳鼻喉科杂志，13(4)：208-210.

王新房，邓又斌. 1990. 经食道超声心动图发展简史. 中国医学影像技术，6(3)：2-5.

王新房，李治安. 1991. 彩色多普勒诊断学. 北京：人民卫生出版社.

王新房，李治安. 1991. 经食道超声心动图研究新进展. 中国医学影像技术，7(4)：2-3.

王新房，王加恩. 1985. 超声心动图学. 第 2 版，北京：人民卫生出版社.

王新房. 1995. 静态三维和动态三维超声成像临床应用展望. 中国超医学杂志，4(11)：260-261.

王正滨，侯四川，王新生，等. 2003. 原发性醛固酮增多症的超声显像诊断及其病理基础. 中国超声医学杂志，19(11)：849-851.

王正滨，李美兰，李萍，等. 2002. 肾上腺皮质肿瘤的超声显像诊断与鉴别诊断. 中国超声医学杂志，18(10)：780-783.

王正滨，张春华，王建红，等. 2004. 肾上腺恶性肿瘤的超声显像定位与定性诊断价值. 中华超声影像学杂志，13(9)：693-695.

翁乃清，魏文斌，朱晓清，等. 2001. 玻璃体积血的形态结构与玻璃体后脱离的图像特征. 中华眼科杂志，37(6)：42.

吴阶平. 1993. 泌尿外科. 山东：山东科学技术出版社.

吴雅峰，张桂珍. 1996. 实用心脏超声诊断学. 北京：中国医药科技出版社.

吴燕，罗涛，蒋炜，等. 2014. 有晶状体眼后房型人工晶状体植入术矫正高度近视视觉质量评估. 中国实用眼科杂志，2：189-192.

吴钟瑜，张国英，杜祥伯. 1994. 应用 B 超声诊断卵巢肿瘤的研究. 中华妇产科杂志，10：100-102.

谢红宁. 2004. 妇产科超声诊断学. 北京：人民卫生出版社.

谢永荣，吕明德，张志崇，等. 1997. 肝门纤维块回声：婴儿胆道闭锁的可靠诊断依据. 中国超声医学杂志，13(10)：38～39.

邢香芬，李吉友，王彬，等. 2000. 胰腺肿块超声引导下经皮细针穿刺吸取细胞学与组织学检查对照研究. 中华肿瘤杂志，22(1)：53-54.

熊建群，郑宗英，李瑞珍，等. 1993. B 型超声诊断胸部肿块的探讨. 湖南医科大学报，18(1)：95-96.

熊建群，郑宗英. 1995. 胸膜间皮瘤的临床与超声(附 28 例分析). 中国超声医学杂志，11(2)：126-127.

徐敏. 2012. 几种视盘前凹陷性疾病的眼部 B 超表现及临床意义. 临床眼科杂志，20(4)：349-351.

徐秋华，燕山，龚雷萌，等. 1997. 胰腺肿瘤的 B 型超声诊断. 中国超声医学杂志，13(9)：42-43.

许本柯，杨运平，刘洪涛，等. 2012. 冈上肌腱的血供特点及临床意义. 中国临床解剖学杂志，30(1)：33-34.

薛社普，俞慧，黄玉苓，等. 1991. 中国人胚胎发生发育实例图谱. 北京：北京医科大学、中国协和医科大学联合出版社.

严英榴，杨秀熊. 2003. 产前超声诊断学. 北京：人民卫生出版社.

颜建华，韩姬，吴中耀，等.2003.眼眶海绵状血管瘤的 CT 和彩色多普勒超声诊断分析.中国实用眼科杂志，21(10)：787-789.

燕山，龚雷萌.1993.男性外生殖器疾病的高频声像图.中华超声影像学杂志，2(2)：80-82.

燕山，王益鑫.1987.精索静脉曲张的超声 Doppler 法诊断.中华医学影像技术，3(3)：56-58.

燕山，詹维伟.1997.阴囊，睾丸的超声诊断.上海医学影像学杂志，6(2)：54-60.

杨斌，徐琳，吴志勇，等.2000.彩色多普勒血流显像在诊断胰头癌和胆管远端癌时胰腺周围血管受侵 18 例的应用价值.中华普通外科杂志，15(5)：274-276.

杨晓东，李胜利.2005.胎儿左冠状动脉右心室壁内瘘超声表现一例，中华医学超声杂志(电子版)，2(2)：126.

杨亚军，马明.2007.虹膜囊肿研究进展.眼科新进展，27(9)：714-716.

姚远，李胜利，刘菊玲，等，2005.胎儿腭裂产前超声诊断研究.中华超声影像学杂志，14(8)：597-600.

尹珊珊，严昆，戴莹，等.2004.超声造影对肝硬化定量诊断方法的探讨.中华医学超声杂志(电子版)，1(3)：124-126.

于兰，海力比努尔，王兰.2003.原发性硬化性胆管炎的超声诊断.中国超声医学杂志，19(1)：60-61.

俞清，刘利民，季正标，等.2004.二维超声对肾上腺嗜铬细胞瘤的诊断价值.中国临床医学，11(3)：443-444.

张爱宏.1986.实用腹部超声诊断学.西安：陕西科学技术出版社.

张爱宏.1990.彩色多普勒诊断多发性大动脉炎.中国医学影像技术，6(3)：20-21.

张缙熙，程玉芳，刘吉斌，等.1989.B 型超声诊断胰腺癌的价值(附 156 例报告).中华物理学杂志，11(2)：81-83.

张青萍，邓又斌.2005.超声诊断临床指南.第 2 版，北京：科学出版社.

张雪兰，李桂花，许汉生，等.2003.原发性胆囊癌的胆囊动脉血流动力学研究.中国超声医学杂志，19(3)：196-199.

张运.1988.多普勒超声心动图学.青岛：青岛出版社.

赵玉华，陈宁宁，陆世萍，等.1995.超声检查对大肠肿瘤早期诊断基础与临床应用系列研究——临床应用.中华超声医学杂志，4：59-63.

钟晓红，李胜利，陈琮瑛，等.2005.法洛四联症的胎儿期超声心动图特征.中国超声医学杂志，21(7)：553-554.

周爱泉，李楚凌，谢月球，等.2004.彩色多普勒慧尾征诊断体内金属异物的价值.中国医学影像技术，2(14)：89-90.

周华，杨燕.苏安利.2004.肾上腺囊肿的声像图与病理类型的对照分析第一军医大学学报，24(1)：108-109.

周华敏，张月琴，沈泽民.2005.眼挫伤后房角后退青光眼的临床分析.眼科研究，4(23)：165.

周永昌，郭万学.2005.超声医学.第 5 版.北京：科学技术文献出版社.

朱宗昌.1994.三维超声心动图重建的图像显示.临床医学影像杂志，(5)3：152.

邹海东，许讯，陈凤娥，等.2003.增生型糖尿病视网膜病变的 B 型超声观察.眼科研究，21(2)：195-197.

Abu-Yousef M M，Narayana A S.1985.Prostatic carcinoma：Detection and staging using suprapubic US.Radiology，156：175-180.

Allan L D，Apfel H D，Printz B F.1998. Outcome after prenatal diagnosis of the hypoplastic left heart syndrome，Heart，79：371.

Angelic E，Venturine M，Manzullo A，et al.1997. Color Doppler Imaging in the Assessment of Vascular Involvement by Pancreatic Carcinoma.AJR，168：196.

A-Yousef M M，Narayana A S.1982.Transabdominal ultrasound in the evelution of prostate size.J Clin Ultrasound，10：275-278.

Babcook C J，McGanan J P，Chong B W，et al.1996. Evaluation of fetal midface anatomy related to facial clefts：use of ultrasound. Radiology，201：113-118.

Baronciani D，Scaglia C，Corchia C，et al.1995. Ultrasonography in mmpregnancy and fetal abnormalities：screening or diagnostic test? Prenat Diagn，1995，15：1101-1108.

Barr L，Babcoch D S .1991. Sonography of the normal elbow . AJR，157：739.

Baun G，GreenwoodI.1961.Orbital lesion localization by three-dimensional ultrasonography，NY State 5 Med，61：4149.

Bertolotto M，Perrone R，Martinoli C，et al .1995. High resolution ultrasound anatomy of Achilles tenton . British J Radiology，68：968

Borrell A，Costa M B，Martinez J，et al.1996. Early mid trimester fetal nuchal thickness：Effectiveness as a marker of Down's syndrome. Obster Gynecol，175：45-49.

Botet J F，Lightdale C. 1991. Endoscopic sonography of the upper gastrointestinal tract. AJR，156：63-68.

Chitty C S，Hunt G H，Moore J，et al.1991. Effectiveness of routine ultrasonography in detecting fetal abnormalities in a low risk population. MJ，303：165-169.

Chitty L S，Goodman，Seller M，et al.1996. Oesophageal and duodenal ateresia in a fetus with Down's syndrome. Ultrasound Obstet Gynecol，7：301-309.

Donohue R E.1979.Staging prostatic cancer：a different distribution.J Urol，122：327-329.

Ehrendorfer S，Lequesne G，Penta M .1996. Bilateral synonitis in symptomatic unilateral transient synovitis of the hip . Acta Orthop Scand，67：149.

England D M，Hochholzer L，McCarthy M J，et al.1989. Localized benign and malignant fibrous tumors of the pleura. Am J Surg Pathol，13：640-642.

Faigel D O. 2000.Endosonographic features of benign and malignant lymph nodes. Endoscopy，32：A25-27.

Fornage B D.1986.Normal US anatomy of the prostate Ultrasound Med Biol，12：1011-1021.

Graf R. 1987.Guide to sonography of the infant hip. Sonographic assessment of hip maturity using a sonometric scale. Suttgart：Thieme，65-67.

Grunert R T，Van Every M J，Uehling D T .1992. Bilateral epidermoid cysts of the tesficle.J Urol，147：159

Guis F，Ville Y，Vincent S，et al. 1995. Ultrasound examination of the length of the fetal nasal bones throughout gestation. Ultrasound Obster Gynecol，5：304-307.

Hayakama S，Goto H，Hirooka Y，et al.1998. colour Doppler－guided spectral anaysis of gallbladder wall flow.J Gastroenterol Hepatol，13：181-85.

Hirai I，Kimura W，Kamiga M，et al.2005. The significance of intraoperative Doppler ultrasonography in evaluating hepatic arterial flow when assessing the indications for the Appleby procedure for pancreatic body cancer. J Hepatobiliary Pancreat Surg. 12（1）：55-60.

Hricak H，Hamm B，Kim B .1995. Imaging of the scrotum：Textbook and atlas . New York：Raven Press.

Ishida H，Konno K，Hamashima Y，et al.1992. Assessment of resectability of pancreatic carcinoma by color Doppler sonography.Abdom Imaging，24（3）295-298.

Jacobson J A. 2007. Fundamentals of musculoskeletal ultrasound，shoulder ultrasound.Philadelphia：Saunders，39-101.

Janssen J，Papavassiliou I.2014. Effect of aging and diffuse chronic pancreatitis on pancreas elasticity evaluated using semiquantitative EUS elastography. Ultraschall Med，35（3）：253-258.

Kanemaki N，Nakazawa S，Inui K，et al.1997. Three-dimensional intraductal ultrasonography：preliminary results of a new technique for the diagnosis of diseases of the pancreatobiliary system. Endoscopy，29（8）：726-731.

Karlson B M，Ekbom 1999. A，Lindgren P G，et al. 1999. Abdominal US for diagnosis of pancreatic tumor：prospective cohort analysis.Radiology，213（1）：107-111.

Koike T，Minakami H，Shiraishi H，et al. 1997. Fetal ventricular rate in case of congevital complete heart block is increased by ritodrine. Case report. J Pertnat Med，25：216-218.

Koito K，Namieno T，Nagakawa T，et al. 1998. Diagnosis of arteriovenous malformation of the pancreas by color Doppler ultrasonography. Abdom Imaging，23（1）：84-86.

Komatsuda T，Ishida H，Konno K，et al.2000.Gallbladder carcinoma：color Doppler sonography.Abdom Imaging，25：194-197.

Lees W R，Heron C W. 1987. US-guided percutaneous pancreatography：experience in 75 patients. Radiology，165：809.

Little A F.2000. Adrenal gland and renal sonography. World J Surg，24（2）：171-182.

Mc Necl J E.1988.Normal histology of the prostate.Am I Surg Pathol，12：619-621.

McGahan J P，Goldgerg B B. 1998. Diagnostic ultrasound：a logical approach. Philaelphia：Lippincott-Raven，511-536.

McHugo J M. Skeletal A，Twining P，et al. 2000. Textbook of fetal abnormalities. London：Churchill Livingstone，237-267.

Megibow A J，Balthazar E J，Hulnick D H，et al. 1985.CT evaluation of gastrointestinal leiomyomas and leiomyosarcomas. AJR，144：727-731.

Merz E，Mi-sook K K，Pehl S. 1987. Ultrasonic mensuration of fetal limb bones in the second and third Trimesters. J Clin Ultrasound，15：175.

Middleton W. 1992. Ultrasonography of the shoulder . Radiol clin North Am，30：327.

Mignon F，J ulie C，Izzillo R，et al. 2000. Imaging features of gastric stromal tumors：radiologic-pathologic correlation，report of 4 cases. J Radiol，81：874-881.

Müller N L.1993. Imaging of the pleura. Radiology，186：297-299.

Nielson D，Hollman AS.1995. The ultrasonic diagnosis of infantile hypertrophic pyloric stenosis：technique and accuracy. Clin Radiol，49：246-247.

Park M K, Jo J, Kwon H, et al. 2014. Usefulness of acoustic radiation force impulse elastography in the differential diagnosis of benign and malignant solid pancreatic lesions. Ultrasonography, 33(1): 26-33.

Pei Q, Zou X, Zhang X, et al.2012. Diagnostic value of EUS elastography in differentiation of benign and malignant solid pancreatic masses: a meta-analysis. Pancreatology, 12(5): 402-408.

Rickes S, Mönkemüller K, Malfertheiner P. 2006. Contrast-enhanced ultrasound in the diagnosis of pancreatic tumors. JOP, 7(6): 584-592.

Robins D B, Ladda R L, Thieme G A, et al. 1989. Prenatal detection of Robert-SC phocomelia syndrome: report of 2 sibs characteristic manifestations. Am J Med Genet, 32(3): 390-394.

Rohrschneider W K, Troger J. 1995. Hydrostatic reduction of intussusception under US guidance. Pediatr Radiol, 25: 530-534.

Romero R, Athanassiadis A P, Jeanty P. 1989. Fetal skeletal anomalies.Radiol Clin North Am, 28: 75-99.

Satio T, Kobayashi H, Kitamura S, et al. 1988. Ultrasonographic approach to diagnosing chest wall Tumors. Chest, 94(6): 1271-1275.

Sato M, Ishida H, Konno K, et al. 2000. Abdominal involvement in neurofibromatosis 1: sonographic findings. Abdom Imaging, 25(5): 517-522.

Serio G, Fugazzola C, Iacono C, et al. 1992. Intraoperative ultrasonography in pancreatic cancer. International Journal of Pancreatology, 11(1): 31-40.

Sugama Y, Tamaki S, Kitamura S, et al. 1988. Ultrasonographic evaluation of pleural and chest wall invasion of lung cancer. Chest, 93(2): 275-279.

Suzuki N, Saitoh T, Kitamaura S, et al. 1993. Tumor invasion of the chest wall in lung canaer: diagnosis with US. Radiology, 187: 39-42.

Tanaka S, Kitamra T, Yamamoto K, et al. 1996.Evaluation of routine sonography for early detection of pancreatic cancer.Jpn J Clin Oncol, 26(6): 422-427.

Thomas R D, Dewbury K C. 1993. Ultrasound appearances of the rete testis . Clin Radiol, 47: 121.

Tio T L, Coene P P, Delden O M, et al. 1991. Colorectal carcinoma: preoperative TNM classification and endosonography. Radiology, 179: 165-170.

Tomiyama T, Ueno N, Tano S, et al. 1996. Assessment of arterial invasion in pancreatic cancer using color Doppler ultrasonography. Am J Gastroenterol, 91(7): 1410-1416.

Van Holsbeeck M, Introcaso JH.1991. Musculoskeletal Ultrasound .St Louis: Mosby, 265-284.

Verschelden P, Filiatrault D, Garel L, et al. 1992. Intussusception in children: reliability of US in diagnosis: a prospective study. Radiology, 184: 741-744.

Vinals F, Heredia F, Giuliano A. 2003. The role of the three vessels and trachea view (3VT) in the diagnosis congenital heart defecfts.Ultrasound Obstet Gynecol, 22: 358-367.

Worlicek H, Lutz H, Heyder N. 1987. Ultrasound findings in Crohn's disease and ulcerative colitis: a prospective study. J Clin Ultrasound, 15: 153-163.

Yang P C, Luh K T, Chang D B, et al. 1992. Ultrasonographic evaluation of pulmonary consolidation. Am Rev Respir Dis, 146: 757-760.

Yang P C, Luh K T, Wu H D, et al. 1990. Lung tumors associated with obstructive pneumonitis: US study . Radiology, 174: 717-720.

Yang P C. 2000. Ultrasound Guided transthoracic biopsy of the chest. Radiol Clin North Am, 38(2): 323-343.

Yassa N A, Yang J, Stein S, et al. 1997. Gray-scale and color flow sonography of pancreatic ductal adenocarcinoma. J Clin Ultrasound, 25(9): 473-480.

Yeh H, Gordon A, Kirschner P A, et al. 1983. Computed tomography and sonography of thymolipoma. AJR, 140: 1131-1133.

附录一　超声医学术语英、中对照表

A/D transform 横/数转换

Abdominal Aneurysm(AA)腹主动脉瘤

Abdominal Circumference(AC)腹围

Abdominal Diameter(AD)腹径

Abdominal Pregnancy 腹腔妊娠

Abortion 流产

Abruptio Placenta 胎盘早期剥离

Absorbance 吸收

Accessory Spleen(AcS)副脾

Acoustic Beam 声束

Acoustic Contrast 对比超声(声学造影)

Acoustic Dispersion 声频散

Acoustic Holography 声全息成像法

Acoustic Image & Sonogram(Sonograph)声像图

Acoustic Impedance 声阻抗

Acoustic Intensity & Sound Intensity 声强

Acoustic Power & Sound Power 声功率

Acoustic Pressure & Sound Pressure 声压

Acoustic Window 声窗

Acoustical Imaging 声成像

Acute Cholecystitis(AC 急性胆囊炎)

Acute Myocardial Infarction(AMI)急性心肌梗死

acute necrosis of renal tubules 急性肾小管坏死

Acute Pancreatitis(AP)急性胰腺炎

Acute Prostatitis(AP)急性前列腺炎

Acute Pyogenic Cholangitis(APC)急性化脓性胆管炎

Acute Rejection(AR)急性排斥

Acute Thyroiditis 急性甲状腺炎

Acute tubular necrosis(ATN) 急性肾小管坏死

Adenocarcinoma 腺癌

Adenoid Cystic Carcinoma 囊腺瘤

Adenoid Cystic Carcinoma 腺样囊性癌

Adenolymphoma 腺淋巴瘤

Adenoma of Gallbladder(AGB)胆囊腺瘤

Adenomyomatosis 胆囊腺肌症

Adipose Carcoma(AC)脂肪肉瘤

Altenuation 衰减

Amniotic Fluid Index(AFI)羊水指数

Amniotic(Amnion)Fluid(AF)羊水

Amplitude Modulation A 型

Anencephalus 无胎儿

Anomalous Pulmonary Venou Drainage(APVD)肺静脉畸形引流

Anonyma 无名动脉

Anterior Cerebral Artery(ACA)大脑前动脉

Anterior Mitral Leaflet(AML)二尖瓣前叶

Anterior Tricuspid Leaflet(ATL)三尖瓣前叶

Anterolateral Papillary Muscle(APM)前外侧乳头肌

Aorta(AO)主动脉

Aortic Arch(AAr)主动脉弓

Aortic Coarctation(AC)主动脉缩窄

Aortic Insufficiency(AI)主动脉瓣关闭不全

Aortic Orifice Stenosis(AOS)主动脉口狭窄

Aortic Root Short Axis View(AR-SAV)主动脉根部短轴切面

Aortic Stenosis(AS)主动脉瓣狭窄

Aortic Valve Calcification(AVC)主动脉瓣钙化

Apical Five Chamber View(AP-5CV)心尖五腔切面

Apical Four Chamber View(AP-4CV)心尖四腔切面

Apical Two Chamber View(AP-2CV)心尖二腔切面

Arterio-Venous Fistula 动静脉瘘

Arterio-Venous Malformation 动静脉畸形

Artifact From Beam-width Effect 声宽效应伪差

Artifact from Lens Effect 透镜效应伪差

Artifact from Measuring Distance 测距伪差

Artifact from Mirror Effect 镜面效应伪差

Artifact from Multipath Reflection 多途径反射伪差

Artifact from Partial Volume Effect 部分容积效应伪差

Artifact from Refraction Effect 折射效应伪差

Artifact from Side-Lobe Effect 旁瓣效应伪差

Artifact from Sound Beam-width Effect 声束聚焦效应伪差

Artifact 伪差

Ascending Aorta(AAO)升主动脉

Asplenia Syndrome(AS)无脾综合征

Atherosclerotic Occlusion 动脉硬化闭塞症

Atrial Septal Defect(ASD)房间隔缺损

Atrio Ventricular Canal Defects(AVCD)房室管畸形

Atrium Pulmo Duct(APD)房肺沟

Automatic Gain Control(AGC)自动增益控制

Band Width 带宽

Basilar Artery(BA)基底动脉

Bell's Sign 喇叭口征

Bile Duct Stones(BDS)胆管结石

Biliary Ascariasis(BA)胆道蛔虫

Biophysical Profile Score(BPS)胎儿生物物理监测

Biparietal Diameter(BPD)双顶径

Bladder Diverticulum & Vesical Diverticulum 膀胱憩室

Bladder Stone(BS)膀胱结石

Bread-Ring Sign 面包圈征

Breast Cyst 乳腺囊肿

Breast Tuberculosis 乳腺结核

Brightness Modula B 型

Bronchocele 肺支气管囊肿

Budd-Chiari's Syndrome(BCS)布-加综合征

Butterfly Sign 蝴蝶征

Cancer of Prostate Gland & Prostate Cancer 前列腺癌

Capillary Hemangioma of Liver(CHL)肝毛细血管瘤

Carcinoma of Ampulla(CA)壶腹癌

Carcinoma of Colon(CC)结肠癌

Carcinoma of Corpus Uteri(CCU)宫体癌

Carcinoma of Gallbladder(CaGB)胆囊癌

Carcinoma of Liver 肝癌

Carcinoma of Lung 肺癌

Carcinoma of Ovary(CO)卵巢癌

Carcinoma of Pancreas(CP)胰腺癌

Cardiac Acoustic Contrast 心脏声学造影

Cardiac Function Tests(CFT)心功能测定

Cardiac Tumor(CT)心脏肿瘤

Carotid Aneurysm 颈动脉瘤

Carotid Sclerosis(Hardening)颈动脉硬化

Cataract 白内障

Cavernous Angioma 海绵状血管瘤

Cavernous Hemangioma of Liver 肝海绵状血管瘤

Cavitation Effect of Ultrasound 超声空化效应

Cavitation 空化

Cell Carcinoma of Kidney(CCK)& Renal Cell Carcinoma(RCC)肾细胞癌

Central Praevia Placenta 中央性前置胎盘

Cerebral Hemorrhage 脑内出血

Cerebral Infarction 脑梗死

Cerebral Tumor 脑肿瘤

Cervical Pregnancy 宫颈妊娠

Cholangiocarcinoma 胆管癌

Cholecystokinin 缩胆囊素

Cholestrosis of Gallbladder(CGB)胆囊胆固醇沉着症

Choriogonin(HCG)绒毛膜促性腺激素

Chronic Cholecystitis(CC)慢性胆囊炎

Chronic Cor Pulmonale(CCP)慢性肺源性心脏病（肺心病）

Chronic Lymphocytic Thyroiditis(Hashimoto's Disease)慢性淋巴细胞性甲状腺炎(桥本病)

Chronic Pancreatitis(CP)慢性胰腺炎

Chronic Prostatitis(CP)慢性前列腺炎

Chronic Rejection(CR)慢性排斥

Chronic Rheumatic Cardiac Valve Disease(CRCVD)慢性风湿性心瓣膜病

Clear Window Area 空窗区

Clonorchis Endemicus & Clonorchis Sinensis 华支睾吸虫病

Color Code 彩色编码

Color Doppler(CD)彩色多普勒

Comet Tail Sign 彗星尾征

Common Aortico-Pulmonary trank(CAPT)共同动脉干

Common femoral artery(CFA)股总动脉

Complete Atrio Ventricular Canal(CAVC)完全型房室共道

Complete Endocardial Cushion Defects(CECD)完全型心内膜垫缺损

Complete transposition of The Great Arteries(CTGA)完全型大动脉转位

Completed Abortion 完全流产

Confocal Imaging 同焦点聚焦成像

Congenital Absence of Uterus(CAU)先天性无子宫

Congenital Absence of Vagina(CAV)先天性无阴道

Congenital Biliary Atresia(CBA)先天性胆道闭锁

Congenital Choledochocyst 先天性胆总管囊肿

Congenital Disease of Biliary Tract(CDBT)先天性胆系疾病

Congenital Dislocation of Hip-Joint(CDHJ)先天性髋关节脱位

Congenital Heart Disease(CHD)先天性心脏病

Constrictive Pericarditis(CP)缩窄性心包炎

Continuous Wave Doppler(CWD)连续波多普勒

Contrast Agent 造影（对比）剂

Contrast Medium & Contrast Agent 造影剂

Contrast Resolution 对比分辨力

Convex Array(Probe)凸阵

Cor triatriatum 三房心

Coronary Artery Disease(CAD)冠状动脉性心脏病（冠心病）

Coronary Artery Fistula(CAF)冠状动脉瘘

Coronary Atherosclerosis Heart Disease(CAHD)冠状

动脉粥样硬化性心脏病

Corpus Luteum Cyst(CLC)黄体囊肿

Coupling Medium 耦合介质

Crevice Sign 裂缝征

Crown-Rump Length(CRL)头臀长

Cryptorchidism 隐睾

Cushing's Syndrome 柯兴综合征

Cyst of Adrenal Gland(CAG)肾上腺囊肿

Cyst of Liver & Hepatic Cyst(CL& HCy)肝囊肿

Cyst of Spleen(CS)脾囊肿

Cystadenocarcinoma of Ovary(CACO)卵巢囊腺癌

Cystadenoma of Ovary(CAO)卵巢囊腺瘤

Cystic Teratoma(CT)卵巢囊性畸胎瘤

Cysticercosis Cellulosae of Vitreous 玻璃体内猪囊尾蚴病

Decibel(dB)分贝

Delayed Gastric Emptging(DGE)胃排空延迟

Dermoid Cyst(DC)皮样囊肿

Dermoid Cyst of Orbit 眶皮样囊肿

Descending Aorta(DAO)降主动脉

Detail Resolution 细节分辨力

Diffraction 绕射

Diffuse Splenomegaly(DS)弥漫性脾大

Dilated Cardiomyopathy(DCM)扩张型心肌病

Doppler Echocardiogram(DE)多普勒超声心动图

Doppler Effect 多普勒效应

Doppler Gain 多普勒增益

Double Outlet Right Ventricle(DORV)右心室双出口

Ductus Defereus & Spermatic Duct 输精管

Duplex Uterus & Uterus Didelphys(DU & UD)双子宫

Duplicate Spleen(DuS)重复脾

Dynamic Focus 动态聚焦

Ebstein's Anomaly 埃勃斯坦畸形

Echo & Echoes 回声

Echo free Area & Echoless Area 无回声区

Echocardiography & Ultrosounography 超声心动图

Ectopic Pregnancy 异位妊娠

Eddy Flow(EF)涡流

Elastography 弹性成像

Embryo(Em)胚芽

Endocardial cushion defects(ECD)心内膜垫缺损

Endometrial Carcinoma(EC)子宫内膜癌

Endometrial Hyperplasia(EH)子宫内膜增殖症

Endometriosis & Adenomyosis 子宫内膜异位症

Endometriotic Cyst of Ovary(EMCO)卵巢子宫内膜异位囊肿(巧克力囊肿)

Energizing Pulse 激励脉冲

Epididymal Cyst & Cyst of Epididymis 附睾囊肿

Epididymis 附睾

Epididymitis 附睾炎

Epitheliosis 乳腺囊性增生病

Fail Cava(FC)伪腔

Far Field 远场

Fast Fourier Transform(FFT)快速傅里叶转换

Fatty Liver & Hepar Adiposum(FL)脂肪肝

Femur long(FL)股骨长

Fetal Death 死胎

Fetal Head 胎头

Fetal Heart 胎心

Fetal Motion(FM)胎动

Fetal Spine(FS)胎儿脊柱

Fetal Tension 胎儿肌张力

Fibroadenoma of Breast 纤维腺瘤

Fibroma of Ovary(FO)卵巢纤维瘤

Flow Convergence(FC)血流会聚

Focusing 聚焦

Follicular Adenoma 滤泡状腺瘤

Follicular Cyst & Follicle Cyst(FC)滤泡囊肿

Foreign Body in Stomach(FBS 胃内异物)

Foreign Body of Bladder 膀胱异物

Foreignbody at Eyeballwall 眼球壁异物

Foreignbody in Vitreous 玻璃体内异物

Fossa Ovalis(FO)卵圆窝

Frame Rate 帧率

Freeze 冻结

Frequency 频率

Gain Control Artifact 增益调节伪差

Gain 增益

Gallbladder Stones(GBS)胆囊结石

Gastric Cancer & Carcinoma Ventriculi(CS)胃癌

Gastric Retention(GR)胃潴留

Gestational Sas(GS)妊娠囊

Gray Scale 灰阶

Half-value Layer 半质层

Halo 晕圈

Hamartoma of Lung 肺错构瘤

Head Circumference(HC)头围

Headache 头痛

Hemangioma of Liver & Hepatic Hemangioma 肝血管瘤

Hemangioma of Spleen(HS)脾血管瘤

Hepatic Abscess & Hepatophyma(HA)肝脓肿

Hepatic Cirrhosis(HC)肝硬化

Hepatorrhexis 肝破裂

Horseshoe Kidney (HK) 马蹄肾

Horseshoe Sign 马蹄征

Hump Sign 驼峰征

Hydatid Disease of Liver (HDL) 肝包虫病

Hydatid Disease of Lung 肺包虫囊肿

Hydrarthrosis (HR) 关节积液

Hydrocele Testis 睾丸鞘膜积液

Hydrocephalus (HC) 脑积水

Hydrocephalus 脑积水

Hydronephrosis 肾积水

Hydrothorax & Pleural Effusion 胸膜腔积液

Hypercortisonism 皮质醇增多症

Hyperplasia of Prostate (HP) 前列腺增生

Hyperthyroidism 甲状腺功能亢进

Hypertrophic Cardiomyopathy (HCM) 肥厚型心肌病

Hypoecho 低回声

Hypoplastic Left Heart Syndrome (HLHS) 左心室发育不全综合征

Idiopathic Hypertrophic Subaortic Stenosis (IHSS) 特发性肥厚型主动脉瓣下狭窄

Image Line Resolution 图像线分辨率

Image Polarity (IMG-PO) 图像极性

Impedance Index (ImI) 阻抗指数

Imperforate Hymen & Hymental Atresia (IH & HA) 处女膜闭锁

Incompetence of Lower Limb Venous Valve 下肢深静脉瓣功能不全

Incomplete Abortion 不全流产

Inevitable Abortion 难免流产

Infantile Uterus (IU) 幼稚子宫

Infarct Expansion (IE) 梗死区扩张

Infectious Endocarditis (IE) 感染性心内膜炎

Inferior Vena Cava (IVC) 下腔静脉

Inferior Vena Cava Iong Axis View 下腔静脉长轴切面

Injures of Testis 睾丸损伤

Inter Ventricular Septum (IVS) 室间隔

Interatrial Septnm (IAS) 房间隔

Intervantional Ultrasound 介入性超声

Intra Ocular Foreignbody 眼内异物

Intracerebral Parenchymal Hemorrhage 脑实质内出血

Intra-Orbital Foreignbody 眶内异物

Intrauterine Device (IUD) 宫内节育器

Intrauterine Growth Retardation (IUGR) 胎儿宫内生长迟缓

Intraventricular Hemorrhage 脑室内出血

Intussuception 肠套叠

Ischemic Heart Disease (IHD) 缺血性心脏病

Islet Cell Tumor (ICT) 胰岛细胞瘤

Iso-echo & Equal Echo 等回声

Jaundice & Icterus 黄疸

Jet Flow (JF) 射流

Kidney stone & Calculus Renalis 肾结石

Laminar Flow (LF) 层流

Lateral Shadow 侧壁声影

Left Atrial Appendage View (LAA-V) 左心耳切面

Left Atrium (LA) 左心房

Left Common Carotid Artery 左颈总动脉

Left Coronary Artery (LCA) 左冠状动脉

Left Pulmonary Artery (LPA) 左肺动脉

Left Pulmonary Vein (LPV) 左肺静脉

Left Subclavian Artery 左锁骨下动脉

Left superior Vena Cave (LSVC) 左位上腔静脉

Left Ventricle (LV) 左心室

Left Ventricular Mitral Orifice Level Short Axis View 二尖瓣口水平左心室短轴切面

Left Ventricular Iong Axis View (LVLAV) 左心室长轴切面

Left Ventricular Papillary Muscle Level Short Laxis View 左心室乳头肌水平短轴切面

Leiomyoma of Stomach (LS) 胃平滑肌瘤

Level of Acoustic Intensity 声强级

Level of Acoustic Power 声功率级

Level of Acoustic Pressure 声压级

Line Density (Line-D) 扫描线密度

Liver Adenoma & Hepatic Adenoma (LA) 肝腺瘤

Lower Extremity Aneurysm 下肢动脉瘤

Lower Limb Deep Venous Thrombsis 下肢深静脉血栓

Luteinic Cyst (LC) 黄素囊肿

Lutembacher Syndrome 鲁登巴综合征

Lymphoma of Kidney (LK) 肾淋巴瘤

Lymphosarcoma of Kidney (LSK) 肾淋巴肉瘤

Main Pulmonary Artery (MPA) 主肺动脉

Malignant Detachment 脉络膜脱离

Malignant Lymphoma & Multiple Lymphoma 恶性淋巴瘤

Malignant Lymphoma of Spleen (MLS) 脾恶性淋巴瘤

Malignant Melanoma 脉络膜黑色素瘤

Marfan Syndrome 马方综合征

Marginal Praevia Placenta 边缘性前置胎盘

Mastitis 乳腺炎

Mastocarcinoma 乳腺癌

Matastatic Tumor of Spleen (MTS) 转移性脾肿瘤

Matched Impedance Transducer (MIT) 阻抗匹配探头

Medium Echo 中等回声

Medullary Thyroid Carcinoma 髓样癌

Menimgioma of Vaginae Nervi Gtici 视神经鞘脑膜瘤

Meniscus Injury(MI)半月板损伤

Metastatic Carcinoma of Liver(MCL)转移性肝癌

Middle Cerebral Artery(MCA)大脑中动脉

Midline Floating Sign 正中线漂动征

Migraine 偏头痛

Miklicz Disease 朱古力兹病(瘤样淋巴上皮病)

Minor Pancreatic Duct(MPD)副胰管

Missed Abortion 稽留流产

Mitral Insuffiency(MI)二尖瓣关闭不全

Mitral Orifice(MO)二尖瓣口

Mitral Stenosis(MS)二尖瓣狭窄

Mitral Valve Annulus Calcification(MVAC)二尖瓣环钙化

Mitral Valve Area(MVA)二尖瓣口面积

Mitral Valve Prolapse(MVP)二尖瓣脱垂

Mixed Tumor of Lacrimal Gland 泪腺混合瘤

Mixed Tumor of Salivary Gland 腮腺混合瘤

Modulation 调制

Motion Mode M 型

Mucinous Cystadenoma(MCA)黏液性囊腺瘤

Mucoe 黏液表皮样癌

Mulberry Silkworn Sign 桑蚕征

Multichannels' sign 多管征

Multi-Frequency Probe 多频探头

Multiple Cysts of Spleen(MCS)多发性脾囊肿

M-Ultrasound & Echocardiogram M 型超声心动图

Mutiple Main-Arteritis 多发性大动脉炎

myocardial Infarction(MI)心肌梗死

Myocardial Tumor & Tumor of Myocardium 心肌肿瘤

Myoma of Uterus(MU)子宫肌瘤

Myxoma 黏液瘤

Near Field 近场

Nephroblastoma & Embryoma of Kidney 肾母细胞瘤

Neuroblastoma 神经母细胞瘤

Neuroblastoma 神经母细胞瘤

Noise 噪声

Non Coronary Cusp(NCC)无冠瓣

Non Rheumatic Valvular Heart Disease(NRVHD)非风湿性心瓣膜病

Obliterative Cardiomyopathy(OCM)闭塞型心肌病

Occipito-Frontal(OFD)枕额径

Old Myocardial Infarction(OMI)陈旧性心肌梗死

Oligohydramnios(OH)羊水过少

Ophthalmic Artery(OA)眼动脉

Optic Glioma 视神经胶质瘤

Orbital Tumor 眼眶肿瘤

Ovarian Pregnancy 卵巢妊娠

Ovarian Tumor(OT)卵巢肿瘤

Pancreas(Pa)胰腺

Pancreatic Cyst(PC)胰腺囊肿

Pancreatic Cystadenoma(PCA)胰腺囊腺瘤

Pancreatic Pseudocyst(PPC)假性囊肿

Papillary Adenoma 乳头状腺瘤

Papillary Cystadenoma Lymphomatosm 乳头状淋巴囊腺瘤(Warthin 瘤)

Papilledema 视乳头水肿

Papillitis 视神经乳头炎

Parenchymal Echoes 实性回声

Parotid Cyst 腮腺囊肿

Parotid Hypertrophy 腮腺肥大

Parotid Inflammation 流行性腮腺炎

Partial Atrio Ventricular Canal(PAVC)部分型房室共道

Partial Endocardial Cushion Defects(PECD)部分型心内膜垫缺损

Partial Praevia Placenta 部分性前置胎盘

Patent Ductus arteriosus(PDA)动脉导管末闭

Pelvic Mass(PM)盆腔肿块

Pelvic Masses with Pregnancy(PMP)妊娠合并盆腔肿物

Penetrating Duct Sign 胰管贯穿征

Pentalogy of Fallot(F5)法乐五联症

Pericardial effusion(PE)心包积液

Pericardial Tumor(PT)心包肿瘤

Pericardium 心包

Peritoneal Cavity & Cavum Peritonaei 腹膜腔

Persistent Truncus Arteriosus(PTA)永存动脉干

Phased Annualar Array(Probe)环阵

Pheochromocytoma 嗜铬细胞瘤

Phoenix Eye Sign 丹凤眼征

Piezoelectric Effect 压电效应

Placenta(P)胎盘

Pleural Mesothelioma 胸膜间皮瘤

Polycystic Kidney(PK)多囊肾

Polycystic Ovary & Multicystic Ovary(PCO & MCO)多囊卵巢

Polycystic Spleen(PS)多囊脾

Polysplenic Complex(PSC)多脾复合征

Portal Cavernous Transformation(PCT)门静脉海绵样变性

Posterior Cerebral Artery(PCA)大脑后动脉

Posterior Mitral Leaflet(PML)二尖瓣后叶

Posteroinferior Papillary Muscle(PPM)后内侧乳头肌

Power Spectrum 功率谱

Praevia Placenta 前置胎盘

Pregnancy in Rudimentary Horn 残角子宫妊娠

Primary Aldosteronism (PA) 原发性醛固酮增多症

Primary Carcinoma of Liver (PCL) 原发性肝癌

PRImordial Uterus (PU) 始基子宫

Probe & Transducer 换能器

Prosthetic Valve (PrV) 人工瓣膜

Pseudo-Kidney Sign 假肾征

Pulmonary Artery Iong Axis View (PALAV) 肺动脉长轴切面

Pulmonary Artery Orifice Stenosis (PAOS) 肺动脉口狭窄

Pulmonary Insufficiency (PI) 肺动脉瓣关闭不全

Pulmonary Stenosis (PS) 肺动脉瓣狭窄

Pulmonary Valve (PV) 肺动脉瓣

Pulmonary Vein Entrance (PVE) 肺静脉入口

Pulsatility Index (PI) 搏动指数

Pulse Repetition Frequency (PRF) 脉冲重复频率

Pulse Wave Doppler (PWD) 脉冲波多普勒

Punctate Echo & Echogenic Dotts 点状回声

Range Compressiom 范围压缩

Range Gating 距离选通

Raynaud's Syndrome 雷诺综合征

Real-Time-Spectral Analysis 实时频谱分析

Reduplicated Kidney (ReK) 重复肾

Reflection Method 反射法

Reflection 反射

Refraction 折射

Reiterative Tiles Sign 叠瓦征

Renal Cyst (RC) 肾囊肿

Renal Failure (RF) 肾衰竭

Renal Hamartoma (RH) 肾错构瘤

Renal Transplantation (RT) 肾移植

Renal Tuberculosis & Nephrophthisis 肾结核

Resistance Index (RI) 阻力指数

Resolution 分辨率

Restrictive Cardiomyopathy (RCM) 限制型心肌病

Retinal Detachment 视网膜脱离

Retinoblastoma 视网膜母细胞瘤

Retroperitoneal Cystic Mass (PPCM) 腹膜后囊性肿物

Retroperitoneal Substance Mass (PPSM) 腹膜后实性肿物

Retroperitoneal Tumor (RPT) 腹膜后肿瘤

Reverberation 混响

Reverse Target Sign 反向靶征

Rhabdomyosarcoma of Orbit 眶横纹肌肉瘤

Rich And Strong Echo & Dense Echo 浓密回声

Right Atrinm (RA) 右心房

Right Coronary Artery (RCA) 右冠状动脉

Right Coronary Cusp (RCC) 右冠瓣

Right Pulmonary Artery (RPA) 右肺动脉

Right Pulmonary Vein (RPV) 右肺静脉

Right Ventricle (RV) 右心室

Ringing Artifact 振铃伪差

Rotator Cuff Diseases (RCD) 肩腱袖疾病

Rupture Chordae Tendineae Mitral Valve (RCTMV) 二尖瓣腱索断裂

Rupture of Kidney (RK) 肾破裂

Rupture of Spleen (RS) 脾破裂

Rupturel of Aortic Sinus Aneurysm (RASA) 主动脉窦瘤破裂

Scattering 散射

Schistosomiasis 血吸虫病

Schwannoma 神经鞘瘤

Sclerosing Cholangitis (SC) 硬化性胆管炎

Scrotum 阴囊

Seagull-like Echo 海鸥样回声

Semimoon Sign 半月征

Senile Cataract 老年性白内障

Septal Tricuspid Leaflet (STL) 三尖瓣隔叶

Seroperitoneum & Peritoneal Cavity Effusion 腹膜腔积液

Serous Cystadenoma (SCA) 浆液性囊腺瘤

Side Lobe 旁瓣

Signal Reject 信号抑制

Simple Goiter 单纯性甲状腺肿

Singhe Ventricle (SV) 单心室

Solitary Kidney (SK) 孤立肾

Sound Bearing Medium 传声介质

Sound Energy 声能

Sound Field & Acoustic Field 声场

Sound Shadow & Acoustic Sbadow 声影

Sound Wave 声波

Spatial Resolution 空间分辨率

Spectra Doppler (SD) 频谱多普勒

Spectrum & Spectra 频谱

Splenatrophy & Splenatrophia 脾萎缩

Splenic Tumor (ST) 脾脏肿瘤

Static Three Dimensional Ultrasound Image 静态三维超声成像

Stenocardia 心绞痛

Stone Roll Sign 结石滚动征

Strong Echo 强回声

Subacute Thyroiditis 亚急性甲状腺炎

Subarachnoid Hemorrhage 蛛网膜下隙出血

Subcapsular Hemorrhage of Liver(SHL)肝血肿(肝包膜下出血)

Subclavian Steal Syndrome 锁骨下动脉盗血综合征

Subclavian Veinvena Axillaris Thrombosis 锁骨下静脉-腋静脉血栓形成

Subcostal Four Chamber View(SC-4CV)剑突下四腔切面

Subependymal Hemorrhage 室管膜下出血

Subvalvular Aortic Stenosis(SbVAS)主动脉瓣下狭窄

Superior Vena Cava(SVC)上腔静脉

Suppression 抑制

Suprasternal Aorta Short Axis View 胸骨上窝主动脉短轴切面

Suprasternal Aortic Arch Iong Axis View 胸骨上窝主动脉弓长轴切面

Supravalvular Aortic Stenosis(SpVAS)主动脉瓣上狭窄

Systolic Anterior Movement(SAM)(二尖瓣前叶)收缩期向前运动

Tadpole Tail Sign 蝌蚪尾征

Target Sign 靶环征

Temporal Resolution 瞬时分辨力

Testis 睾丸

Tetralogy of Fallot(F4)法洛四联症

The Sign of Double Barrelled Gun 双筒枪征

Threatened Abortion(TA)先兆流产

Three Dimensional Echocardiography 三维超声心动图

Three Dimensional Echography(3DE)三维超声

Thromboangiitis Obliterans 血栓闭塞性脉管炎

Through Transmission Method 穿透法

Thyroid Adenoma 甲状腺腺瘤

Thyroid Carcinoma 甲状腺癌

Time-gain Control(TGC)时间增益控制

Total Intrauterine Volume TIUV 全子宫容积

Transcranial Doppler(TCD)经颅多普勒

Transesophageal Echocardiography(TEE)经食道超声心动图

Transient Ischemic Attack(TIA)短暂性脑缺血发作

Transmission 透射

Transmitted Pulse 发射脉冲

Transplanted Kidney(TK)移植肾

Transthoracic Echocardiography(TTE)经胸超声心动图

Triangle Sign 三角征

Tricuspid Atresia(TA)三尖瓣闭锁

Tricuspid Insufficiency(TI)三尖瓣关闭不全

Tricuspid Stenosis(TS)三尖瓣狭窄

Trilogy of Fallot(F3)法洛三联症

Truthful Cyst of Pancreas(TCP)真性囊肿

Tubal Pregnancy 输卵管妊娠

Tumor of Bladder(TB)膀胱肿瘤

Tumor of Renal Pelvis(TRP)肾盂肿瘤

Tumor of Testicle 睾丸肿瘤

Turbulent Flow(TF)湍流

Turbulent Flow(TF)紊流

Ultrasonic Diagnostics 超声诊断学

Ultrasonic Wave & Supersonic Wave 超声波

Umbilical Cord & Umbilical Stalk(UC & US)脐带

Undifferentiated Simple Cancer 未分化单纯癌

Upper Extremity Aneurysm 上肢动脉瘤

Ureter Cyst & Ureterocele 输尿管囊肿

Ureter Stone & Ureterolith 输尿管结石

Uterine Cavity Separation Sing 宫腔分离征

Uterus Bicornis & Uterus Bifidus(UB)双角子宫

Uterus Unicornis(UU)单角子宫(残角子宫)

Valvular Aortic Stenosis(VAS)膜性主动脉狭窄

Valvulopathy 心瓣膜病

Variable Summation Technology(VST)不同的相加技术

Vegetation(Veg)赘生物

Velocity of Sound & Sound Velocity 声速

Ventricular Septal Defect(VSD)室间隔缺损

Vericocel 精索静脉曲张

Vertebral Artery(VA)椎动脉

Vitreous Hemorrhage 玻璃体积血

Vitreous Organization 玻璃体机化物

Vokanic Crater Sign 火山口征

Voxel 体元

Wall Filter 壁滤波器

Wave Length(λ)波长

Whirl Flow(WF)漩流

Wirsung 主胰管

Yolk Sac(YS)卵黄囊

(龚渭冰)

附录二 超声医学术语中、英对照表

(二尖瓣前叶)收缩期向前运动 Systolic Anterior Movement(SAM)

(柯兴综合征)(Cushing's Syndrome)

A型 Amplitude Modulation

B型 Brightness Modula

M型 Motion Mode

M型超声心动图 M-Ultrasound & Echocardiogram

埃勃斯坦畸形 Ebstein's Anomaly

靶环征 Target Sign

白内障 Cataract

半月板损伤 Meniscus Injury(MI)

半月征 Semimoon Sign

半质层 Half-value Layer

闭塞型心肌病 Obliterative Cardiomyopathy(OCM)

壁滤波器 Wall Filter

边缘性前置胎盘 Marginal Praevia Placenta

波长 Wave Length(λ)

玻璃体机化物 Vitreous Organization

玻璃体积血 Vitreous Hemorrhage

玻璃体内异物 Foreignbody in Vitreous

玻璃体内猪囊尾蚴病 Cysticercosis Cellulosae of Vitreous

搏动指数 Pulsatility Index(PI)

不全流产 Incomplete Abortion

不同的相加技术 Variable Summation Technology(VST)

布-加综合征 Budd-Chiari's Syndrome(BCS)

部分容积效应伪差 Artifact from Partial Volume Effect

部分型房室共道 Partial Atrio Ventricular Canal(PAVC)

部分型心内膜垫缺损 Partial Endocardial Cushion Defects(PECD)

部分性前置胎盘 Partial Praevia Placenta

彩色编码 Color Code

彩色多普勒 Color Doppler(CD)

残角子宫妊娠 Pregnancy in Rudimentary Horn

侧壁声影 Lateral Shadow

测距伪差 Artifact from Measuring Distance

层流 Laminar Flow(LF)

肠套叠 Intussuception

超声波 Ultrasonic Wave & Supersonic Wave

超声空化效应 Cavitation Effect of Ultrasound

超声心动图 Echocardiography & Ultrosounography

超声诊断学 Ultrasonic Diagnostics

陈旧性心肌梗死 Oid Myocardial Infarction(OMI)

处女膜闭锁 Imperforate Hymen & Hymental Atresia(IH & HA)

穿透法 Through Transmission Method

传声介质 Sound Bearing Medium

大脑后动脉 Posterior Cerebral Artery(PCA)

大脑前动脉 Anterior Cerebral Artery(ACA)

大脑中动脉 Middle Cerebral Artery(MCA)

带宽 Band Width

丹凤眼征 Phoenix Eye Sign

单纯性甲状腺肿 Simple Goiter

单角子宫(残角子宫) Uterus Unicornis(UU)

单心室 Singhe Ventricle(SV)

胆道蛔虫 Biliary Ascariasis(BA)

胆管癌 Cholangiocarcinoma

胆管结石 Bile Duct Stones(BDS)

胆囊癌 Carcinoma of Gallbladder(CaGB)

胆囊胆固醇沉着症 Cholestrosis of Gallbladder(CGB)

胆囊结石 Gallbladder Stones(GBS)

胆囊腺肌症 Adenomyomatosis

胆囊腺瘤 Adenoma of Gallbladder(AGB)

等回声 Iso-echo & Equal Echo

低回声 Hypoecho

点状回声 Punctate Echo & Echogenic Dotts

调制 Modulation

叠瓦征 Reiterative Tiles Sign

动静脉畸形 Arterio-Venous Malformation

动静脉瘘 Arterio-Venous Fistula

动脉导管未闭 Patent Ductus arteriosus(PDA)

动脉硬化闭塞症 Atherosclerotic Occlusion

动态聚焦 Dynamic Focus

冻结 Freeze

短暂性脑缺血发作 Transient Ischemic Attack(TIA)

对比超声(声学造影) Acoustic Contrast

对比分辨率 Contrast Resolution

多发性大动脉炎 Mutiple Main-Arteritis

多发性脾囊肿 Multiple Cysts of Spleen(MCS)

多管征 Multichannels' sign

多囊卵巢 Polycystic Ovary & Multicystic Ovary (PCO & MCO)

多囊脾 Polycystic Spleen(PS)

多囊肾 Polycystic Kidney(PK)

多脾复合征 Polysplenic Complex(PSC)

多频探头 Multi-Frequency Probe

多普勒超声心动图 Doppler Echocardiogram(DE)

多普勒效应 Doppler Effect

多普勒增益 Doppler Gain

多途径反射伪差 Artifact from Multipath Reflection

恶性淋巴瘤 Malignant Lymphoma & Multiple Lymphoma

二尖瓣关闭不全 Mitral Insuffiency(MI)

二尖瓣后叶 Posterior Mitral Leaflet(PML)

二尖瓣环钙化 Mitral Valve Annulus Calcification (MVAC)

二尖瓣腱索断裂 Rupture Chordae Tendineae Mitral Valve(RCTMV)

二尖瓣口 Mitral Orifice(MO)

二尖瓣口面积 Mitral Valve Area(MVA)

二尖瓣口水平左心室短轴切面 Left Ventricular Mitral Orifice Level Short Axis View

二尖瓣前叶 Anterior Mitral Leaflet(AML)

二尖瓣脱垂 Mitral Valve Prolapse(MVP)

二尖瓣狭窄 Mitral Stenosis(MS)

发射脉冲 Transmitted Pulse

法洛三联症 Trilogy of Fallot(F3)

法洛四联症 Tetralogy of Fallot(F4)

法洛五联症 Pentalogy of Fallot(F5)

反射 Reflection

反射法 Reflection Method

反向靶征 Reverse Target Sign

范围压缩 Range Compression

房肺沟 Atrium Pulmo Duct(APD)

房间隔 Interatrial Septnm(IAS)

房间隔缺损 Atrial Septal Defect(ASD)

房室管畸形 Atrio Ventricular Canal Defects(AVCD)

非风湿性心瓣膜病 Non Rheumatic Valvular Heart Disease(NRVHD)

肥厚型心肌病 Hypertrophic Cardiomyopathy(HCM)

肺癌 Carcinoma of Lung

肺包虫囊肿 Hydatid Disease of Lung

肺错构瘤 Hamartoma of Lung

肺动脉瓣 Pulmonary Valve(PV)

肺动脉瓣关闭不全 Pulmonary Insufficiency(PI)

肺动脉瓣狭窄 Pulmonary Stenosis(PS)

肺动脉长轴切面 Pulmonary Artery Iong Axis View(PALAV)

肺动脉口狭窄 Pulmonary Artery Orifice Stenosis (PAOS)

肺静脉畸形引流 Anomalous Pulmonary Venou Drainage(APVD)

肺静脉入口 Pulmonary Vein Entrance(PVE)

肺支气管囊肿 Bronchocele

分辨率 Resolution

分贝 Decibel(dB)

附睾 Epididymis

附睾囊肿 Epididymal Cyst & Cyst of Epididymis

附睾炎 Epididymitis

副脾 Accessory Spleen(AcS)

副胰管 Minor Pancreatic Duct(MPD)

腹径 Abdominal Diameter(AD)

腹膜后囊性肿物 Retroperitoneal Cystic Mass(PPCM)

腹膜后实性肿物 Retroperitoneal Substance Mass (PPSM)

腹膜后肿瘤 Retroperitoneal Tumor(RPT)

腹膜腔 Peritoneal Cavity & Cavum Peritonaei

腹膜腔积液 Seroperitoneum & Peritoneal Cavity Effusion

腹腔妊娠 Abdominal Pregnancy

腹围 Abdominal Circumference(AC)

腹主动脉瘤 Abdominal Aneurysm(AA)

肝癌 Carcinoma of Liver

肝包虫病 Hydatid Disease of Liver(HDL)

肝海绵状血管瘤 Cavernous Hemangioma of Liver

肝毛细血管瘤 Capillary Hemangioma of Liver(CHL)

肝囊肿 Cyst of Liver & Hepatic Cyst(CL& HCy)

肝脓肿 Hepatic Abscess & Hepatophyma(HA)

肝破裂 Hepatorrhexis

肝腺瘤 Liver Adenoma & Hepatic Adenoma(LA)

肝血管瘤 Hemangioma of Liver & Hepatic Hemangioma

肝血肿(肝包膜下出血) Subcapsular Hemorrhage of Liver(SHL)

肝硬化 Hepatic Cirrhosis(HC)

感染性心内膜炎 Infectious Endocarditis(IE)

睾丸 Testis

睾丸鞘膜积液 Hydrocele Testis

睾丸损伤 Injures of Testis

睾丸肿瘤 Tumor of Testicle

梗死区扩张 Infarct Expansion (IE)

功率谱 Power Spectrum

宫颈妊娠 Cervical Pregnancy

宫内节育器 Intrauterine Device (IUD)

宫腔分离征 Uterine Cavity Separation Sing

宫体癌 Carcinoma of Corpus Uteri (CCU)

共同动脉干 Common Aortico-Pulmonary trank (CAPT)

孤立肾 Solitary Kidney (SK)

股骨长 (FL)

股总动脉 Common femoral artery (CFA)

关节积液 Hydrarthrosis (HR)

冠状动脉瘘 Coronary Artery Fistula (CAF)

冠状动脉性心脏病(冠心病) Coronary Artery Disease (CAD)

冠状动脉粥样硬化性心脏病 Coronary Atherosclerosis Heart Disease (CAHD)

海绵状血管瘤 Cavernous Angioma

海鸥样回声 Seagull-like Echo

横/数转换 A/D transform

后内侧乳头肌 Posteroinferior Papillary Muscle (PPM)

壶腹癌 Carcinoma of Ampulla (CA)

蝴蝶征 Butterfly Sign

华支睾吸虫病 Clonorchis Endemicus & Clonorchis Sinensis

环阵 Phased Annualar Array (Probe)

换能器 Probe & Transducer

黄疸 Jaundice & Icterus

黄素囊肿 Luteinic Cyst (LC)

黄体囊肿 Corpus Luteum Cyst (CLC)

灰阶 Gray Scale

回声 Echo & Echoes

慧星尾征 Comet Tail Sign

混响 Reverberation

火山口征 Vokanic Crater Sign

基底动脉 Basilar Artery (BA)

稽留流产 Missed Abortion

激励脉冲 Energizing Pulse

急性胆囊炎 Acute Cholecystitis (AC)

急性化脓性胆管炎 Acute Pyogenic Cholangitis (APC)

急性甲状腺炎 Acute Thyroiditis

急性肾小管坏死 Acute tubular necrosis (ATN)

急性排斥 Acute Rejection (AR)

急性前列腺炎 Acute Prostatitis (AP)

急性心肌梗死 Acute Myocardial Infarction (AMI)

急性胰腺炎 Acute Pancreatitis (AP)

甲状腺癌 Thyroid Carcinoma

甲状腺功能亢进 Hyperthyroidism

甲状腺腺瘤 Thyroid Adenoma

假肾征 Pseudo-Kidney Sign

假性囊肿 Pancreatic Pseudocyst (PPC)

肩腱袖疾病 Rotator Cuff Diseases (RCD)

剑突下四腔切面 Subcostal Four Chamber View (SC-4CV)

浆液性囊腺瘤 Serous Cystadenoma (SCA)

降主动脉 Descending Aorta (DAO)

结肠癌 Carcinoma of Colon (CC)

结石滚动征 Stone Roll Sign

介入性超声 Interventional Ultrasound

近场 Near Field

经颅多普勒 Transcranial Doppler (TCD)

经食道超声心动图 Transesophageal Echocardiography (TEE)

经胸超声心动图 Transthoracic Echocardiography (TTE)

精索静脉曲张 Vericocel

颈动脉瘤 Carotid Aneurysm

颈动脉硬化 Carotid Sclerosis (Hardening)

静态三维超声成像 Static Three Dimensional Ultrasound Image

镜面效应伪差 Artifact from Mirror Effect

距离选通 Range Gating

聚焦 Focusing

蝌蚪尾征 Tadpole Tail Sign

空窗区 Clear Window Area

空化 Cavitation

空间分辨率 Spatial Resolution

快速傅里叶转换 Fast Fourier Transform (FFT)

眶横纹肌肉瘤 Rhabdomyosarcoma of Orbit

眶内异物 Intra-Orbital Foreignbody

眶皮样囊肿 Dermoid Cyst of Orbit

扩张型心肌病 Dilated Cardiomyopathy (DCM)

喇叭口征 Bell's Sign

老年性白内障 Senile Cataract

雷诺综合征 Raynaud's Syndrome

泪腺混合瘤 Mixed Tumor of Lacrimal Gland

连续波多普勒 Continuous Wave Doppler (CWD)

裂缝征 Crevice Sign

流产 Abortion

流行性腮腺炎 Parotid Inflammation

鲁登巴综合征 Lutembacher Syndrome

滤泡囊肿 Follicular Cyst & Follicle Cyst(FC)

滤泡状腺瘤 Follicular Adenoma

卵巢癌 Carcinoma of Ovary(CO)

卵巢囊腺癌 Cystadenocarcinoma of Ovary(CACO)

卵巢囊腺瘤 Cystadenoma of Ovary(CAO)

卵巢囊性畸胎瘤 Cystic Teratoma(CT)

卵巢妊娠 Ovarian Pregnancy

卵巢纤维瘤 Fibroma of Ovary(FO)

卵巢肿瘤 Ovarian Tumor(OT)

卵巢子宫内膜异位囊肿(巧克力囊肿) Endometriotic Cyst of Ovary(EMCO)

卵黄囊 Yolk Sac(YS)

卵圆窝 Fossa Ovalis(FO)

马方综合征 Marfan Syndrome

马蹄肾 Horseshoe Kidney(HK)

马蹄征 Horseshoe Sign

脉冲波多普勒 Pulse Wave Doppler(PWD)

脉冲重复频率 Pulse Repetition Frequency(PRF)

脉络膜黑色素瘤 Malignant Melanoma

脉络膜脱离 Malignant Detachment

慢性胆囊炎 Chronic Cholecystitis(CC)

慢性肺源性心脏病(肺心病) Chronic Cor Pulmonale(CCP)

慢性风湿性心瓣膜病 Chronic Rheumatic Cardiac Valve Disease(CRCVD)

慢性淋巴细胞性甲状腺炎(桥本病) Chronic Lymphocytic Thyroiditis(Hashimoto's Disease)

慢性排斥 Chronic Rejection(CR)

慢性前列腺炎 Chronic Prostatitis(CP)

慢性胰腺炎 Chronic Pancreatitis(CP)

门静脉海绵样变性 Portal Cavernous Transformation(PCT)

弥漫性脾肿大 Diffuse Splenomegaly(DS)

面包圈征 Bread-Ring Sign

膜性主动脉狭窄 Valvular Aortic Stenosis(VAS)

难免流产 Inevitable Abortion

囊腺瘤 Adenoid Cystic Carcinoma

脑梗死 Cerebral Infarction

脑积水 Hydrocephalus

脑积水 Hydrocephalus(HC)

脑内出血 Cerebral Hemorrhage

脑实质内出血 Intracerebral Parenchymal Hemorrhage

脑室内出血 Intraventricular Hemorrhage

脑肿瘤 Cerebral Tumor

浓密回声 Rich And Strong Echo & Dense Echo

耦合介质 Coupling Medium

旁瓣 Side Lobe

旁瓣效应伪差 Artifact from Side-Lobe Effect

膀胱结石 Bladder Stone(BS)

膀胱憩室 Bladder Diverticulum & Vesical Diverticulum

膀胱异物 Foreign Body of Bladder

膀胱肿瘤 Tumor of Bladder(TB)

胚芽 Embryo(Em)

盆腔肿块 Pelvic Mass(PM)

皮样囊肿 Dermoid Cyst(DC)

皮质醇增多症 Hypercortisonism

脾恶性淋巴瘤 Malignant Lymphoma of Spleen(MLS)

脾囊肿 Cyst of Spleen(CS)

脾破裂 Rupture of Spleen(RS)

脾萎缩 Splenatrophy & Splenatrophia

脾血管瘤 Hemangioma of Spleen(HS)

脾脏肿瘤 Splenic Tumor(ST)

偏头痛 Migraine

频率 Frequency

频谱 Spectrum & Spectra

频谱多普勒 Spectra Doppler(SD)

脐带 Umbilical Cord & Umbilical Stalk(UC & US)

前列腺癌 Cancer of Prostate Gland & Prostate Cancer

前列腺增生 Hyperplasia of Prostate(HP)

前外侧乳头肌 Anterolateral Papillary Muscle(APM)

前置胎盘 Praevia Placenta

强回声 Strong Echo

全子宫容积 Total Intrauterine Volume (TIUV)

缺血性心脏病 Ischemic Heart Disease(IHD)

绕射 Diffraction

人工瓣膜 Prosthetic Valve(PrV)

妊娠合并盆腔肿物 Pelvic Masses with Pregnancy(PMP)

妊娠囊 Gestational Sas(GS)

绒毛膜促性腺激素 Choriogonin(HCG)

乳头状淋巴囊腺瘤(Warthin 瘤) Papillary Cystadenoma Lymphomatosm

乳头状腺瘤 Papillary Adenoma

乳腺癌 Mastocarcinoma

乳腺结核 Breast Tuberculosis

乳腺囊性增生病 Epitheliosis

乳腺囊肿 Breast Cyst

乳腺炎 Mastitis

腮腺肥大 Parotid Hypertrophy

腮腺混合瘤 Mixed Tumor of Salivary Gland

腮腺囊肿 Parotid Cyst

三房心 Cor triatriatum

三尖瓣闭锁 Tricuspid Atresia（TA）

三尖瓣隔叶 Septal Tricuspid Leaflet（STL）

三尖瓣关闭不全 Tricuspid Insufficiency（TI）

三尖瓣前叶 Anterior Tricuspid Leaflet（ATL）

三尖瓣狭窄 Tricuspid Stenosis（TS）

三角征 Triangle Sign

三维超声 Three Dimensional Echography（3DE）

三维超声心动图 Three Dimensional Echocardio-graphy

散射 Scattering

桑蚕征 Mulberry Silkworn Sign

扫描线密度 Line Density（Line-D）

上腔静脉 Superior Vena Cava（SVC）

上肢动脉瘤 Upper Extremity Aneurysm

射流 Jet Flow（JF）

神经母细胞瘤 Neuroblastoma

神经母细胞瘤 Neuroblastoma

神经鞘瘤 Schwannoma

肾错构瘤 Renal Hamartoma（RH）

肾衰竭 Renal Failure（RF）

肾积水 Hydronephrosis

肾结核 Renal Tuberculosis ＆ Nephrophthisis

肾结石 Kidney Stone ＆ Calculus Renalis

肾淋巴瘤 Lymphoma of Kidney（LK）

肾淋巴肉瘤 Lymphosarcoma of Kidney（LSK）

肾母细胞瘤 Nephroblastoma ＆ Embryoma of Kidney

肾囊肿 Renal Cyst（RC）

肾破裂 Rupture of Kidney（RK）

肾上腺囊肿 Cyst of Adrenal Gland（CAG）

肾细胞癌 Cell Carcinoma of Kidney（CCK）＆ Renal Cell Carcinoma（RCC）

肾移植 Renal Transplantation（RT）

肾盂肿瘤 Tumor of Renal Pelvis （TRP）

升主动脉 Ascending Aorta（AAO）

声波 Sound Wave

声场 Sound Field ＆ Acoustic Field

声成像 Acoustical Imaging

声窗 Acoustic Window

声功率 Acoustic Power ＆ Sound Power

声功率级 Level of Acoustic Power

声宽效应伪差 Artifact From Beam-width Effect

声能 Sound Energy

声频散 Acoustic Dispersion

声强 Acoustic Intensity ＆ Sound Intensity

声强级 Level of Acoustic Intensity

声全息成像法 Acoustic Holography

声束 Acoustic Beam

声束聚焦效应伪差 Artifact from Sound Beam-width Effect

声速 Velocity of Sound ＆ Sound Velocity

声像图 Acoustic Image ＆ Sonogram（Sonograph）

声压 Acoustic Pressure ＆ Sound Pressure

声压级 Level of Acoustic Pressure

声影 Sound Shadow ＆ Acoustic Sbadow

声阻抗 Acoustic Impedance

时间增益控制 Time-gain Control（TGC）

实时频谱分析 Real-Time-Spectral Analysis

实性回声 Parenchymal Echoes

始基子宫 PRImordial Uterus（PU）

视神经胶质瘤 Optic Glioma

视神经鞘脑膜瘤 Menimgioma of Vaginae Nervi Gtici

视乳头水肿 Papilledema

视神经乳头炎 Papillitis

视网膜母细胞瘤 Retinoblastoma

视网膜脱离 Retinal Detachment

室管膜下出血 Subependymal Hemorrhage

室间隔 Inter Ventricular Septum（IVS）

室间隔缺损 Ventricular Septal Defect（VSD）

嗜铬细胞瘤 Pheochromocytoma

输精管 Ductus Defereus ＆ Spermatic Duct

输卵管妊娠 Tubal Pregnancy

输尿管结石 Ureter Stone ＆ Ureterolith

输尿管囊肿 Ureter Cyst ＆ Ureterocele

衰减 Altenuation

双顶径 Biparietal Diameter（BPD）

双角子宫 Uterus Bicornis ＆ Uterus Bifidus（UB）

双筒枪征 The Sign of Double Barrelled Gun

双子宫 Duplex Uterus ＆ Uterus Didelphys（DU ＆ UD）

瞬时分辨力 Temporal Resolution

死胎 Fetal Death

髓样癌 Medullary Thyroid Carcinoma

缩胆囊素 Cholecystokinin

缩窄性心包炎 Constrictive Pericarditis（CP）

锁骨下动脉盗血综合征 Subclavian Steal Syndrome

锁骨下静脉-腋静脉血栓形成 Subclavian Veinvena Axillaris Thrombosis

胎动 Fetal Motion(FM)

胎儿宫内生长迟缓 Intrauterine Growth Retardation (IUGR)

胎儿肌张力 Fetal Tension

胎儿脊柱 Fetal Spine(FS)

胎儿生物物理监测 Biophysical Profile Score(BPS)

胎盘 Placenta(P)

胎盘早期剥离 Abruptio Plancenta

胎头 Fetal Head

胎心 Fetal Heart

特发性肥厚型主动脉瓣下狭窄 Idiopathic Hypertrophic Subaortic Stenosis(IHSS)

体元 Voxel

同焦点聚焦成像 Confocal Imaging

头臂长 Crown-Rump Length(CRL)

头痛 Headache

头围 Head Circumference(HC)

透镜效应伪差 Artifact from Lens Effect

透射 Transmission

凸阵 Convex Array(Probe)

图像极性 Image Polarity(IMG-PO)

图像线分辨率 Image Line Resolution

湍流 Turbulent Flow(TF)

驼峰征 Hump Sign

完全流产 Completed Abortion

完全型大动脉转位 Complete transposition of The Great Arteries(CTGA)

完全型房室共道 Complete Atrio Ventricular Canal (CAVC)

完全型心内膜垫缺损 Complete Endocardial Cushion Defects(CECD)

伪差 Artifact

伪腔 Fail Cava(FC)

未分化单纯癌 Undifferentiated Simple Cancer

胃癌 Gastric Cancer & Carcinoma Ventriculi(CS)

胃内异物 Foreign Body in Stomach(FBS)

胃排空延迟 Delayed Gastric Emptging(DGE)

胃平滑肌瘤 Leiomyoma of Stomach(LS)

胃潴留 Gastric Retention(GR)

紊流 Turbulent Flow(TF)

涡流 Eddy Flow(EF)

无冠瓣 Non Coronary Cusp(NCC)

无回声区 Echo free Area & Echoless Area

无名动脉 Anonyma

无脾综合征 Asplenia Syndrome(AS)

无胎儿 Anencephalus

吸收 Absorbance

细节分辨力 Detail Resolution

下腔静脉 Inferior Vena Cava(IVC)

下腔静脉长轴切面 Inferior Vena Cava Iong Axis View

下肢动脉瘤 Lower Extremity Aneurysm

下肢深静脉瓣功能不全 Incompetence of Lower Limb Venous Valve

下肢深静脉血栓 Lower Limb Deep Venous Thrombsis

先天性胆道闭锁 Congenital Biliary Atresia(CBA)

先天性胆系疾病 Congenital Disease of Biliary Tract(CDBT)

先天性胆总管囊肿 Congenital Choledochocyst

先天性髋关节脱位 Congenital Dislocation of Hip-Joint(CDHJ)

先天性无阴道 Congenital Absence of Vagina(CAV)

先天性无子宫 Congenital Absence of Uterus(CAU)

先天性心脏病 Congenital Heart Disease(CHD)

先兆流产 Threatened Abortion(TA)

纤维腺瘤 Fibroadenoma of Breast

限制型心肌病 Restrictive Cardiomyopathy(RCM)

腺癌 Adenocarcinoma

腺淋巴瘤 Adenolymphoma

腺样囊性癌 Adenoid Cystic Carcinoma

心瓣膜病 Valvulopathy

心包 Pericardium

心包积液 Pericardial effusion(PE)

心包肿瘤 Pericardial Tumor(PT)

心功能测定 Cardiac Function Tests(CFT)

心肌梗死 myocardial Infarction(MI)

心肌肿瘤 Myocardial Tumor & Tumor of Myocardium

心尖二腔切面 Apical Two Chamber View(AP-2CV)

心尖四腔切面 Apical Four Chamber View(AP-4CV)

心尖五腔切面 Apical Five Chamber View(AP-5CV)

心绞痛 Stenocardia

心内膜垫缺损 Endocardial cushion defects(ECD)

心脏声学造影 Cardiac Acoustic Contrast

心脏肿瘤 Cardiac Tumor(CT)

信号抑制 Signal Reject

胸骨上窝主动脉短轴切面 Suprasternal Aorta Short Axis View

胸骨上窝主动脉弓长轴切面 Suprasternal Aortic Arch Iong Axis View

胸膜间皮瘤 Pleural Mesothelioma

胸膜腔积液 Hydrothorax & Pleural Effusion

漩流 Whirl Flow（WF）

血流会聚 Flow Convergence（FC）

血栓闭塞性脉管炎 Thromboangiitis Obliterans

血吸虫病 Schistosomiasis

压电效应 Piezoelectric Effect

亚急性甲状腺炎 Subacute Thyroiditis

眼动脉 Ophthalmic Artery（OA）

眼眶肿瘤 Orbital Tumor

眼内异物 Intra Ocular Foreignbody

眼球壁异物 Foreignbody at Eyeballwall

羊水 Amniotic（Amnion）Fluid（AF）

羊水过少 Oligohydramnios（OH）

羊水指数 Amniotic Fluid Index（AFI）

胰岛细胞瘤 Islet Cell Tumor（ICT）

胰管贯穿征 Penetrating Duct Sign

胰腺 Pancreas（Pa）

胰腺癌 Carcinoma of Pancreas（CP）

胰腺囊腺瘤 Pancreatic Cystadenoma（PCA）

胰腺囊肿 Pancreatic Cyst（PC）

移植肾 Transplanted Kidney（TK）

异位妊娠 Ectopic Pregnancy

抑制 Suppression

阴囊 Scrotum

隐睾 Cryptorchidism

硬化性胆管炎 Sclerosing Cholangitis（SC）

永存动脉干 Persistent Truncus Arteriosus（PTA）

右肺动脉 Right Pulmonary Artery（RPA）

右肺静脉 Right Pulmonary Vein（RPV）

右冠瓣 Right Coronary Cusp（RCC）

右冠状动脉 Right Coronary Artery（RCA）

右心房 Right Atrinm（RA）

右心室 Right Ventricle（RV）

右心室双出口 Double Outlet Right Ventricle（DORV）

幼稚子宫 Infantile Uterus（IU）

原发性肝癌 Primary Carcinoma of Liver（PCL）

原发性醛固酮增多症 Primary Aldosteronism（PA）

远场 Far Field

晕圈 Halo

造影（对比）剂 Contrast Agent

造影剂 Contrast Medium & Contrast Agent

噪声 Noise

增益 Gain

增益调节伪差 Gain Control Artifact

黏液表皮样癌 Mucoe

黏液瘤 Myxoma

黏液性囊腺瘤 Mucinous Cystadenoma（MCA）

折射 Refraction

折射效应伪差 Artifact from Refraction Effect

真性囊肿 Truthful Cyst of Pancreas（TCP）

枕额径 Occipito-Frontal（OFD）

振铃伪差 Ringing Artifact

正中线漂动征 Midline Floating Sign

帧率 Frame Rate

脂肪肝 Fatty Liver & Hepar Adiposum（FL）

脂肪肉瘤 Adipose Carcoma（AC）

中等回声 Medium Echo

中央性前置胎盘 Central Praevia Placenta

重复脾 Duplicate Spleen（DuS）

重复肾 Reduplicated Kidney（ReK）

朱古力兹病（瘤样淋巴上皮病）Miklicz Disease

蛛网膜下隙出血 Subarachnoid Hemorrhage

主动脉 Aorta（AO）

主动脉瓣钙化 Aortic Valve Calcification（AVC）

主动脉瓣关闭不全 Aortic Insufficiency（AI）

主动脉瓣上狭窄 Supravalvular Aortic Stenosis（SpVAS）

主动脉瓣狭窄 Aortic Stenosis（AS）

主动脉瓣下狭窄 Subvalvular Aortic Stenosis（SbVAS）

主动脉窦瘤破裂 Rupturel of Aortic Sinus Aneurysm（RASA）

主动脉根部短轴切面 Aortic Root Short Axis View（AR-SAV）

主动脉弓 Aortic Arch（AAr）

主动脉口狭窄 Aortic Orifice Stenosis（AOS）

主动脉缩窄 Aortic Coarctation（AC）

主肺动脉 Main Pulmonary Artery（MPA）

主胰管 Wirsung

转移性肝癌 Metastatic Carcinoma of Liver（MCL）

转移性脾肿瘤 Matastatic Tumor of Spleen（MTS）

椎动脉 Vertebral Artery（VA）

赘生物 Vegetation（Veg）

子宫肌瘤 Myoma of Uterus（MU）

子宫内膜癌 Endometrial Carcinoma（EC）

子宫内膜异位症 Endometriosis & Adenomyosis

子宫内膜增殖症 Endometrial Hyperplasia（EH）

自动增益控制 Automatic Gain Control（AGC）

阻抗匹配探头 Matched Impedance Transducer（MIT）

阻抗指数 Impedance Index（ImI）

阻力指数　Resistance Index（RI）

左肺动脉　Left Pulmonary Artery（LPA）

左肺静脉　Left Pulmonary Vein（LPV）

左冠状动脉　Left Coronary Artery（LCA）

左颈总动脉　Left Common Carotid Artery

左心室长轴切面　Left Ventricular Iong Axis View（LVLAV）

左心室乳头肌水平短轴切面　Left Ventricular Papillary Muscle Level Short Laxis View

左锁骨下动脉　Left Subclavian Artery

左位上腔静脉　Left superior Vena Cave（LSVC）

左心耳切面　Left Atrial Appendage View（LAA-V）

左心房　Left Atrium（LA）

左心室　Left Ventricle（LV）

左心室发育不全综合征　Hypoplastic Left Heart Syndrome（HLHS）

（龚渭冰）

彩　图

组织弹性成像

软　　　　　　　　　　　　　　　　　　　　　　　硬

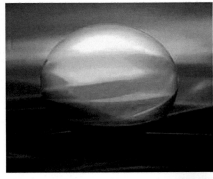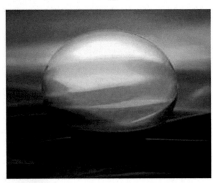

软　　　　　　　　　　　　　　　　　　　　　　　硬

组织弹性差别的彩色显示方法

彩图 1　组织弹性成像示意图

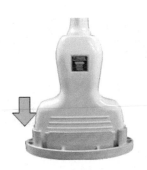
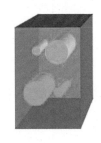
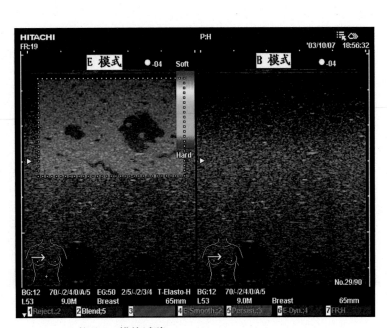

彩图 2　模块试验

绿色模块为与周围组织回声不同的组织，可以用常规 B 模式显示。黄色模块为与周围组织回声相似但硬度不同的组织，不能
用常规 B 模式显示，用 E 模式可以清晰显示

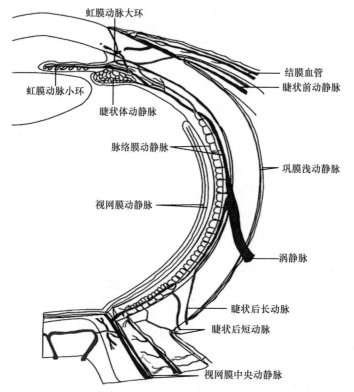

虹膜动脉大环

结膜血管

睫状前动静脉

虹膜动脉小环

睫状体动静脉

脉络膜动静脉

巩膜浅动静脉

视网膜动静脉

涡静脉

睫状后长动脉

睫状后短动脉

视网膜中央动静脉

彩图 3　眼部血液循环示意图

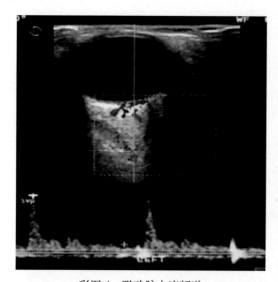

彩图 4　眼动脉血流频谱

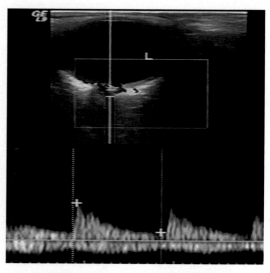

彩图 5　视网膜中央动脉血流频谱

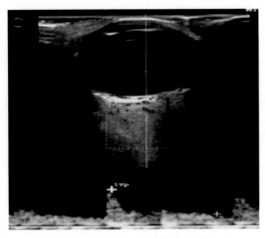

彩图 6　睫状后动脉血流频谱

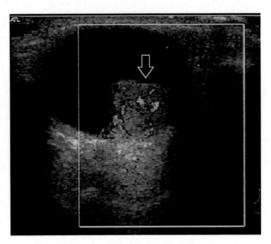

彩图 7　脉络膜恶性黑色素瘤

球壁隆起球形实性病变，边缘光滑，内见杂乱血流信号（箭头所指）

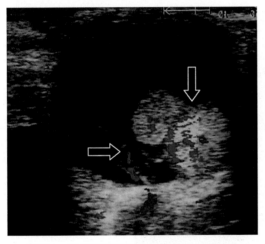

彩图 8　脉络膜恶性黑色素瘤伴视网膜脱离

球壁隆起实性病灶呈葫芦状，中央见缩窄区（纵向箭头），基底宽大，同时继发视网膜脱离（横向箭头）

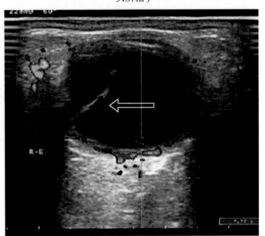

彩图 9　脉络膜脱离

玻璃体内强回声带（箭头所指），凸向玻璃体，凹面向眼球壁，其上见较丰富血流信号

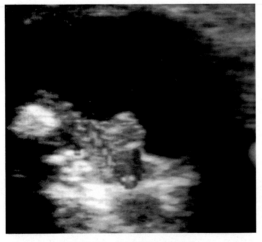

彩图 10　视网膜母细胞瘤

玻璃体内不规则实性病变，回声不均，见多个强光点及光斑回声，其内均有与视网膜中央动、静脉相延续的血流信号

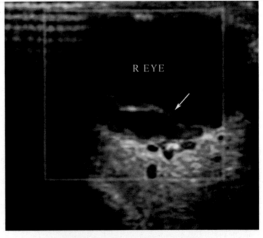

彩图 11　部分性视网膜脱离

玻璃体内见强回声带，后端与视盘相连，其内见其内见动、静脉伴行的血流信号（箭头所指）

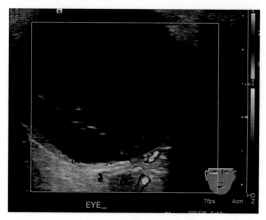

彩图 12 完全性视网膜脱离

脱离的视网膜呈倒"八"字形，后端连接视盘，其内见动、
静脉伴行的血流信号

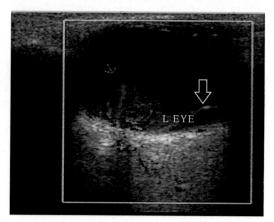

彩图 13 继发性视网膜脱离

玻璃体内实性病变旁见连于视盘的强回声光带（粗箭头所指）

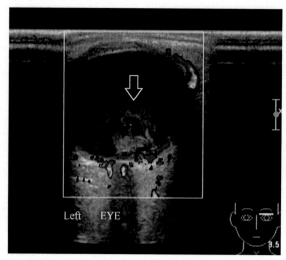

彩图 14 玻璃体积血

玻璃体内絮团状回声物（箭头所指），未探及血流信号

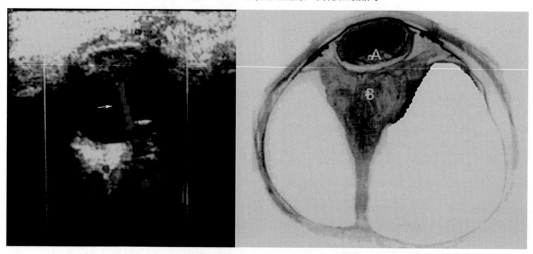

彩图 15 永存增生原始玻璃体彩色多普勒超声与标本对照图

A. 晶状体；B. 永存增生的原始玻璃体，其内见与视网膜中央动、静脉延续的血流信号（箭头所指）

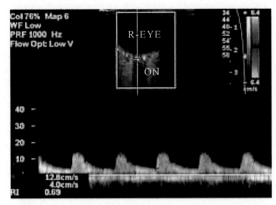

彩图 16　正常眼视网膜中央动脉血流频谱
PSV=13cm/s，EDV=4cm/s，RI=0.69

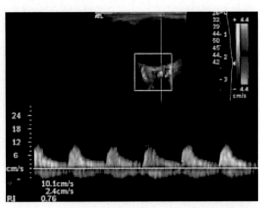

彩图 17　闭角型青光眼视网膜中央动脉血流频谱
PSV=10 cm/s，EDV=2.5cm/s，RI=0.75

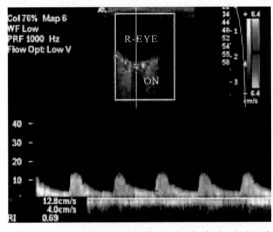

彩图 18　正常眼视网膜中央动脉血流频谱
PSV=13cm/s，EDV=4cm/s，RI=0.69

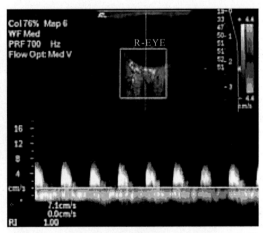

彩图 19　开角型青光眼视网膜中央动脉血流频谱
PSV=7cm/s，EDV=0cm/s，RI=1.00

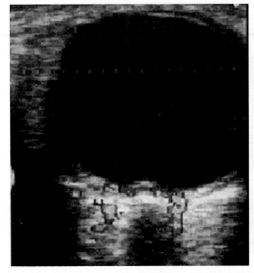
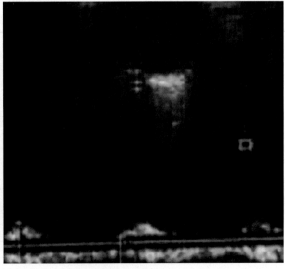

彩图 20　前部缺血性视神经病变彩色多普勒血流频谱
视盘稍隆起；视网膜中央动脉收缩期流速减低，舒张期血流消失，阻力指数等于 1

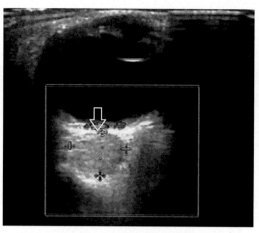

彩图 21　眶海绵状血管瘤

球后肌锥内中强回声团块，圆形，边界清晰，内缺乏血流信号

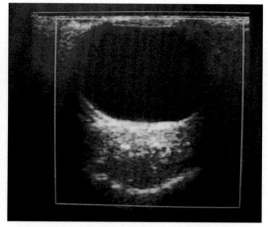

彩图 22　眼横纹肌肉瘤（经球扫查）

眼眶外上方探及实性团块，圆形，内部呈低回声，可见较丰
富血流信号

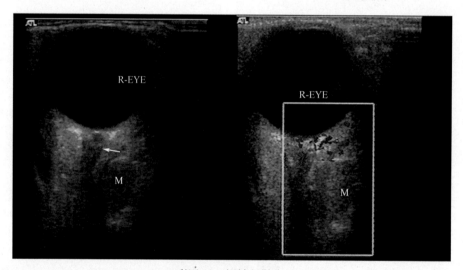

彩图 23　视神经鞘瘤

球后视神经旁见一个实性低回声团块 (M)，圆形，边界清晰，其内未探及明显血流信号；视神经略受推压（箭头所指）

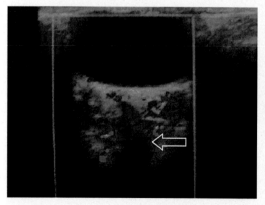

彩图 24　视神经鞘脑膜瘤

视神经增粗，球后实性低回声团块与视神经相连，其内可探
及丰富血流信号

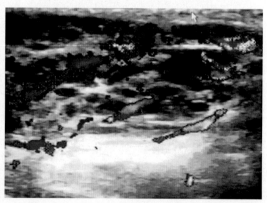

彩图 25　慢性颌下腺炎

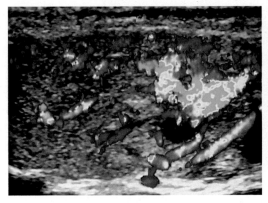

彩图 26　慢性腮腺炎

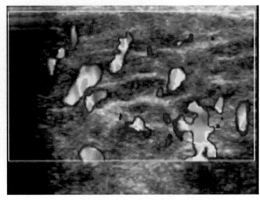

彩图 27　涎腺淋巴上皮病
腺体内血供较丰富

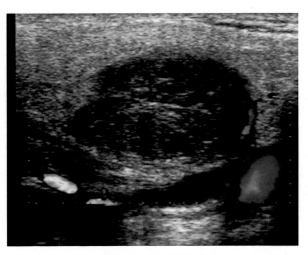

彩图 28　腮腺混合瘤

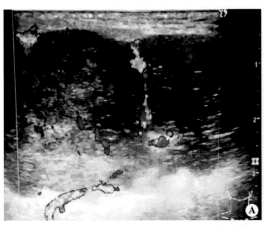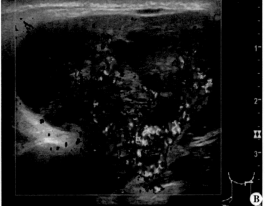

彩图 29　Warthin 瘤

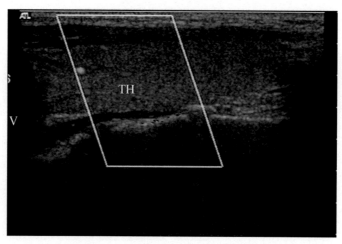

彩图 30　正常甲状腺内血流（纵切面）

甲状腺实质内见稀疏点条状血流信号，TH 甲状腺

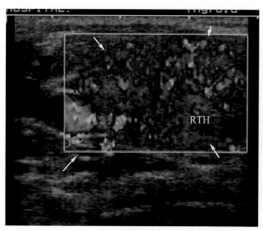

彩图 31　毒性弥漫性甲状腺肿声像图

右侧叶甲状腺血流信号丰富，呈"火海征"（箭头所指）

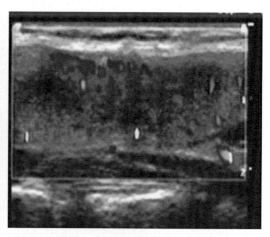

彩图 32　亚急性甲状腺炎声像图

病灶内见血流穿行

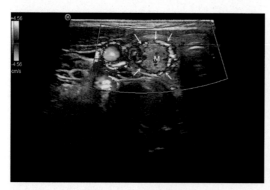

彩图 33　甲状腺腺瘤

肿瘤边界清晰，周边可探及环绕血流束（箭头所指），M 肿块

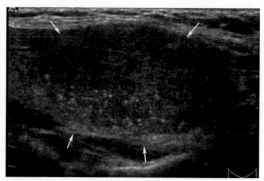

彩图 34　甲状腺乳头状癌

病灶边界欠清（白色箭头所指），见簇状分布细点状钙化灶（红色箭头所指）

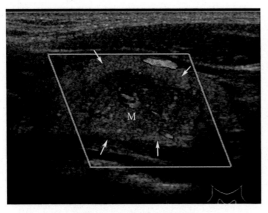

彩图 35　甲状腺乳头状癌

病灶内见短条状血流信号（如箭头所指），M 肿块

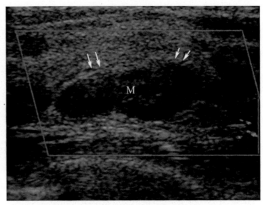

彩图 36　乳腺增生症

乳腺腺体组织内见瘤样增生结节（箭头所指），M 瘤样增生结节，内无血流信号

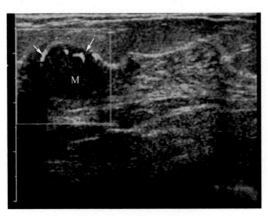

彩图 37　乳腺纤维腺瘤

CDFI 于肿块内见稍丰富血流信号（箭头所指，M 肿块）

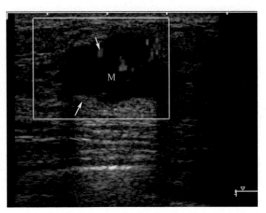

彩图 38　乳腺癌

肿块内探及较丰富血流信号(M：肿块，如箭头所指)

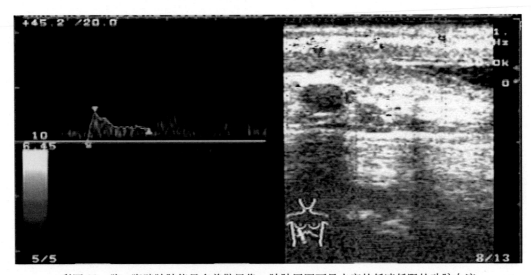

彩图 39　胸 - 腹壁脓肿能量多普勒显像，脓肿周围可见丰富的低速低阻的动脉血流

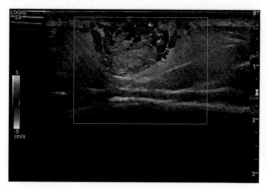

彩图 40　隆突性皮肤纤维肉瘤（彩色多普勒）

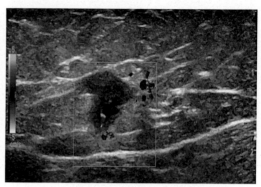

彩图 41　脂肪肉瘤 (CDFI 所见之内部血流)

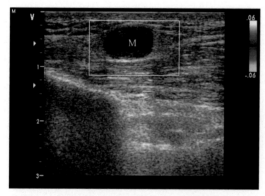

彩图 42　霍奇金病 (混合型) 前胸壁转移 (M)，结
节内几乎完全液化，未见血流信号

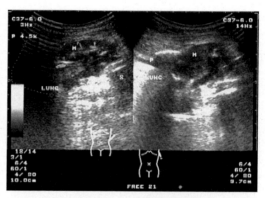

彩图 43　肺癌胸壁转移

第 11 后肋骨破坏，骨皮质不连续，呈弧形散在短条，可见
血流信号。LUNG 肺；M 转移性肿块；P 壁层胸膜；S 脾

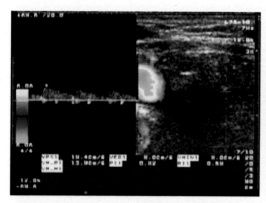

彩图 44　增生的胸腺内见血管

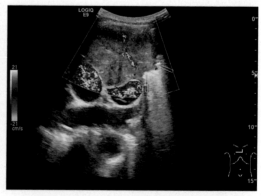

彩图 45　5.0MHz 凸阵探头示恶性胸腺瘤

肿块内血流较丰富，包膜回声中断，内部回声不均

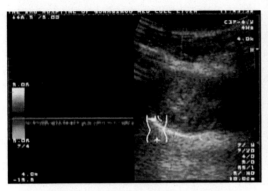

彩图 46　纵隔神经鞘瘤彩色多普勒
背部横切，见肿瘤呈横向生长，彩色多普勒见散在蓝色血流，
频谱多普勒显像为静脉血流

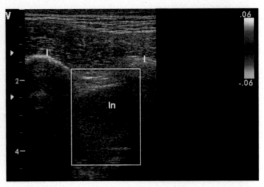

彩图 47　胸骨旁第二前肋间高频探头纵行扫查
l 肋骨，ln 淋巴结，结节内未见血流

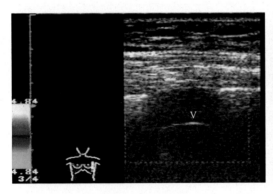

彩图 48　肺脓肿
高频扫查局部胸壁血流信号增多，脓肿呈低回声，内见支气
管气相 (V)，脏层胸膜完整

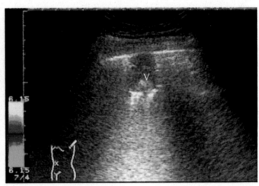

彩图 49　与图 7-5-2 同一患者的低频扫查，肿块
后部可见脓团稍高回声 (V)，其前方高回声带为支
气管气相

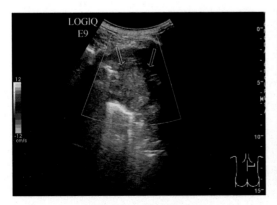

彩图 50　肺炎性假瘤
彩色多普勒未显示血流信号

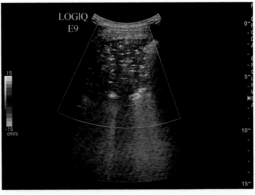

彩图 51　肺间质慢性炎性病变的彩色多普勒

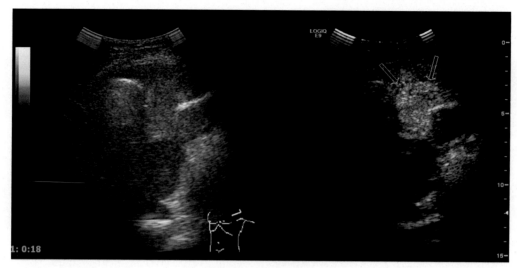

彩图 52　左下肺腺癌

造影提示肿块呈高增强，肿块边界清

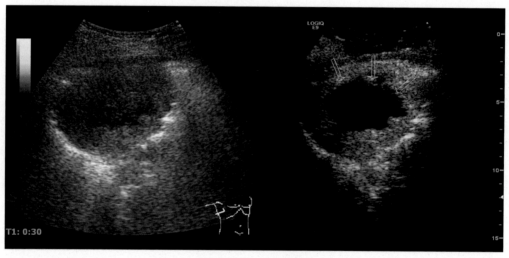

彩图 53　右上肺鳞癌

造影提示低回声区域无增强，穿刺证实为坏死组织

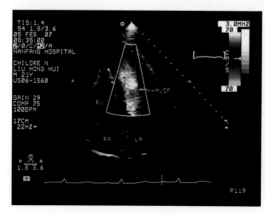

彩图 54　正常二尖瓣口血流

（心尖四腔切面）

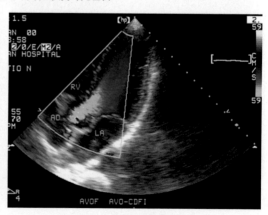

彩图 55　正常主动脉瓣口血流

（心尖五腔切面）

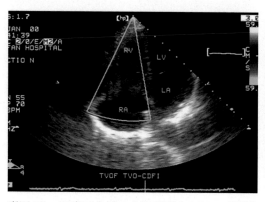

彩图 56　正常三尖瓣口血流彩图 8-4-26　正常肺
动脉口血流
（心尖四腔切面）（肺动脉长轴切面）

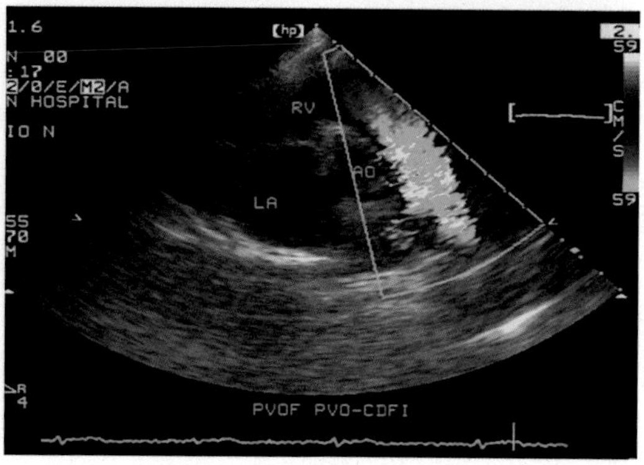

彩图 57　正常肺动脉口血流
（肺动脉长轴切面）

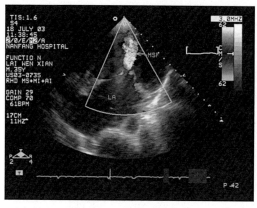

彩图 58　心尖四腔切面
二尖瓣狭窄血流 (A)

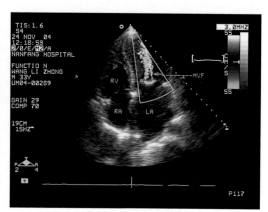

彩图 59　心尖四腔切面
二尖瓣狭窄血流 (B)

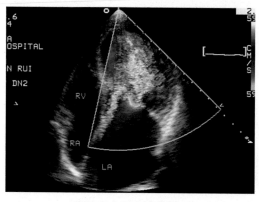

彩图 60　心尖四腔切面
二尖瓣狭窄血流 (C)

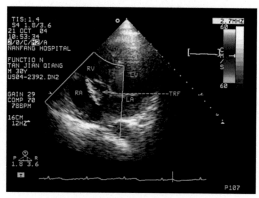

彩图 61　二尖瓣狭窄肺高压时致
三尖瓣反流（箭头所指）

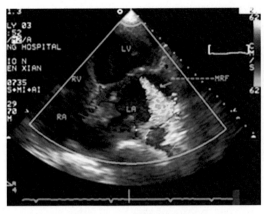

彩图 62　二尖瓣关闭不全

左心房内的彩色反流血流信号（箭头所指）

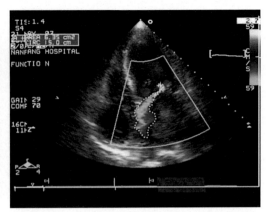

彩图 63　二尖瓣反流面积的测定（虚线所示）

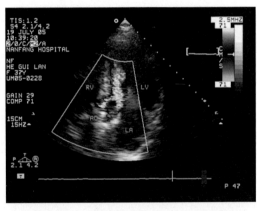

彩图 64　主动脉瓣关闭不全之五彩血流

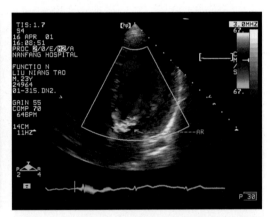

彩图 65　主动脉瓣关闭不全之彩色血流（箭头所指）

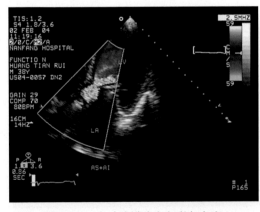

彩图 66　主动脉瓣狭窄之彩色血流

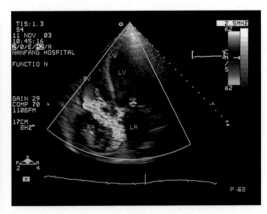

彩图 67　三尖瓣关闭不全之彩色血流

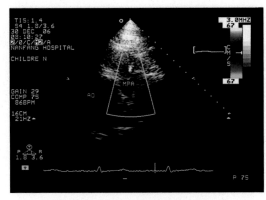

彩图 68　肺动脉瓣关闭不全

右心室流出道　见红色反流束（绿箭头所指）

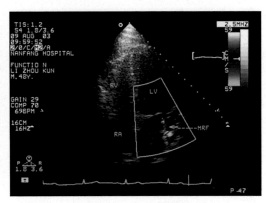

彩图 69　二尖瓣脱垂

左心房内见蓝色为主反流束（绿箭头所指）

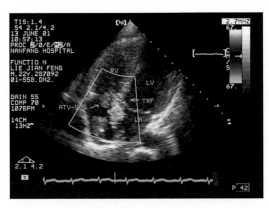

彩图 70　三尖瓣前叶赘生物（箭头所指），致三尖
瓣反流 (TRF)

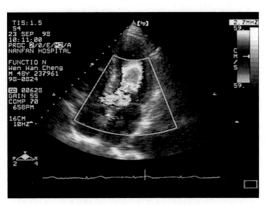

彩图 71　肥厚型心肌病

心尖五腔切面左心室流出道见高速血流束

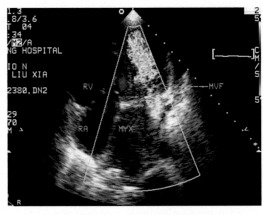

彩图 72　左心房黏液瘤

瘤体进入二尖瓣口，血流 (MVF) 从 MYX 旁穿过

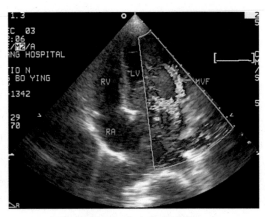

彩图 73　左心房黏液瘤

瘤体进入二尖瓣口，血流 (MVF) 从 MYX 两侧穿过

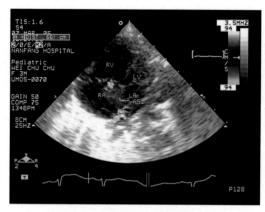

彩图 74　房缺　心尖四腔切面
右向左分流（箭头所指）

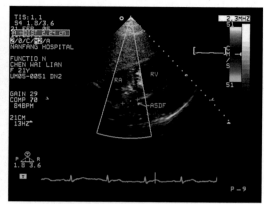

彩图 75　房缺剑下四腔切面
左向右分流（箭头所指）

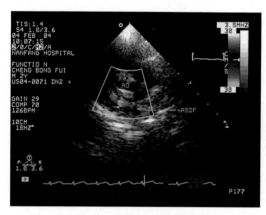

彩图 76　房缺大动脉短轴切面
左向右分流（箭头所指）

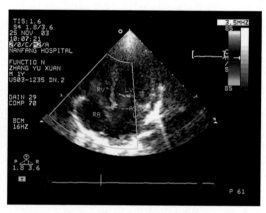

彩图 77　房缺　房缺心尖四腔切面
左向右分流（箭头所指）

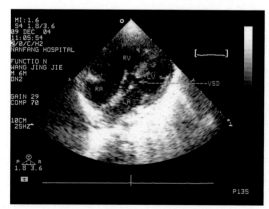

彩图 78　隔瓣下型室间隔缺损
（心尖四腔切面）

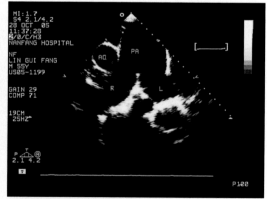

彩图 79　室间隔缺损　肺动脉扩张
（肺动脉长轴切面）

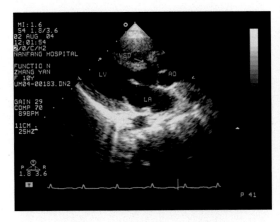

彩图 80　高位膜部型室间隔缺损
（左心室长轴切面）

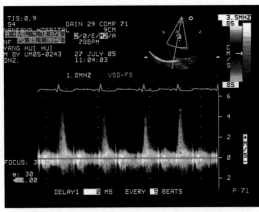

彩图 81　室间隔缺损 左向右分流频谱

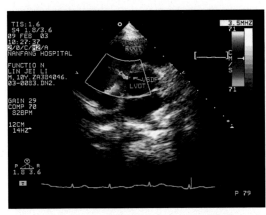

彩图 82　室间隔缺损 左向右分流频谱

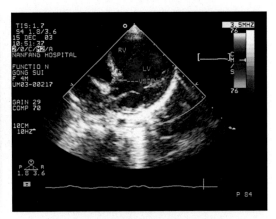

彩图 83　室间隔缺损（左向右分流）
（心尖五腔切面）

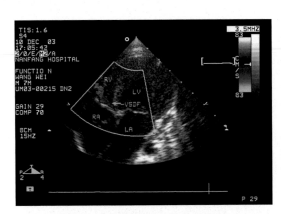

彩图 84　室间隔缺损（左向右分流）
（心尖四腔切面）

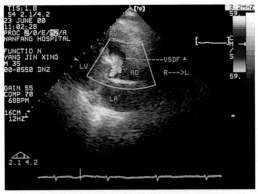

彩图 85　室间隔缺损右向左分流
（大动脉短轴切面）

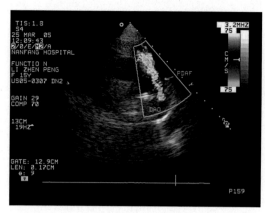

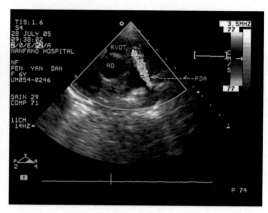

彩图 86　动脉导管未闭主、肺动脉之间见分流血
流束（箭头所指）

彩图 87　动脉导管未闭主、肺动脉之间见分流血
流束（箭头所指）

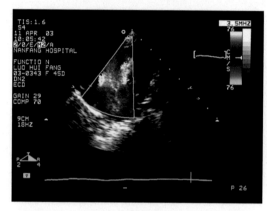

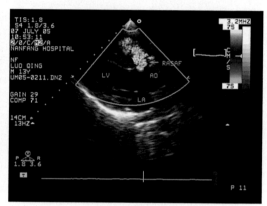

彩图 88　完全型心内膜垫缺损彩色多普勒显示
肺静脉血流进入左心房后从心内膜垫缺损处直达三尖瓣口并
进入右心室同时也进入左心室

彩图 89　主动脉窦瘤破裂血流（箭头所指）
左心室长轴切面

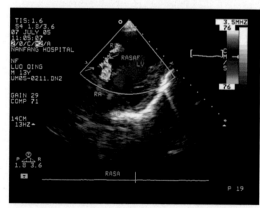

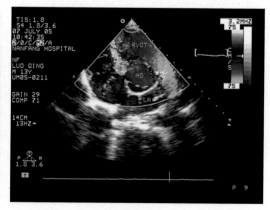

彩图 90　主动脉窦瘤破裂血流（箭头所指）
心尖五腔切面

彩图 91　主动脉窦瘤破裂血流（箭头所指）
大动脉短轴切面

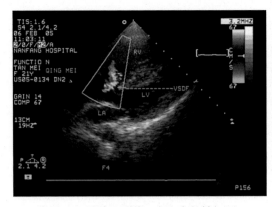

彩图 92　法洛四联症（左心室长轴切面）

室缺口处红色左向右分流血流束

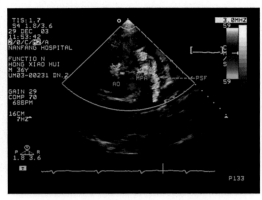

彩图 93　法洛四联症（肺动脉长轴切面）

见肺窄之血流束（箭头所指）

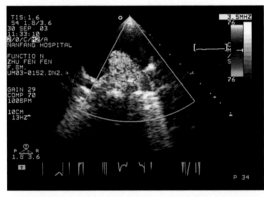

彩图 94　与图 13-20-3 为同一患者同一切面

肺动脉血流着色鲜亮（流速快）而主动脉血流着色暗淡（流速慢）

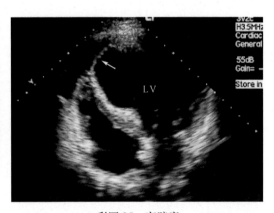

彩图 95　室壁瘤

左心室近心尖段局部室壁变薄并向右心室侧凸出（箭头所指），LV 左心室

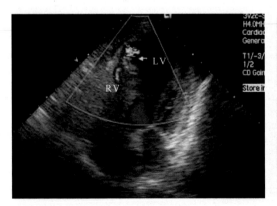

彩图 96　室间隔穿孔

室间隔下段见五彩过隔血流束（箭头所指），LV 左心室，RV 右心室

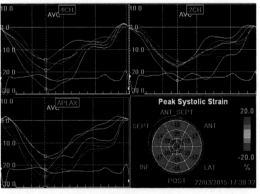

彩图 97　正常人左心室壁各心肌节段运动协调，颜色均匀一致

（图像由广东省人民医院心研所提供）

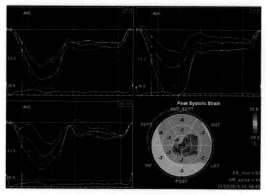

彩图 98　急性心肌梗死

LAD、RCA 及 LCX75% 至完全闭塞。运动幅度减弱、不协调，相应区域色彩改变

（图像由广东省人民医院心研所提供）

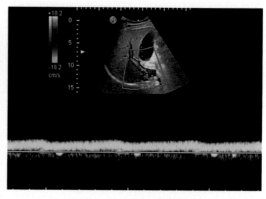

彩图 99　门静脉血流频谱

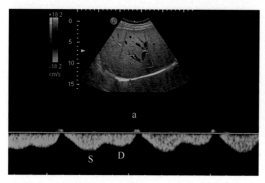

彩图 100　肝静脉血流频谱（三相型）三相型的 S、D 和 a 波

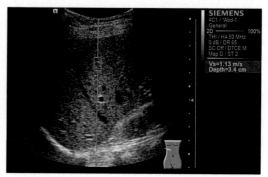

彩图 101　声辐射力脉冲量化技术的测量

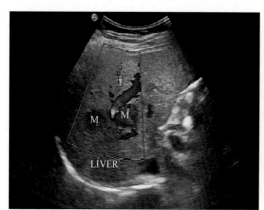

彩图 102　早期肝脓肿

脓肿内及边缘可见斑点状或条状的彩色血流

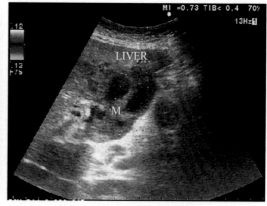

彩图 103　液化不全肝脓肿

脓肿的周边可见彩色血流 M 脓肿，LIVER 肝

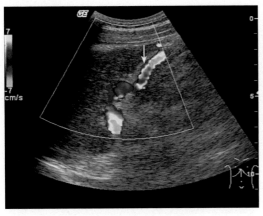

彩图 104　肝硬化脐静脉开放
箭头所指为重新开放的脐静脉 LPV 门静脉左支矢状部

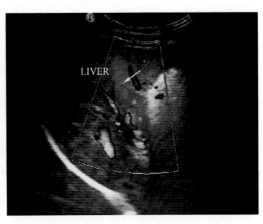

彩图 105　叶段型脂肪肝 (LIVER 肝脏)
箭头处为脂肪变轻微的肝段，肝内血管按正常走行分布

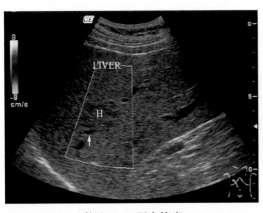

彩图 106　肝血管瘤
箭头所指为肝血管瘤边缘暗淡的血流而瘤内未见血流，H 血管瘤，LIVER 肝脏

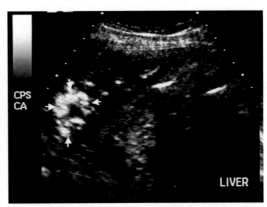

彩图 107　肝海绵状血管瘤声学造影 (动脉相)

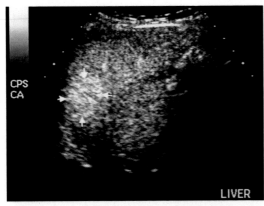

彩图 108　肝海绵状血管瘤声学造影 (门静脉相)
肿瘤 (箭头所指) 回声整体增强，强度与肝实质接近

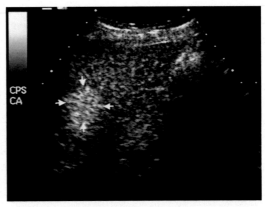

彩图 109　肝海绵状血管瘤声学造影 (延迟相)
肿瘤 (箭头所指) 回声整体持续增强

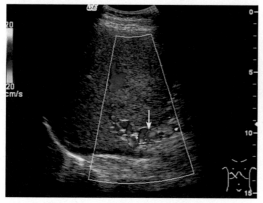

彩图 110　先天性门静脉海绵样变

箭头所指处正常门静脉主干血流消失，出现迂曲、交错的代
偿侧支静脉血流

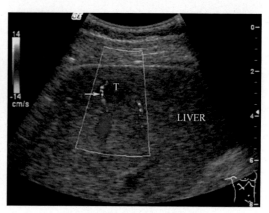

彩图 111　原发性肝癌

RPV-M 门静脉右支癌栓箭头所指为绕行状肿瘤血管，T 肿瘤，
LIVER 肝脏

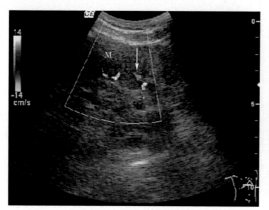

彩图 112　原发性肝癌

箭头所指为直入瘤内的肿瘤滋养血管，M 肿瘤

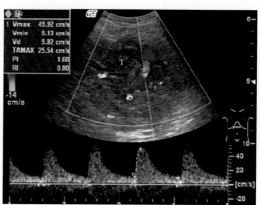

彩图 113　原发性肝癌

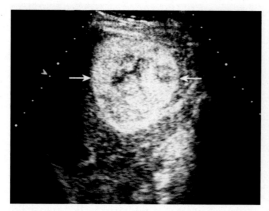

彩图 114　原发性肝癌（动脉相）

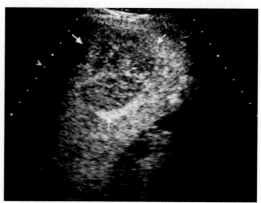

彩图 115　原发性肝癌（门静脉相）

箭头所指为原发性肝癌

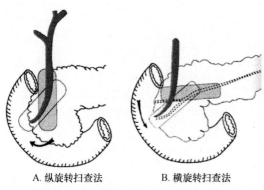

A. 纵旋转扫查法　　　B. 横旋转扫查法

彩图 116　下段胆管纵、横扫查法示意图

（长条红色管状物示胆总管，长方形示探头，黑色箭头示扫查方向）

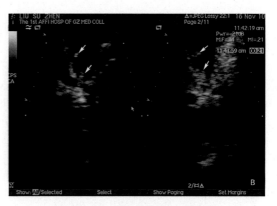

彩图 117　胆囊体颈部多发息肉

超声造影，息肉呈均匀等增强

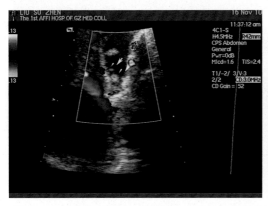

彩图 118　胆囊体颈部多发息肉，CDFI 未检出明显血流信号（箭头所指）

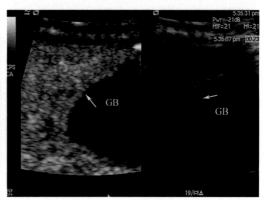

彩图 119　胆囊腺肌症

超声造影呈等增强，箭头所指；GB：胆囊

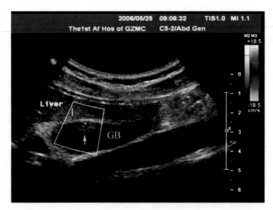

彩图 120　胆囊前壁息肉状腺瘤（箭头所指）

Liver 肝脏，GB 胆囊，CDFI 于基底部见红、蓝色血流信号

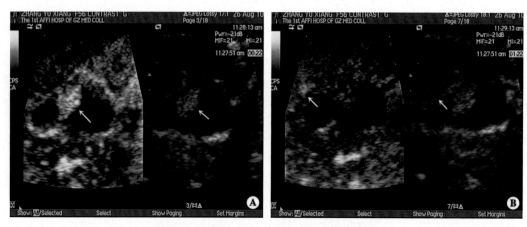

彩图 121　胆囊前壁腺瘤超声造影（箭头所指）

A. 增强早期病灶呈均匀稍高增强；B. 晚期呈等增强

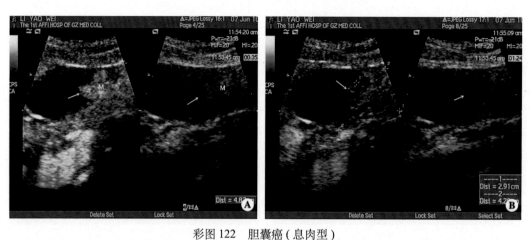

彩图 122　胆囊癌（息肉型）

A. 超声造影，于增强早期呈均匀稍高增强，病灶显示更为清晰；B. 增强晚期呈不均匀低增强，并周边组织受侵犯低增强回声

如箭头所指；M：肿块

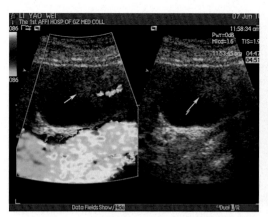

彩图 123　胆囊癌（息肉型，箭头所指）

CDFI 于病灶内科见粗大血流信号 GB 胆囊，轮廓不清，囊

壁明显增厚，囊腔缩小

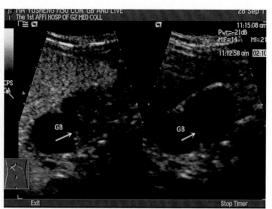

彩图 124　胆囊癌（蕈伞型）

彩图超声造影，于增强晚期呈不均匀低增强（箭头所指）

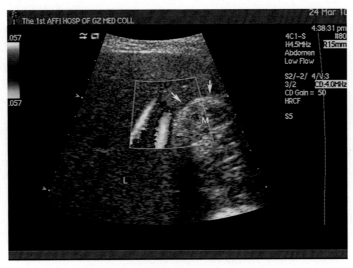

彩图 125　胆囊癌（实块型，箭头所指）
CDFI 显示病灶内血流信号

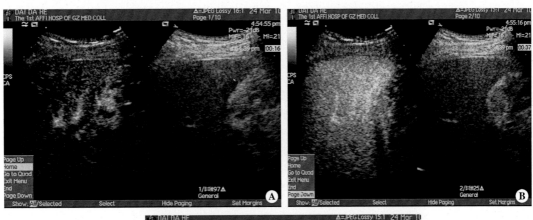

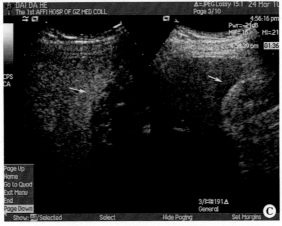

彩图 126　胆囊癌（实块型）
超声造影增强早期呈不均匀高 - 等增强回声(A 彩图和 B 彩图)；晚期呈低增强(C 彩图)

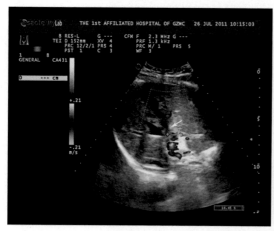
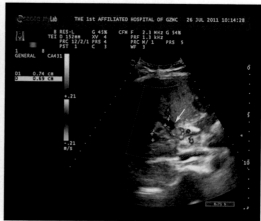

彩图 127　右肝管胆管癌

CDFI 示右肝内胆管扩张，至肝门处呈突然截断状（箭头所指）

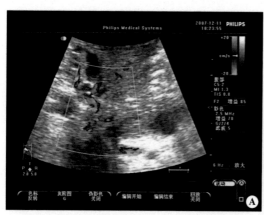
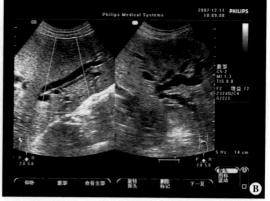

彩图 128　肝门部胆管癌

呈乳头状（箭头所指），CDFI 于病灶内见点状血流信号（A 彩图）；左右肝内胆管均扩张（B 彩图）

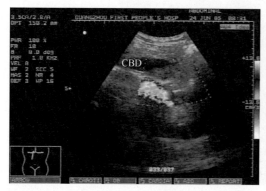
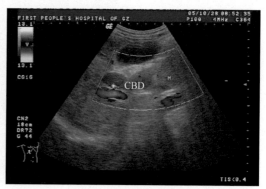

彩图 129　胆总管癌 1

蓝细线条所指为肿瘤内的彩色血流，CBD 胆总管

彩图 130　胆总管癌 2

蓝色箭头所示为肿瘤内的彩色血流 CBD 胆总管，M 肿瘤

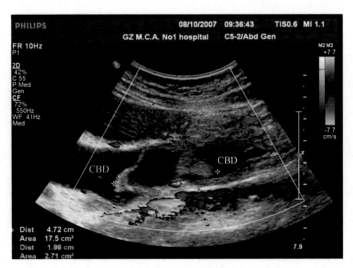

彩图 131　胆总管癌

扩张胆道内的沉积物，呈不规则絮状（箭头所指），CDFI 于其内部未见血流信号（与照片 19-8-10 为同一病例）

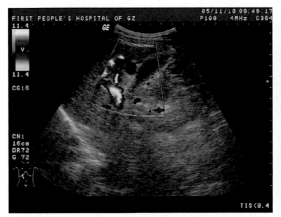

彩图 132　胆囊憩室

箭头所指为胆囊憩室，△示憩室与胆囊腔的通道 GB：胆囊

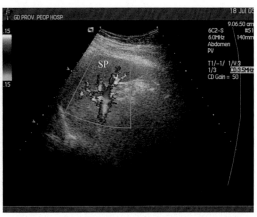

彩图 133　正常脾脏动静脉血流彩图 (SP 脾脏)

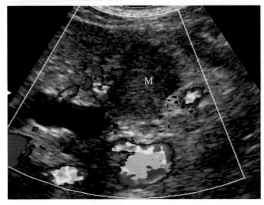

彩图 134　胰头癌

彩色多普勒血流显像胰头部低回声肿块内缺乏典型恶性肿瘤所常见到的"花篮样"彩色血流包绕 (M 肿块)

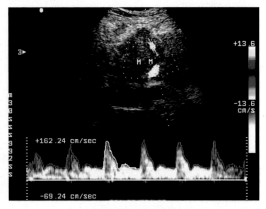

彩图 135　胰腺癌

病灶 (M) 内仅见点状彩色血流信号，脉冲多普勒检出收缩期单峰动脉血流频谱

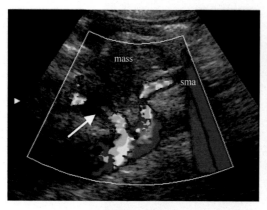

彩图 136　胰头癌

胰头部低回声肿块 (mass) 及腹腔动脉干受侵（箭头所指）

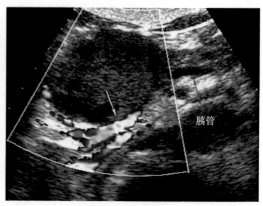

彩图 137　胰头癌

胰头部低回声肿块及门静脉（白箭头所指）受压，主胰管（红箭头所指）扩张

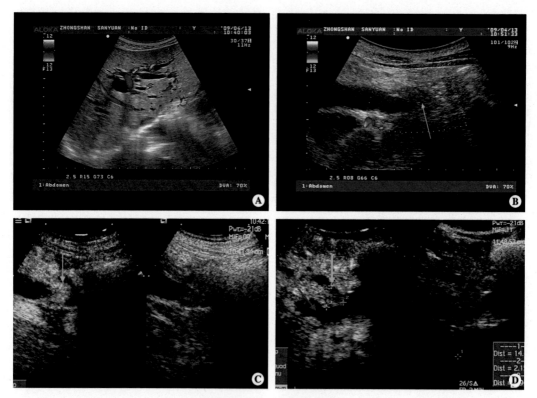

彩图 138　十二指肠乳头癌

A. 灰阶超声显示肝内胆管呈树枝状弥漫性扩张；B. 胆总管扩张，末端突发狭窄，局部隐约可见一低回声团（绿色箭头），边界模糊不清，内部回声均匀，CDFI：内部可见星点状血流信号；C. 十二指肠短轴切面：双重对比超声造影显示动脉期十二指肠乳头部可见一高增强团块（绿色箭头）突入肠腔（红色箭头），边界清晰，与无增强肠腔形成鲜明对比；D. 十二指肠长轴切面：双重对比超声造影显示静脉期十二指肠乳头部可见一低增强团块（绿色箭头）突入肠腔（红色箭头）

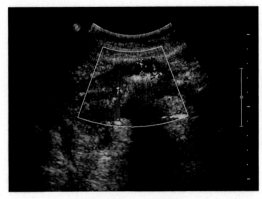

彩图 139　胃癌

肿块内部可见丰富的血流信号，分布不规则

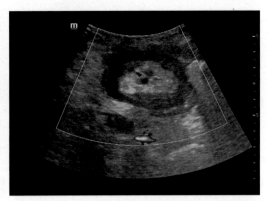

彩图 140　肠套叠

套叠肠管横断面"同心圆"结构内部可见短条状肠系膜血流信号

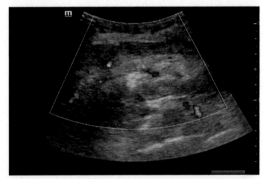

彩图 141　肠套叠

套叠肠管长轴切面可见肠系膜血管套入肠腔，呈长条状血流信号

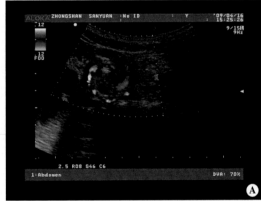

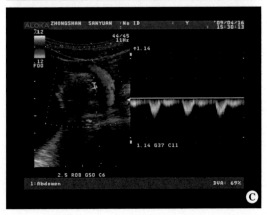

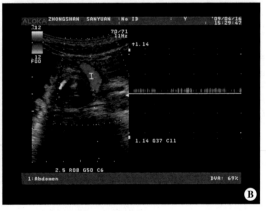

彩图 142　肠扭转

A、B、C 肠系膜上动静脉"漩涡征"及位置异常

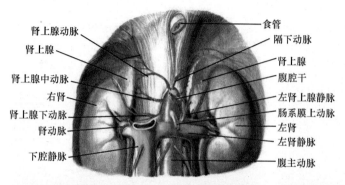

肾上腺动脉
肾上腺
肾上腺中动脉
右肾
肾上腺下动脉
肾动脉
下腔静脉

食管
隔下动脉
肾上腺
腹腔干
左肾上腺静脉
肠系膜上动脉
左肾
左肾静脉
腹主动脉

彩图 143　肾上腺解剖示意彩图

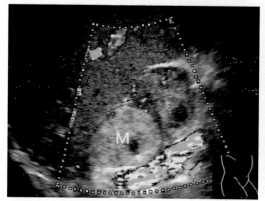

彩图 144　右侧肾上腺嗜铬细胞瘤，彩色多普勒显示肿瘤 (M) 内少许血流信号

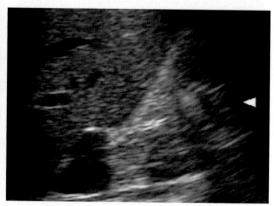

彩图 145　右侧肾上腺转移癌声像彩图

肾上腺部位见不规则形低回声区 (箭头所指)，边界清晰

彩图 146　肺癌左侧肾上腺转移

彩色多普勒血流于病灶 (MASS) 内见长条状彩色血流信号，SP 脾

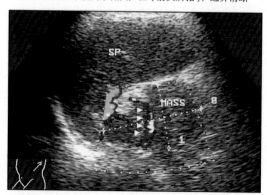

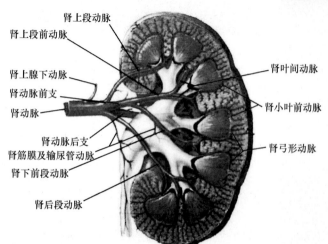

肾上段动脉
肾上段前动脉
肾上腺下动脉
肾动脉前支
肾动脉
肾动脉后支
肾筋膜及输尿管动脉
肾下前段动脉
肾后段动脉

肾叶间动脉
肾小叶前动脉
肾弓形动脉

彩图 147　肾动脉分支解剖图

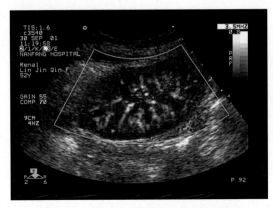

彩图 148 能量多普勒所显示的肾内血流

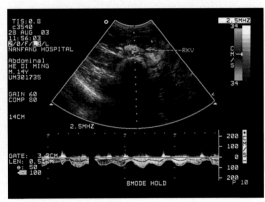

彩图 149 频谱多普勒所显示的右肾静脉血流

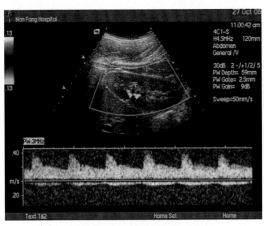

彩图 150 正常肾脏

彩色多普勒血流及大叶间动脉血流频谱

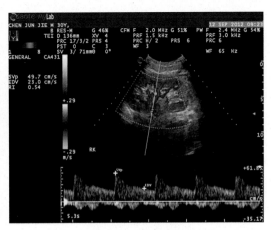

彩图 151 正常肾脏

彩色多普勒血流及段动脉血流频谱

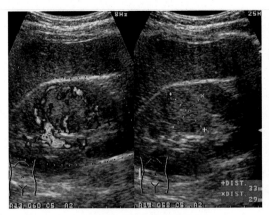

彩图 152 肾细胞癌

左侧血流丰富，右侧内部回声不均

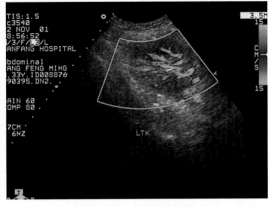

彩图 153 正常移植肾

左髂窝移植肾 (LTK) 形态正常，包膜光滑规整，内部血供丰富

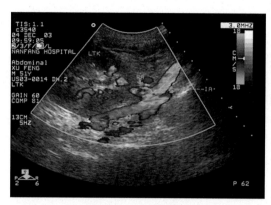

彩图 154 正常移植肾

左髂窝移植肾 (LTK)，IA 髂内动脉，RA 肾动脉

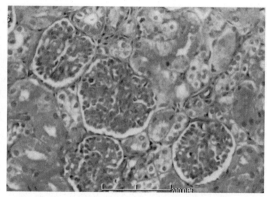

彩图 155 正常移植肾

肾脏组织彩图显示肾小球肾小管结构基本正常 (HE 染色，200 倍)

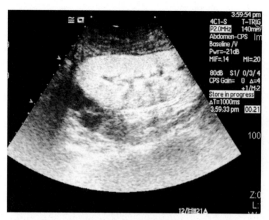

彩图 156 正常移植肾

超声造影显示完全充盈，强度好

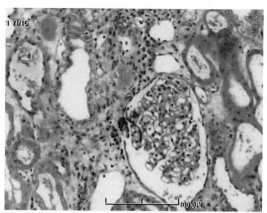

彩图 157 移植肾轻度急排

病理组织彩图显示肾间质及小管上皮少量炎细胞浸润，无明显动脉改变

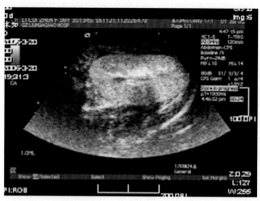

彩图 158 移植肾轻度急排

超声造影显示移肾完全充盈但强度欠佳

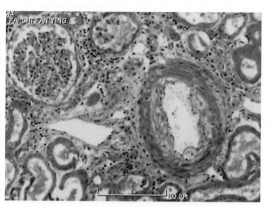

彩图 159 移植肾中重度急排

病理组织彩图显示肾间质炎细胞，浸润增多小动脉内皮细胞肿胀、耸立

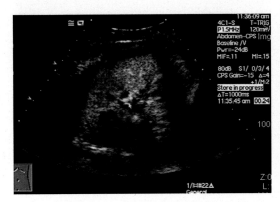

彩图 160　移植肾中重度急排
超声造影显示移植肾充盈度和强度均差

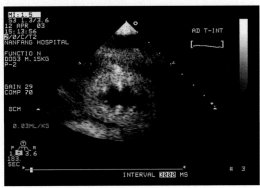

彩图 161　ATN 发生前，移植肾大小正常，灌注好回声浓密

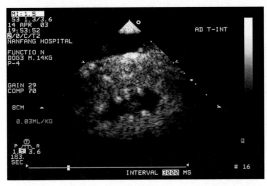

彩图 162　ATN 发生后，移植肾增大，灌注较差回声较稀薄

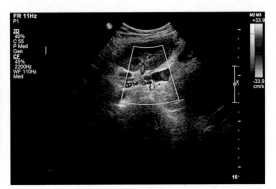

彩图 163　肾动脉吻合口狭窄
CDFI 显示该处血流湍急，红黄相间

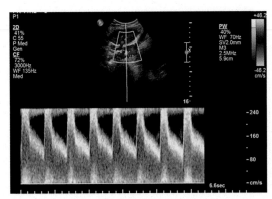

彩图 164　肾动脉吻合口狭窄
PWD 于该处探得 PSV > 240cm/s

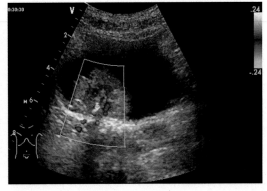

彩图 165　膀胱肿瘤
膀胱后壁见一实性回声团，略呈圆形，突出于膀胱腔内，其基底部较宽，与膀胱壁紧密相连，肿块内血流丰富

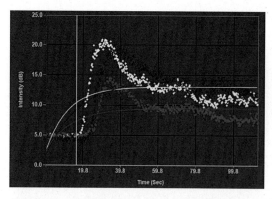

彩图 166　前列腺癌超声造影时间 - 强度曲线分析图

癌结节（白色）、外腺（蓝色）及内腺（红色）组织进行时间
强度分析，可见癌结节（白色）造影峰值强度显著增高

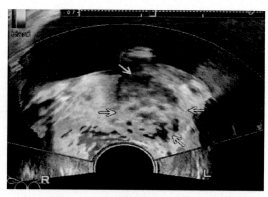

彩图 167　前列腺癌超声弹性成像图

图中的蓝色区域（箭头所指）为癌结节

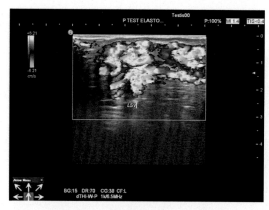

彩图 168　精索静脉曲张彩色血流图

彩色多普勒显示迂曲扩张的静脉血管腔内充满红色，蓝色及
混杂色的血流信号

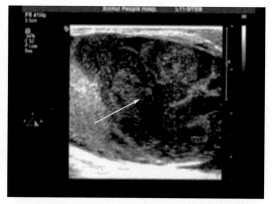

彩图 169　睾丸淋巴瘤

睾丸内见实性低回声团块，形态不规则，内部回声不均匀（箭
头所指）

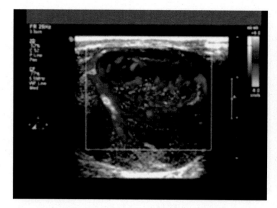

彩图 170　睾丸淋巴瘤彩色血流图

彩色多普勒显示团块内血流信号较为丰富，分布紊乱

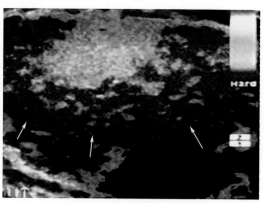

彩图 171　睾丸非霍奇金淋巴瘤超声弹性成像彩图

弹性彩图中蓝色区域（箭头所指）为恶性病灶

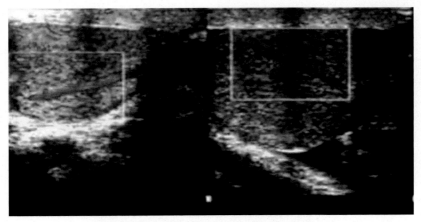

彩图 172 正常睾丸血流与睾丸扭转血流对比彩图

左侧为正常睾丸的血流图，右侧为睾丸扭转血流完全消失图

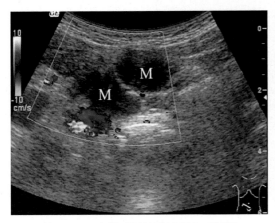

彩图 173 腹膜后恶性淋巴瘤 (M 肿瘤)

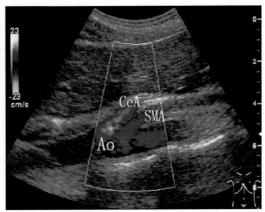

彩图 174 腹主动脉及分支血流

Ao 腹主动脉，CeA 腹腔动脉，SMA 肠系膜上动脉

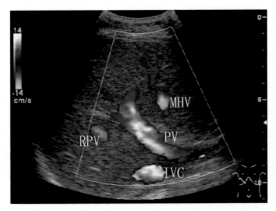

彩图 175 正常门静脉血流

PV 门静脉，MHV 肝中静脉，RHV 肝右静脉，IVC 下腔静脉

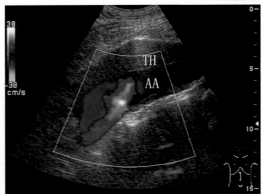

彩图 176 腹主动脉瘤

AA 腹主动脉瘤腔，TH 血栓

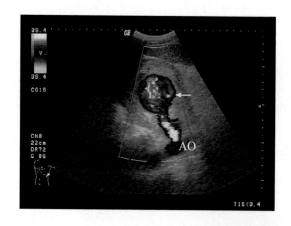

彩图 177　假性腹主动脉瘤血流

AO 腹主动脉，白箭头所指为假性动脉瘤

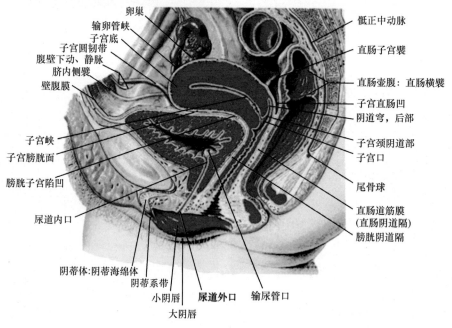

卵巢
输卵管峡
子宫底
子宫圆韧带
腹壁下动、静脉
脐内侧襞
壁腹膜

骶正中动脉
直肠子宫襞
直肠壶腹：直肠横襞
子宫直肠凹
阴道穹，后部
子宫颈阴道部
子宫口
尾骨球
直肠道筋膜
（直肠阴道隔）
膀胱阴道隔

子宫峡
子宫膀胱面
膀胱子宫陷凹
尿道内口

阴蒂体：阴蒂海绵体
阴蒂系带
小阴唇
大阴唇

尿道外口
输尿管口

彩图 178　小骨盆解剖结构模式彩图

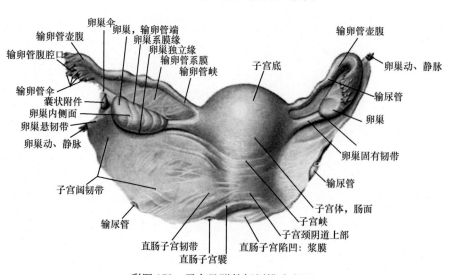

卵巢伞
输卵管壶腹
输卵管腹腔口
输卵管伞
囊状附件
卵巢内侧面
卵巢悬韧带
卵巢动、静脉

卵巢，输卵管端
卵巢系膜缘
卵巢独立缘
输卵管系膜
输卵管峡

子宫底

输卵管壶腹
卵巢动、静脉
输尿管
卵巢
卵巢固有韧带
输尿管
子宫体，肠面
子宫峡
子宫颈阴道上部
直肠子宫陷凹：浆膜

子宫阔韧带
输尿管
直肠子宫韧带
直肠子宫襞

彩图 179　子宫及附件解剖模式彩图

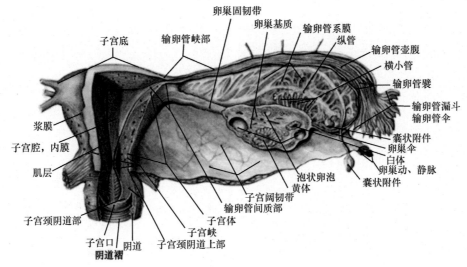

彩图 180　卵巢输卵管解剖示意彩图

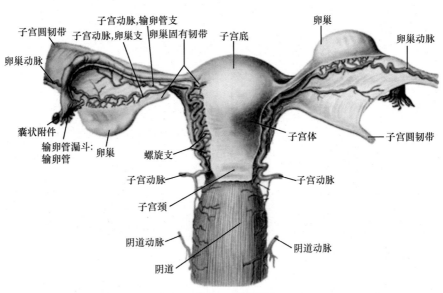

彩图 181　子宫卵巢血管示意彩图

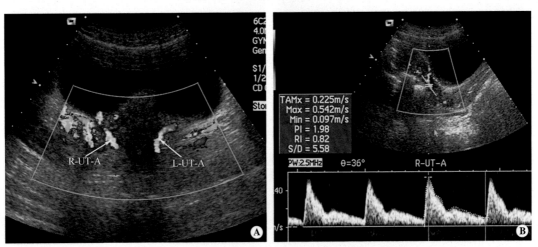

彩图 182　正常子宫动脉彩色多普勒 (A) 及频谱彩图 (B)

L-UT-A 左侧子宫动脉，R-UT-A 右侧子宫动脉

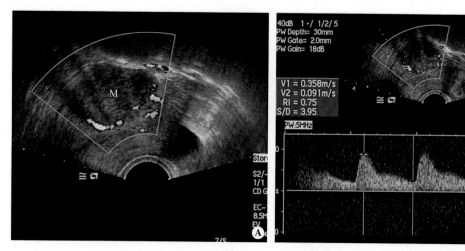

彩图 183　单发子宫肌瘤

A. 彩色多普勒显示该包块周边环状血流信号，其内可见点线状血流信号；B. 动脉频谱阻力指数为 0.75

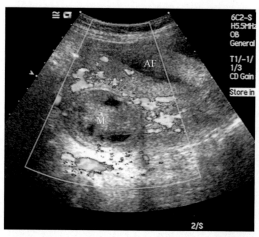

彩图 184　20 周妊娠子宫合并子宫肌瘤液化

彩色多普勒显示该包块 (M) 内部未见明显的血流信号。AF 羊水

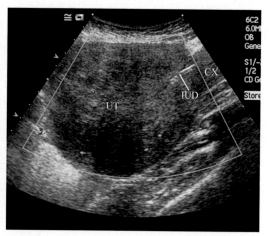

彩图 185　子宫腺肌症合并节育环下移

彩色多普勒显示增大的子宫内部散在分布的点状血流信号

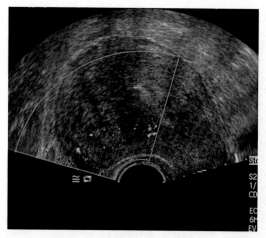

彩图 186　子宫腺肌瘤

经阴道超声，彩色多普勒显示该包块周边未见明显的环状血流信号，内部散在分布点状血流信号

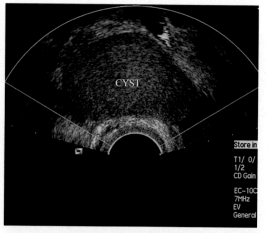

彩图 187　卵巢巧克力囊肿

经阴道超声，彩色多普勒显示包块 (CYST) 内部未见血流信号

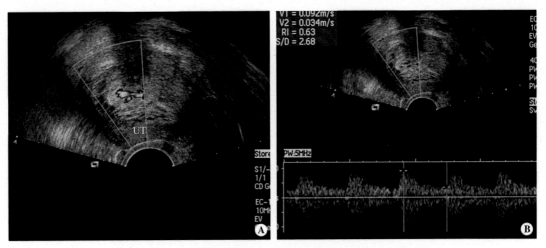

彩图 188　50 岁妇女子宫内膜腺瘤型增生经阴道二维声像彩图

A 经阴道彩色多普勒超声显示子宫内膜内部血流信号较丰富；B 经阴道频谱多普勒超声显示动脉频谱阻力指数为 0.63

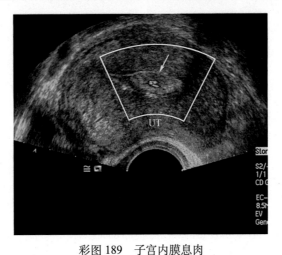

彩图 189　子宫内膜息肉

经阴道超声，彩色多普勒显示宫腔内膜回声不均匀，形态不对称，见一个低回声团 (箭头所指)，呈水滴状形，其内线状血流信号

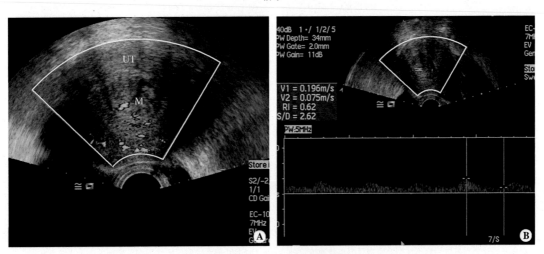

彩图 190　黏膜下子宫肌瘤

彩色多普勒 (A) 显示包块内可见点线状血流信号。频谱多普勒 (B) 显示为动脉频谱

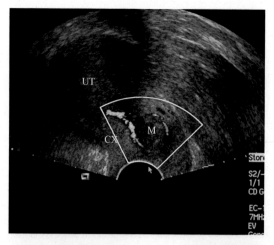

彩图 191　黏膜下肌瘤脱入颈管内

经阴道超声彩色多普勒显示，该包块供应血管来自子宫 (UT)
前壁下段，包块 (M) 周边见环状血流信号

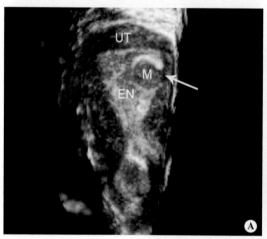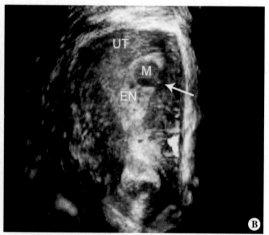

彩图 192　黏膜下子宫肌瘤经阴道三维声像图

A. 经阴道三维超声显示宫腔内低回声包块 (M)，边界清楚，与子宫 (UT) 内膜 (EN) 分界清晰，包块全部位于子宫腔内，基底部
内膜回声中断，为肌瘤的蒂 (箭头所示)；B. 经阴道彩色多普勒三维超声显示肌瘤蒂部供血血管 (箭头所示) 来源于子宫右侧壁

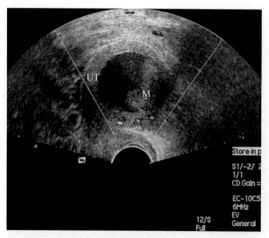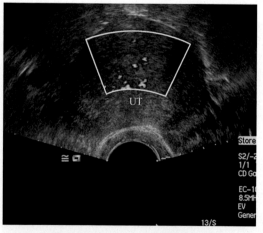

彩图 193　65 岁妇女子宫内膜癌合并宫腔积液

彩色多普勒显示宫腔后壁不规则低回声区内点状血流信号

彩图 194　60 岁子宫内膜癌Ⅰ期

CDFI 显示内膜局限性不均匀回声区内血流较丰富

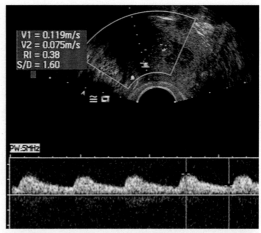

彩图 195　65 岁子宫内膜癌 II 期

频谱多普勒显示低回声区动脉阻力指数为 0.38

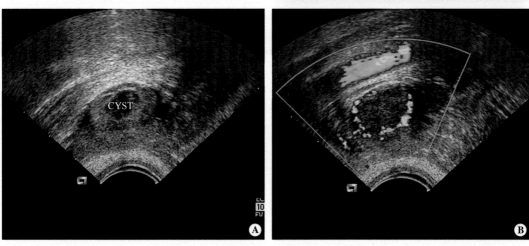

彩图 196　黄体血肿

A. 经阴道超声检查，右侧卵巢内圆形囊肿 (CYST)，壁厚，内壁粗糙，囊内回声低，不均匀；B. 彩色多普勒显示该囊肿周边

完整环状血流信号

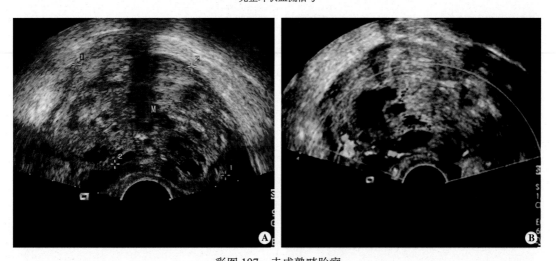

彩图 197　未成熟畸胎瘤

A. 经阴道超声，右侧卵巢囊实性包块 (M)，边界不清，无明显包膜回声，其囊性区或实性区内含有强回声团，部分后方伴声影；

B. 彩色多普勒显示该包块内血流较丰富

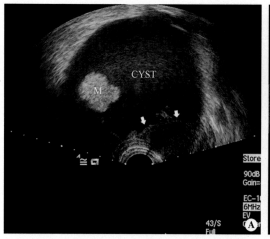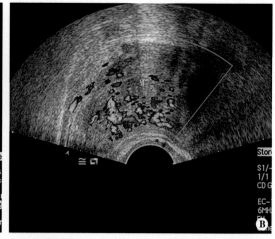

彩图 198　浆液性囊腺癌

A. 经阴道超声，右侧卵巢内囊性包块(CYST)，囊壁不均匀增厚，乳头状光团(M)突入囊内，囊内有分隔光带回声(箭头所指)；

B. 经阴道超声，彩色多普勒显像显示肿块(M)的实质性部分血流信号丰富

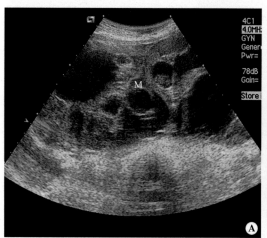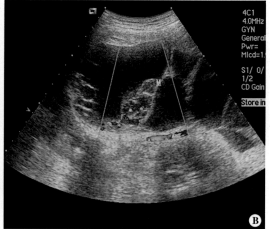

彩图 199　黏液性囊腺癌

A. 经腹部超声，右侧附件区囊性包块(M)，边界回声明显增厚且不规则，囊腔内可见大量不均匀增厚的带状分隔和散在的点状、

团块状回声；B. 彩色多普勒显示肿块(M)边缘、间隔上和中央实性区丰富血流信号

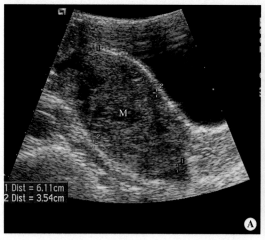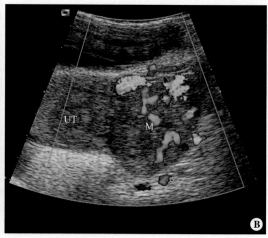

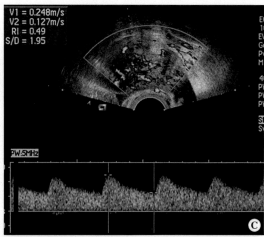

彩图 200　原发性实质性卵巢癌（续）
A. 经腹部超声，左附件区混合性包块 (M)，以实质性为主，边界不清，无包膜回声，内部回声高、低不均，杂乱不一，呈弥漫性分布的强弱不均的点状、团块状回声，肿物内局部可见不规则液性暗区；B. 上彩图彩色普勒显示瘤体 (M) 内血流丰富；C. 瘤体内探及低阻力动脉频谱

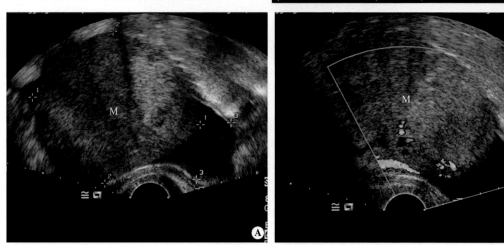

彩图 201　库肯勃瘤
A. 经阴道超声，右侧卵巢明显增大 (M)，呈椭圆形，边界清晰，内部呈实质不均质强弱不等回声，包块周边片状积液暗区；B. 彩色多普勒显示瘤体 (M) 内及周边点线状血流信号

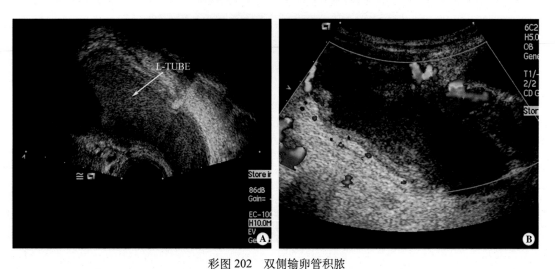

彩图 202　双侧输卵管积脓
A. 经阴道超声，左侧附件区条索状低回声包块，边界不清，形态欠规则，不规则囊实混合回声。L-TUBE，左侧输卵管；B. 经腹超声，彩色多普勒显示显像该包块的低回声部分可见丰富血流信号

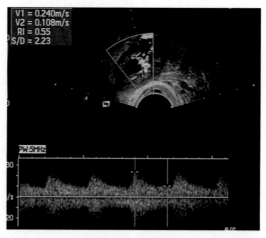

彩图 203　成熟卵泡
周围动脉阻力指数为 0.55

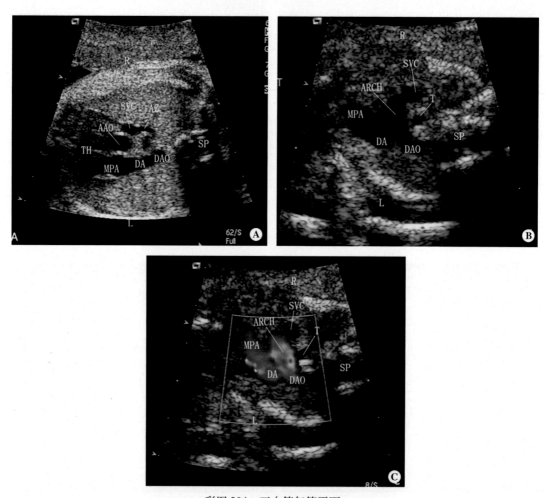

彩图 204　三血管气管平面
MPA 主肺动，AAO 升主动，SVC 上腔静脉，AZ 奇静脉，SP 脊柱，DA 动脉导管，ARCH 主动脉弓，T 气管，SP 脊柱

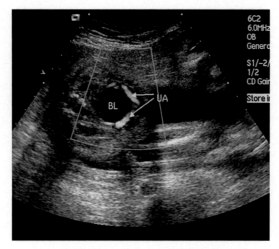

彩图 205　28 周胎儿盆腔横切面

膀胱 (BL) 两侧壁外侧两条脐动脉 (UA) 伸向腹壁

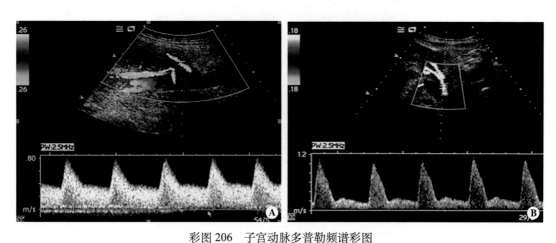

彩图 206　子宫动脉多普勒频谱彩图

A. 28 周胎儿正常子宫动脉多普勒频谱；B. 28 周 FGR 胎儿的子宫动脉频谱，表现为频谱的舒张早期的切迹加深，舒张期流速
降低，阻力指数增大

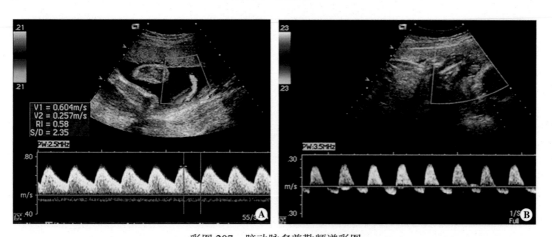

彩图 207　脐动脉多普勒频谱彩图

A. 28 周正常胎儿脐动脉频谱彩图；B. 29 周 FGR 胎儿脐动脉频谱的舒张期正向血流消失，出现逆向血流

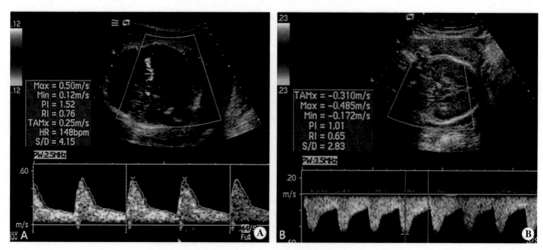

彩图 208　大脑中动脉频谱彩图

A. 32 周正常胎儿的大脑中动脉频谱；B. 32 周 FGR 胎儿大脑中动脉频谱显示舒张期血流速度明显增高，搏动指数明显降低

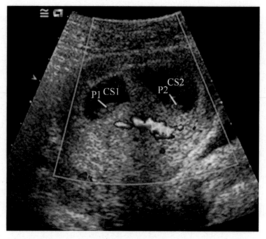

彩图 209　6 周双绒毛膜囊双羊膜囊双胎经腹部超声检查，彩色多普勒显示宫腔内两个妊娠囊及其内之胚芽及心管搏动

GS1 妊娠囊 1，GS2 妊娠囊 2，P1 胚芽 1，P2 胚芽 2

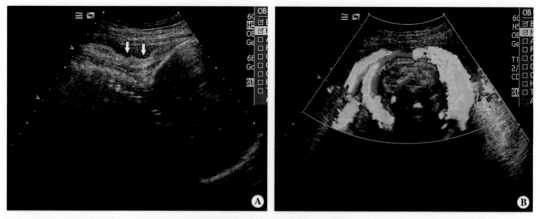

彩图 210　胎儿脐带绕颈 2 周

A. 纵切胎儿颈部皮肤可见 W 形压迹 (箭头所指)；B. 彩色多普勒显示胎儿颈部周围有环形血流 (2 周) 围绕

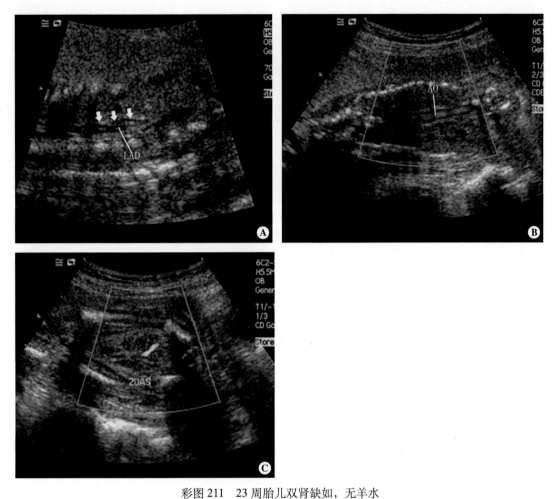

彩图 211　23 周胎儿双肾缺如，无羊水

A. 腹部矢状切面显示左肾床区未见明显的肾脏回声，左侧肾上腺（LAD）的长轴与脊柱长轴平行，并紧贴于脊柱内侧，呈"平卧征"改变（箭头所指）；B. 通过肾床区冠状切面能量多普勒显示腹主动脉（AO）两侧无明显的肾动脉分支；C. 盆腔横切面彩色多普勒显示两条脐动脉（UA）间没有充盈的膀胱

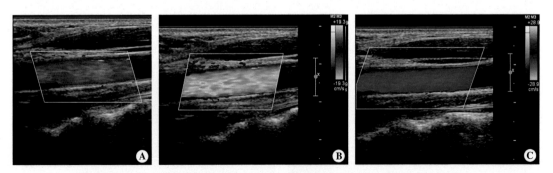

彩图 212　彩色取样框角度及彩色血流标尺范围对血管彩色多普勒显像的影响

A. B 彩色取样框角度的影响：造成彩色血流颜色改变；B. 彩色血流标尺范围的影响：血流速度范围调低，造成血流出现彩色反转；C. 正确调节彩色取样框角度及彩色血流标尺范围

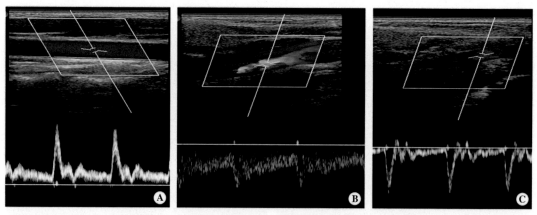

彩图 213　正常颈总动脉、颈内动脉及颈外动脉频谱声像图
A. 正常颈总动脉频谱；B. 正常颈内动脉频谱；C. 正常颈外动脉频谱

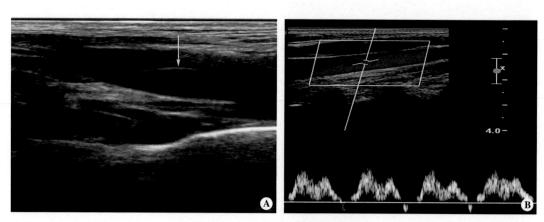

彩图 214　正常颈内静脉声像图
A. 箭头示静脉瓣膜；B. 示静脉内周期性血流频谱

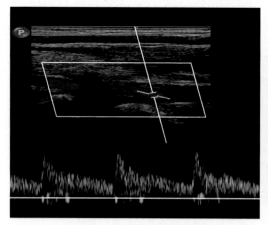

彩图 215　正常椎动脉声像图
向心方向双峰血流频谱

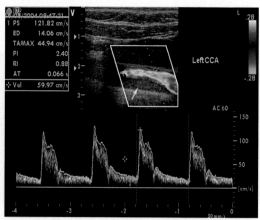

彩图 216　颈总动脉硬化并粥样斑块形成
颈总动脉中段见低回声斑块，血流束变细，流速加快，箭头
示 斑块所致血流充盈缺损

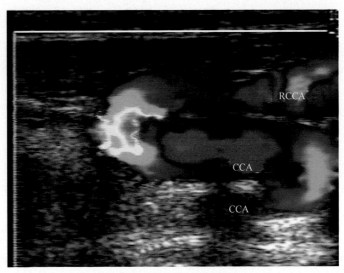

彩图 217　颈动脉扭曲

右颈总动脉弯曲处五彩镶嵌血流

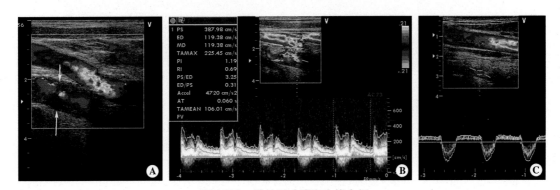

彩图 218　锁骨下动脉盗血综合征

A. 左锁骨下动脉管壁增厚，管腔狭窄（箭头所指）；B. 左侧锁骨下动脉狭窄处高速湍流频谱；C. 左侧椎动脉收缩期出现反向血流

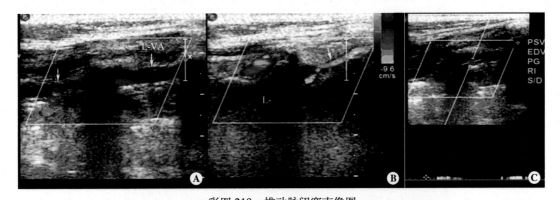

彩图 219　椎动脉闭塞声像图

A.B. 椎动脉管腔显示尚清，见星点状血流信号；A 箭头示局部斑块形成，管腔变窄；B 箭头示血流束变细；C. 椎动脉峰值流速明显减慢

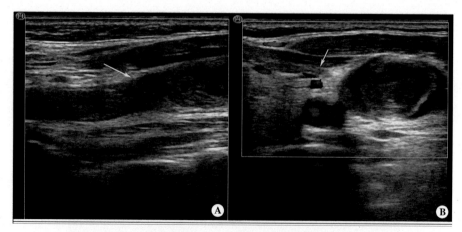

彩图 220 颈内静脉血栓形成

A. 箭头示血管腔不均质的低回声，与管腔壁分界不清；B. 箭头示管腔内无血流信号显示

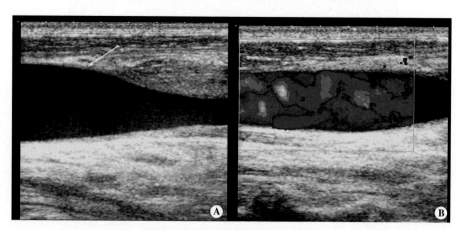

彩图 221 颈内静脉扩张症声像图

A. 箭头示颈静脉呈梭形膨大；B. 示紊乱红、蓝色混杂血流信号

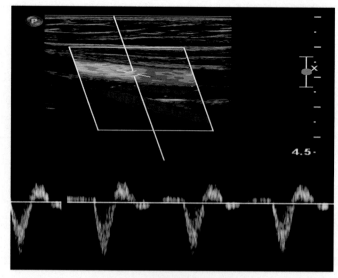

彩图 222 正常股浅动脉（绿色）

频谱多普勒呈典型的三相波型

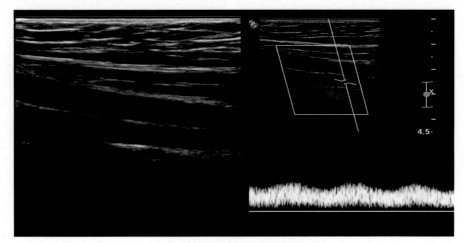

彩图 223　股浅静脉正常声像图

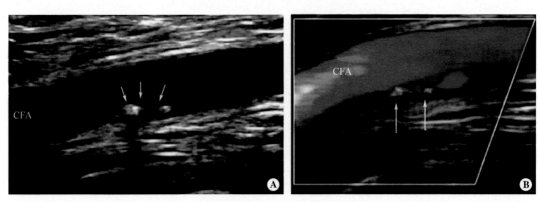

彩图 224　动脉硬化性症

A.B. 箭头所指为强回声斑后方伴声影，CFA 股总动脉

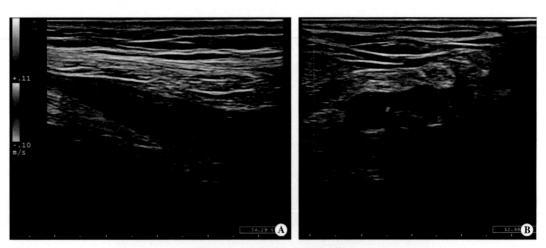

彩图 225　急性动脉栓塞声像图

A. 箭头示管腔内新鲜血栓形成，呈低回声；B. 箭头示管腔内仅有点状血流信号

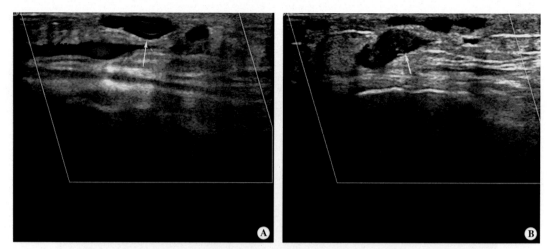

彩图 226 浅静脉血栓形成

A. 箭头示浅静脉内血栓形成；B. 箭头示仅有少许血流信号显示

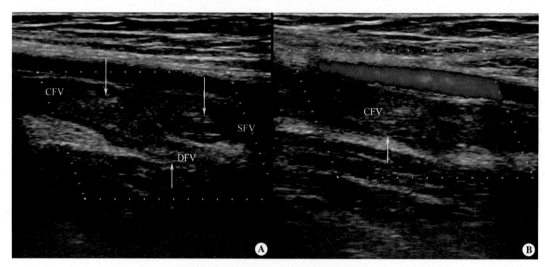

彩图 227 深静脉血栓形成声像彩图

A. 箭头示股总、股深、股浅静脉内血栓形成；B. 箭头示管腔内无彩色血流信号显示

CFV 股总静脉；SFV 股浅静脉；DFV 股深静脉

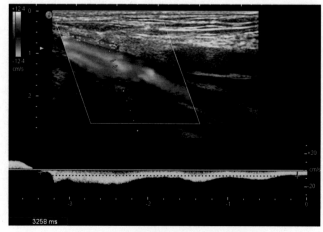

彩图 228 深静脉瓣膜功能不全声像图

反流时间＞0.5s

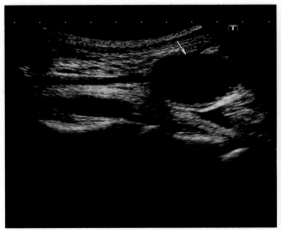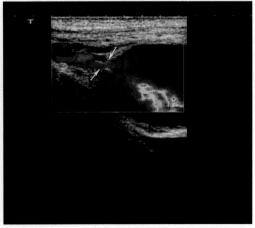

彩图 229　真性动脉瘤

A. 箭头示呈囊状扩张的动脉；B. 箭头示五彩镶嵌血流

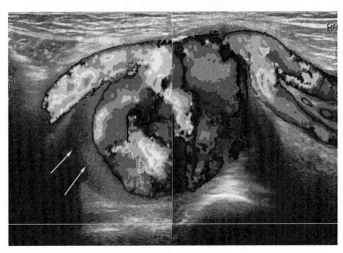

彩图 230　假性动脉瘤

箭头示假性动脉瘤合并血栓形成

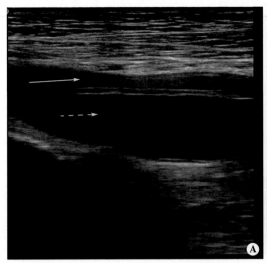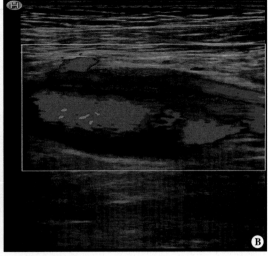

彩图 231　夹层动脉瘤声像图

A. 虚线箭头示假腔；B. 实线箭头示真腔

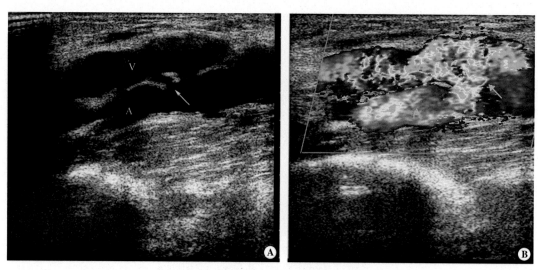

彩图 232　动静脉瘘

A. 箭头示瘘口所处位置；B. 箭头示瘘口五彩血流束

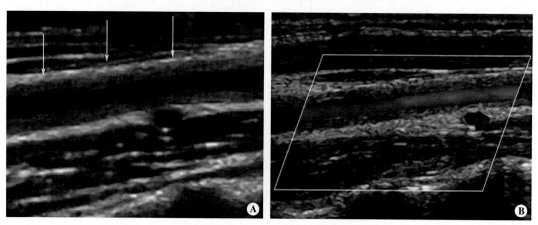

彩图 233　多发性大动脉炎声像彩图

A. 锁骨下动脉内径变细；B. 血流束变细

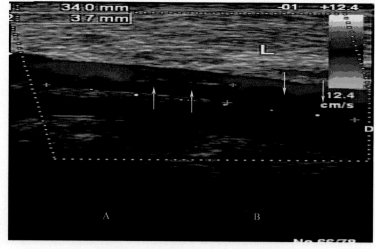

彩图 234　血栓闭塞性脉管炎声像图

箭头所指为血管内膜弥漫性不均匀增厚并血栓形成

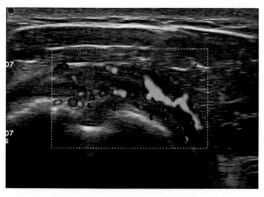

彩图 235　类风湿性关节炎

CDFI 见增厚的滑膜内血流丰富，提示炎症处于活动期

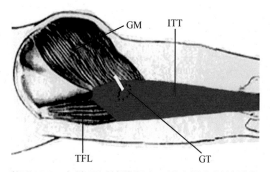

彩图 236　大转子区域髂胫束、臀大肌与阔筋膜张肌结构示意彩图

白线为超声探头方位，GM 臀大肌，TFL 阔筋膜张肌，ITT 髂胫，GT 大转子

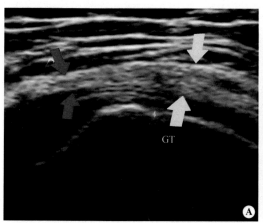

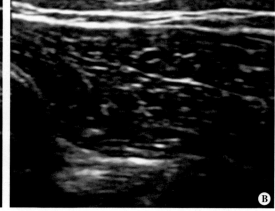

彩图 237　轻型臀肌挛缩症

A. 红箭头所指髂胫束呈粗条带状不均匀稍强回声，黄箭头所指结合部呈不规则的低回声结节，GT 大转子；B. 臀部肌肉纹理清晰、回声均匀